周围神经外科学

主　编　刘如恩
副主编　刘　波　武广永

Sugery of the Peripheral Nerves

人民卫生出版社
·北京·

图书在版编目（CIP）数据

周围神经外科学 / 刘如恩主编 . —北京：人民卫
生出版社，2022.8
ISBN 978-7-117-33415-0

Ⅰ.①周… Ⅱ.①刘… Ⅲ.①周围神经系统疾病 – 神
经外科学 Ⅳ.①R651.3

中国版本图书馆 CIP 数据核字（2022）第 136071 号

人卫智网	**www.ipmph.com**	医学教育、学术、考试、健康， 购书智慧智能综合服务平台
人卫官网	**www.pmph.com**	人卫官方资讯发布平台

周围神经外科学

Zhouwei Shenjing Waikexue

主　　编：刘如恩
出版发行：人民卫生出版社（中继线 010-59780011）
地　　址：北京市朝阳区潘家园南里 19 号
邮　　编：100021
E - mail：pmph @ pmph.com
购书热线：010-59787592　010-59787584　010-65264830
印　　刷：廊坊一二〇六印刷厂
经　　销：新华书店
开　　本：889×1194　1/16　印张：30
字　　数：847 千字
版　　次：2022 年 8 月第 1 版
印　　次：2022 年 9 月第 1 次印刷
标准书号：ISBN 978-7-117-33415-0
定　　价：298.00 元

打击盗版举报电话：**010-59787491**　**E-mail：WQ @ pmph.com**
质量问题联系电话：**010-59787234**　**E-mail：zhiliang @ pmph.com**
数字融合服务电话：**4001118166**　**E-mail：zengzhi @ pmph.com**

编 者 （以姓氏笔画为序）

丁　虎　北京大学人民医院

马　凯　首都医科大学宣武医院

马　鑫　北京大学人民医院

王　健　中国人民解放军总医院第一医学中心

王　琳　中国医学科学院北京协和医院

王栋梁　北京大学人民医院

方继侠　北京大学人民医院

伍　刚　北京大学人民医院

向　晖　江西省人民医院

刘　志　北京大学人民医院

刘　波　北京大学人民医院

刘如恩　北京大学人民医院

刘怀存　北京大学医学部解剖教研室

刘彦国　北京大学人民医院

刘钰晔　首都医科大学附属北京天坛医院

关靖宇　广州医科大学第六附属医院

李凯舒　广州医科大学第六附属医院

李建宇　首都医科大学宣武医院

杨岸超　首都医科大学附属北京天坛医院

吴安华　中国医科大学第一附属医院

余力生　北京大学人民医院

宋海栋　北京大学人民医院

张卫光　北京大学医学部

陈　雷　北京大学人民医院

陈国强　中国医科大学航空总医院

武广永　北京大学人民医院

范存刚　北京大学人民医院

欧阳佳　北京大学人民医院

岳楚乔　武汉大学中南医院

周立义　淮南市阳光新康医院

屈建强　西安医科大学第二附属医院

赵卫国　上海交通大学医学院附属瑞金医院

胡永生　首都医科大学宣武医院

姜晓兵　华中科技大学同济医学院附属协和医院

钱伟强　北京大学人民医院

徐　勇　首都医科大学附属北京同仁医院

崔志强　中国人民解放军总医院第一医学中心

康　军　首都医科大学附属北京同仁医院

曾亦斌　华中科技大学同济医学院附属协和医院

蒋亦林　北京大学人民医院

舒毓高　湖南省人民医院

蔡远坤　武汉大学中南医院

熊南翔　武汉大学中南医院

编写秘书　伍　刚　丁　虎　　　插图绘制　宋海栋　苗泽宇

主编简介

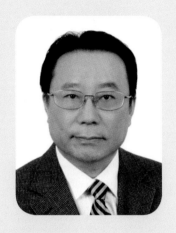

刘如恩，籍贯山东汶上，主任医师，教授，博士生导师。1989 年毕业于青岛医学院；2004 年毕业于华中科技大学同济医学院，获博士学位，师从我国著名的神经外科专家赵洪洋教授；2009 年赴德国汉诺威国际神经外科研究所访问学习，师从国际神经外科联合会主席 Samii 教授。

从事周围神经病治疗工作近 30 年，特别是对面肌痉挛、三叉神经痛、舌咽神经痛等脑神经疾病的治疗有独到的造诣，为成千上万的脑神经疾病患者解除了病痛，是国内最有影响的神经外科专家之一。

现任北京大学医学部功能神经外科研究中心主任，北京大学神经外科学系副主任，北京大学人民医院神经外科主任，国家创伤救治与神经再生教育部重点实验室主要负责人，中国医师协会周围神经专业委员会主任委员，中国医师协会神经外科医师分会常委，中华医学会江西省分会神经外科专业委员会名誉主任委员，中国医师协会微侵袭专业委员会副主任委员，中华医学会神经外科分会功能神经外科学组委员，中华医学会北京市分会神经外科专业委员会常委，国家创伤临床医学中心颅脑创伤专业委员会副主任委员，北京大学医学部临床医学专业器官系统副 PI，中国医药教育协会医疗器械管理专业委员会神经外科分会主任委员，北京神经内科学会全科医学专业委员会常委，北京医师协会神经外科专科医师分会理事，中华神经科学学会神经损伤与修复分会第二届委员会委员，中国抗癫痫协会神经调控委员会委员。《中华神经创伤外科电子杂志》副总编辑、《中华实验外科杂志》《中华行为医学与脑科学杂志》《中国临床神经外科杂志》《中华解剖与临床杂志》《中国临床医师杂志》编委，国家自然科学基金委员会评审专家。主持国家及省部级科研课题 11 项，发表论文 153 篇，出版专著 6 部。

2019 年刘如恩教授倡议成立中国医师协会周围神经专业委员会,在中国医师协会和国内同道的大力支持下,专业委员会于 2021 年 12 月 24 日在海南成立,刘如恩教授当选为第一届主任委员。该协会的成立使我国周围神经病的临床治疗与研究进入了有组织的新时代,对于周围神经病学科体系的建设是具有里程碑意义的标志性事件,将为我国周围神经病治疗水平的提高与普及起到积极的推动作用。

序 一

周围神经病是神经科学的重要组成部分,其发病率很高。由于周围神经病本身的特点,在人们传统的认识中认为有些是无法解决的棘手问题,比如周围神经损伤、某些周围神经的遗传性疾病等,因此发展缓慢。随着科学日新月异的进步,生物治疗以及神经调控技术的出现,使周围神经损伤的修复以及有些遗传性周围神经病的治疗成为可能,有的已经取得了良好的疗效。因此周围神经病的治疗越来越引起医学界的关注。

在我国关于周围神经病的研究很多学科都在做,但就周围神经病规模化、系统性、规范性进行临床与基础研究的学科体系远没有形成。目前,神经外科医师多关注对脑神经疾病的治疗,而对脊神经、自主神经等的周围神经病的治疗尚未引起高度的重视。在刘如恩教授的倡导下,2021年12月中国医师协会周围神经专业委员会在海南成立。该专业委员会的成立对于我国周围神经病学科体系的建设是个里程碑事件。有利于系统化地在我国对周围神经病的治疗、研究制定标准与指南。希望该组织能够广纳贤才,团结从事周围神经病治疗与研究的工作者,制定周围神经病的诊疗指南、展开系统性培训普及,积极地推动临床基础研究。

《周围神经外科学》是中国医师协会周围神经专业委员会成立后,组织国内从事周围神经病治疗的专家编写而成。本书引用了目前科学发展的最新研究成果,图文并茂,注重科学性、专业性、实用性,是一部值得阅读的专著。希望本书的出版能够为周围神经病的外科治疗、学科体系的建设起到积极的推动作用。

赵继宗

中国科学院院士

国家神经系统疾病临床医学研究中心主任

首都医科大学神经外科学院院长

首都医科大学附属北京天坛医院神经外科教授

2022 年 5 月 8 日

刘如恩教授是我国从事周围神经病治疗的著名专家,在面肌痉挛、三叉神经痛、舌咽神经痛的治疗上有着丰富的经验。他善于钻研探索,就切口的定位、入路的选择、三叉神经痛与面肌痉挛手术的分区以及血管与神经的处理都提出了自己的思路,手术并发症大大降低,在国际、国内发表论文多篇,为成千上万的患者解除了病痛,在国际、国内产生了重要影响,在我国产生了良好的带动作用。

周围神经病是影响人类健康的重要疾病,长期以来人们的重视程度不够,特别是神经外科的同道没有引起足够的重视,其发展相对缓慢,致使周围神经病的治疗没有形成系统的学科体系。在刘如恩教授的倡导下,在中国医师协会的大力支持下,中国医师协会周围神经专业委员会于2021年12月在海南成立。希望这个专业委员会的成立能够在组织统一的专家共识、规范化培训、治疗的普及以及学科体系的建设上起到积极的推动作用。

《周围神经外科学》一书的出版是中国医师协会周围神经专业委员会成立后做的一项重要工作,本书由国内不同学科从事周围神经病治疗的专家参与编写,内容紧扣当今科技发展的前沿,系统、全面、专业、实用,所以将此书推荐给大家,希望本书能够为我国周围神经病治疗的学科体系建设起到一定的推动作用。

中国工程院院士
复旦大学神经外科研究所所长
复旦大学华山医院神经外科主任
上海神经外科临床医学中心主任
2022 年 5 月 18 日

周围神经病是危害人类健康的常见疾病之一，由于病因复杂长期得不到有效的治疗，多数被认为是疑难杂症。科学技术的发展为周围神经病的治疗提供了极大的可能性，使很多传统上认为不可能解决的问题得以很好地治愈。但是还没有引起医学工作者足够的重视，特别是在我国，还没有形成系统、专业、规范的学科体系。刘如恩教授作为我国从事周围神经治疗工作的著名专家，在周围神经病的治疗上做了大量的工作，在国际、国内具有良好的影响。他作为北京大学医学部功能神经外科研究中心主任，带领团队已经取得了很多丰硕的成果，带领北京大学人民医院神经外科在包括周围神经病的治疗上，如面肌痉挛、三叉神经痛、舌咽神经痛，已经走在了全国的前列，以其治愈率高、并发症少深受同行的称赞；在相应的科研上也取得了很好的成绩。在他的带领下北京大学人民医院神经外科在全国已经产生了一定的影响，在学科的发展上已经迈出了坚实的一步。

《周围神经外科学》一书是凝聚国家从事周围神经外科工作专家学者的经验与智慧的专著。本书内容全面，从编著者的治疗体会谈及经验与教训；从科技发展的角度谈及未来与展望。希望本书能为我国周围神经外科的发展，为实现"健康中国 2030"的战略目标起到积极的推动作用。

中国工程院院士

北京大学人民医院院长

国家卫生健康委胸外科内镜诊疗技术专家组组长

中国医师协会毕业后医学教育胸心外科专业委员会主任委员

中国抗癌协会肺癌专业委员会主任委员

中国医师协会胸外科分会及内镜医师分会副会长

2022 年 4 月 22 日

前　言

　　周围神经病是给人类健康带来困扰最为常见的临床问题,但近几十年才引起医疗工作者的重视。经过几十年的发展,周围神经病在基础研究和临床实践方面都有了长足的进步,技术日臻成熟。周围神经病的治疗涉及神经外科、骨科、口腔科、耳鼻咽喉科、眼科、胸外科以及神经内科等学科,同一个疾病可能有多个不同的学科在开展治疗,而治疗方法、处理原则各有不同,由于侧重点的不同,治疗效果差别大,也不能形成统一的学科体系。为了规范周围神经病的治疗、规范培训、统一共识、形成指南、促进周围神经病的治疗工作普及,中国医师协会于 2021 年 12 月 24 日在海南组织成立了中国医师协会周围神经专业委员会。为了给从事周围神经外科工作的同道提供一部可供参考的工具书,作为中国医师协会周围神经专业委员会成立后的第一件重要工作,我们组织编写了《周围神经外科学》一书,目的是促进我国周围神经病治疗学科体系的建设。

　　本书的编写团队由国内从事周围神经病基础及临床工作的不同学科的资深专家组成。编写立足系统、全面、专业、实用、新颖的理念;知识涵盖病因、病理、解剖、病理生理、神经电生理、诊断、治疗以及康复等;内容包括周围神经的解剖和生理、周围神经损伤的原因和分类、周围神经损伤的诊断和检查、周围神经损伤的治疗、脑神经疾病、脊神经疾病、周围神经肿瘤以及周围神经病的神经调控等。本书适用于从事周围神经病治疗的高年资临床工作者、研究生以及基础研究人员使用。希望本书的出版能够为周围神经病治疗的普及、规范以及基础研究提供有益的参考。

　　本书由主编刘如恩教授整体策划设计、组织统筹、审定把关,由刘波、武广永任副主编,伍刚、丁虎任秘书,宋海栋、苗泽宇做插图的绘画及处理。本书在编写过程中得到了国内同道的大力支持,在此表示衷心的感谢!

　　中国医师协会周围神经专业委员会的成立以及本书的编写得到了中国科学院赵继宗院士、中国工程院周良辅院士、中国工程院王俊院士以及全国从事周围神经病治疗工作的同道的大力支持!赵继宗院士、周良辅院士、王俊院士为本书的出版作序,对我国周围神经病治疗的临床及基础研究的发展提出了具体要求及期望,在此表示衷心的感谢!

　　本书的出版得到了人民卫生出版社的鼎力支持和悉心指导,就本书内容的设计规划提出了宝贵的意见,在此表示衷心的感谢!

　　本书还得到了科技部国家重点研发计划项目(项目编号:2019YFE0117100)的支持!

　　由于本书涉及多个学科,书中的错误及疏漏在所难免,恳请各位同道批评指正,提出宝贵意见,不胜感激!

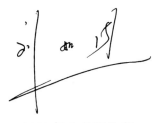

2022 年 5 月于北京

目　录

第 一 章　周围神经的解剖

第一节　脊神经

一、脊神经概况

脊神经(spinal nerves)与脊髓相连,共31对,包括8对颈神经(cervical nerves)、12对胸神经(thoracic nerves)、5对腰神经(lumbar nerves)、5对骶神经(sacral nerves)和1对尾神经(coccygeal nerves)。第1颈神经在枕骨与寰椎间穿出椎管,第8颈神经在第7颈椎和第1胸椎间的椎间孔穿出,以下的胸神经和腰神经均分别在同序数椎骨下方的椎间孔穿出。第1~4骶神经的分支分别穿出相应的骶前、后孔,第5骶神经和尾神经由骶管裂孔穿出。每对脊神经由前根(anterior root)和后根(posterior root)在椎间孔处合成。前根由运动纤维组成,后根由感觉纤维组成,后根在椎间孔处有膨大的脊神经节(spinal ganglion)(图1-1-1)。

每一对脊神经都是混合性的,感觉纤维传导来自躯体和内脏的感觉冲动,运动纤维分别控制骨骼肌和平滑肌、心肌的运动和腺体的分泌。脊神经含有4种纤维成分:①躯体感觉纤维:分布于皮肤、骨骼肌和关节;②内脏感觉纤维:分布于内脏、心血管和腺体;③躯体运动纤维:支配骨骼肌的运动;④内脏运动纤维:支配平滑肌、心肌的运动,控制腺体的分泌。

脊神经出椎间孔后,立即分为前支、后支、脊膜支和交通支。前、后支均为混合性。

1. 前支(anterior branch)　粗大,支配颈、胸、腹(脊神经后支支配范围以外的)以及四肢的骨骼肌

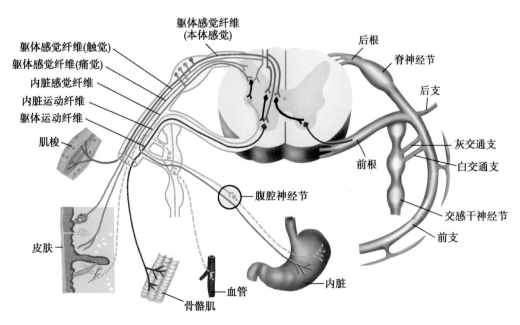

图 1-1-1　脊神经的组成、分支和分布示意图

并分布相应区域的皮肤。前支除 T2~T11 外,其余各支分别组成神经丛,即颈丛、臂丛、腰丛和骶丛。

2. 后支(posterior branch)　细小,穿横突间(骶部的出骶后孔)后行,主要分布于项、背、腰、臀部的皮肤和项、背及腰骶部深层肌,分布有较明显的节段性。

3. 脊膜支(meningeal branch)　细小,经椎间孔返回椎管,分布于脊髓的被膜和椎骨的骨膜、韧带和椎间盘等。

4. 交通支(communicating branch)　连于脊神经与交感干之间的细支。每条脊神经均有灰交通支连于交感干,但 T1~L3 脊神经还有白交通支与交感干相连。

二、全身主要的脊神经及神经丛

(一) 颈丛

1. 颈丛的组成和位置　颈丛(cervical plexus)由第 1~4 颈神经的前支构成(图 1-1-2),位于胸锁乳突肌上部深面,中斜角肌和肩胛提肌起始处的前方。

2. 颈丛的分支

(1) 皮支:在胸锁乳突肌后缘中点附近浅出,由此向上分布于耳后和枕部皮肤,向前分布于颈部皮肤,向外下方分布至颈下部和肩部皮肤。故胸锁乳突肌后缘中点是颈部皮神经阻滞麻醉的部位。

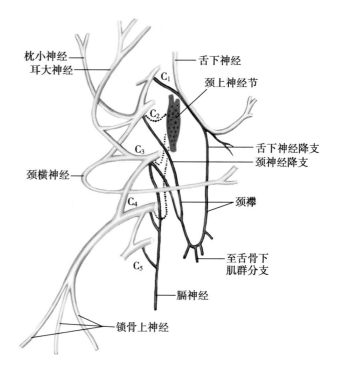

图 1-1-2　颈丛的组成及颈襻示意图

皮支主要包括(图 1-1-3):①枕小神经(lesser occipital nerve)(C2):沿胸锁乳突肌后缘行向后上,分布于枕部和耳郭背面的皮肤;②耳大神经(great auricular nerve)(C2,C3):沿胸锁乳突肌表面向耳垂方向上行,分布于耳郭和腮腺咬肌区皮肤;③颈横神经(transverse nerve of neck)(C2,C3):又称颈皮神经,横过胸锁乳突肌表面向前,分布于颈前区皮肤;

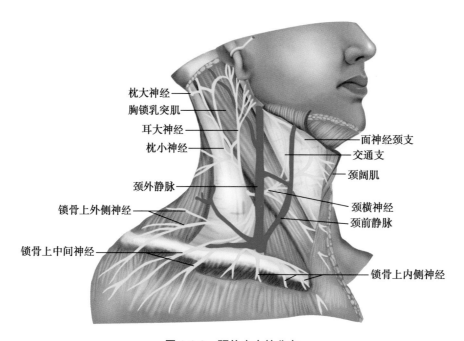

图 1-1-3　颈丛皮支的分布

④锁骨上神经(supraclavicular nerve)(C3,C4):分数支行向外下方,至颈外侧区、胸前壁上部和肩部皮肤。

(2)肌支:主要支配颈部深层肌、舌骨下肌群、肩胛提肌。①膈神经(phrenic nerve)(C3~C5)(图1-1-4):为混合性神经,沿前斜角肌的前面下行,在锁骨下动、静脉之间经胸廓上口进入胸腔。在胸腔中,它与心包膈血管伴行,越过肺根的前方,在纵隔胸膜与心包间下行,在膈的中心腱附近入膈。膈神经中的运动纤维支配膈肌;感觉纤维中有些传导膈肌的本体感觉,多数是分布于覆盖膈中央部的胸膜和膈下腹膜,其他感觉纤维分布于纵隔胸膜和心包。另外右膈神经的感觉纤维还分布到肝、胆囊和肝外胆道的浆膜。一侧膈神经损伤表现为伤侧半膈肌瘫痪,腹式呼吸减弱,严重时可有窒息感。②副膈神经(accessory phrenic nerve):多见于一侧,国人出现率为48%,起自第5~6颈神经的前支,在不同高度加入膈神经。如果有副膈神经的存在,当膈神经高位损伤,膈肌可不全瘫痪。③颈襻(ansa cervicalis)(又称舌下神经襻)(见图1-1-2):为颈丛与舌下神经之间的交通联系。第1颈神经前支的大部分纤维加入舌下神经,并与之同行,除部分纤维直接支配甲状舌骨肌和颏舌骨肌外,其余的纤维离开舌下神经,构成颈襻上根,与第2、3颈神经部分纤维构成的颈襻下根合成颈襻,由颈襻发出分支支配舌骨下肌群。

(二)臂丛

1. 臂丛的组成和位置 臂丛(brachial plexus)由第5~8颈神经前支和第1胸神经前支的大部分组成。它们自斜角肌间隙穿出,经锁骨的后方进入腋腔。组成臂丛的各神经根出椎间孔后先合成上、中、下3个干,每个干再分成前、后股,各股入腋腔后形成外侧束、内侧束和后束3个束包绕腋动脉(图1-1-5A和图1-1-5B)。臂丛在锁骨中点上方比较集中,且位置较浅,常作为上肢手术时进行臂丛神经阻滞麻醉的部位。在腋腔内臂丛集中包绕着腋动脉,也可在此进行臂丛神经阻滞麻醉。

2. 臂丛的分支 按发出部位可分为锁骨上、下两部分。

(1)锁骨上部的分支:是较短的神经,发自臂丛的根和干,分布于颈深肌、背部浅肌(斜方肌除外)、部分胸上肢肌和上肢带肌。主要的分支有:①肩胛背神经(dorsal scapular nerve)(C4,C5):穿中斜角肌向后,支配菱形肌和肩胛提肌;②胸长神经(long thoracic nerve)(C5-C7):经臂丛后方进入腋窝,沿前锯肌的表面下降,支配此肌(图1-1-6);③肩胛上神经(suprascapular nerve)(C5,C6):向后经肩胛上切迹入冈上窝,再绕肩胛颈至冈下窝,支配冈上、下肌和肩关节(图1-1-7,图1-1-8)。

(2)锁骨下部的分支都发自3个束,分支分布于肩部、臂、前臂和手的肌、关节和皮肤(见图1-1-6,图1-1-7)。

1)肩胛下神经(subscapular nerve)(C5~C7):起自后束,支配肩胛下肌和大圆肌。

2)胸内侧神经(medial pectoral nerve)和胸外侧神经(lateral pectoral nerve)(C5~T1):起自内、外侧束,支配胸小肌和胸大肌。

3)胸背神经(thoracodorsal nerve)(C6~C8):起自后束,沿肩胛骨外缘伴肩胛下血管下降,支配背阔肌。

4)腋神经(axillary nerve)(C5,C6):发自后束,在腋窝紧贴肱骨外科颈向后穿四边孔,至三角肌深面。腋神经的分支:①肌支,支配三角肌和小圆肌;②皮支,在三角肌后缘浅出,分布于肩部、臂外侧上部的皮肤(见图1-1-7,图1-1-8)。

5)肌皮神经(musculocutaneous nerve)(C5~C7):自外侧束发出后,斜穿喙肱肌,在肱二头肌和肱肌之间下行,发出肌支支配这3块肌。终支在肘关节

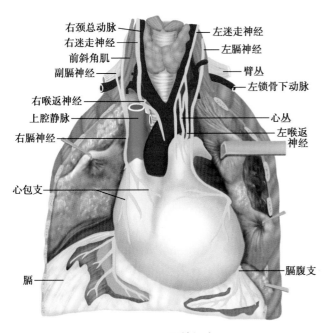

右颈总动脉
右迷走神经
前斜角肌
副膈神经
右喉返神经
上腔静脉
右膈神经
心包支
膈

左迷走神经
左膈神经
臂丛
左锁骨下动脉
心丛
左喉返神经
膈腹支

图 1-1-4 膈神经支

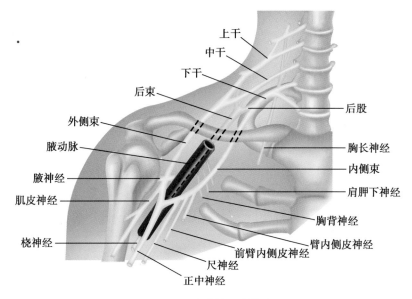

上干
中干
下干
后束
外侧束
腋动脉
腋神经
肌皮神经
桡神经
后股
胸长神经
内侧束
肩胛下神经
胸背神经
臂内侧皮神经
前臂内侧皮神经
尺神经
正中神经

图 1-1-5A　臂丛的组成模式图

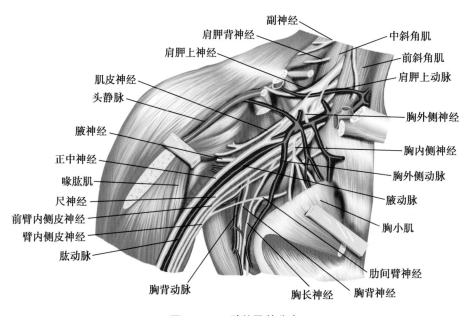

副神经
肩胛背神经
肩胛上神经
肌皮神经
头静脉
腋神经
正中神经
喙肱肌
尺神经
前臂内侧皮神经
臂内侧皮神经
肱动脉
胸背动脉
胸长神经
胸背神经
中斜角肌
前斜角肌
肩胛上动脉
胸外侧神经
胸内侧神经
胸外侧动脉
腋动脉
胸小肌
肋间臂神经

图 1-1-5B　臂丛及其分支

稍上方穿出深筋膜,沿前臂外侧下行,称前臂外侧皮神经(laterol antebrachial cutaneous nerve),分布于前臂外侧的皮肤(见图 1-1-6)。

6)桡神经(radial nerve)(C5~T1):发自后束,在肱动脉后方下行,伴肱深动脉入桡神经沟,至肱骨外上髁前上方,穿外侧肌间隔出肱桡肌和肱肌之间,分为浅、深两支。浅支在肱桡肌深面伴行于桡动脉的外侧,至前臂中、下 1/3 交界处离桡动脉转向背面,在肱桡肌后缘穿出深筋膜继续下行至腕和手背;深支穿旋后肌至前臂背面,行于浅、深层肌之间(见图 1-1-7)。桡神经的分支:肌支,自桡神经本干

发出分支,支配肱三头肌、肱桡肌和桡侧腕长伸肌;桡神经深支支配前臂后群肌;皮支,在腋窝处发出臂后皮神经,分布至上臂后面皮肤。在桡神经沟处发出前臂后皮神经,分布于前臂背面的皮肤。桡神经浅支分布于手背桡侧半和桡侧 2 指半近节指背的皮肤(图 1-1-9)。

7)正中神经(median nerve)(C6~T1):以内侧根和外侧根分别起自内、外侧束,两根夹持腋动脉,向下合成一干,伴肱动脉沿肱二头肌内侧沟降至肘窝。从肘窝向下穿旋前圆肌,再向下行于指浅、深屈肌间达腕管,在桡侧腕屈肌腱和掌长肌腱间进入

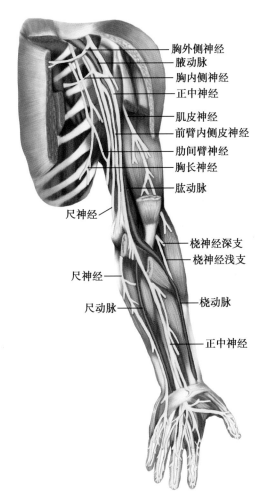

图 1-1-6 上肢的神经(左上肢,前面观)

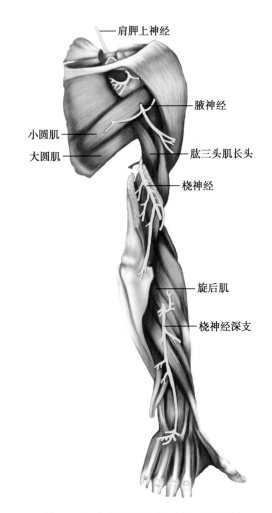

图 1-1-7 上肢的神经(右上肢,后面观)

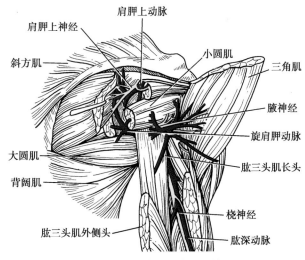

图 1-1-8 腋神经和肩胛上神经

腕管,在掌腱膜的深面至手掌,分成终支,沿手指的相对缘至指尖(见图 1-1-6,图 1-1-9)。正中神经在臂部无分支,在肘部、前臂和手掌均有分支。正中神经的分支可归为两类:肌支,支配前臂前群肌(肱桡肌、尺侧屈腕肌和指深屈肌的尺侧半除外)、鱼际肌(拇收肌除外)和第 1、2 蚓状肌。支配鱼际肌的为一粗短的返支,在屈肌支持带下缘的桡侧发出,行于桡动脉掌浅支的外侧进入鱼际;皮支,分布于掌心、鱼际、桡侧 3 个半指掌面及其中节和远节手指背面的皮肤。

8)尺神经(ulnar nerve)(C8~T1):发自内侧束,沿肱动脉的内侧、肱二头肌内侧沟下行,在臂下部向后下,穿内侧肌间隔至臂后面,向下经肱骨内上髁后方的尺神经沟,穿尺侧腕屈肌至前臂内侧,循指深屈肌和尺侧腕屈肌间,伴行尺动脉内侧下降,到前臂中、下 1/3 交界处分出手背支,本干经屈肌支持带的浅面入掌(见图 1-1-6,图 1-1-9)。尺神经在尺神经沟处位置表浅,易于触摸到。尺神经的分支

有:肌支,支配尺侧腕屈肌和指深屈肌的尺侧半、小鱼际肌、拇收肌、骨间肌及第 3、4 蚓状肌;皮支,手掌支分布于小鱼际、小指和环指尺侧半的皮肤,手背支分布于手背尺侧半及小指、环指和中指尺侧半近节指背的皮肤。

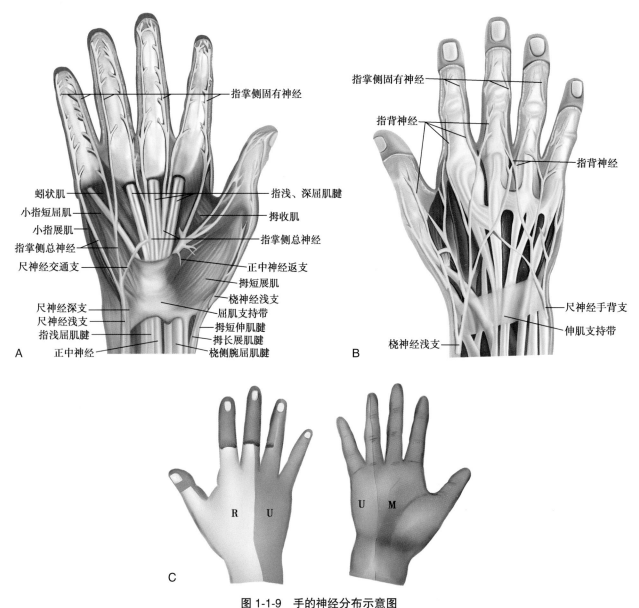

图 1-1-9　手的神经分布示意图
A. 掌侧面;B. 背侧面;C. 手部皮肤的神经分布(M:正中神经,U:尺神经,R:桡神经)。

3. 臂丛的损伤

(1) 臂丛神经干的损伤:臂丛的上干或下干损伤可分别产生上干征或下干征。上干征累及第5、6颈神经支配的三角肌、肱二头肌、肱肌、肱桡肌和旋后肌等,造成臂上举、外旋及前臂屈、旋后困难;感觉的丧失常仅限于三角肌区和臂外侧部。下干征主要累及由颈8和胸1神经支配的手部肌、掌长肌和屈指肌,主要影响手指和腕的运动;感觉障碍为上臂、前臂和手部的内侧。

(2) 臂丛主要分支的损伤

1) 腋神经损伤:肱骨外科颈骨折常致腋神经损伤,导致三角肌瘫痪,不能高举或外展上肢,肩部骨突耸出,失去正常的丰满轮廓,称为"方形肩"。

因邻近皮神经的重叠分布,感觉丧失不明显。

2) 胸长神经损伤:乳腺癌手术等可致胸长神经损伤,出现前锯肌瘫痪,致患侧肩胛骨内侧缘和下角离开胸廓而耸起,形成"翼状肩胛"。

3) 桡神经损伤:若在臂中段损伤,导致不能伸肘、伸腕和伸指,抬前臂时呈"垂腕"姿态。感觉丧失区域以手背的"虎口"最为显著(图1-1-10)。

4) 正中神经损伤:若臂部主干损伤,可累及全部分支,引起前臂屈腕能力明显减弱,不能旋前,鱼际肌萎缩,不能对掌,手显平坦,拇、示、中指不能屈曲,称为"猿手"。感觉障碍以拇、示、中指的指腹最为显著(图1-1-11)。

5) 尺神经损伤:若肱骨内上髁的后方损伤尺

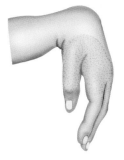

图 1-1-10 桡神经损伤

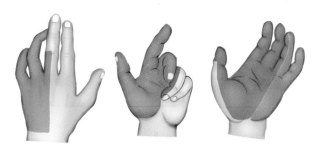

图 1-1-11 "猿手"和"爪形手"

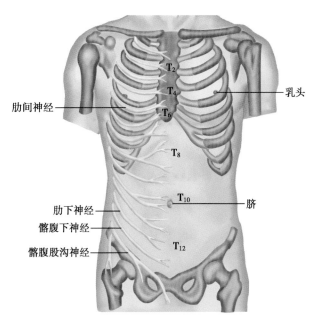

图 1-1-12 胸神经前支分布的模式图

神经,运动障碍表现为屈腕能力减弱,环指、小指的末节指骨不能屈,小鱼际肌萎缩,骨间肌萎缩,各指不能互相靠拢。拇指无法内收。由于拮抗肌占优势,呈现"爪形手"。感觉丧失的区域以小指尺侧最为显著(见图 1-1-11)。

(三) 胸神经前支

胸神经前支共 12 对,其中第 1~11 胸神经前支行于相应的肋间隙中,称肋间神经(intercostal nerve),第 12 胸神经前支走行于第 12 肋下方,称肋下神经(subcostal nerve)。

肋间神经在肋间内、外肌之间,肋血管下方,沿肋沟前行。在腋前线附近离开肋骨下缘,行于肋间隙中,并在胸、腹壁侧面发出外侧皮支,分布于胸、腹侧面的皮肤。主干继续前行,上 6 对肋间神经到达胸骨侧缘浅出,下 5 对肋间神经和肋下神经斜向下内,行于腹内斜肌和腹横肌之间,并进入腹直肌鞘,在白线附近穿腹直肌鞘浅出,这些浅出的分支称为前皮支,分布于胸腹前壁的皮肤。肋间神经的肌支支配肋间肌、腹肌的前外侧群。

胸神经的前支在胸、腹壁皮肤的分布有明显的节段性,按神经顺序由上向下依次排列(图 1-1-12)。大致分布如下:T2 相当胸骨角平面,T4 相当乳头平面,T6 相当剑突平面,T8 相当肋弓下缘平面,T10相当脐平面,T12 分布于脐至耻骨联合连线的中点处。临床上实施椎管内麻醉时,多以此测定麻醉平面的位置,亦可以体表标志检查感觉障碍的平面。

(四) 腰丛

1. 腰丛的组成和位置 腰丛(lumbar plexus)由第 12 胸神经前支的一部分、第 1~3 腰神经前支及第 4 腰神经前支的一部分组成。腰丛位于腰大肌深面,腰椎横突的前方(图 1-1-13)。

2. 腰丛的分支 腰丛除分支支配髂腰肌和腰方肌外,主要分支分布于腹股沟区及大腿的前部和

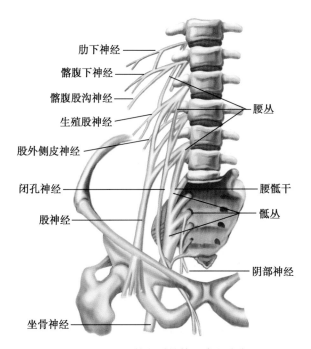

图 1-1-13 腰丛和骶丛的组成和分支

内侧部。

（1）髂腹下神经（iliohypogastric nerve）（T12~L1）：自腰大肌外缘穿出，在腰方肌的前面行向外下，在髂嵴上方，穿入腹内斜肌和腹横肌间行，至髂前上棘内侧 2~3cm 处行于腹外斜肌腱膜深面，约在腹股沟管浅环上方 2cm 浅出。其皮支分布于臀外侧部、腹股沟区及下腹部皮肤，肌支支配腹壁肌。

（2）髂腹股沟神经（ilioinguinal nerve）（L1）：在髂腹下神经的下方，走行方向与之平行，于髂嵴前端附近穿出腹横肌，在髂腹下神经下方一横指处前行进入腹股沟管，在精索（子宫圆韧带）浅面至腹股沟管浅环浅出。其皮支分布于腹股沟部和阴囊（或大阴唇）的皮肤，肌支支配腹壁肌。

（3）生殖股神经（genitofemoral nerve）（L1~L2）：自腰大肌前面穿出后，沿该肌表面下行，在腹股沟韧带上方分成生殖支和股支。生殖支穿经腹股沟管，分布于阴囊皮肤和提睾肌（女性随子宫圆韧带至大阴唇皮肤）；股支伴髂外动脉的外侧下降，分布于腹股沟韧带下方的皮肤。

（4）股外侧皮神经（lateral femoral cutaneous nerve）（L2~L3）：自腰大肌外缘穿出，斜越髂肌表面，在髂前上棘的内侧经腹股沟韧带深面达股部，约在髂前上棘下方 5cm 处穿出深筋膜，分布于大腿外侧部的皮肤（图 1-1-14）。

（5）股神经（femoral nerve）（L2~L4）：为腰丛发出的最大分支。股神经先在腰大肌与髂肌之间下行，穿腹股沟韧带中点稍外侧深方达大腿前面，随即分为下列分支：①肌支，支配耻骨肌、股四头肌和缝匠肌；②皮支，有数条，其中前皮支分布于大腿和膝关节前面的皮肤，而隐神经（saphenous nerve）为最长的皮支，伴股动脉经收肌管下行，在收肌管下端浅出后伴大隐静脉下行至足，分布于髌下、小腿内侧和足内侧缘的皮肤（见图 1-1-14）。

（6）闭孔神经（obturator nerve）（L2~L4）：自腰大肌内缘穿出后，向下沿盆侧壁穿经闭膜管出骨盆，分前、后两支。前支行于长收肌和短收肌间，后支行于短收肌深面。闭孔神经的皮支分布于大腿内侧的皮肤，肌支支配大腿内收肌群和闭孔外肌（见图 1-1-13，图 1-1-14）。

3. 腰丛的主要神经损伤

（1）闭孔神经的损伤：如盆部疾病或胎头压迫可致此神经损伤，出现大腿内收无力，因坐骨神经

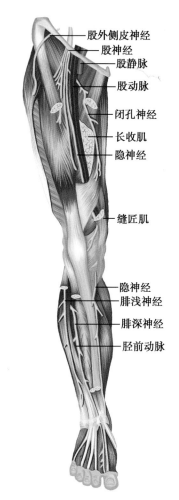

股外侧皮神经
股神经
股静脉
股动脉
闭孔神经
长收肌
隐神经

缝匠肌

隐神经
腓浅神经
腓深神经
胫前动脉

图 1-1-14　下肢前面的神经

亦分支至大收肌，故内收功能不完全丧失。感觉症状因相邻皮神经重叠分布而不明显。

（2）股神经的损伤：如腰大肌脓肿可致股神经高位受损，从而使大腿屈曲障碍，并且不能伸小腿和跳跃。大腿前面和小腿内侧面皮肤感觉障碍。

（五）骶丛

1. 骶丛的组成和位置　骶丛（sacral plexus）由第 4 腰神经前支的一部分和第 5 腰神经前支合成的腰骶干（lumbosacral trunk）、全部骶神经和尾神经的前支组成（见图 1-1-13）。骶丛位于盆腔内，骶骨和梨状肌的前面，髂内血管和输尿管的后方。

2. 骶丛的分支　骶丛发出一些短的肌支支配梨状肌、闭孔内肌、股方肌、肛提肌和尾骨肌等。其主要分支如下（图 1-1-15）。

（1）臀上神经（superior gluteal nerve）（L4~S1）：由骶丛发出后，伴臀上血管经梨状肌上孔出骨盆，支配臀中肌、臀小肌和阔筋膜张肌。

（2）臀下神经（inferior gluteal nerve）（L5~S1）：

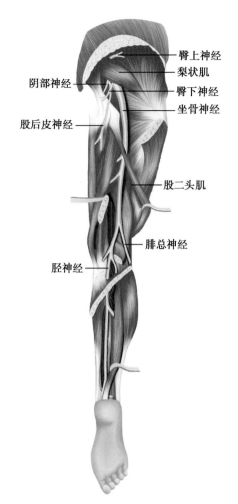

臀上神经
梨状肌
臀下神经
坐骨神经

阴部神经
股后皮神经

股二头肌

腓总神经
胫神经

图 1-1-15　下肢后面的神经

伴臀下血管经梨状肌下孔出骨盆，支配臀大肌。

（3）坐骨神经（sciatic nerve）（L4~S3）：是全身最粗大的神经，经梨状肌下孔出骨盆至臀大肌深面，在股骨大转子与坐骨结节之间下行至大腿后面，经股二头肌深面下降至腘窝，通常在腘窝上角处分为胫神经和腓总神经。坐骨神经本干发肌支支配股二头肌、半腱肌和半膜肌。

1）胫神经（tibial nerve）：为坐骨神经干的直接延续，沿腘窝中线下行，在小腿伴胫后动脉行于比目鱼肌深面，继而穿踝管至足底分为足底内、外侧神经，分布于足底的皮肤和足底诸肌。胫神经在小腿部的分支有：肌支，支配小腿后群肌；关节支，至膝关节和距小腿关节；腓肠内侧皮神经，伴小隐静脉下行，沿途分布于小腿后面下外侧部，在小腿下部与腓肠外侧皮神经（腓总神经的分支）吻合成腓

肠神经，伴随小隐静脉经外踝后方至足外侧前行，分布于小腿后面和足外侧缘皮肤。

2）腓总神经（common peroneal nerve）：自坐骨神经分出后，沿股二头肌内侧行至腓骨头后方，经腓骨长肌深面绕腓骨颈向前，并分为腓浅神经和腓深神经（见图 1-1-14，图 1-1-15）。腓浅神经（superficial peroneal nerve），在腓骨长、短肌与趾长伸肌间下行，分出肌支支配腓骨长、短肌，主干在小腿下部浅出，分支分布于小腿外侧、足背及第 2~5 趾背的皮肤；腓深神经（deep peroneal nerve），发出后行向前下，伴随胫前动脉在胫骨前肌与趾长伸肌间下行，经伸肌支持带深方至足背，发出肌支支配小腿前群肌和足背肌，皮支分布于小腿前面及第 1、2 趾相对缘的皮肤。腓总神经在小腿后面还发出腓肠外侧皮神经，分布于小腿外侧面皮肤，并与胫神经的腓肠内侧皮神经吻合成腓肠神经。

（4）股后皮神经（posterior femoral cutaneous nerve）（S1~S3）：穿梨状肌下孔出骨盆，至臀大肌下缘浅出，分布于臀区、大腿后面和腘窝的皮肤（见图 1-1-15）。

（5）阴部神经（pudendal nerve）（S2~S4）：伴阴部内血管穿梨状肌下孔出骨盆，绕坐骨棘的后方，经坐骨小孔至坐骨肛门窝。分支有：①肛神经，分布于肛门部皮肤和肛门括约肌；②会阴神经，皮支分布于阴囊（或大阴唇）的皮肤，肌支支配会阴诸肌；③阴茎（阴蒂）背神经，为会阴神经的终支，分布于阴茎（阴蒂）海绵体及皮肤（图 1-1-16）。

3. 骶丛的主要神经损伤

（1）胫神经损伤：若腘窝创伤、膝关节后脱位、踝关节、跟骨骨折或脱位时可致胫神经受损，此时足不能跖屈和内翻，由于小腿前、外侧群肌的拮抗作用，使足呈背屈外翻位。足底肌萎缩致足弓变高（空足），感觉障碍主要在足底皮肤（图 1-1-17）。

（2）腓总神经损伤：腓骨颈骨折易伤及腓总神经，使足和趾不能背屈，表现为足下垂并内翻（称为马蹄内翻足）（见图 1-1-17）。患者步行时，因足下垂而须用力提高下肢，呈"跨阈步态"。感觉障碍主要为小腿外面和足背皮肤。

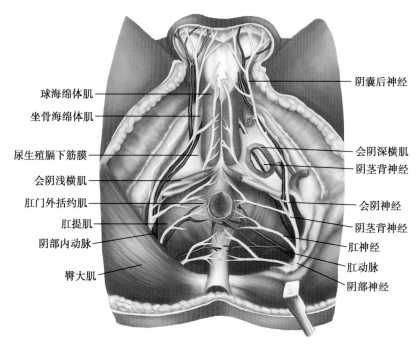

图 1-1-16   会阴部的神经(男性)

图中标注:
- 球海绵体肌
- 坐骨海绵体肌
- 尿生殖膈下筋膜
- 会阴浅横肌
- 肛门外括约肌
- 肛提肌
- 阴部内动脉
- 臀大肌
- 阴囊后神经
- 会阴深横肌
- 阴茎背神经
- 会阴神经
- 阴茎背神经
- 肛神经
- 肛动脉
- 阴部神经

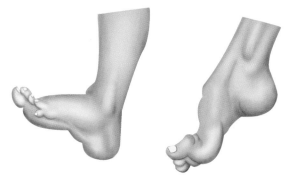

图 1-1-17   "钩状足"和"马蹄内翻足"

第二节   脑神经

一、概况

脑神经(cranial nerve)(图 1-2-1)是连于脑的周围神经,共 12 对,通常按其与脑相连部位,从上至下的顺序编码,用罗马数字表示,其排列顺序及名称是 I 嗅神经、II 视神经、III 动眼神经、IV 滑车神经、V 三叉神经、VI 展神经、VII 面神经、VIII 前庭蜗神经、IX 舌咽神经、X 迷走神经、XI 副神经及 XII 舌下神经("I 嗅 II 视 III 动眼,IV 滑 V 叉 VI 外展,VII 面 VIII 听 IX 舌咽,迷走副舌下神经全")。脑神经将位于脑干、间脑和端脑的中枢结构与分布在外周组织器官中的感受器和效应器联系在一起,形成功能整体。

脑神经的纤维成分较脊神经复杂,每对脊神经均含有 4 种纤维成分,而每对脑神经所含纤维成分不尽相同,根据胚胎发生、功能等方面的特点,在 3 种脑神经特有的纤维成分前面加有"特殊"二字,以示区别。

(一)脑神经的 7 种纤维成分

1. 一般躯体感觉纤维   分布于头面部皮肤、肌、肌腱及口、鼻腔大部分黏膜与眼的角膜和结膜等。

2. 特殊躯体感觉纤维   分布于外胚层衍化的视器和前庭蜗器(位听器)等特殊感受器。

3. 一般内脏感觉纤维   分布于头、颈、胸和腹部的脏器。

4. 特殊内脏感觉纤维   分布于鼻的嗅黏膜和舌的味蕾。

5. 一般躯体运动纤维   支配由头部肌节发生的眼外肌、舌肌等骨骼肌。

6. 一般内脏运动纤维   支配心肌、平滑肌和腺体。

7. 特殊内脏运动纤维   支配由鳃弓衍化成的咀嚼肌、面肌和咽喉肌等骨骼肌。

(二)脑神经与脊神经区别

1. 每对脊神经都含有 4 种纤维成分,均属于混合性神经,但每对脑神经内所含神经纤维的种类不同。依据脑神经所含纤维成分的不同,将 12 对脑神经分为 3 对感觉性神经(I、II、VIII)、5 对运动

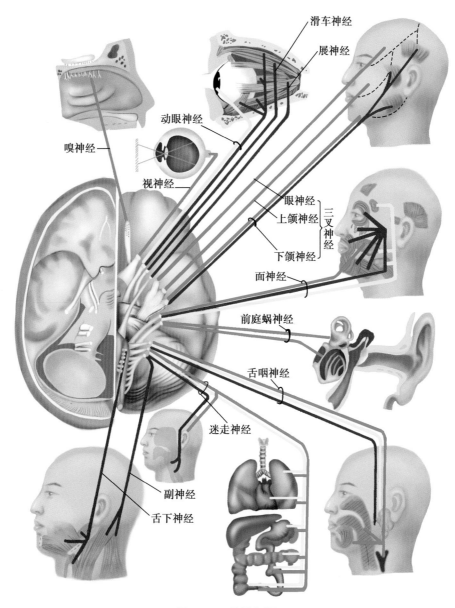

图 1-2-1 脑神经概况

性神经(Ⅲ、Ⅳ、Ⅵ、Ⅺ、Ⅻ)和 4 对混合性神经(Ⅴ、Ⅶ、Ⅸ、Ⅹ)。

2. 每对脊神经均含有一般内脏运动纤维,除第 2~4 对骶神经内含副交感纤维外,其余均属交感纤维,而脑神经中只有 4 对(Ⅲ、Ⅶ、Ⅸ、Ⅹ)含有一般内脏运动纤维,且均属副交感纤维。

3. 头部分化出特殊感受器,如视器、听器(前庭蜗器)、嗅器、味器等。随之出现了与其联系的特殊躯体感觉性脑神经(Ⅱ、Ⅷ)和特殊内脏感觉性脑神经(Ⅰ、Ⅶ、Ⅸ)。

4. 属于内脏的鳃弓等衍化为骨骼肌(随意肌),因此原支配鳃弓的运动纤维也衍化为控制随意运动的特殊内脏运动纤维(包含于Ⅴ、Ⅶ、Ⅸ、Ⅹ内)。

5. 脑神经中的躯体感觉纤维和内脏感觉纤维(除Ⅰ、Ⅱ外)的胞体多聚集在感觉性脑神经节内。其中,由假单极神经元胞体聚集而成的脑神经节有三叉神经节(Ⅴ)、膝神经节(Ⅶ)和上、下神经节(Ⅸ、Ⅹ),由双极神经元胞体聚集而成的有前庭神经节和蜗神经节(Ⅷ)。与脊神经节相似,脑神经节内的感觉神经元胞体的周围突分布至相应的感受器,而中枢突入脑终止于脑神经感觉核(又称终核)。

6. 第Ⅲ、Ⅶ、Ⅸ对脑神经所含的一般内脏运动纤维连于 4 对内脏运动神经节(副交感神经节),其内脏运动神经纤维由中枢发出,加入相应的脑神经,行程中先终止于所连的副交感神经节,由节内神经元再发出轴突分布于平滑肌或腺体。第Ⅹ对脑神经所含的内脏运动纤维相连属的副交感神经节多位于其所支配的器官内(器官内节)。第Ⅴ、Ⅶ、Ⅹ、Ⅺ对脑神经所含的特殊内脏运动纤维支配的由鳃弓衍化而来的肌肉,形态属横纹肌,且功能上属随意肌,亦可归属于躯体运动纤维。脑神经的运动纤维发自脑干的运动核(又称起核)。

二、脑神经

(一)嗅神经

嗅神经(olfactory nerve)(图 1-2-2)由特殊内脏感觉纤维构成。起自鼻腔内上鼻甲以上和鼻中隔以上嗅区黏膜的嗅细胞,嗅细胞的周围突分布于嗅区黏膜上皮,中枢突聚集成 20 多条嗅丝,合称嗅神经,分别穿筛孔入颅前窝,终止于嗅球,将嗅觉冲动

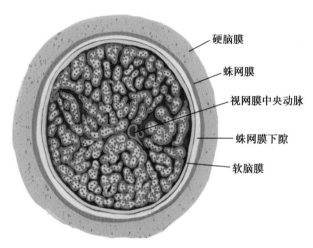

图 1-2-2　视神经

传入端脑。在上述路径中如发生机械性损伤、化学物质破坏、病毒感染、肿瘤压迫或先天性因素等原因,均有可能造成嗅觉功能低下,甚至使嗅觉完全丧失。

颅前窝骨折伤及筛板时,可损伤嗅丝,造成嗅觉障碍或丧失。颅前窝骨折时,常引起硬脑膜撕裂,脑脊液可经脑膜破损处的裂隙流入鼻腔,形成脑脊液鼻漏。鼻炎时,如炎症蔓延至鼻腔上部黏膜可造成一过性嗅觉迟钝。

(二)视神经

视神经(optic nerve)(图 1-2-3,图 1-2-4)由特殊躯体感觉纤维构成,传导视觉冲动。视网膜内的节细胞轴突,在视神经盘处汇集,再穿过视神经盘处的脉络膜和巩膜筛板构成视神经。视神经在眶内向后内侧走行,经视神经管入颅中窝,在颅内向后内走行至垂体上方时,左、右侧视神经在交叉前沟处移行为视交叉,视交叉向两侧发出视束,绕行大脑脚外侧至背侧丘脑后部的外侧膝状体。在视交叉处,来自双侧眼球颞侧半视网膜节细胞的神经纤维不交叉,进入同侧视束;来自双侧眼球鼻侧半的纤维交叉到对侧,进入对侧视束。视神经外面有神经鞘膜包裹,由三层脑膜(硬脑膜、蛛网膜、软脑膜)延续而来。

视神经全长 42~47mm,按其所经过的路径,可分为球内段、眶内段、管内段和颅内段四部分:

1. 球内段由视神经盘起到巩膜筛板为止,长约 1mm,是整个视路中惟一可用肉眼看到的部分。该段神经纤维无髓鞘,但穿过筛板以后则出现髓鞘。

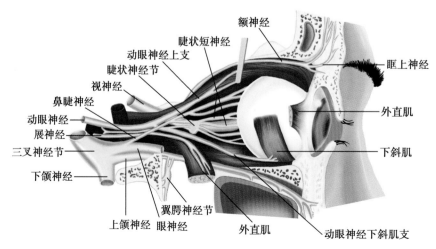

图 1-2-3　眶内的神经(右外侧面观)

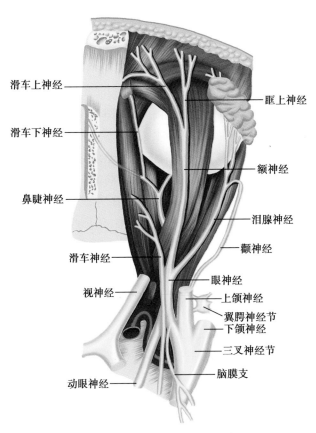

滑车上神经

滑车下神经

鼻睫神经

滑车神经

视神经

眶上神经

额神经

泪腺神经

颧神经

眼神经

上颌神经

翼腭神经节

下颌神经

三叉神经节

脑膜支

动眼神经

图 1-2-4　眶内神经（上面观）

2. 眶内段系从巩膜筛板至视神经管的眶口部分，全长 25~35mm，在眶内呈"S"状弯曲，便于保证眼球转动时不受其牵制。

3. 管内段为通过骨性视神经管的部分，长约 6mm。本段视神经与蝶窦、后组筛窦等毗邻，关系紧密。由于该段处于骨管紧密围绕之中，如头部外伤、骨折时可导致此段视神经严重损伤，临床称为管内段视神经损伤。

4. 颅内段指颅腔入口到视交叉的部分，长约 10mm。两侧视神经在向后走行时逐渐向中央接近，最后进入视交叉前部的左右两侧角。

由于视神经是在胚胎发育过程中间脑前部向前突出形成视器的一部分，故视神经外面包有与 3 层脑膜分别相延续的 3 层被膜（即视神经鞘），脑蛛网膜下隙连通至视神经周围，直至视神经盘处。因此，当颅内压升高时，由于视神经纤维通过筛板时高度拥挤，临床上容易出现视神经盘淤血、水肿。同时，眼眶深部感染也能累及视神经周围的间隙而扩散到颅内。

（三）动眼神经

动眼神经（oculomotor nerve）（见图 1-2-3，图

1-2-4）负责控制眼球的转动，眼球内晶状体厚度的调整和瞳孔的缩放。由一般躯体运动和一般内脏运动两种纤维组成：①躯体运动纤维起自中脑的动眼神经核，支配提上睑肌、上直肌、下直肌、内直肌和下斜肌；②内脏运动纤维起自中脑的动眼神经副核，进入睫状神经节内交换神经元，其节后纤维进入眼球壁，支配瞳孔括约肌和睫状肌。动眼神经自中脑的脚间窝出脑，经海绵窦外侧壁向前，穿眶上裂进入眶内，即分为上、下两支。上支细小，支配上直肌和上睑提肌；下支粗大，支配内直肌、下直肌和下斜肌。由下斜肌支分出一小支称睫状神经节短根（又称副交感根），至睫状神经节交换神经元后，其节后纤维经睫状短神经由眼球后部穿眼球壁，分布于瞳孔括约肌和睫状肌，参与瞳孔对光反射、视力调节反射和调整晶状体厚度。

睫状神经节（ciliary ganglion）为副交感神经节，位于眶后部、视神经与外直肌之间，为长方形、梭形或椭圆形的扁平小体，大小 3mm×2.45mm，有 3 个根进入此节。①副交感根：即睫状神经节短根，来自动眼神经中的内脏运动纤维，在此神经节交换神经元，由神经节内神经元发出节后纤维加入睫状短神经进入眼球，支配瞳孔括约肌和睫状肌；②交感根：来自颈内动脉交感丛、海绵窦交感丛，穿过睫状神经节，经睫状短神经进入眼球，支配瞳孔开大肌和眼球的血管；③感觉根：又称鼻睫根，来自三叉神经眼神经的鼻睫神经，由一般躯体感觉纤维组成，穿经睫状神经节，随睫状短神经进入眼球，传导眼球的一般感觉。因此，可将交感根和感觉根称为睫状神经节的过路根。睫状短神经含有交感、副交感和躯体感觉 3 种纤维成分，由睫状神经节的前端发出 6~10 条纤维，纡曲向前进入眼球。睫状神经节主要为动眼神经中的副交感纤维交换神经元提供场所，但随动脉而来的交感神经纤维和鼻睫神经的感觉纤维也都经过此节抵达眼球，因此在此处或相邻部位的神经根处行阻滞麻醉，可阻断结膜、角膜和眼球脉络膜的感觉，同时使眼内血管收缩，降低眼压。

一侧动眼神经完全损伤，可致所支配的眼球外肌瘫痪，出现患侧：①上睑下垂；②瞳孔固定性外斜视（斜向外下方）；③瞳孔散大；④瞳孔对光反射消失等。动眼神经、滑车神经和展神经支配眼内外肌和眼球运动，合称眼球运动神经，因其解剖关系十

分密切,临床常同时受累。

（四）滑车神经

滑车神经(trochlear nerve)(见图1-2-4)由躯体运动纤维组成。起于中脑的滑车神经核,由下丘的下方出脑,是惟一从脑干背面出脑的神经,同时也是最细的脑神经。出脑后绕过大脑脚外侧向前,穿经海绵窦外侧壁,自眶上裂入眶内,越过上直肌和上睑提肌后部的上面,行向前内,支配上斜肌。

滑车神经损伤可因蝶骨小翼骨折或眼眶骨折累及上斜肌的滑车部而引起,显著的滑车神经麻痹多为眶后出血所致。滑车神经损伤主要表现为上斜肌丧失功能,患者不能使眼球转向外下方,俯视时出现轻度内斜视和复视。其临床特点是当患者向下凝视时出现复视,虚像较实像为低,尤其是近距离注视时更为显著。

（五）三叉神经

三叉神经(trigeminal nerve)(图1-2-5)是脑神经中最粗大的混合性神经。由一般躯体感觉和特殊内脏运动两种纤维组成。①一般躯体感觉纤维,其神经元的胞体位于三叉神经节(trigeminal ganglion)内。三叉神经节又称半月神经节,形似半月形,位于颅中窝颞骨岩部前面近尖端的三叉神经压迹处,包被于硬脑膜两层间的裂隙内,由假单极神经元组成。神经元的周围突自节的凸缘发出三大分支,由上内向下外依次为眼神经、上颌神经和

下颌神经,分布于面部的皮肤、眼及眶内、口腔、鼻腔、鼻旁窦的黏膜、牙和脑膜等,传导分布区的痛、温、触、压等一般躯体感觉冲动;其中枢突汇集成粗大的三叉神经感觉根,由脑桥基底部和小脑中脚交界处入脑,终于三叉神经脑桥核和三叉神经脊束核。②特殊内脏运动纤维,起于三叉神经运动核,组成细小的三叉神经运动根,由脑桥基底部与小脑中脚交界处出脑,行于感觉根的前内侧,加入下颌神经,支配咀嚼肌等。运动根内尚含有与三叉神经中脑核联系的一般躯体感觉纤维,传导咀嚼肌等的本体感觉冲动。

1. 眼神经   眼神经(ophthalmic nerve)为感觉神经,是3支中最细小的一支,向前穿入海绵窦外侧壁,行于动眼神经和滑车神经下方、展神经及颈内动脉的外侧,经眶上裂入眶内,分支分布于硬脑膜、眶、眼球、泪腺、结膜、部分鼻黏膜以及额顶区、上睑和鼻背的皮肤。眼神经的分支有:

(1) 额神经(frontal nerve):较粗大,沿眶顶骨膜与上睑提肌上方前行,分为较粗大的眶上神经(supraorbital nerve)和较细小的滑车上神经(supratrochlear nerve)等,分别经眶上孔(眶上切迹)和眶上缘内侧端、滑车上方出眶,分布于额顶、上睑和鼻背及内眦附近的皮肤。

(2) 泪腺神经(lacrimal nerve):较细小,沿眶外侧壁、外直肌上缘行向前外,分布于泪腺和上睑、外

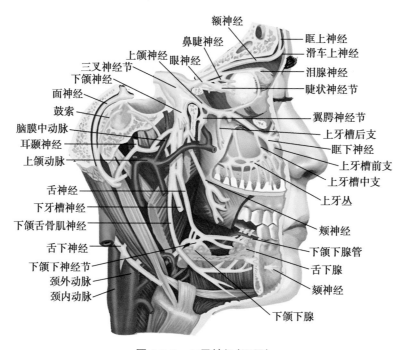

图1-2-5   三叉神经(深层)

眦附近的皮肤,传导泪腺和上睑的感觉。此支含有来源于面神经的副交感纤维,控制泪腺分泌。

（3）鼻睫神经（nasociliary nerve）:经上直肌和视神经之间行向前内达眶内侧壁,分为滑车下神经和筛前、后神经等,分布于鼻背和眼睑的皮肤、泪囊、筛窦、鼻腔黏膜、硬脑膜。睫状长神经在眼球后方穿入眼球,分布在眼球以及结膜等处。

2. 上颌神经　上颌神经（maxillary nerve）为感觉神经,自三叉神经节发出后,水平向前,穿海绵窦外侧壁,经圆孔出颅至翼腭窝上部,再经眶下裂入眶,延续为眶下神经,最终出眶下孔至眶下区。分支分布于脑膜、睑裂与口裂之间的皮肤以及上颌牙与牙龈、上颌窦与鼻腔黏膜、口腔腭部和鼻咽部的黏膜等。上颌神经的主要分支有:

（1）眶下神经（infraorbital nerve）为上颌神经主干的终末支,向前经眶下裂入眶,再经眶下沟、眶下管出眶下孔分为数支,分布于下睑、鼻翼及上唇皮肤和黏膜。上颌部手术时,常在眶下孔进行阻滞麻醉。眶下神经在眶下管内发出上牙槽神经前、中支,分布于上颌尖牙、切牙及其附近牙龈。

（2）上牙槽神经（superior alveolar nerves）自上颌神经主干发出上牙槽神经,从上颌骨体的后方穿入骨质,与上牙中、前支在上颌骨内吻合形成上牙槽神经丛,由丛发出分支,分布于上颌窦、前磨牙、磨牙及其附近牙龈。

（3）翼腭神经（pterygopalatine nerves）:为2~3条小支,在翼腭窝处自上颌神经主干发出后,向下连于翼腭神经节,在神经节内并不交换神经元,穿出神经节后分布于鼻、腭、咽部的黏膜。

（4）颧神经（zygomatic nerve）:分支细小,从翼腭窝处分出,经眶下裂入眶后分为两终支,穿过眶外侧壁分布于颧、颞部皮肤。另其含有面神经的副交感神经节后纤维,与泪腺神经之间有交通支,如将其导入泪腺神经,可以调控泪腺分泌。

此外上颌神经出颅前还发出脑膜支,分布在颅中窝和小脑幕。

3. 下颌神经　下颌神经（mandibular nerve）为混合性神经（见图1-2-5,图1-2-6）,是三叉神经三大分支中最粗大的一支,含一般躯体感觉纤维和特殊内脏运动纤维。自三叉神经节发出后,向下经卵圆孔出颅至颞下窝,在翼外肌深面分为前、后2干。前干细小,以运动纤维为主,发出数条肌支支配咀嚼肌、鼓膜张肌和腭帆张肌等,发出一支感觉支颊神经至颊区;后干粗大,以感觉纤维为主,分支分布于硬脑膜、下颌牙及牙龈、舌前2/3及口腔底的黏膜、耳颞区及口裂以下的皮肤,发出细小的肌支支配下颌舌骨肌和二腹肌前腹等。下颌神经的主要分支有:

（1）耳颞神经（auriculotemporal nerve）:与颞浅动脉伴行,以两根同起自后干,夹持脑膜中动脉,向后合成一干,经下颌关节后方折转向上,穿腮腺上行,分支分布于耳屏、外耳道及颞区的皮肤,并有分

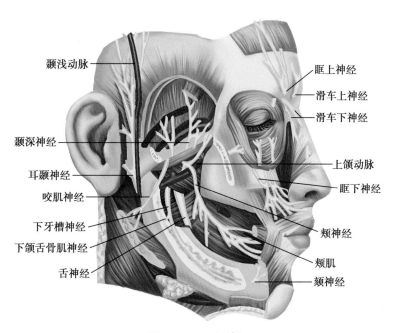

图1-2-6　下颌神经

支至腮腺。此支含有来源于舌咽神经的副交感纤维,控制腮腺分泌。

(2) 舌神经(lingual nerve):自下颌神经分出后,在下颌支内面下行,沿舌骨舌肌外侧呈弓形转向前内,越过下颌下腺上方,达口底黏膜深面。分支分布于口底及舌前 2/3 的黏膜,传导一般躯体感觉冲动。在舌神经行程中尚接受来自面神经的鼓索(含有味觉纤维和副交感纤维两种成分),鼓索的味觉纤维传导舌前 2/3 的味觉冲动,副交感纤维在舌神经途经下颌下腺时,离开舌神经,向下至下颌下神经节,交换神经元后,节后纤维至下颌下腺和舌下腺,控制腺体的分泌。

(3) 下牙槽神经(inferior alveolar nerve):为混合性神经,在舌神经后方与其并行向下,经下颌孔入下颌管,在管内分支构成下牙槽丛,分支分布于下颌牙和牙龈,其终支自颏孔穿出,称颏神经,分支分布于颏部及下唇的皮肤和黏膜。下牙槽神经中的运动纤维,在其入下颌孔前分出,形成下颌舌骨肌神经,行向前下支配下颌舌骨肌和二腹肌前腹。

(4) 颊神经(buccal nerve):自下颌神经分出后,沿颊肌表面前行,并贯穿此肌,分布于颊部皮肤和黏膜。

(5) 咀嚼肌神经(nerves for muscles of mastication):属特殊内脏运动神经,下颌神经中的大部分运动纤维在该神经穿过卵圆孔下降至颞下窝后,即离开下颌神经干形成短的神经分支,包括咬肌神经、颞深神经、翼内肌神经和翼外肌神经,支配全部咀嚼肌。

三叉神经在头、面部皮肤的分布范围,大致以眼裂和口裂为界(图 1-2-7)。眼神经分布于鼻背中

部、睑裂以上至矢状缝中点外侧区域的皮肤;上颌神经分布于鼻背外侧,睑裂与口裂之间,向后上至翼点处的狭长区域的皮肤;下颌神经分布于口裂与下颌底之间,向后上至耳前上方一带的皮肤。

当一侧三叉神经周围性完全损伤时,出现的感觉障碍为同侧面部皮肤及口腔、鼻腔黏膜感觉丧失,角膜反射消失;运动障碍为患侧咀嚼肌瘫痪,张口时下颌偏向患侧,闭口时患侧咬合无力。临床常见的三叉神经痛可波及整个三叉神经或某一分支的分布范围,可发生在三叉神经任何一支,疼痛部位和范围与受累的三叉神经或某支分布区一致,压迫三叉神经终支穿出处——眶上孔、眶下孔、颏孔,可诱发患支分布区的疼痛发作。

(六) 展神经

展神经(abducent nerve)(见图 1-2-3,图 1-2-8)由一般躯体运动纤维构成。起于脑桥的展神经核,自延髓脑桥沟中点的两侧出脑,前行至颞骨岩部尖端,经海绵窦及眶上裂入眶,支配外直肌。展神经损伤后可致外直肌瘫痪,患侧眼球不能转向外侧,产生内斜视。

(七) 面神经

面神经(facial nerve)(图 1-2-9)含有 4 种纤维成分:①特殊内脏运动纤维,起于脑桥的面神经核,主要支配面肌的运动;②一般内脏运动纤维,属副交感节前纤维,起于脑桥的上泌涎核,终于相应副交感神经节,节后纤维分布于泪腺、下颌下腺、舌下腺及腭与鼻腔黏膜腺,控制这些腺体的分泌;③特殊内脏感觉纤维即味觉纤维,其神经元的胞体位于面神经管起始部弯曲处膨大的膝状神经节,神经元的周围突分布于舌前 2/3 味蕾,中枢突入脑终止于延髓的孤束核;④一般躯体感觉纤维传导耳部皮肤的躯体感觉和面肌的本体感觉。

面神经由较大的运动根和较小的中间神经 2 个根组成。运动根由特殊内脏运动纤维构成,中间神经(intermediate nerve)属混合神经,含有副交感纤维和味觉纤维,2 个根自延髓脑桥沟外侧部出脑后入内耳门合成一干,穿过内耳道底进入面神经管,先水平走行后垂直下行由茎乳孔出颅,转向前穿过腮腺至面部。面神经在管内转折处形成膨大的膝状神经节。面神经走行途中发出较多分支,部位主要集中在面神经管内和腮腺实质内,分别称为面神经管内的分支和颅外的分支。

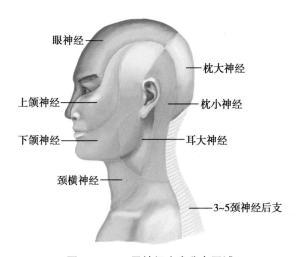

图 1-2-7　三叉神经皮支分布区域

眼神经

枕大神经

上颌神经

枕小神经

下颌神经

耳大神经

颈横神经

3~5颈神经后支

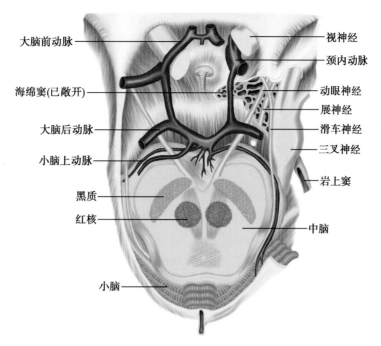

图 1-2-8　眼外肌的神经与海绵窦的关系

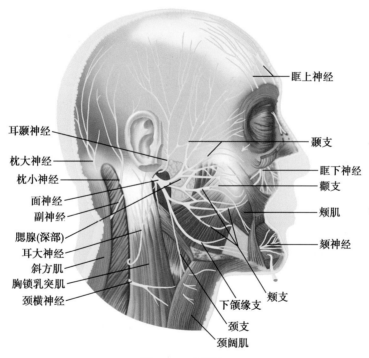

图 1-2-9　面神经

1. 面神经管内的分支

（1）鼓索（chorda tympani）：为面神经的重要分支，含一般内脏运动纤维及特殊内脏感觉纤维。在面神经出茎乳孔前约 6mm 处发出鼓索，经鼓室后壁入鼓室，沿鼓膜内面前行穿岩鼓裂至颞下窝，在此以锐角从后方并入舌神经，并随其走行分布。其中特殊内脏感觉纤维即味觉纤维，分布于舌前 2/3 的味蕾，传导分布区的味觉；一般内脏运动纤维即副交感节前纤维在下颌下神经节内交换神经元，其节后纤维分布于下颌下腺和舌下腺，支配其分泌活动。

（2）岩大神经（greater petrosal nerve）：又称岩浅大神经，含一般内脏运动纤维。自膝状神经节处分出后离开面神经管，从颞骨岩部尖端穿出，经破裂孔出颅，在此处与来自颈内动脉交感丛的岩深神经合为翼管神经。向前进入翼腭神经节,在神经节内换神经元,其节后纤维随神经节的一些分支及三叉神经的泪腺神经分布于泪腺及鼻、腭部黏膜的腺体,支配其分泌活动。

(3) 镫骨肌神经(stapedial nerve):自面神经管下行段上部发出,行向前支配镫骨肌。

2. 颅外分支　面神经出茎乳孔后,发出一些细小分支支配额肌枕腹、二腹肌后腹、茎突舌骨肌和耳周围肌;其主干前行进入腮腺实质,在腮腺内分为数支并交织成丛,由丛发出颞支、颧支、颊支、下颌缘支、颈支 5 组分支(图 1-2-9),分别由腮腺的上缘、前缘和下端穿出,呈扇形分布,支配面肌及颈阔肌等。

(1) 颞支(temporal branch):常为 3 支,自腮腺上缘发出,支配额肌和眼轮匝肌等。

(2) 颧支(zygomatic branch):3~4 支,自腮腺前缘上方发出,支配眼轮匝肌和颧肌等。

(3) 颊支(buccal branch):3~4 支,自腮腺管的上、下方发出,支配颊肌、口轮匝肌和其他口周围肌。

(4) 下颌缘支(marginal mandibular branch):自腮腺前缘的下方发出,沿下颌缘向前至下唇诸肌。

(5) 颈支(cervical branch):由腮腺下端近下颌角处穿出,行向前下,在下颌角附近至颈阔肌深面,支配该肌。

3. 与面神经相关的副交感神经节

(1) 翼腭神经节(pterygopalatine ganglion)(图 1-2-10):又称蝶腭神经节,位于翼腭窝内,连于上颌神经下方,此神经节为三角形或多角形的扁平小体,大小为 4.19mm × 3.74mm。来自面神经的内脏运动纤维在此节内换神经元,其节后纤维分布于泪腺及鼻腭部黏膜的腺体,支配其分泌活动。有 3 个根进入此神经节。①副交感根:来自面神经的岩大神经,在神经节内交换神经元;②交感根:来自颈内动脉交感丛发出的岩深神经,仅通过此神经节;③感觉根:来自上颌神经的分支翼腭神经。翼腭神经节发出数支分支分布于泪腺、腭及鼻腔黏膜腺体,控制腺体的分泌及传导一般感觉冲动。

(2) 下颌下神经节(submandibular ganglion)(见图 1-2-5):位于下颌下腺与舌神经之间,呈椭圆形或圆形,有 3 个根进入此神经节。①副交感根:来自面神经的鼓索,随舌神经到达此神经节交换神经元;②交感根:来自面动脉的交感丛;③感觉根:来自舌神经。由此神经节发出分支至下颌下腺和舌下腺,管理腺体的分泌和传导一般感觉。

面神经行程长,与鼓室、鼓膜、乳突和腮腺等结构有密切的关系。面神经的损伤易发生在脑桥小脑角处、面神经管内和腮腺区。因损害部位不同,可出现不同的临床表现:①面神经管外损伤,主要

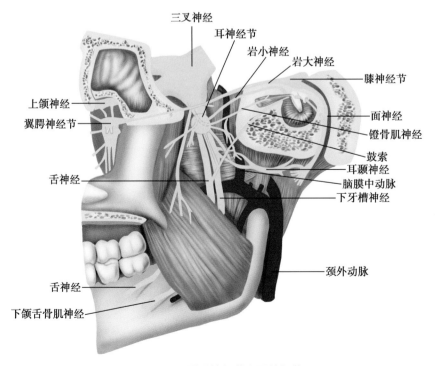

图 1-2-10　翼腭神经节和耳神经节

是患侧面肌瘫痪，表现为患侧额纹消失、不能闭眼、不能皱眉、鼻唇沟变浅、口角歪向健侧、不能鼓腮、说话时唾液自口角流出、角膜反射消失；②面神经管内损害，除上述表现外，还可能出现听觉过敏（镫骨肌瘫痪）、角膜干燥（泪腺分泌障碍）、舌前部味觉丧失、泌涎障碍等。若在面神经管内发出岩大神经以后损伤，其临床症状有面肌瘫痪、味觉丧失和泌涎障碍，而无泌泪障碍；若在面神经管垂直段发出鼓索以后损伤，仅表现为患侧面肌瘫痪或受损支分布肌瘫痪，不伴有泌泪与泌涎障碍及听觉过敏等症状。

（八）前庭蜗神经

前庭蜗神经（vestibulocochlear nerve）又称位听神经，含特殊躯体感觉纤维，由前庭神经和蜗神经组成。前庭蜗神经与面神经共同经内耳门入颅后窝，于延髓脑桥沟外侧部、紧邻面神经外侧入脑。

1. 前庭神经　前庭神经（vestibular nerve）传导平衡觉。前庭神经节（vestibular ganglion）位于内耳道底部，由双极神经元胞体聚集而成，其周围突穿过内耳道底，分布于内耳的椭圆囊斑、球囊斑和壶腹嵴等平衡觉感受器的毛细胞，中枢突组成前庭神经与蜗神经伴行，经内耳道、内耳门、延髓脑桥沟外侧端入脑。终止于前庭神经核群和小脑绒球小结叶等部位。

2. 蜗神经　蜗神经（cochlear nerve）传导听觉，蜗神经节（cochlear ganglion）（螺旋神经节）位于耳蜗的蜗轴内，由双极神经元胞体聚集而成，其周围突分布于内耳螺旋器（Corti 器）的毛细胞，中枢突组成蜗神经，穿内耳道底至内耳道，伴随前庭神经入脑，终止于蜗神经腹侧、背侧核。

前庭蜗神经损伤，表现为伤侧耳聋和平衡功能障碍。在颅中窝合并内耳道骨折时，前庭蜗神经可与面神经一起发生断裂，产生永久性耳聋；如前庭神经被挫伤或被血肿、炎症渗出物压迫，可能产生暂时性耳聋。脑桥小脑三角处的肿瘤，可以压迫前庭蜗神经及面神经。如发生轻微损伤，可以刺激前庭，出现眩晕和眼球震颤等症状。

（九）舌咽神经

舌咽神经（glossopharyngeal nerve）（图 1-2-11）含有 5 种纤维成分，是脑神经中纤维成分最多的一对神经：①特殊内脏运动纤维，起于疑核，支配茎突咽肌；②一般内脏运动纤维，属副交感节前纤维，起

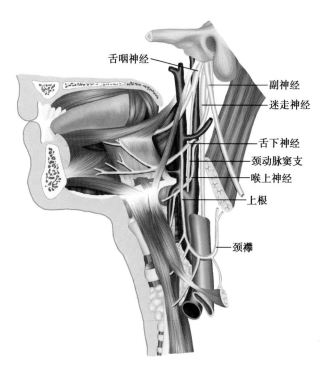

图 1-2-11　舌咽神经和舌下神经

于延髓的下泌涎核，在耳神经节交换神经元后，其节后纤维控制腮腺的分泌；③一般内脏感觉纤维，其神经元的胞体位于下神经节，神经元的周围突分布于舌后 1/3、咽、咽鼓管、鼓室等处的黏膜以及颈动脉窦和颈动脉小球等处，中枢突入脑终于孤束核，传导一般内脏感觉；④特殊内脏感觉纤维，即味觉纤维，其神经元的胞体也位于下神经节，神经元的周围突分布于舌后 1/3 的味蕾，中枢突入脑终于孤束核，传导味觉冲动；⑤一般躯体感觉纤维，其神经元的胞体位于上神经节，神经元的周围突分布于耳后皮肤，中枢突入脑后终于三叉神经脊束核。

舌咽神经的根丝于延髓橄榄后沟上部连于脑，与迷走神经和副神经三者共同穿颈静脉孔出入颅。在孔内神经干上有膨大的上神经节（superior ganglion），出孔时又形成一稍大的下神经节（inferior ganglion）。舌咽神经出颅后，先在颈内动、静脉之间下行，然后呈弓形向前经舌骨舌肌内侧达舌根。其主要分支为①舌支（lingular branch）：为舌咽神经的终支，含一般内脏感觉和特殊内脏感觉（味觉）两种纤维成分，向前下经舌骨舌肌深面，分支分布于舌后 1/3 的黏膜与味蕾，传导舌后 1/3 黏膜的一般感觉和味觉；②咽支（pharyngeal branches）：有 3~4条细支，在咽后侧壁的外膜内与迷走神经和交感神经的咽支共同形成咽丛，分布于咽壁各层，主要

图中标注：舌咽神经　副神经　迷走神经　舌下神经　颈动脉窦支　喉上神经　上根　颈襻

传导咽壁的感觉冲动;③颈动脉窦支(carotid sinus branch):有 1~2 支,属感觉支,在颈静脉孔下方发出,沿颈内动脉壁前方下降,分布于颈动脉窦和颈动脉小球,将血压和血液中二氧化碳浓度变化的信息传入中枢,反射性调节血压和呼吸;④鼓室神经(tympanic nerve):起自舌咽神经的下神经节,返向前上方,穿经颞骨岩部下面、颈静脉孔前方至鼓室内,与交感神经纤维共同形成鼓室丛,由丛分支分布于鼓室、乳突小房、咽鼓管的黏膜,传导一般内脏感觉冲动。鼓室神经的终支为岩小神经(lesser petrosal nerve),含来自下泌涎核的副交感神经节前纤维,出鼓室后在耳神经节内交换神经元,节后纤维随耳颞神经分布于腮腺,控制腮腺的分泌。

耳神经节(otic ganglion)(见图 1-2-10)为副交感神经节,位于卵圆孔下方,下颌神经内侧,为扁卵圆形的小体,有 4 个根进入此神经节。①副交感根:来自岩小神经,在神经节内交换神经元,其节后纤维经耳颞神经至腮腺,支配腮腺的分泌;②交感根:来自脑膜中动脉交感丛;③运动根:来自下颌神经,为特殊内脏运动纤维,支配鼓膜张肌和腭帆张肌;④感觉根:来自耳颞神经,传导腮腺的一般感觉冲动。

一侧舌咽神经损害时,可出现患侧舌后 1/3 味觉丧失和舌根与咽峡区痛觉障碍,以及患侧咽肌肌力减弱,一般不出现咽反射和吞咽反射障碍。

(十)迷走神经

迷走神经(vagus nerve)(图 1-2-12)是行程最长、分布最广的脑神经,含有 4 种纤维成分:①一般内脏运动纤维,属副交感节前纤维,起于延髓的迷走神经背核,至脏器周围或器官内的副交感神经节交换神经元后,其节后纤维分布于颈、胸和腹腔的脏器,控制平滑肌、心肌和腺体的活动;②一般内脏感觉纤维,其胞体位于迷走神经的下神经节内,神经元的周围突伴随一般内脏运动纤维,分布于颈部和胸、腹腔内的脏器,中枢突终于延髓的孤束核,传导一般内脏感觉;③特殊内脏运动纤维,起于延髓的疑核,支配咽喉肌;④一般躯体感觉纤维,其胞体位于迷走神经的上神经节内,神经元的周围突主要分布于耳郭和外耳道的皮肤与硬膜,中枢突终于三叉神经脊束核,传导一般感觉。

迷走神经根丝自延髓的橄榄后沟中部出脑,经颈静脉孔出颅,在邻颈静脉孔的上和下方各有一膨

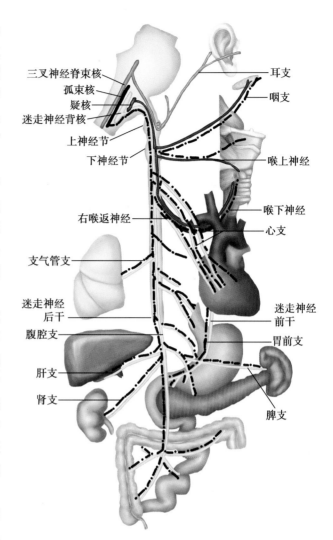

图 1-2-12　迷走神经分布

大,分别称上、下神经节。迷走神经干在颈部,位于颈动脉鞘内,在颈内静脉与颈内动脉(颈动脉鞘上段)或颈总动脉(颈动脉鞘下段)之间的后方下行至颈根部(见图 1-2-12),经胸廓上口入胸腔。在胸腔内,左、右迷走神经的行程有所差异,左侧迷走神经(图 1-2-13)在左颈总动脉与左锁骨下动脉之间下行,越过主动脉弓前方,经左肺根后方至食管前面向下,与交感神经的分支吻合、交织构成左肺丛和食管前丛,再转至食管下端前面延续为迷走神经前干;右迷走神经(图 1-2-14)先经右锁骨下动、静脉之间,沿气管右侧下降,继在肺根后方转至食管后面,与交感神经的分支吻合、交织构成右肺丛和食管后丛,向下延续为迷走神经后干。迷走神经前、后干再向下随食管一起穿膈的食管裂孔进入腹腔。

1. 颈部的分支

(1)喉上神经(superior laryngeal nerve)(见图

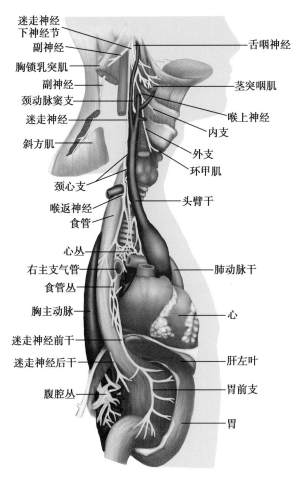

图 1-2-13　迷走神经（左侧）

和冠状动脉。其中心上支的一支称为减压神经或主动脉神经，分布于主动脉弓壁内的压力感受器和化学感觉器。

（3）耳支：发自上神经节，向后外至耳郭后面和外耳道的皮肤，传导此区的一般感觉。

（4）咽支：发自下神经节，至咽后壁与舌咽神经和交感神经的咽支共同构成咽丛，管理咽缩肌和软腭肌的活动以及咽黏膜的感觉。

（5）脑膜支：发自上神经节，向上返回颅内，分布于颅后窝的硬脑膜。

2. 胸部的分支

（1）喉返神经（recurrent laryngeal nerve）（见图 1-2-13，图 1-2-14）：左、右喉返神经均由迷走神经在胸部发出后返回至颈部，但两者绕过的结构各不相同。左喉返神经在左迷走神经越过主动脉弓前方处发出，向下后绕主动脉弓下方，由主动脉弓后方向上返回颈部；右喉返神经在右迷走神经跨过右锁骨下动脉前方处发出，向后下勾绕右锁骨下动脉，经右锁骨下动脉的下后方斜向内上，返回颈部。在颈部，两侧的喉返神经均沿气管与食管之间的沟内上行，至甲状腺侧叶的深面、环甲关节的后方进入喉内。喉返神经在环甲关节以上的部分改称喉下神经（inferior laryngeal nerve）。喉返神经分为数支分布于喉，其运动纤维支配除环甲肌以外的所有喉肌，感觉纤维分布于声门裂以下的喉黏膜。喉返神经在勾绕主动脉弓或右锁骨下动脉的下方处尚发出心支、支气管支和食管支，分别参与心丛、肺丛和食管丛的构成。

喉返神经是喉肌的重要运动神经，在其入喉前，与甲状腺下动脉的终支关系密切，两者相互交叉。喉返神经可经该动脉终支的分支之间（多数）、动脉终支的后方（次之）或动脉终支的前方（较少）。

1-2-13，图 1-2-14）：发自下神经节，沿颈内动脉内侧下行，于舌骨大角处分为喉内、外 2 支，喉外支支配环甲肌；喉内支伴喉上动脉穿过甲状舌骨膜入喉，分布于声门裂以上的喉黏膜以及会厌和舌根等处，传导分布区的一般内脏感觉冲动。

（2）颈心支：有上、下 2 支，发自神经节下方的迷走神经干，在喉与气管两侧下行入胸腔，至主动脉弓的下方和气管杈的前面与交感神经的心支共同构成心丛。由心丛分支分布于心传导系、心肌

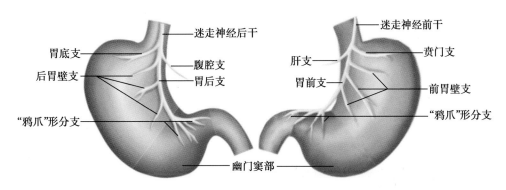

图 1-2-14　迷走神经（胃分布）

在甲状腺手术结扎或钳夹甲状腺下动脉时,应注意避免损伤此神经。一侧喉返神经损伤时,患侧声带肌瘫痪,出现声音嘶哑;双侧喉返神经损伤,除环甲肌外的所有喉肌瘫痪,可导致声门关闭,引起呼吸困难,甚至窒息。

(2) 支气管支(bronchial branch)、食管支(esophageal branch)、胸心支(thoracic cardiac branch):是迷走神经在胸部的细小分支,分别加入肺丛、食管丛和心丛。

3. 腹部的分支

(1) 胃前支(anterior gastric branch)和肝支(hepatic branch):为迷走神经前干的 2 个终支,在贲门附近分支,胃前支沿胃小弯分布于胃前壁,其终末支在胃小弯角切迹处以"鸦爪"形分布于幽门部前壁及十二指肠上部和胰头;肝支有 1-3 小支,参与肝丛的构成,随肝固有动脉分布于肝、胆囊和胆道。

(2) 胃后支(posterior gastric branch)和腹腔支(celiac branch):为迷走神经后干的 2 个终支,胃后支在贲门附近分支后,沿胃小弯深部行走,沿途分支分布于胃后壁,其终末支也以"鸦爪"形分布于幽门部后壁;腹腔支行向右与交感神经的分支围绕腹腔干的根部及其周围共同构成腹腔丛(celiac plexus),此丛随腹腔干、肠系膜上动脉和肾动脉的分支分布于肝、脾、胰、肾及结肠左曲以上的消化管。

迷走神经分支多、范围广,为副交感神经中最重要的组成部分。如主干发生损伤后,内脏功能表现为脉速、心悸、恶心、呕吐、呼吸变深且慢,甚至可以导致窒息。

一侧迷走神经损伤时,可因患侧喉肌瘫痪、咽喉黏膜感觉障碍,而出现患侧咽反射和咳嗽反射消失,腭垂偏向一侧。临床表现为声音嘶哑、言语困难,吞咽障碍、呛咳等。双侧迷走神经损伤时,可影响心、肺、支气管感受器以及主动脉的压力和化学感受器,从而导致吞咽障碍以及心悸、心动过速、心律不齐、呼吸深慢、呼吸严重困难或窒息等。

(十一) 副神经

副神经(accessory nerve)(图 1-2-15)含特殊内脏运动纤维,由颅根和脊髓根两根汇合而成。颅根含有起自延髓疑核的特殊内脏运动纤维,由延髓橄榄后沟下部、迷走神经根丝下方出脑;脊髓根的纤维起自脊髓颈段的副神经核,在脊神经前、后根之间出脊髓,此根向上经枕骨大孔入颅,在颈静脉孔处,颅根和脊髓根合成副神经干,经颈静脉孔出颅,出颅后再分为 2 支。来自颅根的纤维加入迷走神经,支配咽喉肌;来自脊髓根的纤维,经颈内动、静脉之间行向后外下方,由胸锁乳突肌的上部内侧分出一支进入该肌,再经胸锁乳突肌后缘上、中 1/3 交点附近浅出,斜向后下,于斜方肌前缘中、下 1/3 交点处至斜方肌深面,分支支配此两肌。副神经在上述位置表浅恒定,周围无重要结构,临床上可在此处获取部分副神经与面神经吻合用于治疗面肌瘫痪。

一侧副神经损伤,可因患侧胸锁乳突肌和斜方肌瘫痪,导致头不能向患侧屈,面不能转向健侧,患侧不能耸肩。颈静脉孔是舌咽神经、迷走神经与副

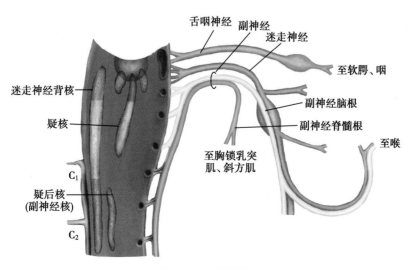

图 1-2-15 副神经

神经穿过颅腔的共同通道,此处的病变常会累及上述神经,使其功能受损,出现"颈静脉孔综合征"。

（十二）舌下神经

舌下神经(hypoglossal nerve)(见图 1-2-11)由一般躯体运动纤维组成。起于延髓的舌下神经核,从延髓锥体与橄榄体之间的前外侧沟出脑,经舌下神经管出颅。出颅后在颈内动、静脉之间下行至舌骨上方,呈弓形弯向前内,沿舌骨舌肌外侧面前行,经下颌下腺上方与舌神经和下颌下腺管下方穿颏舌肌入舌,分支支配全部舌内肌和舌外肌。

一侧舌下神经损伤时,患侧舌肌瘫痪并萎缩,伸舌时,由于健侧颏舌肌牵拉舌根向健侧,故舌尖偏向患侧。

第三节　内脏神经系统

内脏神经系统(visceral nervous system)是神经系统的一个组成部分,主要分布于内脏、心血管平滑肌和腺体。内脏神经系统的中枢部位于脑和脊髓,自中枢部发出的内脏神经为周围部。内脏神经中的纤维成分可分为感觉和运动两类。内脏运动神经调节内脏、心血管的运动并控制腺体的分泌,这一功能似不受人的意志控制,故有人将内脏运动神经称为自主神经系统(autonomic nervous system),又因其主要是控制和调节动、植物都有的同化和异化、营养与分泌等共同的生命活动及功能,并不支配动物所特有的骨骼肌,因此,也有人将内脏运动神经称为植物性神经系统(vegetative nervous system)(因植物并没有神经,故这一名词在教科书中目前已多不采用)。内脏感觉神经的初级感觉神经元的胞体位于脑神经节和脊神经节内,周围突分布于内脏和心血管等处的内感受器,把感受到的刺激传递到各级中枢,也可到达大脑皮质,但内脏感觉大多模糊且难以定位。内脏神经系统的中枢接受内脏感觉神经传来的信息,经整合以后,再通过内脏运动神经调节控制各器官的功能,以保持机体的正常生命活动。

一、内脏运动神经

内脏运动神经(visceral motor nerve)(图 1-3-1)为内脏神经系统的重要组成部分,接受大脑皮质和皮质下各级中枢的控制,支配平滑肌、心肌的运动

及控制腺体分泌。内脏运动神经与躯体运动神经在功能上互相依存、互相协调、互相制约,以维持机体内环境的相对平衡。

内脏运动神经和躯体运动神经无论在形态结构还是在功能上,都有较大差别,现就两者在形态学上的差异做比较。

1. 支配的器官不同　躯体运动神经支配骨骼肌,一般都受意志的控制;内脏运动神经支配平滑肌、心肌和腺体,一定程度上不受意志的控制。

2. 纤维成分不同　躯体运动神经只有一种纤维成分;内脏运动神经则有交感和副交感两种纤维成分,且多数器官同时接受这两种纤维的双重支配。

3. 神经元数目不同　躯体运动神经自低级中枢至骨骼肌只有一个神经元;内脏运动神经自低级中枢发出后,需在周围部的内脏运动神经节交换神经元,再由神经节内神经元胞体发出纤维到达效应器。即内脏运动神经自低级中枢至所支配的器官需经过两个神经元(肾上腺髓质例外,只需一个神经元)。第一个神经元称节前神经元(preganglionic neuron),胞体位于脑干和脊髓内,其轴突称节前纤维;第二个神经元称节后神经元(postganglionic neuron),胞体位于周围部的内脏神经节内,其轴突称节后纤维。节后神经元的数目较多,一个节前神经元可以和多个节后神经元构成突触(图 1-3-2,图 1-3-3)。

4. 纤维的粗细不同　躯体运动神经纤维一般是比较粗的有髓纤维,内脏运动神经纤维是薄髓(节前纤维)和无髓(节后纤维)的细纤维。

5. 神经纤维分布形式不同　躯体运动神经以神经干的形式分布;内脏运动神经的节后纤维常攀附脏器或血管形成神经丛,再由神经丛分支至效应器(图 1-3-4,图 1-3-5)。

根据形态、功能和药理的特点,内脏运动神经分为交感神经和副交感神经两部分,它们都有其各自的中枢部和周围部。

二、交感神经

交感神经(sympathetic nerve)的低级中枢位于脊髓胸 1-腰 3 节段灰质侧角的中间外侧核(见图 1-3-2),节前纤维即从此核的细胞发出。故交感神经的中枢又称胸腰部。交感神经的周围部包括交

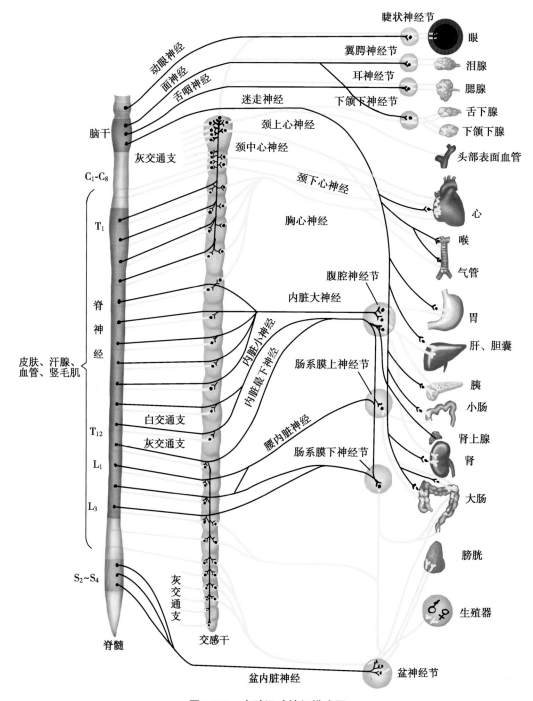

图 1-3-1　内脏运动神经模式图

感干、交感神经节以及由神经节发出的分支和交感神经丛。

1. 交感神经节　根据所在的位置不同,分为椎旁神经节和椎前神经节两类。

(1) 椎旁神经节(paravertebral ganglion):又称交感干神经节(ganglion of sympathetic trunk)(图 1-3-3),位于脊柱两旁。每一侧的椎旁节借节间支(interganglionic branches)连成一条交感干

(sympathetic trunk)。交感干上端附于颅底外面,下端在 Co 3 前面,左、右干连于奇神经节。椎旁神经节在成人每侧有 19~24 个,其中颈部常为 3~4 个,胸部 11~12 个,腰部 3~4 个,骶部 2~3 个,尾部只有一个节(奇神经节)。

(2) 椎前神经节(prevertebral ganglion)(见图 1-3-3):呈不规则的结节状团块,位于脊柱前方,包括腹腔神经节(celiac ganglion)、主动脉肾神经节

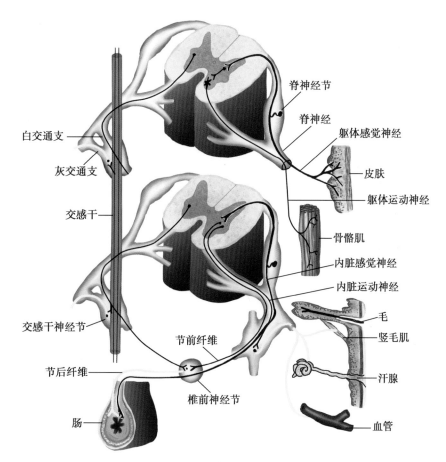

图 1-3-2 交感神经纤维走行模式图

图中标注：白交通支、灰交通支、交感干、交感干神经节、节后纤维、肠、节前纤维、椎前神经节、脊神经节、脊神经、躯体感觉神经、皮肤、躯体运动神经、骨骼肌、内脏感觉神经、内脏运动神经、毛、竖毛肌、汗腺、血管

(aorticorenal ganglion)、肠系膜上神经节(superior mesenteric ganglion)和肠系膜下神经节(inferior mesenteric ganglion)等,各神经节均位于同名动脉根部附近。

2. 交感干与交通支 椎旁神经节借交通支(communicating branch)与相应的脊神经相连接,交通支分白交通支(white communicating branches)和灰交通支(gray communicating branches)(图 1-3-2)。白交通支主要由脊髓灰质中间外侧核细胞发出的具有髓鞘的节前纤维组成,因髓鞘反光,色泽白亮,故称白交通支。由于节前神经元的胞体只存在于脊髓胸1-腰 3 节段的灰质侧角,故白交通支也只见于相应节段脊神经前支与对应的椎旁神经节之间。灰交通支由椎旁神经节细胞发出的节后纤维组成,因多无髓鞘,色灰暗而称为灰交通支。它们分别从各个椎旁神经节连于 31 对脊神经前支。

交感神经的节前纤维由脊髓灰质中间外侧核发出,经脊神经前根、脊神经、白交通支进入交感干后,有 3 个去向(图 1-3-2):①终止于相应的椎旁节,在此处交换神经元;②在交感干内上升或下降,然后终止于上方或下方的椎旁节。一般来自上胸段(胸 1-6)中间外侧核的节前纤维,在交感干内上升至颈部,在颈部椎旁节内交换神经元;中胸段者(胸 6-10)在交感干内上升或下降,至其他胸部交感神经节换神经元;下胸段和腰段者(胸 11- 腰 3)则在交感干内下降,至腰骶部交感神经节交换神经元;③穿过椎旁节,至椎前神经节交换神经元。

交感神经的节后纤维分布也有 3 种去向(图 1-3-2):①经灰交通支返回脊神经,随脊神经分支分布至头颈部、躯干和四肢的血管、汗腺和竖毛肌;②攀附动脉走行,在动脉外膜处形成神经丛(如颈内动脉丛、颈外动脉丛、腹腔丛、肠系膜上丛等),并随动脉分支分布到所支配的器官。③由交感神经节直接发出分支分布到所支配的脏器。

3. 交感神经的分布概况 交感神经的分支在身体各部有其固定的走行和分布范围,现按部位概述如下。

(1)颈部:颈交感干位于颈血管鞘后方,颈椎横突的前方。一般每侧有 3 个交感神经节,分别称颈上、中、下神经节(见图 1-3-3,图 1-3-4)。

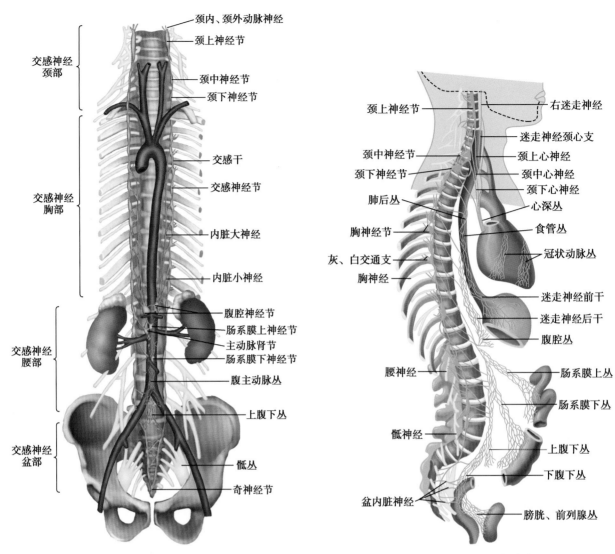

图 1-3-3   交感干、交感神经节和内脏神经丛

图 1-3-4   右交感干与内脏神经丛

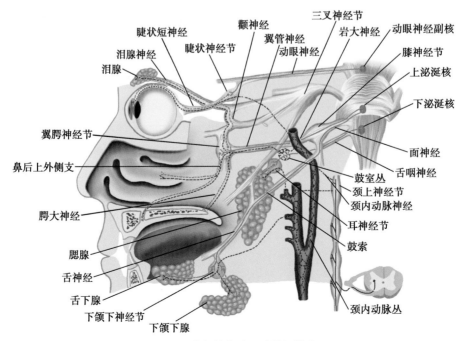

图 1-3-5   头部的内脏运动神经模式图

颈上神经节（superior cervical ganglion）最大，呈梭形，位于第 2~3 颈椎横突的前方；颈中神经节（middle cervical ganglion）最小，出现率为 87%，通常位于第 6 颈椎横突处；颈下神经节（inferior cervical ganglion）位于第 7 颈椎横突根部的前方，椎动脉起始处的后方，常与第 1 胸交感神经节合并成颈胸神经节（cervicothoracic ganglion）（又称星状神经节 stellate ganglion）。

颈部交感神经节发出的节后纤维的分布，可概括如下：

1）经灰交通支连于 8 对颈神经，并随神经分支分布至头颈和上肢的血管、汗腺、竖毛肌。

2）由神经节发出分支至邻近的动脉，形成颈内动脉丛、颈外动脉丛、锁骨下动脉丛和椎动脉丛，随这些动脉的分支分布于头颈和上肢的平滑肌及腺体，如泪腺、唾液腺、口腔和鼻腔黏膜内腺体、甲状腺、瞳孔开大肌、竖毛肌和血管等。

3）自神经节发出咽支，直接进入咽壁，与迷走神经、舌咽神经的咽支共同组成咽丛。

4）颈上、中、下神经节分别发出颈上、颈中、颈下心神经，下行进入胸腔，加入心丛（图 1-3-4）。

（2）胸部：胸交感干位于肋头的前方，每侧有 10~12 个胸神经节（thoracic ganglion）（见图 1-3-3，图 1-3-4）。胸交感干的分支有：

1）节后纤维经灰交通支进入 12 对胸神经，并随其分布于胸、腹壁的血管、汗腺、竖毛肌。

2）上 5 对胸交感干神经节发出的节后纤维，加入心丛、肺丛、食管丛和胸主动脉丛。

3）部分节前纤维穿过第 6~9 胸交感干神经节，在胸椎的前外侧面合成内脏大神经（greater splanchnic nerve），向前下方穿过膈脚，主要终止于腹腔神经节和肠系膜上神经节。

4）部分节前纤维穿过第 10~12 胸交感干神经节，组成内脏小神经（lesser splanchnic nerve），穿膈脚入腹腔，主要终止于主动脉肾节。

5）部分节前纤维穿过第 12 胸交感干神经节组成内脏最下神经，此神经不经常存在，穿膈脚入腹腔，加入肾神经丛。由腹腔节、肠系膜上神经节、主动脉肾节等发出的节后纤维，分布至肝、脾、肾及胃至结肠左曲的消化管。

（3）腰部：腰交感干位于腰椎体的前外侧，腰大肌的内侧缘，通常有 3~4 对腰神经节（lumbar

ganglion）（见图 1-3-3，图 1-3-4）。腰交感干发出的分支有：

1）节后纤维经灰交通支进入 5 对腰神经，并随神经分布至下肢的血管、汗腺和竖毛肌。

2）部分节前纤维穿过腰交感神经节组成腰内脏神经（lumbar splanchnic nerve），止于肠系膜下神经节，节后纤维分布至结肠左曲以下的消化管和盆腔脏器，并有纤维伴随血管分布至下肢。当下肢血管痉挛时，可手术切除腰交感干以获得缓解。

（4）骶、尾部：骶交感干位于骶骨前面，骶前孔内侧，有 2、3 对骶神经节（sacral ganglion）；尾交感干由 1 个奇神经节（ganglion impar）及其分支构成（见图 1-3-3）。骶、尾部交感干的分支有：①节后纤维经灰交通支连于骶、尾神经，分布于下肢及会阴部的血管、汗腺和竖毛肌。②发出一些小支加入盆丛，分布于盆腔脏器。

三、副交感神经

副交感神经（parasympathetic nerve）的低级中枢位于脑干的副交感神经核（一般内脏运动核）和脊髓骶 2~4 节段灰质的骶副交感核。副交感的周围部包括：自副交感核发出的节前纤维、副交感神经节（又称器官旁节或器官内节）和由神经节发出的节后纤维。颅部的副交感神经节（器官旁节）较大，肉眼可见，共有 4 对，分别是：睫状神经节、翼腭神经节、耳神经节和下颌下神经节。每个器官旁节除了有副交感节前纤维在节内交换神经元外，还有感觉神经纤维和交感神经纤维穿过。此外，位于身体各部的副交感神经节很小，只有在显微镜下才能看到。

1. 颅部副交感神经　其节前纤维行于第Ⅲ、Ⅶ、Ⅸ、Ⅹ对脑神经内（图 1-3-5）。

（1）随动眼神经走行的副交感神经节前纤维：由位于中脑的动眼神经副核发出，随动眼神经进入眼眶后到达睫状神经节内交换神经元，其节后纤维经睫状短神经进入眼球壁，分布于瞳孔括约肌和睫状肌。

（2）随面神经走行的副交感神经节前纤维：由位于脑桥的上泌涎核发出，随面神经进入内耳门至面神经管，一部分节前纤维经岩大神经至翼腭窝内的翼腭神经节换神经元，节后纤维分布于泪腺、鼻腔、口腔及腭黏膜腺体；另一部分节前纤维经鼓索加入舌神经,至下颌下神经节换神经元,节后纤维分布于舌下腺和下颌下腺,控制腺体的分泌。

(3) 随舌咽神经走行的副交感神经节前纤维:由位于延髓的下泌涎核发出,经鼓室神经至鼓室丛,并由此丛发出岩小神经至卵圆孔下方,下颌神经内侧的耳神经节换元,节后纤维经耳颞神经分布于腮腺。

(4) 随迷走神经走行的副交感神经节前纤维:由位于延髓的迷走神经背核发出,伴随迷走神经分支到胸、腹腔脏器附近或器官壁内的副交感神经节交换神经元,节后纤维分布于胸、腹腔脏器(降结肠、乙状结肠和盆腔脏器等除外)。

2. 骶部副交感神经　节前纤维由脊髓骶2-4节段灰质的骶副交感核发出,随骶神经出骶前孔,又从骶神经分出,组成盆内脏神经(pelvic splanchnic nerve)(图1-3-6),加入盆丛,分支分布到盆腔脏器,在脏器附近或器官壁内的副交感神经节换神经元,节后纤维支配结肠左曲以下的消化管、盆腔脏器和外生殖器等。

四、交感神经与副交感神经的主要区别

交感神经和副交感神经都是内脏运动神经,常共同支配相同器官,但二者不但在功能上有显著差别,而且在形态方面也有明显的差异(表1-3-1)。

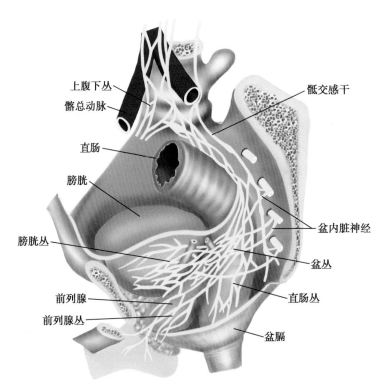

图 1-3-6　盆部内脏神经丛

表 1-3-1　交感神经与副交感神经的主要区别

	交感神经	副交感神经
低级中枢	脊髓胸1~ 腰3节段灰质侧角的中间外侧核	脑干的一般内脏运动核和脊髓骶2~4节段副交感核
神经节的位置	位于脊柱两旁(椎旁神经节)和脊柱前方(椎前神经节)	位于所支配的器官附近(器官旁节)或器官壁内(器官内节)
节后纤维	较长	很短
节前神经元和节后神经元的比例	节前神经元的轴突和许多节后神经元形成突触	节前神经元的轴突与很少的节后神经元组成突触
分布范围	头颈部、胸腔、腹腔和盆腔的器官,全身的血管、汗腺、竖毛肌	局限于头颈部、胸腔、腹腔和盆腔的器官

五、内脏神经丛

交感神经、副交感神经和内脏感觉神经常在血管周围及脏器附近反复编织组成神经丛(见图1-3-6)。其中除颈内动脉丛、颈外动脉丛、锁骨下动脉丛和椎动脉丛等没有副交感神经参与外,其余的内脏神经丛均由交感和副交感神经纤维共同组成。另外,在这些丛内也有内脏感觉神经纤维通过。由这些神经丛发出分支,分布于胸、腹和盆腔的脏器。

1. 心丛(cardiac plexus) 由交感干的颈上、中、下神经节和胸1-4或5神经节发出的心神经与迷走神经的心支共同组成,按其位置可分为浅、深两丛。心浅丛位于主动脉弓前下方,右肺动脉前方;心深丛位于主动脉弓后方及气管杈的前方,较心浅丛大。心丛内有心神经节,为迷走神经的副交感纤维换元处。心丛的分支又组成左、右心房丛和左、右冠状动脉丛,分布至心肌、心传导系和心脏血管等处(图1-3-4)。

2. 肺丛(pulmonary plexus) 位于肺根的前、后方,分别称肺前、后丛。肺丛由交感干胸2-5节的分支和迷走神经的支气管支组成,并接受心丛发来的纤维。肺丛发出的细支沿支气管及肺血管入肺。

3. 腹腔丛(celiac plexus) 最大的内脏神经丛,位于腹腔动脉和肠系膜上动脉根部的周围,神经丛内有腹腔神经节、肠系膜上神经节和主动脉肾神经节等。内脏大、小神经分别在这些神经节内换元。腹腔丛由交感神经节的分支及迷走神经后干的腹腔支共同组成。腹腔丛及丛内神经节发出的分支伴随动脉的分支,可分为许多副丛,如肝丛、胃丛、脾丛、肾丛及肠系膜上丛等。各副丛随血管分支到达各脏器(图1-3-6)。

4. 腹主动脉丛(abdominal aortic plexus) 位于腹主动脉前面及两侧,是腹腔丛向下延续的部分。该神经丛还接受第1、2腰交感神经节的分支。由此神经丛分出的肠系膜下丛,沿同名动脉分支至结肠左曲以下至直肠上段的肠管。腹主动脉丛的一部分纤维下行入盆腔,参与腹下丛的组成;另一部分纤维沿髂总动脉和髂外动脉组成与动脉同名的神经丛,随动脉分支分布于下肢血管、汗腺、竖毛肌。

5. 腹下丛(hypogastric plexus) 可分为上腹下丛和下腹下丛。上腹下丛(superior hypogastric plexus)位于第5腰椎体前面,腹主动脉的末端及分叉处。此神经丛由腹主动脉丛的分支及第3-4腰交感神经节发出的腰内脏神经组成。下腹下丛(inferior hypogastric plexus)即盆丛(pelvic plexus)(见图1-3-6),位于直肠的两侧及前面。由上腹下丛的分支、骶交感干的分支和盆内脏神经的纤维组成。该丛伴随髂内动脉的分支组成直肠丛、膀胱丛、前列腺丛和输精管丛(女性为子宫阴道丛)等,并随动脉分支分布于盆腔脏器。

六、内脏感觉神经

人体内脏器官除接受内脏运动神经支配外,也有内脏感觉神经分布。内脏感觉神经(visceral sensory nerve)通过内脏感受器接受来自内脏的刺激,将内脏感觉性冲动传到中枢,中枢可直接通过内脏运动神经或间接通过体液,调节各内脏器官的活动。

内脏感觉神经元的胞体位于脑神经节和脊神经节内,为假单极神经元,其周围突是粗细不等的有髓或无髓纤维。传导内脏感觉的脑神经节包括膝神经节、舌咽神经下节和迷走神经下节,假单极神经元的周围突分别伴随面神经、舌咽神经和迷走神经分布于内脏器官和心血管,中枢突亦伴随上述神经进入脑干,终止于孤束核。位于脊神经节的内脏感觉神经元,周围突伴随交感神经和盆内脏神经分布于内脏器官和血管,中枢突经脊神经后根进入脊髓,终于灰质后角。在中枢内,内脏感觉神经纤维可直接或经联络神经元间接地与内脏运动神经元和躯体运动神经元形成突触,以完成内脏-内脏反射或内脏-躯体反射;最终内脏感觉冲动经过一系列复杂的途径传导至大脑皮质,形成内脏感觉。

内脏感觉神经在形态结构上虽与躯体感觉神经相似,但其仍有自身的特点:

1. 痛阈较高 内脏感觉纤维的数目少,分布稀疏,且多为细纤维,小范围的刺激不引起主观感觉。例如,在外科手术切割或烧灼内脏时,患者并不感觉疼痛。只有大范围的强烈刺激使感觉信息传入的总和达到一定的阈值才引起特殊的中枢兴奋而导致痛觉的产生。如内脏器官过度膨胀、受到牵张、平滑肌痉挛以及缺血和代谢产物积聚等。

2. 定位不准确　如腹痛患者常不能说出所发生疼痛的明确位置。内脏感觉的传入途径比较分散,即一个脏器的感觉纤维经过多个节段的脊神经进入中枢,而一条脊神经又包含来自几个脏器的感觉纤维。因此,内脏痛往往是弥散的,定位亦不准确。一般认为,传导内脏痛觉的纤维常与交感神经伴行进入脊髓。

七、牵涉性痛

某些内脏器官病变时,常在体表的一定区域产生感觉过敏或疼痛感,这种现象称为牵涉性痛(referred pain)。疼痛区域内皮肤常有感觉过敏、血管运动障碍、汗腺分泌及立毛肌运动障碍或反射性肌肉痉挛。临床上称这一体表过敏区域为海德带(Head's zones),根据海德带的范围可协助内脏疾病的诊断(图 1-3-7)。牵涉性痛有时发生在患病器官邻近的皮肤区,有时则发生在距患病器官较远的皮肤区。例如胃溃疡时出现腹上部皮肤疼痛;肝胆疾患时,常在右肩部感到疼痛;心绞痛时则常在胸前区及左上臂内侧皮肤感到疼痛(图 1-3-8)。

关于牵涉性痛发生的机制,一般认为,发生病变的器官与牵涉性痛的体表部位往往受同一节段脊神经的支配,二者的感觉神经也进入同一脊髓节段,并在脊髓后角内密切联系。来自患病器官的痛觉可以扩散或影响到邻近的躯体感觉神经元,从而产生牵涉性痛(图 1-3-8)。

八、小结

内脏神经是主要分布于内脏、心血管、平滑肌和腺体的神经,包括感觉和运动两种纤维成分。其中内脏运动神经所支配的内脏活动,因不受意识控制,故又称为自主神经或植物神经,并分为交感和副交感两部分。交感和副交感神经在调节内脏活动时或拮抗或协同,并同时接受中枢神经系统的调控,使机体与内外环境的变化相适应。内脏感觉神经则将来自内脏、心血管等处的感觉冲动传递至中枢神经系统各部,通过反射调节内脏器官的活动,以维持机体内环境的相对平衡。在中枢神经系统的调控下,内脏神经对维持个体存活和种族繁衍的内脏活动、体温调节、代谢等起重要作用。

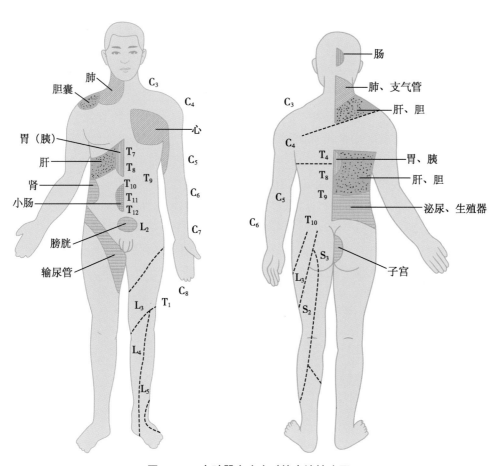

图 1-3-7　内脏器官疾病时的牵涉性痛区

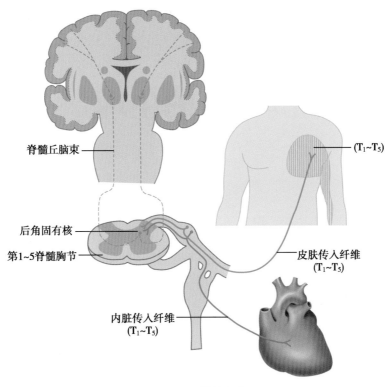

脊髓丘脑束

后角固有核

第1~5脊髓胸节

内脏传入纤维
(T₁~T₅)

皮肤传入纤维
(T₁~T₅)

(T₁~T₅)

图 1-3-8 心的神经支配

（张卫光 刘怀存）

参考文献

[1] 张卫光,张雅芳,武艳.系统解剖学[M].4版.北京:北京大学医学出版社,2018.

[2] 丁文龙,刘学政.系统解剖学[M].9版.北京:人民卫生出版社,2018.

[3] 徐传达.系统解剖学[M].2版.北京:高等教育出版社,2003.

[4] ZHENG M X,HUA X Y,FENG J T,et al. Trial of Contralateral Seventh Cervical Nerve Transfer for Spastic Arm Paralysis[J]. N Engl J Med,2018,378(1):22-34.

第二章　周围神经的生理

周围神经系统(peripheral nervous system,PNS)由神经细胞和神经胶质细胞两类细胞构成:神经细胞是功能活动的主要承担者,又称神经元(neuron);神经胶质细胞以施万细胞(Schwann cell)为主,对神经元起支持、保护和营养等辅助功能,以及修复周围神经的损伤。

第一节　神经细胞的功能

一、细胞骨架

细胞骨架(cytoskeleton)是胞质内的非膜性结构,根据直径及构成的不同可分成微管、微丝和中间丝三类。在维持神经细胞形态、胞质内物质的运输、神经细胞的内吞外排以及细胞分裂等生理活动中发挥重要作用。

(一)微管

微管(microtubule)是直径 25nm 的中空管状纤维,其外形笔直或稍弯曲,粗细均匀,无分支。微管由 13 根原纤维丝通过螺旋盘绕构成,原纤维丝又是由微管蛋白二聚体组成。在轴突内,微管存在极性,头朝向生长锥,尾朝向神经元胞体。微管从胞体向树突和轴突延伸,具有维持细胞形态、物质运输等功能(图 2-1-1)。

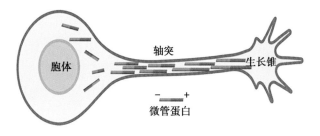

图 2-1-1　微管蛋白在胞体和轴突的分布示意图

微管蛋白(tubulin)和微管结合蛋白是微管的主要化学成分,其中微管蛋白占微管总蛋白的80%。微管蛋白由 α 和 β 两个亚单位构成的异聚体,每个单位的相对分子质量约为 5.5×10^4。由异二聚体构成微管蛋白彼此连接,组成了 13 根原纤维丝,进一步螺旋盘绕成微管的壁。

微管结合蛋白(MAP)虽然不是构成微管壁的基本成分,但却是维持微管结构和功能所必需的成分。MAP 在微管蛋白装配成微管后结合于其表面,促进和调节微管的装配,稳定微管的结构。根据相对分子质量的不同,MAPs 分为 3 种:相对低分子质量(分子质量在 $5.5 \times 10^4 \sim 6.2 \times 10^4$)、相对中分子质量(分子质量在 $7 \times 10^4 \sim 28 \times 10^4$)和相对高分子质量(分子质量在 $32 \times 10^4 \sim 35 \times 10^4$),构成细胞骨架间的横桥。

(二)微丝

微丝(microfilament)是胞质内细丝状结构,直径 6~8nm,与细胞运动直接相关,例如微绒毛运动及分泌颗粒的移动、排出。微丝分为细微丝和粗微丝。

1. 细微丝　细微丝直径 5nm,长约 1μm,主要成分是肌动蛋白,又称为肌动蛋白丝。细微丝由肌动蛋白、原肌球蛋白和肌原蛋白组成。肌动蛋白是由数百个球形亚单位首尾相连构成的蛋白分子链,两条链相互螺旋又形成的一条细丝。原肌球蛋白由 α 和 β 两种亚单位相互螺旋形成,长 35nm,位于两条肌动蛋白分子链形成的沟内。肌原蛋白则由 3 个亚单位组成,分别是肌原蛋白 C(TnC,Ca^{2+} 结合蛋白)、肌原蛋白 I(TnI,肌动蛋白抑制蛋白)、肌原蛋白 T(TnT,与肌球蛋白相结合的蛋白),在每条肌球蛋白上有一组肌原蛋白。

2. 粗微丝　粗微丝直径 10nm~14nm,长约

1.5μm，含量较少，主要成分为肌球蛋白，含有 ATP 酶。粗微丝形如黄豆芽，由头、颈、尾三部分构成，头部分两瓣，其中含 ATP 酶并能与 ATP 结合。

（三）中间丝

中间丝（intermediate filament）指在胞质内直径 9~12nm、介于粗、细微丝间的细丝，相对分子质量为 50 000~81 000，其长短不一，散在或成束存在，富含胱氨酸、甲硫丁氨酸和脯氨酸。中间丝根据化学组成及其在细胞的分布可分为神经组织中间丝和神经胶质中间丝，神经胶质中间丝（neuroglial filament）仅存在于中枢神经系统内。

1. 神经组织中间丝 神经组织中间丝（neuroflament）的直径约 10nm，位于部分神经细胞内，在胞体内其多交织成网，在突起内多平行排列。除构成细胞的支架外，神经丝有协助细胞内物质的运输的功能。

2. 中间丝的功能 中间丝具有结构构成和信息传递两大功能。在细胞质内形成网架系统，形成与维持细胞形态，参与细胞的移动和延展、胞内物质的运动、细胞器特别是细胞核的定位等生理活动。中间丝可能是一种信息分子或信息分子的前体，参与细胞核内外信息的传递。

（四）神经丝

神经丝（neurofilament，NF）呈长纤维状，直径 8~12nm，分布于神经元的各个部分。神经丝由神经丝蛋白构成，神经丝蛋白由 3 种亚单位构成，NF-L、NF-M 和 NF-H。NF-L 构成神经丝的主干，NF-M 和 NF-H 在两边盘绕在神经丝表面形成横桥从而使神经丝彼此相连。

3 种亚单位由 3 种不同的 mRNA 翻译而成，在不同类型神经元及不同发育时期其表达存在差异。研究表明 NF-L 和 NF-M 首先在神经元出现，之后 NF-H 才逐渐出现，但它的出现使轴突的结构变形更稳定，可能与 NF-H 形成的横桥有关。

二、神经纤维的兴奋传导和物质运输

（一）兴奋传导

传导兴奋是神经纤维的主要功能。在神经纤维上传导着的兴奋（或动作电位）称为神经冲动（nerve impulse），简称冲动。

神经纤维的兴奋传导具有以下特征：①完整性，即只有在结构及功能都完整的神经纤维上才能传导兴奋，当神经纤维受损或应用局部麻醉剂，兴奋传导将会受阻。②绝缘性，在同一根神经干内并行许多神经纤维，它们传导的兴奋互不干扰，其原因是细胞外液所起的电流的短路作用，当相对微弱的局部电流流经大容量的细胞外液后相当于电路接地，结果就是局部电流只能在一条神经纤维上构成回路。③双向性，刺激神经纤维上任一点，当刺激够强，产生的兴奋可沿纤维向两端传播，实际上，神经冲动往往是由胞体传向末梢，表现为冲动传递的单向性，这是由于神经元的极性。④相对不疲劳性，在持续电刺激神经数小时至十几小时后，神经纤维始终仍能保持其传导兴奋的能力，不易发生疲劳；但是需要说明的一点，突触间的传递因递质耗竭而出现疲劳。

神经纤维类型不同其传导兴奋的速度也有很大的差别，纤维直径、有无髓鞘、髓鞘的厚度以及温度等因素都会影响兴奋传导的速度：①直径越大的神经纤维传导速度越快，大致关系是传导速度（m/s）约等于直径（μm）的 6 倍。②在有髓神经纤维中，除轴突起始段和轴突终末外，轴突的轴膜在郎飞结处暴露于细胞外环境。髓鞘的电阻比轴膜高很多，但是电容很低，所以，从轴突起始段产生的神经冲动可以从一个郎氏结跳到下一个郎氏结，呈快速的跳跃式传导。故而，结间体越长，跳跃的距离也越大，传导速度也就越快。③在有髓神经纤维中，髓鞘增厚，传导的速度也将随之增快，当轴索直径与神经纤维直径之比为 0.6：1 时，传导速度最快。④在一定范围内，温度高也加快传导速度。

Erlanger 和 Gasser 二人根据神经纤维兴奋传导速度的差异，将哺乳动物的外周神经纤维被分为三类：A（α、β、γ、δ）、B、C。Lloyd 和 Hunt 根据纤维的直径和来源将外周神经纤维分为 I（I_a、I_b）、II、III、IV 四类。二者存在分类存在相近的地方。目前，传出纤维多使用前一种分类法，传入纤维多使用后一种分类法（表 2-1-1）。

（二）物质运输

随着放射性核素技术的改进，高分辨率放射自显影技术的发展，酶组织化学技术的应用和电镜的观察，轴突内物质运输的速度、方向、物质成分和运输机制等问题得到了充分的研究，发现轴突内存在比流动更为主动的作用，命名为"轴浆运输"随后又证明不仅限于轴浆参与，因此又称为"轴突运输"。

表 2-1-1　哺乳动物周围神经纤维的分型

Erlanger 和 Gasser 的分类	功能	纤维直径（μm）	传导速度（m/s）	Lloyd 和 Hunt 的分类
A（有髓鞘）				
α	本体感觉，躯体运动	13~22	70~120	I_a、I_b
β	触压觉	8~13	30~70	II
γ	支配梭内肌（收缩）	4~8	15~30	
δ	痛、温、触、压觉	1~4	12~30	III
B（有髓鞘）	自主神经节前纤维	1~3	3~15	
C（无髓鞘）				
后根	痛、温、触、压觉	0.4~1.2	0.6~2.0	IV
交感	交感节后纤维	0.3~1.3	0.7~2.3	

轴突运输的生物学意义与轴突运输的类型 轴突内没有核糖体，不能自身合成蛋白质，所以轴突的生长和正常功能维持所需的蛋白质由胞体合成并运送到轴突。神经元内部之间的物质运输以轴突运输的形式进行。轴突运输是双向性的，在胞体运送到末梢，为顺向运输（anterograde transport），从末梢运输到胞体，称逆向运输（retrograde transport）。根据运输速度，又分为快速运输和慢速运输。

1. 快速运输　快速运输速率为 300~400mm/d，是双向运输，主要运送轴质内的膜性细胞器，如乙酰胆碱酯酶、Na^+-K^+ATP 酶等。快速运输神经元的基本活动，与刺激无关。在刺激条件下，蛋白质合成会增加，通过快速运送的蛋白增加，但运输的速率不变。如外周神经损伤初期和神经再生时，通过快速运送的蛋白质的量可增加数倍，如生长相关蛋白质（growth-associated protein，GAP）可增加 100 倍。GAP 与生长锥的延伸和再神经化有关，突触形成后，GAP 的合成下调。

2. 慢速运输　慢速运输速率为 0.2~1mm/d，是单向性顺行运输，主要运送细胞骨架及其相关蛋白质。按其运送速率的不同分为慢成分 a（slow-component a，SCa）运输和慢成分 b（slow-component b，SCb）运输，前者速率为 0.2~1mm/d，后者 1~2mm/d。慢成分 a 运送 α 和 β 微管蛋白、神经丝蛋白等，慢成分 b 主要运送肌动蛋白、肌球蛋白及酶类等 200 多种不同的多肽或蛋白质。慢成分 a 运输的物质在轴突分布不均匀，而慢成分 b 运输的物质集中于轴突质膜下。在长轴突神经元中，物质通过慢速顺向运输从胞体运输到轴突末端需要几周，甚至几

个月。但慢速运输的物质总量很大，为快速运输 5 倍。

由胞体合成的物质，即使以快速运输（50~400mm/d）的速率，也需数星期才能到达轴突末端，从轴突终末摄取的物质即使以快速逆向运输（200mm/d）的速率，也需几星期才能到达胞体。这导致胞体对其生长锥及突触前膜活动调节存在延误。

慢速轴突运输与轴突的生长和再生相关。在神经生长发育和再生过程中，轴突生长的速度与 SCb 运输的速率大致相同，提示 SCb 在轴突生长起关键作用。发育中的神经元富含 SCb 运输的蛋白质，而微管蛋白的含量很少。当轴突到达正确的靶组织并开始形成突触后，微管蛋白合成上调。在损伤后，胞体的神经丝蛋白的合成下调，而微管蛋白合成上调，后者通过 SCb 运输，被运送到神经损伤近侧端聚合成微管。

轴突运输与神经系统的发育有如下意义：①物质从胞体运送到轴突和树突，提供它们生长或组分更新所需的物质；②提供突触维持其正常功能所需的物质；③轴突的某些组分可从轴突终末运送到胞体，使轴突的某些组分能重新利用；④神经营养因子或其他一些从轴突终末的外环境或从其靶器官来的信息传送到胞体，以调节胞体的活动。

（三）轴突运输的分子机制

轴突运输的分子机制仍不十分清楚，可能与微管及一些蛋白质，如驱动蛋白（kinesin）和胞质动力蛋白（dynein）有关。

驱动蛋白呈长杆形,长约80nm,有两个头部、杆和尾部,产生顺向运动力。它由两条重链和两条轻链组成。重链平行排列构成头部及杆的大部分。轻链位于尾部,呈扇形。头与微管相接触,尾部则与运输的细胞器如突触小泡、线粒体和溶酶体等结合。头部具有ATP酶活性,被微管激活后,ATP水解,自身构型发生改变,使小泡定向移位。胞质力蛋白长40nm,由两条重链及一些轻链构成,产生逆向转运动力。目前认为它可与膜性结构结合,推动这些细胞器做逆向运输(图2-1-2)。

细胞骨架成分不是以个别分子运输,而是在胞体合成和组装成多聚体后,才以慢速顺行运输向轴突终末输送。

三、轴突发育过程中的信号转导

在神经元发育过程中,轴突从胞体特定的部位长出,有选择性到达靶细胞并与之建立突触联系。神经元通过以下5个过程与靶细胞建立联系:

①轴突的长出,通过合适的路径到达靶细胞;②树突的长出;③轴突与特定的靶细胞发生联系;④除去多余或不正确的突触、轴突及树突;⑤功能性改造(refinement),最终模式突触联系得以建立。在这个过程中,神经元从特定的方向发出轴突及生长锥与周围环境的相互作用发挥中重要作用:①被动引导(passive guidance):组织结构,如胶原、软骨和血管等在轴突生长方向上进行引导;②细胞粘连分子和细胞外基质分子对轴突生长的有增强或者抑制作用;③生长锥可以释放酶主动地改变细胞外基质;④轴突生长途径上多种生长因子引导其生长;⑤轴突到达靶细胞后,后者释放抑制因子抑制轴突的继续生长;⑥神经活动可以引起轴突和树突结构的改变。

在引导生长锥生长过程中,与细胞膜表面结合的和可扩散的分泌性配体(细胞外基质和细胞粘连分子)及生长锥表面的相应受体结合,触发生长锥内第二信使系统。后者通过对细胞骨架的直接作

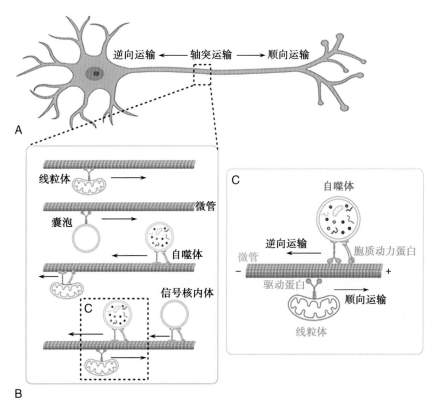

图2-1-2 轴突运输的模式图

图A 轴突运输是双向的:顺行运输是从细胞体向轴突顶端,逆行运输是从轴突顶端向细胞体。图B 许多物质同时沿轴突内的微管运输,运动蛋白通过将货物连接到微管并利用能量移动来驱动这种运输。请注意,细胞中产生能量的结构线粒体可以向两个方向移动。图C 驱动蛋白向微管正极移动,将线粒体等货物顺行运输至轴突顶端。胞质动力蛋白是一种逆行的运动蛋白,它将自噬体等物质向微管负极和细胞体移动。

用来调控生长锥的生长。有证据显示,生长锥内 F-肌动蛋白位置的变动和调节对生长锥生长方向的决定起重要作用。

生长锥内的第二信使系统包括有:受体和非受体的酪氨酸激酶(RTK 和 NRTK)、酪氨酸磷酸化酶(RTP 和 NRTP)、钙 - 钙调蛋白(calmodulin,CaM)、cAMP、G 蛋白、三磷酸肌醇(IP₃)、NO、蛋白激酶 C、二酰基甘油(DAG)、生长相关蛋白 -43(GAP-43)和 GTP 酶等。钙 - 钙调蛋白在调控生长锥的生长方向,包括何时神经纤维分束,以及决定神经纤维是否跨越中线向对侧生长起重要作用。神经细胞黏附分子(NCAM)黏附分子(LI)和 N- 钙黏蛋白可通过激活神经生长因子(NGF)受体的酪氨酸激酶来调控轴突的生长。GAP-43 和生长锥形态的改变和可塑性有关,GAP-43 与生长锥内许多主要的第二信使分子都有密切联系,如蛋白激酶 C 可调控GAP-43,而 GAP-43 能调节一种称为 G 蛋白的 GTP结合蛋白,又可与钙调蛋白结合。GTP 酶在介导生长锥内 F- 肌动蛋白的积聚中起重要作用,如在果蝇胚胎去除 GTP 酶的活性,可使神经元的轴突不能向前生长。

四、突触

诺贝尔生理学或医学奖(1932 年)获得者Sherrington 于 1897 年提出突触的概念。不同的神经元,与其他神经元或效应细胞之间形成的突触数量不一,并且数量和特性可随突触活动而发生改变,即具有可塑性。在传出神经元和效应细胞之间的突触也称接头,如骨骼肌的神经 - 肌肉接头。

突触是神经元与神经元之间、神经元与效应细胞之间的信息传递的主要途径。突触传递(synaptic transmission)指在突触处的信息传递过程。突触传递根据信息传媒的不同可分为电突触传递和化学性突岫传递两大类,前者以离子电流为其媒介,后者则以某些特定的化学物质(即神经递质)为媒介。化学突触(chemical synapse)是在周围神经系统信息传递的主要形式,一般由突触前膜、突触间隙和突触后膜三部分组成。根据突触前、后两部分之间有无紧密的解剖学关系,将其分为定向和非定向突触两种。

(一)定向突触传递

突触前、后两部分之间有紧密解剖关系的突触称为定向突触(directed synapse),即突触前末梢释

放的递质只作用于范围极为局限的突触后膜结构,典型例子是骨骼肌神经 - 肌肉接头和神经元之间的经典突触。

经典的突触最常发生于突触前末梢与突触后神经元的树突和胞体处,形成轴突—树突式和轴突—胞体式突触,突触前末梢也可与突触后神经元的轴突相接触而形成轴突—轴突式突触,后者是构成突触前抑制或突触前易化的结构基础。在电子显微镜下,经典突触的突触前膜和突触后膜较一般神经元膜稍厚,约 7.5nm,突触间隙宽 20~40nm。在突触前末梢的轴浆内含有较多的线粒体和大量滤泡,后者称为突触囊泡(synaptic vesicle),其直径20~80nm,内含高浓度的神经递质。不同突触内所含突触囊泡的大小和形态不完全相同,突触囊泡一般分为以下 3 种:①小而清亮透明的囊泡,内含乙酰胆碱或氨基酸类递质;②小而具有致密中心的囊泡,内含儿茶酚胺类递质;③大而具有致密中心的囊泡,内含神经肽类递质。上述第一和第二种突触囊泡分布在轴浆内靠近突触前膜的部位,其递质释放的过程十分迅速,自递质释放仅限于在形态学上与其他部位具有明显区别的特定膜结构区—活化区(active zone);在活化区相对应的突触后膜中则存在相应的特异性受体或递质门控通道。上述第一种突触囊泡均匀分布于突触前末梢内,并可从末梢的所有部位释放(图 2-1-3)。

当突触前神经元的兴奋传到末梢时,突触前膜去极化,当去极化达一定水平时,突触前膜中的电压门控钙通道开放,Ca^{2+} 从细胞外进入突触前末梢轴浆内,导致轴浆内 Ca^{2+} 浓度的瞬时升高,由此触发突触囊泡的出胞,即引起末梢递质的量子式释放。随后,轴浆内 Ca^{2+} 主要由 Na^+-Ca^{2+} 交换迅速外流而恢复轴浆内 Ca^{2+} 浓度。递质的释放量与进入轴浆内的 Ca^{2+} 量呈正相关。

由轴浆内 Ca^{2+} 浓度瞬时升高触发递质释放的机制十分复杂,须经历突触囊泡的动员、摆渡、着位、融合和出胞等步骤。根据目前所知,平时突触囊泡由突触蛋白(synapsin)锚定于细胞骨架丝上,一般不能自由移动。当轴浆内 Ca^{2+} 浓度升高时,Ca^{2+} 与轴浆中的钙调蛋白结合为 Ca^{2+}-CaM 复合物。于是 Ca^{2+}-CaM 依赖的蛋白激酶Ⅱ被激活,促使突触蛋白发生磷酸化,使之与细胞骨架丝的结合力减弱,突触囊泡便从骨架丝上游离出来,这一

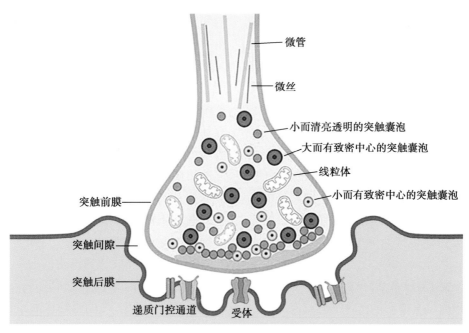

微管
微丝
小而清亮透明的突触囊泡
大而有致密中心的突触囊泡
线粒体
小而有致密中心的突触囊泡
突触前膜
突触间隙
突触后膜
递质门控通道
受体

图 2-1-3 化学突触结构模式图

步骤即为动员(mobilization)。此后,游离的突触囊泡在轴浆中一类小分 G 蛋白 Rab3 的帮助下向活化区移动,这一步骤称为摆渡(trafficking)。被摆渡到活化区的突触囊泡在与突触前膜发生融合之前须固定于前膜上,这一步骤乃为着位(docking)。参与着位的蛋白包括突触囊泡膜中的突触囊泡蛋白(v-SNARE 或 synaptobrevin)和突触前膜中的靶蛋白(t-SNARE),当突触囊泡蛋白和两种靶蛋白结合后,着位即告完成。随即,突触囊泡膜上的另一种蛋白,即突触结合蛋白(synaptotagmin,或称 p65)在轴浆内高 Ca^{2+} 条件下发生变构,消除它对融合的钳制作用,于是突触囊泡膜和突触前膜发生融合(fusion)。出胞(exocytosis)是通过突触囊泡膜和突触前膜上暂时形成的融合孔(fusion pore)进行的。出胞时,融合孔的孔径迅速由 1nm 左右扩大到 50nm 左右,递质从突触囊泡释出(图 2-1-4)。

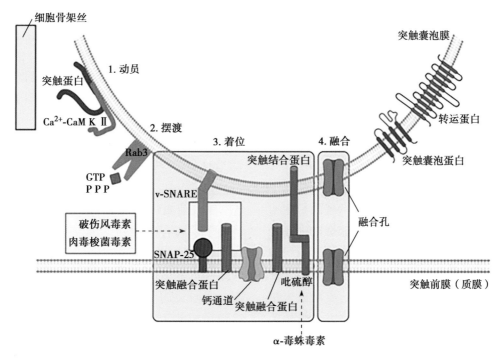

细胞骨架丝
突触囊泡膜
1. 动员
突触蛋白
Ca^{2+}-CaM K Ⅱ
2. 摆渡
Rab3
转运蛋白
3. 着位
4. 融合
突触结合蛋白
GTP
P P P
突触囊泡蛋白
v-SNARE
破伤风毒素
肉毒梭菌毒素
融合孔
SNAP-25
突触融合蛋白
钙通道
突触融合蛋白
吡硫醇
突触前膜(质膜)
α-毒蛛毒素

图 2-1-4 突触囊泡递质释放示意图

递质释入突触间隙后,经扩散抵达突触后膜,作用于后膜中的特异性受体或递质门控通道,引起后膜对某些离子通透性的改变,使某些带电离子进出后膜,突触后膜即发生一定程度的去极化或超极化。突触后膜的这种电位变化称为突触后电位(postsynaptic potential)。

(二)非定向性突触传递

非定向突触(non-directed synapse)是指突触前、后两部分之间无紧密解剖关系的突触,即突触前末梢释放的递质可扩散至距离较远和范围较广的突触后结构,此类传递也称非突触性化学传递(non-synaptic chemical transmission)。其典型例子是自主神经(多见于交感神经)节后纤维与效应细胞之间的接头,如交感神经末梢到达血管平滑肌或心肌处的神经肌接头。肾上腺素能神经元的轴突末梢有许多分支,分支上约每隔 $5\mu m$ 出现一个膨大结构,称为曲张体,一个神经元上的曲张体可多达 2×10^4 个。曲张体外无施万细胞包裹,曲张体内含大量小而具有致密中心的突触囊泡,内含高浓度的去甲肾上腺素;但曲张体并不与突触后效应细胞形成经典的突触联系,而是沿分支抵达效应细胞的近旁。当神经冲动传到曲张体时,递质从曲张体释出,经扩散与效应细胞上的相应受体结合,产生与突触后电位相似的接头电位(junction potential)。

与定向突触传递相比,非定向突触传递的特点有:①突触前后结构并不一一对应,即无特化的突触后膜结构,一个曲张体释放的递质可作用于突触后结构的许多靶点,即相应的受体,但其分布较为分散;②递质扩散的距离较远,且远近不等,曲张体与效应细胞之间的距离一般大于 20nm,有的甚至超过 400nm,故突触传递的时间较长,且长短不一;③释放的递质能否产生效应,取决于突触后结构上有无相应受体。

(三)影响化学性突触传递的因素

1. 影响递质释放的因素　递质的释放量主要取决于进入末梢的 Ca^{2+} 量,因此,凡能影响末梢处 Ca^{2+} 内流的因素都能改变递质的释放量。如细胞外 Ca^{2+} 浓度升高和 / 或 Mg^{2+} 浓度降低能使递质释放增多;反之,则递质释放减少。到达突触前末梢动作电位的频率或幅度倍增,也可使进入末梢的 Ca^{2+} 量增加。此外,突触前膜中存在突触前受体,它们可在某些神经调质或递质的作用下改变递质

的释放量。

一些梭状芽孢菌毒素属于锌内肽酶,可灭活突触传递过程中与囊泡着位有关的蛋白,因而能抑制递质释放。如破伤风毒素和肉毒梭菌毒素 B、D、F 和 G 能灭活突触囊泡蛋白,肉毒梭菌毒素 C 可灭活靶蛋白中的突触融合蛋白,而肉毒梭菌毒素 A 和 B 则能灭活靶蛋白中的 SNAP-25。破伤风毒素因能阻碍中枢递质释放,故破伤风感染常引起痉挛性麻痹;而肉毒梭菌毒素可阻滞骨骼肌神经 - 肌接头处的递质释放,因而肉毒梭菌感染常引起柔软性麻痹。

2. 影响已释放递质清除的因素　已释放的递质通常被突触前末梢重摄取(reuptake)或被酶解代谢而清除,因此,凡能影响递质重摄取和酶解代谢的因素也能影响突触传递。如利血平不能抑制交感末梢膜对去甲肾上腺素的重摄取,但能抑制末梢轴浆内突触囊泡膜对去甲肾上腺素的重摄取,使递质在末梢轴浆内滞留而被酶解,结果导致囊泡内递质减少以致耗竭,使突触传递受阻;而新斯的明(neostigmine)及有机磷农药等可抑制胆碱酯酶,使乙酰胆碱持续发挥作用,从而影响相应的突触传递。

3. 影响受体的因素　在递质释放量发生改变时,受体与递质结合的亲和力以及受体的数量均可发生改变,即受受体发生上调或下调,从而影响突触传递,另外,由于突触间隙与细胞外液相通,因此凡能进入细胞外液的药物、毒素以及其他化学物质均能到达突触后膜而影响突触传递。例如,筒箭毒碱和 α- 银环蛇可特异地阻断骨骼肌终板膜中的 N2 型 ACh 受体阳离子通道,使神经—肌肉接头的传递受阻,肌肉松弛。

第二节　施万细胞的功能

施万细胞在周围神经的发生、发育和损伤再生过程中都发挥有重要的功能。

动物实验中,S-100(一种钙结合蛋白)和硫苷脂(sulfatide)04 抗原可作为识别施万细胞的标志。根据表达不同成分施万细胞分为两个亚型:髓鞘形成施万细胞和成鞘施万细胞。髓鞘形成施万细胞表达髓鞘相关糖蛋白(myelin-associated glycoprotein,MAG)、糖蛋白 PO、MBP(myline basic protein,髓磷脂碱性蛋白)、外周髓鞘蛋白22(PMP22)和包括半乳糖脑苷脂在内的组成髓鞘的类脂。成鞘施万细胞不表达髓磷脂蛋白质但合成神经胶质纤维酸性蛋白(GFAP)、神经细胞黏附分子(NCAM)、NGF受体和黏附分子L。

一、施万细胞的表达调控

受轴突的调节施万细胞高度分化,而且轴突影响施万细胞的表型,决定施万细胞成为髓鞘形成细胞或是成鞘细胞。例如把有髓神经纤维与无髓纤维交叉吻合,无髓纤维断端的成鞘施万细胞可分化为髓鞘形成施万细胞。髓鞘形成施万细胞若失去与其轴突接触则停止或降低表达MAG、糖蛋白PO、MBP和PMP22,改为表达GFAP、NCAM和NGF受体。失去与轴突接触的髓鞘形成施万细胞和成鞘施万细胞,两者S-100的表达是稳定的。由此可见,轴突影响施万细胞的表型。

二、施万细胞在损伤和再生过程中的作用

周围神经损伤时出现的沃勒(Wallerian)变性,施万细胞和巨噬细胞早期迅速增殖清除损伤中变性的轴突和髓磷脂碎屑。损伤远侧段的施万细胞减少半乳糖脑苷脂、PO和MBP的合成,开始合成NGF、脑源性神经营养因子(brain derived neurotrophic factor,BDNF)等。这些分子在施万细胞生长分化时是下调的,而在Wallerian变性时上调。在正常神经中NGF的合成极低,而在神经受损伤后,远侧段的NGFmRNA的转录可增加达15倍,部分施万细胞表面还出现NGF受体。胶质细胞成熟因子B(glial maturation factor B,GMFB)在神经损伤时也上调,而睫状神经营养因子(ciliary neurotrophic factor,CNTF)则相反。正常周围神经含有高浓度的CNTF蛋白及其mRNA,周围神经损伤后,CNTF及其mRNA水平均下降,在轴突再生过程中,CNTF重新表达上调。

周围神经损伤后,远侧段完整的基板是周围神经再生的基础条件。基板包绕在原来轴突-施万细胞外面,形成神经内膜管(endoneurial tube),施万细胞吞噬变性的轴突和髓磷脂,并增殖形成Bungner带,并与轴突相互作用促进再生。施万细胞的促生长作用部分是由于存在其表面的CAM(细胞黏附分子)。S100是施万细胞、星形胶质细胞及某些轴突表达的一种胞质蛋白,在坐骨神经受损时它开始降解而后来增加。它的增加是在施万细胞与再生轴突联结时发生的。它可能被施万细胞分泌出来,与轴突生长有关。

(方继侠)

参考文献

[1] 王庭槐.生理学[M].9版.北京:人民卫生出版社,2015.

[2] 寿天德.神经生物学[M].2版.北京:高等教育出版社,2006.

[3] 韩济生.神经科学[M].3版.北京:北京大学医学出版社,2009.

[4] 朱大年.生理学[M].2版.北京:人民卫生出版社,2010.

[5] BARRETT K E,SUSAN M B,BOITANO S,et al.Ganong's Review of Medical Physioloy[M].24th ed.Stamford:McGraw Hill,2012.

[6] BOEON W F,BOULPAEP E L.Medical physiology:A Cellular and Molecular Approach[M].2nd ed.Philadelphia:Elsevier Saunders,2009.

[7] WIDMAIER E P,RAFF H,STRANG K T.Vender's Human Physiology[M].11th ed.New York:McGraw Hill,2008.

[8] BASHEER R,STRECKER R E,THAKKAR M M,et al.Adenosine and sleep-wake regulation[J].Prog Neurobiol,2004,73(6):379-396.

[9] FINK K B,GDTHERT M.5-HT receptor regulation of neurotransmitter release[J].Pharmcol Rev,2007,59(3):360-417.

[10] MCCARLEY R W.Neurobiology of REM and NREM sleep[J].Sleep Med,2007,8(4):302-330.

第三章 周围神经病

第一节 概述

神经系统由中枢神经和周围神经组成,周围神经系统是指脑和脊髓以外的所有神经,包括神经节、神经干、神经丛及神经终末装置。根据与中枢连接部位的不同,周围神经分为连于脑的脑神经和连于脊髓的脊神经。基础研究中,视神经和嗅神经由于胚胎起源和细胞组成属于中枢神经系统,但临床工作中,习惯将二者也纳入周围神经范畴。

周围神经病(peripheral neuropathy,PN)是指周围神经的结构和功能障碍,病因复杂,可能与代谢、肿瘤、遗传、外伤、感染等相关。由于它的异质性和不同的分类方式,目前关于周围神经病总的流行病学研究较少。有资料表明,周围神经病变的发生率为 2%~8%。有资料显示在 40 岁及以上的美国人口中,有 14.8% 有周围神经病变,糖尿病患者中占到 28.5%。我国每年新增周围神经损伤患者达 60 万~90 万,其中需要通过神经移植修复的约 30 万~45 万例。

周围神经病分类方法较多。

1. 根据受累神经的范围分类

(1) 单神经疾病:腕管综合征、肘管综合征等。

(2) 多发性单神经疾病.

(3) 多发性神经疾病:常见的有糖尿病神经病变、维生素 B_{12} 缺乏、酒精依赖等、化疗后神经反应、慢性肾病、副蛋白血症和甲状腺疾病。

2. 根据受累神经纤维的组织类型分类

(1) 运动神经疾病。

(2) 感觉神经疾病。

(3) 自主神经疾病。

3. 根据疾病病因分类

(1) 特发性:自身免疫性疾病。

(2) 营养及代谢性:酒精中毒、糖尿病、甲状腺功能下降、维生素 B_1/B_{12} 缺乏以及肌醇代谢紊乱等。

(3) 血管性病变:如各种原因所致的小动脉或微动脉病变等。

(4) 药物及中毒:氯霉素、乙胺丁醇、苯妥英钠、多柔比星(阿霉素)、白喉杆菌毒素、长春新碱、紫杉醇、铂类、二硫化碳、砷中毒等。

(5) 感染性及肉芽肿性:带状疱疹、艾滋病、白喉、麻风等。

(6) 血管炎性:结节性多动脉炎、类风湿、系统性红斑狼疮、硬皮病等。

(7) 肿瘤性及副蛋白血症性:淋巴瘤、副肿瘤综合征、单克隆丙球病性神经病等;

(8) 遗传性:特发性及家族性、代谢性。

(9) 特殊的解剖部位的孔隙、沟槽、管道的狭窄、挤压或嵌压:腕管综合征、肘管综合征。

(10) 外伤或劳损所致的周围神经损伤:臂丛神经损伤、坐骨神经损伤等。

(11) 老年退行性变:颈椎间盘突出、腰椎间盘突出。

(12) 肿瘤引起的神经变性或推挤、压迫:三叉神经鞘瘤引起的颜面部麻木、疼痛;听神经鞘瘤引起的听力下降或丧失、面瘫。

(13) 神经血管压迫:原发性三叉神经痛、面肌痉挛、舌咽神经痛、咬肌痉挛等。

(14) 中枢神经系统疾病导致的所支配范围周围神经损伤:脑卒中后遗症、颅脑病变引起的肢体瘫痪、脊髓损伤引起的肢体瘫痪、膀胱功能障碍等。

(15) 医源性损伤:颅脑肿瘤术后面瘫等。

部分周围神经病通过内科治疗包括免疫治疗、激素治疗、抗感染治疗、高压氧、中医药、康复治疗等,一般可以取得较好的疗效。但有些周围神经病需要进行外科干预,周围神经外科应运而生。目前国内尚无独立建制的周围神经外科,患者基本分散在创伤外科、骨科、神经外科、疼痛科、中医科、整形外科等。

4. 根据周围神经外科治疗的疾病分类

(1)脑神经疾病:视神经卡压、原发性三叉神经痛、面肌痉挛、舌咽神经痛、中间神经痛、咬肌痉挛、面瘫、神经源性高血压、特发性耳鸣等。

(2)周围神经损伤:外伤性神经损伤、肘管综合征、腕管综合征。

(3)周围神经肿瘤:三叉神经鞘瘤、听神经鞘瘤、椎管内神经鞘瘤。

(4)神经源性膀胱。

(5)退行性疾病:椎间盘突出。

(6)周围神经痛。

(7)痉挛状态。

(8)手汗症等。

第二节 症状与体征

一、症状

周围神经病的症状主要包括感觉障碍,运动障碍以及自主神经症状3个方面。

1. 感觉障碍 感觉障碍常表现为神经支配区域的肢体麻木、疼痛、蚁行感、触电样感觉或无法形容的异常感觉、感觉性共济失调,甚至会出现感觉缺失症状等。特发性或代谢性周围神经病症状一般表现为对称性,累及肢体时症状往往从远端向近端,有时患者会有穿袜子与戴手套样感觉。肿瘤压迫或血管压迫导致的周围神经病症状表现为一侧。

以三叉神经痛为例,疼痛部位严格限于三叉神经感觉支配区域,从一侧的上颌支(第Ⅱ支)或下颌支(第Ⅲ支)开始,随着病情进展可影响其他分支。疼痛性质呈发作性撕裂样、触电样、针刺样、刀割样剧痛,突发突止,间歇期正常。疼痛由颜面或牙槽开始,沿神经支配区放射,每次疼痛持续数秒至数十秒,亦可长达数分钟。常由说话、咀嚼、洗脸、刷牙等面部随意运动或触摸面部某一区域(如上唇外侧、鼻翼)而诱发。发作时可伴有同侧面部肌肉的反射性抽搐,称为"痛性抽搐"(具体临床表现在后续章节详细介绍)。

2. 运动障碍 运动障碍包括刺激症状和麻痹症状,刺激症状主要表现为肌肉震颤、痉挛等。以面肌痉挛为例,表现为一侧眼睑或嘴角不自主间断性地抽搐。麻痹症状主要表现为肌力减低或者丧失,肌肉萎缩。周围神经病变可双侧和单侧,可对称可不对称。以面瘫为例,表现为半侧颜面部肌肉瘫痪,额纹消失、眼闭合不全、患侧鼻唇沟变浅、口角下垂等。

3. 自主神经症状 自主神经症状常表现为多汗、无汗、竖毛障碍及直立性低血压,严重时患者会出现无泪、无涎、阳痿及大小便功能障碍,甚至无痛性心肌梗死及心源性猝死。

以手汗症为例,症状为间歇性发作,每次发作持续时间5~30分钟,不受外界温度影响的双侧手掌多汗,常与情绪变化有关,精神紧张时出汗更多,也有部分患者伴有足底多汗或腋窝多汗(具体临床表现在后续章节详细介绍)。

二、体征

周围神经病的体征一般包括以下两方面:①支配区域皮肤、黏膜、肌肉等形态改变或功能障碍;②反射迟钝或消失。

以尺神经损伤为例,体征包括:①手的尺侧半皮肤感觉缺失,深部感觉缺失仅限于小指;②手内肌广泛瘫痪,表现为小鱼际肌、骨间肌及第3、4蚓状肌、拇内收肌及屈拇短肌内侧头均瘫痪;③手指不能内收、外展,小指处外展位,不能内收,夹纸力减弱或消失,严重者可导致爪形手;④Froment征:正常拇、示指用力相捏时,由于手内肌的协同作用,拇指指间关节及掌指关节均呈微屈曲位。尺神经损伤后,拇短屈肌深头及拇收肌萎缩致拇指掌指关节屈曲减弱,故拇、示指用力相捏时,拇指呈掌指关节过伸、指间关节过屈。⑤屈腕能力下降,表现为患者屈腕困难或不能进行屈腕动作。⑥手部精细活动受限;⑦肢体局部的皮肤颜色和温度改变;⑧局部腱反射减弱或消失。

第三节 周围神经病的诊断与治疗

一、诊断

周围神经病的病因多且复杂,导致的临床表

现各异,因此,病史、临床症状、体格检查和必要的辅助检查是诊断的主要依据。周围神经病根据病程可分为急性、亚急性、慢性、复发性和进行性周围神经病等。近年来,慢性周围神经病的发病率日益增长,其早期诊断难、病程长及预后差,严重影响患者的身心健康及生活质量,因此早期明确慢性周围神经病的诊断及类型,并行必要的辅助检查确定病因,为后期诊疗提供理论依据至关重要。

1. 病史

(1) 家族史:因为部分周围神经病有遗传因素。

(2) 用药史或毒性物质暴露史:一些药物或毒性物质会导致周围神经病。

(3) 病程:急性、亚急性、慢性、复发性和进行性神经病。

(4) 相关的基础疾病:糖尿病、免疫性疾病、脑卒中等;

2. 临床症状(详见前述章节) ①感觉障碍;②运动障碍;③自主神经症状。

3. 体格检查(详见前述章节) ①支配区域皮肤、黏膜、肌肉等形态改变或功能障碍;②反射迟钝或消失。

4. 辅助检查

(1) 神经电生理监测:是敏感、有效、特异的检查手段,包括肌电图、F波、H反射、躯体感觉诱发电位和神经传导束。

1) 肌电图:肌电图是通过描述神经肌肉单位活动的生物电流,来判断神经肌肉所处的功能状态,可以区别病变系肌源性或是神经源性。肌肉放松时,肌电图上本应表现为电静息,但神经损伤后却出现多种自发电位:纤颤电位、正尖波、束颤电位。

2) F波:是周围神经接受超强刺激后,神经冲动逆行沿近端向脊髓传导,兴奋前角细胞后返回的电位,F-波的测定对判断整个运动神经的传导功能和判断周围神经病的性质,动态观察神经功能的恢复情况,特别是对神经近端的功能测定有着重要的临床价值。

3) H反射:是单突触反射,弱电流沿后根感觉纤维传入脊髓,经单突触联络后兴奋前角细胞产生冲动,再沿运动纤维传出引起肌肉收缩。H反射测定适用于:周围神经损伤、周围神经炎和肌肉疾病。

4) 躯体感觉诱发电位:躯体感觉诱发电位是指刺激肢体末端感觉神经,在躯体感觉上行通路不同部位记录的电位。一般常用的刺激部位是上肢的正中神经和尺神经,下肢的胫后神经和腓总神经等,用于各种感觉通路受损的疾病的诊断和客观的评价,比如应用于吉兰-巴雷综合征、颈椎病、后侧索硬化综合征、多发性硬化、亚急性联合变性等。

5) 神经传导束:是通过两个电极在预设的距离和测得的末梢潜伏期得到的传导速度。可以确立受累神经的分布类型以及病理损伤的范围。

(2) 实验室检查:需具体分析病因进行相关的检验。常规的一些实验室检查包括:全血细胞分析、血小板计数、尿液分析、血红蛋白、红细胞沉降率、血糖、血清电解质、血清蛋白、免疫电泳等;特殊的包括:甲状腺功能、血清 VitE 浓度、尿重金属、抗核抗体、类风湿因子、抗髓鞘相关糖蛋白、维生素 B_{12} 浓度等。

(3) 影像学检查

1) 高频超声:高频超声可细微、动态、实时、直观地显示周围神经病变的位置及性质,同时可以联合肌电图和定量温度觉,在不同类型周围神经病变的诊断中具有显著的临床价值。

2) 磁共振 DTI:由于神经组织中水分子的运动沿着神经纤维走行,具有异性弥散,所以理论上运用 DTI 可更好评估神经纤维病理变化。DTI 可以识别早期周围神经的微观病变,可以对疾病进行早期诊治。相较于神经电生理检查、脊髓椎管造影等检查,DTI 具有无创、定量评价的优势,有望成为新一代诊断周围神经系统疾病的辅助工具。

3) 磁共振增强:对于肿瘤性周围神经病变,局部的磁共振有助于明确肿瘤的大小、质地、性质等;

4) 磁共振 3D-TOF 序列结合 3D-SPACE 序列:3D-TOF 序列可以显示整体的血管并判断血管来源,3D-SPACE 序列能更好地显示神经走向及判断神经与血管的关系,通过将两种序列图像特点结合分析,可以更好地展现 MR 在血管神经成像的优势,为诊断脑神经疾病包括三叉神经痛、面肌痉挛提供可靠依据。

(4) 活检

1) 皮肤活检:具有的准确、灵活、客观、稳定的特点,除能够计数表皮内神经纤维密度,还可测量平均末梢长度、观察末梢神经形态表现(肿胀、断裂)、间质的改变(小血管狭窄、闭塞),有望成为小纤维神经病诊断的金标准。

2）肌肉活检：肌肉活检诊断技术主要包括肌肉组织化学、肌肉组织超微结构及肌肉组织免疫化学检查，有助于诊断神经源性肌损害、肌源性萎缩、运动神经元病等疾病。

3）神经活检：对于一些代谢性疾病（如淀粉样变）和遗传性疾病（如巨轴索性周围神经病），神经活检是目前唯一能够明确诊断的方法。随着临床思路的进一步拓展，神经活检不仅仅提供确诊的信息，对于治疗也有指导意义。

周围神经病病因复杂，病种较多，结合患者的临床症状、体征、实验室检验、影像检查、病理诊断等能够提供一个清晰的诊断思路，梳理如下：①判断临床症状是否符合周围神经病；②判断病变的临床解剖部位和类型；③判定神经纤维的病理变化过程；④分析起病方式及病程；⑤判断病因是遗传性的还是获得性的；⑥询问家族史；⑦寻找现存或已愈的伴随疾病；⑧血液学、生化检查、免疫学、分子医学检查；⑨皮肤或神经活检。

二、治疗

周围神经病治疗包括病因治疗和对症治疗，不同的病因治疗方法不同，比如免疫引起的疾病，需要免疫治疗或激素治疗，肿瘤引起的需要手术切除肿瘤，神经卡压导致的则需解除压迫。对症治疗包括神经营养性药物、康复治疗、针灸以及中医按摩。

部分周围神经病需要外科治疗，治疗策略包括：①显微血管减压术：三叉神经痛、面肌痉挛、舌咽神经痛、咬肌痉挛；②神经毁损术：顽固性疼痛、幻肢痛；③神经减压术：腕管综合征、肘管综合征、胸廓出口综合征、糖尿病周围神经病变、脊神经根压迫症等；④神经离断术：手汗症、脑瘫、痉挛状态；⑤神经移位术：健侧颈神经移位术治疗上肢痉挛瘫；⑥神经修复重建：借助舌下神经进行修复面瘫、神经源性膀胱功能重建等。

第四节　免疫介导的周围神经病

免疫介导的周围神经病是一组由免疫功能障碍所致的周围神经系统疾病，包括急性炎性脱髓鞘性多神经根神经病、慢性炎症性脱髓鞘性多发性神经病、Miller-Fisher综合征、急性轴突性运动神经病、多灶性运动神经病、含髓鞘相关糖蛋白IgM抗体的多发性神经病等。本书以吉兰-巴雷综合征（Guillain-Barré syndrome，GBS）为例阐述其疾病特征及治疗策略。

一、病理

GBS可分为脱髓鞘型和轴索型，即急性炎性脱髓鞘多发性神经病（acute inflammatory demyelinating polyneuropathy，AIDP）、急性运动轴突性神经病（acute motor axonal neuropathy，AMAN）和急性运动感觉轴突性神经病（acute motor sensory axonal neuropathy，AMSAN）。AIDP免疫损伤主要发生在髓鞘和施万细胞，AMAN的损伤部位主要是神经轴索上的轴膜。AIDP的典型病理改变，即在脊神经根、大小运动感觉纤维等处出现炎性细胞浸润和节段性脱髓鞘，通常继发轴索变性。早期抗体结合于施万细胞表面激活补体，活化的补体复合物聚集并启动髓鞘囊泡形成，之后巨噬细胞吞噬破坏髓鞘。AMAN的病理改变为免疫球蛋白G和活化的补体结合到运动纤维郎飞结的轴膜上，形成膜攻击复合物，直接造成运动纤维轴突变性，不伴淋巴细胞炎性反应也不伴脱髓鞘改变。

二、症状与体征

GBS首发症状是肢体麻木无力、感觉异常、疼痛或其他症状。典型的临床特点是进行性双侧或相对对称性肢体无力，多为远端起病，逐渐累及近段，但也有近段起病者，需要与脊髓病相鉴别。部分患者在肢体无力前在脊髓相应节段出现肌肉疼痛或是根痛。患者常在感染后1~2周起病，12小时内迅速进展，2~4周达高峰，极少数患者延续到6周。GBS临床表现也可以不典型，包括不对称起病，首发症状可以是严重而广泛的疼痛或孤立的脑神经受累，或是纯感觉性共济失调等症状。

患者典型体征为腱反射普遍降低或消失，但也有10%患者正常或反射活跃，因此腱反射正常或活跃也不能排除该病的可能。可出现心律失常、多汗、血压波动等自主神经症状。

三、诊断及鉴别诊断

腰穿检查主要用来排除感染性病变，如莱姆病，恶性淋巴瘤等。脑脊液蛋白细胞分离在第1周出现率低于 50%，第 3 周出现率达 75%，因此 CSF 蛋白正常不能排除 GBS。如细胞数显著增加需考虑脑膜、脊髓及神经根的感染或炎性病变。血常规、血糖、电解质、肾功能、肝功能是需要常规检查以排除其他疾病，病原菌的筛查可以提供流行病学信息，抗神经节苷脂抗体可以帮助诊断，但阴性结果不能排除此病。

鉴别诊断较为广泛，大部分急性起病的周围神经病多为 GBS，尚需与脊髓灰质炎、电解质紊乱、肉毒毒素中毒、急性脊髓病、低钾血症、维生素 B_1 缺乏病(脚气病)、卟啉病、毒性神经病、莱姆病及白喉等病鉴别。

四、治疗

GBS 的治疗包括一般治疗、免疫治疗及康复治疗。病情较轻者给予对症止痛、预防误吸、血栓形成等治疗，病情较重者应进行持续的心脏和呼吸监测，若出现颈肌无力以及面神经受累等症状需进行机械通气。GBS 的免疫治疗有血浆置换和丙种球蛋白，越早越好。血浆置换可以非特异地清除抗体和补体，减轻神经损伤，促进康复。经验性治疗方案是 2 周内进行 5 次血浆置换，总共置换 5 个血浆容量。丙种球蛋白具有中和病原性抗体，抑制抗自身抗体介导的补体活化，从而减少神经损伤，加快病情恢复的作用。同时，尽早进行康复治疗能够减少 GBS 患者残障发生率，帮助其进一步恢复运动和感觉功能。康复治疗包括静态关节屈伸肌训练、运动疗法、走路、力量训练及器械训练等。

第五节 感染性周围神经病

感染性周围神经病分为：①病原生物直接感染，如麻风、带状疱疹；②伴发或继发于各种急性或慢性感染，如麻疹、水痘、AIDS、梅毒等；③细菌毒素对周围神经的侵犯，如白喉、破伤风等。本书以带状疱疹病毒导致的周围神经炎为例阐述此类疾病的临床特点及治疗策略。

带状疱疹系由水痘 - 带状疱疹病毒引起，一般潜伏在脊髓后根或脑神经感觉神经节内，并沿神经纤维移至皮肤，使受侵犯的神经和皮肤产生激烈的炎症。带状疱疹后遗神经痛是带状疱疹周围神经炎最严重且常见的后遗症，是带状疱疹的皮疹消退后，局部阵发性或持续性的灼痛、刺痛、跳痛、刀割痛，严重者影响了休息、睡眠、精神状态等，疼痛以胸段肋间神经和面部三叉神经分布区多见。有资料显示，带状疱疹发病率为人群的 1.4‰~4.8‰，约有 20% 的患者遗留有神经痛。50 岁以上老年人是带状疱疹后遗神经痛的主要人群，约占受累人数的 75%。带状疱疹后神经痛的治疗主要有以下几个方面：

一、药物治疗

1. 抗惊厥药物　主要有加巴喷丁和普瑞巴林，能抑制 N- 甲基 -D- 天冬氨酸受体，结合 α2-δ 亚基改变钙通道功能，从而减少兴奋性神经递质的过度释放，抑制痛觉过敏。

2. 三环类抗抑郁药　是治疗带状疱疹性周围神经炎的一线药物，其药理是通过阻断突触前膜去甲肾上腺素和 5- 羟色胺的再摄取，阻断 α 肾上腺素受体和电压门控钠离子通道，调节疼痛传导下行通路，达到发挥镇痛作用。

3. 阿片类镇痛药及中枢性止痛药　主要有羟考酮、吗啡和曲马朵。

二、神经阻滞

根据带状疱疹疼痛部位的不同，其阻滞方法也不同，主要有椎旁神经阻滞、硬膜外阻滞、其他神经干阻滞及星状神经节阻滞等。

三、神经调节

神经调节通过电极刺激产生疼痛的神经，从而产生麻木样感觉来覆盖疼痛区，达到缓解疼痛的目的。脊髓电刺激可以有效降低神经性痛觉信号的传导通量，减少神经可塑性的变化和波动情况。经皮神经电刺激可反馈性对传导疼痛信息有关的不同神经进行调整，减少疼痛信息的传导和增加镇痛物质的释放，从而缓解患者疼痛。脉冲射频的镇痛作用可能与阻止细小无鞘神经纤维神经冲动的传导、迅速减少海马区神经元异常的放电和突触活动、增加疼痛下行抑制系统中去甲肾上腺素的浓度有关。高频重复经颅磁刺激可以通过改变大脑皮质兴奋性产生镇痛效果，M1 区作为刺激靶点通过皮质 - 丘脑环路兴奋丘脑，从而抑制痛觉信号从脊髓丘脑通路传递。

四、中医治疗

中医认为带状疱疹是因肝胃郁热、肝胆湿热造成的,中医一般采用清利湿热、清热凉血、活血止痛、健脾祛湿等办法治疗,可以起到祛除毒邪的作用,从而起到很好的治疗效果,常用的治理措施有拔火罐、棉花灸、艾灸、刺络放血等。

第六节　代谢、营养和中毒性 周围神经病

代谢、营养和中毒性周围神经病是周围神经病中比较常见和重要的类型,除少数几种疾病外,大部分以慢性起病、双侧对称的上下肢运动、感觉、自主神经功能障碍。病程较缓慢,明确病因后给予对因治疗一般可取得较好的疗效。代谢性周围神经病常见的有糖尿病性、肝病性、肾病性、甲状腺功能减退或亢进性、肾上腺性等;营养性周围神经病有脚气病(维生素 B_1 缺乏病)、营养性球后视神经病、维生素 B_{12} 缺乏症、叶酸缺乏症;中毒性周围神经病有重金属中毒、药物中毒、化学品中毒、生物毒素中毒等。本书以目前最常见的糖尿病周围神经病为例,简要阐述此类疾病的临床特点及治疗策略。

糖尿病周围神经病(diabetic peripheral neuropathy, DPN)是一种糖尿病常见的并发症,病变范围包括远端或近端感觉神经或运动神经及自主神经系统。DPN 是足底溃疡、糖尿病足干性坏疽与截肢(趾)的主要原因之一。资料显示:DPN 可使截肢危险升高 1.7 倍,在非创伤性截肢中 50%~75% 是由于 DPN。

一、临床表现

约 50% 的 DPN 患者无临床症状,常见症状包括麻木、疼痛、异常出汗等。

1. 麻木　从远端开始;有对称性;逐渐向上发展;有袜套样感觉、踩棉花感、蚁走感等。

2. 疼痛　呈电击样、针刺、烧灼样、撕裂样疼痛,往往轻微的触碰就会诱发,夜间加重,严重影响患者的生活质量。

3. 异常多汗　有的糖尿病患者吃饭时、睡醒时会出汗,这是由于交感神经失控。

二、发病机制

高血糖是导致糖尿病周围神经病变的根本原因,其确切发病机制尚不完全清楚,可能与代谢紊乱、血管损伤、神经营养因子缺乏、细胞因子异常、氧化应激和免疫因素等有关。

三、诊断标准

1. 明确的糖尿病病史或至少有糖代谢异常的证据。

2. 在诊断糖尿病时或之后出现的神经病变。

3. 临床症状和体征与 DPN 的表现相符。

4. 以下 5 项检查中如果有 2 项或 2 项以上异常则诊断为糖尿病周围神经病变　①温度觉异常;②感觉减退或消失;③振动觉异常;④踝反射消失;⑤神经传导速度有 2 项或 2 项以上减慢;

5. 排除其他病变如颈腰椎病变(神经根压迫、椎管狭窄、颈腰椎退行性变)、脑梗死、吉兰 - 巴雷综合征、严重动静脉血管病变。

四、治疗

糖尿病周围神经病以对因治疗为主,辅以对症治疗。

1. 控制血糖　糖尿病性周围神经病属于糖尿病的严重并发症,积极控制血糖是首选方案,起始治疗的时间越早,血糖控制得越好,发生率越低。

2. 营养神经　甲钴胺是最常用的营养神经药物,可促进核酸、蛋白质以及卵磷脂的合成,改善神经元细胞和施万细胞的代谢合成,促进神经元细胞的修复。

3. 改善微循环　前列腺素类药物通过扩张末梢循环的微血管,增加血流量,促进神经组织修复,达到治疗效果。尼莫地平等钙通道拮抗剂可通过降低细胞内游离钙水平,改善血液循环,提高神经细胞代谢率。

4. 对症止痛　常用药物有阿片类镇痛药(如曲马朵、吗啡)、三环类及其他抗抑郁药(如阿米替林、丙咪嗪)、抗惊厥药(如苯妥英、卡马西平)等。

5. 外科手术

(1) 手术适应证:①典型的 DPN 症状;②客观的神经功能受损依据(神经电生理监测);③神经卡压体征;④内科保守治疗无效。

（2）手术禁忌证：①Charot 关节改变；②活动性、开放性的肢体溃疡或感染；③外周血管条件差，不利于伤口愈合；④患者依从性差，无法配合。

（3）手术方式：①缓解双手症状的手术，如腕管正中神经减压术、肘管尺神经减压术、腕尺管尺神经减压术、桡神经减压术等；②缓解双足症状的手术，如腓总神经减压术、胫后神经减压术、腓深神经减压术、腓浅神经减压术等。

第七节　血管炎性周围神经病

血管炎性周围神经病是指周围神经的滋养血管发生炎症性闭塞，造成一个或多个神经的梗死或缺血性病变。可发生于结缔组织病合并的血管炎，如类风湿关节炎、系统性红斑狼疮等，也可以发生于原发性血管炎，如结节性多动脉炎、Churg-Strauss综合征、韦格纳（Wegner）肉芽肿等。根据受累神经的分布情况，血管炎性周围神经病可分为以下几种类型：①远端对称性运动感觉神经病；②单神经病、多发性单神经病；③非对称性周围神经病；④神经根综合征和神经丛病；⑤单纯感觉性周围神经病。

一、临床表现

血管炎性周围神经病的起病形式包括急性、亚急性和慢性隐匿，发病初期多表现为多发性单神经病，以后随病程的演变，则以对称性或非对称性周围神经病多见。最常受累的神经是腓总神经、腓肠神经、胫神经、尺神经、正中神经和桡神经。临床多表现为受累神经或肢体剧烈的灼烧样疼痛伴感觉迟钝，痛温觉、深感觉缺失，肌无力、肌萎缩和感觉性共济失调，有时伴全身乏力、体重减轻、食欲减退、关节疼痛、皮肤损害以及肾脏、呼吸道、消化道和心脏受累等。

二、诊断

1. 血液检查　包括血糖、肝功、肾功、红细胞沉降率常规检查；风湿系列、免疫球蛋白电泳、冷球蛋白、M 蛋白、抗 GM-1 抗体、抗 GD1a 抗体、抗 MAG 抗体、肿瘤相关抗体等与自身免疫有关的血清学检查；血清重金属（铅、汞、砷、铊等）浓度检测等。

2. 尿液检查　包括尿常规、本周蛋白、尿卟啉以及尿内重金属排泄量。

3. 脑脊液　除脑脊液常规外还应查抗 GM-1、GD1b 抗体。

4. 血管造影。

5. 肌电图和神经电生理检查。

6. 组织活检。

三、治疗

主要是使用免疫抑制药控制血管炎，以及对症处理原发病，常用药物包括泼尼松、环磷酰胺、维生素 B_1、维生素 B_{12} 等。

血管炎性周围神经病若诊断明确，经规范治疗后预后较好。

第八节　副肿瘤性周围神经病

副肿瘤性周围神经病是指由肿瘤引起的非转移性周围神经病变，在病变部位并无癌细胞可见。

一、临床表现

1. 周围神经症状　一般为隐匿或亚急性起病，常见表现有：四肢远端刺痛、灼痛、麻木感、肌力下降、肌肉萎缩、腱反射减低或消失。

2. 原发病　可见于肺癌、胃癌、肝癌等。

二、发病机制

目前尚不明确，可能与以下因素有关：

1. 营养障碍　一般恶性肿瘤患者均有营养障碍，从而引起维生素 B、E 等缺乏，导致神经功能障碍；

2. 肿瘤分泌的神经毒素　如甲状旁腺激素样肽类、白细胞介素 -6、肿瘤坏死因子，导致恶病质和神经肌肉病变；

3. 免疫因素　副肿瘤性周围神经病是由体液免疫所引起，肿瘤细胞作为始动抗原，诱发机体产生高度特异性的抗体，此抗体在补体参与下抑制肿瘤细胞的生长，同时也导致宿主的神经系统的损伤。

4. 病毒感染　肿瘤患者由于机体免疫功能低下，容易继发病毒感染。

三、治疗

目前此病的主要治疗措施是及时发现原发病，

给予积极治疗后一般副肿瘤性周围神经病症状可以改善。

第九节　遗传性周围神经病

遗传性周围神经病是由于遗传物质变异而引起周围神经的运动、感觉和自主神经病变的一组疾病,其临床表现及遗传方式各异。目前已明确的致病基因超过 30 个,有助于进行准确的基因诊断,但临床尚无有效治疗方法。本书简单介绍几种临床较常见的遗传性周围神经病。

1. 遗传性运动感觉性神经病(hereditary motor sensory neuropathy,HMSN)　分为Ⅰ、Ⅱ型,通常为常染色体显性遗传,少部分是常染色体隐性遗传、X-性连锁显性遗传和 X-性连锁隐性遗传。

2. 肥大性间质性多发性神经病　多数为常染色体隐性遗传,少数为常染色体显性遗传。多在 2 岁前发病,表现为双下肢无力,呈对称性远端肌萎缩,渐向近端扩展,走路缓慢,易跌跤,四肢末端深浅感觉障碍,振动觉和关节觉减退明显,腱反射减弱或消失,常有弓形足、马蹄内翻足、爪形趾、共济失调、眼球震颤。

3. 遗传性共济失调性多发性神经病　为过氧化物体病,常染色体隐性遗传。常为幼年起病,慢性进行性加重,感染后可急性发作,可自行缓解及反复发作。临床表现为四肢远端对称性无力和感觉障碍,腱反射减弱或消失,大多数患者有神经性耳聋、白内障、瞳孔异常、视野缩小、嗅觉丧失、皮肤鱼鳞癣、骨骼畸形、心肌病。神经病理活检有脱髓鞘病变,也可见洋葱头样肥大,血清中植烷酸含量明显增高是本病的重要诊断依据。

4. 家族性淀粉样多发性神经病　本病为常染色体显性遗传,具有广泛种族分布的家族性综合征。病理改变可见周围神经、脊神经节和交感神经节以及它们的营养血管,各器官的基底膜或血管有淀粉样蛋白沉积。临床以周围神经及内脏损害为基本症状。

(刘如恩　王栋梁)

参考文献

[1] NOLD C S,NOZAKI K. Peripheral neuropathy:Clinical pearls for making the diagnosis [J]. JAAPA,2020,33(1):9-15.

[2] 伍鹏欢,黄成燕,史本超. 磁共振 DTI 技术在周围神经系统疾病诊断中的进展[J]. 分子影像学杂志,2019,42(03):294-296.

[3] 薛启蓂. 代谢、营养和中毒性周围神经病[J]. 中国临床神经科学,2009,17(01):58-71.

[4] 皇甫佳欣,沈德新. 带状疱疹后遗神经痛的中西医治疗进展[J]. 中国医药导报,2020,17(12):65-68.

[5] 林江. 副肿瘤性周围神经病 30 例临床分析[J]. 中国中医药现代远程教育,2008,6(10):1247-1248.

[6] 王锁彬,贾建平. 副肿瘤性周围神经病的诊断分析[J]. 中国现代神经疾病杂志,2010,10(03):392-394.

[7] 许春伶,王得新. 感染性周围神经病[J]. 中国临床神经科学,2009,17(01):72-77.

[8] 钟清. 高频超声在周围神经病变诊断中的应用进展[J]. 实用医学影像杂志,2021,22(04):368-370.

[9] 王悦. 急性格林巴利综合征的诊疗进展[J]. 实用临床医药杂志,2020,24(03):124-128.

[10] 蒋怡雯,吴明华. 慢性周围神经病的检查与诊断进展[J]. 中风与神经疾病杂志,2020,37(08):753-755.

[11] 许贤豪. 免疫介导性周围神经病[J]. 中国临床神经科学,2009,17(01):78-85.

[12] 李楠. 免疫介导周围神经病的治疗研究[J]. 当代医学,2016,22(01):65-66.

[13] 顾美娟,刘彬. 免疫相关性周围神经病研究进展[J]. 临床与病理杂志,2020,40(11):3016-3019.

[14] 张继泽,潘颖华,代淑华,等. 神经电生理检查在糖尿病周围神经病变中的应用[J]. 黑龙江医药科学,2018,41(03):118-120.

[15] 景磊,雷静,尤浩军. 糖尿病性周围神经病理性疼痛表现、机制及治疗进展[J]. 中国疼痛医学杂志,2020,26(09):649-652.

[16] 王哲. 遗传性周围神经病[J]. 中风与神经疾病杂志,2010,27(07):669-670.

[17] 杨保忠. 周围神经病的治疗进展[J]. 心血管病防治知识(学术版),2014(06):158-160.

[18] 姜道新,王楠,马得旅. 周围神经病的中西医认识探讨[J]. 按摩与康复医学,2021,12(20):83-86.

[19] 管阳太. 周围神经病诊断研究进展和热点[J]. 中国神经免疫学和神经病学杂志,2011,18(05):317-320.

[20] 马汇丰,张哲林. 周围神经疾病的高频超声诊断进展[J]. 脑与神经疾病杂志,2017,25(09):580-582.

[21] 张文川. 周围神经疾病的诊断和外科治疗—任重道远[J]. 中华神经外科疾病研究杂志,2015,14(03):193-195.

[22] 彭徐云,陶冶. 周围神经损伤修复的研究进展[J]. 沈阳医学院学报,2020,22(02):174-178.

第 四 章　周围神经损伤

第一节　基础知识

一、概述

了解周围神经的正常解剖和损伤后的病理生理反应,对于临床医生处理周围神经病非常重要。周围神经遍布全身各处,导致其损伤的原因各种各样,但是它们都有着最基本的病理生理过程,了解这种病理生理过程对于周围神经损伤的理解必不可少。临床上最常见的创伤性损伤是牵拉损伤和断裂损伤,而神经卡压性损伤是最常见的非创伤性神经损伤。

二、周围神经解剖

周围神经最基本的结构是轴突,轴突可分为有髓鞘的轴突和无髓鞘的轴突,有髓鞘轴突被单个施万细胞包裹,而无髓鞘轴突比较细小,聚集为多根,被施万细胞包裹。多条轴突被薄层胶原纤维所形成的神经内膜包裹,形成神经束,神经束周围有结缔组织形成的神经束膜包裹。神经束之间存在内层神经外膜,而更外层厚的结缔组织鞘形成外层神经外膜将所有神经束包裹形成神经干(图 4-1-1)。神经包裹在神经外膜内,有网状结缔组织、神经系膜的约束,同时也有保护性的脂肪组织,使得神经干具有一定的韧性,可在肢体活动时缩短和拉长。神经束膜具有保护神经内膜作用,神经内膜具有紧密连接,形成屏障。

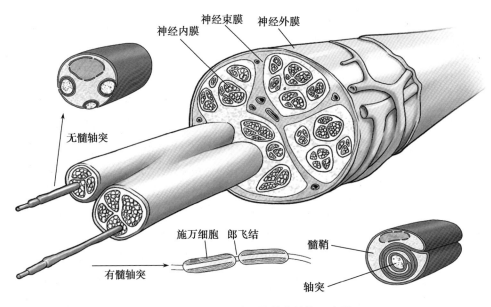

图 4-1-1　周围神经的基本结构示意图

第二节 周围神经损伤的常见原因

引起周围神经损伤原因众多,根据损伤的机制不同,大致可以分为以下几种:牵拉伤、断裂伤、卡压伤/压力性损伤、医源性损伤、放射性损伤、电损伤和热损伤等。其中以牵拉伤和断裂伤最为常见。

一、牵拉伤

作用于神经上的牵拉力量超过神经的承受阈值即发生牵拉损伤,常见的典型牵拉伤原因有工伤、交通事故、产伤。臂丛神经损伤是最常见的牵拉伤。新生儿臂丛神经牵拉伤发生率在 0.6‰~2.6‰。在生产过程中,牵拉颈部或者肩难产导致新生儿臂丛神经牵拉伤。牵拉伤易发生于神经根被固定的位置,如椎间孔及脊髓,导致神经根与脊髓分离。在成人,这种牵拉伤主要涉及 C5~T1 脊髓神经根。臂丛神经损伤也发生于肩关节脱位、高能多发伤。据报道,肩关节脱位并发神经损伤出现率在 5.4%~55%,症状从较轻的神经麻痹到最严重的神经断裂,腋神经是最常见的受累神经。患者年龄越大,损伤的初始能量越大,脱位时间越长,神经损伤越重且恢复越慢。根据报道中,大约 1/6 的患者需要手术治疗,绝大部分损伤较轻可自行恢复,若无恢复迹象,应在伤后 3~6 个月内行手术治疗。

二、断裂伤

常见于锐器或钝器切割损伤,可导致神经的部分或完全断裂。锐器损伤常见于刀片、玻璃等切割伤。神经可部分或完全被切割断裂,神经断端较为整齐,手术探查非常必要,通常神经张力较低,周围组织损伤范围较小,可以通过一期手术进行修复,如损伤后未及时修复,可发生断端挛缩、瘢痕粘连,不利于后期修复。正中神经在腕部、尺神经在肘关节处、腓总神经在腘窝处等位置相对表浅,是最常见受损伤的神经。然而在叶轮、高速旋转物体等钝器导致的神经切割伤,创面往往损伤严重、组织结构不清、创面参差不齐,受损伤神经甚至可能出现一段缺失,从而难以分辨。此时,需等局部血肿、水肿消散后再行神经修复,但是一期清创非常重要,在清创中可以探查受损神经、切除严重损伤的神经断端并对相对健康的神经残端进行标记,清除周围损伤严重的肌肉、血管、筋膜等组织,为后期神经修复做好准备。

三、卡压伤/压力性损伤

神经在走行过程中受到外力持续挤压,导致缺血性或变形性损伤,最终导致神经功能障碍。根据受压时间的长短和压力大小而产生不同程度的损伤,受压时间越长、压力越大,则神经损伤进展更快更重。常见的压力性损伤有腕管综合征、肘管综合征、骨筋膜室综合征等。腕管综合征是最常见的正中神经损伤,1854 年由 Paget 首次描述,女性较男性多见。腕管内正常压力在 2~10mmHg,而腕关节在活动时其内压力发生巨大变化,腕关节伸展使压力增加 10 倍,屈曲使压力增加 8 倍。腕管内结缔组织数量和柔韧性的改变导致腕管内压力增高,从而导致神经缺血,发生脱髓鞘、轴突变性等病理改变,进而产生疼痛、感觉障碍、肌肉无力等症状。若神经受压时间较短,在解除压迫后,压力性损伤可自行恢复,不需要手术干预。而一旦出现长时间压迫导致神经功能进一步下降,如出现肌肉萎缩,则需要进行手术干预处理,部分严重神经损伤甚至出现永久性的神经功能障碍。骨筋膜室综合征是最严重的神经压力性损伤,肢体受压时,筋膜室内压力急剧增加,其内肌肉、神经发生急性缺血性坏死,应紧急切开减压,否则肌肉和神经将发生不可逆性坏死。

四、医源性损伤

医源性损伤是指在医疗操作过程中造成的神经损伤。医源性周围神经损伤通常是因为定位不当和手术时间过长所致。糖尿病、吸烟和 BMI 等易感因素可能导致医源性周围神经损伤的发生。周围神经医源性损伤中最为常见的为注射性损伤,这在医疗条件较差的国家和地区更为常见。如足够重视,这种损伤多数情况是可以预防和避免的。臀肌是最常用的药物注射部位,因而坐骨神经损伤较为常见,特别是在较早青霉素广泛应用的年代。神经损伤的程度因注射部位和药物不同而不同。目前多数观点认为,注射部位是造成神经损伤与否的关键,而不是针头的穿刺作用。若注射部位在神经外膜内,神经会发生急性水肿坏死,形成瘢痕,最终导致功能障碍。若仅仅注射到神经外膜外,而未进入神经束本身,可能仅引起局部炎症反应,导致瘢痕生成,而神经本身损伤较小。当然,神经损伤的严重程度还与注射药物的毒性和剂量相关。青霉素、地西泮等药物含有毒性成分,会对神经造成毒性损伤,较高的剂量以及反复注射会对神经造成更大的损伤。还有些周围神经损伤是在术中过度牵拉或因手术中强迫体位压迫神经引起,这种拉伸、压迫导致动脉受压闭塞或神经血供中断,如甲状腺手术中过度牵拉喉返神经、较长手术中神经的体位性压迫。这种神经损伤可以在手术体位摆放及术中进行预防。

五、放射性损伤

放射性周围神经损伤主要为接受射线照射而导致神经发生纤维变性及坏死,损伤程度与受到的射线剂量呈正相关。射线除了通过轴突损伤和脱髓鞘直接损伤神经以及毛细血管网外,还通过诱导周围组织纤维化压迫神经而导致神经损伤。最常见为乳腺癌及头颈部肿瘤放射后的臂丛神经损伤,可在放射治疗后的数月甚至数年出现。

六、电损伤

一定大小的电流通过人体后,会对周围神经产生不同程度的电损伤,受伤程度取决于电流的大小以及作用时间长短,电流越大,持续时间越长,神经损伤越重。一项对大鼠坐骨神经电损伤模型的研究表明,当以低电流对神经造成损伤时,可出现皮损,神经暂时性损伤,数周后神经传导可部分恢复甚至完全恢复。而随着电流强度增加,出现周围血管栓塞、神经 Waller 变性、髓鞘空泡化、髓鞘解体等变化,严重损伤最后形成瘢痕,出现不可逆性损伤。人体中,不同组织对电流的耐受能力不同,神经、血管较弱,肌肉、皮肤、肌腱次之,脂肪、骨骼较强。电流经过人体时,会沿着电阻相对低的路线行走,也就是神经、血管、体液,从而对这些组织产生较为严重的损害。常见的周围神经电损伤为儿童误触电线导致的上肢周围神经损伤。

七、热损伤

高温物体、产热物质及辐射同样可以对神经造成损伤,损伤程度取决于温度的高低及持续时间长短。烧伤患者皮肤等软组织损伤较重,而神经损伤

常被忽略,不易发现。有报道的烧伤患者中,周围神经损伤发生率为 6.39%,而上肢最常受累的神经为正中神经,下肢为腓总神经。神经损伤的程度通常取决于热损伤的深度,直接位于烧伤部位下的神经将与周围组织一起直接受损。随后,血管阻塞和栓塞、弥漫性神经毒素、炎症反应、体液和电解质分布不平衡可能导致热损伤的间接神经损伤。还有比较罕见的化学物质导致神经热损伤,化学烧伤的严重程度与药剂的 pH 值、体积和浓度、与药剂接触的时间和面积有关。挛缩和瘢痕是化学烧伤后的主要并发症。热损伤后,周围组织严重水肿,因此在急性期,以清创、筋膜切开和神经减压预防筋膜室综合征,或改善神经压迫症状为主;后期以神经减压,解除纤维瘢痕压迫为主。

第三节　周围神经损伤的分类及临床特点

目前对于周围神经损伤的严重程度分级主要有 Seddon 分级和 Sunderland 分级,这两种分级分别由 Seddon 于 1947 年和 Sunderland 于 1951 年提出,这种分级系统对于在临床上处理周围神经损伤具有重要的指导意义。

Seddon 提出的是神经损伤三级分法,分别是神经失用(neuropraxia)、轴突断伤(axonotmesis)、神经断伤(neurotmesis)。

神经失用:神经轴突完整,可仅有脱髓鞘病变,无 Waller 变性,无蒂内尔(Tinel)征,常表现为神经传导障碍,持续时间短,可完全恢复。

轴突断伤:神经轴突断裂,但神经束膜和神经内膜完整,损伤远端的轴突有 Waller 变性,近端神经轴突可再生,最终完全恢复。

神经断伤:神经完全断裂,轴突和神经内膜完全断裂,神经外膜和神经束膜不同程度损伤,神经无法自行修复。

Sunderland 在 Seddon 分级的基础上进行更为精细准确和实用的分级,也是目前临床医生主要采用的分级标准,一共分为 I~V 度。

I 度损伤:传导功能中断,但解剖未中断,无 Waller 变性,可有髓鞘丧失,但轴突无破裂,常由于局灶性脱髓鞘或缺血导致。神经功能多可自行恢复,运动功能常重于感觉功能,常表现为肌肉无力

表 4-3-1 神经损伤分级

损伤分级	病理改变					是否存在 Tinel 征
	髓鞘	轴突	神经内膜	神经束膜	神经外膜	
Ⅰ度	有/无					否
Ⅱ度	有	有				是
Ⅲ度	有	有	有			是
Ⅳ度	有	有	有	有		是
Ⅴ度	有	有	有	有	有	是
Ⅵ度	可均有					是

或暂时性瘫痪,一般不出现肌肉萎缩。而感觉功能受损主要为本体感觉、触觉和温度觉,而痛觉大多存在。这种损伤通常预后良好,一般在 3 个月内,神经完成再髓鞘化,即可恢复期临床症状和电生理传导。年轻者可获得更好的康复,但仍有 30% 的人可能出现永久性的损伤。车祸是导致神经损伤的常见原因,还有其他比如穿透伤、跌落伤、枪伤、运动损伤以及其他。

Ⅱ度损伤:轴突断裂,但神经内膜管完整,出现 Waller 变性。神经功能出现障碍,通常运动、感觉及自主神经功能均受损,Tinel 征阳性。由于神经内膜管完整,其损伤的轴突可由近端向远端生长修复,近端神经生长的速度通常在 2~3mm/d,远端的为 1~2mm/d。经过一段时间,神经功能可恢复,恢复的时间与受损严重程度相关。Ⅰ度和Ⅱ度损伤通常采取保守治疗,但对于Ⅱ度损伤 3~6 个月内不能恢复功能,需考虑手术治疗。

Ⅲ度损伤:轴突、髓鞘、神经内膜均断裂,但神经束膜完整,内部结构混乱,Tinel 征阳性。虽然神经束膜完整,但是其内部解剖结构因出血、水肿、缺血等变得杂乱无章,最终纤维化,构成了神经再生的屏障。即使轴突再生,其方向不可控,甚至与靶器官不相匹配而无法发挥其功能。这种情况在混合性神经束中更为明显。Ⅲ度损伤,患者功能的恢复依赖于纤维化程度,一般可部分恢复功能。

Ⅳ度损伤:轴突、髓鞘、神经内膜和神经束膜均有损伤,神经束被瘢痕组织贯穿,只有神经外膜完好。这种神经束的广泛损伤,损伤远端的神经功能丧失,无法自行恢复,需要手术切除瘢痕组织进行神经吻合或者神经移植。

Ⅴ度损伤:神经所有结构断裂,不连续,神经断端可出现回缩。损伤神经远端功能完全丧失,需要进行手术修复神经。神经断裂损伤常发生于高速损伤、撕裂、骨折、穿透性损伤、挤压伤、牵引损伤、缺血,以及较少见的热、电击、辐射、撞击和振动等。

神经损伤分级及临床特点总结见表 4-3-1。在临床上,常见一个部位发生不同程度的神经损伤,即混合性神经损伤。有人将这种损伤描述为Ⅵ度损伤,指同一层面不同神经束Ⅰ~Ⅴ度神经损伤同时存在,这种神经损伤,术中需要区分可自行恢复部分和需手术切除部分。

(姜晓兵 曾亦斌)

第四节 周围神经损伤的临床诊断

周围神经损伤后,会表现出不同程度的运动和感觉障碍以及自主神经功能紊乱。准确找出受损神经、确定损伤部位、明确损伤性质,针对性治疗非常重要。通过详细询问病史结合患者的临床表现做初步诊断,再结合电生理学结果,使其诊断更准确。

临床检查是诊断周围神经损伤的第一步。每条周围神经都有其特有的功能和解剖特点,损伤后均可表现出相应症状和体征,结合患者外伤情况、病史和临床表现,可初步判断受伤神经及损伤水平和程度。必要时,完善电生理检查,对于明确诊断评估预后具有重要意义。

一、询问病史

首先要以患者主诉为线索仔细进行病史采集,病史采集仍注意以下几点:

1. 了解受伤机制 了解致伤物及受伤过程对

于外伤患者诊断及病情判断极其重要。如对于有切割伤病史的患者出现伤侧肢体局部瘫痪,神经断裂伤可能性大。某一重物从高空坠落于患者的头颈肩部,使头部向对侧偏斜,或使肩部向下沉坠,则多使臂丛上部牵拉致上臂丛损伤。若伤后一段时间再出现神经功能障碍,应详细询问患者伤后的处理情况:因骨折在搬运过程中搬运方式不当、肢体固定方式不当等均可造成神经损伤。

2. 注意损伤部位　每条神经都有其特有的解剖走行,其与骨等解剖关系密切,特殊部位骨折可直接引起相应神经损伤。如腋神经自臂丛后束发起后,绕肱骨外科颈行于三角肌深面,故当肱骨外科颈骨折时,易引起腋神经损伤;桡神经行于肱骨桡神经沟内,当肱骨干中 1/3 骨折时,可致桡神经损伤。髋关节后脱位或髋臼骨折时,可损伤坐骨神经。故骨关节损伤时,应常规检查相关神经有无损伤,并及时和患者及家属沟通对于规避纠纷的发生十分重要。更重要的是错误的诊断或延迟诊断均会给后继治疗带来困难,影响肢体功能恢复。

3. 了解发病过程　若伤后即刻出现功能障碍,提示外伤是直接原因,若伤后逐渐出现肢体疼痛和运动障碍,则可能是局部肿胀,筋膜间隙内压力升高,引起神经受压缺血所致。如骨折移位未进行外固定,搬运过程可引起相应神经损伤。不正确使用止血带也可造成神经损伤。

二、临床表现

1. 观察运动功能障碍,注意临床畸形

(1) 观察肌肉运动功能障碍的位置及范围对于周围神经损伤的解剖学定位具有重要指导意义。

(2) 分析临床畸形,判断损伤神经及平面。

2. 检查感觉障碍区,明确受伤神经　身体各部皮肤的感觉神经分布可分为根性节段分布和神经周围性分布两种。根据躯体感觉障碍的分布可以明确受伤神经。例如上肢的脊神经根性分布主要为 C5~C8 节及 T1 节来的皮支,C5 节及 T1 节的皮神经纤维分别分布于肩外侧及腋部。

3. 自主神经功能检查　周围神经含有交感性自主神经纤维,神经损伤后可出现交感效应。可出现以下功能障碍:汗腺分泌障碍;皮肤、肌肉、骨关节营养障碍。表现为神经支配区出汗减少或无汗;皮肤萎缩变薄,皮脂分泌减少,皮肤变干粗糙等症状。

三、周围神经肌力检查法与分级

周围神经按其功能可分为运动、感觉和内脏神经 3 种纤维。运动神经纤维和感觉神经纤维的细胞体分别位于脊髓前角和背根神经节,纤维远端分别终止于肌肉的神经肌肉接头及皮肤、骨骼肌和关节等感受器。周围神经伤多局限于某些肌群甚至个别肌肉,属于下运动神经元损伤所致的功能障碍。故检查肌肉主动运动时的力量甚为重要,它可反映出支配该肌肉的神经状况。

目前多采用肌肉收缩对抗阻力的力量为标准的六级法来评价肌力情况。①肌力 0 级:肌肉完全无收缩;②肌力 1 级:只见肌腱抽动或肌蠕动,但不能引起关节活动;③肌力 2 级:可有关节活动但不能抵抗重力;④肌力 3 级:能抗重力完成关节活动者,但不能抵抗阻力;⑤肌力 4 级:对抗重力加轻阻力能完成关节活动者;⑥肌力 5 级:正常肌力。

以下按上、下肢神经顺序,从上至下依次介绍各神经所支配肌肉的检查方法。

1. 副神经　副神经属第Ⅺ对脑神经,分为延髓根和脊髓根。脊髓根多发自 C1~C3,少数可达 C5,经脊髓表面上升入颅,与延髓根相合,由颅底颈静脉孔穿出时分为内、外两支,内支主要来自延髓纤维,参与迷走神经的组成。外支由脊髓根组成,行走于颈内动脉、颈内静脉间,在乳突尖下方 4~5cm 处入胸锁乳突肌深面,并发出多个运动纤维支配该肌。

(1) 斜方肌:该肌起自上项线、枕外隆凸、项韧带,最下颈椎及全部胸椎的棘突以及棘上韧带,止于锁骨肩峰部、肩峰及肩胛冈。其功能为使肩胛骨向脊柱靠拢并参加肩胛骨在水平轴上的旋转,使其下角转向外,外侧角转向上。而斜方肌分为上、中、下三部分,上部肌肉、中部肌肉、下部肌肉收缩时分别可上提肩胛、使肩胛骨靠近脊柱、下降肩胛骨。

(2) 胸锁乳突肌:该肌起点分内、外侧两头,内侧和外侧分别为胸骨头和锁骨头。二头与锁骨之间,形成一不大的凹陷,称胸锁乳突肌三角。单侧胸锁乳突肌收缩时,使头向同侧屈,面仰向对侧,双侧肌肉同时收缩时,由于此时抵止部——乳突位于寰枕关节额状轴的后方,故使头向后仰。

检查方法:患者坐位,检查时检查者立于患者被检侧,嘱患者头向检查侧倾斜,面转向对侧,检查者两手分别放于患者头顶及同侧下颊部,并向对侧施加压力。令患者头部抗阻力转动,即可见该侧胸锁乳突肌收缩呈圆枕状隆起。

2. 肩胛上神经　由臂丛发出,向后走行肩胛上切迹至冈上窝,继而伴肩胛上动脉一起绕肩胛冈外侧缘转入冈下窝,分布于冈上肌、冈下肌和肩关节。

(1) 冈上肌:起自冈上窝及冈上筋膜,经肩峰及喙肩韧带下止于肱骨大结节的上压迹及肩关节囊,该肌与三角肌一起外展上臂。

检查方法:患者取坐位或站立,检查者两手分别放于冈上肌及上臂外侧,令患者外展上臂,检查者触摸冈上肌的手即可感到肌肉收缩状况。

(2) 冈下肌:起自冈下窝及冈下筋膜,止于肱骨大结节的中压迹及肩关节囊。其功能为外旋上臂,在肩关节活动时,有稳定肱骨头的作用。

检查方法:患者站立或坐位,让患者上臂外展、屈肘,以松弛三角肌。当臂抗阻力外旋时,检查者以示、中指触摸肩胛骨外缘,此时可感到冈下肌和小圆肌收缩的肌腹,其上为冈下肌,其下为小圆肌。

3. 肩胛下神经　由臂丛后束发出,分为上肩胛下神经和下肩胛下神经。前者来自 C5、C6 神经根,支配肩胛下肌上半部。下肩胛下神经主要来自 C7 神经根,有时与腋神经共干,经肩胛下动脉后侧,终于大圆肌。

(1) 肩胛下肌:该肌起自肩胛下窝,纤维束向外上方会合而止于肱骨小结节。其功能是使肩关节内收和旋内,并有稳定肱骨头于盂内的作用。

检查方法:被检者站立弯腰,上肢自然下垂,手掌向内。检查者手指置于肩胛下窝,嘱患者上臂内旋,即可感到肩胛下肌的收缩。

(2) 大圆肌:起始于肩胛骨背面下角,向外上方,在背阔肌腱后并与该腱一同止于肱骨小结节嵴。其功能为内旋、内收及使肩关节后伸。

检查方法:被检者取站立位,让其手背置于臀部,此时其上臂所处的位置,正是大圆肌的功能位。检查者一手向前压肘,嘱患者该臂抗阻力后伸,即可见大圆肌收缩。

4. 胸前神经　胸前神经起于臂丛的外侧束和内侧束,分布到胸大肌及胸小肌。由外侧束发出,含 C5、C6、C7 神经根纤维,支配胸大肌,亦称胸外侧神经;由内侧束发出,含 C8、T1 神经根纤维,称胸内侧神经支配胸大、小肌。

(1) 胸大肌:胸大肌由锁骨部、胸肋部、腹部三部分组成。其功能为内收和内旋肱骨。锁骨部由 C5、C6 神经根支配,胸肋部胸大肌由 C7、C8 及 T1 支配。

检查方法:患者站立或坐位,令患者两手掌于胸前相对并相互挤压,即可见两侧胸大肌肌纤维处于收缩状态。若当肩外展外旋时,检查者的手置于肘内侧对抗肩关节内收,可见胸大肌锁骨部肌纤维收缩,而下部肌纤维松弛。当上肢稍外展,检查者对抗臂的内收,可见下部胸大肌收缩,上部肌肉松弛。

(2) 胸小肌:位于胸大肌深面,以 3 个肌齿起始于第 3、4、5 肋,止于肩胛骨喙突。其功能为将肩胛带牵拉向前下方;而肩胛骨固定时则提肋。

检查方法:患者站立或坐位,令患者将手背置于腰背部,使肩胛骨处外展外旋位,此时胸大肌、胸小肌处于松弛状态,若嘱患者手背抬起离开腰背部时,检查者的手指触压喙突下方,即可感到胸小肌的收缩。

5. 胸长神经　该神经由 C5、C6、C7 神经根位于臂丛和腋动脉后方,跨过第一肋和前锯肌第一肌齿,沿腋内侧壁垂直下行,支配前锯肌。前锯肌起自上位 8~9 个肋骨的前侧面,走行于胸壁及肩胛骨间,止于肩胛骨脊柱缘及下角。其功能为外展外旋肩胛骨。

检查方法:被检者站立面对墙壁,双上肢前举90°,伸直肘关节,双手向前用力推墙,观察双侧肩胛骨是否发生位移。如一侧肩胛骨的脊柱缘和下角离开胸壁,向后移位高起呈"翼状肩胛"者,则提示前锯肌失神经支配。

6. 胸背神经　该神经由 C7~C8 神经纤维构成,与肩胛下动脉和胸背动脉伴行达背阔肌并支配该肌。

背阔肌:是全身中最广阔的肌肉,起自下位 6 个胸椎及全部腰椎的棘突、骶中嵴、髂嵴外唇后 1/3 及下位 3~4 根肋,以扁腱抵止于肱骨小结节嵴。其功能使臂内旋、内收及后伸。一侧收缩,使肩胛带下移,并侧弯脊柱。两侧同时收缩使脊柱后伸,是引体向上的重要肌肉。

检查方法:患者站立或坐位。其上臂外展微前屈位,检查者两手分别握肘关节或放在背阔肌肌腹处,然后令患者上臂做内收、内旋和后伸动作的同时,检查者置于患者肘部之手施以对抗力,此时检查者的另一手即可触感到背阔肌的收缩情况。

7. 腋神经 发自后束,在腋窝紧贴肱骨外科颈向后穿四边孔,至三角肌深面。腋神经的分支:①肌支,支配三角肌和小圆肌;②皮支,在三角肌后缘浅出,分布于肩部、臂外侧上部的皮肤。

(1) 三角肌:位于肩部,呈倒立三角形。其起自锁骨外 1/3,肩峰外缘和肩胛冈下缘,肌束逐渐向外下方集中,止于肱骨体外侧的三角肌粗隆。其主要作用是使肩关节外展。前部肌束可使肩关节屈和旋内,后部肌束使肩关节伸和旋外。

检查方法:患者坐位,使其肩关节呈中立外展位,并屈肘 90°,使肩关节不产生旋转动作。检查者一手托住肘部或置于肘外侧,以便向下施压,另一手放于三角肌肌腹处,此时,令患者上臂抗阻力外展,即可看到三角肌收缩的全部轮廓或触摸到三角肌收缩情况。

(2) 小圆肌:紧贴冈下肌下方,起自肩胛骨外侧缘上 2/3 的背面,止于肱骨大结节下部。其功能为收缩时使肩关节外旋,使肱骨头稳定于关节盂内。

检查方法:与冈下肌相同。

8. 肌皮神经 肌皮神经来自 C5、C6 神经根,于胸小肌下外缘处起自臂丛外侧束,斜向下外,行于腋动脉与喙肱肌之间,穿过喙肱肌后,行于肱二头肌与肱肌之间,在其走行途中,分别发支支配喙肱肌、肱二头肌及肱肌。

(1) 肱二头肌:该肌呈梭形。长头以长腱起自肩胛骨盂上结节,通过关节囊,经肱骨结节间沟下降。短头与喙肱肌共同起自肩胛骨喙突。两头在臂下部合并成一肌腹,向下移行为肌腱,止于桡骨粗隆。该肌受肌皮神经支配,其功能为屈肘关节,当前臂旋前位时,能使其旋后。协助屈肩关节。

检查方法:患者坐位,前臂旋后,肘关节半屈位,检查者一手托着肘关节,或肘后放于桌面上,另一手握住前臂或腕部,并向伸肘施压,此时令患者抗阻力屈肘,即可看到或触感到肱二头肌的收缩情况。

(2) 喙肱肌:该肌与肱二头肌短头共起自肩胛骨喙突,止于肱骨内侧中部。其功能可使臂前屈并内收。

检查方法:患者坐位,当臂外展屈肘时,检查者可于腋窝外缘触摸到肱二头肌短头(腱)。然后令其臂抗阻力屈曲内收,此时即可在肱二头肌短头(腱)内侧摸到喙肱肌。

(3) 肱肌:起始于肱骨体下半部的前面,止于尺骨粗隆。其功能为使肘关节屈曲。

检查方法:同肱二头肌。

9. 正中神经 正中神经是由臂丛内、外侧束的内、外侧根汇合而成。两根夹持腋动脉向外下方呈锐角合为正中神经。正中神经在臂部无分支,在肘以下的分支依次为旋前圆肌、掌长肌、指浅屈肌、指深屈肌、桡侧腕屈肌、拇长屈肌、旋前方肌、鱼际肌。

(1) 旋前圆肌:该肌位于前臂掌面上部,起始处有两个头,分别为肱骨头和尺骨头,肱骨头起于肱骨内上髁及臂内侧肌间隔;尺骨头起自尺骨喙突。两头会合其肌束斜向外下,止于桡骨外侧面中部。该肌的作用是屈肘关节和前臂旋前。

检查方法:患者坐位或仰卧位,被检上肢置于体侧,令其屈肘,检查者一手固定患者的上臂或肘部放于桌面上,另一手握住患者的手部或腕部,若患者前臂能够完成抗阻力旋前时,说明旋前圆肌功能正常。

(2) 掌长肌:该肌肌腹小而腱细长,向下连于掌腱膜。起自肱骨内上髁及前臂筋膜,在桡侧腕屈肌与尺侧腕屈肌之间,向下移行为长腱,止于掌腱膜。其功能为屈腕并紧张掌腱膜。

检查方法:患者取坐位,嘱其旋后前臂,平放于检查台上,嘱患者拇指与小指靠拢,屈腕使手背离开检查台面。检查者两手指施加阻力于大、小鱼际隆起处,即可在腕部看到收缩的掌长肌腱。

(3) 指浅屈肌:该肌起点宽,有两个头,肱骨头起于肱骨内上髁及尺骨喙突的内侧缘;桡骨头起于桡骨掌面的上半。肌腹向下移行为 4 个腱,排成浅、深两层通过腕管。每条腱在近节指骨中部分为两脚,分别止于第 2~5 指中节指骨体两侧。作用是屈第 2~5 指近侧指骨间关节和掌指关节;屈肘关节和腕关节。

检查方法:检查者用手握住被检指以外的各指使其固定伸直位,然后令被检指向手掌侧屈曲,即可见其近侧指间关节屈曲,末节(远侧)指间关节伸直,说明指浅屈肌功能正常。

（4）鱼际肌

1）拇短展肌:该肌位于拇指对掌肌及拇短屈肌的浅面。起自腕横韧带及舟骨结节,止于拇指近节指骨基底部的外侧缘,有部分抵止于外侧籽骨。其功能是拇指向掌侧外展使拇指与手掌平面垂直。

检查方法:患者取坐位,嘱患者手背平放于检查台面上,令其拇指离开掌平面垂直翘起时,检查者用一手指加阻力于拇指尖,另一手指就可在鱼际外侧部触感到该肌收缩情况。

2）拇对掌肌:该肌在拇展短肌深面,起于腕横韧带及大多角骨结节,止于第一掌骨外侧缘的全长直到掌骨小头。其功能是使拇指对小指方向运动。

检查方法:患者取坐位,检查者固定患者被检手部,嘱患者拇指向小指指腹做相触动作,检查者的另一手向相反方向加阻力于拇指掌骨,即可感到该肌的收缩情况。

3）拇短屈肌:该肌位于拇短展肌之内侧,有浅、深两头。浅头起自腕横韧带,深头起自腕管底的腕辐状韧带及小多角骨,止于外侧籽骨。其功能屈拇指掌指关节。

检查方法:患者取坐位。在被检拇指指间关节伸直而屈掌指关节的过程中,检查者的一手指施阻力于拇指指腹时,可在第一掌骨掌面桡侧触及拇短屈肌的收缩。

10. 尺神经　尺神经主要由 C8 及 T1 神经根组成。尺神经自臂丛内侧束出发,在肱动脉内侧沟伴行于肱动脉内侧,直到上臂中部,穿臂内侧肌间隔,至间隔后方,行至肱骨内上髁后方的尺神经沟内。经指深屈肌的前面和尺侧腕屈肌的两头之间进入前臂,在尺侧腕屈肌和指浅屈肌之间,尺动脉的内侧下行至腕部。于豌豆骨的外侧,腕横韧带的浅面、掌腱膜的深面进入手掌,于手部发出深支和浅支。

尺神经在臂部无分支,尺神经进入尺侧腕屈肌之前,发出分支支配尺侧腕屈肌。稍远端发出分支支配第四、五指的指深屈肌。尺神经深支分布于小鱼际肌、拇收肌、骨间背侧肌和第 3、4 蚓状肌。

（1）尺侧腕屈肌:该肌位于前臂浅层屈肌的最内侧（尺侧）,有二头;一头起自肱骨内上髁及前臂筋膜,另一头起自尺骨鹰嘴及尺骨背侧缘的上 2/3,止于豌豆骨。其功能是屈腕并使手内收。

检查方法:患者取坐位,前臂旋后置于检查台面上。患者若能完成向尺侧屈腕的动作,说明尺侧腕屈肌有其运动功能。

（2）指深屈肌:见正中神经检查。

（3）拇收肌:该肌位于鱼际肌部,是拇指 4 个固有肌中最大,位置最深者。其作用是内收拇指,屈拇指近节指骨。

（4）小鱼际肌

1）小指展肌:起自豌豆骨及屈肌支持带,止于小指近节指骨底,一部分移行于背侧伸指腱膜。其功能是使向尺侧外展小指,屈小指。

检查方法:患者坐位,检查者一手固定患者手掌及桡侧 4 指于伸直位,另一手指放于被检小指的尺侧。令患者抗阻力外展小指,如能完成说明小指展肌有其运动功能。

2）小指短屈肌:起自钩骨及屈肌支持带,止于小指近节指骨底。作用是屈小指。

检查方法:患者坐位,检查者以一手固定患者手掌及桡侧 4 指于伸直位,另一手指放于小指近节指骨的掌面,令患者屈曲小指的掌指关节并将指间关节伸直,如能完成说明小指短屈肌有其运动功能。

3）小指对掌肌:起自钩骨及屈肌支持带,止于第 5 掌骨内侧。其功能是使小指对掌。

检查方法:检查者以一手固定患者手掌的鱼际部,另一手指放于第五掌骨骨头掌侧,令患者小指向拇指作对掌动作,如能完成说明小指对掌有运动功能。

（5）骨间肌:骨间肌分骨间掌侧肌和背侧骨间肌两组。

1）骨间掌侧肌:共 3 块,位于指深屈肌腱和蚓状肌深面,第 2、4、5 掌骨掌侧面。起自第 2 掌骨内侧面和第 4、5 掌骨外侧面,分别经第 2、4、5 指近节指骨底相应侧,止于指背腱膜。收缩时内收第 2、4、5 指（向中指靠拢）;屈第 2、4、5 指掌指关节和伸其指骨间关节。

2）骨间背侧肌:共 4 块,位于 4 个掌骨间隙的背侧,起自第 1~5 掌骨的相邻侧,分别经第 2 指近节指骨底外侧、第 3 指近节指骨底两侧和第 4 指近节指骨底内侧,止于第 2~4 指指背腱膜。收缩时固定第 3 指,外展第 2、4 指（远离中指）;屈第 2~4 指掌指关节和伸其指骨间关节。其功能是以中指轴线为中心使指外展,并能协助屈掌指关节伸指间关节。

(6) 蚓状肌:该肌细长共有4条,位于手掌中部,在掌腱膜深面。第1、2蚓状肌起自第2,3指深屈肌腱外侧,第3、4蚓状肌起自第3~5指深屈肌腱相邻侧,4条肌依次经第2~5指掌指关节外侧,止于指背腱膜。收缩时屈第2~5指掌指关节和伸其指骨间关节。

11. 桡神经　桡神经起自臂丛后束。位于腋动脉后方,随肱深动脉斜向下外,行于肱三头肌长头和内侧头间,沿桡神经沟走行,在三角肌止点下外方绕行肱骨外侧缘。桡神经在肱骨外上髁前方分为深、浅两支,深支从桡骨颈外侧穿旋后肌至前臂,浅支沿桡动脉外缘下行。

桡神经依次支配肱三头肌、肱肌、肱桡肌、桡侧腕长伸肌、桡侧腕短伸肌、旋后肌、尺侧腕伸肌、伸指肌、拇长伸肌、拇长展肌、拇短伸肌。因此桡神经运动功能可概况为四伸:伸肘、伸腕、伸拇、伸指。

(1) 肱三头肌:该肌有3个头,即长头、外侧头和内侧头。长头起自肩胛骨盂下粗隆,向下行于小圆肌与大圆肌之间;外侧头起自肱骨后面桡神经沟外上方的骨面;内侧头起自桡神经沟内下方的骨面。3个头会合成一个坚韧的肌腱,止于尺骨鹰嘴,其功能是伸肘关节。

(2) 肱桡肌:该肌位于前臂桡侧皮下。起点在肱骨外上髁上方,止于桡骨茎突。其功能为屈曲肘关节,当前臂处于旋前位时能使其旋后。

检查方法:患者取坐位,被检上肢屈肘,前臂中立位。检查者一手握其肘后,另一手持腕部以备向尺侧施压。此时令患者抗阻力屈肘,即可在肘部和前臂桡侧见到肱桡肌的收缩情况。

(3) 桡侧腕长、短伸肌:长肌在前臂外侧,起自肱骨外侧缘、外上髁及外侧肌间隔,向下移行于长腱至手背,止于第2掌骨底;短肌位于桡侧腕长伸肌后内侧部,起自肱骨外上髁及前臂筋膜,止于第3掌骨底。其主要功能为伸腕,使手外展。

(4) 尺侧腕伸肌:该肌位于前臂背面最内侧皮下。起自肱骨外上髁和尺骨背侧缘,向下移行于长腱,止于第五掌骨底背面。主要功能为伸腕,与尺侧腕屈肌协同使腕内收。

检查方法:患者取坐位,前臂旋前位,手指半屈,令患者抗阻力伸腕且尺偏,检查者可在腕背尺侧看到或触摸到尺侧腕伸肌的收缩情况。

(5) 伸指肌

1) 指总伸肌:位于桡侧腕短伸肌与尺侧腕伸肌间,起自肱骨外上髁及前臂筋膜,向下移行为四条并列的长腱,经腕背韧带深面与第2~5指的指背腱膜相连,分别止于第2~5指的第2、3节指骨底背面。其功能为伸指伸腕。

2) 示指固有伸肌:贴近拇长伸肌,位于其内侧,在拇长伸肌起点的下方,起自尺骨背侧面及骨间膜。移行长腱后,经腕背韧带深面止于示指第一节指骨的背面与指总伸肌至示指腱的指背腱膜相结合。其功能为伸示指。

3) 小指固有伸肌:位于指总伸肌的内侧,肌腹细长,与指总伸肌起点在一处,止于小指指背腱膜。其功能为伸小指。

(6) 旋后肌:为短而深的肌肉,起自外上髁和尺骨近侧端,肌束斜向下外并向前包绕桡骨,止于桡骨上1/3的前面。功能是使前臂旋后。

检查方法:患者坐位或仰卧位,使上臂紧贴躯干固定肩关节。被检侧肘关节屈曲90°,前臂旋前位,检查者手握前臂腕部以备向旋前施加压力,此时令患者前臂抗阻力旋后,按抗阻力大小确定肌力。

(7) 拇长伸肌:该肌贴近拇短伸肌,起自尺骨背侧面及骨间膜,其腱在腕部与桡侧腕长、短伸肌腱交叉后,止于拇指末节指骨底。其功能为伸拇指指间关节和掌指关节。

(8) 拇短伸肌:该肌直接位于拇长展肌之下,并在拇长展肌起点之下方起自桡骨背侧面及骨间膜,在腕背与桡侧腕伸肌腱交叉,止于拇指近节指骨底。其功能是使拇指外展及伸拇指第一节指骨。

12. 股神经　股神经为腰丛的最大分支。自腰大肌外侧缘发出后,在腰大肌与髂肌间下行到达腹股沟区,随后在腹股沟韧带中点稍外侧从深面穿经该韧带,从股动脉外侧进入股三角区。股神经在股三角内发出数条分支,其中肌支主要分布于髂肌、耻骨肌、股四头肌和缝匠肌。

(1) 髂腰肌:由腰大肌和髂肌组成。腰大肌位于腰椎体侧方,起自腰椎椎体的侧面及横突。髂肌起自髂窝表面。该二肌合成髂腰肌后,经腹股沟韧带深面,止于股骨小转子。其作用为屈髋关节,并有外旋大腿的作用。

检查方法:患者取仰卧位,双下肢伸直轻度外展外旋。检查者两手分别置于对侧髂前上棘、被检侧小腿下端,一手为固定该侧骨盆,另一手为施加阻力。此时在膝关节伸直的条件下,令患者抗阻力屈曲该侧髋关节即可在髂窝部大腿根处摸到髂腰肌收缩。

(2)股四头肌　股四头肌是全身最强大的肌肉,由股直肌、股中间肌、股内侧肌和股外侧肌四部组成,各肌均有其单独的起点。股直肌是梭形羽状肌,以短腱起自髂前下棘;股中间肌起自股骨体前面,位于股直肌与股内外侧肌之间;股内侧肌起自股骨粗线内侧唇,肌束斜向前下方;股外侧肌位于起自股骨粗线外侧唇及外侧肌间隔。四头向下相互融合成一坚强的股四头肌腱,止于胫骨粗隆,其主要功能为伸膝和屈髋。

检查方法:患者取坐位,膝关节屈曲位,小腿下垂。检查者一手放在股四头肌肌腹处,既固定大腿,又可触摸股四头肌收缩情况;另一手放于小腿下段前面或踝前,以备向屈侧施加压力。此时令患者抗阻力伸直膝关节,即可触摸到股四头肌的收缩。

13. 闭孔神经　闭孔神经为腰丛的分支,从腰大肌外侧缘穿出,紧贴盆壁内面前行,与闭孔血管伴行穿闭膜管出盆腔,随后分为前、后两支,分别在短收肌的前、后方浅出至大腿内侧区。闭孔神经发出的肌支主要支配闭孔外肌、长收肌、短收肌、大收肌和股薄肌,偶见发出分支至耻骨肌;其皮支主要分布于大腿内侧部皮肤。除这些分支外,闭孔神经也有细小分支分布于髋关节和膝关节。

(1)耻骨肌:位于髂腰肌的内侧,起于耻骨支及坐骨支前面,向下外后斜行,绕过股骨颈的后方,止于股骨耻骨肌线。

(2)长收肌:该肌位于耻骨肌内侧,起于耻骨支及坐骨支前面,止于股骨粗线。

(3)短收肌:该肌在耻骨肌与长收肌深面,起于耻骨支及坐骨支前面,止于股骨粗线内侧唇上1/3。

(4)大收肌:该肌起自坐骨结节、坐骨下支、耻骨下支的前面,其前面的肌纤维向外侧行走,止于股骨粗线,后面肌纤维聚成粗腱,止于股骨内髁上嵴。

(5)股薄肌:该肌长而窄,沿大腿内侧位置表浅,以宽而薄的腱起自耻骨下支边缘,下行于缝匠

肌腱与半腱肌之间,止于胫骨上端内侧。

以上股内收肌群的共同功能是内收大腿。耻骨肌、长收肌、短收肌有屈髋和外旋髋的作用;大收肌起于坐、耻骨支的纤维有屈髋作用,起于坐骨结节的纤维有伸髋作用。股内收肌群的检查方法:患者取侧卧位,双腿伸直,被检腿在下。检查者一手将其上腿固定在外展25°位,另一手放在被检腿(下腿)的膝内侧,以备向床面方向施加压力。此时令下腿抗阻力向上靠拢,即可见大腿内侧股内收肌群的收缩。

14. 骶丛神经肌支　骶丛是由腰骶干与全部骶神经及尾神经的前支组成;腰骶干是由L4神经前支的部分纤维与L5神经的前支合成的。骶丛发出的神经有两类,即支配臀部和会阴部肌肉的短神经以及支配大腿后肌群、小腿和足全部肌肉的长神经,在短神经中支配髋外旋的肌肉有梨状肌、闭孔内肌、上孖肌、下孖肌、股方肌。

(1)梨状肌:该肌呈三角形,起自盆内骶骨前面、骶前孔的外侧,肌束向外出坐骨大孔达臀部,止于股骨大转子尖端。从尾骨尖到髂后上棘连线中点至大粗隆尖画一线,即大致代表梨状肌下缘的表面投影。此肌收缩时,使髋关节外展和旋外。

(2)闭孔内肌:该肌起自闭孔膜内面及其周围骨面,其肌束向坐骨小切迹聚合成束,穿坐骨小孔出骨盆后,呈直角转折向外侧,并与其上、下方的上升肌和下孖肌部分融合,止于转子窝。其功能是使股外旋(髋外旋)。

(3)股方肌　该肌位于闭孔外肌的浅面,起于坐骨结节,向外止于转子间嵴,其功能使髋关节外旋。

以上3肌均为髋外旋肌,可用同一方法检查。

检查方法:患者仰卧位,被检侧膝关节屈曲,小腿下垂并处内旋位,其对侧下肢髋屈膝,使足置于检查台面上,以固定骨盆帮助外旋。检查者一手放在被检膝上方稳定大腿,另一手握踝上方以备向小腿施加阻力,此时令患者抗阻力使髋外旋。如能完成此动作,说明髋外旋肌群有力。

15. 坐骨神经　是全身最粗大的神经,经梨状肌下孔出骨盆至臀大肌深面,在股骨大转子与坐骨结节之间下行至大腿后面,经股二头肌深面下降至腘窝,通常在腘窝上角处分为胫神经和腓总神经。胫神经为坐骨神经干的直接延续,沿腘窝中线

下行,在小腿伴胫后动脉行于比目鱼肌深面,继而穿踝管至足底分为足底内、外侧神经,分布于足底的皮肤和足底诸肌。胫神经在小腿部的分支有:肌支,支配小腿后群肌;关节支,至膝关节和距小腿关节;腓肠内侧皮神经,伴小隐静脉下行,沿途分布于小腿后面下外侧部,在小腿下部与腓肠外侧皮神经(腓总神经的分支)吻合成腓肠神经,伴随小隐静脉经外踝后方至足外侧前行,分布于小腿后面和足外侧缘皮肤。腓总神经自坐骨神经分出后,沿股二头肌内侧行至腓骨头后方,经腓骨长肌深面绕腓骨颈向前,并分为腓浅神经和腓深神经。腓浅神经,在腓骨长、短肌与趾长伸肌间下行,分出肌支支配腓骨长、短肌,主干在小腿下部浅出,分支分布于小腿外侧、足背及第2~5趾背的皮肤;腓深神经,发出后行向前下,伴随胫前动脉在胫骨前肌与长伸肌间下行,经伸肌支持带深方至足背,发出肌支支配小腿前群肌和足背肌,皮支分布于小腿前面及第1、2趾相对缘的皮肤。腓总神经在小腿后面还发出腓肠外侧皮神经,分布于小腿外侧面皮肤,并与胫神经的腓肠内侧皮神经吻合成腓肠神经。坐骨神经本干发肌支支配股二头肌、半腱肌和半膜肌。

(1) 股二头肌:股二头肌有二头,长头起于坐骨结节,短头起于股骨粗线,两点至股骨下端融合为一腱,止于腓骨头。其功能是伸股屈膝,尚能使膝关节轻微外旋。

检查方法:患者俯卧位,被检膝关节伸直位。检查者一手放在该腿踝上小腿后侧,以备施加阻力,另一手置于大腿后侧既起固定作用,又可触摸股二头肌。此时令患者抗阻力屈曲膝关节,可在大腿后外侧看到或摸到股二头肌的收缩情况。如股二头肌轻瘫,可于侧卧位检查。被检腿在下,检查者一手抬起上腿,令患者的下腿屈曲膝关节,可于膝后外侧摸到股二头肌的收缩情况。

(2) 半腱肌、半膜肌:半腱肌位于股后部内侧,肌腱细长,止于胫骨上端内侧。半膜肌位于半腱肌深面,上部是扁薄的腱膜,肌的下端以腱止于胫骨内侧髁的后面。其功能是伸大腿、屈小腿,使屈曲的小腿旋内。

检查方法:患者取俯卧位,双膝伸直。检查者一手握住被检腿踝上方,以备施加阻力。另一手放于膝后内侧,此时令患者抗阻力屈曲膝关节并使小腿稍内旋,即可于膝后内侧看到或摸到半腱肌、半膜肌的收缩情况。

16. 胫神经　为坐骨神经干的直接延续,沿腘窝中线下行,在小腿伴胫后动脉行于比目鱼肌深面,继而穿踝管至足底分为足底内、外侧神经,分布于足底的皮肤和足底诸肌。胫神经在小腿部的分支有:肌支,支配小腿后群肌;关节支,至膝关节和距小腿关节;腓肠内侧皮神经,伴小隐静脉下行,沿途分布于小腿后面下外侧部,在小腿下部与腓肠外侧皮神经(腓总神经的分支)吻合成腓肠神经,伴随小隐静脉经外踝后方至足外侧前行,分布于小腿后面和足外侧缘皮肤。该神经分支支配腓肠肌、比目鱼肌、跖肌、胫后肌、趾长屈肌、拇长屈肌、足底肌。

(1) 腓肠肌:该肌有内、外二头,内侧头起于股骨内髁上的三角形隆起,外侧头起于股骨外髁的压迹近侧端。腓肠肌的二肌腹增大,在腘窝下角处彼此靠近,形成25°~30°的夹角,止于跟骨结节的后面。其主要作用是跖屈踝关节,也是屈膝肌,协助屈曲膝关节。

检查方法:最简便的方法是令患者站立,单足足跟提起,用前足趾站立;或双侧足跟提起,用双侧前足负重行走,如均能完成上述动作,说明腓肠肌功能良好,如不能完成以上动作或在做上述动作时,患者身体前倾且膝关节屈曲,说明腓肠肌肌力消失或减弱。

(2) 比目鱼肌:该肌位于腓肠肌深面,起于腓骨后面上部及胫骨比目鱼线,止于跟骨结节。其功能是使足跖屈。

检查方法:患者取俯卧位,被检膝屈至90°以上以减弱腓肠肌的作用。检查者一手握住该小腿远端,另一手放于跟后以备施加阻力向足底方向推动跟骨,此时令患者抗阻力跖屈踝关节。如能完成此动作,说明比目鱼肌具有运动功能。

(3) 拇长屈肌:该肌是小腿屈肌群中最强大的深层肌,起自腓骨后面下2/3,肌腱经内踝后方至足底,止于拇趾末节趾骨底。其主要功能是使拇趾屈曲和屈踝关节。

检查方法:患者仰卧或坐位,检查者一手固定被检拇趾的跖趾关节于中立位,并半屈踝关节,另一手的手指放在拇趾末节趾腹处以备施加阻力。此时令患者抗阻力屈曲拇趾趾间关节,即可在足底内缘摸到拇长屈肌腱的收缩。

17. 腓总神经　自坐骨神经分出后,沿股二头肌内侧行至腓骨头后方，经腓骨长肌深面绕腓骨颈向前，并分为腓浅神经和腓深神经。腓浅神经，在腓骨长、短肌与趾长伸肌间下行，分出肌支支配腓骨长、短肌，主干在小腿下部浅出，分支分布于小腿外侧、足背及第2~5趾背的皮肤；腓深神经，发出后行向前下，伴随胫前动脉在胫骨前肌与长伸肌间下行，经伸肌支持带深方至足背，发出肌支支配小腿前群肌和足背肌，皮支分布于小腿前面及第1、2趾相对缘的皮肤。腓总神经在小腿后面还发出腓肠外侧皮神经，分布于小腿外侧面皮肤，并与胫神经的腓肠内侧皮神经吻合成腓肠神经。

（1）腓骨长、短肌：腓骨长肌起于腓骨小头、腓骨外侧上 2/3 和小腿筋膜，其长腱绕外踝之后沿跟骨外侧行至足底止于第 1 跖骨底和内侧楔骨。其功能是屈踝关节和使足外翻。腓骨短肌位于腓骨长肌深面而贴于腓骨，起自腓骨中 1/3 的外侧面，其腱与腓骨长肌腱一同下降，先在长肌腱的内侧，后在其前，绕过外踝的后下方，沿跟骨外侧前行，止于第五跖骨粗隆。其功能是屈踝关节和使足外翻。

检查方法：患者仰卧或坐位，检查者一手放于被检足外侧缘及足底以备向内翻施加压力，此时令患者被检足跖屈外翻，检查者的另一手的示指就可在小腿近端外侧摸到腓骨长肌的收缩；示指若在外踝后方就可摸到腓骨短肌腱的收缩。

（2）胫骨前肌：该肌位于小腿前间隙，其内侧为胫骨前嵴，外侧上部是趾长伸肌，稍下则为拇长伸肌。胫前肌起自胫骨上端外侧面，肌腱向下经伸肌上、下支持带深面，止于楔骨内侧面及第 1 跖骨底。其功能是伸踝关节（背屈）及使足内翻。

检查方法：患者仰卧位或坐位，检查者一手放于被检足背内侧以备施加阻力，此时令患者抗阻力足背伸、内翻，检查者的另一手就可在小腿前面胫骨前缘外侧触摸到胫骨前肌的收缩情况。

（3）趾长伸肌：该肌位于胫前间隙内胫前肌的外侧，其上方与胫前肌并列而位于浅面：起自胫骨上端、腓骨前面及小腿骨间膜，在小腿中部形成肌腱，向下经伸肌上、下支持带深面至足背，分为 4 条腱到第二趾趾背，形成趾背腱膜止于中节、远节趾骨底。其功能为伸第 2~5 趾及伸踝关节。

检查方法：患者仰卧位或坐位，被检足、踝于中立位。检查者一手放于外侧四趾背面以备向跖侧施加阻力，此时令患者抗阻力背伸外侧四趾，可

于小腿前外侧或足背外侧看到和摸到趾长伸肌的收缩。

四、感觉功能检查

周围神经干包含运动神经纤维、感觉神经纤维和自主神经纤维。感觉神经纤维在皮肤上是有一定分布区的。

依据感觉减退或消失的范围，可以判断出受损神经。由于相邻的感觉神经有重叠支配现象，在临床常出现神经损伤早期有较大范围的感觉障碍区，由于邻近神经重叠支配的感觉纤维代替功能有限，一段时间后，感觉障碍区逐渐缩小。最终仅有该神经单独支配区的感觉无任何恢复，此区即为该神经的自主支配区。

1. 四肢周围神经感觉检查法　周围神经伤后的感觉检查，应包括触觉、痛觉，两点辨别觉和实体感等。

（1）触觉：触觉小体多分布于真皮乳头处。多位于手足及前臂掌面等处，以手指掌侧皮肤最多，故检查触觉时以手指掌面最灵敏。常用棉花絮或软毛笔轻划皮肤，正常时有感觉并可定位，临床检查患者时，先令其用手指划出大致麻木范围，然后用软毛笔在该区域轻划皮肤，若毫无感觉则提示触觉消失，再由此向皮肤正常区触扫，当患者刚感觉到有软毛笔触及时，用彩笔在皮肤上做一标记点，最后将皮肤诸标记点相连，即可找出触觉消失区。若用软毛笔触及皮肤时，患者诉述的感觉是"好像隔着一层东西似的"，说明此范围是触觉减退区。

（2）痛觉：用针尖刺激身体两侧对应部位的皮肤，要求每侧刺激强度一致，且无伤害性，患者需回答有无痛感，还需说两侧疼痛程度是否相同。毫无痛感者为"痛觉消失"，痛感比健侧轻者，则记录为"痛觉减退"。

（3）两点辨别觉：采用两脚规进行检查。检查时嘱患者闭眼，双手背平放在检查台面上，将两脚规的针端并拢后轻轻触放在指腹上，当患者仅觉是一点在触及皮肤时，逐渐分开两脚规的针距，直至患者感觉是两点为止，测量出两针间的距离。两点辨别觉在手部的不同区域不同。在正常情况下，指尖到远侧指间关节区是 3~5mm；因此，检查两点辨别觉时；应同时检查健侧肢体的相应部位，其对比性更为准确。

（4）实体感觉：在实体感觉过程中常有多种不同感觉参与，尤其是触觉和关节肌肉觉。检查时嘱患者闭目，给患者某一物体（如硬币、曲别针等）令其用两手指触摸该物，辨别出物体形状和质地，6次中有5次正确为及格。

（5）温水浸泡试验：将双侧手放于40℃温水中浸泡30分钟，正常手指浸泡后，其指腹出现皱纹，而神经损伤的手指，其指腹光滑无皱纹。尤其是对感觉检查配合不够好的患者，做此试验更有诊断价值。

（6）感觉功能评定标准及其记录方法：临床常按英国医学研究会1954年提出的0~4级分类法评定感觉功能。即：

S0：神经支配区感觉完全缺失；

S1：深部痛觉存在；

S2：部分表浅痛觉和触觉存在；

S2+：浅痛触觉存在，但有感觉过敏现象；

S3：浅痛觉和触觉存在，皮肤感觉过敏现象消失；

S3+：除S3外，尚有定位能力，两点辨别觉接近正常；

S4：感觉正常。

2. 四肢各主要神经感觉支的分布范围及其自主支配区　正中神经的感觉纤维分布于拇、示、中及环指横侧半掌面及其末节半背面，以及相应的手掌部。若正中神经损伤后，上述部位的皮肤感觉会发生障碍甚至消失。由于皮肤感觉神经分布重叠，感觉障碍区域可逐渐缩小，仅存留示指和中指末节的感觉完全消失，故示指和中指末节就是正中神经的感觉自主区。

桡神经的感觉纤维分布于上臂后面的皮肤（臂后侧皮神经）、前臂背面的皮肤（前臂背侧皮神经），手背桡侧面皮肤，第一、二指背面的一部分。桡神经损伤时感觉障碍与损伤高度相关，如在前臂上1/3以下损伤时，感觉障碍仅在手背、拇指和第一、二掌骨间隙的极小部分，其所形成的感觉完全缺乏的自主区为虎口手背部的极小范围区。

尺神经的感觉纤维分布于手部尺侧的皮肤，即小指和环指尺侧一半及相应的手掌、手背部皮肤。若尺神经损伤可有上述区域的感觉障碍，而后仅存小指远端两节感觉完全消失，即尺神经的自主区。

坐骨神经的感觉纤维分布于小腿前内侧及其下延至足内侧缘皮肤以外的整个小腿及足部的皮肤。其中胫神经感觉支支配小腿后外侧皮肤、跟部以及足与小趾的外侧缘皮肤、足底及所有五趾跖面的皮肤；小腿外侧皮肤由腓肠外侧皮神经支配；除第一趾蹼和第五趾背外的足背部皮肤由腓浅神经支配；第一趾蹼部皮肤由腓深神经支配。

另外大腿前侧和后侧的皮肤感觉分别由股神经和股后皮神经支配。

五、自主神经功能检查方法

交感神经在肢体各神经内的数量是不一致的。以上肢为例，如支配手的正中神经和尺神经含交感纤维数量较多，而肌皮神经、腋神经和桡神经中含量较少。因此不同神经损伤所引起的交感效应也不相同。如肌皮神经和桡神经损伤后引起的交感失调较轻，而正中神经和尺神经损伤后，其交感障碍较为明显，尤其是手与手指。临床表现为三大障碍，即皮肤、皮下、肌肉及骨关节营养障碍；汗分泌障碍；周围血管舒缩功能障碍，其检查方法如下：

1. 营养障碍　在感觉消失区可见肌肉萎缩，皮肤光泽消失，有斑点样发红，干滑不润，表面有脱屑，时有过度角化，汗毛增多。指端尖细，指腹干瘪，指纹模糊或消失，指甲退化增厚，并出现纵行嵴易干裂，指甲生长缓慢，时而出现甲长而弯曲呈爪状。由于感觉消失，可能出现烫伤或溃疡不愈。X线片检查可见骨质废用脱钙性骨质疏松。

2. 汗腺功能检查

（1）眼看手摸：可用手触摸感觉障碍区皮肤，局部有湿润感表示有汗，若局部是干燥光滑感表示无汗。

（2）碘淀粉试验：其方法是先在被检肢体的皮肤上涂以碘酒，干燥后再均匀地撒上一层淀粉，然后用发汗法刺激汗腺分泌，当出汗后，出汗部位的碘与淀粉作用呈蓝黑色，不出汗的部位仍保持干燥而不变颜色。

（3）茚三酮试验：方法是将被检指指腹压印在涂有茚三酮的试纸上，若指腹有出汗，汗液内含有的微量氨基酸就能与茚三酮结合成紫色物质，便能印出指纹形态，表示有出汗功能。无汗则不变色。

（4）肽醛试验：即将5%肽醛二甲苯溶液涂于被检皮肤区，如有汗，则与汗中的胺结合使皮肤变为黑色。无汗则不变色。

3. 血管舒缩功能检查 血管舒缩功能障碍主要表现在正中神经、尺神经以及胫神经损伤后,因上述神经内交感纤维数量较多,当神经损伤后,其支配区的皮肤处于交感失调;早期出现热相反应,即血管扩张、皮温升高、皮肤发亮、干燥。数周乃至数月后转为冷相,即血管收缩、皮温下降、患肢发凉。

(1) 寒冷反射试验:室温 25℃,将手浸入 5℃ 水中 5 分钟,测试指端温度变化。正常时则出现手指血管收缩,皮温下降。离水短时间可出现血管扩张、皮温上升,可快速恢复正常。若神经损伤后则测不出以上指温变化,离开冷水后指温恢复很慢。

(2) 组胺潮红试验:用 1:1 000 磷酸组胺作皮内注射,正常者应出现三联反应。即:①于注射部位立即出现直径约为 10cm 的初级红斑;②半分钟后在初级红斑的周围又出现一圈 2~4cm 的次级红斑;③注射部位出现风团。若神经损伤有交感神经功能障碍者,只出现皮肤潮红而没有三联反应。

(欧阳佳)

参考文献

[1] GOVINDAN M, BURROWS H L. Neonatal Brachial Plexus Injury [J]. Pediatr Rev, 2019, 40(9):494-496.

[2] NOLAND S S, BISHOP A T, SPINNER R J, et al. Adult Traumatic Brachial Plexus Injuries [J]. J Am Acad Orthop Surg, 2019, 27(19):705-716.

[3] SEDDON H J. Three types of nerve injury [J]. Brain, 1943, 66(4):237-288.

[4] SUNDERLAND S. A classification of peripheral nerve injuries producing loss of function [J]. Brain, 1951, 74(4):491-516.

[5] CARBALLO CUELLO C M, JESUS D E. Neurapraxia [M]. Treasure Island(FL):StatPearls, 2021.

[6] KOUYOUMDJIAN J A, GRACA C R, FERREIRA V M. Peripheral nerve injuries:A retrospective survey of 1 124 cases [J]. Neurol India, 2017, 65(3):551-555.

[7] CHANEY B, NADI M. Axonotmesis [M]. Treasure Island(FL):StatPearls, 2021.

[8] GIROUARD M P, BUENO M, JULIAN V, et al. The Molecular Interplay between Axon Degeneration and Regeneration [J]. Dev Neurobiol, 2018, 78(10):978-990.

[9] SMITH B W, SAKAMURI S, Spain D A, et al. An update on the management of adult traumatic nerve injuries-replacing old paradigms: A review [J]. J Trauma Acute Care Surg, 2019, 86(2):299-306.

[10] MATOSCRUZ A J, JESUS D E. Neurotmesis [M]. Treasure Island(FL):StatPearls, 2021.

[11] OMEJEC G, PODNAR S. Contribution of ultrasonography in evaluating traumatic lesions of the peripheral nerves [J]. Neurophysiol Clin, 2020, 50(2):93-101.

[12] MACKINNON S E. New directions in peripheral nerve surgery [J]. Ann Plast Surg, 1989, 22(3):257-273.

[13] MCNEELY P D, DRAKE J M. A systematic review of brachial plexus surgery for birth-related brachial plexus injury [J]. Pediatr Neurosurg, 2003, 38(2):57-62.

[14] LUO T D, LEVY M L, LI Z. Brachial Plexus Injuries [M]. Treasure Island(FL):StatPearls, 2021.

[15] GUTKOWSKA O, MARTYNKIEWICZ J, URBAN M, et al. Brachial plexus injury after shoulder dislocation:a literature review [J]. Neurosurg Rev, 2020, 43(2):407-423.

[16] DYDYK A M, NEGRETE G, SARWAN G, et al. Median Nerve Injury [M]. Treasure Island(FL):StatPearls, 2022.

[17] ABOONQ M S. Pathophysiology of carpal tunnel syndrome [J]. Neurosciences, 2015, 20(1):4-9.

[18] MIDDLETON S D, ANAKWE R E. Carpal tunnel syndrome [J]. BMJ, 2014, 3(1):437-496.

[19] SEVY J O, VARACALLO M. Carpal Tunnel Syndrome [M]. Treasure Island(FL):StatPearls, 2022.

[20] KUMAR A, SHUKLA D, BHAT D I, et al. Iatrogenic peripheral nerve injuries [J]. Neurol India, 2019, 67(Supplement):S135-S139.

[21] WELCH M B, BRUMMETT C M, WELCH T D, et al. Perioperative peripheral nerve injuries:A retrospective study of 380 680 cases during a 10-year period at a single institution [J]. Anesthesiology, 2009, 111(3):490-497.

[22] CLARK K, WILLIAMS J R, WILLIS W, et al. Injection injury of the sciatic nerve [J]. Clin Neurosurg, 1970, 17(3):111-125.

[23] DELANIAN S, LEFAIX J L, PRADAT P F. Radiation-induced neuropathy in cancer survivors [J]. Radiother Oncol, 2012, 105(3):273-282.

[24] FAN K W, ZHU Z X, DEN Z Y. An experimental model of an electrical injury to the peripheral nerve [J]. Burns, 2005, 31(6):731-736.

[25] GRUBE B J, HEIMBACH D M, ENGRAV L H, et al. Neurologic consequences of electrical burns [J]. J Trauma, 1990, 30(3):254-258.

[26] XU D, POLLOCK M. Experimental nerve thermal injury [J]. Brain, 1994, 117(2):375-384.

[27] TU Y, LINEAWEAVER W C, ZHENG X, et al. Burn-related peripheral neuropathy:A systematic review [J]. Burns, 2017, 43(4):693-699.

周围神经病的电诊断学检查(electrodiagnostic medicine,EDX)包括神经传导检查、重复电刺激、迟发反应、瞬目反射和针电极肌电图以及各种其他专业检查。其中神经传导检查和肌电图构成了电诊断学的核心。对周围神经病患者进行电诊断学检查时,通常首先进行神经传导检查和针极肌电图检查,以获得重要诊断信息。神经传导检查和肌电图最常用于周围神经系统疾病诊断,主要作为临床体格检查的延伸。

为了进行这些电诊断学检查,需要具备大体神经及肌肉解剖学知识。比如,行神经传导检查,需要知道所要检查的神经和肌肉的位置和走行,以便正确安放刺激电极和记录电极;而对于肌电图检查来说,大体肌肉解剖学知识是目标肌肉的定位和针电极准确插入的前提和基础。而对于电诊断学检查结果的理解和阐释,则需要临床和电生理医师掌握神经生理学相关知识。此外,解剖学和生理学的知识对于理解电诊断学检查技术标准;并了解其局限性和潜在缺陷至关重要。

第一节 神经传导速度和针电极肌电图检查

一、周围神经的解剖

按照大体解剖,周围神经系统通常包括背根神经节、脊髓前角运动神经元(即前角细胞)、神经根、周围神经、神经肌肉接头和肌肉。此外,还包括第Ⅲ~Ⅻ对脑神经核发出的脑神经。

前角细胞位于脊髓的腹侧灰质中,其发出的轴突形成运动根,构成了周围神经中的运动纤维。

背根神经节位于脊髓外靠近椎间孔区,是外

周感觉神经元胞体聚集位置,这些神经元为双极细胞,其发出的突起根据投射方向的不同分为周围突和中枢突。周围突构成周围神经中的感觉纤维,终止于外周的感受器,将冲动自感受器传向中枢部;而中枢突形成感觉神经根,从脊髓背侧进入其中,在脊髓后柱上升或是与脊髓背角的感觉神经元形成突触。

每个脊髓水平的运动根与感觉根在背根神经节远端汇合,形成混合成分的脊神经。

人类共31对脊神经,包括8对颈神经,12对胸神经,5对腰神经,5对骶神经及1对尾神经。

脊神经出椎间孔后分成前支和后支。后支细小,支配项、背、腰、臀部的皮肤感觉和项、背及腰骶部深层肌肉的运动。前支粗大,支配颈、胸、腹以及四肢的皮肤感觉及肌肉运动。除T2~T11神经的前支行走在相应的肋间构成肋间神经外,其余各支分别汇合成丛,C1~C4神经前支构成颈丛,C5~T1神经前支大部分组成臂丛,T12神经前支的一部分、L1~L3神经前支及L4神经前支的一部分形成腰丛,余下L4神经前支部分和L5神经前支集合为腰骶干,再同全部骶神经和尾神经前支合成骶丛。

每个丛内,来自不同神经根的感觉及运动神经纤维相互混合最终形成单个周围神经干。由于神经丛内这些神经纤维走行及排列的特点,使得同一神经根发出的运动纤维可以通过不同的周围神经而支配不同的肌肉。同样,来自同一神经根的感觉纤维也可分布至不同的周围神经从而支配不同区域的皮肤感觉。例如,C5运动神经根发出的运动纤维可以分别通过肌皮神经、腋神经、桡神经支配肱二头肌,三角肌及肱桡肌的运动;而C5感觉神经根中的感觉纤维则可以通过腋神经和前臂外侧皮神经支配上臂外侧及前臂外侧皮肤感觉。

一个脊髓节段支配的所有肌肉称为一个肌节，而一个脊髓节段支配的所有皮肤感觉区域称为一个皮节。相邻节段的皮节和肌节区域有很大程度的重叠，因此单一神经根病变很少导致明显的感觉缺失，同样在运动方面通常也只会导致轻度或中度的肌肉无力，不会导致完全的感觉缺失或瘫痪。

周围神经的基本组成单位是神经纤维，神经纤维是由位于中央的神经元轴突连同其外表包被的髓鞘和神经膜构成，包括有髓神经纤维和无髓神经纤维。有髓神经纤维指轴突外有髓鞘和神经膜包裹，周围神经纤维的髓鞘是由施万细胞的胞膜环绕轴突所形成的同心圆板层结构。留在表面的施万细胞的核和胞膜即为神经膜。髓鞘沿轴突有规律地分节排列，其间断处轴突裸露的部分称为"郎飞结"。神经纤维的粗细主要取决于髓鞘的厚薄，一般来说，直径越粗，神经传导速度越快。无髓神经纤维由一个神经膜细胞包裹数条轴突，每条轴突各有系膜，不发生旋转，不形成髓鞘及郎飞结。

许多神经纤维集合成神经束，各神经束外的结缔组织膜称为神经束膜，神经束膜进入束内，分隔于神经纤维之间，称为神经内膜。若干神经束在组成神经干。神经干外还有一层结缔组织膜，称为神经外膜。

二、周围神经的生理

周围神经通过动作电位传递信息。在分子水平上，动作电位的传递是通过一系列复杂的电-化学事件实现的。

（一）跨膜静息电位

神经轴索的电生理性质与其他可兴奋性细胞类似，这种特性是由细胞膜对离子的选择通透性和钠钾泵的组合产生的。细胞膜将细胞内液和细胞外液隔开，细胞内外离子分布不同，细胞内主要为钾离子聚集，而细胞外液主要为钠离子和氯离子，相对于细胞外液来说，细胞内液含有更多的负电荷，造成膜内外存在一定的电位差，细胞内相对细胞外相对更负。其膜内外电位差约为 $-20\sim100mV$。可能由于神经元树突部位兴奋性突触后电位的影响，近细胞体处细胞膜的极化程度不如轴索处，近细胞体细胞膜处测得的电位差约为 $-70mV$，而轴索处约为 $-90mV$。

（二）动作电位

神经系统的信息传递是通过动作电位传递的。通常，动作电位起源于树突或细胞体，并沿轴突传播。动作电位的产生有两步：一是由外在刺激引起的不断升级的阈下兴奋，二是由于钠离子电导性增加引起的阈上兴奋。在静息期，细胞膜对钾离子具有选择性通透性，而对钠离子不通透。当细胞膜受到外在刺激后，细胞膜上的钠离子通道开放，细胞膜对钠离子的通透性明显升高，钠离子顺离子浓度梯度由细胞外流向细胞内，进而使细胞膜产生去极化，当去极化达到阈值水平时就会产生一个动作电位。随着细胞去极化，细胞膜钾离子通道开放，对钾离子通透性随之增加，而钠离子的通透性则降低至静息电位水平，钾离子顺离子浓度梯度由细胞内流向细胞外，细胞膜逐渐复极化至超极化，随后再缓慢回到静息电位水平，完成一个复极化周期。阈刺激及阈上刺激会引起一个按全或无方式进行的动作电位。而如果细胞膜静息状态接受阈下刺激，则会在神经元胞膜上产生一个局部去极化电位，其扩散会因为距离的增加而很快衰减。当神经元胞体产生动作电位后，它会沿着轴突向远端扩散，有时也会在轴突处产生动作电位并向轴突两端扩散，在有髓神经纤维上，动作电位只在郎飞结之间跳跃式传播，而在无髓神经纤维上，则是持续缓慢地向外扩布。

（三）容积传导

在导电溶液（如食盐溶液）中插入一对正负电极，并与电池的正负电极相连，该正负电极可构成一对电偶，正极处称电源，负极处称为电穴。由于两极间存在电位差，必有电流通过此容积导体，电流由正极流向负极，电流分布也将贯穿布满整个溶液中，形成容积电流线，这种导电方式在电学上称为容积传导。容积导体中的各点电位不同，某一点电位的高低与其距电源的距离有关，近高远低。同样，无论对于神经组织还是肌肉组织，将一对电极安置在神经或肌肉表面，其记录的电位都是细胞内电位经过细胞外液和周围组织传导而来的，这种传导方式即符合容积传导。容积传导又根据其电位发生源和记录电极之间的距离远近分为近场电位和远场电位。近场电位是指电源近处记录到的电位，通常是指在神经干上，用两个很接近的电极所记录到的电位，电诊断学检查中的神经传导检查和肌电图都记录的是近场电位。远场电位是指从容积传导场的远处传导的电位,常用于脑诱发电位的测定。神经电生理检查中,凡是向上的波均被称为负相波,向下的波均被称为正相波。在神经电生理检查中,记录电极记录的波形及波幅受到电极与电源的相对位置和距离的影响。例如,临床肌电图检查中,如果记录电极正好位于神经肌肉接头的运动终板区时,当骨骼肌细胞兴奋产生动作电位时,其去极化膜外负电位在记录电极之下,此时记录电极会记录到一个负相波,随后动作电位远离记录电极处,记录电极下膜电位再次极化形成正相电位,因此记录电极会记录到一先负后正的双相电位。而当记录电极离开运动终板一定距离时,当运动终板处产生动作电位时,在记录电极处首先记录到一个正相波形,随着动作电位移动到记录电极下时,则记录到一个负相波形,随着动作电位离开,记录电极下膜电位又恢复至静息电位水平,故而记录电极可引出一个正 - 负 - 正的三相波形,此外,多数感觉神经或混合神经电位都具有这种典型的三相波。而当记录电极位于动作电位终止处时,则只在动作电位未到达时记录到正电位,动作电位到达时记录到负电位,从而形成正 - 负双相波形。

三、神经传导速度检查

Van Musschenbroek 于 1745 年发明了用于储存电力的 Leyden 罐,为神经传导研究奠定了技术基础。1791 年,Galvani 报道用莱顿罐产生的电火花刺激青蛙的坐骨神经会引起肌肉收缩。1800 年,Volta 设计出电池,用于刺激青蛙的神经并产生肌肉收缩。这些试验证明,电刺激神经可以产生肌肉收缩。1864 年,Keen 观察到应用电池电流刺激损伤神经的近端将无法引起其支配肌肉的收缩,通过这种方法可以定位周围神经病损的位置。1870 年,Helmholtz 通过分别刺激运动神经近端及远端的方法计算出了人运动神经的传导速度。20 世纪后半叶,Dawson 使用环状电极测定出纯感觉神经电位。

神经传导速度检测简单来说就是测量神经冲动通过神经的速度,也称为神经传导检查。在周围神经的某一部位诱发可传播的动作电位,并于某一远距离处记录沿该周围神经传导的电冲动。对于运动纤维,是测定在电刺激神经时所获得的肌肉动作电位,而对于感觉纤维,是测定电刺激神经末梢

或神经干时所获得的神经诱发电位。神经传导检查可以帮助临床医师判断周围神经是否受损,定位局灶损伤位置,甚至追溯周围神经系统疾病的病变过程及可能预后。

(一) 运动神经传导

脊髓前角运动神经元发出的运动神经纤维通过终板支配骨骼肌的运动。所谓运动单位是指一个运动神经元和它所支配的全部骨骼肌纤维。运动神经纤维终末会形成许多细小分支并通过神经肌肉接头来支配单个肌纤维,通常大多数神经肌肉接头集中在肌腹上,这个区域又称为终板区。而运动神经传导检查的原理是通过对神经干的近端及远端两点分别进行超强刺激后,在该神经所支配的远端肌肉上可以记录到诱发出的复合肌肉动作电位,用两刺激点之间的距离除以 2 次刺激引起肌肉收缩反应之间的潜伏时间差可以计算出运动神经传导速度。此外,还可以通过对复合肌肉动作电位的波幅、潜伏期及时程分析,来判断运动神经的传导功能。运动神经传导功能可以反映运动单位的功能和整合性。

1. 检查技术

(1) 电刺激器:电刺激器可以用表面刺激器,也可以用针电极,由阴极和阳极组成,电流在阴极与阳极间流动。阴极下的负电荷使神经去极化,阳极则可使神经超极化。在电刺激神经干时,应使阴极更接近所要刺激的神经,以免阳极阻滞扩展的动作电位。用针电极刺激时,可以将一根针电极刺入皮下,接近要刺激的神经做阴极,另一根针电极则刺入附近的皮下做阳极。两极之间相距 2~3cm。注意,当测量刺激点到记录点的距离时,应测量阴极到记录点间的距离。

(2) 刺激强度和持续时间:刺激器输出的一般为方波脉冲,持续时间不等,0.05~1ms。刺激强度和持续时间可根据神经的状况来变化。通常表面刺激方波的持续时间为 0.1ms,电压 100~300V,或电流 5~40mA 即可兴奋健康神经。而对于病变神经纤维,由于其兴奋性降低,则需要增加刺激强度或持续时间,有时最大输出可达 400~500V 或 60~70mA。对运动神经传导检查,刺激强度的大小和所得到的动作电位波幅大小有关。随着刺激强度增加,所兴奋轴索数量也随之增加,诱发出的电位波幅也逐渐升高,但当刺激强度增加到一定程

度,所诱发出的电位波幅不再增加时,再将刺激强度增加 20%,此时的刺激即为超强刺激,此时,神经干内所有轴索都被兴奋。不论是运动神经传导检查还是感觉神经检查,均需要用超强刺激以取得最大波幅,从而确保全部神经干内轴索都被兴奋。

(3) 刺激伪迹:在神经传导检查中可能会遇到刺激伪迹过大,掩盖记录电极波形或者干扰记录波形起始。一般来说良好的刺激器可以减少过大的刺激伪迹,也可以保护患者免于漏电的危险。此外,为了记录到理想的动作电位,减少刺激电流在皮肤表面的扩散非常重要。刺激电极和记录电极距离过近或者记录电极和参考电极之间距离过大,都会造成刺激伪迹过大。皮肤表面有汗或者皮脂过多可导致阻抗过大,产生比较大的刺激伪迹,所以,在放电极之前应该用酒精或磨砂膏擦干净刺激部位皮肤,以减少刺激伪迹。另外,在放置电极时,最好将地线放在刺激电极和记录电极之间,或用和皮肤接触面积比较大的地线以减少刺激伪迹。

(4) 记录电极:多数记录电极为表面电极,直径 5~10mm,可贴附于皮肤表面。表面电极具有方便和无痛的优点,但当所记录肌肉位置很深或肌肉萎缩明显时,就应该用针电极记录。对于运动神经传导来说,记录电极多使用表面电极。

记录电极通常有两个,一个是记录活动电极,另一个为记录参考电极,临床为了交流方便,通常将记录活动电极称为记录电极,将记录参考电极称为参考电极。

记录电极通常放置于所要记录的肌肉或神经干上。当在神经干上刺激运动神经轴索时,在该神经支配的肌肉上可以诱发出一个复合肌肉动作电位,即 M 波。正常的复合肌肉动作电位,其起始波为负相,要记录到该起始为负的波,就需要记录电极位置一定要准确地放置在终板区或肌肉肌腹上。如果记录电极位置不合适,则复合肌肉动作电位前可有一个小正相波。一般用皮肤电极就可清楚地记录到复合肌肉动作电位。

(5) 参考电极:通常放在肌肉肌腱上,和记录电极间距离 3~4cm。

(6) 平均技术:肌肉和神经电位记录技术中,为了加强与刺激有锁时关系的诱发神经电位,通常采用平均技术。从刺激到动作电位之间会随即出现伪差,因其不规律性,在平均过程中相互抵消,而与刺激有锁时关系的动作电位则因每次均出现而得到加强。最后,动作电位就在平均以后显示出来。电位的放大程度与平均次数的平方根成正比。例如,平均 4 次就比原来放大 2 倍,平均 9 次放大 3 倍。

2. 测定和计算方法　一般使用阴极与阳极间隔 2~3cm 的刺激器进行运动神经传导测定,将其阴极置于神经的远端引起神经去极化,而阳极在近端引起超极化,从而阻滞冲动的逆向传播,刺激通常不用平均技术。刺激时程 0.1ms,先以低强度刺激,用负极寻找最佳刺激位置,即引起最明显的肌肉动作的位置。然后逐渐加大刺激强度以至超强刺激,就可以诱发出最大肌肉动作电位,所谓超强刺激是指引起最大复合肌肉动作电位的刺激强度再增加 20%~30% 的量。用上述刺激强度刺激分别在神经干远、近端不同点给予刺激,分别记录远、近端诱发出的复合肌肉动作电位波幅、潜伏期、时程再测量刺激点间的距离,可计算运动神经传导速度。

3. 复合肌肉动作电位指标

(1) 潜伏期:是指从刺激伪迹开始到肌肉动作电位负相波偏离基线起点之间的时间。潜伏期通常用毫秒来表示,它反映了神经轴索中快传导纤维到达肌肉的时间。潜伏期代表了三个独立的时间过程:一为神经传导时间;二为神经肌肉接头传递时间;三为冲动在肌纤维上传导的时间。通常把远端刺激点到引起复合肌肉动作电位之间的时间称为末端潜伏期,其对脱髓鞘病的判断非常重要。

(2) 波幅:波幅测定的方法有两种,一种是从基线到负相波波峰间的距离,另一种为峰 - 峰值,即从负相峰到其后正向波波峰间的距离,通常前者测出的波幅比较准确,波幅一般用毫伏(mV)来表示。波幅反映了参与复合肌肉动作电位的肌纤维数量。正常情况下,对于运动神经传导来说,当远、近端分别刺激时,得到肌肉动作电位的形状几乎是一样的。当肌肉萎缩明显时或轴索丢失时会出现波幅减低,但有些低波幅也和脱髓鞘引起的传导阻滞以及神经肌肉接头病变和肌源性损害有关。当远、近端刺激时,肌肉动作电位波幅下降超过 50%,即说明此两点之间有神经传导阻滞。

(3) 面积:是指诱发电位波形负相位下的面积,反映了该电位的波幅和时限,体现了参与肌肉动作电位的肌纤维的数量。它受多种因素影响,如轴索脱失,脱髓鞘所致的传导阻滞。当在神经干远端和近端分别刺激所诱发的电位波形面积明显减少时，可以推断出远近端神经干之间有传导阻滞或局部脱髓鞘。

(4) 时限：通常是指从肌肉动作电位偏离基线开始到再次回到基线这段时间。这主要反映记录了动作电位中传导速度的一致性。当诱发的肌肉动作电位波幅下降时，评估电位波形的时限很重要，时限延长反映了波形弥散，进一步提示神经干中存在传导速度减慢的神经纤维，这是脱髓鞘的特征性表现。

(5) 传导速度：运动神经传导速度可以通过距离/时间的方式计算出。但是刺激运动神经诱发的肌肉动作电位其潜伏时包括三个时间部分：末端神经轴索到神经和肌肉接头处的传导时间，神经肌肉接头之间的传导时间以及肌肉本身去极化的时间。因此，计算运动神经传导速度不应包括神经和肌肉之间传导时间和肌肉去极化时间。实践中就需要采用近端和远端两点刺激法，用近端潜伏时减去远端潜伏时，再测出两刺激点之间距离，就可以算出神经传导速度。其反映了神经干中快和粗的神经纤维生理状态。当存在脱髓鞘病变时，会出现传导速度明显减慢。

4. 临床应用：运动神经传导检查通过复合肌肉动作电位反映神经干中快和直径粗的神经纤维功能状态。其可以为受损神经的病理生理类型给予提示。通常，脱髓鞘病变的典型运动传导改变为末端潜伏明显延长，神经传导阻滞和神经传导速度减慢。而轴索病变时则表现为肌肉动作电位波幅明显降低，末端潜伏期正常或稍有延长，当损害很严重时，才会出现神经传导速度减慢。此外，对于局部缺血、嵌压引起的周围神经损害，可以通过运动神经传导检查寻找局部节段性脱髓鞘来定位损害部位。

(二) 感觉神经传导

感觉神经传导研究的是后根神经节及其外周的周围神经的功能状态，感觉神经传导只反映了冲动在神经干上的传导过程。为了记录感觉神经传导速度，多数测试者是刺激手指或是足趾的末梢神经，顺向性地在近端记录。也有刺激神经干近端而在远端手指或足趾逆向性地记录。

1. 检查技术 感觉神经动作电位是电刺激感觉神经的一端，冲动沿着神经干传导，在感觉神经的另一端记录这种冲动，这种形式产生的电位叫作感觉神经电位。感觉神经粗大纤维的兴奋阈值低而且传导快，比运动纤维快 5%~10%。在人体中，多数神经干为混合神经，为了兴奋混合神经中的感觉神经成分，通常给予的刺激量比较小，而且由于感觉神经电位波幅通常比很小，尤其当起始点不清楚时，需要采用平均技术。一般说来逆向记录法采集的波形大而清晰，比较常用，但反向记录法在给予神经干刺激时，其中的运动神经纤维也被兴奋，通常在感觉神经电位后伴随肌肉动作电位，正常情况下，因为肌肉动作电位总是在感觉神经电位后面出现，但如果感觉神经电位潜伏时间延长，两者容易混淆，此时可以用时限来判断，一般来说，感觉神经电位时限较短，为了避免出现肌肉动作电位，可将刺激量调低，防止肌肉抽动。对于一些受损严重的病例，有时需要使用针电极接近神经干才能记录到满意感觉神经电位。一般顺向记录法采集到的典型波形是起始波为正相的三相波，而反向记录法获得的波形其起始正相波消失。

2. 感觉神经电位指标

(1) 波幅和时限：波峰之间的距离，由于感觉神经动作电位很微小，有时也用峰-峰之间的距离。感觉神经电位的波幅反映了去极化感觉纤维的数量。波幅的大小与很多因素有关。刺激强度可以影响波幅的大小，随着刺激强度增加，波幅也增加，但到一定程度时，波幅即不再增加。感觉神经传导在神经干上不同部位所记录到的感觉神经电位波幅差异很大，近端刺激时所得到的感觉神经电位波幅和面积明显减小，时限明显延长，这主要是由于在一条神经里含有很多传导速度不同的纤维。正常时，每个单个神经纤维并不是同步产生电位，随着刺激点和记录点之间距离增大，再加上所记录到的电位相相互抵消作用，导致在越来越长距离的传导过程中其电位波形越来越离散，因此在实际检查中，通常只用远端刺激来记录感觉神经电位。而对于有些传导阻滞或轴索损害的患者，比如背根神经节节前范围的损伤，远端刺激的感觉神经电位波幅并不一定能反映病变情况。另外，优势侧手感觉神经动作电位波幅较对侧大。在检查时，要考虑这些可能影响波幅的因素，同时注意双侧对比，感觉神经电位波幅一侧较对侧下降超过 50%，需考虑异常。感觉神经电位时限通常是指动作电位起点到

第一次回到基线之间的时间,它比运动传导动作电位时限要短。

(2) 传导速度:由于没有神经肌肉接头参与,感觉神经传导速度可以直接由刺激点到记录点的距离除以潜伏期计算出来。感觉神经传导速度反映了快传导、有髓感觉纤维的传导速度。

3. 临床应用

(1) 可鉴别仅限于感觉神经而不影响运动神经的疾病,如股外侧皮神经炎、癌旁感觉神经病。此外,对于比较轻微的轴索损害或是轻度的混合神经损害,感觉神经电位异常可能是惟一的异常。

(2) 由于周围感觉神经是由背根神经节中双极细胞的周围支构成,因此背根神经节及远端的损害可以导致感觉神经电位异常,而背根神经节近端的任何部位,如神经根、脊髓以及脊髓以上部位损害不会影响感觉神经电位,从这点来说,感觉神经电位异常具有定位价值。

(3) 可用于周围神经病变,神经肌肉接头疾病以及肌肉本身病变的鉴别诊断。因感觉神经纤维不参与运动单位的解剖构成,神经肌肉接头疾病和肌肉本身病变的感觉神经电位正常。

四、针电极肌电图

神经传导速度研究的是运动和感觉神经的兴奋性,肌电图则研究的是运动单位的整合性,反映了下运动神经元、周围运动神经,神经肌肉接头和肌肉本身的功能状态。肌电图检查通常使用同芯针电极或单极针电极,分别记录肌肉放松时自发电活动和肌肉被激活时运动单位电位变化情况。肌肉放松时,针电极采集到的电位较自发电位。插入或移动针电极时所记录到的电位叫插入电位。当肌肉做自发收缩时所记录到的电位叫运动单位电位。运动单位是由一个前角细胞所支配的全部肌纤维,是肌肉随意收缩的最小功能单位,神经和肌肉病变可影响肌肉的结构和功能,能够反映在运动单位电位上。

对肌肉进行针电极肌电图检查,一般从 3 个方面观察:①插入电位:即当针电极插入肌肉引发的电位变化;②自发电位:观察肌肉在不收缩时是否有异常自发电活动;③运动单位电位:受试者主动收缩收缩靶肌肉,观察运动单位电位形状、时程、波幅和发放频率。

1. 插入电位　当针电极插入肌肉时,正常会引起一阵短暂的电位发放,即插入电位,这种电位在每次移动针电极至一个新的位置时都会短暂出现,这是由于针的机械性刺激导致肌纤维去极化进而引起短暂电活动。正常的插入电位在针停止移动后持续时间不超过 300ms,当插入电活动持续时间大于 300ms 时,则为插入电位延长,见于神经源性和肌源性损害。

2. 自发电位　肌肉放松时针电极记录到的自发电活动称为自发电位。除在终板区记录到的自发电位外,在肌电图检查时几乎所有的自发电位都属于异常自发电位。如在终板区针尖刺激到肌肉内的神经末梢,将会出现低波幅的终板噪声和高波幅终板棘波,这些是正常的自发电位。终板噪声是一种反复出现的不规则的负性电位,波幅为 $10\sim15\mu V$,时程 $1\sim2‰$,为安静时乙酰胆碱量子自发性释放引起的不传播的去极化电位。终板棘波间歇性出现,其波幅为 $100\sim200\mu V$,时程 $3\sim4ms$,发放不规则,典型的先出现负相波。

在肌肉非终板区找到两个以上自发电位是肌电图最有诊断价值的发现,多见于失神经支配的肌肉或肌源性病变,一般在失神经支配约 2 周后出现。在临床上通过观察这种自发电位的分布,可以判定受损部位是在脊髓、神经根、神经丛还是在周围神经。常见的异常肌纤维自发电位包括纤颤电位、正锐波、复杂重复放电、肌强直电位等。

(1) 纤颤电位:是一种起始为正相波而后为负相波的双相波,时程为 $1\sim5ms$,波幅为 $10\sim100\mu V$,发放频率比较规则,多为 $0.5\sim10Hz$。其波形与终板棘波有时难以鉴别,但纤颤电位是在终板区以外记录到的,只有在终板以外出现两处以上的纤颤电位才能肯定其病理诊断价值。在失神经支配早期,纤颤电位较大,而当 $6\sim12$ 个月后病情进入慢性期时,纤颤电位就逐渐变小。出现纤颤电位多见于下运动神经元损害,其次是肌源性损害。

(2) 正锐波:呈锯齿样,初始为正相,后有一个时限较宽、波幅较低的负相。可伴随插入电位出现,也可自发出现。波幅 $10\sim100\mu V$,有时可达 $3mV$,发放频率介于 $0.5\sim10Hz$,有时达 $30Hz$,同纤颤电位一样,正锐波多见于失神经支配早期及肌源性损害。

(3) 复杂重复放电:又称为肌强直样放电或奇

异重复放电。波幅 0.05~0.1mV,时程为 50~100ms,代表一组肌纤维同步放电,通常是由于一个单个肌纤维去极化继而传导至相邻失神经支配的肌纤维,产生一组肌纤维循环放电,如果这种循环过程反复出现则会出现复杂重复电位。其中一个肌纤维电位是触发者,它激发了相邻肌纤维引起同步放电,而晚发放电的肌纤维的兴奋传导又回至起源肌纤维形成一个环路反复出现,因此该放电表现为一组波形和波幅一致的电位。它可以出现在神经源性损害或肌源性损害疾病中,一旦出现往往提示病变进入慢性过程。

(4)肌强直放电:当针电极插入或移动时,记录到节律性电位发放,持续相当长的一段时间。就每个单个肌纤维放电的波形来看,可以是正锐波或纤颤电位样放电,两种电位都有波幅和频率时大时小的变化,波幅在 10uV~1mV 之间,频率在 20~150Hz 之间。出现肌强直放电不一定伴有临床上的肌强直。主要见于先天性肌强直、萎缩性肌强直及高血钾性周期性麻痹等一些肌源性损害,仍是需注意,有些失神经支配病变可也出现较短暂的肌强直放电。

(5)束颤电位:与前面单个肌纤维自发性异常放电不同,束颤电位是指一个运动单位里全部或部分肌纤维的不随意自发放电。其起源尚无一致意见,有人认为是在轴索,有人认为源自脊髓。其波形类似于随意运动时运动单位发放的运动单位电位,但发放较慢,频率 0.1~10Hz,且不规则,只在放松时才能看到,可以 2 个或 3 个连起来发放。临床上表现为肌肉自发地抽动,甚少引起关节移动,表浅肌肉抽动可直接观察到。典型的束颤电位多在前角细胞病变时出现,其形状往往大而复杂,此外在神经根病、嵌压性周围神经病中也可出现。

(6)肌纤维颤搐:同样为运动单位中全部或部分肌纤维不随意放电,但与束颤电位不同,肌纤维颤搐是由一个运动单位有节律、成组、自发、反复放电而形成,也可以称为成组发放的束颤电位。频率为 5~60Hz,而且每次发放的一组电位里运动单位电位数量也不相同,临床上可观察到不随意的皮肤下面肌肉蠕动。多见于慢性神经根病变、嵌压性神经病和发射性臂丛神经损害,尤其是乳腺癌患者放疗后上肢出现肌纤维颤搐强烈提示放射性臂丛神经损害而非乳腺癌臂丛转移。此外,在一些脱髓鞘

神经病也可见到肌纤维颤搐。

(7)痉挛:痉挛为肌肉持续的不随意收缩,为很多运动单位重复、无规律地发放,频率可达 40~60Hz,表现为很多正常形态的运动单位电位相互干扰出现或很多运动单位重复发放,可以是良性的,也可出现在一些神经源性损害或与代谢障碍有关的疾病。

3. 运动单位电位　当观察完肌肉静息时的插入电位和自发电位后,应进一步分析运动单位电位。所谓运动单位电位是指每个运动神经元单次发放冲动可以引起其轴索所支配的全部肌纤维同步收缩,产生运动单位电位。在肌电图检查实践中,除了观察放松时异常自发电位是否存在,还需观察患者轻收缩被检肌肉时记录到的运动单位电位变化特征,包括形状、时程、波幅、位相、稳定性和发放频率等,以此来协助诊断。

(1)时程:是指从电位偏离基线到恢复至基线的一个时间过程,反映了一个运动单位里不同肌纤维同步化兴奋的程度。运动单位电位起点代表了传导最快肌纤维的电位到达时间。典型的运动单位电位时程为 5~15ms。时程延长可见于神经源性疾病,肌源性损害时因功能性肌纤维减少致时程缩短。

(2)波幅:运动单位电位波幅是指波形正性波峰到负性峰之间的距离。正常肌肉波幅变化范围很大,100μV~3mV 之间。距离针电极尖端附近的肌纤维对运动单位电位波幅影响最大。运动单位电位波幅增加可以在神经源性损害后一段时间神经再支配时出现,波幅下降可见于肌源性损害。

(3)上升时间:指起始正相峰与紧接着的大的负峰之间的时间间隔,可用于评估记录针尖和发放冲动的运动单位之间的距离。通常上升时间应小于 500μs,最好在 100~200μs,上升时间越短,形态越陡峭说明针尖距离发放冲动的运动单位越近。检查时,如果针尖距离发放冲动的运动单位距离较远,上升时间就会延长,在检查时,调整针电极进针位置当上升时间理想后,再让患者开始轻微收缩肌肉,观察运动单位电位变化。

(4)位相:一个位相是指在与基线交叉的两点间的一个波形。相位值可以通过计数负相或正相峰来确定,也等于与基线交点的数目再加一。通常情况下,运动单位电位的位相少于或等于四个。多

位相运动单位电位提示同步化放电不佳或有肌纤维丢失现象。

(5) 转折:是指运动单位电位中没有经过基线的电位改变,转折增加与多相波增加意义相同。

(6) 卫星电位:神经在早期重新支配时出现,肌肉失神经支配,邻近未受损的运动单位内神经纤维则以芽生方式支配邻近受损运动单位内肌纤维。由于芽生纤维少,髓鞘薄,传导慢,这种重新被支配肌肉的运动单位电位的主波后面就跟一个小的卫星电位,早期不稳定,时隐时现,随着芽生不断生长,这种电位离主波越来越近,最终形成主波成分。

(7) 运动单位电位稳定性:运动单位电位波形形态应该是稳定的波形,不稳定的运动单位电位形态发生在源于神经肌肉接头的疾病或新的或神经再支配的不成熟的神经肌肉接头处。

(8) 募集:募集指的是有序增加运动单位而使得收缩力量增加的过程。首先,当肌肉刚开始收缩时,并不是所有运动单位都同时被兴奋,而是按照一定顺序激活。轻度随意收缩时仅激活一个或几个运动单位发放冲动,随着收缩力量加强,参与兴奋的运动单位数量逐渐增加。通常会出现两种情况:一是原来未被激活的运动单位兴奋和募集起来,二是原来已经发放的运动单位则加快发放频率,通常大力收缩时,这两种改变都同时起作用,使得运动单位募集按照一定的顺序进行。当患者轻度收缩时,可以看到单个运动单位以 4~5Hz 频率发放,当收缩力量逐渐加强时,第 1 个发放的运动单位则增加它的发放频率,而第 2 个运动单位开始发放,如此延续下去,伴随着原有运动单位发放频率加快和另外新的运动单位开始发放。可用募集比率描述一个运动单位放电频率,募集比率是用最快运动单位放电频率除以放电运动单位的数量。正常为 5~10,当大于 10 时,说明仅有较少数量运动单位快速发放,即出现募集相减小,见于神经源性损害。当小于 5 时,说明有较多数量运动单位电位以正常发放频率发放,见于肌源性损害。

(9) 干扰相:当最大收缩时,很多运动单位电位相互重叠起来形成干扰相。干扰相的出现需要具备两个条件:即运动单位激活和募集。激活是指增加运动神经元放电能力,当中枢神经系统病变导致运动单位不能被激活,出现干扰相减少。募集是随着收缩力量逐渐加大,参与放电的运动单位数量

逐渐增加。但如果收缩力量逐渐增强却没有足够运动单位参与发放电位,仅有很少一部分功能性运动单位参与发放电位,为了达到同样的力量,这一少部分功能性运动单位就必须加快放电,于是,肌电图检查记录到的同样的运动单位电位反复放电,这种现象叫作快速发放。当收缩力量更进一步加强时,就只能看到更多的单个运动单位电位发放,而没有相互重叠,此现象即为募集相减少,又叫单纯相。快速发放和单纯相主要见于神经源性损害。在肌病时,运动单位正常,由于大量肌纤维破坏导致运动单位内肌纤维数量明显减少,所产生的力量减少,所以要产生即使很小一点力量都需要很多运动单位参与,此时,当患者用很小的力量收缩时,即可以看到很多运动单位发放,这种用力程度和运动单位电位出现的多少不成比例的现象即为早期募集现象或病理干扰相,这种现象多出现在肌源性损害。

五、其他神经电生理检查

常规的神经传导和肌电图检查主要是研究相对远端的神经节段,对近端神经研究得很少。而特殊检查,主要是晚反应,包括 F 波,H 反射等主要研究的是近端神经节段,其对于周围神经病变和脱髓鞘病变的诊断具有重要价值。

1. F 波 给予神经干超强刺激后,可在其支配的肌肉获得复合肌肉动作电位后,出现一个小的动作电位。F 波的产生是神经干的刺激首先逆向激活脊髓前角运动神经元,然后冲动回传至该运动神经元的轴突,并再次在远端肌肉上记录到复合肌肉动作电位。F 波实际是一个小的肌肉动作电位,其环路不论是传入还是传出,都是纯运动纤维,它是由 1%~5% 的逆行兴奋运动神经元发放,此环路没有突触,所以,他不是一个真正的反射,而在那些选择性损害感觉神经或感觉神经根的病变,F 波完全正常。F 波通常在远端刺激容易得到,而近端刺激由于容易和肌电反应重叠,所以通常采用远端重复刺激来诱发 F 波。F 波波幅及潜伏期多变,所以需要多次刺激以获得最短潜伏期。如果刺激次数不足,通常需要大于 10 次,可能无法发现最短潜伏期。因此不能单独应用 F 波诊断神经根病变。

2. H 反射 H 反射是包含感觉神经传入及运动神经传出的单突触脊髓反射,1918 年由 Hoffimann

首次描述。和 F 波不同,它是一个真正的反射,H 反射在新生儿到一岁儿童期可以在很多周围神经上引出,但在成人仅能在胫神经上引出。它所进行的电测试的神经纤维与足踝反射相同。它包含背根神经节近端的感觉纤维,可以协助评估近端损伤,在神经根病变早期即可出现异常。H 反射可用于评价 S1 神经的传入及传出纤维。临床上,L5 与 S1 神经根病变的肌电图表现相似,H 反射是鉴别 L5 与 S1 神经根病变的最有价值的鉴别方法。

H 反射在腘窝处刺激胫神经,阴极朝向近端,在腓肠肌、比目鱼肌群处记录。刺激从较低刺激强度开始,直至能最大限度兴奋 I a 类感觉传入纤维,又不同时兴奋运动纤维,但在实际检查时,很难不出现运动纤维兴奋后产生的复合肌肉动作电位。在检查时,H 反射出现在复合肌肉动作电位之后,开始时,H 反射波幅随着刺激强度增大而增加,但当复合肌肉动作电位出现后,随着刺激强度再增大,H 反射波幅反而减小。当强度继续增大,H 反射逐渐消失,被 F 波取而代之。H 反射对神经根病变的诊断仅有提示作用,因为 H 反射涉及一个完整的反射弧,在这个反射通路中任何一个节段的病变都会产生 H 反射异常。

第二节 周围神经损伤的神经电生理诊断

周围神经损伤的形式很多,常见的包括神经牵拉伤、压迫伤,此外还有利器或骨折造成的神经切割伤等。神经细胞死亡后不可再生,但神经纤维在一定条件下是可以修复和再生的。周围神经损伤后会发生两种病理变化:一种为沃勒变性,另一种为节段性脱髓鞘。大部分周围神经损伤的病理变化为损伤部位远端神经纤维发生沃勒变性,引起神经传导障碍,而神经受压后出现的改变多为节段性脱髓鞘。

一、神经损伤的分类

Seddon 把神经损伤分为 3 类,分别是神经失用症、轴突损伤和神经断伤。

(一) 神经失用症

神经失用症是由于突发局部神经受压而导致局部脱髓鞘产生神经功能短暂性丧失,但并没有

轴索断裂,神经功能障碍通常持续几小时到几周不等,如果去除病因,神经可以在几天或几周后恢复。

根据周围神经脱髓鞘改变累及的范围可分为均匀一致的神经脱髓鞘改变、节段性脱髓鞘、局灶性脱髓鞘以及严重的局灶性脱髓鞘损害而导致神经动作电位不能通过该节段,产生传导阻滞。

1. 均匀脱髓鞘 整个神经均匀的脱髓鞘病变。神经传导检查显示整个神经传导速度减慢,因为整个神经髓鞘均受影响,所以传导速度均匀减慢,因为轴突是完整的,所有神经纤维只是传导速度全程减慢,波幅通常无明显改变。

2. 节段性脱髓鞘 在整个神经走行中,不同神经纤维具有不同程度的脱髓鞘,从而导致不同神经纤维不同程度的传导减慢,出现神经传导速度减慢,远端潜伏期延长。由于时间离散,复合肌肉动作电位波幅可能降低。此外,还可能出现复合肌肉动作电位时程延长,但其下面积正常。

3. 局灶性神经传导缓慢 局灶性髓鞘脱失导致传导速度减慢,表现为电兴奋跨越此病灶时,传导速度减慢。例如,肘部尺神经持续压迫致局部脱髓鞘,经过脱髓鞘区域,传导速度减慢,而在肘关节以上或肘关节以下,神经传导通常是正常的。在局部脱髓鞘区域,可出现传导速度减慢。与其远端或近端相比,通过该节段的神经传导速度下降超过 10m/s 则有意义。远端潜伏期和所有波幅通常是正常的。

4. 神经传导阻滞 严重的局灶性脱髓鞘病变,会导致动作电位不能通过该区域。电诊断学检查表现为远端潜伏期和传导速度保持正常。远端波幅正常。损伤部位近端受到刺激,经过传导阻滞区域时,复合肌肉动作电位减小,而远端刺激复合肌肉动作电位波幅正常。当近段波幅与远端波幅相比下降超过 20% 时,则有显著意义。

在以上单纯的髓鞘损伤中,轴突基本上是完整的,除传导阻滞外,针电极肌电图检查通常是正常的,当出现传导阻滞时,针极肌电图可能出现募集减少。

(二) 轴突损伤和神经断伤

各种原因导致轴突损伤,可使得轴索连续性中断,但周围结缔组织膜的连续性保留。轴索连续性一旦中断,其远端就会出现沃勒变性,跨损伤部位的传导立即中断,但损伤部位远端在 4~5 天内仍有

传导功能。因此,在受伤后该时段内进行神经传导测定可能无法鉴别神经失用和轴索断裂,需要在受伤后连续观察。轴突损伤1~4周时,远、近端刺激均会出现动作电位波幅下降,潜伏期和传导速度不应受到显著影响。如果周围神经中传导最快的纤维受累,可观察到潜伏期延长或传导速度减慢,而肌电图检查能够观察到异常自发电位,如纤颤电位和正锐波。随着时间推移,残存的近端轴索开始芽生,使得一个运动单位所支配的肌纤维数量逐渐增多,但早期因为新生的轴索及神经肌肉接头功能尚不成熟,其传导很慢且速度不一,会出现多相电位。被新生轴索重新支配的肌纤维主动轻收缩时,会产生新生的卫星电位,随着新生轴索和神经肌肉接头逐渐接近成熟时,传导速度加快,卫星电位加入运动单位电位里,使其时程加宽,波幅增高。当肌肉被重新支配后,自发电位明显减少,直到消失,而轻收缩时,运动单位将从正常逐渐过渡到多相电位,最终成为高波幅、长时程的大的运动单位电位。残存轴索通过芽生方式对肌肉重新支配的过程大约需要3~6个月。如果出现神经断伤,在损伤的远近端刺激,均不能引出复合肌肉动作电位或感觉动作电位。

二、临床常见周围神经损伤的电诊断学

(一) 腕管综合征

1. 解剖及临床特点　腕管是由腕部骨质和腕横韧带组成的一个较狭窄的管道,正中神经,指浅屈肌、指深屈肌和拇长屈肌肌腱在其中通过,腕骨形成其背侧壁,腕横韧带构成其前壁。当慢性关节损伤、外伤等原因造成腕管内空间进一步狭窄时,正中神经在腕部嵌压造成手部无力、麻痹、感觉异常等症状,称为腕管综合征,感觉纤维受累常先于运动纤维。它是上肢嵌压性神经病变中最常见的一种。

腕管综合征的典型症状是桡侧三个半手指的麻木和感觉异常,伴有手部无力和精细动作不能。查体可发现桡侧三个半手指感觉减退,拇指、示指对指无力。严重病例可见鱼际肌萎缩,叩击腕部正中神经 Tinel 征阳性。

2. 电诊断学检查　腕管综合征的电诊断学检查主要是针对正中神经的生理功能进行评估。此外还需对同侧的尺神经及健侧的正中神经电生理

功能进行测定以进行比较,感觉、运动传导检查和针极肌电图均应进行检测。

(1) 感觉神经传导检查:在腕管综合征中,感觉神经动作电位通常首先受累。比较掌心记录和腕管记录的正中神经感觉神经动作电位以判断正中神经通过腕管处感觉神经传导速度的变化。通常采用指环电极分别在拇指或示指掌侧上刺激,刺激电极到掌心的距离为7cm,掌心再到腕管的距离也是7cm,总共14cm;因刺激和记录时跨腕管很重要,测量距离较标准距离适当延长是允许的。一般来说,跨腕管的正中神经感觉传导速度低于44m/s提示传导减慢。跨腕管的传导速度与远端传导速度比较,减慢超过10m/s也认为有意义,而掌心记录的感觉神经动作电位正常可进一步确认传导减慢仅发生在跨腕管段。对于中、重度病例,受压的正中神经神经纤维可发生沃勒变性,正中神经的感觉神经动作电位波幅下降,提示轴突受损,与未受累侧比较,受累侧正中神经感觉波幅降低超过50%被认为差异显著。

(2) 运动神经传导检查:正中神经的复合肌肉动作电位的末端潜伏期是评估腕管综合征的运动神经纤维受损的重要参数。和感觉传导检测一样,运动传导检测时,记录电极与刺激部位之间的距离必须标准化;许多实验室用于正中神经运动末端潜伏期检测的这一距离为8cm。在8cm的距离上,运动末端潜伏期长于4.2ms多提示腕管综合征。尺神经也必须同时检测以排除全身性运动神经病。与感觉传导检测类似,正中神经的运动末端潜伏期较尺神经延长超过1ms同样提示腕管综合征。受累侧正中神经复合肌肉动作电位波幅降低提示正中神经轴突受损或跨腕管的传导阻滞。

(3) 肌电图:腕管综合征造成正中神经轴突损伤时,肌电图检查可发现异常自发性纤颤电位和正锐波,常用于检测的肌肉为拇短展肌。而严重的病例造成正中神经传导阻滞,拇短展肌可能显示募集减少,无自发电位。因腕管综合征可合并其他疾病,如果拇短展肌存在自发电活动,则应检测正中神经近端支配的其他肌肉,以除外正中神经腕管以外部位的损害。

(二) 尺神经病

1. 解剖及临床特点　尺神经包含运动和感觉纤维,在其走行的多个部位可能受压,尤其在肘部

和腕部的表浅部位较为常见,进而出现症状。

尺神经来源于 C8~T1 的脊神经根形成的臂丛,自臂丛的内侧束发出后最后形成尺神经。在上臂,尺神经、肱三头肌和肱骨相邻近。

在肘部,尺神经进入尺神经沟,在尺神经沟稍远端,尺神经出尺神经沟而进入肘管,肘管是由尺侧腕屈肌肱骨头、尺骨鹰嘴头之间的纤维筋膜组织和肱骨内上髁后的尺神经沟围成的纤维骨性鞘管,又称为 Cubital 管。其体表定位大概为:屈曲肘关节,在尺骨鹰嘴和肱骨内上髁连线中点向远端 1cm 处,此处相对表浅,尺神经在该处容易受到卡压。压力损伤,骨畸形,慢性半脱位等都可以导致尺神经受压,此处损伤在临床上称为肘管综合征。

在腕部,尺神经进入腕部 Guyon 管道,即一条由钩骨和豌豆骨构成的管道。腕横韧带将这些结构连接在一起,并构成 Guyon 管的顶部。这一管道中有尺动脉、尺静脉和尺神经通过。尺神经在此处损伤称为腕尺管综合征(Guyon 综合征),在此管道内,尺神经分成浅支和深支,浅支为纯感觉支,支配手掌掌面、无名指和小指掌面皮肤感觉,深支支配小指展肌和骨间肌。

肘部尺神经病变的患者往往会出现腕远端主要是环指与小指的感觉症状,在第五指和第四指的尺侧半可能会有感觉障碍、麻木感,但任何感觉的变化都应位于腕部的远端,腕部以上部位不会出现感觉障碍,因为该部位感觉是由前臂内侧皮神经支配的。而腕部尺神经出现病变时,因为尺神经背皮支通常在未达腕部时便已从尺神经分出,因此该分支在腕部尺神经病变中通常不受累,尺神经背皮支配的手背尺侧、小指以及环指尺侧半背面的皮肤的感觉正常。

手腕或肘部尺神经病变时,可出现手固有肌力弱的表现,甚至,在严重的情况下,可观察到明显的第四和第五指呈爪形手畸形(手张开困难)和肌肉萎缩现象(尤其是第一背侧骨间肌)。

2. 电诊断学检查   尺神经的电诊断学检查可以明确是否存在尺神经损伤,定位损伤部位,鉴别与尺神经病变相似的其他疾病,针对尺神经嵌压可以协助外科医师明确减压部位并提示预后。

(1)感觉神经传导检查:尺神经病变可以影响感觉神经动作电位,因为损伤位于背根神经节的远端,会影响感觉纤维,感觉神经动作电位波幅将下

降。健侧与患侧间波幅差异大于 50% 对于判断感觉轴突损伤是有意义的。

在尺神经病变中,非常重要的是不仅要检测第五指的感觉神经动作电位,也要检测尺神经背皮支。这一尺神经感觉支由腕部近端 5~10cm 处分出,支配第五指背侧及第四指尺侧的感觉。尺神经背皮支远端(例如,腕部)的病变,可表现为尺侧背皮支检测正常,但是第五指尺神经感觉检测异常。相反,肘部尺神经病变可同时影响尺侧背皮支及第五指尺神经感觉检测结果。由于感觉神经传导需要感觉纤维损失 50% 才出现异常,所以很多临床明显的感觉障碍可能没有表现出感觉神经动作电位异常。

(2)运动神经传导检查:尺神经传导检查时如伸肘测量,尺神经处于松弛状态,此时尺神经测量出的长度小于实际长度,计算出的传导速度小于实际,因此尺神经传导检查应屈肘 70°~90°。

潜伏期延长和 / 或传导速度减慢提示尺神经脱髓鞘改变。但是,尺神经通过肘部时传导速度生理性减慢十分常见,只有经肘传导速度低于 50m/s 或者经肘传导速度较远端节段下降大于 10m/s,亦或者较对侧传导速度下降超过 10m/s 才是有意义的。通常,如果没有其他病变征象(例如,正中神经运动末端潜伏期正常,尺神经其他部位传导正常),复合肌肉动作电位末端潜伏期延长表明尺神经通过腕部时速度减慢。

如果临床表初步考虑为尺神经病变,但是小指展肌处记录尺神经复合肌肉动作电位正常时,应考虑用第一背侧骨间肌代替小指展肌进行记录。在一些患者,第一背侧骨间肌更易受到影响,并且更可能出现阳性结果。

(3)肌电图:由于尺神经支配的肌肉往往小而深在,用肌电图检查来解释尺神经病变比较困难。小指展肌和第一背侧骨间肌是最常检测的尺神经支配的手部肌肉。如果尺神经任何部位存在轴突损伤,在损伤远端的肌肉可能出现纤颤电位和正锐波。在 Guyon 管远端尺神经深支或掌部损伤,第一背侧骨间肌较小指展肌更可能被累及。检测颈段脊旁肌以及受 C8 支配而无尺神经支配的手部肌肉(如拇短展肌)对于排除 C8 神经根病变很重要,这些肌肉在单纯尺神经病变时应该是正常的。

（三）神经根病

1. 解剖及临床特点　脊神经一共 31 对，相应的脊神经根也有 31 对，其中颈神经根 8 对，胸神经根 12 对，腰神经根 5 对，骶神经根 5 对，尾神经根 1 对。

脊神经根分为前根和后根，分别由脊髓腹外侧和背外侧发出，在椎管内行至相应的椎间孔，并在该孔附近会合形成脊神经，随即出椎管。其中，后根在邻近椎间孔处有一椭圆形膨大的脊神经节，由感觉神经元的胞体聚集而成，其中枢突构成后根，属感觉性，其周围突则加入脊神经。前根主要由脊髓前角运动神经元发出的运动神经纤维组成，属运动性，所以脊神经属于混合性神经。8 条颈神经根中，前 7 条丛相应节段椎体上缘穿出，而颈 8 神经根则是从颈 7 和胸 1 椎体间穿出。胸腰骶的神经根则是从相应椎体下缘穿出。腰骶神经根越到骶部靠得越近，走行越垂直。

脊神经出椎间孔后很快分出前支和后支。前支粗大，支配躯干前外侧部和四肢的肌肉和皮肤，后支粗短，支配项部、背部的椎旁深部肌肉和皮肤感觉。前支中除胸神经前支保持明显的节段性外，其余的前支则先交织成丛，由丛再分支分布于相应的区域。

脊神经对躯体和肢体感觉与运动的支配是有节段性的。脊神经的节段性分布是指一对脊神经分布于其相应体节所衍生的结构。胚胎早期，除头部以外，在胚体背侧有排列成对的体节，由此体节衍发出肌节和皮节等。肌节是指每个神经根所支配的相应的一组肌肉；而皮节是指每个神经根支配相应的特定的皮肤感觉区域。每对体节均有相应的一对脊神经分布。但在胚胎发生中，发生肢体的节段，肌节发生迁移和重新组合，致使成人肢体的脊神经节段性分布不明显。因为在胚胎发育过程中，肌节经历了迁移和重新融合并最终形成不同的肌肉组织，因此每块肌肉都可能包含了多个肌节。事实上，几乎每一块肌肉都是由至少 2 个或 3 个神经根支配的，因此每块肌肉可能包含至少 2 个或 3 个肌节。例如，肱三头肌主要接受颈 7 神经根支配，但它也接受颈 6、颈 8 神经根的运动纤维。类似肌肉的重叠支配，相邻的皮节也有相互重叠区域，所以根性病变，其支配肌肉通常表现为力量下降而不会完全瘫痪。而感觉症状出现的区域也可能比

较含糊，甚至可以没有感觉异常。

神经根病的临床症状包括沿着神经根分布区放射的疼痛和感觉异常，可伴有感觉丧失和椎旁肌肉痉挛，此外，还可能存在运动障碍。神经根病引起的感觉和运动症状取决于受累的神经根或神经根的范围。在神经根病的患者中，虽然存在感觉异常，但感觉丧失通常是模糊的、定位不明确甚至无感觉丧失，这是因为单个神经根支配的皮节与相邻皮节有广泛的重叠。因此，当患者出现明显的麻木感时往往提示周围神经病变而不是神经根病变。同皮节一样，神经根支配的肌节也有广泛的重叠。例如，肱三头肌，主要由 C7 神经根支配，但也接受来自 C6 和 C8 的神经根运动纤维的支配。单个神经根病变可能会造成支配肌肉肌力下降，但完全瘫痪罕见。

2. 电诊断学检查　在影像学技术不断发展的今天，神经电诊断学检查仍然是临床上诊断神经根病必不可少的技术，神经电诊断学检查能够评估神经的功能状态，确定病损的部位和范围，补充影像学检查的不足。但同时也必须要承认，神经电诊断学检查进行需要以患者的病史、症状、体征及辅助检查为基础，没有完整病史、体格检查和其他辅助检查提供的定位信息，电诊断学检查将无法进行。

（1）感觉神经传导检查：虽然神经根病患者常见的症状是肢体和 / 或躯干的麻木、刺痛等，但大部分患者的感觉神经动作电位的潜伏期及波幅是正常的。这是因为神经根病时，病损损伤了背根神经节节前纤维，即背根神经节近端，而远端轴突仍然与细胞体连接。如果感觉神经动作电位出现异常，需注意排除臂丛病变或周围神经病。

（2）运动神经传导检查：复合肌肉动作电位的潜伏期反映了传导最快的运动纤维的传导速度，而波幅则反映了刺激激活运动纤维的数量。理论上来说，当神经根病变导致运动纤维轴索变性时，能够有效激活的运动纤维及运动单位数量减少，这会导致运动神经传导的复合肌肉动作电位波幅下降，但是正如前面所述，多数肌肉都是由至少 2~3 个神经根支配的，因此单个神经根的轴索变性一般不会出现复合肌肉动作电位波幅减低。此外，因为神经根病变位于刺激的近端，所以在运动神经传导检查中不会出现传导减慢或阻滞。因此，当多个神经根发生严重的轴索变性时，才会出现复合肌肉动作电

位波幅减低,此时需要与从性神经病和一些卡压性神经病相鉴别。

(3) 肌电图检查:神经根病变导致轴索损伤,损伤远端出现沃勒变性,其支配的肌肉失去运动神经纤维支配,出现异常自发电活动,如纤颤电位和/或正锐波。起初出现于近端肌肉,随着时间进展向远端延伸。

对于怀疑神经根病患者的肌电图检查,选择的肌肉应该包括可疑受损神经根支配的近端、远端和椎旁肌肌肉,尤其是椎旁肌,由于椎旁肌是由脊神经干直接发出的后支支配的,因此椎旁肌如出现自发异常放电,提示神经根病变。

肌电图的自发电活动首先出现于近端脊旁肌,通常在轴索损伤5~7后天出现。大部分肢体肌肉在3周内出现自发电活动,但肢体远端肌肉需要5~6周。同样,神经再生也是按由近至远的顺序。所以肌电图检查的时间选择对于确定诊断十分重要。损伤后早期进行肌电图检查可能无异常发现或仅见正常形态运动单位电位募集减少,因此对于新近出现的可疑神经根病,最好在3周后再行肌电图检查以提高阳性检出率。神经再生时,距离受损神经越近的肌肉越早受到神经再支配。通常椎旁肌是最早受到神经再支配的。神经再生时首先出现多相电位,然后是长时程、高波幅的运动神经电位。数月后,神经再生完全,失神经电位消失,遗留大的再生的运动单位电位和募集相减少。

对于神经根病的患者,患者可能仅存在感觉受累,神经传导和肌电图检查可能完全正常。在这些患者的电诊断学检查中,感觉神经动作电位不受影响,而肌电图仅评估运动纤维。

第三节　周围神经手术的神经监测

一、周围神经外科常用术式

周围神经外科手术常见的术式包括神经松解术、神经重建术、神经移植术、神经导管术、神经移位或神经移植术、神经吻合术。

1. 神经松解术　是指将神经从压迫状态或者从周围的瘢痕组织中释放出来,如神经瘤切除术、神经周围瘢痕组织切除术等。

2. 神经重建术　是指修整神经末端,避免轴索瘢痕再生,并端对端地修复使再生轴索对齐在一起。为再生轴索提供一条直接通路,使神经瘤形成最小化。

3. 神经移植术　当没有足够的神经可用来重建,就采用神经移植的方法。取下的神经放置在受损神经近心残端和远心残端之间的缺损处,并在此处采用无张力缝合。腓肠神经是最常用的移植神经。患者会遗留足背外侧一定区域麻木感,随着时间会逐渐消失,其他可用于移植的供给神经还有前臂外侧皮神经、前臂内侧皮神经和骨间后神经。

4. 神经导管术　有些情况下无法进行神经移植,可以用一条静脉或者人工合成的神经导管来替代。

5. 神经移位修复术　是指当损伤神经破坏严重无法采用其他方法修复时,通过手术将另一正常的神经离断,将其近端与受损神经远端进行无张力修复吻合,使之获得功能代偿。

6. 神经端侧吻合术　是指用在远端截断神经的断端和完整神经的侧边进行吻合。轴索生长从完整神经至与其连接的截断神经,以尽可能地恢复受损神经的功能。

二、术中电生理监测

1. 躯体感觉诱发电位　对于含有躯体感觉纤维的外周神经,通过在术野中刺激该神经,并在头皮上记录可获得躯体感觉诱发电位。躯体感觉诱发电位反映的是从周围神经刺激处到皮质本体感觉传导通路的完整性。躯体感觉诱发电位常规用于术中神经功能监测中,术中反复刺激采用平均叠加技术将数百条反映波形很快叠加在一起。可重复的躯体感觉诱发电位缺失意味着病变位于刺激处和脊髓之间的通路受损。如果没有脊髓和大脑的病变,那么通常提示后根撕裂。

术中暴露目标周围神经,将无菌手持刺激器放置在周围神经干上,然后给予反复刺激,等待头顶记录到的反应波叠加后稳定显现,注意,在整个波形平均叠加的时间内,手术医生应该稳定地拿着手持刺激器。

2. 运动诱发电位　运动诱发电位常用于检测从皮质到面部、躯体和肢体运动传导通路的完整性,同时运动诱发电位也能用来测试周围神经的连续性。在周围神经手术中,定期地进行MEP有助于确认运动通路的连续性和功能状态。

运动传导通路中,中央前回和中央旁小叶前部的巨型锥体细胞和其他类型锥体细胞,这些细胞为上运动神经元,其轴突构成下行纤维束,其中下行至脊髓的纤维称为皮质脊髓束,而中途陆续终止于脑干内脑神经运动核称为皮质核束。脑神经运动核和脊髓前角细胞是下运动神经元聚集的地方,在这里,这些细胞发出的轴突分别组成脑神经和脊神经的运动纤维,支配头面部和躯干、四肢的运动。运动传导通路的完整性是随意运动的基础,任何节段的中断都会导致运动瘫痪。

运动诱发电位通常使用经颅电刺激的方法实行。经颅电刺激运动诱发电位　将刺激电极安装在头皮运动皮质对应的区域,具体安置位置可根据国际 10-20 脑电电极安置系统,通常一个电极放置在 C3 位置(左侧中央区),另一个放置在 C4(右侧中央区)。电极可选用螺旋电极或皮下针电极,螺旋电极因固定更牢固,不容易脱落而最常应用,通常选择阳极作为激活皮质的刺激电极。运动诱发电位可以从肌肉中记录到,因此记录电极可以放置在目标肌肉中,记录电极通常采用皮下针电极,将成对的针电极插入目标肌肉以互为激活电极和参考电极。

周围神经手术中,设置的记录电极位置必须包括手术处理神经所支配的肌肉,同时还应包括至少一块正常神经所支配的肌肉,术中用以协助确定体温、血压及血液灌注状态、肌松药物、麻醉深度等生理因素对运动诱发电位反应的影响。术中根据在肌肉记录到的运动诱发电位的波幅和潜伏时来提示目标神经的功能状态,为术中处理和手术预后提供指导。

3. 自由肌电图　在目标肌肉内插入两个皮下针电极,间隔 1~2cm,互为活动 - 参考导联。当支配目标肌肉的周围神经受到直接刺激,比如术中牵拉等机械性刺激,自由肌电图上可以产生实时的、显著可辨认的运动单位电位。自由肌电图可以提供一个被动的、连续地监测运动神经的方法,在手术中立即反馈关于神经是否完整,以及手术操作是否对其有影响。

神经紧张性放电是神经病理性的、快速的(30~200Hz)、无规则形式的活动,它能激活肌肉,可以周期性地爆发,也可能是持续数秒钟至数分钟

的成串活动。周围神经受到机械性刺激,如牵拉、压迫等,缺血或出血、冷热温度刺激会产生紧张性放电。

由于术前周围神经本身即存在的病变,术中在神经操作之前本身就可能存在异常放电反应,如果存在这种情况,在手术开始设置基线时应确认神经损伤支配肌肉处发放的正向电位、纤颤电位和复杂重复放电,术中对周围神经进行相关操作时,应观察异常放电程度,因为进一步的神经刺激或损伤会加重异常放电。

4. 触发肌电图　触发肌电图是最简单、最常用的用来测试运动神经连续性的技术。术者使用手持刺激器刺激暴露的神经,如神经连续,通过手持刺激器给予刺激,可以在神经支配的肌肉上记录到复合肌肉动作电位。如果神经支配的肌肉在术野内,术中需要手术医生在术中放置无菌电极,如支配肌肉不在术野内,可在麻醉诱导后直接安置电极。

刺激强度可从 0.5mA 开始,每次增量 0.5mA,逐渐增加刺激强度,直到观察到可重复出现的复合肌肉动作电位时,刺激强度即为"阈值"。继续增加刺激强度,复合肌肉动作电位的幅度随之增加,直到幅度不继续增加,此时的刺激强度即为"超强"刺激。当记录电极获得可重复的肌电反应时即提示刺激部位和记录部位间的神经连续性。

通过以上两种被发现的刺激强度能感受到神经受损的程度,或者受压神经解压后是否有所改善。如果在病变的近端刺激时缺乏触发肌电反应,而在病变远端对照刺激却显示有明确可重复的复合肌肉动作电位,这提示病变部位神经的不连续性。如果在近端刺激和远端刺激时的阈值差异很大,提示该神经有部分的连续性。

在周围神经的手术中,术中神经功能监测能够提供基本神经功能状态信息,帮助术者确定相关损伤部位,术中协助术者修正手术方案,做出预警及提示预后。

(丁虎　王栋梁)

参考文献

[1] LYN D W, JAY M WEISS, JULIE K S. Easy EMG: A Guide to Performing Nerve Conduction Studies and Electromyography [M]. Singapore: Elsevier, 2004.

［2］党静霞.肌电图诊断与临床应用[M].北京：人民卫生出版社,2013.

［3］AATIF M H.A practical approach to neurophysiologic intraoperative monitoring [M]. 2nd Ed.Chambersburg: Springer,2008.

［4］LYON R,FEINER J,LIEBERMAN J A. Progressive suppression of motor evoked potentials during general anesthesia：the phenomenon of "anesthetic fade" [J]. J Neurosurg Anesthesiol,2005,17(1)：13-19.

［5］LIEBERMAN J A,FEINER J,ROLLINS M,et al. Changes in transcranial motor evoked potentials during hemorrhage are associated with increased serum propofol concentrations [J]. J Clin Monit Comput,2018,32(3)：541-548.

［6］NUWER M R,EMERSON R G,GALLOWAY G,et al. Evidence-based guideline update：intraoperative spinal monitoring with somatosensory and transcranial electrical motor evoked potentials：report of the Therapeutics and Technology Assessment Subcommittee of the American Academy of Neurology and the American Clinical Neurophysiology Society [J]. Neurology,2012,78(8)：585-589.

［7］SLOAN T B,TOLEIKIS J R,TOLEIKIS S C,et al. Intraoperative neurophysiological monitoring during spine surgery with total intravenous anesthesia or balanced anesthesia with 3% desflurane [J]. J Clin Monit Comput,2015,29(1)：77-85.

［8］WILBOURN A J. Sensory nerve conduction studies [J]. J Clin Neurophysiol,1994,11(6)：584-601.

［9］FERRANTE M A.Electrodiagnostic assessment of the brachial plexus [J]. Neurol Clin,2012,30(2)：551-580.

［10］WILBOURN A J.The electrodiagnostic examination with myopathies [J]. J Clin Neurophysiol,1993,10(2)：132-148.

第 六 章 周围神经病的磁共振成像

磁共振成像（magnetic resonance imaging，MRI）属于医学影像学的范畴，是利用的人体内的氢原子来成像，选择氢原子是因为人体内的氢原子十分丰富，绝大多数组织内都含有不同程度的氢原子。磁共振成像时，将人体置于外加的强磁场中，然后通过对人体内的氢原子发射特定频率的电磁波方式施加能量，电磁波停止后，氢原子就会以电磁波的形式释放能量并恢复初始状态，这就是物理学上的磁共振现象。在磁共振现象中，释放能量恢复到初始状态的过程叫作弛豫，人体内不同组织内的氢原子释放能量的快慢是有差别的，这种快慢用时间表示，也就是弛豫时间是有区别的，磁共振成像就是利用不同组织间弛豫时间的差别来区分不同的组织，其中又分为 T1 弛豫时间和 T2 弛豫时间。另外，利用人为的方式可以控制人体内不同位置氢原子发射的电磁波的相位和频率产生差别，从而实现了磁共振成像的空间定位。有了组织差别和空间定位，就能产生人体的磁共振断面图像。

磁共振成像相比较其他影像学手段，如 CT、X 线片等，其最突出的特点是软组织成像效果良好，目前已经广泛地应用到各个系统的临床影像诊断和鉴别诊断中。众所周知，神经系统分为中枢神经系统和周围神经系统，中枢神经系统主要指的是脑和脊髓，而磁共振成像在中枢神经系统中已经得到了广泛的应用，对于大多数中枢神经系统疾病中的应用效果优于 CT 等其他影像学手段。而周围神经系统由于其解剖上比较细小，周围往往是骨骼肌肉等组织缺乏对比，目前实际临床应用不如中枢神经系统普遍，但是随着磁共振技术的不断发展，周围神经系统的磁共振成像也在不断拓展应用。

本章按解剖部位分别讨论不同部位的周围神经的磁共振成像。临床医师利用磁共振成像对相关疾病进行解剖结构的评价日益普及，与之对应的是，临床医师还要对磁共振成像的安全性问题予以充分认识，保障患者安全。

第一节　脑神经颅内段的磁共振成像

脑神经也称颅神经，指的是与脑相连的周围神经，其功能神经元一般位于脑内。脑神经出脑 / 入脑的部位也被形象地称为脑神经根（也有例外，例如视神经就没有神经根的说法）。脑神经基本上都是经过颅底的骨性孔洞出颅。下面先从临床实用的角度说明一下脑神经颅内段的磁共振成像方法，然后逐一对 12 对脑神经颅内段的解剖及相应的磁共振成像、相关疾病做一个简介。

一、脑神经的磁共振成像方法

对于比较粗大的脑神经，例如视神经，常规的磁共振成像方法即可。磁共振成像方法中，最基本的是 T1 加权图像（T1 weighted imaging，T1WI）和 T2（T2 weighted imaging，T2WI）加权图像，所谓的 T1/T2 加权图像，是指图像上组织的黑白度主要是由组织间 T1/T2 弛豫时间的快慢决定的，其他影响组织黑白度的因素较小。不论是 T1 加权图像还是 T2 加权图像，都可以配合脂肪抑制技术，来减低脂肪组织对脑神经及其病变的影响。脂肪组织在 T1 和 T2 图像上，一般都是比较明显的高信号（高信号在图像上用白色来表现），有可能使得其他组织的显示受到高信号的掩盖，采用脂肪抑制技术，使得脂肪组织成为低信号，这样非脂肪组织的信号得以突出，更有利于病变的显示。另外，还可以进行 T1 加权图像增强扫描，即通过静脉注入磁共振对比剂后进行 T1 加权图像的扫描，通过病变的强化方式及强化程度对病变的性质的诊断更有价值,另外,增强扫描通常可以增加不同组织之间的对比,更有利于发现病变、显示病变的范围及显示病变和周围结构的关系。磁共振扫描,可以先行平扫,发现病变后即刻再进行磁共振增强扫描,这是行之有效的检查方式。不过目前在我国,由于检查流程及收费模式的原因,临床医师给患者开单时,可能是由临床医师决定患者是进行平扫还是增强扫描,因此要求临床医师对患者的病情尽可能地了解,以便使增强扫描更有针对性,另外,临床医师还要充分理解增强扫描所使用的对比剂的风险,充分权衡患者进行增强扫描的风险和收益,充分保障患者对增强检查及对比剂使用风险的知情权。此外,目前临床磁共振常规成像大多数还要进行不同方位的成像,例如,同样是 T1 加权图像,可以进行轴位、矢状位、冠状位等角度的成像,多角度观察有利于全面观察病变和周围解剖结构的关系。

对于磁共振成像来说,还需要关注扫描时的扫描视野的大小和层厚。扫描视野越小而扫描矩阵不变,相当于放大图像提高了空间分辨率。减薄层厚,相当于提高了层和层之间的空间分辨率。空间分辨率提高有助于观察细微结构,但是提高空间分辨率的代价是图像噪声增加信噪比降低,噪声增加明显时,同样会导致图像显示不良。如果既要薄层扫描,又不降低信噪比,且不更换设备,就需要延长扫描时间。但是扫描时间不能无限延长,长时间扫描会导致患者舒适度下降,严重时不能配合扫描。对于脑神经而言,即使是比较粗大的视神经,也需要 2~3mm 的层厚,对于更加细小的其他脑神经,必然要求达到一定的空间分辨率才行,因此,脑神经的 MRI 成像,对磁共振设备的性能有一定要求。

对于大多数脑神经而言,出脑后的脑神经根一般要经过脑干周围的脑池,脑池内有脑脊液衬托,可以形成比较良好的天然对比。这里介绍一类比较适合脑神经根成像的稍特殊的磁共振序列,这类序列从磁共振成像的物理学的角度被称为平衡式稳态自由进动序列,其既不是 T1 序列,也不是 T2 序列,它的组织对比度取决于组织 T2 与 T1 的比值。因此,脑脊液明显高信号,和软组织形成明显对比。较粗大的血管里的血液也是高信号,可以和血管壁形成较好的对比。较细的血管则无法区分管腔及管壁,表现为细线状中低信号结构。此类序列的空

间分辨率和信噪比均较理想,成像速度也较快。因此这类序列很适合显示有脑脊液衬托的脑神经根,同时还可以显示小血管,为显示脑神经根和小血管的关系提供了参考。作为临床医师,需要了解此类序列的图像特点,但不一定必须了解其磁共振成像序列的物理原理,日常工作中,临床医生只要提出需要进行脑神经根的成像,放射科 / 影像科的磁共振医师或技师便可根据临床医师的要求,采用相关的序列进行扫描成像。

脑神经根成像除了上述的常规 T1 加权图像、T2 加权图像、平衡式稳态自由进动序列以外,还可以辅助以磁共振血管成像序列(MR angiograph,MRA)。一般 MRA 指的是动脉成像,其特点是流动的血液信号被突出,静止组织信号被抑制,两者间形成明显的对比,MRA 一般空间分辨率也较高,能显示较小的动脉血管,但是不能同时显示脑神经根,需要配合其他序列图像共同观察。

脑神经根大多通过颅底骨质结构上的各个孔洞出颅,CT 对于颅底骨质结构的显示有优势,因此可以用 CT 观察这些骨性结构。

二、脑神经颅内段及其相关疾病的磁共振表现

(一)嗅神经

嗅觉神经元即嗅觉细胞位于鼻腔顶部以及鼻中隔和上鼻甲内侧壁的嗅黏膜,嗅觉神经元的中枢突形成合成 15~20 条嗅丝,嗅丝向上经筛骨板的小孔进入颅前窝,终止于嗅球,嗅球位于大脑半球额叶的下面或眶面。嗅球延伸为细长的嗅束,嗅束位于额叶眶面的嗅沟内,表面包着硬膜和蛛网膜。

利用磁共振成像可以显示嗅球和嗅束(图 6-1-1A),主要是通过颅脑的冠状位扫描显示,扫描范围从额叶最前方开始,到垂体或视交叉位置结束。扫描序列主要是 T2WI 或者是平衡式稳态自由进动序列,扫描的层厚要求比较薄,一般是 2mm 或以下的层厚。冠状位图像上可见额叶底部嗅沟内高信号的脑脊液衬托下,嗅球和嗅束表现横断面为小结节状的等信号表现,两侧对称。

和嗅球及嗅束有关的疾病主要包括前颅窝的外伤导致的嗅球及嗅束的损伤、前颅窝底的肿瘤性病变,如脑膜瘤、嗅母细胞瘤、转移瘤等,压迫嗅球嗅束导致症状以及一些遗传学疾病,如卡尔曼

（Kallmann）综合征等。下面简要介绍 Kallmann 综合征和嗅母细胞瘤。

Kallmann 综合征是伴有嗅觉缺失或减退的低促性腺激素性性腺功能减退症，属于遗传性疾病，可呈家族性或散发性。尽管陆续发现一些和本病发病相关的基因，如 KAL1 基因、成纤维细胞生长因子受体 1 基因等，但发病机制目前尚不清楚。主要症状包括性腺功能减退方面症状和嗅觉缺失或减退，前者例如外生殖器幼稚状态或发育不良，青春期第二性征发育缺如等。实验室检查主要是血清性激素水平低于正常，例如卵泡生成激素、促黄体生成激素、睾酮等水平低于正常。MRI 可以辅助诊断 Kallmann 综合征，可以发现嗅球和嗅束缺失，额叶嗅沟变浅或消失（图 6-1-1B）。如果临床医师遇到怀疑 Kallmann 综合征的患者，想通过 MRI 观察嗅球和嗅束时，建议临床医师在给患者开具磁共振检查申请单时，注明检查目的是观察嗅球和嗅束，以提醒磁共振扫描技师或医师采取有针对性的扫描方案。

嗅母细胞瘤（嗅神经母细胞瘤）是一种恶性神经外胚层肿瘤，并不常见。虽然任何年龄都可发生，但以成人为主，其中 20 岁左右和 50~60 岁左右又相对多发。嗅母细胞瘤的早期可无明显临床症状，随病情发展可出现鼻出血、鼻塞，也可有嗅觉减退或丧失、头痛等症状，但是这些症状并不特异，所以影像学诊断是主要的辅助诊断手段。嗅母细胞瘤在 MRI 上，主要表现为鼻腔中上部的软组织肿块（图 6-1-2），多数病例发现是肿块已经具备一定的体积，可以跨颅内外生长。一般嗅母细胞瘤的肿块表现 T1WI 为等或稍低信号，T2WI 等或稍高信号，增强扫描明显强化。嗅母细胞瘤肿块的信号本身无特异性，和大多数软组织肿块类似。由于嗅母细胞

瘤属于恶性肿瘤，因此，其在 MRI 上也会表现出恶性肿瘤的共性表现，包括肿块外形不规则，内部信号不均匀，强化明显且不均匀，对周围骨质形成破坏，对周围结构形成侵蚀等。具备上述 MRI 表现且临床表现典型者，在 MRI 诊断时，可以考虑到嗅母细胞瘤的诊断，但是影像学上仍然需要和该区域的其他一些肿瘤进行鉴别诊断，主要指鼻腔起源的一些肿瘤，如鼻腔的上皮起源的恶性肿瘤、淋巴瘤、内翻性乳头状瘤等，也需要和脑膜瘤、转移瘤等鉴别。

（二）视神经

视神经属于特殊感觉神经，视网膜中的节细胞轴突在视网膜后部先汇聚成视盘，然后穿过巩膜构成视神经，视神经离开眼球在眼眶内向后内走行，穿过骨性的视神经管进入颅中窝，两侧视神经汇合形成视交叉，再经过视束连于间脑。视神经分为四部分：眼内段、眶内段、管内段、颅内段。视神经外面包有硬脑膜、蛛网膜和软脑膜，蛛网膜下腔也随之延续到视神经的周围。

由于视神经较为粗大，磁共振成像显示视神经较容易。常规的头部磁共振成像上，即可显示视神经（图 6-1-3）。但由于常规的头部磁共振成像一般采用 5mm 的层厚扫描，视神经在常规的头部磁共振成像的轴位 T1WI 及周围 T2WI 图像中，大概只有一层图像能显示视神经，常规头部磁共振成像时，其矢状位或冠状位图像也是相对于颅脑的横断平面的矢状位和冠状位，和视神经并不平行。因此常规头部磁共振成像虽然扫描范围虽然包括视神经，也能显示视神经，但并不理想。比较理想的是按眼眶或者眼部来扫描，缩小扫描视野以尽量放大视神经及眼眶眼球结构，采用 2~3mm 的层厚，以眼眶长轴为基准进行眼眶的矢状位、冠状位扫描，这样的扫描，对于显示视神经是比较理想的。此外，

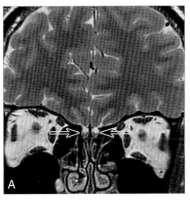
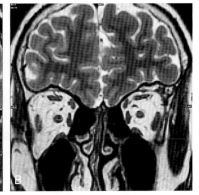

图 6-1-1 正常嗅束和 Kallmann 综合征的磁共振图像

A. 正常嗅束的冠状位 T2WI 磁共振图像，可见额叶底部嗅沟内高信号的脑脊液衬托下，嗅束表现横断面为小结节状的等信号表现，两侧对称（白色实线空心箭头）；B. Kallmann 综合征的冠状位 T2WI 磁共振图像，可以和图 6-1-1A 对比观察，嗅沟不明显，也没有嗅束结构显示。

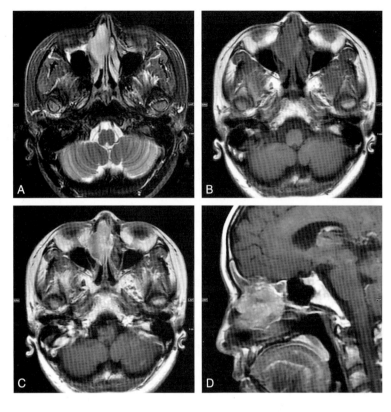

图 6-1-2　嗅母细胞瘤的磁共振图像
A. 为脂肪抑制的轴位 T2WI 图像,右侧鼻腔中上部可见一个不规则的软组织肿块,T2WI 上为高信号;B. 为非脂肪抑制的轴位 T1WI 图像,肿块表现为偏低的信号;C. 为非脂肪抑制的轴位 T1WI 增强扫描图像,肿块明显强化;D. 非脂肪抑制的矢状位 T1WI 增强扫描图像,除了同样可以看到肿块明显强化外,矢状位对于显示肿块和前颅凹底部的关系最佳。

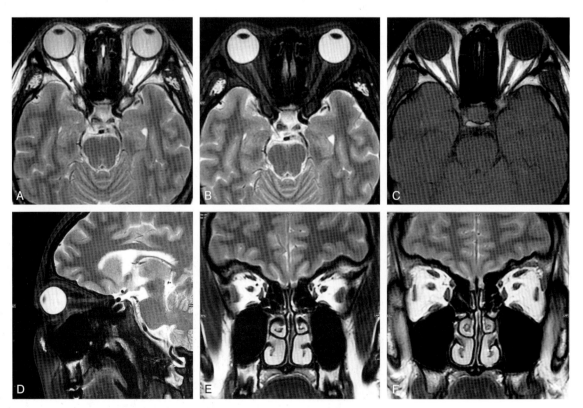

图 6-1-3　正常视神经的磁共振图像
A. 为非脂肪抑制的轴位 T2WI 图像,眼球后方眼眶内中央和眼球相连的条状等信号结构为视神经,双眼视神经粗细一致位置对称且信号均匀,视神经周围脂肪组织为高信号表现;B. 为脂肪抑制的轴位 T2WI 图像,眼眶内脂肪信号表现为低信号,视神经信号相对呈偏高信号;C. 为非脂肪抑制的轴位 T1WI 图像,双眼视神经呈等信号,眼眶内脂肪为高信号;D. 沿一侧眼眶长轴的脂肪抑制的正中矢状位 T2WI 增强扫描图像;E、F. 双侧眼眶的非脂肪抑制的冠状位 T2WI,视神经表现为眼眶中央的横截面为类圆形的结构。

由于眼眶内有比较明显的脂肪组织,所以眼眶或眼球 MRI 成像时,经常用到脂肪抑制技术,以便更加突出显示相关结构和病变,例如,T2WI 基础上加上脂肪抑制技术,对视神经的水肿等显示更加突出和明显,T1WI 基础上加上脂肪抑制技术,对强化程度比较弱的组织或病变,能够更加突出显示其强化的情况。正常视神经在磁共振成像中,呈等或稍低的 T1 及 T2 信号,正常情况下无明显增强,正常视神经直径在 3~4mm。视交叉位于鞍区垂体的上方,垂体柄的前上方,视交叉以冠状位及矢状位图像显示较好(图 6-1-4)。

影响视神经及视交叉的疾病较多,临床常见的包括外伤、视神经肿瘤或肿瘤样病变压迫(眼眶内及鞍区肿瘤压迫)、视神经炎症等。

视神经胶质瘤是一种发生视神经内胶质细胞的肿瘤,常见于儿童,尤其是十岁以内的儿童,成人少见。主要临床表现包括视力减退、眼球突出等。MRI 上,表现为视神经增粗,明显时可形成软组织肿块,其 T1WI 中等偏低信号,T2WI 明显高信号,一般来说,因为视神经胶质瘤是起源于视神经内部的胶质细胞,所以病灶形成明显的软组织肿块时,视神经失去正常形态导致视神经无法分辨。增强扫描多数视神经胶质瘤的病例可见病灶有比较明显的强化。MRI 可以较好地显示肿瘤的范围及其和眼眶内其他结构的关系,显示肿瘤是否从视神经管侵犯到颅内。大部分视神经胶质瘤是良性或低度恶性的,明显恶性的视神经胶质瘤 MRI 表现上可有明显的侵袭性征象。

视神经脑膜瘤也是眼眶内视神经起源的常见肿瘤,因为视神经表面有硬脑膜、蛛网膜、软脑膜等包裹,因此,也可以发生脑膜瘤。颅内脑膜瘤非常常见,但视神经脑膜瘤和与之相比相对少见。视神经脑膜瘤成人多见,眼球突出、视力下降是该病的主要临床表现。视神经脑膜瘤的 MRI 表现(图 6-1-5),主要也是表现为眼眶内软组织肿块,其信号和颅内的脑膜瘤是类似,不论是 T1WI 还是 T2WI,信号均和脑灰质类似,基本上为等信号。而且一般而言信号相当均匀,增强扫描明显强化且强化也相当均匀。此外视神经脑膜瘤肿块本身明显强化,而被肿块包绕的视神经没有明显强化,两者形成明显差别,这一点也是磁共振上和视神经胶质瘤鉴别的要点之一,这个表现也被称为"双轨征"。视神经脑膜瘤绝大多数都是病理学上良性的肿瘤。

视神经炎症可以分为感染性或非感染性,后者一般和自身免疫性疾病有关,例如视神经脊髓炎。除了炎症本身的临床表现外,视神经的炎症在 MRI 上会有一些非特异的表现,比较常见的包括视神经增粗,一般而言是视神经整体性增粗,还可以因为水肿等产生 T2WI 的信号增高表现,尤其是脂肪抑制技术下的 T2WI,显示视神经 T2 信号增高更明显。还可以因为炎症充血等原因形成视神经比较明显的强化。视神经炎症一般不形成软组织肿块,而是呈现比较弥漫的改变,但是这一点也并不绝对,如果形成炎性肿块,则和肿瘤性疾病影像鉴别诊断困难,需要综合考虑临床表现及影像学表现,部分病例需要病理诊断来区分。

鞍区的占位性病变经常压迫视交叉,比较常见的鞍区占位包括垂体瘤,脑膜瘤、颅咽管瘤、动脉瘤等。这些占位具备一定的体积时,将会对视交叉产生压迫(图 6-1-6)。

也有一些先天发育型疾病,可以通过磁共振成像进行诊断,例如视隔发育不良,该先天性异常主

图 6-1-4 正常视交叉的磁共振图像

A. 为非脂肪抑制的冠状位 T1WI 增强扫描图像,视交叉居中(白色实线空心箭头)位于垂体柄正上方(白色实线实心箭头),视交叉没有强化,冠状位图像上呈短杂状等信号结构,垂体柄明显强化呈高信号,和视交叉垂直,位于中线上,垂体柄下方是明显强化的垂体,呈明显的高信号,外形近似长方形,垂体两侧小的圆形黑色结构是两侧颈内动脉的断面,大血管内因血液流空效应表现为低信号;B. 为非脂肪抑制的矢状位 T1WI 图像,视交叉(白色实线空心箭头)位于垂体柄(白色实线实心箭头)前上方。

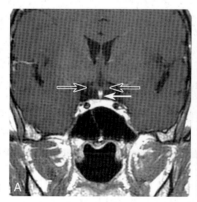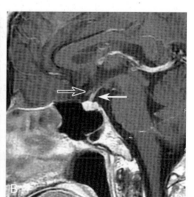

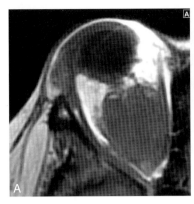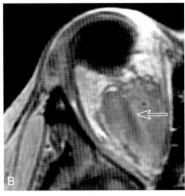

图 6-1-5　视神经脑膜瘤的磁共振图像
A. 为非脂肪抑制的轴位 T1WI 平扫图像,可见眼眶内一个较大的等信号软组织肿块,信号比较均匀;B. 为非脂肪抑制的轴位 T1WI 增强扫描图像,肿块明显强化,且强化比较均匀,居中的视神经没有明显强化(白色实线空心箭头),表现为"双轨征"。

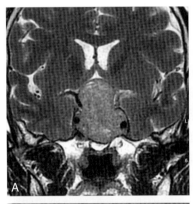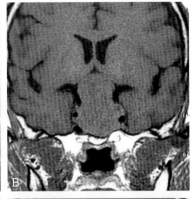

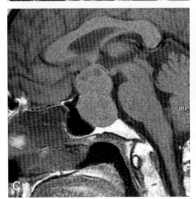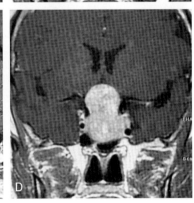

图 6-1-6　垂体大腺瘤的磁共振图像
A. 为非脂肪抑制的冠状位 T2WI 平扫图像,鞍区的正常垂体、垂体柄等结构消失,代之以一个较大"雪人"状的软组织肿块,该肿块 T2WI 为稍高信号,肿块较大向上占据正常视交叉的位置,因肿块较大视交叉受压明显,在图上已经无法清晰显示视交叉;B. 为非脂肪抑制的冠状位 T1WI 平扫图像,肿块呈等信号表现;C. 为非脂肪抑制的矢状位 T1WI 平扫图像,肿块明显向上生长;D. 为非脂肪抑制的矢状位 T1WI 增强扫描图像,肿块明显强化,和脑组织等对比更加明显。

要表现为两侧侧脑室之间的透明隔缺如,视交叉及视神经细小,垂体柄细小等。因为磁共振能够清晰显示这些结构的异常,因此为疾病的诊断提供了有利的帮助。

（三）动眼神经

动眼神经为运动性神经,神经纤维起自中脑的相关核团,动眼神经自脚间窝出脑,位于后交通动脉后下,紧贴小脑幕缘及后床突侧方前行进入海绵窦的外侧壁上部,最后经眶上裂进入眼眶。

动眼神经略细小,常规磁共振图像一般显示欠清晰,需用薄层图像显示,一般是横轴位的薄层 T2WI 或平衡式稳态自由进动序列,层厚建议 1mm

左右,在高信号的脑脊液的衬托下,动眼神经显示为线状等/低信号结构(图 6-1-7),在大脑脚层面,自脚间窝斜向前方进入海绵窦。动眼神经进入海绵窦后,因缺乏脑脊液对比,薄层 T2WI 或平衡式稳态自由进动序列均显示不清。薄层图像经过重组,可形成其他角度的图像,有利于全面显示动眼神经。

临床中,涉及动眼神经的疾病比较少见,后交通动脉起始部的动脉瘤可能压迫动眼神经,海绵窦内的占位性病变也可能压迫动眼神经。

（四）滑车神经

滑车神经属于运动性神经,起自中脑的滑车神

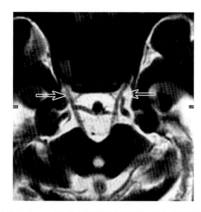

图 6-1-7 正常动眼神经根的磁共振图像
横轴位的平衡式稳态自由进动序列图像,可见在高信号的脑脊液的衬托下,动眼神经显示为线状等/低信号结构,在大脑脚层面,自脚间窝斜向前方进入海绵窦(白色实线空心箭头)。

经核团。滑车神经细长,由中脑背侧、下丘下方出脑,滑车神经是脑神经中惟一由中脑背侧出脑的神经。滑车神经出脑后,绕大脑脚外侧前行,进入海绵窦,经眶上裂进入眼眶。

和动眼神经类似,滑车神经更加细小,即使是薄层 T2WI 或平衡式稳态自由进动序列,也经常显示欠佳,有时候可见滑车神经显示为细线状等/低信号结构。

临床中,和滑车神经相关的疾病比较少见,主要是其走行范围内肿瘤样病变的压迫,例如海绵窦占位的压迫。

(五) 三叉神经

三叉神经属于混合神经,含有躯体感觉和特殊内脏运动两种纤维。这两种纤维共同组成比较聚拢和粗大的三叉神经根,在脑桥和脑桥臂交界处出脑或入脑,三叉神经根走行的区域可以归属到桥小脑角区。三叉神经的躯体感觉纤维的神经细胞胞体集中在三叉神经节,也叫半月神经节,位于颞骨岩部尖端的三叉神经压迹,局部有硬脑膜包裹,硬脑膜在此形成一个隐窝,也叫 Meckel 腔。三叉神经的感觉纤维在三叉神经节形成三个较大的分支,分别是眼神经、上颌神经和下颌神经。眼神经穿入海绵窦外侧壁,在动眼神经及滑车神经下方经眶上裂进入眼眶。上颌神经同样进入海绵窦外侧壁,经圆孔出颅,进入翼腭窝,再经过眶下裂延续为眶下神经。下颌神经则经卵圆孔出颅,是 3 个分支中最粗大的分支。

因为三叉神经根比较粗大,常规的磁共振 T2WI

及 T1WI 图像即可显示桥小脑角区脑脊液衬托下的三叉神经根,但是常规 5mm 左右的层面显示三叉神经根并不十分理想。轴位的薄层 T2WI 或平衡式稳态自由进动序列用于显示三叉神经根比较理想,尤其是后者,还可以同时显示三叉神经根周围的小血管情况,在临床应用较为普遍(图 6-1-8)。三叉神经根在从脑桥到三叉神经节的走行过程中,有逐渐分散的表现。三叉神经节所位于的 Meckel 腔内因含脑脊液成分,在 T2WI 及平衡式稳态自由进动序列为高信号,外形为长椭圆形,长轴从前内到后外,位于颞骨岩部尖端,两侧对称略呈"八"字形,长径大致在一厘米左右,内部可见神经节及神经纤维形成的等/低信号影像。

影响三叉神经的疾病较多,临床常见的包括三叉神经肿瘤、周围其他肿瘤或肿瘤样病变压迫、三叉神经周围血管压迫等。

起源于三叉神经的肿瘤主要是神经鞘瘤,简称为三叉神经鞘瘤(图 6-1-9),成人多见,此瘤并不罕见,在颅内仅次于听神经瘤,属于第二常见的颅内神经源性肿瘤,主要临床症状为同侧面部感觉障碍,通常为麻木,也可有疼痛等。MRI 上诊断三叉神经的神经鞘瘤首先要关注肿瘤发生的位置,这对于诊断和鉴别诊断非常重要。最典型的三叉神经的神经鞘瘤是位于中颅凹或者跨中颅凹和后颅凹,靠近颞骨岩部尖端,而同样位于桥小脑角区的听神经瘤则位于颅后窝,整体位置更偏后,几乎不会出现位于中颅凹或跨中、后颅凹的表现。也有部分基本位于后颅凹的三叉神经鞘瘤,这种情况下鉴别诊断有一定的困难。三叉神经鞘瘤一般而言属于实体肿瘤,但是,经常出现囊变。囊变的出现比例比较高,尤其是肿瘤体积达到一定程度时,囊变的概率相当高,并且囊变的范围可以比较广泛,甚至整个肿瘤的绝大部分都囊变,形成类似囊性肿瘤的表现。这一点和颅内及体内其他部位的神经鞘瘤是类似的。在 MRI 上,肿瘤实性成分的信号没有太多的特异性,基本上为 T2 稍高信号,T1 稍低信号(和脑组织相比),并且增强扫描强化很明显。肿瘤的囊性部分一般是类似水/脑脊液的信号,呈明显的 T2 高信号和 T1 低信号,增强扫描囊变区是不强化。因为有囊变的存在,导致三叉神经鞘瘤总体上看起来信号不均匀,增强扫描也不均匀强化。三叉神经的神经鞘瘤主要和听神经瘤及其他桥小脑角区肿

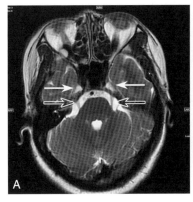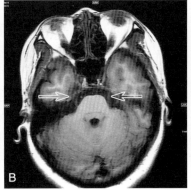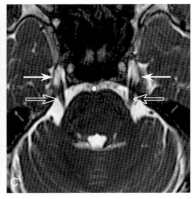

图 6-1-8   正常三叉神经根的磁共振图像

A. 横轴位非脂肪抑制的 T2WI 图像,因为三叉神经根较为粗大,因此常规图像上即可显示,三叉神经根在脑桥和脑桥臂交界处出脑或入脑,呈等信号条状结构(白色实线空心箭头),三叉神经根在从脑桥到三叉神经节的走行过程中,有逐渐分散的表现。三叉神经节所位于的 Meckel 腔内因含脑脊液成分,在 T2WI 为高信号,外形为长椭圆形(白色实线实心箭头);B. 横轴位非脂肪抑制的 T1WI 图像,三叉神经根为等信号,因 T1WI 上脑脊液是低信号,三叉神经根的脑脊液之间的对比度不如 T2WI;C:为横轴位平衡式稳态自由进动序列图像,因空间分辨率的提高,三叉神经根显示更细致清晰,信号强度为偏低信号。图像中央脑干腹侧居中的小的白色圆形结构位基底动脉,基底动脉管径较大,管腔内血液在平衡式稳态自由进动序列图像为高信号,即白色,而管壁为相对低信号。

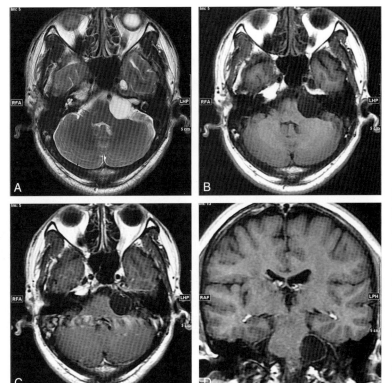

图 6-1-9   三叉神经鞘瘤的磁共振图像

A. 横轴位非脂肪抑制的 T2WI 图像,可见左侧桥小脑角区囊性占位,呈明显 T2WI 高信号,本例三叉神经鞘瘤几乎完全囊变;B. 横轴位非脂肪抑制的 T1WI 平扫图像,病灶呈明显 T1WI 低信号;C:为横轴位非脂肪抑制的 T1WI 增强扫描图像,可见薄层的囊壁有强化;D. 冠状位横轴位非脂肪抑制的 T1WI 图像,可见薄层的囊壁有强化。

瘤进行鉴别诊断。

　　三叉神经根血管压迫也是临床很常见的疾病。主要临床表现是三叉神经痛,三叉神经痛发作时,患者疼痛感剧烈,难以忍受,严重影响生活和工作,严重降低生活质量。目前三叉神经痛的神经微血管压迫学说被许多研究者接受,三叉神经微血管减

压术的有效性在许多患者身上得到了实践证明,磁共振成像能够为三叉神经痛的微血管压迫学说及三叉神经微血管减压术的术前诊断提供直观的影像学支持。目前认为,主要有以下血管对三叉神经根形成压迫,第一是小脑上动脉,主要压迫神经根的上方或上内方,第二是小脑前下动脉,一般从下

方压迫三叉神经根,第三是基底动脉纡曲压迫三叉神经根。

磁共振成像在三叉神经痛的患者的诊断中地位非常重要,主要起到以下几个方面的作用,首先,通过磁共振成像等影像学手段,除外三叉神经走行区及颅内肿瘤及肿瘤样病变、血管病变、炎症病变等。这些病变一般常规影像学检查即可,但磁共振成像对比 CT 具有明显的优势,临床实践中,确实遇到过临床诊断三叉神经痛的患者,术前仅进行了头部 CT 的检查,头部 CT 未见明显异常,但术中发现桥小脑角区脑膜瘤压迫。由于脑膜瘤一般为等密度,且在桥小脑角区颅底骨质伪影较多,所以个别情况下出现 CT 漏诊,此类病例如果术前行磁共振检查,则基本上可避免漏诊的情况。其次,磁共振成像能直观地显示责任血管对三叉神经根的压迫情况,主要通过平衡式稳态自由进动序列来观察,该序列图像空间分辨率高,可以实现 1mm 左右的薄层扫描,在脑脊液高信号的衬托下,三叉神经根及周围的小血管显示清晰,同时因为是薄层扫描,还可以进行其他角度的图像重组,有利于全面观察神经根和小血管的关系。但是需要注意的是,小血管和神经根之间的形态关系是存在比较复杂的,既有诊断很明确的病例,比如三叉神经根受到血管压

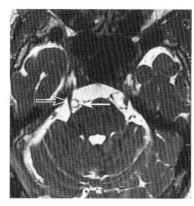

图 6-1-10 三叉神经根受基底动脉压迫的磁共振图像
横轴位平衡式稳态自由进动序列图像上,可见基底动脉(白色实线实心箭头)因纡曲而偏离中线,向右纡曲,压迫右侧三叉神经根(白色实线空心箭头),右侧三叉神经根轻微受压变形。

迫,产生明确的移位和变形(图 6-1-10),或者三叉神经根和周围小血管之间存在明确的间隙,二者间无关联,也有小血管和神经根紧密相邻(图 6-1-11),两者间无明显间隙,但也没有明显的神经根变形受压等表现,在解读磁共振图像时,切勿脱离临床以影论影,切勿过分突出影像学表现。要知道,尽管微血管压迫学说已经被许多研究者接受,但是,仍然有一些现象是用此学说解释起来比较困难的,因

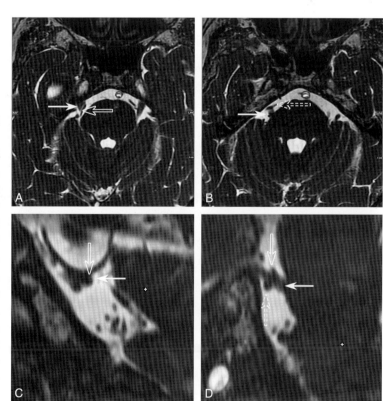

图 6-1-11 三叉神经根与微血管紧密相邻的磁共振图像
A. 横轴位薄层平衡式稳态自由进动序列图像上,一个细小的血管(白色实线空心箭头)呈细线状表现,出现在三叉神经根(白色实线实心箭头)上方,两者处于同一薄层图像上,两者紧密相邻;B. 另一个细小的血管(白色虚线空心箭头),出现在三叉神经根(白色实线实心箭头)的下方,两者也是关系紧密;C. 通过横轴位薄层平衡式稳态自由进动序列图像的重组,在斜矢状位上可见三叉神经根(白色实线实心箭头)上方一个 U 形的小血管从上方和三叉神经根紧密相邻,两者之间没有脑脊液间隙;D. 另外一个斜冠状位角度的重组图像,可以看到三叉神经根(白色实线实心箭头)被两个小血管一上一下夹持(白色实线空心箭头和白色虚线空心箭头)。

此,在临床实践中,一定要将患者的影像学表现和患者的实际情况有机结合起来进行综合诊断,这一点有赖于临床实践经验的积累。此外,微血管减压术后患者的复查,也可以通过磁共振成像的方式进行。

(六)展神经

展神经属于躯体运动型神经,起源展神经核,从延髓脑桥沟中部出脑,在三叉神经根内侧,前行至颞骨岩部尖端进入海绵窦,出海绵窦后由眶上裂进入眼眶。

展神经比较细小,横轴位的薄层 T2WI 或平衡式稳态自由进动序列,层厚建议 1mm 左右能够显示,在高信号的脑脊液的衬托下,展神经显示为细线状等 / 低信号结构(图 6-1-12)。

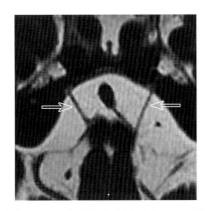

图 6-1-12　正常展神经根的磁共振图像

横轴位的薄层平衡式稳态自由进动序列,在高信号的脑脊液的衬托下,展神经根(白色实线空心箭头)显示为细线状等 / 低信号结构。从延髓脑桥沟中部出脑,在三叉神经根内侧,前行至颞骨岩部尖端进入海绵窦。

临床中,展神经的疾病比较少见,主要是其走行范围内肿瘤样病变的压迫,例如海绵窦占位的压迫。

(七)面神经和前庭蜗神经(位听神经)

面神经为混合神经,包括特殊内脏运动纤维、一般内脏运动纤维及特殊内脏感觉纤维等。面神经根自小脑中脚下缘出脑后进入内耳门,穿过内耳道底部进入面神经管,再经由茎乳突孔出颅。

前庭蜗神经属于特殊躯体感觉神经,其中前庭部(前庭神经)的神经元的中枢突组成前庭神经,走行于内耳道内,出内耳门后入脑,蜗部(蜗神经)走行几乎和前庭神经一致,同时前庭蜗神经和面神经的也均位于内耳道内,两者出颅和入颅的位置也非常接近,两者神经根的位置均位于桥小脑角区比较中央的区域。

虽然面神经和前庭蜗神经本身均不如三叉神经粗大,但是两束神经走行位置如此一致接近,在磁共振图像上一并观察还是比较突出的,常规 T1WI 及 T2WI 图像即可显示。同时,因为内听道内有脑脊液存在,磁共振图像上可以明确显示内听道的形态。但若是要显示清晰的结构,要将面神经、前庭神经及蜗神经区分显示,还是需要薄层图像。轴位图像上面神经核前庭蜗神经位于桥小脑角区范围内,面神经在前,前庭蜗神经在后(图 6-1-13),但此时前庭神经和蜗神经不易分辨。内耳门 / 内听道范围内,依靠斜 MRI 矢状位高分辨薄层重组图像,可以区分面神经、蜗神经、前庭神经(图 6-1-14)。面神经在中耳 / 内耳 / 乳突层面因有骨性通路,即面神经管,所以可以在高分辨 CT 薄层轴位、冠状位图像上显示。

面神经、前庭蜗神经相关疾病中,临床常见的是面神经、前庭蜗神经起源的神经鞘瘤,其中,前庭蜗神经起源的神经鞘瘤通常称为听神经瘤,是颅内最常见的神经源性肿瘤。下面简述听神经瘤的相关表现,并且简述其他桥小脑角区常见肿瘤及肿瘤样病变的表现和影像学诊断。

听神经瘤多见于成人,主要临床症状是听力下降、耳鸣、眩晕等。临床中,患者经常出现的主诉是头晕,头晕患者就诊时,一般首先会给患者进行一个头部 CT 平扫,但是较小的位于内听道内的听

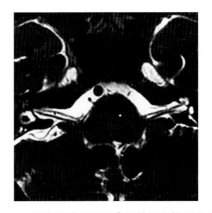

图 6-1-13　正常面神经和前庭蜗神经根的磁共振图像

横轴位的薄层平衡式稳态自由进动序列,在高信号的脑脊液的衬托下,可见双侧面神经及前庭蜗神经的神经根,两者出 / 入脑的位置都是在小脑中脚下缘附近,两者走行一致,均进入内耳道内,面神经在前,前庭蜗神经在后。右侧面神经根和前庭蜗神经根之间的小血管断面是小脑下前动脉。

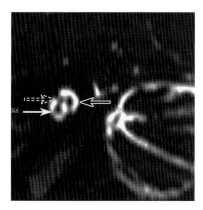

图 6-1-14　正常内耳道内面神经和前庭蜗神经根的关系
横轴位的薄层平衡式稳态自由进动序列经过重组，形成垂直于内耳道的斜矢状位图像，可见内耳道内的面神经和前庭蜗神经，其中，前上方的是面神经（白色虚线空心箭头），前下方的是蜗神经（白色实线实心箭头），位于后方的是前庭神经（白色实线空心箭头）。

神经瘤在普通 CT 平扫上很难显示，仅个别病例因听神经瘤的压迫导致内耳道骨性结构扩大，提示可能有听神经瘤。即使是体积达到一定程度的听神经瘤，在头部 CT 因颅底骨质伪影及病灶本身就是等密度而难以发现。磁共振图像在听神经瘤的诊断上具有明显的优势，采用薄层磁共振图像的序列中，可以发现位于内听道内很小的听神经瘤，呈小的软组织肿块位于内听道内，增强扫描即使是很

小的听神经瘤也明显强化（图 6-1-15），这样的表现几乎可以肯定是听神经瘤而几乎不需要鉴别诊断。较大的听神经瘤一般以桥小脑角区为中心的实性或囊实性肿块（图 6-1-16），听神经瘤达到一定体积后非常容易出现囊变，甚至是非常显著的囊变。听神经瘤的实性部分一般明显强化，这些也是神经鞘瘤的共性。另一个提示听神经瘤的诊断的重要的影像学表现是要注意病灶是否向内听道内延伸，若病灶向内听道内延伸高度提示听神经瘤。听神经瘤一般都是单侧的，双侧听神经瘤要注意是否是神经纤维瘤病Ⅱ型（图 6-1-17），该病除了双侧听神经瘤外，还可在发现脑神经及脊神经鞘瘤、脑膜瘤、脑干/脊髓室管膜瘤等。

　　一般而言，听神经瘤是桥小脑角区最常见的肿瘤，桥小脑角区还有其他的肿瘤及肿瘤样病变需要进行鉴别诊断。首先需要和其他神经起源的神经鞘瘤进行区分，包括三叉神经瘤和面神经瘤，由于它们都是神经鞘瘤，因此 MRI 上的信号特点也是一样的，只能通过位置来区分。通常来说，三叉神经瘤偏前，常生长在颅中窝或跨颅中窝和颅后窝，听神经瘤偏后，听神经瘤累及颅中窝的情况非常少见。面神经瘤发生率较前两种神经鞘瘤低，而且面神经瘤发生在中耳范围内的较多。也有面神经瘤

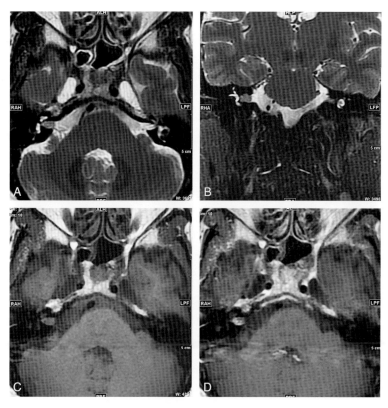

图 6-1-15　微小的听神经瘤的磁共振表现
A. 横轴位薄层 T2WI 图像，于右侧内听道可见一个微小的软组织结节，T2WI 上为等信号；B. 冠状位薄层 T2WI 图像，和轴位 T2WI 类似，同样可见等信号的软组织小结节，局部神经根显示不清。C. 轴位 T1WI 平扫图像，该软组织小结节呈等 T1 信号；D. 轴位 T1WI 增强扫描图像，该软组织小结节明显强化。

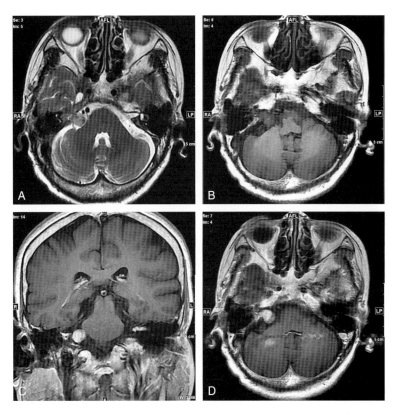

图 6-1-16   较大的听神经瘤的磁共振表现

A. 横轴位 T2WI 图像, 右侧桥小脑角区可见软组织肿块, 延伸至内耳道内, 内耳道扩大, 病灶呈稍高 T2 信号, 信号稍不均匀, 神经根已经显示不清; B. 横轴位 T1WI 平扫图像, 病灶呈等 / 稍低 T1WI 信号; C. 冠状位 T1WI 增强图像, 病灶明显强化; D. 轴位 T1WI 增强扫描图像, 病灶明显强化。

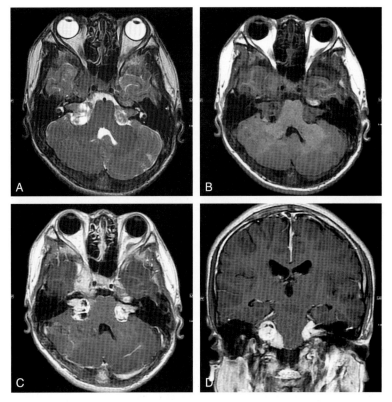

图 6-1-17   双侧听神经瘤的磁共振表现

该病例为神经纤维瘤病Ⅱ型, 可见双侧听神经瘤。A. 横轴位 T2WI 图像; B. 横轴位 T1WI 平扫图像; C. 横轴位 T1WI 增强图像; D. 冠状位 T1WI 增强扫描图像。

发生在内耳道内的情况, 这种情况下 MRI 上很难和听神经瘤鉴别, 只有手术中才能判断肿瘤的主要起源神经。

桥小脑角区的脑膜瘤也是比较常见的情况, 需

要和听神经瘤等进行鉴别诊断。脑膜瘤是脑内非常常见的肿瘤, 脑膜瘤虽然在颅内, 但是一般在脑组织外, 以大脑凸面, 大脑镰 / 矢状窦等区域多见。桥小脑角区也是脑膜瘤常见的部位。脑膜瘤在

MRI 上有一定的影像学特点(图 6-1-18),首先,脑膜瘤是以硬脑膜为基底生长的,因此典型的脑膜瘤是呈宽基底丘状外形,增强扫描常可见硬膜尾征。其次,MRI 上,不论 T2WI 还是 T1WI,脑膜瘤信号基本和脑灰质是相等的,并且多数脑膜瘤信号非常均匀,增强扫描脑膜瘤强化很明显且均匀,这一点是 MRI 上脑膜瘤比较有特色的地方,也是和神经鞘瘤往往有囊变区别非常大的一点,抓住这一点,对于 MRI 上诊断和鉴别诊断非常有帮助。第三对于桥小脑角区的脑膜瘤和听神经瘤的 MRI 鉴别诊断而言,还需要关注肿瘤是否向内听道内延伸,脑膜瘤多数没有此征象,而听神经瘤多有此表现。对于脑膜瘤来说,其非常常见,而且脑膜瘤的病理类型也很多,因此临床遇到不典型脑膜瘤的概率并不低,比如脑膜瘤也会出现囊变等表现,在鉴别诊断中需要加以注意。

桥小脑角区的其他肿瘤还可能会遇到转移瘤,诊断转移瘤的要点主要包括要注意患者的年龄,大多数转移瘤为老年患者,还要注意患者病史情况,有原发肿瘤病史的情况下,一定要首先除外转移瘤,再者要注意扫描范围内,除了桥小脑角区外,还有没有其他区域的类似病灶,如果发现多发病灶,需要倾向转移瘤的诊断。肿瘤是否向内听道内延伸也同样适用于转移瘤和听神经瘤的鉴别诊断。

桥小脑角区另一个比较常见的病变,同时也是 MRI 比较有特点的病变是表皮样囊肿。一般认为脑内表皮样囊肿起源于异位胚胎残余组织的外胚层组织。表皮样囊肿在 MRI 上,一方面呈现囊肿的信号特点,为非常明显的 T2WI 高信号及 T1 低信号,另一方面,MRI 上又呈现的扩散加权成像(DWI)明显高信号(图 6-1-19),这使得表皮样囊肿的 MRI 诊断比较容易。另外表皮样囊肿因其生长特点,肿瘤沿着脑池匍匐生长。

总体来说,桥小脑角区病变的 MRI 诊断和鉴别诊断是临床经常遇到的问题,几种常见的肿瘤及肿瘤样病变在 MRI 上也有其各自的影像学特点,MRI 有助于诊断和鉴别诊断。

（八）舌咽神经、迷走神经、副神经和舌下神经

舌咽神经根(图 6-1-20)、迷走神经根、副神经颅根、舌下神经根在延髓层面腹侧发出,较细小,薄层 MRI 图像可显示一部分。舌咽、迷走、副神经颅根由颈静脉孔出颅,舌下神经根由舌下神经管出颅。副神经脊髓根由枕骨大孔入颅,由颈静脉孔出颅,即使是薄层 MRI 图像一般也难以清晰显示。这些神经根走行段的病变较少,出颅部位如颈静脉孔区病变可对上述神经产生影响。

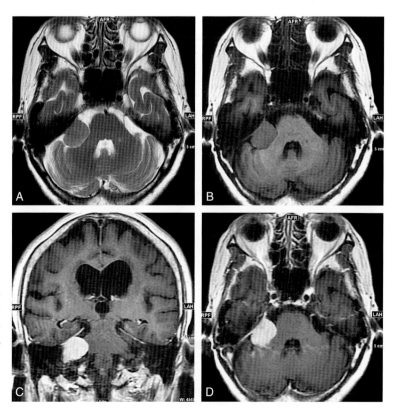

图 6-1-18　桥小脑角区脑膜瘤的磁共振表现

A.横轴位 T2WI 图像,可见右侧桥小脑角区以硬膜为基底的类圆形软组织肿块,T2WI 为等信号,且信号非常均匀;B.横轴位 T1WI 平扫图像,肿块呈均匀的等信号;C、D.冠状位和横轴位 T1WI 增强扫描图像,肿块明显强化,强化非常均匀,且可见邻近的硬膜增厚强化,形成硬膜尾征。

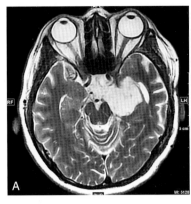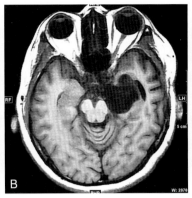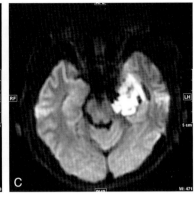

图 6-1-19　桥小脑角区表皮样囊肿的磁共振表现

A. 横轴位 T2WI 图像,可见左侧大脑脚旁脑池内不规则囊性病灶,T2WI 为高信号,和脑脊液类似,邻近脑组织受压;B. 横轴位 T1WI 平扫图像,病灶呈 T1WI 低信号,和脑脊液类似;C.横轴位 DWI 序列图像,病灶呈明显高信号。

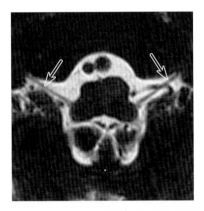

图 6-1-20　正常舌咽神经根的磁共振表现

斜横轴位的薄层平衡式稳态自由进动序列图像上,可见舌咽神经根(白色实线空心箭头)在延髓层面腹侧发出,较细小,由颈静脉孔出颅。

第二节　脊神经及脑神经颅外段的磁共振成像

脊神经借前根和后根于脊髓相连。前根和后根均由一系列神经纤维束组成。脊神经位于椎管和椎间孔段也可称为脊神经根,因为有脑脊液的衬托,常规的 T2WI 及 T1WI 上可以显示脊神经根。和脑神经根相比,脊神经根形态走行相对简单固定,对应的疾病也比较少,故在此就不做详细介绍。脊神经一共 31 对,按照分布区域,31 对脊神经可以分为颈丛、臂丛、腰丛和骶丛。

一、脊神经外围部分及部分脑神经颅外段的磁共振成像方法

周围神经由多条神经纤维束组成,每条纤维束又由多条神经纤维构成。神经纤维被髓鞘包绕,神经纤维之间填充神经内膜;这些神经纤维、髓鞘、神经内膜及外层的神经束膜包绕,形成神经纤维束。目前磁共振周围神经成像总的来说主要以下基于两点原理成像,第一种是以 T2WI 为基础的神经显像,其主要利用神经内膜内的低蛋白水分子与周围组织水分子之间 T2 的差别成像。第二种是以扩散加权成像(DWI)为基础的神经显像,其主要是利用水分子受神经髓鞘、束膜的限制弥散受限呈高信号的特点来成像。此外,周围神经的神经纤维还具有分布范围广,走行距离长,神经纤维束较细等特点,很难在同一个固定的平面层面中显示周围神经的全程,因此,周围神经的成像通常要求成像的空间分辨率要高,层厚要薄,以便于进行多平面的重建图像的显示。

常规的 T2WI 序列上,神经纤维与周围结构的组织对比度仍然不够,区分困难,需要使用重 T2WI 序列。所谓的重 T2WI 序列,含义是指图像上各组织的黑白度绝大多数是由组织的横向弛豫时间,也就是 T2 弛豫时间决定的,其他因素基本上不影响组织的黑白度,换言之,就是更加突出组织间的 T2 差别。在重 T2WI 序列上,神经纤维束的信号会相对增高,周围肌肉等的信号会相对降低,有利于神经纤维束的显示,而且此类序列空间分辨率高,对于显示周围神经纤维束是有利的,另外神经纤维束的病变往往形成 T2WI 上高信号的改变,重 T2WI 序列对于这些高信号显示更敏感。但是,在重 T2WI 上,脂肪也是很明显的高信号,因此,需要配合各种磁共振脂肪抑制技术,将脂肪的高信号抑

制下去,才能很好地显示神经纤维束。脂肪抑制技术是此类用重T2WI序列显示神经纤维束一个磁共振成像技术上比较有挑战的技术难点。受到磁场不均匀及硬件条件的限制,经常会出现脂肪抑制效果不佳或不均匀的情况。此外,在重T2WI,血管,尤其是静脉血管及淋巴结也呈较明显的高信号,会干扰周围神经纤维束的成像,需要想办法抑制其信号。一个比较可行的方法是通过静脉注射磁共振对比剂的方式,抑制血管和淋巴结的高信号。因为在T2WI中,磁共振对比剂可以减低T2弛豫时间,血管及淋巴结内有对比剂分布会导致信号减低,而神经纤维内几乎没有对比剂的分布,不会产生信号的减低。不过使用对比剂有产生不良反应的风险,需要患者签署对比剂使用的知情同意。

以扩散加权成像(diffusion weighted imaging,DWI)为基础的神经显像,也是显示周围神经纤维束的重要方法。扩散加权成像原理有别于常规的T1WI和T2WI等传统序列,其成像原理基础是水分子布朗运动的快慢。这里的水分子,指的是可以自由运动的水分子,而不是和一些物质结合的水分子。

布朗运动本是在液体或气体中悬浮的微粒的永不停息的无规则的运动,但是在人体中,由于有各种组织结构的存在,水分子受到组织结构的影响,并不能做完全无规则的运动。沿着某些具有一定方向性的结构,例如沿着神经纤维走行方向,水分子运动的速度会快一些,而在与这些结构垂直的方向上,水分子受到的阻碍较大,运动速度会慢一些。

DWI序列就是通过测量水分子在不同方向上运动速度快慢来显示不同结构,高信号的区域通常是扩散受限的区域,低信号的区域则相反。标准的DWI序列通常是测量三个相互垂直的方向,也就是x、y、z三个轴向的扩散运动,最后综合形成DWI图像。一般的DWI序列中,会分别在x、y、z三个轴向施加一个扩散扫描梯度,分别进行扫描,再和不施加扩散梯度时的情况进行比较,以计算三个方向上扩散运动的快慢。

在DWI序列的基础上,还可以进一步施加更多个方向的扩散梯度,形成多个方向的DWI序列,这样的序列也被称为扩散张量成像(diffusion tensor imaging,DTI),DTI的图像可以经过数据后处理,直观地重建出沿着某个方向的走行结构,例如可以重建出神经纤维束的走行,可以做出各种不同颜色表示的不同走行的纤维束,形成比较绚丽的立体图像。

此外DTI序列还可以进行定量测量和计算,比较常见的表观扩散系数(apparent diffusion coefficient,ADC)和各向异性分数(fractional anisotropy,FA),ADC值是衡量水分子在人体组织环境中的扩散运动的快慢的定量指标,FA值是衡量组织各个方向上扩散运动一致程度的定量指标,例如可以反映神经纤维束的走行是否一致。但是,基于DWI序列的神经纤维束的显示空间分辨率偏低,对于比较细小的神经纤维束显示欠佳,DTI序列比较费时且需要比较复杂的数据后处理过程。

总之,脊神经外围部分及部分出颅后脑神经的磁共振成像方法对于磁共振设备的性能有着一定的要求,这些神经纤维束显示比较困难,这部分疾病在临床中相对中枢神经系统的疾病不常见,因此目前其成像序列及方法尚未全面普及。

二、脊神经外围部分及部分脑神经颅外段相关疾病的磁共振表现

(一) 相关解剖简介

脊神经一共31对,按照分布区域,31对脊神经可以分为颈丛、臂丛、腰丛和骶丛。

颈丛由第1~4颈神经的前支组成,位于胸锁乳突肌上部的深面,中斜角肌和肩胛提肌起端的前方,分为浅支和深支。

臂丛由第5~8颈神经前支和第1胸神经前支的大部分组成,经斜角肌间隙走出,行于锁骨下动脉后上方。并于锁骨后方进入腋窝。组成臂丛的神经先合成上、中、下3个干,每个干在锁骨上方又分成前后两股,其中上、中干的前股合成外侧束,下干前股自成内侧束,3个干的后股合成后束。3个束从内、外、后包围腋动脉。臂丛的3个束的分支多为分布到肩部、上肢的长支神经,例如腋神经、正中神经、尺神经、桡神经等。臂丛可以通过磁共振成像的方式得到较好的显示(图6-2-1)。

腰丛由第12胸神经前支的一部分和第1~3腰神经的前支,以及第4腰神经前支的一部分组成。腰丛位于腰大肌深面,腰丛最大的分支是股神经,臂丛可以通过磁共振成像的方式得到较好的显示

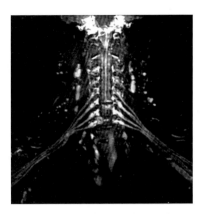

图 6-2-1　正常臂丛的磁共振表现

此为正常臂丛的磁共振图像,采用的是重 T2 脂肪抑制技术成像,臂丛神经走行清晰可见。

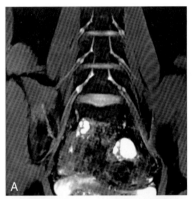

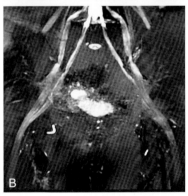

图 6-2-2　正常腰丛的磁共振表现

A.正常腰丛的磁共振图像,采用的是重 T2 脂肪抑制技术成像,腰丛神经走行清晰可见;B.正常双侧坐骨神经磁共振图像。

(图 6-2-2)。

骶丛由第 4 腰神经的一部分、第 5 腰神经前支(二者汇合形成腰骶干)、第 1~5 骶神经前支、尾神经前支等组成。骶丛位于骨盆内骶骨及梨状肌前面、髂内动脉后方。骶丛分支中,坐骨神经是全身最粗大的神经,经梨状肌下孔出骨盆。

脑神经中,颅外段走行比较复杂的主要是三叉

神经(图 6-2-3)和面神经(图 6-2-4)。三叉神经主要是躯体感觉神经纤维束在三叉神经节形成 3 个较大的分支,分别是眼神经、上颌神经和下颌神经。眼神经最为细小,自三叉神经节发出后,穿入海绵窦,位于海绵窦的外侧壁,且在动眼神经肌滑车神经下方经眶上裂进入眼眶。上颌自三叉神经节发出后,也是进入海绵窦,同样位于海绵窦外侧壁,再经过圆孔进入翼腭窝,然后经眶下裂延续为眶下神经。下颌神经是三叉神经节后 3 个分支中最粗大的分支,经卵圆孔出颅后,在翼内肌的深面分为前、后两个分支。面神经进入内耳门后,穿过内耳道底进入面神经管,在面神经管内出茎突孔前发出一个分支,名为鼓索,鼓索穿过鼓室行至颞下窝,与三叉神经中最粗大分支下颌神经的分支舌神经合并。面神经由茎突孔出颅后,主干进入腮腺实质,然后呈辐射状发出一些分支,这些分支包括颞支、颧支、颊支等。

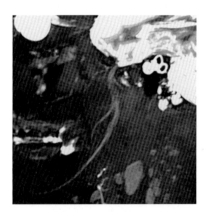

图 6-2-3　正常三叉神经颅外段的磁共振表现

此图为三叉神经下颌支及其分支,采用的是重 T2 脂肪抑制技术成像。

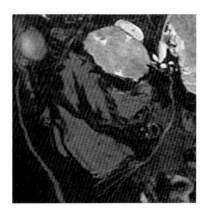

图 6-2-4　正常面神经颅外段的磁共振表现

此图为面神经颅外段其分支,采用的是重 T2 脂肪抑制技术成像,并经过曲面重建的图像。

（二）脊神经外围部分及部分脑神经颅外段相关疾病简介

脊神经外围部分及部分脑神经颅外段相关疾病，比较常见的是外伤后神经损伤。一般情况下，可以通过影像学发现外伤导致的肌肉、骨骼、血管、内脏等结构损伤的直接表现，但是神经纤维束难以直接通过影像学的手段观察，因此只能通过其解剖走行上周围结构的损伤间接推断，临床上主要根据查体表现出来的运动及感觉功能障碍来判断，具有比较大的局限性。磁共振的神经纤维束成像可以直接观察外伤后神经的改变，为临床诊治提供重要的依据。神经纤维束外伤后，通过磁共振的神经纤维束成像，能够显示神经纤维束是否连续（图6-2-5），是否有水肿/肿胀的情况，是否有完全或者不完全的中断，如果有中断，还可以观察断端回缩情况，神经纤维束走行方向是否改变以及如何改变，是否有神经根袖假性囊肿形成，是否有周围血肿对神经纤维束形成压迫等。远期效应上可以观察神经纤维束是否有萎缩。

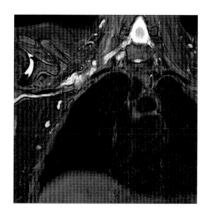

图 6-2-5　臂丛损伤的磁共振表现
可见臂丛神经不连续，局部不规则增粗。

脊神经外围部分及部分脑神经颅外段相关疾病，另一类相对并不少见的疾病是神经卡压综合征，和外伤性神经纤维束损伤类似，既往只能通过影像学检查观察神经纤维束走行范围内有无肿瘤或占位性病变，只能起到间接或排除性诊断的作用。磁共振的神经纤维束成像可以直接观察辨别神经卡压的位置，而且可以显示神经卡压的严重程度及范围，可以显示受到卡压的神经纤维束是否有自身信号及形态的改变，并可以对神经损伤的原因进行显示。同时，磁共振成像还可以同时观察相应

肌肉有无信号改变，如肌肉有无神经源性水肿导致的 T2WI 信号增高，以及有无肌肉萎缩等。

此外，DWI 和 DTI 研究的定量参数，如表观扩散系数（ADC）或各向异性分数（FA）等，可以作为神经损伤的潜在生物标志物，提供关于纤维组织、轴突流动或髓鞘完整性的信息，结合磁共振图像，提供关于神经纤维束结构功能完整性的有价值的病理生理学信息。

第三节　周围神经源性肿瘤的磁共振表现

本节主要简述发生在颅外以及椎管外的神经源性肿瘤，其中神经纤维瘤和神经鞘瘤属于最典型的周围神经源性肿瘤。此外，本节还包括神经节细胞瘤、神经母细胞瘤，并对于部分神经内分泌细胞肿瘤做一个简单的概述。

一、神经纤维瘤

神经纤维的组织病理起源多被认为主要起源于周围神经鞘神经内膜的结缔组织。神经纤维瘤可发生于全身各处的神经纤维束上，包括比较主干的位置及神经末梢。一般大多数发生在相对比较年轻的患者中。周围神经的神经纤维瘤可以单发或多发，多数为单发。多发的神经纤维瘤见于神经纤维瘤病 I 型。外周的神经纤维瘤一般发生在软组织内，也可发生在皮肤、骨骼内等。

神经纤维瘤一般形成软组织肿块或者结节。磁共振图像上，神经纤维瘤的软组织肿块或结节的信号本身特点并不鲜明，和大多数其他性质的软组织肿块一样，和肌肉组织相比，T1WI 上呈等/稍低信号，T2WI 上呈等/稍高信号，增强扫描一般为轻度到中度强化。肿块如果较大时，内部可出现囊变表现，呈现明显的 T2WI 高信号及 T1WI 低信号，类似水的信号。囊变导致肿块信号不均匀及强化不均匀。神经纤维瘤少有恶性者，因此肿块通常表现为边界清晰光滑，对周围结构以推压为主，无侵犯破坏表现。

MRI 诊断神经纤维瘤，主要依靠判断肿块是否和神经纤维束有关（图6-3-1），如果有直接或间接征象表明肿块和神经纤维束相连，则诊断神经纤维瘤的把握较大。常规 MRI 图像上，通常无法直接显示

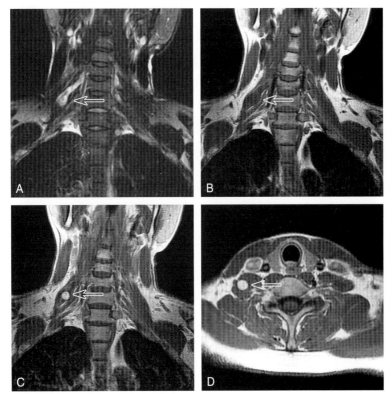

图 6-3-1　臂丛神经纤维瘤（白色实线空心箭头）的磁共振表现
A. 冠状位 T2WI 图像，可见右侧臂丛走行区一个类圆形 T2WI 高信号结节；B. 冠状位 T1WI 平扫图像，病灶为低信号；C. 冠状位 T1WI 增强扫描，病灶明显强化，强化比较均匀，边界光滑清楚；D. 横轴位 T1WI 增强扫描图像。

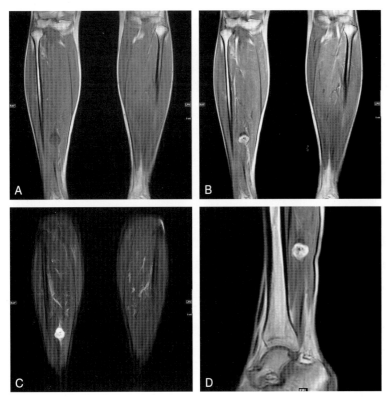

图 6-3-2　右小腿神经鞘瘤的磁共振表现
A. 冠状位 T1WI 平扫图像，可见右小腿肌肉间一个类圆形低信号结节；B. 冠状位 T1WI 增强图像，病灶明显强化，强化稍不均匀，边界清楚；C. 冠状位脂肪抑制的 T2WI 图像，病灶呈高信号；D. 矢状位 T1WI 增强扫描图像。

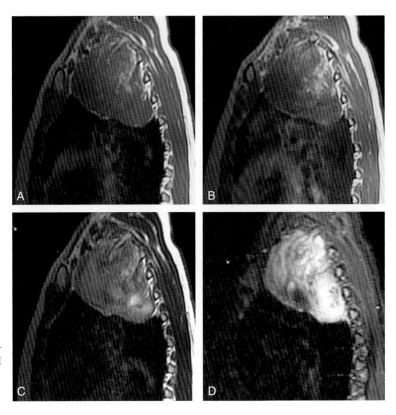

图 6-3-3　上纵隔神经节细胞瘤的磁共振表现
A. 矢状位 T1WI 平扫图像,病灶低信号位置;
B. 矢状位 T1WI 增强图像,病灶强化程度较
轻且不均匀;C. 矢状位非脂肪抑制的 T2WI
图像,病灶呈高信号;D. 矢状位脂肪抑制的
T2WI 图像,病灶明显呈高信号。

神经纤维束或者显示肿块和神经纤维束的关系有困难,这种情况下需要一些间接征象来判断,例如肿块位于脊柱旁椎间孔区域,或例如肿块位于肌间隙神经纤维走行的区域。进行神经纤维束的磁共振成像,能够直接显示肿块和神经的关系,对诊断非常有利。

二、神经鞘瘤

神经鞘瘤起源于神经鞘膜细胞,即施万细胞,所以神经鞘瘤也被称为施万细胞瘤。神经鞘瘤倾向于发生在较大的神经纤维束上,例如脊神经根。外周神经的神经鞘瘤大多数为单发病例。颅内的神经鞘瘤,尤其是听神经瘤,多发时要考虑神经纤维瘤病Ⅱ型。神经鞘瘤以成人为主。

神经鞘瘤一般形成软组织肿块(图 6-3-2)。磁共振图像上,神经鞘瘤的软组织肿块或结节的信号和肌肉组织相比,T1WI 上呈等 / 稍低信号,T2WI上呈等 / 稍高信号。神经鞘瘤易出现囊变区,囊变比较广泛,甚至可以类似囊性病变。增强扫描肿块的实性部分明显强化,囊性部分无强化,因此表现为强化不均匀的现象。大部分神经鞘瘤为良性病变,少部分恶变,恶变的神经鞘瘤主要会表现出周围侵犯破坏及远处转移的情况。

MRI 诊断神经鞘瘤,同样也主要依靠判断肿块是否和神经纤维束有关,由于神经鞘瘤多起自较大的神经纤维束,因此和神经纤维瘤比较,常规 MRI 图像更容易显示神经和肿块的关系。如果肿块位于脊柱旁,有一定的概率可以发现肿块导致椎间孔扩大,甚至是经过椎间孔形成跨椎管内外哑铃状形状,非常有利于诊断。同样,进行神经纤维束的磁共振成像,也是对诊断非常有利的。

神经纤维瘤和神经鞘瘤虽然被区分为两类肿瘤,但是两者间关联性很强,影像学上 / 磁共振成像上可以说"本是同根生",两者之间影像学表现非常相似。

三、神经节细胞瘤

神经节细胞瘤比较少见,通常被认为起源于交感神经节。因为起源于交感神经节,所以该肿瘤的发生部位具有特点,多数位于后纵隔脊柱旁,少数位于腹膜后或其他位置。神经节细胞瘤发病年龄较低,大多数为儿童或青少年或比较年轻的患者。

除了上述发生部位和发病年龄有一定特点外,磁共振图像上,病变的信号也有一定的特点(图6-3-3),大多数病例上,神经节细胞瘤表现为 T2WI信号较高,T1WI 信号较低,和普通的软组织肿块有一定的区别,这可能和肿瘤含有较多的黏液基质有关。基于同样的原因,神经节细胞瘤在 CT 图像上也表现出比一般的软组织密度低,其密度接近水的密度。磁共振增强扫描,神经节细胞瘤多数强化轻微,没有强化不均匀的表现。神经节细胞瘤内部可以出现钙化,不过钙化在磁共振图像上显示不如 CT。

一般来说,该肿瘤是良性肿瘤,因此影像学表现上 / 磁共振图像上表现呈典型的良性肿瘤的特点,包括边界清楚规则,密度较均匀,对周围结构以推压为主,无周围结构侵犯破坏表现。但是也有恶性病例,即神经节母细胞瘤,恶性病例会出现周围侵犯等恶性病变共有的特点。

四、神经内分泌肿瘤

神经内分泌肿瘤是一类复杂的肿瘤,起源于神经内分泌细胞。神经内分泌细胞也是神经细胞的一种,同样具有神经细胞的结构和功能特点,也分胞体和突起,与其他细胞有突触联系,也能兴奋和传导动作电位。同时神经内分泌细胞胞浆内含有神经分泌颗粒,能分泌神经激素。由于能将神经活动转换为释放神经激素,有人用"神经内分泌转换器"来形容神经内分泌细胞。这类细胞广泛分布于广泛分布在中枢神经系统及周围器官,包括垂体、胃肠道、胰腺、肺脏、皮肤、泌尿系统、生殖系统等。

中枢神经系统以外内脏的神经内分泌肿瘤最常见的发生部位是在胰腺,根据传统,这类神经内分泌肿瘤归类于消化系统等,不归类于神经系统疾病。可以归类于神经系统肿瘤的神经内分泌肿瘤主要是肾上腺以外的副神经节瘤 / 化学感受器瘤,起源于副交感神经节、颈动脉体或颈静脉球的化学感受器。这些肿瘤可能具备内分泌功能而产生有相应特点的临床症状。在磁共振等影像学表现上,这类肿瘤有发生部位的特点,如副神经节瘤常出现在颈部、后纵隔、腹膜后等,颈动脉体瘤出现在颈动脉分叉部、颈静脉球瘤出现在颈静脉孔区,另外一个共同的明显的特点是增强扫描强化非常明显,甚至类似血管的强化程度。

五、小结

医学影像学目前在临床的主要应用是通过显示人体内部结构进行疾病诊断。不论是脑神经,还是脊神经 / 周围神经,磁共振成像都能够提供独到的显示技术和方法,能够显示正常的神经及其周围结构,也能显示相关病变。能够为临床提供直接的证据,有利于临床相关疾病的诊治。

(陈雷)

参考文献

[1] 丁文龙,刘学政 . 系统解剖学[M]. 9 版 . 北京:人民卫生出版社,2018:276-308.

[2] 颅神经解剖、病理及影像图谱[M]. 刘云会,胡谊 . 译 . 沈阳:辽宁科学技术出版社,2013:1-9.

[3] 杨正汉,冯逢,王霄英 . 磁共振成像技术指南[M]. 2 版 . 北京:人民军医出版社,2010:129-138.

[4] 杨元芬 . 周围神经的 MR 新技术及其应用进展[J]. 中国医疗器械信息,2016,22(2X):123-126.

[5] ROBERTO G T,LUBDHA S H.Brachial and Lumbosacral Plexus and Peripheral Nerves [M]. Switzerland:Springer,2020:241-254.

[6] GUSTAV A K,DAVID W C,DORIS B G,et al. Peripheral Neuropathies of the Median,Radial,and Ulnar Nerves:MR Imaging Features [J]. RadioGraphics,2006,26(5):1267‑1287.

[7] 包洪靖,王光彬,王姗姗,等 . MR 扩散加权神经成像技术对腕管综合征的诊断价值[J]. 山东大学学报(医学版),2016,54(11):72-75.

[8] 杜湘珂,朱绍同 . 骨与软组织肿瘤影响诊断与鉴别诊断[M]. 北京:北京大学医学出版社,2007:308-315.

第七章 周围神经损伤的治疗概论

周围神经损伤后,神经再生的实质是受损神经元形成新的轴突,能与靶器官重建突触联系,并恢复正常功能。其中任何一个环节出现问题,都将影响周围神经损伤后的功能恢复。从生物学角度看是个相当复杂的过程,受到局部其至整体的多种因素的影响。周围神经损伤、修复再生过程中,由于损伤破坏了周围神经正常的微环境、破坏了血-神经屏障,导致了从神经元胞体、轴突到外周终末器官的一系列损伤反应,期间还会受多种因素的影响。不少学者研究了如何利用促进周围神经再生的因素、消除对周围神经再生不利的因素,来加速、促进周围神经再生,提高疗效。解除病因、良好的手术修复、合理的药物治疗及有效的康复手段直接关系到预后。

第一节 周围神经损伤的药物治疗

药物治疗主要是通过促进施万细胞的代谢并作为酶解物参与磷脂特别是卵磷脂的合成,修复损伤的髓鞘;通过药物转运入神经细胞,促进轴浆蛋白质的合成,使受损轴突再生;加强轴突合成代谢,同时可防止轴突变性。药物治疗是周围神经损伤修复治疗的重要措施,对于没有手术适应证或是手术治疗后的周围神经损伤,药物治疗都是必不可少的。目前临床上常用的神经营养药物包括:

一、神经营养药物

主要是维生素类,包括维生素 B_1、维生素 B_6、地巴唑、维生素 B_{12}、弥可保(甲钴胺)等。神经损伤后外源性给予这类药物通过加速神经纤维合成所需的蛋白质、磷脂等合成从而发挥神经营养作用,有利于损伤神经的恢复。

1. 维生素 B_1 又称硫胺素(Thiamine)或抗神经炎素,是第一个被发现的水溶性维生素,是葡萄糖代谢的关键酶的辅助因子,在维持神经、心脏及消化系统正常功能中发挥重要的生物活性作用。药理作用:维生素 B_1 在体内以硫胺素焦磷酸(即辅羧酶)的形式参与糖代谢过程中 α- 酮酸的氧化脱羧反应。维生素 B_1 缺乏时,α- 酮酸的氧化受阻,血液和组织中丙酮酸和乳酸堆积,组织的能量供给减少,以致影响神经组织,出现感觉异常、肌肉酸重、肌力下降等周围神经炎症状,同时影响心肌代谢。用量:10~30mg/ 次,3 次 / 天。

2. 维生素 B_6 又名吡多辛,吡多醇,是具有解毒、止吐等作用的水溶性维生素,能促进氨基酸的吸收和蛋白质的合成,并参与脂肪的代谢。药理作用:维生素 B_6 在体内与 ATP 酶作用迅速转变成有生物活性的 5'- 磷酸吡哆醛和 5'- 磷酸吡哆胺,它们参与很多氨基酸的吸收、转运、生物氧化和代谢,是多种酶如:转氨酶、某些氨基酸脱羧酶、犬尿氨基羧酶、脱氨酶、脱硫化氢酶、转硫酶等的辅酶。有报道认为正中神经及其他周围神经卡压与维生素 B_6 缺乏有关,对这些患者应用维生素 B_6 持续治疗 3~6 个月后,症状得到缓解或治愈。用量:10~20mg/ 次,3 次 / 天。

3. 地巴唑 Dibazol,Bendazol。药理作用:对血管平滑肌有直接松弛作用,使血压有所下降,可用于轻度高血压、脑血管痉挛;对胃肠道平滑肌有解痉作用,可用于内脏平滑肌痉挛;对脊髓等中枢神经系统有兴奋作用,用于神经疾患治疗。用量:10mg/ 次,3 次 / 天。

4. 维生素 B_{12} 别名氰钴胺。药理作用:维生素 B_{12} 是细胞内生化反应的辅酶,缺乏时,与叶酸缺乏的结果一样。此外,维生素 B_{12} 缺乏时,还有神经损害的症状。临床上主要用于治疗恶性贫血和其他巨幼红细胞贫血，也用于神经疾患（如：神经炎、神经萎缩、神经痛等）、肝脏疾病、白细胞减少症、再生障碍性贫血等疾病的辅助治疗。用法：肌注，成人 0.025~0.1mg/d，用于神经炎时，用量酌增。

5. 甲钴胺　是一种转酶型维生素 B_{12}，即甲基型维生素 B_{12}，其化学结构特点是一个甲基结合在中心的钴分子上，而该甲基参与生物转甲基作用。甲钴胺比维生素 B_{12} 更易于进入神经元细胞器，参与脑细胞和脊髓神经元胸腺嘧啶核苷的合成，促进叶酸的利用和核酸代谢，参与体内核酸、蛋白质和脂质的合成。药理作用：①提供一个甲基，合成胸腺嘧啶，从而促进蛋白质的合成，使轴突骨架蛋白输送正常化，使轴浆转运恢复，刺激轴突再生；②通过提供甲基，促进神经细胞利用腩磷脂合成轴突髓鞘的主要成分卵磷脂，从而促进神经轴浆的转运和轴突的再生；③促进施万细胞的代谢。作为酶解物参与磷脂（特别是卵磷脂）的合成，利于髓鞘的修复，促进神经传导功能的恢复。神经损伤早期，甲钴胺可防止有髓神经纤维脱髓鞘改变，减轻神经缺血缺氧、水肿等继发性损害。推荐使用方法：糖衣片成人 3 次/天，1 片/次；注射液成人 1 次/天，1 安瓿/次，3 次/周，肌注或静注。

二、外源性神经营养因子

是一类根据神经轴突再生的分子生物学研究成果而提纯生产的神经营养因子类物质。外源性加入神经营养因子，使其保持微环境高浓度状态，能支持神经元存活，还能诱导再生的轴突沿着神经营养物质的浓度梯度生长，可经轴突逆行转运至神经元胞体，与相应受体结合后发挥其生物学效应。

1. 神经生长因子（nerve growth factor, NGF）是最早被发现的一种神经营养因子，兼有营养神经元和促进诱导突起生长双重生物学功能，对周围神经的发育、分化、生长、再生和功能特性的表达均具有重要的调控作用。其可能的作用机制：①与轴突残端 NGF 受体结合，逆行轴浆运输至神经元胞体，通过第二信使体系的转导，启动一系列级联反应，对靶细胞的基因表达进行调控而发挥作用。一方面，抑制杀手蛋白基因表达产生杀手蛋白，从而保护神经元，维持其存活；防止因沃勒变性使神经元遭受损害而死亡；另一方面，通过激活某些结构和功能蛋白基因，调控某些蛋白的修饰等，调整神经元胞体的代谢和功能状态，以满足其适应神经再生的需要。②与周围神经损伤后分裂、增殖的施万细胞表面 NGF 受体结合，使内源性 NGF 合成、分泌增加，促进轴突再生和髓鞘形成，加速再生轴突的成熟。③通过桥接再生神经生长锥表面及施万细胞表面，有助于生长锥和施万细胞的相互作用，促进轴突生长。推荐的给药方式：$20\mu g/d$，肌内注射，4 周为一疗程。

2. 成纤维细胞生长因子（fibroblast growth factor, FGF）　分为酸性和碱性两类，目前临床上使用的为基因重组的碱性 FGF，促创伤修复作用明显，对神经系统损伤后的修复也具有独特的疗效。相对于 NGF 来说，FGF 的作用更为广泛。动物实验证明，FGF 除促进神经元存活及突起生长外，还能促进神经胶质细胞的分裂，在神经系统的生长、发育以及损伤修复、促进再生中起着十分重要的作用，具有较为广阔的进一步开发应用的前景。

3. 脑源性神经营养因子（BDNF）　是由猪脑提取液中获得的一种神经营养因子，具有促进神经元存活，调节神经元的分化、增殖等功能。Ikeda 等发现，鞘内注射外源性 BDNF 可提高脊髓损伤急性期内 Cu^{2+} 或 Zn^{2+} 超氧化物歧化酶和髓鞘碱性蛋白在脊髓神经元和胶质细胞中的活性，从而对脊神经功能的恢复起积极作用，但 BDNF 对周围神经再生的试验报道并不多，给药方法和用量等都还需通过动物实验进一步研究和摸索。

4. 胰岛素样生长因子（insulin like growth factor, IGF）　是一类广谱性的促生长因子，近年来日益受到人们的重视。胰岛素样生长因子家族主要包括 IGF-1 和 IGF-2，与胚胎分化、个体发育密切相关，参与糖、脂肪和蛋白质代谢，在促进神经再生过程中，主要通过 IGF-1 受体介导。大量的研究表明，IGF-1 具有促进施万细胞增殖和存活，抑制其凋亡，促进神经损伤后轴突再生和髓鞘化，参与神经元的保护和损伤后突触的重建及抑制失神经肌肉萎缩等作用，提示 IGF-1 能有效促进神经损伤的修复与生长又能保证再生神经纤维的功能。因此 IGF-1 有望开发成为具有多途径修复神经损伤作用的安全有效的治疗周围神经损伤药物。

三、神经节苷脂

是一类含唾液酸的糖鞘脂,广泛存在于脊椎动物各组织细胞膜上。动物实验证明应用外源性神经节苷脂可促进施万细胞的增殖,为神经再生创造条件并刺激轴突出芽,从而促进周围神经再生,但其作用的分子机制仍不大明了。目前神经节苷脂已应用于临床,用于各种神经损伤、神经吻合术后及多发性神经炎等周围神经病变。推荐用法:20~40mg/d,肌注或静脉点滴。

四、激素类

如类固醇激素、黄体酮等是周围神经系统中一种重要的信号转导分子,近年来研究发现其在周围神经系统的生长发育过程中起着重要作用。其他激素类如生长素介质-C、三碘甲状腺氨酸等,经动物实验证实它们也具有促进神经细胞体的蛋白质合成、促进轴突生长速度和再生轴突的成熟的作用,这些药物对于外周神经损伤的治疗或有新的指导意义。

五、白细胞介素

动物实验提示,白细胞介素(Interleukin,IL)如IL-1、IL-2、IL-6等在周围神经损伤后可激活单核巨噬细胞加速清除退变髓鞘和轴突、扩张血管改善局部血液供应以及和NGF协同作用促进神经再生,从而在神经损伤后的修复过程中发挥重要作用。但其促进神经再生的作用是直接的还是间接的还有待证实,疗效也有待进一步研究确认。

六、中草药

如当归、桃仁、红花、丹参等,机制可能是早期改善微循环,减轻水肿,后期促进免疫功能,促进神经恢复。多联合用药,临床上多和其他治疗周围神经损伤的药物合用以增强疗效。

七、其他类药物

如免疫抑制剂FK506、蛋白水解酶抑制剂、Ca^{2+}拮抗剂、模拟轴突成分的灌流液等局部应用也可促进周围神经再生,临床应用不多,疗效需要进一步确认。

第二节 周围神经损伤的手术治疗

一、神经松解术

周围神经受到牵拉、压迫、磨损等伤害,使轴索发生溃变,神经干周围及神经束间瘢痕形成,使其传导功能发生障碍。必须通过手术解除这些损伤神经的因素,神经功能才有可能恢复。

1. 手术适应证　①神经损伤后,感觉及运动均有不同程度的恢复,但恢复速度缓慢,甚至到一定程度后再无恢复迹象,提示再生神经纤维生长受到阻碍,为不完全性神经损伤;②神经周围瘢痕压迫,逐渐出现肌力减弱,感觉障碍;③各种卡压综合征在解除压迫的同时可根据具体情况松解神经;④药物注射到神经干内后瘢痕形成,神经束粘连,应行神经松解。

2. 神经外松解减压术　将神经干从周围的瘢痕或骨痂中游离出来,并将附着在神经表面的瘢痕组织予以清除,直到健康组织。手术时,应从受伤部位两端的正常神经部分向受伤部位解剖和游离,然后在手术显微镜下用锐利的剪刀剪去所有的瘢痕。手术时沿神经纵轴方向进行,紧靠神经表面切割,用锐利的尖头刀纵行切开神经外膜,直至神经束外露为止。注意勿损伤神经表面的营养血管和神经纤维。在神经周围的软组织中的瘢痕组织亦予以切除,使松解后的神经位于比较健康的软组织中。

3. 神经内松解减压术　在手术显微镜下进行,用锐器切除神经束之间的瘢痕组织。先纵行切开外膜,从受伤部位两端的正常神经部分向受伤部位解剖和游离每条神经束,并清除束面的瘢痕。此术极为细致,切勿操之过急。遇有神经束间有神经瘤、纤维化或伤断时,需做神经束膜缝接或束间神经移植。急性损伤期松解后常可见肿胀的神经束自束膜中膨出。

二、神经缝合术

从13世纪起,就有人将断裂的神经直接缝合。显微外科技术的运用使神经缝合手术有了更大的进步。Smith(1964)首先在手术显微镜下进行神经束膜手术,提高了疗效。

1. 手术指征　①临床检查神经损伤呈完全性，神经支配的主要功能丧失；②肌电图检查显示神经传导速度完全消失；③术中发现神经连续性中断或虽存在但病变部位呈神经瘤样改变；④术中电刺激病变近端的神经，远端无任何反应；⑤病变神经切除后两断端可在无张力条件下缝合，或神经缺损在神经干直径的4倍以内。

2. 神经外膜缝合术　主要适用于急诊神经损伤修复和神经断面以束为主的神经修复。采用7-0或者8-0显微缝线间断缝合神经外膜。其步骤和方法如下：①解剖和游离神经的两断端，从两侧的正常组织开始至断裂处会师。②在神经瘤近端的神经干内注射1%~2%普鲁卡因1~3ml。③用锐利刀片整齐切除断端的瘢痕组织或者神经瘤，直至断面露出正常的神经束为止。正常的神经束在肉眼下呈明亮而突出的灰白色乳头状，密布在神经断面，束间为较致密的结缔组织；神经外膜可移动。在显微镜下，正常的神经束呈淡黄色，神经束膜清晰可见，束间为疏松的结缔组织，其内可见出血的微细血管，神经束容易被拉出。④神经断面的出血点可在显微镜下用10-0或11-0显微缝线结扎，或用微型电凝器凝固止血。⑤在神经断端两侧各缝一针做牵引固定，使神经断端准确对接，避免扭曲。为了做到这点，可根据神经干外形及其分支、神经表面的营养血管及神经断面上的神经束分布形态和粗细为标志进行匹配缝合。⑥在两固定线之间间断缝合神经外膜，避免缝上神经纤维。对外膜不做连续缝合，因其易使断端间积血形成血肿，机化后阻碍再生的神经纤维通过缝合口，也可能是缝合后逐渐肿胀的神经束压力大而损害神经纤维。⑦缝合完成一侧后对调牵引线使神经翻转180°，依次缝合后侧神经外膜。⑧如断裂的神经周围有动脉损伤，应争取同时吻合动脉以保证局部血液供应。⑨将缝合后的神经置于健康的软组织床上，最好是肌肉表面，避免使其处于瘢痕组织中或骨骼表面。

3. 神经束膜缝合术　具体操作分为两种：神经外膜与束膜联合缝合术和神经束膜缝合术。

(1) 神经外膜与束膜联合缝合术：①游离神经断端，切除神经瘤，直至断端的神经束正常。②显微镜下检查神经束的状态和分布。③用电刺激仪刺激各神经束或束组，分辨运动和感觉神经纤维：在远断端刺激神经束时，若出现肌肉收缩为运动神经，否则为感觉神经；在近端刺激神经束时若患者感觉疼痛为感觉神经，否则为运动神经。④参考神经表面的营养血管、神经干的外形及分支等方法判断断端神经束或神经束组的组合与搭配。⑤将神经断端相对侧各缝一针牵引固定，穿过外膜后再穿过束膜，注意勿穿过神经纤维，将此两膜缝合在一起，以防神经束缩回。缝合束组时可只缝其周围的束组织，并非必须穿过束膜。⑥同神经外膜缝合法，依次间断缝合前侧后翻转180°缝合后侧各靠近神经外膜的神经束膜，小的和深部的神经束可不必缝合。⑦检查并修复有无露出外膜的神经束。

(2) 神经束膜缝合术：同前述神经外膜与束膜联合缝合术，将相对应的各神经束或束组的束膜间断缝合，检查断端对接满意后间断缝合外膜数针。

一般来说，感觉与运动纤维混合束宜选用外膜缝合，运动束和感觉束分开处宜选用束膜缝合；神经干近端多为混合束，神经干的远端不同功能的神经束多渐分开，因此神经干的近端多选用神经外膜缝合，远侧断端多选用束膜缝合；神经干内结缔组织少者用外膜缝合法，结缔组织含量多者选用束膜缝合法。

三、神经移植术

整齐的神经断端应在无张力下缝合。当神经缺损少时，可通过神经两断端游离、屈曲邻近关节或神经移位等措施使神经直接缝合。切不可在张力条件下缝合，否则会妨碍神经纤维再生。

1. 手术指征　①神经损伤呈完全性，临床肌电图表现及术中发现均呈完全性神经损伤表现；②神经病变切除后神经缺损在神经干直径的4倍以上。

2. 电缆式神经移植　作为移植材料用的皮神经一般较细，常需要4~6股如同电缆样合并在一起移植。修复时先将移植神经切成多段后缝合神经外膜，形成一较大神经，然后与需修复的神经缝合。由于显微外科技术的发展，该法逐渐被神经束间移植术所代替。

3. 神经束间移植术　1972年Millesi开创了在显微镜下行神经束间移植术修复神经缺损，其与神经束膜缝合术类同。术中注意要点：①神经束间移植术适用于在神经干自然分束明确、神经束功能基本分开的部位；②在神经两断端，通过比较神经束的形态、位置及数目,借助神经刺激仪刺激神经束或束组的断端以分辨感觉和运动纤维,力求精准组合与搭配;③应用显微外科技术在神经束间进行无创操作,用11-0显微缝线缝合每根移植神经束膜3~4针;④切除神经束断端瘢痕,使各神经束或束组长短不一,避免移植神经缝合在同一水平,以减少彼此粘连和瘢痕形成的机会,有利于神经纤维再生;⑤避免移植神经束的张力,移植段的长度比实际缺损长10%~15%;⑥适当去除缝合部位神经干外膜以减少瘢痕增生,有利于神经纤维再生。

游离移植神经段的血液供应好坏是神经再生的重要因素。移植的神经束血供,一方面来自神经干远近端营养血管的长入,一方面来自受纳床上新生血管的长入,因此神经束移植的中间段比两端容易发生缺血性损害。临床上用作移植的神经越细、越短越好,并把移植段放在健康、血供良好的软组织床上。

4. 有血供的神经移植

(1) 带蒂神经移植:由 Strange-Seddon 首先提出,其目的是保留移植段神经的血液供应,减少移植段神经缺血坏死,有利于神经再生。当肢体有两条并行神经同时受损,由于损伤严重,神经缺损较多,可牺牲一条神经做带蒂移植修复另一条神经。如正中神经和尺神经同时损伤并有大段缺损时,由于尺神经支配的手内在肌难以恢复,可用尺神经的近侧段修复正中神经的缺损。手术分两期进行,一期先估计要修复的正中神经长度,切除两神经的近端假性神经瘤后端对端做外膜或束膜缝合,再将移植用的尺神经近端神经束切断。备用的移植段长度约等于神经缺损长度再加3cm。切断神经束时注意保留神经外膜上的营养血管,既可保证移植段神经的血液供应,又可神经段内发生沃勒变性,正中神经近端的神经纤维长入移植段内。一般术后约4~6周,估计移植段内神经再生接近完成,两神经的血液供应已重建,可将供区神经完全切断,游离转移后与正中神经远端缝合(图7-2-1)。

(2) 吻合血管的神经移植:长段神经移植常因移植神经段的缺血性坏死而失败,特别是受纳床血供差的部位。临床上比较成熟的手术方式有以下两种。

1) 桡神经浅支带血管移植:1976 年 Taylor 将一患者的左前臂长 24cm 的桡神经浅支及其伴行的

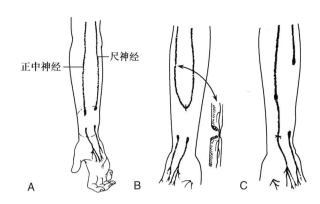

图 7-2-1　带蒂神经移植(尺神经移植修复正中神经)
A. 神经缺损情况;B. 第一期手术;C. 第二期手术。

桡动、静脉主干移植到右前臂,同时缝接了神经和血管,以代替 22cm 缺损的正中神经,术后恢复了部分感觉功能,为解决了长段神经缺损的神经移植提供了新方法。

2) 静脉动脉化的腓肠神经移植:顾玉东于1980 年首先采用,沿供区的腓肠神经走行切取腓肠神经及其伴行的小隐静脉,保护好腓肠神经和小隐静脉之间的脂肪、血管联系,切取的血管、神经比缺损多 1~2cm,将神经、血管倒置后置于神经缺损区,先吻合血管,后缝合神经。

5. 神经移位术　发生不可修复的臂丛神经根性撕脱伤,或神经损伤后功能未恢复者,可用功能次要的神经进行移位,以修复重要的神经。如选用膈神经、肋间神经、副神经移位于肌皮神经以恢复屈肘功能等。术中一般采用束膜缝合法。

6. 神经植入术　许多试验证实失神经支配的骨骼肌,采用神经植入后可使肌肉运动终板再生而恢复肌肉的功能。其主要适应证为神经肌支在进入肌肉处撕脱,或游离肌肉移植术后肌肉功能无恢复者。选择在原神经进入肌肉处,将植入神经远端分散呈束状,顺肌纤维方向埋置于肌纤维间,神经外膜或束膜与肌肉缝合固定。

第三节　周围神经损伤修复材料的选择

一、自体移植神经来源

理想的移植神经,应该是神经细长、分支少、位置表浅、容易切取、切取后供区不遗留明显的功能障碍等。多数切取的神经有知名的血管相伴行,可行吻合血管的神经移植以提高疗效。

1. 腓肠神经　是最常被切取移植的皮神经,胫神经和腓总神经干分别发出腓肠内侧皮神经和腓肠外侧皮神经,二者在小腿中部汇合成腓肠神经,随后与小隐静脉伴行,主要皮肤支配区足背外侧。其切取长度可达 30~40cm。腓肠神经的体表投影为外踝与跟腱间的中点和腘窝中点的连线,在此投影线上做切口比较容易找到小隐静脉及伴行的腓肠神经。张伯勋等根据解剖将腓肠神经分为四型:

Ⅰ型为吻合型。胫神经发出的腓肠内侧皮神经和腓总神经发出的腓肠外侧皮神经在小腿后侧中段汇合成腓肠神经并和小隐静脉伴行。此为主要类型,约占79%。

Ⅱ型为不吻合型。腓肠外侧皮神经和腓肠内侧皮神经单独行走,直至外踝处亦不汇合,外侧皮神经略粗,约占10.5%。

Ⅲ型为胫不吻合型。腓肠外侧皮神经单独构成腓肠神经,约占3.5%。

Ⅳ型为腓不吻合型。腓肠内侧皮神经单独构成腓肠神经,约占7%(图 7-3-1)。

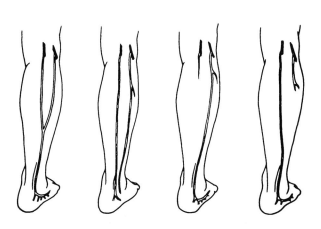

图 7-3-1　腓肠神经的解剖类型(Ⅰ型,Ⅱ型,Ⅲ型,Ⅳ型)

腓肠神经切取后的影响:①足背外侧皮肤感觉障碍:可出现从外踝至足跟及第五跖骨基底部感觉麻木,随时间延长麻木区域逐渐缩小,部分病例可基本恢复正常。②神经残端痛:神经切取后的残端形成假性神经瘤,患者诉小腿后侧疼痛,一般不需特殊处理。③切口瘢痕:较长的皮肤切口常遗留瘢痕,特别年轻女性患者有顾虑。采用皮下美容缝合技术或间断小切口皮下潜行分离神经可减轻瘢痕甚至无明显瘢痕。

2. 桡神经浅支　桡神经在进入旋后肌之前分为深、浅两支,浅支发出桡侧腕短伸肌肌支后,在肱桡肌和桡侧腕伸肌之间下行,在桡骨茎突近侧 8cm 处自深筋膜下穿出下行,跨过桡骨茎突和鼻烟窝后发出分支,支配第1、2掌骨间背侧皮肤、拇指背侧和示指近节背侧皮肤。在桡骨桡背侧,拇短伸肌和头静脉之间容易找到,一般可切取 20cm 长。与头静脉同时切取时可做吻合血管的神经移植。桡神经浅支切取后会遗留虎口区麻木。

3. 前臂内侧皮神经　发自臂丛神经下干,与贵要静脉伴行,在上臂没有分支,走行到前臂内侧后发出分支支配前臂内侧皮肤。从胸大肌止点至肘关节内侧做纵向切口,可在肱二头肌内侧缘和贵要静脉伴行的前臂内侧皮神经。尺侧上副动脉发出分支进入该神经,可将该血管连同前臂外侧皮神经及贵要静脉一起切取做吻合血管的神经移植。

4. 隐神经　自股神经发出,沿缝匠肌后缘下行,过膝关节后位于皮下,支配小腿及足内侧皮肤,长约 40cm。沿缝匠肌后缘做纵向切口,在深筋膜下方找到隐神经。切口向上延伸可跨过髂前上棘显露神经近端以切取更多的长度。

此外还有股外侧皮神经、肋间神经等可供切取。

二、其他神经修复材料的选择

1. 神经端侧缝合技术　将损伤神经的远断端缝合到相邻健康的神经干侧壁上,或取一神经段以端侧吻合的方式桥接于损伤神经和正常神经之间,使供体神经干产生侧支生芽,达到对靶器官的重新支配。1901 年国外学者 Kennedy 等首次报道了采用端侧吻合法将损伤的面神经断端与副神经侧面缝合治疗面瘫。以端侧缝合为基础的神经吻合技术在临床与试验中虽广泛应用,但修复效果参差不齐,可能的影响因素有:①端侧吻合时是否需要在神经外膜上或束膜上开窗。一些观点认为神经外膜作为神经纤维的天然屏障,具有良好的绝缘作用,如果能在外膜或束膜上开窗可使供区神经的侧芽较好地通过吻合口进入受区神经;另外一些观点认为开窗增加了手术的难度,加重了神经的损伤,反而对神经的生长速度有影响。②端侧吻合时的神经夹角。有学者发现45°角吻合可以使神经接触获得较大面积，还可使再生神经纤维行走得更为顺畅，术后随访靶器官功能恢复效果要优于90°角的吻合，且该角度术中相对易于操作，并符合数学计算面积最大化规律。还有学者认为采用螺旋式改良端侧吻合法可提高神经功能的恢复效果。神经端侧缝合技术在缺乏其他修复条件时可使用，不宜作为常规修复手段。

2. 异体神经　包括同种异体神经和异种异体神经。Albert（1885）首先报道在人体行异体神经移植。由于异体神经本身具有正常神经的三维结构，若能有效去除免疫原性后，应该是理想的移植物。采用高渗盐法、低渗联合冻干、反复冻融、冷冻加放射等物理方法或化学法最大限度脱去异体神经移植物中的细胞、髓鞘崩解碎片，保留纤维支架结构，降低异体神经免疫原性。有学者报道使用去细胞同种异体神经修复上肢神经缺损，结果显示修复5~50mm神经缺损距离效果良好，与既往自体神经报道的效果相当。国内曾有多中心临床试验，在2009—2011年间，对159例上肢感觉神经缺损患者进行了前瞻性、多中心、平行对照临床试验，结果表明：用去细胞异体神经修复术后6个月触觉优良率达到94.44%，两点辨别觉优良率为66.67%，其疗效达到使用自体神经修复的传统修复方法的疗效水平。

3. 非神经组织移植材料　随着分子生物学和组织工程学的发展，用于神经修复的材料品种越来越多。部分试验和临床使用取得一定的疗效。

（1）骨骼肌、血管等非神经组织桥接神经缺损：静脉桥接短距离神经缺损一度被认为是较好的材料和方法，因其是自体组织，组织结构与神经外膜类似，无排斥反应。但静脉壁易塌陷、变细拉长，桥接距离较长时中间易形成瘢痕。钱月楼等用预处理的肌筋膜管成功修复双侧面神经上颊支0.5cm缺损。变性肌肉的管状基膜基质与周围神经基膜管相似。但桥接距离短，其残留的基质影响轴突的再生，存在再生不良、粘连等问题。

（2）神经导管：包括不可降解和可降解神经导管，部分产品已投放市场。不可降解合成聚合物中以硅胶管为代表，其桥接修复神经缺损的疗效和传统修复方法相当。但由于其不能被吸收、在局部会出现异物反应、干扰神经再生、对神经造成卡压和

需二次手术取出等限制了其临床应用。可降解用合成聚合物制备，如用聚乙醇酸制成的Neurotube®神经导管、聚乳酸-聚己内酯共聚体神经导管等。Neurotube®神经导管已报道用于长度在30mm以内的指神经、正中神经等神经缺损的临床修复，术后感觉神经功能接近自体神经移植，运动神经功能也得到较好恢复。可降解神经导管用于桥接神经断端，可用于修复短段神经缺损，对于没有神经缺损者也可作为套管连接神经断端从而代替传统的神经端端缝合。以合适直径的套管套接损伤的神经断端，并在断端之间留约2mm的间隙，其神经功能恢复效果要明显优于传统的神经外膜缝合。目前国内北京大学人民医院和中国纺织科学研究院发明的中空圆柱形甲壳质脱乙酰生物套管长10mm，厚1mm，内径有4mm、5mm、6mm，可以适应人体不同直径的神经修复。临床使用该套管作为实验组修复上肢周围神经损伤，和采取传统的神经外膜缝合方法做对照组，对术后的神经恢复情况进行临床观察，结果显示神经修复后6个月后，套管套接组优良率78.57%，传统神经外膜缝合组优良率仅28.57%。其临床效果明显好于传统的神经外膜缝合，具备临床替代神经外膜缝合的可行性。

第四节　周围神经损伤的康复治疗

周围神经损伤后，早期水肿、无菌性炎症反应影响神经的修复和再生，而神经损伤本身及损伤周围均可产生瘢痕组织，导致神经粘连和瘢痕压迫，形成卡压，影响神经再生。物理治疗可通过扩张血管、改善神经和周围组织的血液循环及营养代谢来提高局部组织免疫细胞吞噬功能，使神经肌肉兴奋性和生物电活性升高，有效促进瘢痕的软化和吸收，延缓肌肉的失用性萎缩。周围神经损伤发生后，功能障碍的恢复离不开康复治疗。合适而有针对性的综合康复治疗不仅能预防和减轻并发症，且能促进神经的修复和再生，最大限度地恢复功能，减少残疾。

一、周围神经损伤后急性期康复

周围神经损伤或术后2周内，康复的目标是针对致病因素去除病因，消除炎症，减轻水肿，减少对神经的损害，预防关节挛缩的发生，为神经再生做

准备。

1. 受累肢体的保护　用石膏、支具或毛巾等将受累肢体各关节保持在功能位。若受累肢体出现肿胀应抬高患肢、弹力绷带包扎、作轻柔的向心性按摩与受累肢体的被动活动、冰敷等以促进肿胀消退。受累部位因感觉减退或丧失易继发外伤，可戴手套、袜套等保护。清洗伤肢时防止水温过高导致肢体烫伤。

2. 受累肢体各关节的主、被动活动　由于肿胀、疼痛、肢体不良位置、肌力不平衡等因素，周围神经损伤后常易出现关节挛缩或畸形，故受累肢体各关节早期易进行关节各轴向的主、被动活动，每天至少1~2次。应注意在神经损伤的急性期，动作轻柔，运动量不宜过大，防止关节强直和肌肉萎缩。根据神经损伤后肌力的不同采取不同的训练方法。肌力损伤分为4级，1级损伤较重，4级最轻。1级采用肌肉的收缩练习及被动按摩法，2级采用负荷运动方式及助力运动，3级可采用主动运动练习，4级则采用阻力运动练习。特别注意在神经、血管、肌腱修复术后的保护性运动，避免出现过度活动导致缝合处撕裂而得不偿失。

3. 物理疗法　早期应用短波、热敷、蜡疗、红外线照射、激光照射等，可改善局部血液循环、缓解疼痛、松解粘连、促进水肿吸收。治疗时要注意温度适宜，防止因感觉障碍和局部血液循环差时发生烫伤。使用神经肌肉电刺激可产生阿片样肽、γ 氨基丁酸及生长因子抑制素等，可明显抑制疼痛。

4. 高压氧治疗　高压氧是神经康复治疗常用手段之一，对受损神经恢复的积极作用已得到基础研究和临床应用证实，不仅适用于中枢神经损伤，对周围神经损伤的恢复亦有明显的效果。

二、周围神经损伤恢复期康复

周围神经损伤2周后，急性期的炎性水肿消退，进入恢复期。康复治疗的重点是促进神经再生、保持肌肉治疗、增强肌力和促进感觉功能恢复。

1. 心理护理　周围神经损伤后，患者对治疗结果、经济负担、家庭和工作的影响等担忧，部分患者还会有难以忍受的烧灼样疼痛感，容易产生焦虑、恐惧、烦躁等心理反应。应对患者进行耐心细致的心理疏导，了解患者需求，将疾病的相关情况、治疗方案、康复计划、恢复效果详细告知患者，取得患者的信任，协助患者建立乐观的心态，树立康复信心。要充分调动患者的主观能动性，使患者意识到不能单纯依靠医生和治疗师。疼痛明显者给予镇痛药物以缓解疼痛。

2. 运动疗法　根据受损神经支配肌肉的肌力而采用不同的训练方法和训练量，其训练量以不影响第2天治疗为原则，尽可能多次训练。①肢体肌力为0时，治疗师或家属帮助患者被动活动各关节，避免出现关节挛缩畸形；②肢体肌力为1~2级时，患者主动练习肌肉收缩，治疗师协助、健侧肢体帮助、滑轮悬吊带等器械帮助练习肢体各关节活动；③肌力2~3级时采用范围增大的助力活动、主动运动等，并逐渐减少辅助力量；④肌力3~4级时采用抗阻力运动，同时进行耐力、协调性、平衡性训练。

3. 物理治疗　根据医疗条件和患者情况选用合适的物理治疗。

（1）光疗法

1）激光治疗：常用的种类有 He-Ne 激光、CO_2 半导体激光，均为小功率。可促进神经外膜生长连续性、再生神经纤维数量增多和再生纤维通过率高等。激光的热作用和生物效应作用于神经元，可促进损伤神经的新陈代谢，加速轴突再生的功能。

2）红外线疗法：主要应用红外线的热效应，改善损伤神经局部的血液循环，加速组织代谢，促进炎症水肿吸收，为轴突再生创造条件。

（2）神经肌肉电刺激治疗

1）高频电疗法：小剂量超短波治疗可扩张血管、改善局部血液循环和神经营养、加速神经髓鞘和轴索的再生等。

2）中频电疗法：周围神经损伤后应用的多为调制中频电疗法，具有消炎镇痛、促进血液循环及淋巴回流、锻炼骨骼肌、提高平滑肌张力和调节自主神经功能等作用。采用10b 150Hz的低频调制波，2 000~5 000Hz的中频载波。调制方式有连续、断续、间歇及变频调制波4种。

3）低频电疗法：脉冲电流，低频脉冲电流刺激病肌可引起肌肉节律性收缩，促进局部血液、神经再生和神经传导功能恢复循环，延缓肌肉萎缩，抑制肌肉纤维化。还可刺激中枢神经系统分泌内源鸦片物质，达到缓解疼痛目的。

（3）超声波治疗：多采用小剂量脉冲式超声，因而热效应小，可以促进肌肉神经再支配。超声的机械作用可以促进及诱发许多化学变化，起到加强代谢、改善组织营养的作用。引导神经突起生长，促进髓鞘形成，加速再生轴突的成熟，还可能有神经趋化作用。

（4）其他物理疗法：如水疗法可通过温水浸浴缓解肌肉紧张，促进局部循环，松解粘连，水的浮力有助于瘫痪肌肉的运动，水的阻力使肢体运动速度慢，防止运动损伤的发生。针灸、艾灸疗法通过穴位刺激达到舒筋活络、行气通血、调理经脉、促进神经功能恢复。

4. 推拿、按摩训练　根据病情不同部位运用不同手法。沿神经走行方向按摩、叩击，既可促进血液循环，又能了解神经生长情况。推拿疗法可缓解肌肉痉挛、消除局部肿胀、分解神经肌肉的粘连，从而减轻神经压迫产生的活动不利、肌力下降、疼痛、发凉、发木等一系列临床症状，并有着修复神经和肌肉的功能，是临床治疗上肢周围神经损伤类疾病最常用的物理疗法之一。关于单纯的推拿疗法治疗神经损伤的相关文献较少，主要是因为推拿疗法的实施没有统一而确切的标准，而且不同医生的手法、力度、对按摩知识的掌握程度有所不同，很难确定手法的一致性，再加上推拿疗法很难确定标准的随机对照，限制了疗效的观察。但推拿、按摩在周围神经损伤中的康复作用毋庸置疑。

5. 作业疗法：根据功能障碍的部位、程度及要达到的目的及患者存在的问题选择不同的作业疗法。最好是日常生活中有代表性的、有实用价值、有一定难度、通过患者努力能完成的项目。如正中神经损伤可以选择捡玻璃球的方法训练，桡神经损伤选择穿针引线或弹钢琴式方法训练，尺神经损伤可选择夹纸、撕纸的方法训练。不断增加训练的难度和时间，以增强肌肉的力量和灵活性。应注意因感觉障碍导致的机械性摩擦损伤。

6. 感觉功能训练：大脑皮质对新生神经末梢传来的刺激有一个"认识"的过程。周围神经损伤后期，在原有康复训练的基础上，应开始进行感觉功能训练，包括冷热觉训练、定位训练和两点辨别觉训练，使上肢能够准确地恢复原有保护觉及正确识别刺激部位和辨别差别小的物体。如闭眼触摸不同形状、大小、质地的物件并鉴别。

三、家庭康复计划

周围神经损伤后，其恢复过程较为漫长，患者很难从受伤或发病后到完全恢复均住院治疗。在住院期间经过系统正规治疗后患者已掌握了有效的康复方法，出院时根据患者神经损伤的种类、部位、功能受损的情况、目前功能恢复情况、院外治疗条件等，帮助其指定切实可行并有效的康复措施。

1. 随访　定期随访，了解患者的康复进展和遇到的困难并给予指导，有条件者可每1~2周来院复诊一次。

2. 患者的出院教育　患者出院后脱离了医生的面对面指导，必须清晰意识到自身的病情。应详细告知患者的病情、康复措施以及可预见的最终结果。特别是肢体无感觉区要重点保护，经常检查防止出现烫伤、抓伤、刺伤等意外伤害。可每日温水浸泡后涂抹油膏防止皮肤干燥、皲裂。自制或定制无感觉肢体的保护性袖套。

3. 家庭和社区康复　积极参加力所能及的家庭劳动，尽可能生活自理是一种有效的康复训练。临床中常可见部分周围神经功能损伤后恢复不完全者通过积极的生活训练，能使受损的肢体灵活运用，使其对生活和工作无明显影响。目前很多社区均有健身场所，选用合适的健身器械协助康复既节约资金，又行之有效。

4. 职业康复　遗留功能障碍的患者应根据自己的才能和兴趣积极参加力所能及的工作。在工作中不断改善肢体功能。

（周立义）

参考文献

[1] WOOLFOLD T J, TORIUMI D M. The enhancement of nerve regeneration using growth factors [J]. J Long Term Eff Med Implant, 1995, 5(1):19-26.

[2] MEAKIN S O, SHOOTER E M. The nerve growth factor family of receptor [J]. Trends Neurosci, 1992, 15(9):323-331.

[3] GLAZNER G W, MORRISON A E, ISHII D N. Elevated insulin-like growth factor (IGF) gene expression in sciatic nerves during IGF-supported nerve regeneration [J]. Brain Res Mol Brain Res, 1994, 25(3-4):265-272.

[4] PU S F, ZHUANG H X, ISHII D N. Differential spatio-temporal expression of the insulin-like growth factor genes in regenerating sciatic nerve [J]. Brain Res Mol Brain

Res,1996,34(1):18-28.

［5］方有生.周围神经损伤的药物治疗现状和进展[J].现代康复,2004,4(11):1610-1612.

［6］杨渐,俞昌喜.周围神经损伤的药物治疗进展[J].中国适用神经疾病杂志,2010,13(11):91-92.

［7］顾玉东.提高周围神经损伤的诊疗水平[J].中华创伤骨科杂志,2003,5(1):1-4.

［8］WANG Q,ZHANG C,ZHANG L,et al. The preparation and comparison of decellularized nerve scaffold of tissue engineering［J］. J Biomed Mater Res A,2014,102(12):4301-4308.

［9］CHO M S,RINKER B D,WEBER R V,et al. Functional outcome following nerve repair in the upper extremity using processed nerve allograft［J］. J Hand Surg Am,2012,37(11):2340-2349.

［10］HE B,ZHU Q,CHAI Y,et al. Safety and efficacy evaluation of a human acellular nerve graft as a digital nerve scaffold：a prospective,multicentre controlled clinical trial［J］. J Tissue Eng Regen Med,2015,9(3):286-295.

［11］ZHANG P,HE X,ZHAO F,et al. Bridging small-gap peripheral nerve defects using biodegradable chitin conduits with cultured schwann and bone marrow stromal cells in rats［J］. J Reconstr Microsurg,2005,21(8):565-571.

［12］ZHANG P,ZHANG C,KOU Y,et al. The histological analysis of biological conduit sleeve bridging rhesus monkey median nerve injury with small gap［J］. Artif Cells Blood Substit Immobil Biotechnol,2009,37(2):101-104.

［13］张培训,寇玉辉,韩娜,等.可降解生物套管小间隙套接法修复周围神经损伤的临床观察[J].北京大学学报(医学版),2012,44(6):842-846.

［14］张晗,徐义明,白跃宏.周围神经损伤后物理治疗及进展[J].中国康复,2011,26(5):376-379.

［15］侯红艳,刘诗翔.周围神经损伤康复治疗研究进展[J].临床军医杂志,40(2):482-483.

［16］顾玉东,王澍寰,侍德.手外科手术学[M].上海:复旦大学出版社,2010.

［17］王澍寰.手外科学[M].3版.北京:人民卫生出版社,2011.

第 八 章　永久性周围神经损伤的功能重建

第一节　重建方法和原则

永久性周围神经损伤系脊神经瘫痪-肌肉瘫痪的一种类型,通常指周围神经干的严重损伤,失去了神经修复的可能性,或修复后神经功能的恢复未获得满意的效果,经长期治疗不再改善。其功能重建的方法和原则基本一致。

一、永久性周围神经损伤的认定

1. 损伤程度　永久性周围神经损伤常发生在复杂性损伤中,只有完全无修复可能性者才考虑功能重建。随着技术进步,许多复杂的周围神经修复术得以完成,如以前束手无策的臂丛神经根性撕脱伤通过神经移位术等恢复功能。不具备条件的医疗单位不能武断的判定患者无修复可能。

2. 损伤时间　周围神经损伤 1 年以上者多认为无修复价值。此时神经干内大量纤维组织增生,施万细胞塌陷,神经束膜管皱缩、塌陷,整根神经干变细,肌肉萎缩,肌重量减轻,在肌纤维未完全纤维化之前,仍可录得纤颤电位,肌肉运动终板在半年后染不出来,皮肤感觉器出现萎缩和消失。但此观点并非绝对,Trail(1985)报道尺神经损伤后 9 年修复,术后运动、感觉恢复优良;张咸中(1987)报道 1 例正中神经损伤后 9 年修复,运动和感觉功能均恢复;陆裕朴(1990)报道 169 例晚期神经修复经验,认为无论伤后多久,均应积极修复。因此要规定一个时限来划分修复或不修复、其病理改变是可复性还是不可复性是比较困难的。其实早期修复不等于可以恢复,而晚期修复仍有部分病例可以恢复。

二、功能重建方法

根据患者肢体功能丧失情况,以及可供修复的条件,通过各种功能重建手术来恢复患肢的某些功能。目前成熟的常用技术有肌肉、肌腱移位、关节融合术。功能重建有时需多次手术,治疗开始前须统筹安排,合理计划,掌握修复的时机,合理安排手术的先后次序。如臂丛神经损伤后,先修复手的功能,再修复肘关节功能,最后修复肩关节功能。必须在一次手术取得效果且效果稳定后再考虑下一次手术。

三、功能重建原则

1. 关节良好的被动活动　被重建的关节须有良好的被动活动范围,僵硬、挛缩的关节需行功能锻炼甚至必要的关节韧带松解术。单行肌腱转位术不能矫正关节的挛缩和僵硬,术后肌腱不能适时进行活动,肌腱与周围组织产生永久性粘连,导致手术效果差甚至无效。

2. 肌肉、肌腱转位区域良好的软组织床　转位的肌肉、肌腱应位于健康的软组织床上,防止与粗糙的瘢痕或骨面形成粘连,必要时行皮瓣手术替代瘢痕,改善软组织条件。

3. 严格掌握手术适应证　用简单的带蒂肌肉移位重建则不用游离肌肉移植重建。功能重建包括带血管神经蒂的肌肉移位与吻合血管神经的肌肉移植重建两大类。此类手术以牺牲肌肉原来功能为条件,重建丧失的部分功能。因此,术前要注重患者损伤神经功能与重建方法的评价。由于游离肌肉移植术相对复杂,影响功能恢复的因素众多,应严格掌握适应证,能用简单的带蒂肌肉移位重建则不用肌肉游离移植重建。

4. 转位的动力肌有 4 级以上的肌力 通常转位后的肌力会下降一个等级,低于 4 级肌力的手术疗效差。

5. 移植肌起止点、行程和张力的正确选择 选择移植肌的直线走行,供移位的动力肌宜取协同肌,其次取拮抗肌。移位后使其张力稍高于正常,但张力过高可能会发生弹簧超限牵引,甚至肌肉萎缩,固定过松显然不利于发挥移位肌的作用。

6. 选择合适的转位肌 通常选择不牺牲或丧失次要功能修复重要功能。如不能用丧失手指的屈曲功能去修复手指的背伸功能。

7. 一般不宜将一块肌肉分成两部分,一半留置在原位,另一半转移至新止点,达到与原肌相拮抗的功能。但胫前肌、胸大肌、背阔肌等可以达到这一目标。

8. 移位肌的新止点最好植入骨内,如移位肌要缝合到瘫痪的肌腱上,距该腱止点越短越好,以避免被拉松而影响远期疗效。

9. 术后外固定时间取决于不同的部位、年龄和肌腱止点连接于何种组织。

第二节 上肢功能重建

一、肩外展功能重建术

(一) Mayer 法斜方肌移位重建肩外展功能
用斜方肌来修复三角肌功能的方法。该法在游离斜方肌至肩部的止点后,用股阔筋膜延长斜方肌,最后将筋膜远端缝合固定于三角肌止点处。

1. 适应证 三角肌瘫痪,斜方肌肌力 4 级以上,肩关节被动活动正常。仅斜方肌肌力正常,而肩关节周围肌肉严重麻痹,肩关节呈脱位或半脱位者不宜用本法。

2. 手术方法
(1) 采用全身麻醉。患者取侧卧位。自喙突起绕经肩峰至肩胛冈做 "U" 形切口,并于肩外侧自肩峰至三角肌止点做一垂直切口(图 8-2-1A)。
(2) 将肩部 "U" 形皮瓣掀起,充分显露斜方肌止点部分(图 8-2-1B)。将斜方肌从其锁骨及肩峰止点及肩胛冈 8~10cm 外剥离。将分离的斜方肌向上掀起,直至看到支配该肌的神经、血管从肌肉内穿出处(图 8-2-1C)。

(3) 分离肩外侧三角肌上的垂直切口,显露整块三角肌。于三角肌止点、肱骨干三角肌粗隆处凿一长 2~3cm、宽 1cm 的骨槽(图 8-2-1D)。
(4) 于同侧股外侧作纵切口,切取宽 8~10cm、长 22cm 的阔筋膜(图 8-2-1E)。
(5) 将取下的阔筋膜剪成两部分。将大的部分阔筋膜的一端放在斜方肌下面,用细线做间断缝合(图 8-2-1F)。
(6) 将斜方肌放下。将剩余小的一块阔筋膜覆盖于斜方肌表面,缝合其边缘(图 8-2-1G)。此时斜方肌完全包裹在两层筋膜之间。
(7) 将肩外展 135°,前屈 20°,抽紧移植的阔筋膜。将筋膜边缘于三角肌的前后缘缝合。最后将筋膜远端用粗线或钢丝作 "8" 字缝合,将粗线的两端或钢丝的两端自肱骨干骨槽处穿入,从其远端的两个小孔穿出,将阔筋膜末端塞入骨槽内,抽紧粗线或钢丝后技术打结固定。也可以不在肱骨干上凿骨槽,而是将阔筋膜远端插入三角肌止点的腱膜中,反折抽紧后牢固缝合(图 8-2-1H)。

3. 术后处理 术后用外展架将患肢固定于展位 135°、前屈 20° 位(图 8-2-1I)。4 周后开始练习肌肉收缩活动。8~10 周后需由同一医师指导患者主动肩外展锻炼,并逐渐降低肩外展固定角度。在开始时可让患者在屈肘位下练习肩主动外展,以减少斜方肌负荷,以后逐渐在伸肘位锻炼肩外展。如在锻炼过程中发现斜方肌无力或稍有松弛,则在锻炼后仍需应用肩外展架固定数周,以起保护作用。

(二) Bateman 法斜方肌移位重建肩外展功能
Bateman 法斜方肌移位重建肩外展功能的原理与 Mayer 法相同,也是用斜方肌移位来修复三角肌的功能。其方法是将斜方肌连同其肩峰、肩胛冈止点处的截骨片,在肩关节外展 90° 下,用 2~3 枚螺钉固定于肱骨大结节附近。

1. 手术方法
(1) 采用全身麻醉。患者取侧卧位。于肩上方沿斜方肌在锁骨和肩峰止点处及其前后缘做 "U" 形切口,并于肩外侧自肩峰至三角肌止点做一 7~8cm 垂直切口(图 8-2-2A)。
(2) 将肩部 "U" 形皮瓣掀起,显露斜方肌及其止点。将斜方肌从其锁骨及肩峰止点及肩胛冈处做斜形截骨,向上分离斜方肌直至神经、血管从肌肉穿出处(图 8-2-2B)。

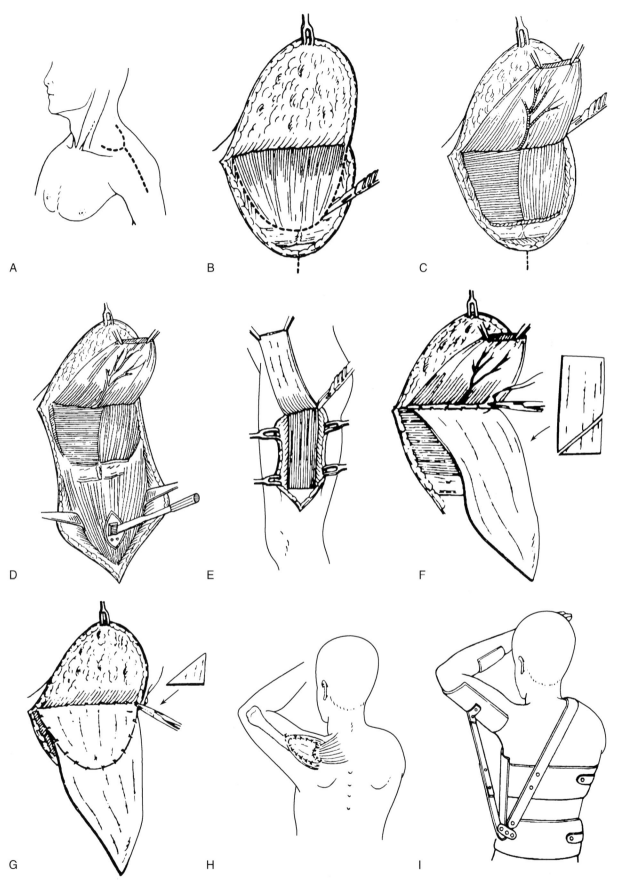

图 8-2-1　Mayer 法斜方肌移位重建肩外展功能

A. Mayer 法斜方肌移位切口；B. 显露斜方肌；C. 掀起斜方肌；D. 凿骨槽；E. 于股部切取阔筋膜；F. 间断缝合大片阔筋膜于斜方肌下；G. 小片阔筋膜缝合于斜方肌上；H. 缝合固定阔筋膜；I. 术后外固定。

（3）游离肩外侧垂直切口，显露三角肌。将三角肌从其锁骨、肩峰和肩胛冈起点处做横形切开，然后垂直切开三角肌，将三角肌劈裂成两半。翻开三角肌显露肱骨上端。在肱骨大结节处用骨凿凿一粗糙面，其面积与斜方肌止点的截骨面相同（图8-2-2C）。

（4）将肩关节外展90°，然后用2~3枚螺钉将斜方肌远端的截骨片固定至肱骨大结节上（图8-2-2D）。

（5）将劈裂的三角肌覆盖于斜方肌表面，缝合数针固定。

2. 术后处理　与Mayer法相同。

（三）肩关节固定术

肩关节固定的方法有很多,固定的位置需根据患者的年龄、职业和性别而定。

不同学者对肩关节固定的位置有不同看法,对

手术效果的评估也不一致。术前应根据患者的年龄、职业、日常生活习惯以及患者本人的愿望等,慎重考虑肩关节固定的位置。同时还需向患者交代,肩关节固定术后需较长时间的适应过程,以便于患者配合治疗。

1. 适应证　臂丛神经不可逆损伤后肩关节周围肌肉严重麻痹,肩关节呈脱位或半脱位,斜方肌及前锯肌的功能良好(因为肩关节固定后,肩胛骨的旋转功能有赖于这两块肌肉的力量),肘关节、前臂和手的功能比较满意。

2. 手术方法

（1）全身麻醉。患者取半侧卧位,肩部及腰背部用枕头垫高。术前1~2天让患者卧于床上,模仿在手术台的位置,根据肩关节固定的位置,确定肩、臂和躯干的位置关系,便于手术时参考。

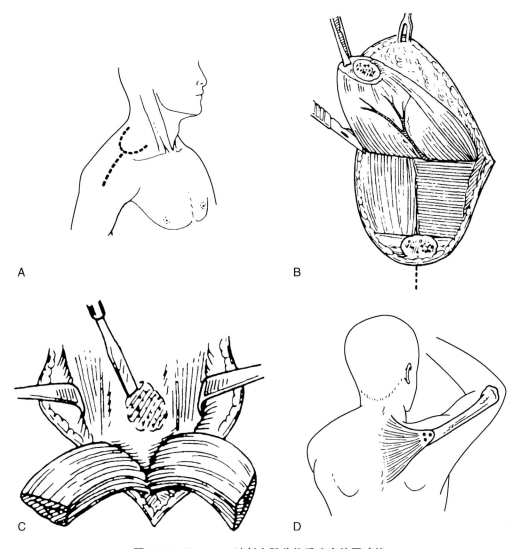

图8-2-2　Bateman法斜方肌移位重建肩外展功能
A.切口;B.游离掀起斜方肌;C.切开斜方肌,在肱骨上凿一骨粗糙面;D.固定斜方肌。

（2）于肩上经肩峰和三角肌的前后缘做一"U"形切口。三角肌的切口前缘至腋横纹处，后缘的切口与前缘切口在同一水平（图8-2-3A）。

（3）分离皮肤，显露肩峰、肩锁关节、锁骨、肩胛冈和三角肌起点（图8-2-3B）。

（4）将三角肌起点切开并将其掀起，显露肩袖（图8-2-3C）。如三角肌丰厚，可于三角肌中部纵行剖开以便翻起肌肉。

（5）切开肩袖及关节囊显露肩关节，将关节囊向大小结节方向纵行剖开，充分显露肩关节及大小结节（图8-2-3D）。

（6）切断肱二头肌长头，使关节脱位，充分切除肱骨头及关节盂的软骨面，直至外露松质骨（图8-2-3E）。

（7）根据术前设计和要求，可选用以下肩关节固定方法：

1）Moseley法：切除肱骨头、关节盂的软骨面，以及肩峰下面与肱骨头接触的所有软组织，直至骨外露。然后根据设计的位置将肱骨头向上推，使肱骨头顶在肩峰和关节盂的上部。将1枚螺钉自肱骨大结节处穿越肱骨头直至关节盂，另1枚螺钉自肩峰穿入，经肱骨头直达肱骨干（图8-2-3F）。

2）津下健哉法：切除肱骨头、关节盂的软骨面，以及肩峰下面与肱骨头接触的所有软组织，直至骨外露。然后从储骨上取1.0cm×2.0cm×2.0cm骨块，嵌入肩峰与肱骨头之间。根据设计要求，将关节维持在所需的位置。用2枚松质螺钉经肱骨头穿入关节盂，用另1枚螺钉经肩峰穿越植骨片，固定至肱骨头。肩关节间隙内填入植骨碎片（图8-2-3G）。

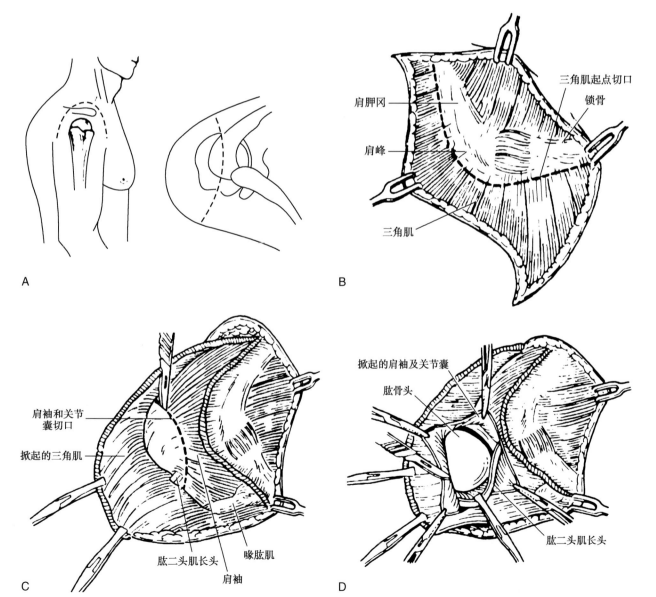

A

B

肩胛冈
三角肌起点切口
肩峰
锁骨
三角肌

C
肩袖和关节囊切口
掀起的三角肌
肱二头肌长头
喙肱肌
肩袖

D
掀起的肩袖及关节囊
肱骨头
肱二头肌长头

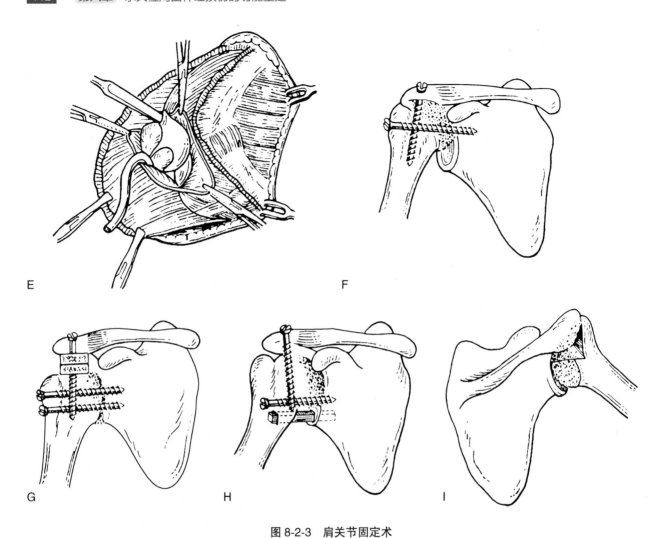

图 8-2-3　肩关节固定术

A. 切口；B. 皮下显露；C. 显露肩袖及关节囊；D. 显露肩关节；E. 切除肱骨头及关节盂的软骨面；F.Moseley 法；G. 津下健哉法；H. Beltran、Trilla 和 Barjan 法；I. Gill 法。

3）Beltran、Trilla 和 Barjan 法：切除肱骨头、关节盂软骨面，以及肩峰下面与肱骨头接触处的软组织，直到显露骨质。根据术前设计位置，将肱骨头顶在肩峰与关节盂的上部，用 1 枚加压螺钉从肱骨大结节下穿经肱骨头到关节盂。另于其下方再做一骨隧道，经肱骨头下方至关节盂。然后取 10cm 长腓骨骨干，做成铅笔形骨栓，牢固地插入此骨隧道内。再用另 1 枚加压螺钉从肩峰处进钉，贯穿肱骨头进行固定（图 8-2-3H）。

4）Gill 法：该方法由 Gill 于 1931 年首先报道。其方法是切除肱骨头、关节盂软骨面，以及肩峰下面与肱骨头接触处的软组织，直到显露骨质。于肱骨前外侧大小结节处做一楔形骨瓣并予劈开，然后将肱骨头向上推移，使肱骨头顶在肩峰和关节盂的上部，肩峰端嵌入肱骨上端的骨瓣内（图 8-2-3I）。术中可根据术前设计将肩外展置于某一角度。该

法的设计较好，方法简单，肱骨头与关节盂、肩峰有广泛的接触。近年来临床医师常加用 2 枚螺钉做内固定，1 枚经肱骨上端外侧穿入关节盂，另 1 枚从肩峰上穿越肱骨头直至肱骨干，使固定更为牢固。至今该术式仍为众多外科医师喜欢采用的术式之一。

3. 术后处理　术后应用管型石膏固定肩关节于设计的位置。石膏应包括前臂和肘关节，以控制肩关节的旋转。术后 2 周石膏开窗拆线，术后 2 个月拆除石膏，改用肩关节支具固定至肩关节牢固融合。在使用肩外展支具时，臂和前臂固定在支架上，通过肘部的铰链关节可进行肘关节屈、伸锻炼，不会对肩部产生旋转应力。总之，肩关节固定术后的外固定要求比较严格，特别是在内固定不够牢固的情况下，更需特别注意。如果内固定牢固，术后应用稳定可靠的肩外展支具固定；2 周拆线后改用

管型石膏固定 1.5~2 个月,再改用肩外展支具固定,至关节融合。

二、屈肘功能重建术

屈肘功能的重建目的是增加上肢的活动范围并实现手可以触及面部、口部,同时需要结合肩、前臂、腕及手的功能条件,确定一个合理的外科治疗方案。如果需要,屈肘功能重建的同时重建手的功能更有利于术后的练习。术前需注意肘关节的被动活动范围,若屈曲挛缩超过 30° 则需进行纠正。同样,伸直挛缩也需要治疗以达到被动屈曲超过 130°。可供选择的肌肉有:背阔肌、胸大肌、屈肌群、尺侧屈腕肌及肱三头肌。其中,肱三头肌移位不能用于需要强大伸肘力的患者,例如,需轮椅或拐杖步行器行动的残疾人。

(一)背阔肌移位重建屈肘功能术

利用背阔肌移位重建屈肘功能首先由 Shottstaedt(1955)和 Hovnanian(1956)提出。背阔肌为全身最大的扁肌,以扁腱止于小结节嵴。由于背阔肌肌力强大,血管神经蒂长而粗大,故为屈肘功能重建中首先的移位肌。其血液供应主要来自肩胛下动脉,神经支配来自胸背动脉。上臂外展时即可见血管神经在胸侧壁与肱骨之间的中点(图 8-2-4A)。

1. 适应证 背阔肌肌力 4 级以上,肩关节稳定性好,肘关节被动活动正常。在臂丛损伤的病例中,背阔肌常有不同程度的萎缩和肌力减弱,需让患者做功能锻炼,待肌力达 4 级以上时再施行手术。儿童不宜应用。

2. 手术方法 背阔肌移位重建屈肘功能通常采用双极移位法,即将背阔肌游离后,其起点缝于肱二头肌止点的肌腱上,其止点缝于喙突下肱二头肌短头的起点处。此外,采用背阔肌带其表面的梭形皮瓣的方式可较好地解决肌肉因通过隧道导致的被卡压。

(1)切口:术前根据测量设计皮瓣并用甲紫标出。因为肌肉移位后其起止点需做编织或反折缝合,所以切取肌肉的长度要比测量的实际长 6~8cm。此外,尚需根据肱二头肌肌腹中部的位置和长度,在背阔肌上标出梭形皮瓣的位置(图 8-2-4B)。一般该梭形皮瓣宽 5~6cm,长 12~14cm。

(2)于背阔肌外侧缘切口分离进入,在背阔肌与前锯肌之间分离背阔肌。从远端至近端用钝性分离的方法掀起肌肉,在肌肉下可以看到支配肌肉的胸背血管和神经外侧支的末梢。继续用逆行法分离肌肉,注意保护肌肉下的血管与神经。于腋下 5~6cm 处显露进入肌肉处的胸背动静脉和胸背神经。分离显露胸背动静脉内侧支,以及胸背动静脉的交通支,分别予以切断结扎。然后在安全保护血管神经蒂的情况下,切开梭形肌皮瓣的内侧缘,切断带有腰背筋膜的肌肉远端(图 8-2-4C)。一般肌肉切取的宽度应比皮瓣的宽度大 2~3cm。

(3)于腋部做横向切口,于肱二头肌中央做纵向切口,至肘部时做向桡侧的横切口(图 8-2-4D),以显露肱二头肌。分离切口两侧的皮肤,在肘部显露肱二头肌腱(图 8-2-4E)。于结节间沟处切断背阔肌止点。此时整块移植肌肉只有血管神经蒂于腋部与机体相连。注意保护血管神经蒂,避免其受损伤或发生扭转。

(4)缝合背部切口。

(5)将背阔肌皮瓣覆盖于肱二头肌表面。在肘部将其起点穿入肱二头肌腱,并反折后牢固缝合。其后将肌皮瓣在臂的远端部分做皮下及皮肤缝合。将肘关节被动屈曲至 60°~70°,再将背阔肌止点上移至喙突下肱二头肌短头处,并将其穿入肱二头肌短头,抽紧肌肉后反折缝合(图 8-2-4F)。

(6)缝合肌皮瓣及腋部切口。

3. 术后处理 术后用颈腕吊带和胸带将患肢固定在屈肘 60°~70° 位,2 周后拆线。术后 6 周用颈腕吊带控制肘关节在 90° 位,锻炼屈肘功能。术后 8 周去除颈腕吊带,锻炼肘关节的屈、伸功能,并辅助物理治疗。

(二)胸大肌移位重建屈肘功能术

胸大肌分为 3 个部分:锁骨部,胸肋部及外侧部。Clark 于 1946 年首先报道用胸大肌的胸肋部分移位修复肱二头肌,重建屈肘功能。该法以双极移位的效果好,主要是因双极移位易于调整肌肉的张力。

1. 适应证 肱二头肌和肱肌麻痹,胸大肌肌力达 4 级以上,肩关节稳定性好,肘关节被动活动正常。年轻女性慎用。

2. 手术方法

(1)全身麻醉。患者取仰卧位。取胸大肌 - 三角肌间沟与胸大肌胸肋部、腹直鞘上部前面的弧形

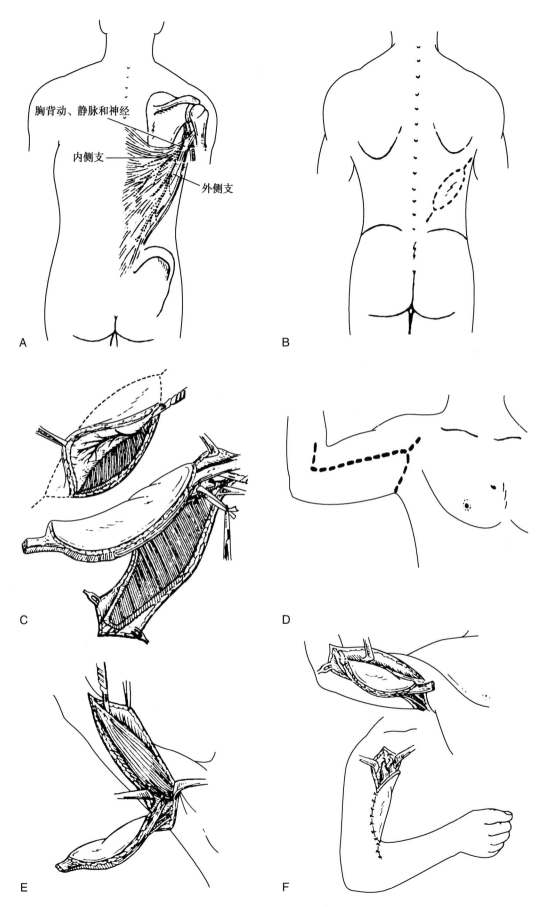

图 8-2-4 背阔肌移位重建屈肘功能术

A. 背阔肌的血管、神经分布；B. 背阔肌部切口；C. 游离背阔肌；D. 腋、臂部切口；E. 受区准备；F. 缝合背阔肌皮瓣。

切口(图 8-2-5A)。

(2) 在胸部切口内,向两侧游离皮瓣,充分显露胸大肌胸肋部。在胸大肌外侧部游离肌腹下缘,沿此肌腹向下、内游离,将其下方起点连同一部分腹直肌前鞘一起切下。分离胸大肌下 1/3 部时,应注意保护胸前神经及伴行血管(图 8-2-5B)。

(3) 将胸大肌的胸肋部游离掀起至胸前(图 8-2-5C)。然后将其卷成筒状,并用细线缝合(图 8-2-5D),使神经血管包裹在肌管内。

(4) 于胸大肌 - 三角肌间沟至肘部切口间做一宽大的皮下隧道。

(5) 将筒状的胸大肌自胸大肌 - 三角肌间沟的切口,经皮下隧道拉至肘部切口(图 8-2-5E)。注意保护神经血管蒂,避免受损伤或发生扭转。

(6) 将胸大肌远端与腹直肌鞘部分穿入肱二头肌腱,反折后予以牢固缝合。然后将肘关节被动屈曲至 60°~70°,将胸大肌胸肋部在肱骨大结节脊处的止点切下,抽紧胸大肌,将其止点肌腱穿入喙突下肱二头肌短头,反折后做牢固缝合(图 8-2-5F)。

(7) 缝合所有切口。

(三) 尺侧腕屈肌倒转重建屈肘功能术

Ahmad 于 1975 年首先报道用尺侧腕屈肌倒转重建屈肘功能,此原始设计是将尺侧腕屈肌自其肌腱部向近端游离至前臂近中 1/3 处,然后将肌腱及肌肉倒转,在屈肘 90° 位,将肌腱用"U"形钉固定在肱骨中段粗糙的骨面上。1981 年,杨志明等通过 50 例尸体解剖,改良了这一手术,并报道了一组病例的临床效果。解剖发现尺侧腕屈肌的动脉血供来源于尺动脉,呈节段性,一般有 4~6 个动脉分支,其中 3 个分支位于整个前臂近侧 1/3 段内。神经支配来自尺神经,有 1~3 支肌支,均在前臂近侧 1/3 内进入肌肉。阐明了逆向游离尺侧腕屈肌可至前臂中 1/3 交界处(即第 3 个动脉分支处),此时整块肌肉的血液循环和神经支配不会受到影响。

1. 适应证 适用于肱二头肌麻痹,无条件施行背阔肌或胸大肌移位修复,同时手部功能良好,肘关节被动屈曲好,尺侧腕屈肌肌力正常,肱三头肌肌力 4 级以上,屈指、屈腕肌力正常。

2. 手术方法

(1) 于前臂内侧,沿尺侧腕屈肌轴线,自腕横纹至肘下 7~8cm 处做纵向切口(图 8-2-6A)。

(2) 显露尺侧腕屈肌远端 2/3 部分。自腕横纹处将其肌腱切断,逆行将肌腱及肌腹向近端游离。切断结扎远端 2/3 部分的动、静脉分支。约于前臂全长近中 1/3 交界处见第 3 个动脉分支进入肌肉,可向近端游离该分支 1~2cm(图 8-2-6B)。要避免损伤该动脉分支。

(3) 肘部做一横切口。自该切口至前臂切口近段做一宽松的皮下隧道,将尺侧腕屈肌肌腱经此隧道从肘部切口抽出。注意勿将肌腹扭转。然后于肱二头肌与三角肌间沟处做一纵切口显露三角肌止点;从该切口向肘部切口再做一宽松的皮下隧道,通过该隧道将尺侧腕屈肌腱从肘部切口拉至臂上方切口三角肌止点处(图 8-2-6C)。

(4) 将逆转的尺侧腕屈肌的肌膜,在肌腹逆转处与邻近肌肉的肌膜间断缝合数针固定(图 8-2-6D)。缝合前臂和肘部切口。然后将尺侧腕屈肌腱穿入三角肌止点处的肌腱,将肘关节被动屈曲至 80° 位,抽紧尺侧腕屈肌,反折后与三角肌肌腱做牢固缝合。缝合后肘关节自然伸直至 90° 位,此张力最为适宜。最后缝合臂部切口。

3. 术后处理 术后用长臂石膏后托将肘关节固定于屈曲 80° 位。术后 4 周去石膏托使用颈腕吊带,将肘关节置于 90° 位,锻炼肘关节主动屈曲功能。术后 6 周去除颈腕吊带,锻炼肘关节屈、伸功能,并辅助物理治疗。

三、伸腕、伸指功能重建术

主要指桡神经经不可逆损伤时的功能重建。桡神经支配肌肉的关键功能是伸腕,只有腕关节保持在伸展位,手的握力才能得到充分地发挥。伸拇和伸指,特别是掌指关节,也是需要在桡神经损伤后重建的功能。而旋后功能只是减弱,并不是完全丧失,因为肱二头肌有部分前臂旋后功能,因此,旋后功能不需要重建。

伸腕、伸指功能重建的常用方法是应用正中神经和尺神经支配的前臂屈肌移位重建其功能。前臂掌侧浅层屈肌群是伸腕、伸指功能重建常用的肌肉,主要包括旋前圆肌、桡侧腕屈肌、掌长肌和尺侧腕屈肌。今在临床上被公认为是 1960 年 Boyes 提出的肌腱移位组合方式,即用旋前圆肌移位修复桡侧腕长、短伸肌,尺侧腕屈肌移位修复指总伸肌,掌长肌移位修复拇长伸肌的方式。

肌腱移位重建伸腕、伸指功能术后多功能恢复

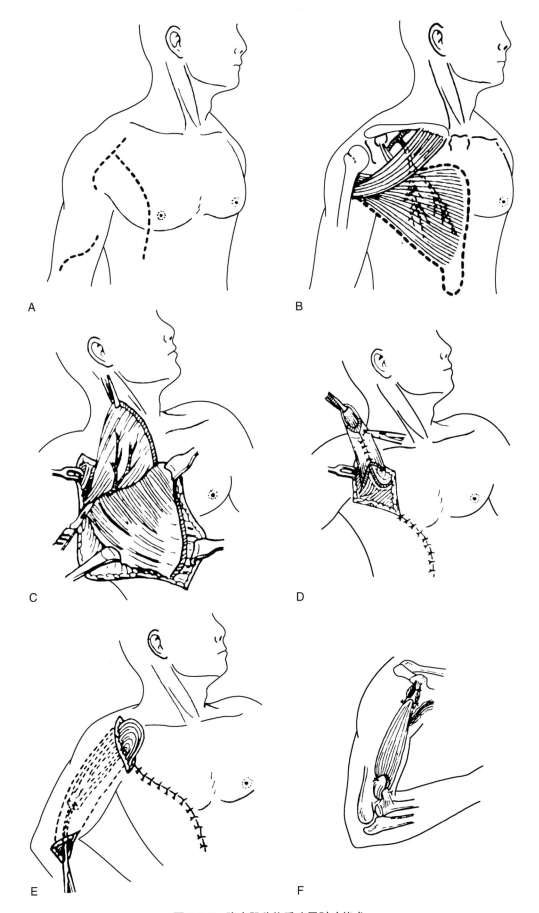

A

B

C

D

E

F

图 8-2-5　胸大肌移位重建屈肘功能术

A. 切口；B. 血管神经蒂；C. 游离胸大肌胸肋部；D. 将胸大肌卷成筒状并做间断缝合；E. 移位胸大肌；F 缝合胸大肌起止点。

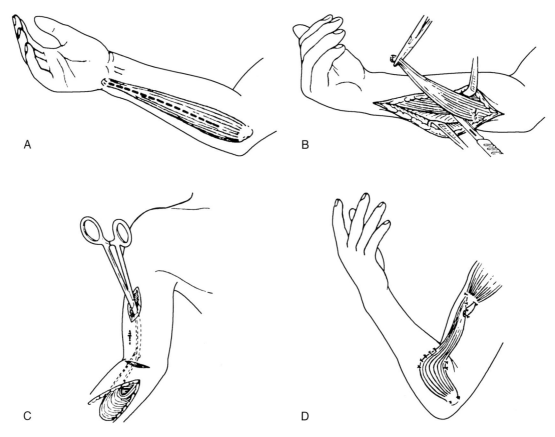

图 8-2-6 尺侧腕屈肌倒转重建屈肘功能术
A. 切口;B. 逆行分离尺侧腕屈肌;C. 移位尺侧腕屈肌;D. 缝合固定。

良好,移位肌腱张力调节的原则为术中张力不能太大以限制手指及腕关节的屈曲,并要考虑到术后张力较术中会有些下降。术后常有屈腕功能不同程度的受限,需在手术前向患者予以适当的交代。

(一)伸腕功能重建术

1. 适应证 肱骨中、下段及以上部位的高位桡神经损伤,神经无法修复或修复后功能未恢复,而正中神经和尺神经功能正常者。

2. 手术方法

(1)臂丛神经阻滞麻醉,于前臂中段桡背侧、肱桡侧与桡侧腕长伸肌间做6~7cm长纵向切口(图8-2-7A)。

(2)将肱桡肌牵向内侧并与桡侧腕长、短伸肌腱间分离,显露旋前圆肌腱在桡骨中1/3桡侧面及背面的止点。将肌腱连同其止点处的骨膜从桡骨上切下(图8-2-7B),并用止血钳牵起,沿旋前圆肌纤维的走向,于其两侧斜向内上方向近端加以游离,使其能自由活动。

(3)将旋前圆肌腱插入桡侧腕长短伸肌腱内。腕背伸30°~40°,用血管钳抽紧旋前圆肌腱,向近端抽紧桡侧腕长、短伸肌腱的近端,将肌腱编织缝合(图8-2-7C)。然后将旋前圆肌腱反折后缝合于其肌腱的近端(图8-2-7D)。缝合后前臂在水平位腕关节处于15°~20°位而不下垂为最理想的肌肉张力。如肌腱缝合后腕关节仍下垂,应拆除缝线,重新调并重新缝合肌腱。

3. 术后处理 用石膏将患肢于腕关节充分伸展位固定3~4周,拆除石膏后进行腕关节屈伸活动功能锻炼。一般情况下初期会有腕关节屈伸活动受限,应逐渐加强功能锻炼的强度,并辅以物理治疗。腕关节活动度会逐渐加大,但一般难以达到正常状态。

(二)伸指功能重建术

伸指功能重建术的适应证、麻醉和术后处理与伸腕功能重建术相同。其具体步骤如下。

1. 于前臂下段背侧做弧形切口;于前臂下段尺侧做"L"形切口,再于前臂中远1/3交界处、掌长肌腱前面做一个小的横行切口(图8-2-8A)。

2. 将掌长肌腱在腕横纹处切断,向近侧游离4~5cm后,在前臂中远1/3交界处的小切口内将其

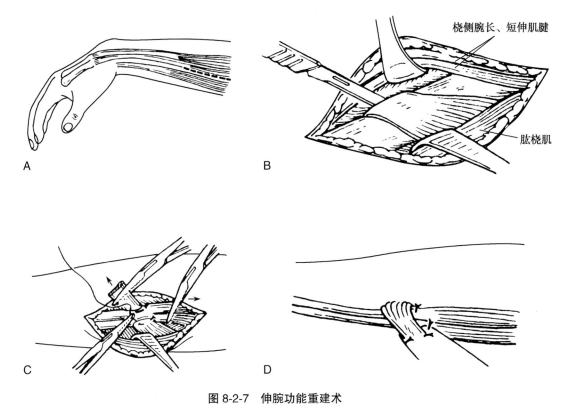

桡侧腕长、短伸肌腱

肱桡肌

图 8-2-7   伸腕功能重建术
A. 切口；B. 切下旋前圆肌；C. 旋前圆肌腱插入桡侧腕长短伸肌腱内；D. 牢固缝合。

抽出。于腕横纹尺侧将尺侧腕屈肌腱切断，将肌腱与肌腹向近端游离至前臂中远 1/3 交界处（图 8-2-8B）。在分离尺侧腕屈肌时，注意勿损伤其深面的尺动脉和尺神经。

3. 于前臂远端背侧切口显露指总伸肌腱和拇长伸肌腱（图 8-2-8C）。切除覆盖肌腱表面的前臂筋膜，以减少术后肌腱发生粘连的机会。

4. 于前臂远端背侧切口向尺侧腕屈肌分离处近端做宽松的皮下隧道，在切口的桡侧向前臂中远 1/3 处掌侧的小横切口做皮下隧道。然后将尺侧腕屈肌肌腹和掌长肌腱分别从尺侧和桡侧的皮下隧道拉至背侧做切口（图 8-2-8D）。如尺侧腕屈肌肌腹低、体积大，需在移位越过皮下隧道之前切除过于臃肿的肌腹。止血后缝合前臂掌侧切口。

5. 将尺侧腕屈肌腱插入指总伸肌腱内，将腕关节背伸 30°~40°，示、中、环和小指的掌指关节伸直 0° 位，用血管钳抽紧尺侧腕屈肌腱和向近端方向抽紧指总伸肌腱，然后逐一缝合肌腱。将尺侧腕屈肌腱远端剩余部分做水平剖开，切除上面一半，将下面一半肌腱反折，与尺侧腕屈肌腱近端处缝合（图 8-2-8E）。肌腱移位缝合后，腕关节于背伸

15°~20° 时，示、中、环和小指的掌指关节处于伸直 0° 位而不下垂，说明肌腱缝合时的张力适宜。如它们的掌指关节均下垂，说明肌腱缝合时的张力过低，应拆除全部缝线，调整张力后重新缝合。如仅有一个手指的掌指关节在上述位置发生下垂，说明该指的指总伸肌腱的张力不足，或遗漏了缝合，可于肌腱缝合处做缝缩缝合或补充缝合。

6. 将掌长肌腱插入拇长伸肌腱内，将拇指放在伸直位置，抽紧肌腱做编织缝合。缝合后再将掌长肌腱反折，缝合于掌长肌腱的近端处。肌腱移位后，当拇指被动外展时，拇指被动伸直功能良好，说明肌腱缝合张力合适。如拇指伸直不足，应拆除缝线，调整张力后重新缝合。

四、拇指对掌功能重建术

拇指的对掌活动对手的捏、握、抓等方面的功能有着重要的作用。拇指腕掌关节的活动范围和拇短展肌的功能对拇指的对掌功能尤为重要。手部正中神经不可逆损伤，或神经修复后拇短展肌功能恢复不全或无恢复，造成拇指对掌功能丧失，对此如有条件均需施行拇指对掌功能重建术。

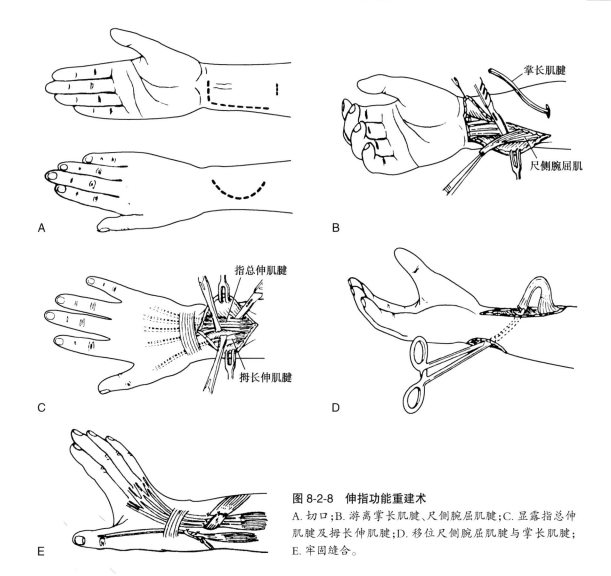

图 8-2-8 伸指功能重建术
A.切口；B.游离掌长肌腱、尺侧腕屈肌腱；C.显露指总伸肌腱及拇长伸肌腱；D.移位尺侧腕屈肌腱与掌长肌腱；E.牢固缝合。

（一）环指指浅屈肌腱移位重建拇指对掌功能术

实际上用哪一指的指浅屈肌都是可以接受的。有学者认为移位环指屈指浅肌腱会影响握力，而改用中指屈指浅肌腱。

1. 手术方法

（1）于前臂远端掌侧做弧形切口，另于环指掌指关节掌侧做一小的横行切口（图 8-2-9A）。于上述两切口内显露环指的指浅屈肌腱。再在掌部切口处将指浅屈肌腱切断，并将其从前臂远端掌侧切口抽出（图 8-2-9B）。

（2）于拇指掌指关节背侧做"S"形切口。用血管钳经此切口，沿拇短展肌的轴线，在鱼际部做皮下隧道。经此隧道将环指的指浅屈肌腱拉至拇指掌指关节背侧的切口处（图 8-2-9C）。

（3）缝合掌部及前臂远端掌侧切口。在拇指掌指关节背侧切口处，在腕关节被动屈曲 40°~50° 位，拇指极度外展和伸直位下，将环指指浅屈肌腱先缝于拇短展肌腱上，然后将其远端穿经拇长伸肌腱下，与拇长伸肌腱缝合后再反折其一残端缝合回原肌腱上（图 8-2-9D）。

（4）缝合拇指掌指关节背侧切口。在术中，当肌腱移位缝合后，需检查其移位后效果，如将腕关节被动背伸，拇指被动对掌充分，说明肌腱缝合的张力合适，且肌腱通过此短展肌轴线。如果当腕关节被动背伸，拇指内收不能对掌，说明移位肌腱在鱼际部的皮肤隧道中偏离了拇短展肌轴线，偏于轴线的背侧。如当腕关节被动背伸，拇指屈曲而不能对掌，说明移位肌腱在鱼际部的皮下隧道中偏于拇短展肌轴线的掌侧。

2. 术后处理 术后应用虎口"U"形石膏托，将拇指固定于屈腕 40°~50°，拇对掌、伸直位。4 周

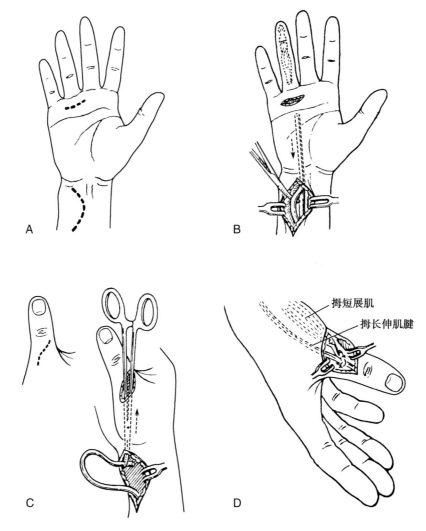

图 8-2-9   环指指浅屈肌腱移位重建拇指对掌功能术
A. 切口;B.抽出指浅屈肌腱;C.移位指浅屈肌腱;D.缝合固定。

后拆除石膏托进行拇对掌功能锻炼,并辅助物理治疗。

(二)尺侧腕伸肌腱移位重建拇指对掌功能术

1. 手术方法

(1)于前臂远端掌侧做弧形切口,显露掌长肌腱。将掌长肌腱在腕横纹处切断,并从前臂中 1/3 掌侧的小切口内抽出,切取 10~12cm 长掌长肌腱(图 8-2-10A)。

(2)于前臂背侧远端 1/3 处,沿尺侧腕伸肌腱桡侧缘做 7~8cm 长纵向切口,显露尺侧腕伸肌腱。将该肌腱在靠近止点处切断,然后向近端充分游离(图 8-2-10B)。

(3)将尺侧腕伸肌腱经皮下隧道从背侧拉至前臂远端掌侧的切口内(图 8-2-10C)。

(4)将作为移植肌腱的掌长肌腱一端,与尺侧腕伸肌腱远端做编织缝合,以延长尺侧腕伸肌腱(图 8-2-10D)。缝合背侧切口。

(5)于拇指掌指关节背侧做"S"形切口。经此切口,沿拇短展肌轴线做皮下隧道。将掌长肌腱经皮下隧道从前臂下端掌侧切口拉至拇指背侧切口(图 8-2-10E)。

(6)缝合前臂掌侧切口。于腕屈曲 40°~50°,拇指充分对掌、伸直位下,将掌长肌腱缝于拇短展肌腱与拇长伸肌腱上。

2. 术后处理   术后用前臂至拇指背侧石膏将拇指固定在外展位。4周后去石膏托进行功能锻炼,并辅助物理治疗。

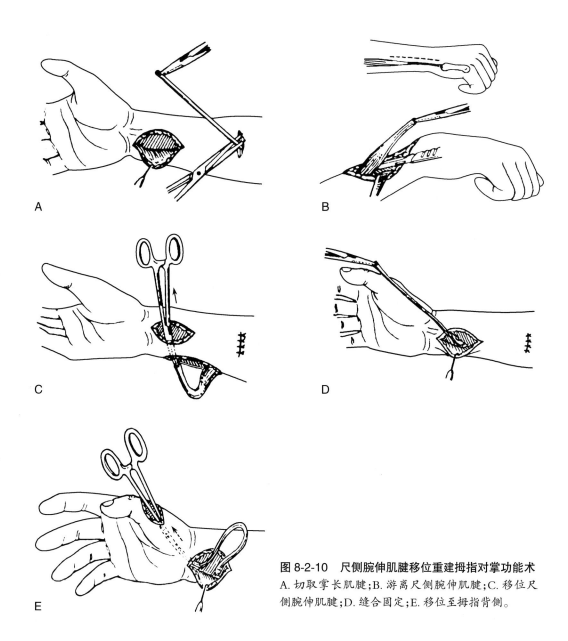

图 8-2-10 尺侧腕伸肌腱移位重建拇指对掌功能术
A. 切取掌长肌腱;B. 游离尺侧腕伸肌腱;C. 移位尺侧腕伸肌腱;D. 缝合固定;E. 移位至拇指背侧。

五、屈指功能重建术

(一) 正中神经损伤的屈指功能重建术

多为高位正中神经损伤。多采用肱桡肌代拇长屈肌,环、小指指深屈肌腱与示、中指指深屈肌腱缝合固定代替其功能(或桡侧腕长伸肌代示指指深屈肌)。

手术方法相对简单:于桡骨茎突做切口,分离切断止于其上的肱桡肌,在前臂远端掌侧切口内分离拇长屈肌和示、中、环、小指指深屈肌腱。将肱桡肌引入切口内修复拇长屈肌腱,将示、中指深屈肌腱与环、小指指深屈肌腱缝合固定在一起(图 8-2-11A)。

(二) 正中神经和尺神经同时损伤的屈指功能重建术

如高位正中神经和尺神经同时发生不可逆损伤,则所有前臂屈肌群与手的内在肌功能全部丧失。这种情况下通常用桡侧腕长伸肌腱移位修复示、中、环和小指的指深屈肌功能,用肱桡肌腱移位修复拇长屈肌功能(图 8-2-11B)。虽然桡侧腕长伸肌的移动范围只有 30mm,但指深屈肌的移动范围为 50mm,因此在肌腱移位时,可将 4 个手指都在同一屈曲度且屈指幅度较大的位置下进行缝合,并在做伸腕动作时,还能通过肌腱张力作用,使手指获得更充分的屈指活动范围和力量。

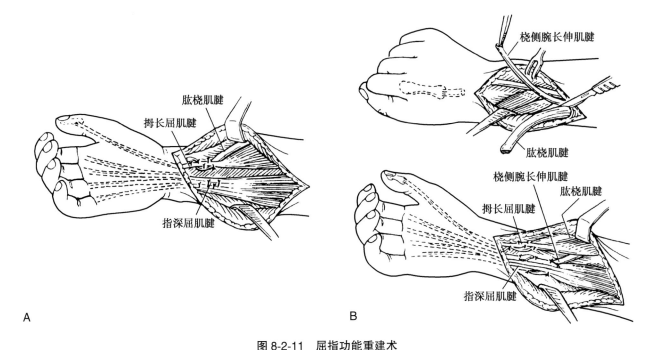

图 8-2-11　屈指功能重建术

A. 正中神经损伤的屈指功能重建;B. 正中神经和尺神经同时损伤的屈指功能重建。

第三节　下肢功能重建

下肢的主要功能是站立及行走,持重力线正常是满足功能的基本要求。当下肢周围损伤发生不可逆性损伤后,不是所有的损伤均需进行功能重建。如胫神经损伤后,足底感觉丧失是主要问题,行肌腱转位改善足趾屈曲功能意义不大。

一、肌移位重建股四头肌功能

凡股四头肌肌力2级以下,有条件者进行肌力重建术。其先决条件是髋关节无畸形及关节稳定,臀肌肌力3级以上,膝关节无畸形或畸形已矫正,关节无活动障碍;腘绳肌和小腿三头肌肌力4级以上,踝足关节无畸形。

(一)股二头肌和半腱肌肌腱转位

1. 适应证　股四头肌瘫痪,半腱、半膜、股二头肌肌力4级以上,下肢持重力线正常。

2. 手术方法

(1)硬膜外麻醉,沿股四头肌腱、髌骨及髌韧带的内侧缘做一个膝关节前内侧切口,显露髌骨及股四头肌腱。

(2)自腓骨小头远侧处至大腿中上1/3交界处做一个纵向的外侧切口,游离并牵开腓总神经,将

股二头肌腱自腓骨头上切断,向上翻转至肌腹处,在切口允许的范围内尽可能向近端游离直至其神经、血管进入该肌肉处(图8-3-1A、8-3-1B)。

(3)在大腿下段内后侧至胫骨上段做一个切口(或分二段各做5cm切口),找到并辨别清楚半腱肌并从鹅掌腱的止点处切断,向上翻转至肌腹位置。注意保护大隐静脉和隐神经。半腱肌远侧细长,容易辨认。

(4)将股二头肌和半腱肌自皮下隧道转位至髌骨切口处,注意尽可能保持肌腱呈直线穿行(图8-3-1C、8-3-1D)。

(5)调整张力后将两肌腱穿行髌韧带后交叉缝合,亦可将肌腱在髌骨处钻孔后穿孔缝合(图8-3-1E)。

3. 术后处理　石膏夹伸膝位固定4周,注意锻炼股四头肌收缩功能,8周开始负重,矫形支具佩带12周。

此外,不同术者设计有股二头肌、半腱半膜肌联合转位术,单纯股二头肌转位术,缝匠肌转位术等,其手术方式和原理大同小异。

(二)腓肠肌双极转位重建股四头肌

1. 适应证　适用于股四头肌瘫痪,腓肠肌肌力4级以上。

2 手术方法

(1)做腘窝后正中"S"切口,保护小隐静脉及

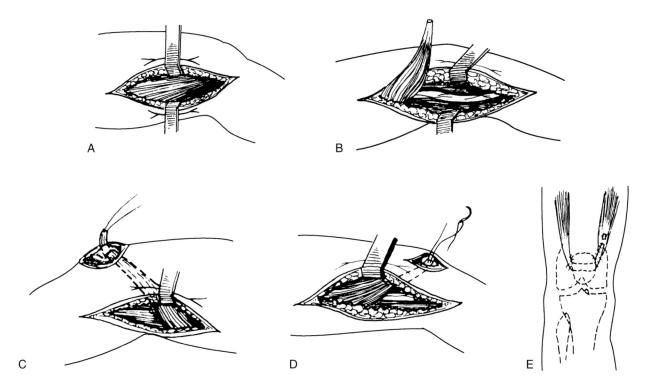

图 8-3-1 股二头肌和半腱肌肌腱转位重建股四头肌功能

A. 显露股二头肌腱;B. 游离股二头肌腱并保护腓总神经;C. 半腱肌转移至髌前;D. 股二头肌转移至髌前;E. 交辫式缝合固定。

腓肠神经,沿腓肠肌内外侧头肌间隙钝性分离,显露血管神经蒂,探查内外侧头腓肠肌如无萎缩,可选用其中之一为动力肌,以内侧头为佳。

(2) 将血管蒂游离至腘动脉起始处,将胫神经外膜切开,显微镜下分离腓肠肌内外侧头神经支,至神经纤维交叉处,然后向肌门内分离结扎血管小分支,血管蒂总长度可达 6cm 以上,血管神经蒂即制备完毕。

(3) 跟腱止点上方切断止腱,靠近肌起始处水平切断肌的起点.于股前外侧做纵向切口,向两侧分离,髌骨上横形切断髂胫束,并向上及向股外侧肌间隙深面分离,以纠正屈膝畸形,然后与腘窝作皮下隧道,髌前横切口显露髌骨,该切口与股前外侧作皮下隧道,肌瓣转入股前外侧切口,并倒转,近端向下,固定于髌骨上缘,如长度不够,可桥接一段髂胫束,亦可将半腱肌或半膜肌止点切断,自髌骨横孔穿过与腓肠肌近端缝合,调整肌张力,远端向上与髂胫束上段重叠缝合。

3. 术后处理 伸直位石膏固定 4 周。

二、踝、足部背伸、外翻、内翻功能重建

(一) 胫骨后肌前置术重建背伸功能

1. 适应证 适用于腓骨长短肌瘫痪或合并胫前肌、趾伸肌瘫痪。胫骨后肌肌力 4 级以上。

2. 手术方法

(1) 在小腿内侧中下 1/3 处,胫骨后缘做一长 4~5cm 的切口,找到胫骨后肌腱,在肌止点舟骨结节做一 3cm 的切口,找到胫骨后肌腱止点(图 8-3-2A)。

(2) 用止血钳挑起、牵拉肌腱,足出现内翻活动且移动一致,即证实为胫骨后肌腱。将止点切断并从近端切口内抽出,注意不要损伤该肌的血管和胫神经肌支(图 8-3-2B)。

(3) 做踝关节前侧皮肤切口,在胫骨前肌腱外侧缘向深部分离,恰于踝的近侧显露骨间膜,在骨间膜上开一个足够宽大的窗,将胫后肌腱穿过骨间膜引出并通过踝前支持带。

(4) 在足背第 3 楔骨或第 3 跖骨基底部做一 3cm 左右的切口,根据肌腱的方向在骨上钻孔,可将肌腱用钢丝自骨洞穿出固定在足底,或将肌腱自

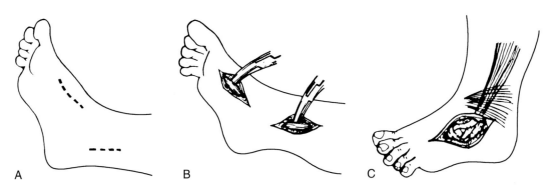

图 8-3-2　胫骨后肌前置术重建背伸功能
A. 切口；B. 显露胫后肌腱；C. 胫后肌腱穿骨间膜后在第 3 楔骨缝合。

骨洞穿出后反折与自身交辫式缝合，或用铆钉固定。注意将足背伸保持张力（图 8-3-2C）。

3. 术后处理　小腿管型石膏固定足背伸 10°位 6 周，拆除石膏后开始有计划地康复训练。

（二）胫骨前肌外置重建外翻功能

1. 适应证　适用于足外翻肌瘫痪或部分瘫痪，胫骨前肌肌力 4 级以上。

2. 手术方法

（1）在小腿中下 1/3 交界处沿胫骨前外侧做纵向切口 4~5cm，找到紧贴胫骨前外侧的胫骨前肌，在第 1 楔骨背侧做 3cm 长切口，显露胫骨前肌的止点，可在小腿切口处牵拉胫骨前肌腱加以确认（图 8-3-3A）。

（2）自止点处切断后从近端切口抽出（图 8-3-3B）。

（3）在第 3 楔骨或骰骨上做 2~3cm 切口并钻骨洞，将胫骨前肌腱自踝前支持带下无扭曲引至骨洞处，可钻两个骨洞将肌腱依次穿两骨洞后自身

交辫式缝合，或将肌腱穿骨洞至足底纽扣固定（图 8-3-3C）。

3. 术后处理　石膏固定踝关节轻度外翻位 6 周后拆石膏康复训练。

（三）腓骨长肌腱转位重建内翻功能

1. 适应证　适用于胫前肌或胫后肌瘫痪，腓骨长短肌肌力 4 级以上。

2. 手术方法

（1）在小腿外侧中下 1/3 交界处做一纵向切口 4~5cm，显露腓骨长肌腱并用血管钳挑起，可显露肌腱走行及止点（图 8-3-4A）。

（2）在第 5 跖骨基底部做一切口，可发现位置浅在的腓骨短肌腱，通过近侧切口肌腱牵拉配合，找到深部软组织中的腓骨长肌腱（图 8-3-4B），切断后自近侧切口抽出。

（3）足背第 2 楔骨背侧做 3cm 切口，将腓骨长肌腱自踝前支持带下引出自足背。注意肌腱无扭曲（图图 8-3-4C）。

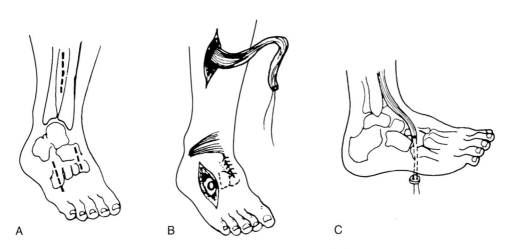

图 8-3-3　胫骨前肌外置重建外翻功能
A. 切口；B. 胫前肌腱游离切断，第 3 楔骨钻孔切口；C. 胫前肌腱穿骨洞后引至足底纽扣固定。

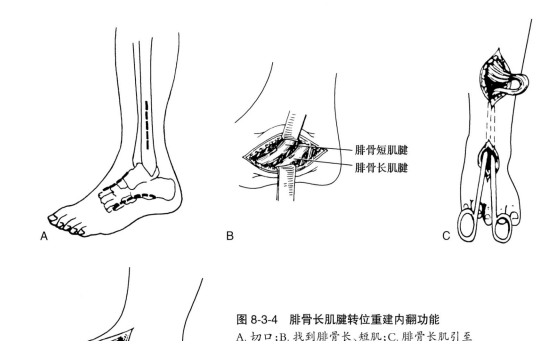

图 8-3-4 腓骨长肌腱转位重建内翻功能
A. 切口；B. 找到腓骨长、短肌；C. 腓骨长肌引至
第 2 楔骨背侧；D. 穿过骨洞后交辫式缝合。

（4）在第 2 楔骨背侧用骨钻做"U"形骨洞，将腓骨长肌腱穿骨洞后交辫式自身缝合，或穿骨洞引至足底固定（图 8-3-4D）。

3. 术后处理　石膏固定足略背伸、内翻位 4~6 周后拆除石膏，逐渐锻炼足背伸活动。

有学者改良手术方式，将腓骨长肌腱在小腿外侧处"Z"形延长切断，自第 5 跖骨基底部抽出肌腱后，再从足底自 1.2 跖骨间隙引出。重新穿皮下隧道自踝前支持带下拉回小腿外侧切口，保持张力后缝合腓骨长肌腱远近端。

（周立义）

参考文献

［1］顾玉东,王澍寰,侍德.手外科手术学［M］.上海:复旦大学出版社,2010.

［2］王澍寰.手外科学［M］.3 版.北京:人民卫生出版社,2011.

［3］韦加宁.韦加宁手外科手术图谱［M］.北京:人民卫生出版社,2003.

［4］胥少汀,葛宝丰,徐印坎.实用骨科学［M］.北京:人民军医出版社,2005.

［5］邱贵兴,戴克戎.骨科手术学［M］.4 版.人民卫生出版社,2016.

［6］王树锋,曹文德,张发慧,等.腓肠肌双极转位重建股四头肌的解剖学观察及临床应用［J］.中华试验外科杂志,1996,13（2）:87-88.

［7］钟世磐,林道贤,戴绍业.腓骨长肌腱移位治疗马蹄外翻足的新术式［J］.中华骨科杂志,1982,2（5）:261-263.

第 九 章　外周神经修复、重建和移位技术

对于神经损伤，早期的治疗方案为神经缝合或神经移植，经过 20 多年的发展，治疗方案逐步转变为神经移位。但治疗方案并非一成不变，应根据不同的情况选择不同的方案，近端神经损伤适合神经移位，而远端神经损伤更适合进行神经修复或神经移植。影响手术效果和术后恢复程度的因素有多种，其中最重要的是神经修复的方法和从损伤至手术的间隔时间。一期端端缝合仍是最优治疗方案。

第一节　神经损伤概述

一、神经损伤的机制

神经损伤按照是否开放分为闭合性损伤和开放性损伤，也可以通过损伤机制分为钝器伤和穿刺伤。钝器伤多造成神经挫伤、拉伤，穿刺伤多造成神经切割伤。

穿刺伤可以进一步细分为利器切割伤或火器贯通伤。利器切割损伤，有局部神经功能障碍时，高度怀疑神经完整性损伤，必须迅速进行手术探查。此类损伤最有可能是神经部分或完全断裂，应早期进行一期神经修复。利器导致的神经损伤一般受累范围局限，周围组织受损程度轻，因此通常能够在无张力下完成一期神经缝合。

火器伤无须立即对神经进行手术探查。多数情况下，神经是由于挫伤和牵拉力量引起神经瘤连接而非完全断裂，而且由于弹药或异物残片在局部释放热能，可能会造成神经的热损伤。虽然不需对神经进行探查，对伤处局部组织的清创也很重要，避免后期的继发性损伤。对于更为广泛的损伤，一期修复可导致损伤神经段的切除不彻底，一般应延期 2~3 周行神经修复。

钝器伤分为挤压伤、牵拉伤和撕脱伤。挤压伤最常见，可能与血肿、水肿或骨折等导致的压力增大有关。挤压伤不一定单纯来源于原发的机械损伤，损伤后的骨筋膜室压力增高会对神经产生不同程度的损伤，此类损伤的程度可以从暂时性的神经失用到更严重的损伤。

牵拉伤多见于臂丛损伤，是由于作用于神经上的张力超过了神经本身最大的牵张阈值，导致神经内在结构发生损伤。在撕脱性臂丛神经损伤中，可引起神经根与脊髓分离。典型撕脱部位发生在神经根被固定的位置，如椎间孔或脊髓。撕脱伤还可发生在神经的远端，表现为神经肌肉连接分离。

二、神经损伤的程度

1943 年，Seddon Herbert 描述了 3 种神经损伤程度：神经失用、轴突断裂、神经断裂。神经失用指沿神经分布的局限性传导阻滞，神经没有组织学改变或脱髓鞘改变，轴突本身并没有受损，这种损伤可能是由神经缺血或麻醉阻滞所致。

轴突断裂是由直接损伤导致的，主要的病理改变是发生在神经损伤部位远端的沃勒变性，轴突损伤与神经内不同程度的纤维化或瘢痕形成相关，会引起永久性神经损伤。神经纤维化程度决定神经的恢复情况，神经功能恢复的程度取决于瘢痕的程度以及神经纤维发生错向再生的程度。

神经断裂是所有神经损伤中最严重的形式。此类损伤神经完全断裂，轴突完全不连续，即使有所修复局部由瘢痕组织连接，仅维持神经表面的连续性，神经轴突依然处于离断状态。

1951 年，Sunderland 对神经损伤类型重新进行分类，将神经损伤分为 5 种程度。Sunderland Ⅰ度损伤等同于 Seddon 分型中的神经失用，神经功

表 9-1-1 神经损伤程度分级

神经损伤程度		恢复分级	恢复	神经传导性检测	
Seddon 分级	Sunderland 分级			纤颤	MUAPs
神经失用	I	良好	自主、快速、完全	无	正常
轴突断裂	II	良好	自主、快速、完全	出现	出现
	III	良好	自主、快速、完全	出现	出现
神经断裂	IV	不佳	无恢复	出现	缺失
	V	不佳	无恢复	出现	缺失

能一般可以恢复,完全恢复需要数天至数周的时间。Sunderland II 度损伤等同于轴突断裂,神经功能可以恢复,但恢复程度与 Wallerian 变性的程度和轴突的再生速度有关。Sunderland III 度损伤属于 Seddon 描述的轴突断裂范围,轴突和神经内膜均断裂,常伴随不同程度的瘢痕形成,神经功能不能完全恢复。Sunderland IV 和 V 度损伤等同于 Seddon 分型中的神经断裂。Sunderland V 度损伤中神经完全断裂,需要手术干预治疗重建神经的连续性。

神经电生理学检测技术是神经损伤早期鉴别损伤程度的重要检查。肌肉纤颤波是评估神经功能的重要指标,纤颤波(motor unit action potentials,MUAPs)可区分神经失用(或 I 型损伤)与更为严重的 II~V 度损伤。MUAPs 最早可在伤后 12 周的 II 和 III 度损伤中出现,提示存在轴突侧芽,但在 IV 和 V 度损伤中,MUAPs 则不会出现。I、II、III 度损伤一般能够通过非手术治疗得到恢复,除非损伤部位位于神经卡压点或神经卡压点以远神经再生速度减慢而需要手术松解。Sunderland IV 和 V 度损伤神经连续性破坏,难以自我修复,需要手术治疗(表 9-1-1)。

三、神经损伤的评估

伴有骨骼或血管损伤的患者,术前都应进行全面的感觉、运动或反射功能的临床查体。可以使用视觉模拟评分法来判断感觉障碍情况。运动功能应该由近及远进行检查,确定主要的功能障碍。

对于钝性损伤和火器伤,需要连续多次通过体检和电生理学检查,评估神经自行恢复的可能性。一般 1 个月评估 1 次,每次评估均应详细记录,并与先前的检查结果进行比较,以明确神经功能是否有所恢复。患者的感觉和运动功能评估均应做到量化记录,以便进行客观比对。临床查体和神经电生理学检查都要进行,电生理检查数据更加客观。

损伤平面是周围神经损伤恢复的主要影响因素之一。损伤部位与运动终板的距离直接影响恢复时间,距离越远恢复时间越长,可以说距离决定效果,神经恢复时间过长,超过 12 个月,失神经支配肌肉会发生纤维化、瘢痕化和脂肪浸润,神经功能难以恢复。因此,远离肌肉终板的近端神经损伤的再生距离更远,较远端神经损伤的预后更差。

四、影响恢复效果的患者自身因素

除了局部损伤情况,年龄、营养状态、吸烟因素会显著影响神经恢复效果。一些合并疾病,如糖尿病、甲状腺功能减退和周围血管疾病等,也会影响神经再生。

第二节 外周神经修复、重建和移位技术

一、神经修复

(一)神经松解术

神经受到牵拉、压迫、磨损损伤,轴索发生变性,神经干周围及神经束间瘢痕形成,传导功能发生障碍,必须解除牵拉或压迫的因素,神经才有可能恢复。

适应证:创伤后神经恢复不完全,肢体发生缺血性挛缩,神经吻合或移植术后有瘢痕压迫,各种卡压综合征。

如果神经受压、损害较轻,该神经支配的肌肉没有明显的萎缩,可经神经周围的瘢去除,然后剥去增厚的神经外膜,露出质地柔软的神经束,可将神经移位,将其置于血运良好的基床上,改善血供,以利神经功能恢复。当神经受压损害较重,所支配

的肌肉有明显的肌肉纤维变性,局部神经干内有瘢痕形成时,应行神经束间松解术。手术应首先去除压迫的因素,从正常神经束间进入,去除瘢痕,松解粘连,保护神经内丛,将神经移位,将其置于较理想的基床上,以免再受压迫,改善神经内外环境。

(二)神经吻合术

神经吻合的类型主要有神经外膜修复和束膜修复。修复小直径神经最常用的方式是神经外膜缝合。神经外膜缝合术,应利用神经断端神经束分布的形态、神经干外形及外膜纵行的血管的位置作为参照,使之对位准确,以利神经纤维再生。此方法优点是利用其自身动脉或神经束形态来对合神经远、近断端,同时确保无张力和用最少的缝线缝合,操作简单,创伤小,对神经内环境干扰少,神经张力小,神经外膜可以对合很好,手术效果也较好。当神经干内运动束与感觉束已分开,适合使用神经束膜缝合。神经束膜缝合法的优点在于使功能相同的神经束断端对位准确,有利于神经再生。缺点为需要更大范围的神经切开和神经内缝合,对神经内环境干扰大,会增加瘢痕形成的概率,从而干扰神经愈合。因此,远近端神经束的功能应该辨认清楚,将同功能的神经束缝合在一起,可引导再生的同功能的神经纤维长到远端。如果神经束错对,再生的神经纤维会错引到不同功能的靶组织。因此,束膜缝合推荐用于较粗大的周围神经,如前臂和手部的尺神经,以利于神经束组的对合。神经束的吻合平面应相互错开,以减少彼此粘连。神经缝接点远近端的神经外膜应适当切除,以减少局部瘢痕增生,妨碍吻合神经束的神经再生。束膜吻合时,两断端的神经术不可分离过多,缝合处避免有张力,以免影响血液循环。

有学者提出,由于神经本身的营养作用以及神经自身的引导机制(目前具体机制尚不明确),神经外膜精准修复后,即使神经束有错对,神经依然能够重新定向。而神经束膜缝合如果错误对合则无法重新定向。也有学者认为,两种缝合方式对功能的恢复没有重大的影响,关键是要早期在神经损伤范围之外进行无张力显微缝合修复,准确对合运动/感觉神经束并允许肢体早期活动。

多数神经缝合采用端端缝合的方式。对于无法端端缝合的病例,端侧缝合方式也有较多的应用。端侧缝合有两种形式:传统端侧神经移位和超压端侧神经移位。传统端侧神经移位是将受体神经的断端移位至供体神经的侧方进行吻合,这种移位方式对供体神经的影响较小。超压端侧神经移位是将供体神经的断端移位至受体神经,这种方式需要切断供体神经,对供体神经支配区域的功能造成影响。

在端侧缝合修复的过程中,无论神经外膜开窗与否,感觉神经均可以侧方出芽,进而神经生长。然而,运动神经元单纯开窗无法行出芽生长,需要轴突断裂型损伤方可形成再生性运动神经出芽,因此,传统端侧吻合对于感觉神经的修复更有意义。因此建议将端侧缝合的方法应用于非重要区域的感觉神经或供体感觉神经的远断端。

(三)神经修复的时机

对于锐性穿刺伤、切割伤,或高度怀疑神经断裂时,应尽早进行修复重建。修复时机并非恒定不变,应综合考虑患者病情是否稳定、有无其他系统合并伤、有无重大合并疾病、损伤平面和程度以及术者水平、手术设备等许多因素。神经在伤后72小时内迅速得到修复的称为一期修复,修复时间在伤后72小时到1周间的为延迟一期修复,而超过1周者为二期修复。神经损伤早期神经断端尚未回缩、没有明显的瘢痕化,断端张力小,对手术的影响较小。一旦运动递质从远断端消失,远端神经将对刺激无反应,手术医生必须依靠神经的断面解剖进行修复重建,手术的难度随之增加。

对于撕脱伤、挤压伤、钝器伤及火器伤的患者,早期应监测患者自行恢复的表现,不推荐早期手术。伤后8~12周进行神经电生理学检查,肌电图(EMG)检查如有MUAPs出现,提示有未受伤的轴突通过侧方出芽方式恢复神经功能。神经的功能恢复速度可以按照1mm/d的速度估算。一般来说,通过连续的临床查体或神经电生理学检查,对伤后3~4个月仍无恢复迹象者,应该考虑手术治疗。

肌肉组织对时间非常敏感:随着时间的延长,肌肉将会发生脂肪替代和纤维化。如果肌肉在约1年内没有神经再支配,则基本不可能有进一步的恢复。相比之下,感觉神经的修复时间依赖性比较小,可以在伤后任何时间内进行。

肌肉功能的恢复效果与到达靶肌肉运动终板的轴突数量呈直接相关,与肌肉失神经支配的时间呈负相关。所以,神经修复越早,预后越好,最为有利的是一期修复和端端缝合。对于神经完全断裂损伤,伤后 3 周内修复效果最好,在伤后 6 个月内修复有望获得较好的恢复效果,超过 12 个月基本失去修复的意义。修复的首要目标是在肌肉萎缩和纤维化前实现运动轴突到达靶肌肉的运动终板,肌肉纤维化的具体时间没有统一的标准,目前认为一般在伤后 12 个月左右发生。

(四)影响神经修复的张力因素

神经修复的理想方法是无张力下一期端端缝合修复,但如果神经缺损较多、张力过大,或局部肌肉组织坏死严重,不建议对神经行一期缝合。正常的神经如果承受 15% 的牵张力,神经微血流会减少,即使在去除牵张力后血液流速峰值仍会有显著的下降,并且张力状态下瘢痕会增加,从而影响神经再生。

临床上,必须严格避免在神经修复部位的张力。神经横断后如果张力较大,可以游离两个神经断端周围的组织以松解神经便于缝合。如果单纯组织游离难以达到满意的松解,可将神经移位以获得额外的长度,如肘部尺神经前置。对严重创伤、骨折所形成的早期骨筋膜室综合征,应早期进行减压手术,手术要求充分显露受压神经干,对充血、肿胀、失去光泽神经段,开放神经外膜,使神经干内积存渗出物、代谢产物得以充分引流,恢复受压神经干内循环平衡;对灼性神经痛,术中应充分松解粘连的神经干,直至近、远端各神经束有疏松组织;然后在其邻近切取带蒂的筋膜包绕裸露的神经束,并把松解、减压神经干移至松软、血液较为丰富肌床或筋膜床内。对神经缺损在 3cm 以下者,应尽量进行端端缝合,经游离近、远端神经干仍有张力时,可屈曲邻近关节,使离断近、远端神经在无张力下缝接神经外膜;其对端缝合的标记以对合神经外膜滋养血管为准。术中应防止神经外膜内翻,避免缝接口间有细微血肿侵入,以免影响神经轴突通过缝接口。

二、神经缺损的重建

当神经无法行一期修复时,必须选择桥接神经缺损的替代方法进行重建。

由于神经本身存在延展性,对于缺损 <5mm 的可通过游离神经的远、近断端的方法增加长度。然而,如果缺损距离大、存在张力,桥接神经移植缝合比有张力下的直接缝合效果更佳。若损伤神经干缺损在 3cm 以上,需作桥接缺损时,修复材料首选为自体皮神经,非神经组织桥接则以带蒂腱膜管 - 肌纤维管 - 静脉管为选择顺序。

处理神经断端缺损的方法有许多,目前的金标准仍是自体神经移植。其他方法包括同种异体神经移植、去细胞的同种异体神经移植、神经导管以及神经移位。

(一)神经导管

目前对于不能直接修复的外周神经损伤治疗的最常用方法仍是自体神经移植,但这种方式对供区的神经功能有较大的影响,且能够提供神经供体的部位有限,无法为面积较大的神经损伤区域提供足够的神经来源,另外还有瘢痕及神经瘤形成的问题。近年来随着材料工程和组织工程的发展,应用人工神经导管引导周围神经再生成为重要的研究方向,即应用静脉、神经外膜、生物可吸收或不可吸收材料等做成神经导管修复较短的神经损伤。

神经导管 20 世纪 40 年代由 Weiss 等提出,用以桥接神经神经缺损较大的损伤,70 年代后期开始逐渐使用生物材料神经导管修复周围神经缺损。神经导管是使用自体组织或者天然、人工合成材料经过一定的加工工艺制作而成的,是一种中空的管道,具有一定空间、物理性能,并能够为神经提供营养支持,促进神经再生并引导神经到达靶肌肉。制作神经导管的材料主要包括生物型和非生物型两大类,其中生物型主要包括肌肉、羊膜、静脉等;非生物型材料,如壳聚糖、胶原蛋白、聚己内酯及硅胶等。根据制作材料的不同,神经导管可分为:生物材料神经导管、非生物材料神经导管、生物可降解材料神经导管。

生物材料神经导管,一般采用人体自身的组织,其基底膜与施万细胞的基底膜相类似,其中以静脉血管应用最为广泛,静脉血管管壁为半通透性,有利于营养物质的弥散,有利于施万细胞的迁入。且自体静脉不必加工,无排斥反应,操作简便,取材容易;又能阻挡周围结缔组织侵入。

天然材料包括血管、变性肌肉、层黏蛋白、纤黏蛋白、胶原蛋白等。天然材料有时会引起不利的免疫反应,对天然材料进行去细胞化处理能够减少免疫反应,但组织活性也受到影响;其次,天然蛋白还有难于批量生产,且质量及性能难以控制等缺点仍需进一步改进。

不可降解的硅胶套管与传统的神经缝合术相比，在无间隙的神经缺损修复中，单纯使用硅橡胶套管对轴突再生无促进作用，小间隙（10mm）修复疗效不及单纯神经外膜缝合术。且会导致慢性炎症，瘢痕组织形成，导致神经受压，有时需二次手术取出套管。以上缺点限制了不可降解神经导管的应用。

可吸收性人工材料可在体内降解，生物相容性好，是长间隙缺损修复中的可选材料，但强度较差，植入体内后强度和形状不易长期维持，且降解速度和神经生长速度不容易匹配。

实验和临床研究均支持神经导管应用于小直径、非重要的感觉区且神经缺损长度较小的修复。

理想的神经导管应该能够最大限度地模拟体内生长环境，为神经再生提供良好的空间、机械性能和营养物质等。应具备以下特点：①力学性能和机械性能稳定；②组织相容性好，不产生机体免疫反应；③神经再生速度与导管降解速度相匹配；④物理性能良好，能够适应新生轴索的生长；⑤具有一定的组织渗透性，能吸取氧气和营养等必须物质；⑥能够防止纤维组织的侵入并维持营养因子的分泌；⑦便于加工处理成型和无菌化消毒、长期保存和便于运输。

利用具有引导作用的神经导管能够使再生的轴突更好地对合。有文献报道，神经导管技术对修复神经损伤小于3cm的效果明显，与直接法修复相比，应用神经导管技术促进外周神经再生的效果明显优于直接法，尤其体现在运动功能恢复，但感觉功能恢复较差。将神经导管应用于更粗大的混合神经，对于缺损在1~4cm的患者，其感觉和运动功能恢复优良率可达75%。有研究表明当在神经导管中加入支持细胞后，能够明显提高修复神经损伤的长度和神经再生速度。近年来的研究重点集中在神经导管中添加支持细胞，主要是将各类成体干细胞在体内或体外向神经细胞方向定向诱导分化，得到类施万细胞，通过施万细胞释放利于损伤后神经再生的营养因子，进而修复周围神经损伤。

选择神经导管桥接神经缺损时，应确保至少有5mm的神经远、近断端插入神经导管内，否则有可能造成神经从导管内脱出。插入导管内的神经使用水平褥式缝合或密封剂如生物蛋白胶进行固定，

应注意使用蛋白胶时避免造成神经导管阻塞。

总体来看，神经导管修复周围神经损伤有一定的效果，但还有很多问题需要解决，比如，修复神经缺损的长度受限、力学性能与机械性能不稳定、导管降解与神经再生速度不一致、生物相容性差等。因此，材料的改进或者细胞移植、添加某种生长因子等促进受损神经再生的方法需要进一步的研究。

（二）神经移植

1. 自体神经移植　对于长距离的神经缺损，目前修复的金标准仍是自体神经移植。自体神经移植的供体无免疫原性，不会引起免疫排斥，能够提供施万细胞促进轴突再生。对于通过神经移植能够桥接的最大缺损，目前的研究结论尚未达成一致，目前报道从6~20cm的移植均有不同程度的恢复。目前多数学者认为移植神经长度≤6cm最可靠。细小的神经恢复效果比粗大神经好，原因可能与神经滋养血管再生相对容易有关。神经滋养血管对于较大直径的神经非常重要，良好的血供可以防止神经中心坏死，因此有学者认为可以通过带血管的游离神经移植来增强恢复效果。

常用的自体神经移植方式有：电缆式神经移植、神经束间移植。

（1）电缆式神经移植：作为移植材料用的皮神经一般比较细，常需要4~6股合成一股，如同电缆一样组合在一起，称之为电缆式神经移植术。

（2）神经束间移植：正中神经在前臂中下段，尺神经在肘部、前臂中下部，桡神经在上臂上部及下部，神经干内部自然分束，几个功能相近的小束被结缔组织外膜包绕，形成一个束组，各束组被有丰富血管网的束间外膜分隔，束组间有束型大小变化，当这些神经干损断、缺损时，可根据神经断面束和束组形态变化，在相应的束和束组之间行神经束间移植，称为神经束间移植。进行束间移植时，应避免移植神经缝合在同一水平，以减少彼此粘连和瘢痕形成的机会。为了避免神经束间移植段有张力，移植段的长度应长于缺损距离。应保证游离神经段的血供，移植神经段应放在健康的有血液供应的受纳床上，以利于移植神经成活。

自体神经移植最主要的缺点是需要在供体区域额外的手术切口，会引起供区损伤、瘢痕增加、神经功能缺损、可能形成痛性神经瘤以及增加手术时间。此外，可利用的供体神经有限。感觉神经或运

动神经均可用于移植,但总体上运动神经或混合神经供体比感觉神经供体更好,缝合处的神经再生更佳。

腓肠神经仍是最常用的供体神经。同侧的前臂内侧皮神经(MABC)也是一种理想的移植神经供体。此神经易于寻找,神经离断后对供体区域造成的影响较小,仅肘和前臂内侧感觉缺失,尤其是将切取后的神经远断端采用端侧缝合的方式移位至正中神经感觉支,感觉缺失面积会更小。

前臂外侧皮神经(laterol antebrachial cutaneous nerve,LABC)的使用频率略低,在修复桡神经浅支(桡神经感觉支)的过程中可作为移植神经供体使用。应避免将桡神经感觉支作为神经供体使用,因为此神经支配的感觉区域较为重要,且损伤后神经性疼痛难于治疗。

由于神经移植需要造成额外的破坏,对供体区域造成影响,因此应仅限于特殊患者使用,即周围神经损伤不可自行修复,如不进行治疗会导致肢体功能障碍者。

2. 去细胞同种异体神经移植 对于不重要的感觉神经的小范围缺损可进行同种异体神经移植,移植神经应使用处理后的同种异体神经,以去除其细胞性以及免疫源性。这种处理要求去除供体内的细胞成分,多使用多步骤清洗移除的方法,去除细胞后保留移植物的三维支架结构,对神经再生发挥生物基质的作用。移植物经 γ 射线照射消毒后可以在 -80℃(-112℉)下长期冷冻保存。使用前,对移植物进行解冻处理。

目前对去细胞同种异体神经研究发现其效果较自体神经差,但优于中空的神经导管。因为神经导管缺乏有活性的施万细胞,仅能用于较短距离缺损的神经重建(≤3cm)。去细胞同种异体移植物虽然保留了三维支架结构,但也缺乏有活性的施万细胞,能够支持 3cm 的神经再生,但对于超过 4cm 的神经缺损效果一般。

去细胞神经移植目前的适应证为细小直径、非重要的感觉神经,且缺损长度应 <3cm。去细胞神经移植物也被作为"延长器"来恢复供区部位的感觉功能,或预防神经瘤切除后并发的痛觉过敏。这些经过处理的移植物也可用于手部感觉神经端侧移位的修复。

同种异体神经移植一般不用于运动神经重建以及重要的感觉神经重建,由于一般神经较细,也不用于大直径的神经以及缺损 >3cm 的感觉神经重建。

3. 干细胞移植 周围神经损伤后,Wallerian 变性中施万细胞随着轴突的变性丢失而脱离髓鞘,逐渐去分化并增殖,最终表达可以引导神经纤维再生的细胞因子。施万细胞为轴突的迁移提供底物,并且自分泌神经营养因子,能够促进神经组织再生和髓鞘生成,同时还具有促进神经干细胞生长和分化的作用。从这个机制考虑,施万细胞可用于周围神经的修复。将施万细胞移植到神经横断处,可以促进神经轴突再生、髓鞘形成、神经功能恢复。施万细胞移植存在的问题是细胞来源有限、体外扩增时间长、能得到的细胞数量有限。神经干细胞也存在类似的问题,虽然能够促进神经再生且免疫原性低,但来源有限,分化和纯化难度大,无法广泛应用。其他种类干细胞如骨髓间充质干细胞、脂肪干细胞也都有相关的研究,但目前均停留在实验研究阶段,需要进一步地深入研究,在解决了伦理、免疫排斥反应、成瘤性等问题后将有广泛的应用前景。

三、神经移位

(一) 适应证

从椎间孔到指端的任何位置的神经损伤都会对手的功能造成影响。近端损伤累及的范围广,常累及多组肌肉和皮肤感觉区,越靠近远端神经支配越具体,损伤则影响特定的肌肉和皮肤感觉。肢体神经损伤的常见原因包括穿刺伤、牵拉伤、挤压伤。其他原因包括:电击伤,放射性损伤,医源性损伤。

如前所述,一期神经修复仍是治疗周围神经损伤的金标准。当传统的手术方式无法恢复神经功能时,神经移位是一种可以考虑的治疗方式。这种方式适用于伤后时间长、近端损伤而恢复效果差的患者,如臂丛神经根性撕脱、高位正中神经和尺神经损伤,以及大段软组织缺损和长段神经瘤。此外,原发损伤重,软组织广泛损伤导致损伤部位不明确,伤后神经走行区大量瘢痕形成,解剖关系紊乱,无法手术探查、或由于原发性神经炎或放射导致神经元水平的损伤,以传统的手术方式无法达到有效的修复。功能重建而非解剖结构的修复才是神经修复的核心。对于单纯的运动或感觉缺损,这种重建可获得最佳效果。

20世纪前叶,由于战伤救治的需要,肌腱移位在治疗手部战伤中大量应用并取得较好的效果,受此启发,神经移位被引入重建肩肘关节关节的治疗中。前臂和手部运动和感觉神经移位也随之发展。复杂的上肢神经损伤可导致严重残疾,由于供体神经有限,所以应优先重建重要功能。

用于神经移位的供体神经应是"富余的"或可牺牲的。神经移位不依赖肌肉收缩幅度和肌腱滑动范围,也无须遵循"一块肌肉/一个功能"以及"直线牵拉"的原则。神经移位的主要优点在于:①无须改变肌肉起止点,肌肉原始的功能和张力得以维持;②可在恢复运动的同时恢复感觉;③单一神经移位可恢复多组肌肉功能;④在肢体远端的移位可避免跨越原损伤区域而带来的功能受损;⑤神经元损伤和后根损伤都适合重建。

神经移位适应证包括:①臂丛神经根性损伤;②高位近端神经损伤,需要长距离再生;③严重神经创伤伴节段性缺损,缺损距离大,无法行神经移植;④重要区域严重损伤,需要尽可能避免在该瘢痕区手术,以免重要结构的进一步损伤;⑤神经近残端损伤严重,无法进行神经移植;⑥损伤至治疗间期过长,作为神经移植的备选方案;⑦部分神经损伤,但有重要功能丧失;⑧神经损伤水平不明确,无法进行探查。

运动神经移位指征包括:①供体神经邻近受体神经运动终板;②供体运动神经应可牺牲或是"富余的";③供体神经为运动神经纤维,有大量轴突;④供体神经与受体神经所支配肌肉最好为协同肌,以利于功能训练;⑤供体神经应邻近受体神经的运动终板,缝合应在无张力下完成。

感觉神经移位指征包括:①供体神经邻近受体感觉神经;②供体神经为非重要感觉支配区,是可牺牲的;③失神经支配的供体神经远端通过与邻近的正常感觉神经或受体神经端缝合进行修复。

对于所有运动神经移位,一般主张进行端端缝合。对于一些非重要区域的感觉神经移位,可采用端侧缝合。端侧缝合后感觉神经可发出侧芽但程度有限。与此相对,为使运动神经轴突发芽,需损伤供体神经。运动神经轴突无损伤不会发出侧芽,而感觉神经可自发性地单侧侧支发芽。运动神经移位目前常用于舌下神经-面神经移位、副神经-肩胛上神经移位和AIN-尺神经深支移位。在这些移位中,对供体神经的直接损伤使运动神经轴突可再生进入相应的受体神经。AIN-尺神经深支端侧移位用于尺神经近端Ⅱ~Ⅲ度轴突断裂,以形成尺神经内在肌的"超压"恢复;也用于尺神经近端完全断裂修复后,以形成对运动终板的"保姆效应",同时神经近端缓慢再生。

端端缝合的供体和受体神经有匹配的神经纤维数量,能够产生同样的神经电传导,这在人体功能修复上表现为强力的肌肉收缩和良好的感觉;而神经端侧缝合时,神经冲动分经不同神经流出,相当于分流了神经冲动,不能达到完全的神经传导,临床表现为保护性感觉和偶尔良好的运动再神经化。因此,对非重要区域可以使用端侧神经缝合的感觉神经移位,以恢复其保护性感觉。对于重要区域感觉和运动功能的恢复,建议使用神经端端缝合的方式以达到更好的功能恢复。当有不止一条神经可以用于运动神经移位时,优先采用支配协同肌而非拮抗肌的神经。支配协同肌的神经移位后可获得更好的效果。

运动功能的恢复依赖于再生至肌肉的神经轴突数量以及肌肉纤维再神经化的时间。可以说,距离和时间决定恢复效果。一般情况下,患者在失神经12个月后出现肌肉脂肪浸润而不可再神经化。一般主张在伤后3~4个月进行手术。临床上,神经再生的速度为1.0~1.5mm/d。靠近运动终板的神经移位可明显影响损伤肌肉的恢复。

(二)围手术期评估

应在伤后尽早评估患者,以便更好地随访患者的恢复过程。对于伤后时间已经很长的患者,在初次评估时就应立即修复。

一般而言,伤后3~4个月若无神经再生的证据,应通过电生理学检查明确是否有自发性恢复的可能。伤后一般要经8~12周方产生自主运动单位(动作)电位(MUAPs),因此,这个阶段的肌电图有助于评估,过早的肌电图(EMG)检查对于评估的意义不大。Sunderland Ⅰ度损伤可在4个月内自发性恢复。使用EMG是为了评估更严重损伤(Sunderland Ⅱ、Ⅲ和Ⅳ度损伤)的损伤程度和恢复的可能,以明确神经损伤并制订重建方案。早期,EMG检查在6周左右可见纤颤电位。随着肌肉恢复,纤颤电位减少,MUAPs出现并增多。MUAPs一般认为是邻近未受损轴突侧芽形成所致,而新生电位则代表损伤神经轴突再生后终板的再神经化,因此其出现晚于MUAPs。MUAPs 提示预后良好,肌肉恢复有望,一般在伤后 8~12 周出现。如果伤后 3~4 个月时出现,二者都提示自发性恢复。在此期间,应行物理治疗以维持关节活动,防止关节挛缩及功能减退。

MRI 检查对评估损伤有一定的帮助。MRI 可显示臂丛神经全貌能够清晰分辨肌肉、神经和血管,能够对损伤准确定位,在显示臂丛神经远端损伤时更为有效。

手术时,术中麻醉应尽量避免使用去极化药物,如必须使用,应使用短效去极化药物,以便可以使用手持神经刺激仪定位并确认供体神经。

前臂手术应该在 30~40 分钟内完成供体和受体神经的游离和电刺激确认,以避免使用止血带引起神经功能性麻痹,从而对电刺激无反应。也可使用肾上腺素皮下浸润,从而在不使用止血带的情况下也可在少血的视野下游离神经。不应使用局麻药浸润麻醉,从而避免神经传导阻滞。

在刺激供体神经束时,应注意腕和手指的运动,以避免牺牲支配重要功能的神经而非"富余的"神经。如无特殊情况,常规使用支具或吊带固定最多 7 天,其间允许保护性运动。如果同时进行了肌腱移位,则按照肌腱移位的相应要求进行固定和康复。

第三节 术后康复

任何形式的神经修复,都应该行早期功能康复,以促进神经滑动并减少瘢痕形成。周围神经损伤及术后的康复治疗有两个方面,即保持恢复关节和未受累肌肉的功能,防止失用性萎缩促进神经肌肉功能的恢复。由于神经一期修复和神经移植都是在无张力下完成的,因此邻近的关节活动并非禁忌。患者在神经无张力下固定 1 周,然后移除支具,允许患者轻度运动。多数患者术后 2~3 天即开始进行保护性关节活动。进行肌腱移位时,制动时间要长一些,以保证肌腱修复。如果神经损伤伴有骨性损伤,根据骨骼固定的要求指导康复锻炼。在此期间可以进行瘫痪肌肉的电刺激,以免肌肉萎缩。神经吻合处瘢痕形成是手术后必然出现的情况,早期活动能够使神经滑动,有利于减少瘢痕形成,减轻瘢痕程度。

物理和作业治疗是术后康复的重要组成部分,同时采取支具矫正、脱敏、感觉训练、活动度练习以及最后的力量训练等辅助方法。患者需要定期进行临床检查,检测运动功能或感觉恢复以及 Tinel 征进展的情况。

第四节 小结

神经损伤常引起严重的后果,显著影响患者的运动功能造成肢体失用、功能缺失,感觉缺失影响日常生活,部分患者产生疼痛症状,严重降低生活质量。因此对此类损伤的神经修复十分重要。一期神经缝合术仍是神经修复的金标准,应尽可能在清创理想的伤口内进行无张力的早期神经修复。如有无法无张力缝合的缺损,自体神经移植仍是首选修复方法并且效果更好。随着关于神经形态学、显微外科技术、神经再生生物学、组织工程学知识的不断增加,神经损伤的恢复效果也在不断提升。随着去细胞同种异体神经以及神经移位术的补充,对此类损伤的治疗选择也得到了显著的扩展。随着修复技术及医工融合的发展,必将有更有效的治疗方式出现。

(武广永)

参考文献

[1] SUNDERLAND S. A classification of peripheral nerve injuries producing loss of function [J]. Brain, 1951, 74(4): 491-516.

[2] TAYLOR G I, HAM F J. The free vascularized nerve graft. A further experimental and clinical application of microvascular techniques [J]. Plast Reconstr Surg, 1976, 57(4): 413-426.

[3] CABAUD H E, RODKEY W G, MCCARROLL H R, et al. Epineurial and perineurial fascicular nerve repairs: a critical comparison [J]. J Hand Surg Am, 1976, 1(2): 131-137.

[4] BRUSHART T M. Preferential reinnervation of motor nerves by regenerating motor axons. J Neurosci [J], 1988, 8(3): 1026-1031.

[5] EVANS P J, BAIN J R, MACKINNON S E, et al. Selective reinnervation: a comparison of recovery following microsuture and conduit nerve repair [J]. Brain Res, 1991, 559(2): 315-321.

[6] ZHAO Q, DAHLIN L B, KANJE M, et al. Specificity of muscle reinnervation following repair of the transected

sciatic nerve. A comparative study of different repair techniques in the rat [J]. J Hand Surg [Br], 1992, 17 (3): 257-261.

[7] DOI K, TAMARU K, SAKAI K, et al. A comparison of vascularized and conventional sural nerve grafts [J]. J Hand Surg Am, 1992, 17 (4): 670-676.

[8] MACKINNON S E, DOOLABH V B, NOVAK C B, et al. Clinical outcome following nerve allograff transplantation [J]. Plast Reconstr Surg, 2001, 107 (6): 1419-1429.

[9] KRARUP C, ARCHIBALD S J, MADISON R D. Factors that influence peripheral nerve regeneration: an electrophysiological study of the monkey median nerve [J]. Ann Neurol, 2002, 51 (1): 69-81.

[10] NANOBASHVILI J, KOPADZE T, TVALADZE M, et al. War injuries of major extremity arteries [J]. World J Surg, 2003, 27 (2): 134-139.

[11] MORADZADEH A, BORSCHEL G H, LUCIANO J P, et al. The impact of motor and sensory nerve architecture on nerve regeneration [J]. Exp Neurol, 2008, 212 (3): 370-376.

[12] RAY W Z, MACKINNON S E. Management of nerve gaps: autografts, allografts, nerve transfers, and end-to-side neurorrhaphy [J]. Exp Neurol, 2010, 223 (1): 77-85.

[13] KLINE D H, HUDSON A R. Nerve Injuries: Operative Results for Major Nerve Injuries, Entrapments, and Tumors [M]. Philadelphia: Saunders, 1995.

[14] BRIEN W W, KUSCHNER S H, BRIEN E W, et al. The management of gunshot wounds to the femur [J]. Orthop Clin North Am, 1995, 26 (6): 133-138.

[15] BELIN B M, BALL D J, LANGER J C, et al. The effect of age on peripheral motor nerve function after crush injury in the rat [J]. J Trauma, 1996, 40 (5): 775-777.

[16] STRAUCH B, LANG A, FERDER M, et al. The ten test [J]. Plast Reconstr Surg, 1997, 99 (11): 1074-1078.

[17] NATH R K, MACKINNON S E. Nerve transfers in the upper extremity [J]. Hand Clin, 2000, 16 (3): 131-139.

[18] WEBER R A, BREIDENBACH W C, BROWN R E, et al. A randomized prospective study of polyglycolic acid conduits for digital nerve reconstruction in humans [J]. Plast Reconstr Surg, 2000, 106 (5): 1036-1045.

[19] FLORES A J, LAVERNIA C J, OWENS P W. Anatomy and physiology of peripheral nerve injury and repair [J]. Am J Orthop, 2000, 29 (2): 167-173.

[20] BECKER M, LASSNER F, FANSA H, et al. Refinements in nerve to muscle neurotization [J]. Muscle Nerve, 2002, 26 (4): 362-366.

[21] DRISCOLL P J, GLASBY M A, LAWSON G M. An in vivo study of peripheral nerves in continuity: biomechanical and physiological responses to elongation [J]. J Orthop

Res, 2002, 20 (3): 370-375.

[22] MEEK M F, COERT J H. Clinical use of nerve conduits in peripheral-nerve repair: review of the literature [J]. J Reconstr Microsurg, 2002, 18 (2): 97-109.

[23] BIELECKI M, SKOWROŃSKI R, SKOWROŃSKI J. A comparative morphological study of direct nerve implantation and neuromuscular pedicle methods in cross reinnervation of the rat skeletal muscle [J]. Rocz Akad Med Bialymst, 2004, 49 (5): 10-17.

[24] WEBER R V, MACKINNON S. Nerve transfers in the upper extremity [J]. J Am Soc Surg Hand, 2004, 4 (3): 200-213.

[25] TRUMBLE T A, ARCHIBALD S, ALLAN C H. Bioengineering for nerve repair in the future [J]. J Am Soc Surg Hand, 2004, 4 (3): 134-142.

[26] HUDSON T W, ZAWKO S, DEISTER C, et al. Optimized acellular nerve graft is immunologically tolerated and supports regeneration [J]. Tissue Eng, 2004, 10 (3): 1641-1651.

[27] MYCKATYN T M, MACKINNON S E. A review of research endeavors to optimize peripheral nerve reconstruction [J]. Neurol Res, 2004, 26 (2): 124-138.

[28] HESS J R, BRENNER M J, MYCKATYN T M, et al. Influence of aging on regeneration in end-to-side neurorrhaphy [J]. Ann Plast Surg 2006, 57 (2): 217-222.

[29] MCKENZIE I A, BIERNASKIE J, TOMA J G, et al. Skin-derived precursors generate myelinating Schwann cells for the injured and dysmyelinated nervous system [J]. J Neurosci. 2006, 26 (24): 6651-6660.

[30] PANNUCCI C, MYCKATYN T M, MACKINNON S E, et al. End-to-side nerve repair: review of the literature [J]. Restor Neurol Neurosci, 2007, 25 (4): 45-63.

[31] LLOYD B B, LUGINBUHL R D, BRENNER M J, et al. Use of motor nerve material in peripheral nerve repair with conduits [J]. Microsurgery, 2007, 27 (2): 138-145.

[32] DORSI M J, CHEN L, MURINSON B B, et al. The tibial neuroma transposition (TNT) model of neuroma pain and hyperalgesia [J]. Pain, 2008, 134 (3): 320-334.

[33] WHITLOCK E L, TUFFAHA S H, LUCIANO J P, et al. Processed allografts and type I collagen conduits for repair of peripheral nerve gaps [J]. Muscle Nerve, 2009, 39 (6): 787-799.

[34] PAN H C, CHEN C J, CHENG F C, et al. Combination of G-CSF administration and human amniotic fluid mesenchymal stem cell transplantation promotes peripheral nerve regeneration [J]. Neurochem Res, 2009, 34 (3): 518-527.

[35] MOORE A M, KASUKURTHI R, MAGILL C K, et al.

Limitations of conduits in peripheral nerve repairs [J]. Hand(NY),2009,4(3):180-186.

[36] SIEMIONOW M,BRZEZICKI G. Current techniques and concepts in peripheral nerve repair [J]. Int Rev Neurobiol,2009,87(2):141-172.

[37] MOORE A M,RAY W Z,CHENARD K E,et al. Nerve allotransplantation as it pertains to composite tissue transplantation [J]. Hand(NY),2009,49(4):239-244.

[38] KARABEKMEZ F E,DUYMAZ A,MORAN S L. Early clinical outcomes with the use of decellularized nerve allograft for repair of sensory defects within the hand [J]. Hand(NY),2009,4(3):4245-249.

[39] BROWN J M,YEE A,MACKINNON S E. Distal median to ulnar nerve transfers to restore ulnar motor and sensory function within the hand:technical nuances [J]. Neurosurgery,2009,65(3):966-977.

[40] TUNG T H,MACKINNON S M. Nerve transfers: indications,techniques,and outcomes [J]. J Hand Surg Am,2010,35(2):332-341.

[41] RAY W Z,KASUKURTHI R,YEE A,et al. Functional recovery following an end to side neurorrhaphy of the accessory nerve to the suprascapular nerve:case report [J]. Hand(NY),2010,5(3):313-317.

[42] AGNEW S P,DUMANIAN G A. Technical use of synthetic conduits for nerve repair [J]. J Hand Surg Am,2010,35(5):838-841.

[43] MACKINNON S. Letter to the editor. Response to:Agnew SP,Dumanian GA.Technical Use of Synthetic Conduits for Nerve Repair [J]. J Hand Surg [Br],2010,35(1):838-841.

[44] LEWIS B,MORGENSTERN J,CLAUDE H L. Guidelines for the management of spontaneous intracerebral hemorrhage:a guideline for healthcare professionals from the American Heart Association/Amercian Stroke Association [J]. Stroke. 2010,41(9):2108-2129.

[45] AMOH Y,HAMADA Y,AKI R,et al. Direct transplantation of uncultured hair-follicle pluripotent stem cells promotes the recovery of peripheral nerve injury [J]. J Cell Biochem,2010,110(1):272-277.

[46] RINKER B,FINK B F,BARRY N G,et al. The effect of cigarette smoking on functional recovery following peripheral nerve ischemia/reperfusion injury [J]. Microsurgery,2011,31(3):59-65.

[47] WEBER R V,BOYD K U,MACKINNON S E. Repair and Grafting of Peripheral Nerves//Plastic Surgery [M]. Maryland Heights:Elsevier,2011.

[48] SAHCB-AL-ZAMANI M,YAN Y,FARBER S J,et al. Limited regeneration in long acellular nerve allografs is associated with increased Schwann cell senescencc [J]. Exp Neurol,2013,247(2):165-177.

[49] SOLDADO F,GHIZONI M F,BERTELLI J. Thoracodorsal nerve transfer for elbow flexion reconstruction in infraclavicular brachial plexus injuries [J]. J Hand Serg Am,2014,39(9):1766-1770.

[50] CAROLINA K,THOMAS C,MARTIN K,et al. Long-term outcome of brachial plexus reimplantation after complete brachial plexus avulsion injury [J]. World Neurosurg,2017,103(1):28-36.

[51] MALDONADO A A,ROMERO-BRUFAU S,KIRCHER M F,et al. Free functioning gracilis muscle transfer for elbow flexion reconstruction after traumatic adult brachial pan-plexus injury:Where is the optimal distal tendon attachment for elbow flexion [J]. Plastic and Reconstructive Surgery. 2017,139(1):128-136.

[52] MADURA T,DOI K,HATTORI Y,et al. Free functioning gracilis transfer for reanimation of elbow and hand in total traumatic brachial plexopathy in children [J]. J Hand Surg Eur Vol,2018,43(6):596-608.

[53] MADURA T,DOI K,HATTORI Y,et al. Free functioning gracilis transfer for reanimation of elbow and hand in total traumatic brachial plexopathy in children [J]. J Hand Surg Eur Vol,2018,43(6):596-608.

[54] HOANG D,CHEN V W,SERUYA M. Recovery of Elbow Flexion after Nerve Reconstruction versus Free Functional Muscle Transfer for Late,Traumatic Brachial Plexus Palsy:A Systematic Review [J]. Plast Reconstr Surg,2018,141(4):949-959.

[55] RUI J,XU Y L,ZHAO X,et al. Phrenic and intercostal nerves with rhythmic discharge can promote early nerve regeneration after brachial plexus repair in rats [J]. Neural Regeneration Research,2018,13(5):862-868.

第十章　周围神经痛

第一节　概述

　　疼痛是一种与组织损伤相关的感觉和情感体验，英国神经学家乔治·里多克（George Riddoch）在1938年的一篇经典论文中描述了疼痛："在健康人的生活中，疼痛只会间歇性地经历，它的神经机制处于休眠状态，但保持警觉，如果身体组织受到威胁，它随时会被唤醒"。因此，疼痛是一种组织损伤的警告，由特定的受体和神经纤维发出信号从外周向大脑传递。

　　神经性疼痛是临床比较常见症状之一，按病变的部位可分为周围神经痛和中枢神经痛。周围神经痛常以病变所涉及的神经来命名，其他局部病变刺激末梢感受器引起的局部疼痛和中枢神经系统感觉传导通路病变所致的躯体痛，一般不属于周围神经痛的范畴。现在国际疼痛研究协会（IASP）将神经性疼痛定义为：由躯体感觉神经系统损伤或疾病引起的疼痛。

一、周围神经痛的病理生理及潜在的治疗靶点

　　神经性疼痛是神经系统对机体损伤的反应。症状和体征包括异常性疼痛（对无害刺激的反应疼痛）、痛觉过敏（对有害刺激的疼痛反应增加）、自发性疼痛（电击样或射击疼痛）、偶尔引起疼痛或持续灼痛。一些患者可能会出现感觉迟钝或感觉丧失，但受伤部位疼痛持续存在。

　　临床上，周围神经损伤可以是由创伤所致，但更常见的病因是糖尿病、带状疱疹和人类免疫缺陷病毒说导致的相关神经疾病。由于感觉神经和交感神经之间的神经源性炎症和病理性改变交叠存在，在复杂的局部疼痛综合征Ⅰ型和Ⅱ型中也可见神经性疼痛。一般来说，损伤部位炎症介质释放可引发初级传入神经元性质改变，其兴奋性增加，进一步可导致异位刺激活动的出现。传入神经性质改变，表现在神经膜 Na^+、K^+ 和 Ca^{2+} 通道变性和差异表达，以及 Na^+-K^+ ATP 酶、细胞内钙处理、Trp通道以及超极化激活的环核苷酸门控（HCN）通道的功能也变化。另外，神经系统中分子物质和其自身可塑性变化，或二者不同程度的组合方式，可能加重并维持神经性疼痛。这些变化包括神经兴奋 - 抑制失衡、脊髓中趋化因子及其受体的表达上调、脑源性神经营养因子（BDNF）和原肌球蛋白受体激酶 B（tropomyosin receptor kinase B，TrkB）信号的改变、膜转运蛋白的改变、脊髓 γ- 氨基丁酸（γ-aminobutyric acid，GABA）抑制性中间神经元和脑多巴胺受体、炎症介质、神经胶质细胞的变化，以及免疫系统激活等。

（一）神经性疼痛的兴奋 - 抑制平衡

　　在周围神经损伤或神经病变之后，脊髓内的中枢敏感化是突触传递变化的结果。突触的兴奋过程增强，抑制过程减弱。脊髓后角神经元的性质在周围神经损伤刺激下几乎没有改变（如阈值、兴奋性和输入电阻等）。这一发现与周围神经中持续的异位活动是驱动和维持中枢敏感性的可能性是一致的。许多复杂并叠加的病理生理过程中，周围神经、脊髓和高级中枢系统均与神经性疼痛的发生有关，这使得寻找有效的治疗靶点变得非常复杂。

（二）脑源性神经营养因子（BDNF）、ATP、小胶质细胞、集落刺激因子 1、嘌呤能离子型 2X4 和 GABA 氯化物级联

　　1. 脑源性神经营养因子和神经元氯化物梯度的变化　Coull 等人发现，周围神经损伤后，大鼠后

角Ⅰ层神经元的跨膜氯化物梯度降低,证明是钾-氯协同转运蛋白2(K-Cl cotransporter 2,KCC2)表达减少所致。神经元内Cl⁻离子积累,可导致正常抑制性GABA能的、阴离子性的、外向突触电流变成内向兴奋性电流。未受伤大鼠脊髓KCC2敲减并致其表达减少后疼痛阈值降低,正常刺激导致大鼠出现神经性疼痛行为。由此推测,造成神经病理性疼痛的损伤会导致脊髓后角功能的显著变化,进而增加伤害性感受神经元的兴奋性。

研究表明,从活化的脊髓小胶质细胞释放的脑源性神经营养因子(BDNF)是上述在神经性疼痛的板层Ⅰ神经元中观察到的阴离子梯度的去极化转变的原因。研究中,用活化的小胶质细胞或BDNF产生神经损伤,可观察到的阴离子梯度变化。此外,阻断BDNF与其同源受体——原肌球蛋白受体激酶B(TrkB)之间的信号转导可逆转疼痛(异常性疼痛)和阴离子梯度的变化。最后,通过用针对BDNF的干扰RNA处理并阻断小胶质细胞中BDNF的释放,显示异常性疼痛和阴离子梯度的变化被阻止。

2. 三磷酸腺苷(ATP)的作用及来源　周围神经损伤后,小胶质细胞中ATP门控的离子型嘌呤受体2X4(ionotropic purine 2X4 receptor,P2X4R)和代谢型嘌呤受体2Y12(metabolic purine 2Y12 receptor,P2Y12R)的表达增加,这种表达的增加与疼痛过敏症程正相关。P2X4R上调导致小胶质细胞释放BDNF的机制可能是由于P2X4Rs的钙离子内流增加,激活P38丝裂原激活激酶及其后的信号转导过程,从而增加BDNF的合成和SNARE介导的胞吐。有趣的是,这种机制只见于雄性小鼠,而雌性小鼠对疼痛刺激的敏感性不需要小胶质细胞介入干预。因此疼痛产生中的性别差异,是一个非常活跃的研究领域,并具有重要的临床意义。

周围神经损伤后,脊髓内ATP水平增加的原因是后角神经元囊泡核苷转运体(vesicular nucleoside transporter,VNT)的上调引起其释放增加,而非初级传入神经元、星形胶质细胞或小胶质细胞的释放。神经递质通过特定的转运蛋白从细胞质转运到突触小泡中,如:抑制性神经元中的囊泡型GABA转运体和兴奋性神经元中不同亚型的囊泡型谷氨酸转运体。大多数神经元的突触小泡都含有与初级神经递质一起释放的ATP。VNT的作用是将细胞质中的ATP运输到突触小泡中。神经损伤后,囊泡中的ATP含量增加,可活化小胶质细胞上的P2X4R并引导下游的BDNF合成与释放。然而,周围神经损伤导致背角神经元VNUT跨突触上调的机制尚不清楚。

3. 损伤周围神经与脊髓小胶质细胞之间的信号转导　损伤的初级传入纤维释放化学介质可造成静息状态的小胶质细胞向表达P2X4R的表型转化。其中,包括趋化因子、fractalkine、趋化因子配体2(chemokine ligand 2,CCL2)和CCL21。然而,最近的研究转而支持集落刺激因子1(colony stimulating factor-1,CSF-1)作为神经病理性疼痛中小胶质细胞转化的主要效应因子。有研究表明,损伤诱导的炎症介质如IL-1β从背根神经节(dorsal root ganglion,DRG)中的卫星胶质细胞释放促进了初级传入神经元细胞体中CSF-1的合成。CSF-1从初级传入细胞中释放出来,作用于小胶质细胞,可诱导多种基因表达变化,如ATP受体、P2X4R等,也可促进小胶质细胞的增殖和更新。膜适配器蛋白(DAP12)是神经损伤诱导的P2X4R表达上调所必需的因子,但不是小胶质细胞增殖所依赖的调节因素。初级传入细胞释放的CSF-1是否是囊泡性的,并依赖于神经元的活动,尚待确定。

(三)感觉处理过程的改变和异常性疼痛的产生

神经损伤后,GABA能和/或甘氨酸能。传递的减弱导致后角内感觉信息处理异常。神经损伤后除了氯离子梯度的变化和对抑制性神经元的兴奋驱动减少外,还可能造成GABA能终末的丧失或甘氨酸释放减少。触觉和无害感觉信息由Aβ纤维传递。这些神经纤维主要传递到后角板层Ⅲ和Ⅳ的神经元。而C纤维和A纤维中含有痛觉的纤维投射到后角板层Ⅰ和Ⅱ。GABA能和甘氨酸能通常通过抑制预先存在的兴奋性突触回路的活动来区分这两种模式。然而,当这种抑制被削弱时,传递到板层Ⅲ和Ⅳ的触觉和无害信息就可以进入板层Ⅰ和Ⅱ的疼痛处理中心。这时,皮肤的触摸被处理为疼痛信号,从而为超感痛觉的产生提供了合理的解释。用荷包牡丹碱和/或士的宁阻止脊髓中的抑制性信号传递会在未受伤的动物中产生超敏和痛敏,可支持以上观点。

1. 作为治疗靶点的机械敏感离子通道　由于轻触会引发患者痛觉过敏,因此人们聚焦于药物敏感靶点的发现和新药研发,以此作为缓解人类神经性疼痛的一种手段。机械感受器对轻触的信号转换,受机械敏感离子通道(Piezo2)的影响,而Piezo2受STOML-3调控。干预STOML-3的功能可能是治疗神经病理性疼痛的新途径。最近,一种STOML-3寡聚的小分子阻滞剂被发现。这种由作者命名为OB-1的物质,可以减弱机械感受器的敏感性,并提高慢性结扎损伤(chronic constriction injury,CCI)CCI小鼠的爪子收缩阈值。

2. GABA或甘氨酸作为治疗靶标　一些用于疼痛治疗的抗惊厥药物被认为至少部分通过增强GABA功能起作用。鉴于GABA能和甘氨酸能功能障碍在异常性疼痛病因学中的既定作用,该功能的恢复代表了一种有前景的治疗方法。甘氨酸能的增强可以通过神经胶质和神经元甘氨酸转运蛋白GlyT1和GlyT2的药理干预或甘氨酸受体的直接刺激来实现。

众所周知,苯二氮䓬类药物可增强GABA受体的功能,但其镇静作用限制了其在临床上作为止痛药的广泛使用。然而,已知的是不同亚型的GABA受体在脊髓后角中定位于不同的细胞类型和末梢。特别是含有α_2亚单位的GABA受体与C纤维相关,可以设想对α_2具有高亲和力的苯二氮䓬类药物可能在治疗神经性疼痛方面有效。其中一种药物氯巴占通过一种活性代谢物发挥作用,在CCI模型中有效缓解超敏疼痛。此外,该药的初步临床试验结果令人鼓舞。

(四)脊髓中枢敏化的其他机制

1. 长时程增强和记忆过程　中枢神经系统突触的传递具有可塑性,重复激活突触前纤维可导致短期增强(持续不到半小时)、早期长时程增强(LTP,持续长达3小时)和晚期LTP,后者依赖于蛋白质合成,可以无限期地持续。鉴于周围神经损伤增加了初级传入纤维和后角神经元的活动,这些活动无疑参与并加强了中枢敏化。理论上,脊髓LTP涉及突触前机制以及T型钙通道(Cav3)的开放和NMDA受体的激活。长期以来,这些受体一直与神经病理性疼痛的病因学有关。这可能解释了NMDA受体阻滞剂氯胺酮在控制慢性疼痛中的有效性,以及T型钙通道阻滞剂咪拉地尔和乙琥胺可以在动物模型中逆转神经病理性疼痛。在动物模型中,用镁离子阻断NMDA通道已被证明能有效地

减少疼痛,并且有证据表明,它可能在治疗人类神经病理性疼痛中发挥作用。

2. 星形细胞谷氨酸转运蛋白(兴奋性氨基酸转运蛋白2)的作用　不同动物模型的研究报道了星形胶质细胞兴奋性氨基酸转运体2(EAAT2)的下调与神经病理性疼痛症状的发展相关。部分坐骨神经结扎和CCI均显著减少EAAT2在大鼠脊髓背角的表达,而通过重组腺病毒转导脊髓EAAT2基因显著减少机械性痛觉过敏和痛觉异常。EAAT2下调后细胞外谷氨酸清除减少可能导致突触外NMDA受体的激活。尽管谷氨酸转运体的正性调节剂利鲁唑显著减少CCI中的热痛觉过敏和机械痛觉异常,但负责EAAT2下调的信号仍有待确定。

(五)疼痛机制

神经性疼痛的神经元可塑性绝不限于后角和外周,在包括前额叶皮质、伏隔核、扣带回前皮质、脑岛、杏仁核、中脑导水管周围灰质、蓝斑和延髓旋转腹侧的疼痛基质中观察到了多种变化。例如,周围神经损伤后,前扣带回皮质中的突触发生改变,岛叶出现谷氨酸能传递的LTP。最近的研究还表明,周围神经损伤选择性地增加了伏隔核间接通路棘突投射神经元的兴奋性,并改变了它们的突触连接。此外,通过抑制这些神经元可以逆转触觉异常疼痛,而通过兴奋这些神经元可以加重触觉超敏。这表明,伏核中的神经元不仅参与疼痛的中枢表征,而且可能在较高级中枢参与与神经病理性疼痛表达相关的上行通路的活动。

(六)初级传入纤维中的异位电活动

神经损伤部位的最初的炎性环境是导致中枢敏化的主要诱因。神经病理性疼痛的发生与其长期持续和维持的过程有很大的不同。经典的炎症介质,如IL-1β、IL-6、前列腺素,以及肿瘤坏死因子(TNF)与初级传入神经元上的离子通道相互作用或调节,从而引发有助于自发地刺激非依赖性疼痛的异位活动。已经有研究表明,在周围神经损伤后,胶质细胞的突触活动发生了改变,而其内在的电生理特性影响不大,这表明中枢神经系统的变化是由周围神经元的活动驱动的。利多卡因阻断神经传导和随后对自发放电的监测表明,后角神经元的兴奋超敏状态是通过损伤部位远端和近端的周围神经持续的传入放电来维持的。传入神经的活动增加导致电压门控钙通道的亚单位上调。这反过来

改变了初级传入纤维终末的钙通道功能,并增加了递质的释放。

1. 电压门控钠通道的变化 在神经病理性疼痛中,各种类型的电压门控钠通道电流的增加导致背根节神经元兴奋性的增加,遗传学研究证实了电压门控钠通道的重要性,表明 Nav1.7、Nav1.8 和 Nav1.9 与人类周围神经病有关。

药理学研究对 Nav1.7 的小分子多肽阻滞剂(例如,来自蜘蛛毒液的 μ-TRTX-Hhn1b 或来自蜈蚣毒液的 μ-SLPTX-Ssm6a)也很感兴趣。针对 Nav1.7 电压传感器桨结构域的单抗可用于实现更大的钠通道亚型选择性。慢失活特异性通道调节剂代表了另一种方法,通过这种方法,离子通道可以稳定在其缓慢失活状态,以在神经元过度兴奋期间起到刹车的作用,这些方法已被应用于针对钠和钙通道电流的神经病理性疼痛的治疗。

除了在控制神经元兴奋性方面的明显作用外,Nav1.7 在正常和神经病理性疼痛处理中的重要性可能源于它能够直接或间接影响基因表达及其他过程。这研究者提出,PENK(前脑啡肽原)基因上调可能对 Nav1.7 受体阻滞剂有协同作用,选择性 Nav1.7 阻滞剂 mu-theraphotoxin-Pn3a(来自黑斑狼蛛)的镇痛效果可通过给予亚有效剂量的阿片类药物或脑啡肽酶抑制剂来增强。

2. 电压门控钙通道 电压门控钙通道是神经病理性疼痛和疼痛治疗领域的另一个参与者。这些通道包括高压激活(HVA)的 L 型(Cav1.1、Cav1.2、Cav1.3 和 Cav1.4),P/Q 型(Cav2.1),N 型(Cav2.2)和 R 型(Cav2.3),以及 T 型[低电压激活(LVA)]钙通道(Cav3.1、Cav3.2、CaV3.3)。通过 HVA- Ca^{2+} 通道的 Ca^{2+} 内流触发突触前小泡释放神经递质,从而激活神经元网络的兴奋性。HVA- 钙通道在神经病理性疼痛中的重要性,从 N 型钙通道阻滞剂齐考诺肽的临床疗效以及 HVA- Ca^{2+} 通道功能亚基与加巴喷丁的作用之间的关系中得到了说明。

电压门控 Ca^{2+} 通道(VGCC)由以下几个亚基组成:A1 成孔亚基和辅助亚基 α2-δ,β 和 γ。在突触前末梢发现的主要亚型是 Cav2。Cav2.1 和 Cav2.2 都含有与 SNARE 蛋白相互作用的突触蛋白相互作用位点。通过这种机制,通道可以与控制神经递质释放的突触小泡紧密相关。

因为这些通道负责去极化诱导的 Ca^{2+} 内流并引发随后的神经递质释放,所以在过度兴奋的伤害感受神经元中阻断这些通道会降低兴奋性。例如,N 型 VGCC 敲除小鼠表现出炎症和神经性疼痛的减少迹象。研究发现 L 型钙通道在神经病理性疼痛的维持中发挥重要作用,这导致了人们对广谱二氢吡啶相关钙通道阻滞剂的兴趣增加,如 M4,它阻断 Cav1.2(L 型)、Cav2.2(N 型)和 Cav3.2 和 3.3(T 型通道),但这类药物可能的心血管作用也许会限制它们进一步的研究开发。

与 P/Q 型(Cav2.1)和 N 型(Cav2.2)HVA-Ca^{2+} 通道在神经递质释放中的作用不同,T- 型、LVA,Ca^{2+} 通道(Cav3.1、Cav3.2、CaV3.3)在神经元兴奋性的设定中起重要作用。因此,在疼痛治疗中针对这些通道研究有相当大的兴趣。尤其是在糖尿病神经病变模型中,随着神经损伤,感觉神经元中 T 型钙通道电流的增加。从机制上讲,这可能涉及炎症介质 IL-1β 作用下去泛素酶 USP5 的上调,由此导致的 Cav3.2 通道泛素化的损害延长 T 型 LVA 钙通道的表达,从而促进兴奋性的增加。

大麻素类化合物在一些神经病理性疼痛病例中有效,它抑制重组人 T 型(Cav3.1,3.2)钙通道,鞘内注射大麻素受体 1/ 大麻素受体 2(CB2)受体激动剂 NMP-7 可抑制啮齿动物模型中损伤诱导的神经病理性疼痛。这种效应涉及 CB2 受体和 Cav3.2 通道。目前 NMP7 尚未进入临床试验,但其临床前有效性导致了衍生[N-((1-(2-(tertbutylamino)-2-oxoethyl)piperidin-4-yl)methyl)-9-pentyl-9Hcarbazole-3-carboxamide]的开发,它在治疗炎症性和神经病理性疼痛方面显示出显著的效果。

3. 超极化激活的环核苷酸门控(HCN)通道的变化 HCN 通道已成为治疗神经性和炎症性疼痛的有希望的外周药物靶点,HCN2 在大约一半的小型体感神经元中表达,这些神经元主要是伤害性感受器,在控制对伤害性刺激的放电频率方面发挥着重要作用。去除伤害性神经元中的 HCN2 可以防止炎症性和神经病理性疼痛的发展。神经损伤后,HCN 通道被上调并驱动背根神经节的自发活动,以增加初级传入的递质释放。一种 HCN 通道的阻断剂,伊夫拉定,临床上也用于治疗心绞痛和心力衰竭,已经被证明通过对小感觉神经元的外周作用在动物模型中有效地治疗神经病理性疼痛的迹象,并降低神经损伤动物的培养的 DRG 神经元的放电频率。目前的研究集中在寻找选择性的 HCN2 阻滞剂,这种阻滞剂可以消除 DRG 神经元的超兴奋性,而不影响负责控制心律失常的 HCN1 通道。

4. 钾离子通道的变化　不同类型 K^+ 通道电导的减弱也有助于损伤或暴露于炎性细胞因子如 IL-1β 后背根神经节神经元兴奋性的增加。钾通道电流的改变也可能导致与糖尿病神经病变相关的疼痛,这些现象促使人们提出设想,抗惊厥药雷替加宾和相关的 Kv7.2-Kv7.3 通道开放剂,以及 Na^+ 激活的 K^+ 通道电流的促进剂,可能在疼痛管理中有用。不幸的是,一项使用雷替加宾的临床试验未能达到设想的疗效。雷替加宾类似物 N-(6-chloro-pyridin-3-yl)-3,4-difluoro-benzamide(ICA-27243)已被报道在动物模型中减轻炎性疼痛。除了周围神经损伤的神经病理性损伤外,有报道称脊髓损伤本身可以阻碍 DRG 的 K^+ 通道功能,这可能与机械性痛觉异常有关。DRG 中 K^+ 通道功能的改变可能反映了炎症介质从脊髓损伤部位的扩散。

5. 瞬时受体电位 V1 通道(TRPV1)的变化　TRPV1 是非选择性阳离子通道,属于更大的多功能 TRP 通道组。它们被香草素、辣椒素、高温、低 pH、渗透压变化和花生四烯酸代谢产物激活。TRPV1 对温度的敏感性在暴露于伤害性分子(如神经生长因子)或通过 G 蛋白偶联受体作用的药物(如缓激肽、前列腺素 E2 或作用于血管紧张素 2 型受体(AT2)的血管紧张素)后增加。

最近的一篇论文讨论了冷感觉通道,M8 型 TRP 通道(TRPM8)在冷觉异常痛中的作用。神经损伤似乎不直接上调这一通道,而是减少冷敏感的 DRG 神经元中兴奋性制动钾电流(Kv1.1-1.2)的表达。因此,通过不变的 TRPM8 群体的冷诱导电流在促进去极化和增加动作电位放电方面更有效。

部分神经损伤或脊神经结扎后,TRPV1 在 DRG 中上调,TRPV1 拮抗剂已被证明可减轻损伤诱导的痛敏。这些发现表明 TRPV1 通道与神经病理性疼痛的病因学有关,也可能是其他 Trp 通道,如 TRPM8 和 TRP 通道 A1 类型也发挥了作用。

(七)神经性疼痛中的神经免疫相互作用

除了神经元和小胶质细胞在神经病理性疼痛中的公认作用之外,其他免疫活性细胞,如星形胶质细胞、内皮细胞、血管周围巨噬细胞、浸润性 T 细胞和背根节神经元的卫星神经胶质细胞的作用也不容忽视。人们认识到免疫细胞表达许多因神经元损伤而激活的受体和转导机制。免疫系统参与慢性疼痛的想法是通过观察慢性疼痛患者全身疾病反应(虚弱、嗜睡、抑郁、焦虑)的典型迹象而产生的。后来的研究结果证实了这一观点,升高 IL-1β 既可以调节也可以诱导周围神经痛觉过敏。研究还表明,除了促炎作用外,IL-1β 还可以直接激活伤害性感受器以产生动作电位放电,增加 Cav3.2(T 型)通道的膜利用率以及痛敏。正如已经提到的,IL-1β 等细胞因子可能是初级传入神经元中 CSF-1 表达增加的原因。这反过来被释放到脊髓,在那里它促进小胶质细胞释放 BDNF,并增加后角的兴奋性。

除了通过释放 BDNF 改变神经元的活性外,反应性小胶质细胞还释放细胞因子和趋化因子,如 fractalkine 和其他炎性介质,触发外周免疫细胞的渗透和星形胶质细胞增生症。此外,受损的感觉神经元还会释放 CCL2(也称为单核细胞趋化蛋白 1)以及神经调节蛋白 1 和 fractalkine。侵袭和驻留的免疫活性细胞与众多信号分子之间复杂相互作用的净效应是产生经典的炎症介质,如 IL-1β、IL-6、IL-18 和肿瘤坏死因子。它们通过促进脊髓 LTP,对神经元的直接兴奋作用、增加初级传入神经元释放谷氨酸以及减少后角中间神经元释放 GABA 来影响神经元的活动。

值得注意的是,IL-1β、肿瘤坏死因子等介质的产生可能并不完全有害的,因为细胞因子与受损神经的功能恢复有关,而神经炎症可能有助于重新髓鞘形成。

与疼痛相关的神经免疫相互作用领域的进一步发展是观察到细菌感染可以通过病原体直接与伤害性感受器相互作用并激活伤害性感受器而导致疼痛。

尽管以免疫系统为靶点似乎是开发抗痛觉过敏药物的合理基础,但据我们所知,还没有发现合适的小分子。这种不成功可能至少部分归因于神经免疫相互作用触发神经病理性疼痛的发生,而与临床表现更相关的其他机制负责其长期维持。

二、临床类型

(一)三叉神经痛

三叉神经痛是一种特殊类型的口面部疼痛,影响三叉神经的一个或多个分支。诊断取决于患者对特征性电击样疼痛发作的描述，这种疼痛发作在发作和终止时都是突然的，一般持续几秒钟到 2 分钟之内，并且在触发区自发或由无害刺激诱发。触发区位于皮肤或黏膜的三叉神经区域，咀嚼、触摸、刷牙或洗脸均可引起疼痛发作。自发性发作是否真的是自发的，或者实际上是由亚临床刺激引发的依赖刺激的发作，目前还存在争议。发作的频率各不相同，通常有一个持续数周到数年的无痛缓解期。尽管被归为外周神经病理性疼痛，但病变通常在三叉神经根入区（REZ 区），在那里髓鞘主要由延伸到脑桥外的中枢神经系统少突胶质细胞产生，并过渡到由外周施旺细胞产生的髓鞘，病变也可能位于中枢神经系统内的脑干，因此三叉神经痛有时是一种中枢性疼痛状况。

经典三叉神经痛的根本原因被认为是脑池段、根入区或脑桥段的三叉神经受到血管压迫，导致神经形态改变和萎缩。微血管减压术期间采集的神经活检电子显微镜和免疫组织化学检查显示神经脱髓鞘和髓鞘异常以及轴突损伤、萎缩和发芽。目前流行的理论认为，自发性疼痛发作是由受损神经元的自发放电引起的，其重复放电阈值降低，并与过度兴奋的邻近神经元产生交叉兴奋。由于显微血管减压术后症状能够立即缓解，因此推测其根本原因可能是一过性传导神经阻滞。神经元之间的功能性交叉兴奋也可能解释触摸触发区引起的疼痛，触摸激活强烈的有髓 a 纤维的尖峰活动引起相邻 c 神经元的去极化。由于持续的异位放电，进展为严重的神经根损害可能会导致更明显的感觉丧失和可能的持续性疼痛。也可能涉及三叉神经节的逆行生化紊乱和免疫反应以及炎症。神经成像研究也记录了与疼痛感知有关的大脑区域中微小的灰质和白质丢失，但尚不清楚这些变化的原因。微血管减压术、射频消融术和其他直接针对神经的治疗对三叉神经痛有明显且快速的治疗效果，这支持了疼痛发生在神经损伤部位的观点。

继发型三叉神经痛是由神经系统疾病如肿瘤或多发性硬化症引起的。多发性硬化症是继发型三叉神经痛的常见原因，1%~5% 的多发性硬化症患者有三叉神经痛。多发性硬化症的继发型三叉神经痛开始于较早的年龄，通常为双侧，据报道比原发性三叉神经痛更严重和更难治疗，对生活质量的影响更大。继发型三叉神经痛通常由三叉神经根入区和三叉神经核团之间的桥小脑角的脱髓鞘病变或肿瘤引起。在某些病例中，和神经血管压迫并存。三叉神经根切断标本的电子显微镜显示，三叉神经根近端有脱髓鞘、胶质增生和炎症，这可能是异位活动的一个来源。

（二）周围神经损伤引起的神经病理性疼痛

这是一组不同的神经病理性疼痛，由手术期间或创伤造成的周围神经损伤直接引起。在手术等过程中发生神经损伤的风险与发生神经性疼痛的风险之间存在明确的关系，但在损伤的严重程度与神经损害的类型（如横断、拉伸、挤压）和发生神经性疼痛之间没有明显的联系，尚不清楚为什么一些神经损害患者会出现疼痛，而有的患者不会。

创伤后神经损伤的疼痛，包括截肢后的幻肢和残端疼痛，其主要机制可能是在神经损伤部位产生的异位冲动。手术切除神经瘤的效果支持了这一观点，神经瘤是在切断的神经近端发育的神经芽，周围神经阻滞对持续性疼痛和周围神经损伤疼痛包括幻痛的作用也是这一观点的有力证据。在人类痛性神经瘤中，已经发现 Nav1.3、1.7 和 1.8 上调以及激活的 p38 和与翻译相关的延伸因子（EFT1/2）丝裂原激活蛋白（MAP）激酶的上调。这些可能是疼痛的驱动因素，因为这种钠通道的异常积累可能导致兴奋过度和异位冲动的产生。低度炎症和促炎因子可能是周围神经损伤后疼痛的其他相关因素。脊髓和脑干的中枢敏化可能与异位疼痛和痛觉过敏向邻近皮肤的传播相关。

（三）痛性多发性神经病（painful polyneuro-pathy，PPN）

最常见和有详细记录的 PPN 是那些由糖尿病、艾滋病毒、化疗和麻风病导致的，其他原因包括法布里病、钠通道基因突变、自身免疫性疾病、血管炎、慢性炎症脱髓鞘性多发性神经病、淀粉样变、酒精、非冰冻性寒冷损伤和肿瘤伴随症候群。营养不良和维生素缺乏也是原因之一。与严重营养不良有关的 PPN 在二战期间远东战俘的病例报道中有详细描述，这些战俘最有可能是缺乏 b 族维生素造成的。在同一个患者中可能有多种原因导致 PPN，而且在许多患者中病因仍然不明。疼痛可能是神经病变的首要症状，但通常始于感觉异常，最终为感觉异常或疼痛。疼痛通常表现为一种持续的挤压痛、刺痛或灼热痛。因为神经受损,可能会出现反射减弱、无力和自主神经变化。最常见的形式是对称性长度依赖性多发性神经病,症状在足部逐渐影响到小腿和手。在糖尿病患者血糖控制突然改善和血糖控制不良后,可见一种特殊的急性多发性神经病变。疼痛通常是严重的灼痛,伴有痛觉过敏、异常性疼痛和自主神经异常,我们对其内在机制知之甚少。另一种急性多发性神经病在使用化疗药物奥沙利铂治疗后出现,几乎所有患者都出现急性部分可逆性神经病变,只有少数患者出现慢性长度依赖性感觉神经病变。急性神经病变在接受化疗期间或在接受化疗的几个小时内发生,其特征是刺痛性感觉异常、冷痛和肌肉痉挛,主要发生在手和口周区域。

慢性多发性神经病的发病机制已被广泛研究,可分为对背根神经节神经元、轴突和髓鞘或施万细胞的影响。其机制多种多样,包括内皮异常、施旺细胞功能紊乱、毛细血管功能障碍、血 - 神经屏障破坏、细胞凋亡、氧化应激升高、直接毒性作用、线粒体脱氧核糖核酸损伤、神经聚合物丧失、轴突转运和微管功能受损。关于慢性多发性神经病患者的患病风险和疼痛机制,以及为什么有些患者尽管有类似程度的多发性神经病仍然没有疼痛,临床研究对此知之甚少。研究一致指出,慢性感觉神经病变的严重程度增加是疼痛的危险因素。更不确定的是,疼痛是否与特定类型的纤维丢失有关。神经病理性疼痛是单纯小纤维神经病,有时疼痛被认为与更严重的小纤维丢失有关,这与一些研究发现小纤维丢失与疼痛之间的关系一致。然而,严重小纤维丢失的患者可能没有疼痛,大多数研究发现,与非痛性多发性神经病相比,疼痛患者的大纤维功能丧失同样严重,而单纯大纤维丢失的患者可能也会发生神经病理性疼痛。目前疼痛与特定纤维损失之间的联系仍不清楚。

虽然经典的长度依赖型慢性多发性神经病最常见的特征是感觉丧失,只有少数患者有感觉增加,但机械或热刺激引起的疼痛在痛性多发性神经病中比无痛性多发性神经病更常见。在疼痛性多发性神经病中,C 纤维的超兴奋性和自发活动已被证实,机械敏感性 C 伤害性感受器的特殊自发活动和超兴奋性似乎与疼痛有关。在一项开放性研究中,患者在超声引导下用利多卡因阻断周围神经

后,与多发性神经病相关的疼痛完全缓解,支持疼痛来源于周围神经的观点。人类研究还表明,PPN 患者存在脊髓和腹外侧导水管周围灰质介导的疼痛调制系统、脑连接改变和脑结构改变,但需要更多的研究来了解这些变化对疼痛的特异性以及在疼痛的病理生理学中可能的因果作用。

(四) 带状疱疹后神经痛(postherptic neuralgia, PHN)

PHN 是在带状疱疹发作后持续 3 个月以上的疼痛。它发生在 5%~20% 的带状疱疹患者中,在老年人中更为常见,虽然在一些患者中随着时间的推移它会消失,但有相当比例的患者可能成为慢性和持续性的。带状疱疹减毒活疫苗和佐剂亚单位带状疱疹疫苗均可将患带状疱疹和 PHN 的风险降低 50%~90%。PHN 患者患侧的无髓和有髓神经支配减少,一项前瞻性研究发现,PHN 患者最初的神经损伤较严重,疼痛可能会恢复,但感觉功能和皮肤重新神经支配可能只能部分恢复。

带状疱疹是由于脑神经或脊髓背根神经节的水痘—带状疱疹病毒再次激活引起的,这种神经节、神经和神经根的轴突转运引起神经炎症和坏死,因此 PHN 的分布是皮节性的。关于哪种神经节细胞容易潜伏病毒一直存在争议,虽然聚合酶链反应和原位杂交研究表明潜伏病毒主要存在于神经元,但新的体外人神经元培养实验指出胶质细胞和施旺细胞中也可能存在潜伏病毒。这些研究有望为今后研究带状疱疹病毒的潜伏状态提供更多的信息。PHN 的潜在机制同样没有被很好地解释。对 3 例早期重症 PHN 患者和 2 例无持续性疼痛患者的尸检分析表明,PHN 患者的神经节细胞、轴突、髓鞘和脊髓后角萎缩,但受试者数量少,与 PHN 无法建立明确的联系。后来的磁共振研究发现,在 3 个月大的 PHN 患者的 T2-weightes 磁共振扫描中发现脑干的高信号强度区域更频繁,但是没有患者继续发展为慢性 PHN。最近的尸检分析显示,一例 PHN5 周患者脊髓后角出现炎症反应,巨噬细胞和淋巴细胞浸润,脊髓后角空泡化,但神经根无炎症迹象,提示 PHN 可能使脊髓受累。在 PHN 患者的血液单核细胞中检测到了水痘—带状疱疹病毒(varicella-zoster virus, VZV)DNA,猜测 PHN 是持续性慢性神经节炎的结果。然而,这些发现并没有在一项研究中得到重现,而是提示 PHN 是伴随着

带状疱疹期间神经节 VZV 复制的神经元损伤的结果。在一项前期研究中，使用单细胞膜片钳技术记录 PHN 患者和未患 PHN 的神经母细胞瘤细胞的钠通道电流幅值，发现 PHN 患者的病毒毒株改变了 Nav1.6 和 Nav1.7 电压门控钠通道电流幅值，提示钠通道在 PHN 中的作用。另一项研究发现，PHN 患者皮肤角质形成细胞中钠通道增加，作者推测，这种增加的表达通过表皮三磷酸腺苷（ATP）释放激活初级传入细胞上的 P2X 受体而导致疼痛。外用利多卡因在 PHN 的有效性证实钠通道在皮肤或神经末梢的作用。

（五）痛性神经根病

疼痛性神经根病变是由于颈、胸、腰或骶神经根的病变或疾病引起的。椎间盘突出和脊柱退行性改变是最常见的原因，但也可能由外伤、肿瘤和感染等引起。像其他神经性疼痛的患者一样，疼痛的类型包括灼热、挤压 / 按压、刺痛、阵发性疼痛和诱发疼痛，患者在定量感觉测试中经常表现为感觉丧失，但很少有患者报道触痛和热过敏。尽管是最常见的神经性疼痛，但我们对潜在的疼痛机制知之甚少，目前还没有单一的药物治疗被证明是有效的。

在最近的一项研究中，通过脊柱恶性肿瘤患者术中取的 DRGs，用膜片钳电生理记录和 RNA 测序证实了自发动作电位的产生与神经根神经性疼痛和神经根受压之间的关系。机械压迫背根神经节和神经根周围的炎症可能导致这种异位动作电位的产生。退变的椎间盘中髓核释放的物质和分解产物被认为与诱导炎症反应有关。

第二节 周围神经痛的治疗

一、药物治疗

目前神经病理性疼痛的药物治疗主要基于五大类口服药物（5- 羟色胺 / 去甲肾上腺素调节性抗抑郁药、钠通道阻滞剂、钙通道调节剂、曲马朵、阿片类药物）和两类局部药物（辣椒素、局部麻醉药）。由于神经病理性疼痛的疼痛机制通常不止一种，连续的单一药物逐步增加剂量治疗对大多数患者来说是不合适的，针对多种机制的两种或两种以上的联合用药，通常会产生更好的止痛效果和较少的副

作用。然而，许多神经病理性疼痛患者年龄较大，同时服用治疗其他疾病药物，并且常伴有焦虑、抑郁、睡眠障碍等，因此药物相关的不良事件在神经性疼痛的治疗中很常见。所以，根据患者的个人病史，对治疗方法作出精确判断，是实现最佳疼痛治疗的必要条件。另外三叉神经痛的治疗指南是独特的，推荐卡马西平或联合巴氯芬作为一线治疗方案。

（一）一线止痛药

一线药物是加巴喷丁类抗惊厥药、三环类抗抑郁药（TCAs）和 5- 羟色胺 - 去甲肾上腺素再摄取抑制剂（SNRIs）。所有一线止痛药，都对糖尿病性神经病变疼痛有效。在疱疹后神经痛方面，已经有证据表明加巴喷丁和 TCAs 有效。普瑞巴林对慢性中枢性脑卒中患者在脊髓损伤后有镇痛作用。三环类抗抑郁药已被证明可以缓解各种神经病理性疼痛。在 SNRI 中，度洛西汀已被发现对化疗引起的痛性神经病变有止痛作用，而加巴喷丁则没有。此外，大剂量文拉法辛对混合性痛性多发性神经病有疗效。对于特发性三叉神经痛，卡马西平仍然是首选的止痛药。

三环类抗抑郁药物被广泛研究，价格低廉，可以每天服用。它们抑制 5- 羟色胺和去甲肾上腺素的再摄取，阻断 N- 甲基 -D- 天冬氨酸激动剂诱导的痛敏，并阻断钠通道。当使用 TCAs 时，去甲替林、地昔帕明在镇静、体位性低血压和抗胆碱能作用方面通常比阿米替林和丙米嗪更耐受，并且具有相同的镇痛效果。副作用也可以通过降低剂量、在傍晚时候使用来减少。TCAs 的镇痛作用与抗抑郁作用无关，镇痛作用发生在治疗抑郁症所需剂量的 1/5~1/3 时。但在老年人群中，TCAs 可能是有害的，因为它们可能损害认知能力并增加跌倒的风险。参考最新的美国老年医学学会标准第二版可以减少老年人的不适当用药，由于 TCAs 与心动过速和心肌梗死相关（每日剂量超过 100mg），建议服用 TCAs 且年龄在 40 岁以上、有猝死或有心血管疾病史的患者进行常规心电图检查。

加巴喷丁可减少初级传入神经元进入脊髓后角终末的钙离子流入。加巴喷丁和普瑞巴林不在肝脏代谢，也不改变肝酶活性。它们通过肾脏代谢，对于那些肾功能不全或正在接受透析的人，需要调整剂量。普瑞巴林每天可以服用两次，与每天

服用 3 次的加巴喷丁相比,它具有更好的线性药代动力学。嗜睡、头晕、水肿和体重增加是加巴喷丁的常见副作用,它们可能需要低初始剂量和缓慢滴定。

5- 羟色胺 - 去甲肾上腺素再摄取抑制剂抑制 5- 羟色胺和去甲肾上腺素在神经元交界处的再摄取。度洛西汀和文拉法辛是这类药物中研究最多的两种药物。度洛西汀和文拉法新的典型副作用是恶心,其他副作用,如心率和血压升高则不太常见。文拉法辛的胃肠道副作用最常见。度洛西汀的肝毒性已有报道。度洛西汀直接缓解疼痛的躯体症状,此外,随着时间的推移,抑郁症状的改善也会缓解疼痛。

在剂量低于每天 200mg 时,文拉法辛仅抑制 5- 羟色胺。有证据表明加巴喷丁类药物和 SNRI 联合药物治疗可能有帮助。对于肝功能不全和严重肾功能损害的患者,应避免服用度洛西汀。三环类抗抑郁药、SNRIs 和选择性 5- 羟色胺再摄取抑制剂避免和单胺氧化酶抑制剂同时使用,因为可能会出现 5- 羟色胺综合征。

如果使用标准化的评估工具确定患者患有神经性疼痛,一线药物在治疗过程的早期是非常有效的。特别是 SNRIs 和加巴喷丁类药物,但 TCAs 如果在阿片类药物使用之前开始服用,则质量中等。如果疼痛减轻 20% 至 30% 应被认为是成功的。患者的功能、睡眠模式或社交能力的变化是评估的重要一部分,而不仅仅是疼痛数字评级量表的评分。

(二) 二线止痛药

曲马朵是一种治疗神经性疼痛的二线药物,已被证明对治疗糖尿病神经病变和混合性神经痛综合征有效。它是一种弱 μ- 阿片受体激动剂和弱 SNRI。曲马朵与其他弱阿片类镇痛剂相比,可降低便秘和恶心的发生率。除了常见的副作用外,曲马朵还可以降低癫痫阈值,但当与其他 5 羟色胺能药物联合使用时,可增加患 5 羟色胺综合征的风险

由于阿片类药物潜在的不良反应,内科并发症(内分泌失调、睡眠呼吸暂停、阿片类药物引起的痛觉过敏)、风险(过量、成瘾、戒断)以及需要更加专业的随访和监测,阿片类药物被认为是治疗神经病理性疼痛的二线药物。

对 62 个随机对照组的荟萃分析发现,最常见的阿片类药物相关副作用是恶心(28%)、便秘(25%)、

嗜睡(24%)、头晕(18%)和呕吐(15%)。虽然对副作用有一定的耐受性,但长期使用对便秘的耐受性很小。阿片类药物的长期使用并发症包括阿片类药物引起的痛觉过敏和多个内分泌轴抑制,如肾上腺和性腺抑制。强烈建议医生使用该类药物时参考 2017 年加拿大阿片类药物治疗慢性非癌症疼痛指南。建议和鼓励患者与他们的医生合作,用阿片类药物治疗疼痛时,做好疼痛和阿片类药物用量的管理。

(三) 三线止痛药

在加拿大疼痛指南中,大麻素已经从慢性神经痛四线治疗药物转移到三线。大麻素使用效果是通过对 HIV、糖尿病神经病变、创伤或手术后神经病理性疼痛的治疗而验证的。然而很少有高质量的研究具有较长的试验时间、较大的样本规模和较大的效应规模,以便更好地确定其疗效和滥用的可能性。大麻素的副作用通常包括嗜睡、兴奋、意识混乱、头晕、心动过速和低血压。

大麻素制剂目前包括那比隆、奈美昔单抗和干大麻。干燥大麻的使用剂量是高度个体化的,并且由于复杂的药理学,大麻素受体的个体间遗传差异,代谢和先前的暴露,用量很大程度上依赖于滴定。虽然没有确定的大麻受用剂量指南,但加拿大卫生部关于大麻提供了"粗略"的剂量指南。

根据目前的指南,大麻不适用于 25 岁以下、可能妊娠、患有心血管疾病、呼吸系统疾病、精神病史或有物质滥用的人群。对于那些吸食大麻的患者,应该首先考虑使用合成大麻素。如果开大麻处方,医生必须继续跟踪和监测患者,以评估潜在的误用、滥用和疗效。当大麻疗法明显没有益处或对患者造成伤害时,应停用大麻疗法。

(四) 四线止痛药

选择性 5- 羟色胺再摄取抑制剂是除氟西汀外另一类抗抑郁药在痛性糖尿病性神经病和疼痛性多发性神经病中具有一定的镇痛作用。与 SNRIs 类似,使用增加 5- 羟色胺水平的药物存在发生 5- 羟色胺综合征的风险,并且它们与单胺氧化酶抑制剂组合禁忌。

利多卡因是一种局部麻醉剂,可用于治疗外周神经病理性疼痛。它仍然是专门用于带状疱疹后神经痛的二线药物。在术后神经损伤或混合神经病理性疼痛中没有显示出益处。局部使用利多

卡因是安全的,因为在血液中仅检测到可忽略的水平,并且局部使用很少有任何全身副作用。

辣椒素是另一种外用药物,有证据表明在高浓度(8%)下对带状疱疹后神经痛和艾滋病性神经痛有效,单次应用后有效期长达 12 周。由于最初应用辣椒素会导致痛觉感受器敏感,导致强烈的烧灼感,因此可能需要在使用前使用局部麻醉剂。

美沙酮是一种具有独特 N- 甲基 -d- 天冬氨酸和 SNRI 特性的合成阿片类药物。只有小型随机对照试验显示对混合神经病理性疼痛有效。

他喷他多是一种新型阿片类药物,通过 μ- 受体和单胺再摄取抑制起到镇痛作用,但对 5- 羟色胺再摄取的影响很小。这种双重镇痛作用可能有助于治疗疼痛性糖尿病神经病变。与其他阿片类药物一样,常见的副作用包括恶心、呕吐、嗜睡和头晕,但与羟考酮相比发生率较低。另一个优点是由于酶的多态性,代谢变异的可能性较低。与曲马朵类似,当与其他 5- 羟色胺类药物联合使用时可能会发生 5- 羟色胺综合征,但发生率降低。由于他喷他多的疗效仅在单一神经病理性疼痛模型中进行了研究,因此它被认为是四线药物。

在神经病理性疼痛中研究的其他抗惊厥药包括拉莫三嗪,拉考酰胺,托吡酯和丙戊酸。拉莫三嗪在糖尿病神经病变,混合性神经病理性疼痛,化疗导致的神经病理性疼痛和脊髓损伤疼痛的研究中为阴性结果。拉莫三嗪对 HIV 神经病,三叉神经痛和中枢性卒中后疼痛的影响研究结果为阳性。拉科酰胺主要研究疼痛性糖尿病神经病变,益处不大。托吡酯和丙戊酸在神经性疼痛研究中展现不同的结果。

肉毒杆菌毒素注射是神经病理性疼痛的一种新型治疗方法,在糖尿病性神经病和局灶疼痛性神经病中取得了积极成果。然而,这些研究样本量小,因此肉毒杆菌毒素的证据仍然是初步的,需要进一步的证据。

(五) 联合用药

最近对联合药物治疗神经病理性疼痛的综述涉及阿片类药物与加巴喷丁、普瑞巴林或 TCA,加巴喷丁和去甲替林的组合以及各种局部药物的变化。加巴喷丁与阿片类药物联合应用的荟萃分析显示,与单用加巴喷丁相比,镇痛效果更好,但由于副作用,联合用药也导致更多的停药。将度洛西汀(每日 60mg)和普瑞巴林(每日 300mg)与高剂量度洛西汀或普瑞巴林单药治疗进行比较的 RCT 在 24 小时疼痛中没有显示任何差异;然而,所有次要结果指标都支持联合用药。目前的证据不支持任何一种针对神经病理性疼痛的特定药物组合的建议,但它仍然是一项重要且未被充分研究的策略。

二、有创治疗

神经性疼痛通常是药物和非有创治疗难以治愈的神经损伤、退变性疾病。介入阻滞、神经调控、手术等有创性治疗在经过充分评估后通常能发挥比药物更有效,更持久的效果。本文主要涉及介入阻滞、神经调控、药物泵植入和 DREZ 切开术。显微神经微血管减压术(microvascular decompression, MVD)治疗三叉神经痛详见三叉神经痛章节。

(一) 介入阻滞治疗

头、颈部注射针对各种神经和神经节,需要注射的神经性疼痛通常包括三叉神经自主神经性头痛、偏头痛、丛集性头痛和顽固性口面部疼痛。蝶颚神经节阻滞(SPG)是治疗顽固性头痛的首选方法,可以通过鼻腔、口腔和内镜进行。随后,可以进行射频消融(RFA)以延长疼痛缓解时间。一项回顾性调查显示 60% 接受 RFA 治疗的丛集性头痛患者获得疼痛完全缓解。最初的三叉神经阻滞用于诊断和治疗顽固性药物治疗失败的三叉神经痛。三叉神经痛还可以采用半月神经节的射频消融、甘油毁损、球囊压迫治疗,在一系列综述中,这些方法均取得良好的治疗效果。

头颈部的交感神经支配涉及颈交感神经节。阻断这些神经纤维可以帮助确定头颈部疼痛的哪些成分是交感神经维持的疼痛与交感神经独立的疼痛。治疗包括复杂的局部疼痛综合征、带状疱疹和带状疱疹后神经痛、幻肢痛、过度积水、慢性顽固性心绞痛、周围神经病变性疼痛。星状神经节阻滞是最常见的治疗方式,通过 X 线片透视、超声或两者结合在颈中神经节处注射,位置在 C6 平面颈长肌的前外侧。当使用化学药物或射频进行神经松解术时,后侧入路远离颈神经丛更为安全,不太可能导致永久性霍纳综合征。

介入性疼痛治疗常用的上、下周围神经及躯干神经包括肩胛上神经、腋下神经、肋间神经、"边缘神经"(生殖股神经、髂腹股沟神经、髂腹下神经、股外侧皮神经、梨状肌神经、阴部神经及坐骨神经和股神经的分支)等神经性疼痛。脊神经阻滞是临床中最常用的阻滞方法(图10-2-1)。治疗性硬膜外注射一般是局麻药和类固醇混合使用。这种方法不仅解决了神经性疼痛，还解决了细胞因子介导的神经根炎，改善对缺血神经根的灌流，抑制了受损神经的异位放电，并阻断了伤害性感觉。脊椎硬膜外皮质类固醇注射治疗包括椎间盘突出、挤压相关的神经根性疼痛、椎管狭窄伴神经源性跛行、背部手术后继发性疼痛。

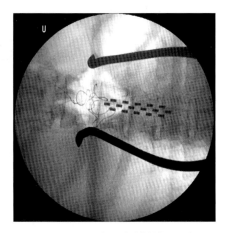

图 10-2-2 脊髓电刺激(SCS)

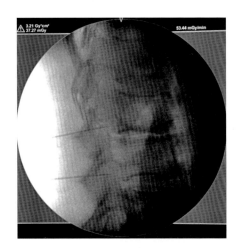

图 10-2-1 腰椎神经根阻滞

上面列出的许多治疗方法的神经松解选择要么是化学的，要么是热的，要么是机械的。使用的化学物质包括酒精、苯酚、甘油和高渗盐水。热射频消融是在60摄氏度及以上的温度下用专门的针刺消融。冷冻神经消融在零下30℃进行。低温(42℃)下的射频(RFA)被称为脉冲射频，可以通过调节而不是破坏神经组织来缓解某些形式的神经病理性疼痛。与加热的RFA相比，它的作用时间通常较短，可能是通过调节mRNA和致敏的神经组织来发挥作用的。

(二) 神经调控及药物泵治疗

神经病理性疼痛的电刺激疗法包括：脊髓电刺激(spinal cord stimulation，SCS)、外周神经电刺激(peripheral nerve stimulation，PNS)和背根神经节电刺激(dorsal root ganglion stimulation，DRGS)。SCS将电极经皮置入硬膜外后间隙，以电刺激脊髓背柱(图10-2-2)。导线连接到外部刺激器，患者可以通过长达七天的疼痛疗效体验，体验评估结束后，

患者自行决定是否需要植入永久性装置。如果植入内置式永久刺激器，患者可以通过无线遥控器操纵设备的刺激频率输出，以实现最大限度的疼痛控制。最近，已经设计出带有外部刺激器的系统，这些设备可以佩戴在身体上，因此不需要外科植入。然而某些类型的神经病理性疼痛很难通过SCS进行治疗，而DRGS是更好的选择。这些包括躯干疼痛、足部疼痛和骨盆疼痛，但目前DRGS还没有被批准用在胸椎水平以上。

患者也可以在有或没有SCS的情况下进行PNS试验。有几种类型的PNS可用。一种是临时的60天经皮放置，并将外部刺激器固定在皮肤上。除头颈部外，所有周围神经均已使用，并且基本没有出血、感染等风险。这项为期60天的植入旨在提供试验时和植入后持续数月的疼痛缓解。另一种类型PNS是植入永久导线以及一个刺激器，类似永久植入SCS。

PNS、SCS和DRG刺激可以是传统的低频或爆发式高频刺激。两种情况下都显示出较好的疗效，SCS和PNS的并发症很少。对于背部手术失败综合征、复杂区域疼痛综合征以及外周缺血和心绞痛，由于放置DRG装置的风险较大，DRG刺激的结果仍然存在争议，需要进一步研究。由于各种原因，经皮刺激的研究很难设计，因为其作用机制是多因素的，包括抑制中枢神经系统的兴奋性、血管扩张和抑制交感神经。

在植入式疼痛治疗中，神经病理性疼痛的最后一种技术通常是植入式药物输送系统(IDDS)，这涉及将药物输送到脑脊液中的植入式泵(图10-2-3)。它的目标是提供较小的药物剂量达到与口服药

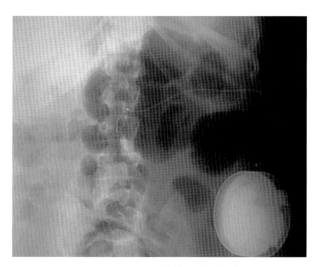

图 10-2-3　植入式药物输送系统

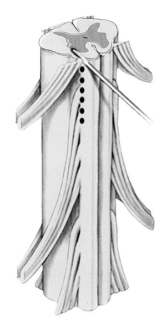

图 10-2-4　脊髓背根入髓区切开术示意图

物类似的治疗效果,且没有剂量依赖的副作用。这是一种永久性的设备,在确定可能受益的患者时,患者筛选是至关重要的。它通常是从为期 7 天的药物试验开始,通过一到三天的注射器单次剂量给药,或者通过留置类似腰大池引流装置治疗。一旦患者完成试验并具有令人满意的疼痛缓解而没有广泛的副作用,就可以考虑手术植入永久药物泵。用于神经性疼痛的药物包括齐考肽和 / 或局部麻醉剂。可乐定已与阿片类药物因具有明显的降血压副作用,很少用作药物泵治疗神经性疼痛的一线用药。

(三)脊髓背根入髓区(DREZ)切开术治疗

脊髓背根入髓区(Dorsal Root Entry Zone,DREZ)与痛觉的传入和整合有关,DREZ 切开术在脊髓后根分支进入后外侧沟入口的腹外侧(图 10-2-4),应用双极毁损切开 DREZ 区,损伤 DREZ 处传递伤害性信息的神经结构,中断了疼痛信号通路,减少了脊髓后角神经元的过度活动,最终导致疼痛缓解。慢性癌症疼痛、臂丛神经撕脱伤、脊髓损伤、带状疱疹后神经痛和幻肢痛在药物或其他治疗方法无效后可以考虑该手术。在一篇纳入 1 242 例患者研究中,臂丛神经撕脱伤和脊髓损伤的临床有效率分别为 60.8% 和 55.8%。幻肢痛的成功率为 35.3%,带状疱疹后遗神经痛的成功率为 28.2%。并发症:严重神经功能障碍伴日常生活活动受限 1.92%,无任何限制的轻度神经功能障碍 11.51%,其他并发症如括约肌障碍、感染、出血、脑脊液漏等,发生率较低且多数可恢复。

总而言之,对于神经性疼痛的患者,有多种干预技术可用,这是一个不断发展的治疗领域。医生需要针对症状和适应证严格且全面地筛选患者,提供个性化的疼痛治疗方案。以期获得最大的风险 / 收益比。

本章就周围神经病理性疼痛的病理生理、分类和治疗作一阐述。神经病理性疼痛影响到各种疾病的大部分患者,因此解决这一问题在医学上具有重要意义。患者的生活质量受到各种影响,不利影响包括患者及其配偶的工作效率、社会交往能力以及行动不便等。个人和社会因丧失工作生产和医疗费用的问题而付出巨大代价。目前通过加快非侵入性和侵入性治疗方面的研究,正在积极努力控制疼痛,争取有朝一日完全解决疼痛。

(刘志　刘钰晔)

参考文献

[1] FINNERUP N B,KUNER R,JENSEN T S. Neuropathic Pain:From Mechanisms to Treatment [J]. Physiol Rev,2021,101(1):259-301.

[2] ALLES S A,SMITH P A. Etiology and Pharmacology of Neuropathic Pain [J]. Pharmacol Rev,2018,70(2):315-347.

[3] MU A,WEINBERG E,MOULIN D E,et al. Pharmacologic management of chronic neuropathic pain:Review of the Canadian Pain Society consensus statement [J]. Can Fam Physician,2017,63(11):844-852.

［4］BANNISTER K,SACHAU J,BARON R,et al. Neuropathic Pain：Mechanism-Based Therapeutics ［J］. Annu Rev Pharmacol Toxicol,2020,60（1）：257-274.

［5］MURPHY D,LESTER D,CLAY SMITHER F,et al. Peripheral neuropathic pain ［J］. NeuroRehabilitation, 2020,47（3）：265-283.

［6］MONGARDI L,VISANI J,MANTOVANI G,et al. Long term results of Dorsal Root Entry Zone（DREZ)lesions for the treatment of intractable pain：A systematic review of the literature on 1242 cases ［J］. Clin Neurol Neurosurg, 2021,210（11）：107004.

第十一章 周围神经肿瘤

第一节 概述

周围神经肿瘤包含原发或累及周围神经的肿瘤,一般来源于施万细胞或神经嵴多能干细胞,虽然种类繁多,但大多在临床上并不常见,发病率为0.4/10 万 ~2.3/10 万,多见于成年人,婴幼儿及老年人少见。分类一般以良、恶性肿瘤区分:良性肿瘤有施万细胞瘤、神经纤维瘤等,恶性肿瘤有神经肉瘤等;两者又以神经髓鞘来源与否各自再分为两个小类;周围神经肿瘤大多 S-100 位免疫组织化学反应为阳性,只有少数特殊肿瘤免疫组织化学反应为阴性。

周围神经肿瘤多数为良性肿瘤,一般以神经支配区域的疼痛和 / 或感觉异常,以及可触及肿块为主要症状表现,很少伴有神经功能的缺失。所以手术切除时应以保护神经功能为前提,全切肿瘤,减轻症状及占位效应,降低复发可能性。随着现代病理学、放射医学以及医疗器械的进步,周围神经肿瘤的治疗受到了越来越多的关注。

一般出现在肢体远端,同时伴有疼痛或感觉异常的肿块,要考虑到周围神经肿瘤。CT 及 MRI检查可以帮助明确肿瘤的大小及与周边组织关系。当肿瘤邻近重要的组织结构时,这些检查尤为重要,甚至需要进一步的血管造影、超声检查乃至抽样活检;但这些影像学检查很难明确周围神经肿瘤种类,甚至对良、恶性的判断也可能有较大的出入,最终还需要病理组织学来帮助定性,故有很多外科医生在周围神经肿瘤术前行穿刺活检明确性质,以此来明确肿瘤性质,以指导后续治疗的方案。

我们按照周围神经系统肿瘤良、恶性分为两个大类,再以是否神经髓鞘来源与否分为两个子类分别介绍。

第二节 良性神经髓鞘肿瘤

一、施万细胞瘤

施万细胞是周围神经胶质细胞,目前科学家对于施万细胞起源于神经外胚层或神经内胚层仍有分歧,但对于其功能及性质认识较为统一,施万细胞瘤沿神经元突起分布,包裹在神经纤维上,这是神经肿瘤中最常见的一类,90% 以上发生于听神经(图 11-2-1),偶也有三叉神经及面神经;还有部分发生于脊神经,这部分施万细胞瘤绝大多数与后根关系密切,髓内外及硬膜内外均有可能;但发生在周围神经中仍为少数,主要发生于大神经主干更多(图 11-2-2)。目前关于施万细胞瘤病的研究较少,一般发生在中枢或周围神经系统的常规或丛状神经病灶,较少发生于前庭神经。

作为良性肿瘤的代表,施万细胞瘤一般生长缓慢,多数见于 20~50 岁成人,男女之间无显著差别。有较为完整的包膜,离心性生长,位于神经纤维的一侧,不具侵袭性,一般不会有神经从瘤中穿过,故较少引起神经功能的缺失,体积较小时,常常表现为无不适感的肿块;但当肿瘤生长较大时,对区域神经有牵拉或占位效应时,触诊可出现神经支配区域的感觉异常(图 11-2-3)。

周围神经施万细胞瘤的手术切除:①首先需要充分暴露肿瘤,包括肿瘤的远、近两端,因为施万细胞瘤的包膜较完整,故可以较清晰地进行周围组织分离;②施万细胞瘤一般都与神经束关系密切,有必要采用神经电生理来进行监测,显示无功能的神

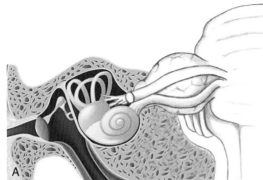

图 11-2-1 听神经瘤
A. 听神经瘤示意图;B. 听神经瘤 MRI。

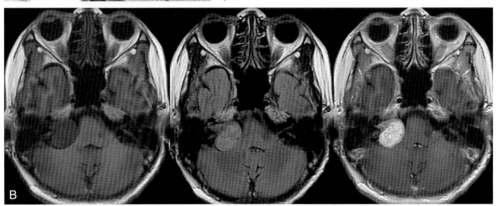

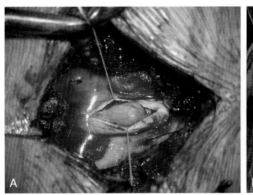
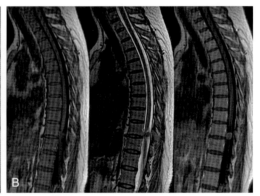

图 11-2-2 脊髓神经鞘瘤
A. 脊髓神经鞘瘤;B. 脊髓神经鞘瘤 MRI。

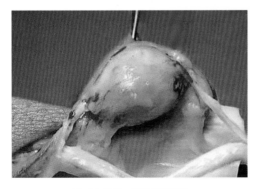

图 11-2-3 施万细胞瘤

经束可以一并切除;③然后仔细分离施万细胞瘤贴敷的神经或神经丛、血管等重要组织结构;④沿神经纵向切开肿瘤包膜,将肿瘤切除,肿瘤较大时可分块切除,尽可能全切肿瘤。当肿瘤较大时往往意味着与重要神经关系密切,难以分离,故全切目的难以达到,致使肿瘤复发可能性提高;⑤最后注意贴附在肿瘤表面神经束的包膜张力,避免因张力过高引起的神经功能缺失。

二、神经纤维瘤

神经纤维瘤的细胞起源与施万细胞瘤相似,都来源于双基底膜的细胞,但神经纤维瘤的起源可以来自更幼稚的神经周围纤维细胞,在组织胚胎学上与施万细胞瘤不同,神经纤维瘤与神经纤维的关系更密切,可能与细胞起源有关,神经纤维瘤的成分更复杂,这导致了患者的神经功能症状可能更加严重。此外,神经纤维瘤更易发生在运动神经,施万细胞瘤则更倾向于发生在感觉神经。

神经纤维瘤的成分较为复杂,有神经鞘细胞、轴索、成纤维细胞、膜细胞等,不像施万细胞瘤成分单一,且往往包绕多根神经纤维,肿瘤可发生于身体任何部位,边界也更加模糊,部分肿瘤存在包膜且包膜完整度不一。虽然神经纤维瘤可以合并咖啡牛奶色素斑、神经纤维瘤病、皮赘等其他表现,但需要手术的神经纤维瘤大多数属于实体瘤(图11-2-4)。

神经纤维瘤手术切除:①同其他肿瘤相同,首先充分显露和分离肿瘤,暴露两级;②将与肿瘤贴附的神经束、进出肿瘤两极的神经束分离,较小的

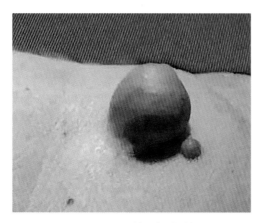

图 11-2-4　神经纤维瘤

肿瘤包膜可能会比较完整,容易分离,如遇到较大肿瘤可直接进行瘤内分块切除,得到操作空间后仔细分离;③同样需要使用神经电生理监测,对于无功能神经束可直接切断,有功能的神经束要仔细分离,尽量保护;④神经束的缺失可以考虑移植神经,但这很困难,因为各种原因,很难达到预想目的。如手术切除彻底,复发可能性小。

施万细胞瘤与神经纤维瘤的区别比较明显(图11-2-5),施万细胞瘤层次分明,手术相对简单。

三、神经纤维瘤病

神经纤维瘤病又称为 Von Recklinghausen 病,多数有家族史,此病为常染色体显性遗传疾病,神经纤维瘤病以其症状轻微,而恶变倾向高、病情复杂性高,有显著的辨识度使得神经纤维瘤病具有成为一个独立病种的意义。

较为传统的分类根据神经纤维瘤病发生的位置及性质,将神经纤维瘤病分为 4 类:①中枢型,主要以神经系统肿瘤为特征,可出现胶质瘤、脑膜瘤、施万细胞瘤及神经纤维瘤;②周围型,多以皮肤肿瘤和丛状细胞瘤为特征;③内脏型,以神经纤维瘤和自主神经系统的星形胶质细胞瘤为特征;④不完全型,涉及皮肤牛奶咖啡斑和身体特定部位的皮肤神经纤维瘤。此分类可以简单对神经纤维瘤病进行分类,但对于诊断无准确的衡量标准。

现今根据肿瘤的基因将神经纤维瘤病分为NF-1(周围型)和 NF-2(双侧或单侧伴其他周围神经表现的中枢型),给予神经纤维瘤病较明确的诊断标准。

文献报道只要存在下述 7 项中 2 项及以上即可诊断为 NF-1 周围型神经纤维瘤病:①青春期存在 6 个及以上的咖啡色小斑,最大径 >5mm;②2个以上任何类型神经纤维瘤或 1 个丛状神经纤维瘤;

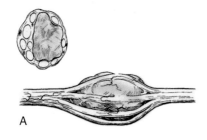

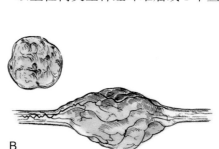

A　　　　　　　　　　B

图 11-2-5　施万细胞瘤与神经纤维瘤
A. 施万细胞瘤及切面示意图;B. 神经纤维瘤及切面示意图。

③腋窝或腹股沟部位的雀斑样改变;④神经胶质瘤病史;⑤2个及以上的虹膜错构瘤;⑥特殊性骨损害;⑦直系亲属患有 NF-1 型神经纤维瘤病。

存在下述 2 项中 1 项可诊断 NF-2 型:①CT 或 MRI 扫描提示双侧听神经占位;②直系亲属有 NF-2 型伴有听神经瘤或具有以下 5 项中 2 项:①神经纤维瘤;②脑膜瘤;③胶质瘤;④神经鞘瘤;⑤少年性后囊下晶状体混浊。可见 NF-1 行更加复杂、混乱,不易明确诊断;而 NF-2 型与听神经瘤关系密切。

神经纤维瘤病的治疗较复杂,病变涉及不同部位,会产生不同的临床表现,跨度从皮下结节的良性病变到累及体内重要脏器的致命性病变,同时具有较高的恶变倾向。肿瘤的主要特征是皮肤咖啡牛奶斑及周围神经系统、自主神经系统和中枢神经系统的神经纤维瘤。

累及丛状神经的纤维瘤可能出现松软且多余的组织,累及肢体是可能出现皮赘等畸形改变,皮肤松弛,色素沉着形成神经瘤性象皮肿。这些肿瘤类似于未分化的纤维肉瘤,可恶变,神经结构正常。手术完全切除可能性很低,如果不考虑恶变,可以行保守治疗。有限地切除肿瘤和减压可能会对神经性疼痛或感觉异常有缓解作用。但如果四肢神经纤维瘤增长快速增长要及时考虑到恶变可能,应考虑及时截肢。

四、黑色素神经鞘瘤

该瘤也称为黑色素性丛状神经瘤或黑色素性施万细胞瘤,早先报道认为该瘤是发生于交感神经系统的神经瘤,后来近年来有学者发现黑色素神经鞘瘤患者常合并皮肤及心脏黏液瘤、不规则色素斑和内分泌失调引起的库欣(Cushing)综合征,这一系列疾病统称为卡尼(Carney)综合征。

黑色素神经鞘瘤多见于 20~30 岁年龄段,女性略多,合并 Carney 综合征的患者发病年龄更早一些,平均为 22.5 岁。肿瘤组织的起源目前还不明确,多数发现还处于假说阶段,无直接证据支持;不同于皮肤黑色素瘤,目前学者大都认为黑色素性神经鞘瘤属于良性肿瘤,显微镜下,肿瘤细胞的特征为梭形细胞和上皮样细胞交错排列成束,肿瘤细胞中的黑素噬菌体显著积累,有时因黑色素积累多,甚至无法分辨肿瘤细胞形态;合并 Carney 综合征的患者的肿瘤细胞以砂粒体及脂肪样细胞为特征。

主要累及脊神经,特别是后根,靠近中线的自主神经(图 11-2-6)。带来的主要临床表现为受累部位的疼痛和相关神经功能症状。黑色素神经鞘瘤虽为良性肿瘤,却仍具有一定的恶变倾向,目前对于其恶性诊断标准还未有严格定义,公认的对于恶性改变倾向的病理及组织学有意义的特征为:细胞体积大、有泡状核、大核仁、活跃的有丝分裂、细胞坏死和侵袭性生长特性。

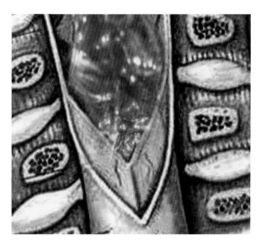

图 11-2-6　黑色素神经鞘瘤示意图

黑色素神经鞘瘤与其他神经鞘瘤的区别明显,较为特殊,生长缓慢,可局部复发,恶变倾向低,手术切除完全后可治愈,极少复发。

五、神经鞘黏液瘤

神经鞘黏液瘤较为罕见,又称为良性孤立性神经束膜瘤、黏液样纤维瘤、细胞性神经鞘黏液瘤、神经束膜黏液瘤等,具有如此多名称,可见人们对其认识还较片面,基本都是从发现的某一个特征来命名,将所有认识统一起来,统一名称时间尚短。这与该肿瘤发生率低有明显关系。

神经鞘黏液瘤可发生于各年龄段,多见于 20~50 岁,性别无差异。肿瘤可发生于任何部位,大小在 0.5~3cm 左右,常见于头颈部及四肢的皮肤上。临床表现为肿瘤颜色较深、边界清晰、质地较硬、孤立生长的丘疹或结节(图 11-2-7),深部皮肤受累少见。通常情况下无明显症状,偶可伴有压痛。组织学上根据细胞中黏液样基质的存量,分为细胞性、混合型及黏液型。

有学者主张神经鞘黏液瘤应包括细胞性神经鞘黏液瘤,也有学者主张两者完全分开,因为两者

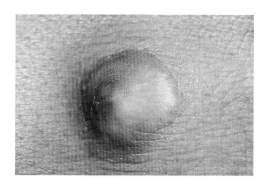

图 11-2-7　神经鞘黏液瘤

在 S-100 免疫组织化学上结果完全相反，前者为阳性，而后者为阴性；在临床生物学特性方面，前者更罕见、更易复发。现在学者们对于是否属于神经鞘瘤的分类还存有争论。

治疗原则还是要完整手术切除，但此瘤有一定的复发倾向，尤其是切除不完全时，最后结合送检肿瘤边缘皮肤的术中冰冻结果。

六、丛状神经鞘瘤

丛状神经鞘瘤也称为丛状施万瘤，好发于头、面、颈、舌、四肢等体表，常位于真皮下，颞部、上面部及阑尾尤为好发。肿瘤一般呈弥漫性肿胀，边界欠清，多呈结节状，常单发；质稍韧，一般无症状，也可引起局部皮肤及皮下组织增生、肥厚、臃肿下垂，局部色素沉着，形成象皮瘤。可与神经纤维瘤伴发，有时误诊为神经纤维瘤病或神经鞘黏液瘤（图 11-2-8），常需依靠病理结果确诊，手术完整切除后少有复发。

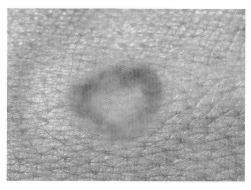

图 11-2-8　丛状神经鞘瘤

七、细胞性神经鞘瘤

少见，因其组织形态及年龄分布与神经鞘瘤相似，被归类为神经鞘瘤的亚型，几乎完全由 antoni A 区细胞组成。肿瘤多位于深部软组织结构，包括纵隔、后腹膜、肢体深部；肿瘤一般边界清晰，伴或不伴完整包膜。

一般无症状，少数可有相关区域的神经症状，单靠临床表现难诊断，需结合病理结果。肿瘤边界一般较清楚，手术完整切除，极少复发。

八、环层小体样神经纤维瘤

罕见，肿瘤多见于青年及中年人，肿瘤多位于头、手、足、臀等。形态与神经纤维瘤大体相似，这种肿瘤是因为神经纤维瘤中可见类似于触觉及压觉感受器结构，由椭圆形及梭形细胞呈同心圆样结构排列，大小不等、边缘清晰、有包膜包绕，酷似环层小体，故称为环层小体样神经纤维瘤，可伴发神经纤维瘤病 NF-1 型。

肿瘤组织主要存在于表皮下，垂直向真皮中下层延伸，肿瘤组织中可见较多的环层结构，其中央不规则细胞团块与包膜之间有空隙。该肿瘤不易术前明确诊断，需结合病理结果，一般情况下可手术完全切除，不易复发。

九、上皮细胞样神经纤维瘤

该肿瘤的命名主要因为其组织形态学特点为组成肿瘤的神经鞘细胞类似于上皮样细胞分化，虽然类似于与上皮样细胞分化，但是肿瘤细胞并不像其他上皮性肿瘤排列清楚，细胞间由胶原纤维和黏液样物质充斥。

该肿瘤报道较少见，可见于任何年龄，青少年更常见，任何部位均可受累，通常发生于皮肤或皮下；最明显的特点除了肿瘤细胞上皮样分化，还有该肿瘤与神经关系密切，肿瘤一般起源于神经内，肿瘤成分类似神经纤维瘤形态，即肿瘤成分包括神经鞘细胞瘤、轴索、成纤维细胞和神经束膜细胞。这些都是鉴别诊断该肿瘤主要特征。

上皮细胞样神经纤维瘤的表现多数为无明显症状肿瘤，可多发，偶有伴随相应区域的神经症状。上皮细胞样神经纤维瘤的治疗还是以手术完整切除为主要手段。

十、髓性黏膜神经瘤

该瘤也称为多发性黏膜神经瘤，多发生于青、中年成人,女性略多见,发病部位常累及眼睑、结膜、鼻、唇、口腔、咽喉等黏膜,一般为多发性小结节,也可累及皮肤,外观为息肉样或斑丘疹样。症状可表现为不确定的异物感、瘙痒感、烧灼感。需要去其他非肿瘤病变相鉴别。约半数病例可伴有嗜铬细胞瘤、骨骼异常和/或甲状腺癌,但目前无明确证据表示两者有关联。

组织学可见有髓或无髓神经纤维较为紧密地交错排列,有增厚的神经束膜包裹,间质为增生的纤维组织和胶原组织。治疗以激光消融和局部手术切除为主,复发少见。

第三节 良性非神经鞘细胞瘤

一、纤维瘤、骨化性肌炎和软骨瘤

纤维瘤多起源于肌肉纤维,好发于腹壁、颈、肩及肢体;骨化性肌炎无明确起源,一般与软组织损伤、手术和其他慢性疾病有关,产生占位病变,质地较韧,多钙化;软骨瘤较少见,起源于骨。这些疾病的共同特点是生长过程中与相应部位的神经、血管粘连,甚至是浸润生长累及神经。这类肿瘤一般与神经联系较紧密,想保证神经功能完整条件下全切肿瘤有一定难度,但此类肿瘤恶变可能性低,且生长较缓慢,如无法全切肿瘤,以保证神经功能为先。

二、腱鞘囊肿

周围神经病相关的腱鞘囊肿分为两类:神经外发生的腱鞘囊肿压迫神经;神经内发生的腱鞘囊肿,可以合并或不合并神经外的囊肿。腱鞘囊肿通常起源于关节的某一部分,向外生长。所在位置和突出方向的不同可能导致其压迫邻近神经束,从而引起相应的症状。对于这类腱鞘囊肿,需要手术分离神经,结扎囊颈,切除之。有些囊肿具有复发倾向,一般有明确导致囊肿形成的原因,需关注囊肿产生原因,改变行为模式,降低复发可能。

神经内起源囊肿最常见的为肩胛上和腓骨囊肿,前者较后者常见,两者分别可累及肩胛上神经及腓神经。神经内起源的腱鞘囊肿可能发生位置还是关节,在生长过程中,现存囊肿与关节的关系密切。对于囊肿较小或张力较低的神经内腱鞘囊肿,手术松解、减压、切除可以很好地改善神经功能

缺失,尽可能切除囊肿壁,减少复发可能;但对于较大的、张力较高的、术前神经功能缺失时间较长的病例,想通过手术改善或不加重神经功能障碍目前仍较为困难。

三、颗粒细胞瘤和淋巴管瘤

颗粒细胞瘤又称为成肌细胞瘤或颗粒细胞肌母细胞瘤,较罕见。其肿瘤的细胞起源至今仍未明确,从最初的横纹肌,到成纤维细胞,到组织细胞,到目前认为的施万细胞,至今尚无定论。可发生于任何年龄,中年多见,女性更多见,可发生于任何部位,舌部最为常见(图 11-3-1),一般表现为孤立的无症状结节,体积较小,直径很少超过 3cm,似颗粒,可多发,最多可达 50 个左右,可在同时期出现,也可数年内循序渐进发生,一般与周围神经有较为密切的关系,常围绕或者完全替代神经纤维生长。

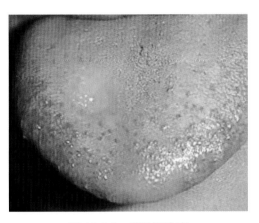

图 11-3-1 颗粒细胞瘤

该肿瘤为良性,生长缓慢,可复发,恶变倾向低,手术切除完全,复发少见,预后好。

淋巴管瘤和颗粒细胞瘤的起源和组织学明显不同,但两种病变生长过程中都可能会浸润神经,两者的生长方式都可多发,且成袖套样包裹神经和血管,一般明显症状为相应区域的疼痛或感觉异常。手术可以解除或明显缓解疼痛,一般建议采取扩大切除的方式。

四、脂肪瘤和脂肪纤维错构瘤

脂肪瘤质软,可以发生在身体的任何部位,一般很少压迫或侵犯神经。但当脂肪瘤生长在某些神经对压迫耐受性较差或解剖空间小的特定部位时,质软的脂肪瘤也可以造成神经压迫,例如,腕

管、鹰嘴区域的脂肪瘤等,临床上可以通过精准清除肿瘤组织,保留完整神经功能。而脂肪瘤起源于神经或者与神经内部发生的情况较为罕见。

脂肪纤维错构瘤一般发生于神经的脂肪和纤维组织,向神经外生长,也可发生于神经外,有先天遗传倾向,较为少见,可发生于腕管及手掌正中神经。其病变特点是纤维脂肪组织增生,累及神经外膜和周围神经,使其纤维化。为了缓解神经卡压症状,一般会切开腕横韧带,所谓松解;当肿瘤生长较大,侵袭范围较广时,需要精细切除所有受侵袭神经的肿瘤,如无法切除或被侵袭神经已无功能时,可切除后移植神经,但效果一般不理想。

五、异位脑膜瘤

脑膜瘤虽常见于头颈部及脊髓,但偶有报道异位脑膜瘤发生于椎旁、臂丛、眼眶、舌等,较罕见。

异位脑膜瘤发生于无脑膜覆盖部位,却有脑膜瘤的组织形态,Lopez将异位脑膜瘤分为两型:Ⅰ型,多见于儿童,这类肿瘤一般为神经管关闭不全,硬膜异位膨出,连带着硬膜组织、皮肤及皮下组织形成了类似于皮肤结节、皮肤囊肿样肿瘤,从发生机制上可以看出,Ⅰ型异位脑膜瘤为先天性的;Ⅱ型,可发生于任何年龄,发生机制为蛛网膜细胞通过颅骨的各种孔道伴随神经生长发育,为肿瘤提供了发生基础,这类肿瘤沿脑神经和脊神经走行分布,多发生于眼、耳、鼻、口、椎旁等,组织形态与脑膜瘤无异。

对于这类发生于周围神经的脑膜瘤,可能累及神经丛,想不损伤神经功能完整切除肿瘤难度较大;为了保存神经功能可能使肿瘤残存,复发的可能性提高;即使为了全切肿瘤,进行神经移植,仍有较小可能复发,且难以保证满意的神经功能。

六、血管来源的肿瘤

血管来源的周围神经肿瘤较少,但是确实存在且比较重要。我们降至归为以下几类:

(一)血管瘤

血管瘤大多数不会累及神经,只有少部分可能涉及神经,如发生于神经内部或神经周围,包裹神经等;血管瘤可以发生于任何部位,亦无明显性别倾向,成人较多见。如遇到此类肿瘤,应用神经电生理监测神经,仔细将血管瘤与神经分离,在尽可能保留神经功能的前提下,全切肿瘤,减少肿瘤复发;如确实遇到肿瘤复发,二次手术需全切肿瘤及其累及的神经,然后进行神经移植修复。

(二)血管母细胞瘤

血管母细胞瘤一般发生于脑和脊髓,偶可见发生于周围神经,一般为高度分化的良性肿瘤,多为单发。此肿瘤临床表现多为占位效应,无明确的临床特异性,定性诊断较难,可通过病理明确肿瘤性质。

治疗的原则基本与其他周围神经肿瘤基本一致。另外,立体定向放射线治疗对于实性血管母细胞瘤具有不错的疗效。

(三)血管外皮细胞瘤

血管外皮细胞瘤是一种较为罕见的软组织肿瘤,来源于毛细血管壁外的周细胞,多为单发,中年居多,无明显性别倾向。好发于头颈部、躯干、腹膜后及上肢等,偶见于发生于纵隔,向上发展可包裹臂丛或其他神经丛。发生原因还不清楚,可能与外伤、长期使用类固醇激素等原因有关。皮肤损害通常表现为暗红色,硬结性大斑块或结节。

因肿瘤发生于血管壁外周细胞,故肿瘤极易包绕重要组织结构,包裹神经丛的肿瘤同时包裹血管等其他重要组织,血供丰富,完全切除可能性很小,故容易复发;且血管外皮细胞瘤本身具有恶性肿瘤生物学行为,可远处转移、易复发;这种生物学行为更像是肉瘤。

(四)血管球肿瘤

血管球肿瘤是一种较为罕见的良性肿瘤,很少恶变,起源于动脉与邻近静脉交通的部位,好发于手指、足趾和甲床下(图11-3-2),亦可见于周身其他部位,一般以单发形式发生过于中青年,女性多于男性。当血管球肿瘤的发生、发展涉及周围神经

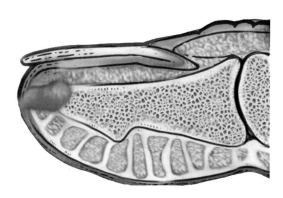

图 11-3-2 血管球肿瘤示意图

时,症状多以疼痛为著,触痛及冷感觉敏感,甲床下可见较大的蓝色柔软结节。

手术切除可明显缓解症状,多发性的血管球肿瘤,若无症状,可不做特殊处理,对于症状明显的患者可使用激光治疗,减轻疼痛,必要时还需手术切除,但此类肿瘤有复发可能性。

七、神经节细胞瘤

神经节细胞瘤起源于原始交感神经的交感神经系统肿瘤,发生于交感神经组织结构存在的地方,好发于颅内,偶可见于颈部、后纵隔、肾上腺、腹膜后和骨盆,发生位置一般沿交感神经链分布,多发生于儿童及青少年,无明显性别倾向;肿瘤一般边界清晰、良性,有完整的包膜,体积较大,质韧,有较低恶变倾向。

根据肿瘤发生的部位和起源神经节细胞瘤可分为神经干型、神经纤维型、大脑及脊髓型。肿瘤成分较复杂,多包括神经节细胞,神经鞘细胞和神经纤维,少数可见胶质细胞;神经节细胞内可见色素,经氧化后变为神经黑色素。

此类肿瘤常累及交感神经丛,一般质地较软,但体积较大常常产生占位效应,出现相应区域神经功能障碍表现,可使用超声吸引设备切除。初期症状不明显,所以纵隔或腹膜后的神经节细胞瘤可生长较长时间,大小至10cm左右,个别患者可有女性男性化或重症肌无力表现,部分患者表现为腹泻症状,这一般与肿瘤释放血管活性肠肽有关。

神经节细胞为良性肿瘤,极少有周围淋巴结或组织转移,手术切除完全后,预后较好,术后定期复查即可。

八、局灶性肥大性神经病(神经束膜瘤)

局灶性肥大性神经病是一种渐渐引起临床医生注意的疾病,针对其研究及报道目前还较少,其主要表现为手臂或腿部周围神经的无痛性、局灶性肿胀,缓慢但进行性的运动和感觉功能丧失。早先神经周围细胞的增殖是肿瘤性的、还是变性的、还是外伤起源的,神经病理学家之间一直存在争议,随着现代电镜及其他硬件检测设备的发展,免疫组织化学的技术进步,人们才明确了该瘤是由神经束膜细胞增生而产生的,但增生的原因仍有待明确。

局灶性肥大性神经病是一种良性神经鞘瘤,可

发生于任何年龄,无性别差异;通常发生于躯干及四肢的皮下组织,偶见报道发生于肾脏、腹膜后及肠道,呈无痛、孤立性的结节或肿块,边界清,但无包膜(图11-3-3)。

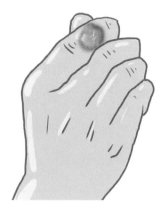

图 11-3-3　神经束膜瘤示意图

以往该病采取手术治疗的方式,术中可以发现动作电位波幅明显降低,传导速度减慢,手术往往不能起到明显改善神经功能的作用,还有可能加重神经功能的障碍。现在我们更倾向于随访,关注病情变化。对于一些患者来说,用自体神经移植,替换切除受累的神经部分,比让疾病自然发展能产生更好的功能结果。而进行性虚弱和/或感觉丧失相关的无痛性神经局灶性增大的患者可能受益于手术切除和移植。手术切除时需送检病变边缘,以明确切除是否完全。

九、胶质组织异位

胶质组织异位形成的肿瘤也称为异位胶质瘤,罕见,多发生于鼻腔、眼眶、耳等部位,偶见有报道称发生于咽喉、舌、胸壁等;绝大多数病例发生于5岁前,成人少见,常见体征有局部肿胀、斜视、眼球突出,多没有全身症状;与颅内胶质瘤不同的是,异位胶质瘤的复发概率较低,诊断还需病理帮助,预后还与肿瘤的发生位置和生长方式有关。

组织学上,肿瘤有星形胶质细胞、神经胶质纤维与纤维血管结缔组织基质混合构成,偶有可见神经元、室管膜细胞或炎性细胞。肿瘤发生机制尚未完全明确,有部分学者认为发生于婴幼儿的异位胶质瘤发生原因与异位脑膜瘤I型相同,为脑脊髓膨出的部位病变,但这一学说无法解释发生于成人的异位胶质瘤。

手术切除仍是异位胶质瘤的主要治疗方式，多数患者术后不需要放、化疗，完全切除复发概率较低。

十、化学感受器瘤

该肿瘤主要发生于神经系统的化学感受器组织，又被称为副神经节肿瘤，是一种罕见的肿瘤，最为被外科医生所熟知的是颈动脉化学感受器瘤，起源于颈动脉分叉处的化学感受器，肿瘤往往体积较大，可引起声音嘶哑、Horner 综合征及面瘫等症状（图 11-3-4）。有些化学感受器瘤还可以分泌激素，引起相应症状，例如肾上腺化学感受器肿瘤可分泌儿茶酚胺。肿瘤多发生于青壮年，无明显性别倾向。

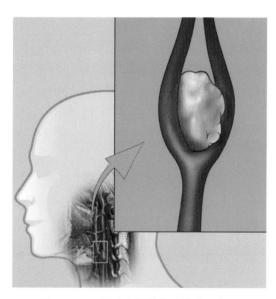

图 11-3-4 颈动脉化学感受器瘤示意图

肿瘤的起源为外胚层与神经管之间的神经嵴，对于人体血液中的化学成分十分敏感，统称为副神经节，因此也被称为副神经节瘤。副神经节主要包括：主动脉体、颈动脉体、肾上腺髓质及许多未命名的、沿交感神经分布的化学感受器。因为副神经节具有嗜铬性和非嗜铬性，所以化学感受器瘤也分为嗜铬性副神经节瘤或非嗜铬性副神经节瘤。目前嗜铬细胞瘤主要发生于肾上腺，偶可发生有纵隔、甲状腺、垂体、胰岛细胞等，可分泌肾上腺素；其他化学感受器的副神经节瘤均为非嗜铬细胞瘤，大多为"非功能型"，偶有可以分泌去甲肾上腺素。

化学感受器瘤根据生长方式来看是良性肿瘤，有包膜，基本无侵袭性生长，极少出现转移，复发概率也很低，手术切除是该肿瘤的有效治疗手段，完全切除不易复发。非嗜铬细胞瘤一般手术难度不高，但嗜铬细胞瘤血供一般很丰富，且内含丰富儿茶酚胺类物质极易入血，引起血压恶性升高，危及生命，神经外科医生对周围神经系统的解剖如不能熟练掌握和运用时，建议此类手术与经验丰富的专科医师共同完成，以保证患者安全。

十一、神经肌肉性错构瘤

神经肌肉性错构瘤，也称良性蝾螈瘤，还有很多其他名称，例如：神经肌肉性迷芽瘤、神经横纹肌瘤等。它是一种罕见的周围神经肿瘤，其主要成分包括成熟的神经和横纹肌，轴突束与相对成熟的骨骼肌束交织在一起。一般发生于幼儿时期，多数肿瘤累及坐骨神经或臂丛神经，近些年也有文献报道数例肿瘤累及三叉神经，并通过侵蚀颅中窝底部，向颅内延伸。该肿瘤高度分化，故一般不认为是真性肿瘤，而是一种错构瘤，这种神经外胚层间充质起源的错构瘤性病变可能是胚胎发生期间，间充质组织并入神经鞘或神经外胚层成分异常分化为间充质成分的结果。因为肿瘤发病位置一般密布神经或神经丛，故患者的症状一般较重。

手术切除是主要治疗手段，有时因为肿瘤包裹神经丛，完全切除困难较大，但部分切除也可明显缓解症状。

十二、栅栏状有包膜神经瘤

20 世纪 70 年代，Roed 首次报道了栅栏状有包膜神经瘤，这是一种较为独特的上皮神经鞘肿瘤，由轴突和施万细胞过度生长组成，周围有完整或不完整的神经束膜细胞。是较为罕见的良性肿瘤，曾见报道肿瘤可发生于眼部、面部、阴茎，一般孤立单发于真皮或皮下，偶可见多发（图 11-3-5）；肿瘤质硬、无色素沉着、弧顶状病变，常见于 35~45 岁患者，肿瘤多无症状。易被误诊为基底细胞癌、皮肤痣或其他皮肤肿瘤，最终需病理结果确诊。

栅栏状有包膜神经瘤成分包括增生的神经鞘细胞和轴索，外部由神经束衣的纤维组织包绕，细胞排列紧密，缺乏间质。如手术完全切除，复发少见。

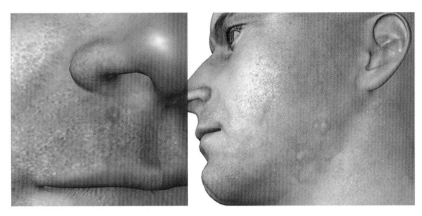

图 11-3-5　栅栏状有包膜神经瘤示意图

十三、创伤性神经瘤

创伤性神经瘤是一种罕见的良性肿瘤,常见于创伤后或术后,是神经在创伤或手术后的一种慢性、过度、无序的修复性增殖反应,由散乱排列的神经纤维束和纤维基质、施万细胞、神经周围细胞、轴突和神经内成纤维细胞组成。可发生于任何年龄段,无明显性别倾向,四肢多见,其中上肢略多于下肢。患者常伴有明显的疼痛症状,目前神经瘤相关疼痛的机制尚不完全清楚。一些研究表明,神经生长因子、α-平滑肌肌动蛋白、大麻素 CB2 受体和无髓纤维水平的升高,以及外周和中枢致敏性的改变,可能与神经瘤相关疼痛有关。

B 超是发现创伤性神经瘤的最有效且简单方法。创伤性神经瘤的 B 超特点为椭圆形、边界较清晰、平行、无血管结节,均为低回声影。

创伤性神经瘤的治疗通常采取手术切除或活检,对于无症状的患者不需要治疗;而伴随明显疼痛的患者可给予包括保守治疗、局部神经封闭麻醉或损毁、手术切除等多种结合治疗。

第四节　神经鞘来源的恶性肿瘤

一、恶性周围性神经鞘瘤

神经鞘来源的恶性肿瘤多为单个孤立肿瘤,是一组异质性的恶性肿瘤,发生于周围神经或其髓鞘,来源于施万细胞或神经嵴起源的多能干细胞,早期也称为神经纤维肉瘤,现在称为恶性周围性神经鞘瘤(malignant peripheral nerve sheath tumors,MPNSTs)。该肿瘤较为罕见,大多发生于中青年,无

明显性别倾向,其中有 50% 的病例发生于 NF-1 型神经纤维瘤病的背景下。MPNSTs 的发生涉及染色体 11q11.2-22 畸变、NF-1 基因表达缺失、ras 癌基因表达增加等多种基因调控,另外还涉及 EGFR 表达上调,肿瘤蛋白 P53 缺失和失活等一系列基因变化,最终导致该恶性肿瘤发生,故 MPNSTs 的组织形态较为复杂,除分化差、肿瘤细胞异型性十分显著、核分裂像多见外,没有明显特征供识别。

大多数 MPNSTs 发生于主要神经干如臂丛、骶丛、坐骨神经等,也可见舌、颈部、下肢神经,一般认为孤立性的肿瘤在四肢更常见,但有近半数病例合并 NF-1 型神经纤维瘤病,使得 MPNSTs 可发生于任何部位。MPNSTs 临床表现主要为周围神经区域出现包块并快速增大或进行性引起周围神经功能障碍,合并神经纤维瘤病的多出现疼痛、麻木等症状。

肿瘤一般位于深部组织,少数浅表部位可目见,典型肿瘤一般呈纺锤形或在神经干内形成偏心性肿瘤,肿瘤无包膜或包膜不完整,呈浸润生长,具有明显侵袭性,肿瘤可为分叶状或结节状,与周围边界尚清楚。X 线片、CT、MRI、骨扫描等检查可以定位肿瘤,并有助于了解肿瘤与周边组织关系;氟脱氧葡萄糖正电子发射断层扫描(FDG-PET)可以评估 NF1 型神经纤维瘤和 MPNST 转移情况,且准确性较高。MRI 和 PET 检查等影像学检查可以很好地辅助诊断肿瘤,但它在分辨肿瘤良恶性、组织分型及恶变程度方面仍不准确。

MPNSTs 一般是高度恶性肿瘤,其治疗也是一种挑战,大数据研究报道,该病 5 年生存率为 16%~50%,所有临床研究中的,肿瘤大小 >5cm 是最一致的不良预后因素;其他报道的预后不良因素

包括肿瘤分级高、肿瘤位于躯干位置、手术边缘状态、局部复发和异种横纹肌母细胞分化;在分子基因预测方面,有研究表明 p53 表达、AKT 和 TOR 通路激活、MET 激活与较差的预后相关,但目前还没有明确共识。目前对于合并 NF-1 神经纤维瘤病是否影响 MPNSTs 的预后,目前尚无定论。较良性肿瘤的局部复发和术后神经功能障碍发生率显著增高,且恶性病变复发可以源于原发灶,也可以另起炉灶,完全新发,这使得 MPNSTs 的预后差,远处转移最常见部位为肺、骨骼和胸膜。

MPNSTs 的治疗目前有待商榷,与其他软组织肉瘤相似,局限性生长、边缘清晰的 MPNSTs 主要依靠手术完全切除,有数据表明完全手术切除是提高预后的重要独立因素,且肿瘤直径 >5cm 建议辅助放疗以减少局部复发,最近进行的 SARC006 Ⅱ期试验评估了 48 例局部晚期或转移性 MPNSTs 患者使用阿霉素、异环磷酰胺和足叶乙甙进行新辅助化疗的作用,结果显示新辅助化疗产生的反应,使大多数局部疾病患者的后续局部治疗可行。

对于晚期和已经发生转移的 MPNSTs,预后结果通常较差,且 MPNSTs 实体肿瘤对于化疗药物的反应不佳,化疗效果甚微。尽管有报道称在肿瘤转移前完全切除可能会有良好的效果,但 MPNSTs 总体复发率超过 60%。

传统药物治疗所带来的不良结果激励人们探索新的治疗药物和治疗方式,Ras 原癌基因家族异常激活,并伴有神经纤维蛋白的缺失,是许多癌症(包括 MPNSTs)的一个明显的靶点,尽管迄今为止尚不清楚。目前有学者利用修饰脂质组基因使其翻译后蛋白附着于 Ras 蛋白上,打断信号传递,消除或减少 Ras 活动,抑制 Ras 原癌基因家族激活;另一方面,MEK 和 ERK 激酶在有丝分裂级联中的顺序磷酸化,似乎是一种合理的靶向途径,MEK 抑制在体外已显示出有希望的结果。在体外和体内的临床研究中,TOR 抑制剂对 MPNSTs 具有良好的活性,可以单独使用,也可以与其他药物联合使用。但这些研究还不成熟,很多尚有争议,还未能转化到临床应用,甚至进入临床试验。

穿刺活检的结果并不能起到决定性作用,且与良性肿瘤相比,MPNSTs 中穿行神经束更多,穿刺活检时造成损伤的可能性更大;通常建议在神经电生理检测辅助下,完整的组织切除后送检,减少采样误差及多次操作所带来的神经损伤、肿瘤细胞转移等风险。手术目标是完全切除肿瘤,但有时切除肿瘤和保留肢体很难同时实现。新辅助化疗及术后的放、化疗治疗目前也已经与手术相结合,取得的成果较单一手术切除或仅辅以术后放、化疗更为喜人。

二、外周性原始神经外胚层瘤

外周性原始神经外胚层瘤(primitive neuroectodermal tumor,PNET),是一种起源于外胚层的罕见恶性肿瘤,仅占所有软组织肿瘤的 1%~4%,肿瘤可发生于任何年龄段,儿童多见,男性略多于女性,多发生于周围神经系统、口腔、四肢、腹腔、盆腔等,中枢神经系统少见。肿瘤可为分叶状或结节状,体积较大,包膜一般不完整,向周围组织明显浸润,内可见明显坏死等改变。患者通常表现为肿块迅速扩大至占位效应相关的症状。

目前对于诊断标准尚有分歧,主要共识内容为:年轻男性患者,影像学检查显示单个边界不清的较大固体肿块,皮温较健侧高,可伴有小面积坏死;几乎没有分化或出血;局部侵犯邻近结构,尤其是 T1WI 和 T2WI 呈等信号,增强显著。

目前对于该肿瘤与还没有有效的治疗手段,当下治疗主要包括手术、放疗和化疗,但 PNET 属于高度侵袭性肿瘤,常常迅速发生转移,且极易复发,预后极差,综合治疗后的 5 年生存率为 30%~64%。

三、其他周围神经肿瘤恶变

黑色素神经鞘瘤、颗粒细胞瘤、神经细胞瘤、神经节细胞瘤等肿瘤都有可能发生恶变,恶变后名称改变为:恶性神经黑色素瘤、恶性颗粒细胞瘤、神经母细胞瘤、神经节母细胞瘤。

良性肿瘤发病率本就较低,发生恶变可能性也很小,故这一类肿瘤的发病率罕见。组织形态上都是在良性病变的基础上表现出细胞排列混杂、成分复杂、侵袭性生长、边界不清、易转移等恶性肿瘤特征,术前诊断较难明确,目前尚无共识或统一明确的诊断标准,很大程度上需要病理诊断最后明确。

治疗方面,这些恶性肿瘤通常具有发病年龄低、恶性程度高、病程进程快而复杂、极易复发等特性,除神经节母细胞瘤外各种治疗结果皆不理想。而神经节母细胞瘤亦无根治手段,分化较好的神经节母细胞瘤生长速度较慢,对放射治疗敏感,需要长期依赖放射治疗以获得长期存活。

第五节　非神经鞘来源的恶性肿瘤

非神经鞘来源的恶性肿瘤一般指通过种植播散、血液、淋巴等途径转移而来的肿瘤,在生长过程中累及了相应神经。这些肿瘤基本都是侵袭性生长,与周围神经组织关系密切,单纯手术难以完全切除,治疗效果不佳。手术的目的基本是减轻疼痛、缓解症状、提高生活质量等。同时这类肿瘤的手术对于明确肿瘤来源有一定的帮助,病理结果可以指导后续治疗方案的制订。

（刘波　蒋亦林）

参考文献

[1] IM A. Current concepts in the management of peripheral nerve tumors [J]. In Omer G, 1978, 7(6): 15-19.

[2] ASBURY A P. Pathology of Peripheral Nerves [J]. Peripheral Nerve Lesions, 1978, 9(8): 99-104.

[3] BIGNER DMR, BRUNERJ. Russell and Rubenstein's Pathology of Tumors of the Nervous System [J]. 1998, 8(2): 231-240.

[4] BROOKS D. Clinical presentation and treatment of peripheral nerve tumors [J]. Peripheral Neuropathy, 1984, 6(2): 2236-2251.

[5] BURGER. Surgical Pathology of the Nervous System and Its Coverings [M]. New York: John Wiley & Sons, 1982, 5(11): 649-699.

[6] APS. The peripheral manifestations of the specific nerve sheath tumor [J]. Am J Cancer, 1935, 24(4): 751-796.

[7] FVR. Ueber die Multiplen Fibrome der Haut und ihre Beziehung zu den Multiplen Neuromen [J]. Berlin, A Hirschwald, 1882, 2(1): 10-14.

[8] SUH J S, ABENOZA P, GALLOWAY HR, et al. Peripheral (extracranial)nerve tumors: correlation of MR imaging and histologic findings [J]. Radiology, 1992, 183(2): 341-346.

[9] STULL M A, MOSER R P, J R., KRANSDORF M J, et al. Magnetic resonance appearance of peripheral nerve sheath tumors [J]. Skeletal Radiol, 1991, 20(1): 9-14.

[10] ABRAMOWITZ J, DION J E, JENSEN M E, et al. Angiographic diagnosis and management of head and neck schwannomas [J]. AJNR Am J Neuroradiol, 1991, 12(5): 977-984.

[11] SUNDARAM M, MCGUIRE M H, HERBOLD D R. Magnetic resonance imaging of soft tissue masses: an evaluation of fifty-three histologically proven tumors [J]. Magn Reson Imaging, 1988, 6(3): 237-248.

[12] HUGHES D G, WILSON D J. Ultrasound appearances of peripheral nerve tumours [J]. Br J Radiol, 1986, 59(706): 1041-1043.

[13] Gupta D, Tapas K. Tumors of the peripheral nerves [J]. Clin Neurosurg, 1978, 25(8): 574-590.

[14] Maccollin M, Chiocca E A, Evans D G, et al. Diagnostic criteria for schwannomatosis[J]. Neurology, 2005, 64(11): 1838-1845.

[15] HUANG J H, SIMON S L, NAGPAL S, et al. Management of patients with schwannomatosis: report of six cases and review of the literature [J]. Surg Neurol, 2004, 62(4): 353-361.

[16] WOODRUFF J M. Pathology of tumors of the peripheral nerve sheath in type 1 neurofibromatosis [J]. Am J Med Genet, 1999, 89(1): 23-30.

[17] AR K D. Operative Results of Major Nerve Injuries, Entrapements and Tumors [J]. Philadelphia, WB Saunders, 1995.

[18] NH R H. Peripheral nerve tumors [J]. Postoperative Complications of Extracranial Neurological Surgery, 1987, 8(6): 283-298.

[19] ERLANDSON R A. The enigmatic perineurial cell and its participation in tumors and in tumorlike entities [J]. Ultrastruct Pathol, 1991, 15(4-5): 335-351.

[20] MURRAY M R, STOUT A P, BRADLEY C F. Schwann cell versus fibroblast as the origin of the specific nerve sheath tumor: Observations upon normal nerve sheaths and neurilemomas in vitro [J]. Am J Pathol, 1940, 16(1): 41-60.

[21] DICKERSIN G R. The electron microscopic spectrum of nerve sheath tumors[J]. Ultrastruct Pathol, 1987, 11(2-3): 103-146.

[22] HEULY F. Pheochromocytona and neurofibromatosis [J]. N Engl J Med, 1958, 258(3): 540-543.

[23] SCHIEVINK W I. Cervical vertebral artery aneurysms and arteriovenous fistulae in neurofibromatosis type 1: Case reports [J]. Neurosurg Clin N Am, 1991, 29(4): 760-765.

[24] WHITWORTH II. Surgical disorders of the peripheral nerves [J]. J Neurol Neurosurg Psychiatry, 1999, 67(2): 259.

[25] BASER M E, FRIEDMAN J M, EVANS D G. Increasing the specificity of diagnostic criteria for schwannomatosis [J]. Neurology, 2006, 66(5): 730-732.

[26] REYNOLDS D L, JACOBSON J A, INAMPUDI P, et al. Sonographic characteristics of peripheral nerve sheath tumors [J]. AJR Am J Roentgenol, 2004, 182(3): 741-744.

[27] BHARGAVA R, PARHAM D M, LASATER O E, et al.

MR imaging differentiation of benign and malignant peripheral nerve sheath tumors：use of the target sign［J］. Pediatr Radiol,1997,27(2):124-129.

［28］LEVINE E,HUNTRAKOON M,WETZEL L H. Malignant nerve-sheath neoplasms in neurofibromatosis：distinction from benign tumors by using imaging techniques［J］. AJR Am J Roentgenol,1987,149(5):1059-1064.

［29］GANJU A,ROOSEN N,KLINE D G,et al. Outcomes in a consecutive series of 111 surgically treated plexal tumors：a review of the experience at the Louisiana State University Health Sciences Center［J］. J Neurosurg, 2001,95(1):51-60.

［30］COHEN J N,YEH I,LEBOIT P E. Melanotic Schwannoma of the Vulva：A Case Report and Review of the Literature ［J］. Am J Dermatopathol,2020,42(1):46-51.

［31］TOPF M C,PHAM Q H,D'SOUZA J N,et al. Pigmented Melanotic Schwannoma of the Neck：Report of 2 Cases and Review of the Literature［J］. Ear Nose Throat J,2019,98 (2):102-106.

［32］ALEXIEV B A,CHOU P M,JENNINGS L J. Pathology of Melanotic Schwannoma［J］. Arch Pathol Lab Med, 2018,142(12):1517-1523.

［33］KHOO M,PRESSNEY I,HARGUNANI R,et al. Melanotic schwannoma：an 11-year case series［J］. Skeletal Radiol, 2016,45(1):29-34.

［34］KAO E Y,KERNIG M L. Neurothekeoma［M］. StatPearls： Treasure Island,2021.

［35］DING H,WANG L L,XU X L,et al. Clinicopathologic features of dermal nerve sheath myxoma and neurothekeoma： a comparative study［J］. Zhonghua Bing Li Xue Za Zhi, 2016,45(11):755-761.

［36］VIJ M,JAISWAL S,AGRAWAL V,et al. Nerve sheath myxoma(neurothekeoma)of cerebellopontine angle：case report of a rare tumor with brief review of literature［J］. Turk Neurosurg,2013,23(1):113-116.

［37］SAFADI R A,HELLSTEIN J W,DIAB M M,et al. Nerve sheath myxoma(neurothekeoma)of the gingiva,a case report and review of the literature［J］. Head Neck Pathol,2010,4(3):242-245.

［38］PE ARROCHA M,BONET J,MINGUEZ J M,et al. Nerve sheath myxoma(neurothekeoma)in the tongue of a newborn［J］. Oral Surg Oral Med Oral Pathol Oral Radiol Endod,2000,90(1):74-77.

［39］KAWAGUCHI S,YAMAMOTO R,YAMAMURA M,et al. Plexiform schwannoma of the rectum［J］. Digestive endoscopy,2014,26(1):113-116.

［40］MEGAHED M. Plexiform schwannoma［J］. Am J Dermatopathol,1994,16(3):288-293.

［41］MAO R J,ZHONG Y P,PENG G G,et al. Clinicopathological

features of multiple mucosal neuroma without multiple endocrine neoplasia type IIB［J］. Zhonghua Er Bi Yan Hou Tou Jing Wai Ke Za Zhi,2011,46(8):681-683.

［42］CORTIJO A T,PONS S,ORT Z MEDINA A,et al. True myelinic neuroma. Its associations(neurocrestopathies) ［J］. Med Cutan Ibero Lat Am,1975,3(5):341-351.

［43］LEFRANC M M. Cutaneous and mucous myelinic neuromas［J］. Bull Soc Fr Dermatol Syphiligr,1969,76 (5):741-742.

［44］BAZEX A,DUPRE A. Mucosal myelin neuromas with mid-facial & laryngeal localization；neuromas of the lips, tongue,eyelids,nostrils & larynx；possible new disease entity［J］. Ann Dermatol Syphiligr(Paris),1958,85(6): 613-641.

［45］CHUI M. Fibromatosis of the brachial plexus and shoulder girdle［J］. Can Assoc Radiol J,1989,40(1):28-31.

［46］HARBAUGH K S,TIEL R L,KLINE D G. Ganglion cyst involvement of peripheral nerves［J］. Journal of Neurosurgery,1997,87(3):403-408.

［47］SCHERMAN B M,BILBAO J M,HUDSON A R,et al. Intraneural ganglion：a case report with electron microscopic observations［J］. Neurosurgery,1981,8(4):487-490.

［48］GENNARO S,MERCIADRI P,SECCI F. Intraneural lipoma of the median nerve mimicking carpal tunnel syndrome［J］. Acta Neurochir(Wien),2012,154(7): 1299-1301.

［49］HUDSON A D. Peripheral nerve tumors//Operative Neurosurgical Techniques［M］. New York：Grune & Stratten,1998.

［50］PLAZA J A,KAZAKOV D V,CASAS G,et al. Fibrolipomatous hamartoma of the nerve：a clinicopathologic report of 13 cases ［J］. J Am Acad Dermatol,2014,70(4):736-742.

［51］SILVERMAN T A,ENZINGER F M. Fibrolipomatous hamartoma of nerve. A clinicopathologic analysis of 26 cases［J］. Am J Surg Pathol,1985,9(1):7-14.

［52］YEŞILTAŞ Y S,GND Z K,HEPER A,et al. Ectopic rhabdoid meningioma of the orbit in a child：case report and review of the literature［J］. J Neurosurg Pediatr, 2018,22(2):151-157.

［53］MA C,LI X,LI Y,et al. Primary Ectopic Meningioma of the Tongue：Case Report and Review of the Literature［J］. J Oral Maxillofac Surg,2016,74(11):2216-2228.

［54］GNDZ K,KURT R A,ERDEN E. Ectopic orbital meningioma： report of two cases and literature review［J］. Surv Ophthalmol,2014,59(6):643-648.

［55］CURTISRM C G. Tumors of the blood and lymphatic vessels// Gelberma. Operative Nerve Repair and Reconstruction［M］. Philadelphia：JB Lippincott,1991.

［56］PELED I,IOSIPOVICH Z,ROUSSO M,et al. Hemangioma

of the median nerve [J]. J Hand Surg Am,1980,5(4): 363-365.

[57] LOSLI E J. Intrinsic hemangiomas of the peripheral nerves,a report of two cases and a review of the literature [J]. AMA Arch Pathol,1952,53(3):226-232.

[58] WILEY H E,KRIVOSIC V,GAUDRIC A,et al. MANAGEMENT OF RETINAL HEMANGIOBLASTOMA IN VON HIPPEL-LINDAU DISEASE [J]. Retina,2019, 39(12):2254-2263.

[59] MCGRATH L A,MUDHAR H S,SALVI S M. Hemangioblastoma of the optic nerve [J]. Surv Ophthalmol,2019,64(2):175-184.

[60] BISCEGLIA M,MUSCARELLA L A,GALLIANI C A,et al. Extraneuraxial Hemangioblastoma:Clinicopathologic Features and Review of the Literature [J]. Int J Surg Pathol,2018,25(3):197-215.

[61] QU L,LV C,JI T,et al. Cerebral Hemangioblastoma Without Von Hippel-Lindau Syndrome:A Report of 6 Cases [J]. International Journal of Surgical Pathology, 2021,29(2):129-134.

[62] AL-BRAHIM N,DEVILLIERS R,PROVIAS J. Intraventricular hemangiopericytoma [J]. Ann Diagn Pathol,2004,8(6): 347-351.

[63] HASEGAWA M. Hemangiopericytoma [J]. Ryoikibetsu Shokogun Shirizu,2000,28(3):150-151.

[64] RAHPEYMA A,KHAJEHAHMADI S. Parapharyngeal Hemangiopericytoma:the Role for Mandibular Proximal Segment Replantation-Review of Literature [J]. Indian journal of surgical oncology,2019,10(4):708-712.

[65] KENDRE P,KATARIA P,PATEL A A,et al. Hemangio-pericytoma of supraglottis:A rare case report and review of literature [J]. J Cancer Res Ther,2019,15(3):729-732.

[66] GOMBOS Z,ZHANG P J. Glomus tumor [J]. Arch Pathol Lab Med,2008,132(9):1448-1452.

[67] SMITH K A,MACKINNON S E,MACAULEY R J,et al. Glomus tumor originating in the radial nerve:a case report [J]. J Hand Surg Am,1992,17(4):665-667.

[68] LONERGAN G J,SCHWAB C M,SUAREZ E S,et al. Neuroblastoma,ganglioneuroblastoma,and ganglioneuroma: radiologic-pathologic correlation [J]. Radiographics, 2002,22(4):911-934.

[69] SEGARS K A,BALTAZAR D,BARIBAULT K,et al. Cutaneous ganglioneuroma:A case report and discussion of the literature [J]. J Cutan Pathol,2019,46(4):293-296.

[70] IKOMA N,SANTAMARIA-BARRIA J A,WRAY C,et al. Ganglioneuroma of the pancreas in a 4-year-old girl [J]. BMJ Case Rep,2016.

[71] KANG D G,HELGESON M D,BRITT J D,et al. Multifocal

intraosseous ganglioneuroma [J]. Am J Orthop(Belle Mead NJ),2014,43(10):E232-236.

[72] PELLOFONSECA J M,GMEZDAZ M E,SUREZGONZLEZ J A,et al. Retroperitoneal ganglioneuroma [J]. Actas Urol Esp,1998,22(3):242-246.

[73] INOUE I,TAKANASHI A,SAKAI K,et al. Ganglioneuroma [J]. Ryoikibetsu Shokogun Shirizu,1996,(15):443-445.

[74] GRUEN P,KLINE D G. Hypertrophic mononeuropathy [J]. Neurosurg Focus,2007,22(6):E23.

[75] JOHNSON P C,KLINE D G. Localized hypertrophic neuropathy:possible focal perineurial barrier defect [J]. Acta Neuropathol,1989,77(5):514-518.

[76] YASSINI P R,SAUTER K,SCHOCHET S S,et al. Localized hypertrophic mononeuropathy involving spinal roots and associated with sacral meningocele. Case report [J]. J Neurosurg,1993,79(5):774-778.

[77] IYER V G,GARRETSON H D,BYRD R P,et al. Localized hypertrophic mononeuropathy involving the tibial nerve [J]. Neurosurgery,1988,23(2):218-221.

[78] MEHTA N S,TENZEL P A,SHARFI D,et al. Orbital Glial Heterotopia:A Report of 2 Cases and Review of the Literature [J]. Ophthalmic Plast Reconstr Surg,2020,36 (1):2-6.

[79] DI PASQUO E,KULEVA M,SONIGO P,et al. Glial Periorbital Heterotopia:A Rare Type of Ocular Mass [J]. J Ultrasound Med,2020,39(8):1491-1496.

[80] UĞUZ M Z,ARSLANOĞLU S,TERZI S,et al. Glial heterotopia of the middle ear [J]. J Laryngol Otol,2007, 121(4):e4.

[81] PENNER C R,THOMPSON L. Nasal glial heterotopia: a clinicopathologic and immunophenotypic analysis of 10 cases with a review of the literature [J]. Ann Diagn Pathol,2003,7(6):354-359.

[82] WATANABE K. Nasal glial heterotopia [J]. Ryoikibetsu Shokogun Shirizu,2000,28:222.

[83] NEUMANN H H,YOUNG W F. Pheochromocytoma and Paraganglioma [J]. N Engl J Med,2019,381(6):552-565.

[84] HOANG V T,TRINH C T,LAITA K,et al. Carotid body tumor:a case report and literature review [J]. Journal of radiology case reports,2019,13(8):19-30.

[85] KITAMURA K,OHATA M. Chemodectoma [J]. Ryoikibetsu Shokogun Shirizu,1994,(4):160-161.

[86] FARRUGIA F A,CHARALAMPOPOULOS A. Pheo-chromocytoma [J]. Endocr Regul,2019,53(3):191-212.

[87] NARANJO J,DODD S,MARTIN Y N. Perioperative Management of Pheochromocytoma [J]. J Cardiothorac Vasc Anesth,2017,31(4):1427-1439.

[88] COLI A,NOVELLO M,TAMBURRINI G,et al.

Intracranial neuromuscular choristoma: Report of a case with literature review [J]. Neuropathology, 2017, 37(4): 341-345.

[89] BOYACI S, MORAY M, AKSOY K, et al. Intraocular neuromuscular choristoma: a case report and literature review [J]. Neurosurgery, 2011, 68(2): E551-555.

[90] CASTRO D E, RAGHURAM K, PHILLIPS C D. Benign triton tumor of the trigeminal nerve [J]. AJNR Am J Neuroradiol, 2005, 26(4): 967-969.

[91] VAJRAMANI G, DEVI I, SANTOSH V, et al. Benign triton tumor of the trigeminal nerve [J]. Childs Nerv Syst, 1999, 15(2-3): 140-144.

[92] ZABAGLO M, DREYER M A. Neuroma [M]. Treasure Island: StatPearls, 2021.

[93] CHEN W, ZHANG H, HUANG J, et al. Traumatic neuroma in mastectomy scar: Two case reports and review of the literature [J]. Medicine (Baltimore), 2019, 98(15): e15142.

[94] KANG J, YANG P, ZANG Q, et al. Traumatic neuroma of the superficial peroneal nerve in a patient: a case report and review of the literature [J]. World J Surg Oncol, 2016, 14(1): 242-243.

[95] WOERTLER K. Tumors and tumor-like lesions of peripheral nerves [J]. Seminars in musculoskeletal radiology, 2010, 14(5): 547-558.

[96] CUTLEREC G R. Neurofibroma and neurofibrosarcoma of peripheral nerves, unassociated with von Recklinghausen's disease: A report of twenty-five cases [J]. Arch Surg, 1936, 33(3): 733-779.

[97] D'AGOSTINO A N, SOULE E H, MILLER R H. Primary malignant neoplasms of nerves (Malignant neurilemomas) in patients without manifestations of multiple neurofibromatosis (von Recklinghausen's disease) [J]. Cancer, 1963, 16(1): 1003-1014.

[98] BAEHRING J M, BETENSKY R A, BATCHELOR T T. Malignant peripheral nerve sheath tumor: the clinical spectrum and outcome of treatment [J]. Neurology, 2003, 61(5): 696-698.

[99] GUHA A, LAU N, HUVAR I, et al. Ras-GTP levels are elevated in human NF1 peripheral nerve tumors [J]. Oncogene, 1996, 12(3): 507-513.

[100] WOODRUFF J M, SELIG A M, CROWLEY K, et al. Schwannoma (neurilemoma) with malignant transformation. A rare, distinctive peripheral nerve tumor [J]. Am J Surg Pathol, 1994, 18(9): 882-895.

[101] CARROLL S L, RATNER N. How does the Schwann cell lineage form tumors in NF1? [J]. Glia, 2008, 56(14): 1590-1605.

[102] SPURLOCK G, KNIGHT S J, THOMAS N, et al. Molecular evolution of a neurofibroma to malignant peripheral nerve sheath tumor (MPNST) in an NF1 patient: correlation between histopathological, clinical and molecular findings [J]. J Cancer Res Clin Oncol, 2010, 136(12): 1869-1880.

[103] KOUREA H P, BILSKY M H, LEUNG D H, et al. Subdiaphragmatic and intrathoracic paraspinal malignant peripheral nerve sheath tumors: a clinicopathologic study of 25 patients and 26 tumors [J]. Cancer, 1998, 82(11): 2191-2203.

[104] VASCONCELOS R T, COSCARELLI P G, ALVARENGA R P, et al. Malignant peripheral nerve sheath tumor with and without neurofibromatosis type 1 [J]. Arq Neuropsiquiatr, 2017, 75(6): 366-371.

[105] ANGELOV L, DAVIS A, O'SULLIVAN B, et al. Neurogenic sarcomas: experience at the University of Toronto [J]. Neurosurgery, 1998, 43(1): 56-64.

[106] RAWAL G, ZAHEER S, AHLUWALIA C, et al. Malignant peripheral nerve sheath tumor of the transverse colon with peritoneal metastasis: a case report [J]. J Med Case Rep, 2019, 13(1): 15.

[107] FENLON J B, KHATTAB M H, FERGUSON D C, et al. Linear Accelerator-Based Stereotactic Radiosurgery for Cranial Intraparenchymal Metastasis of a Malignant Peripheral Nerve Sheath Tumor: Case Report and Review of the Literature [J]. World Neurosurg, 2019, 123(6): 123-127.

[108] WIDEMANN B C, ITALIANO A. Biology and Management of Undifferentiated Pleomorphic Sarcoma, Myxofibrosarcoma, and Malignant Peripheral Nerve Sheath Tumors: State of the Art and Perspectives [J]. J Clin Oncol, 2018, 36(2): 160-167.

[109] FARID M, DEMICCO E G, GARCIA R, et al. Malignant peripheral nerve sheath tumors [J]. Oncologist, 2014, 19(2): 193-201.

[110] GHOSH B C, GHOSH L, HUVOS A G, et al. Malignant schwannoma. A clinicopathologic study [J]. Cancer, 1973, 31(1): 184-190.

[111] MURPHEY M D, SMITH W S, SMITH S E, et al. From the archives of the AFIP. Imaging of musculoskeletal neurogenic tumors: radiologic-pathologic correlation [J]. Radiographics, 1999, 19(5): 1253-1280.

[112] BINOBAID L, MASTERNAK M M. Molecular targets for NF1-associated malignant peripheral nerve sheath tumor [J]. Reports of practical oncology and radiotherapy, 2020, 25(4): 556-561.

[113] BHATTACHARYYA A K, PERRIN R, GUHA A. Peripheral nerve tumors: management strategies and molecular insights [J]. J Neurooncol, 2004, 69(1-3): 335-349.

第十二章 痉挛状态

第一节 概述

一、基础知识

痉挛状态(Spasticity)是一组以痉挛性运动障碍和姿势异常为主要表现的疾病症状的总称,其临床表现多种多样,一般可分为以下4种:①受累肌肉肌张力异常增高,被动活动表现出明显的阻力增加;②腱反射亢进,可伴有阵挛;③关节僵硬,活动度下降;④屈肌反射过度强烈。

痉挛状态最早见于1980年Lance的描述,"是一种以速率依赖性的肌张力增高为特征的运动障碍,伴有牵张反射活跃引起的腱反射亢进,是上运动神经元综合征的一个组成部分"。这一描述揭示了痉挛状态在肢体被动运动时的特征,但没有将其对于自主姿势的作用及纳入其中,而且Lance的定义忽视了肌肉长度和感觉功能对于痉挛状态的作用;2005年,SPASM(Support Program for Assembly of a Database for Spasticity Measurement)定义痉挛状态为:上运动神经元损害引起的感觉-运动控制失调,表现为间断的或持续的肌肉不自主活动。2018年IAB-跨学科运动障碍疾病工作组扩展定义为:中枢麻痹情况下出现的非自主的肌肉高反应性;定义里提到的"非自主的肌肉高反应性"包括:①"狭义的痉挛状态"由快速关节被动运动触发;②"僵直"由缓慢的关节被动运动触发;③"肌张力障碍"是指自发性的非自主肌肉高反应性;④"肌痉挛"由感觉或听觉刺激触发。

目前对于痉挛状态的定义尚无统一共识,这也表明了这一临床现象的复杂性和多样性。痉挛状态是牵张反射过度亢进的表现。牵张反射是一种人体调节肌肉长度的控制机制,牵张反射包含两种类型:①腱反射,指快速牵拉肌腱时发生的拮抗肌收缩,属于单突触反射,该反射感受器为骨骼肌肌梭,效应器为快肌纤维;②肌紧张,指缓慢持续牵拉肌腱时发生的牵张反射,表现为受牵拉肌肉发生紧张性收缩,阻止被拉长,该反射为多突触反射,感受器为腱器官,效应器为慢肌纤维;牵张反射传入部分为相应脊神经后根内的传入纤维、周围神经感觉支,反射中枢为相应脊髓节段,传出部分为相应脊髓节段前角 α 运动神经元、脊神经前根、周围神经运动支。

牵张反射的基本过程为:当肌肉被牵拉导致梭内肌被拉长时,引起肌梭中央部分螺旋感受器兴奋,当受牵张肌肉过度伸长时,位于肌腱内的腱器官感受器发生兴奋;兴奋性冲动经传入纤维传至脊髓反射中枢,经相应脊髓节段前角 α 运动神经元及传出纤维传出至效应器,即梭外肌纤维,引起梭外肌纤维收缩,受牵张肌肉长度缩短;肌紧张是指缓慢而持续地牵拉肌肉时发生的牵张反射,表现为被牵拉肌肉发生微弱而持久的收缩,这是人体对抗重力,维持正常姿势和进行其他复杂运动的基础。

γ- 环路对肌紧张具有调控作用,在高位中枢控制下,脊髓中枢内的 γ 运动神经元发放冲动,控制梭内肌纤维长度,保持肌梭螺旋感受器敏感度,使肌紧张维持在正常水平。当高级中枢发生病变,牵张反射受到的各种抑制机制减退(I 类、I$_a$ 类传入抑制、突触前抑制、腱器官抑制、α 运动神经元抑制、γ 运动神经元抑制),最终引起牵张反射亢进,导致机体出现痉挛状态。

二、流行病学和分类

痉挛状态的流行病学数据因地域不同而有差

异,不同文献的报道并不一致。有文献报道,引起下肢出现痉挛状态的患病率因病因差异有所不同。引起痉挛状态的不同疾病患病率数据如下:脑卒中,30/10 万 ~500/10 万;脑瘫,250/10 万 ~360/10 万;颅脑创伤,100/10 万 ~230/10 万;脊髓损伤,22/10 万 ~180/10 万;多发性硬化,2/10 万 ~90/10 万,在上述疾病患者中,1/3 的脑卒中患者,3/4 的脑瘫患者,1/8 的颅脑创伤患者,1/2~2/3 的多发性硬化患者出现下肢痉挛状态。最新的一篇系统性回顾研究结果表明,脑卒中后痉挛状态的发生率为 25.3%,第一次脑卒中后出现轻偏瘫的患者中有 39.5% 表现出痉挛状态,出现严重或失能性痉挛状态(改良 Ashworth 评分≥3)的患者为 9.4%(95% CI 0.056~0.133),中到重度轻偏瘫(OR=6.573)、出血性脑卒中和脑卒中后感觉障碍是出现痉挛状态的危险因素。

三、病因及病理生理机制

导致痉挛状态出现的病因多种多样,包括脑性瘫痪、颅脑脊髓创伤、颅脑脊髓血管意外、脑脊髓(膜)炎、颅脑肿瘤、脊髓肿瘤、痉挛性截瘫、痉挛性斜颈、脊髓拴系综合征、多发性硬化等。上述致病因素累及并破坏大脑皮质运动区及其发出的锥体束时,将可能引起机体出现相应受支配部位肌肉的痉挛状态。具体机制因受损伤部位不同而有差异,以脑卒中为例,有 3 个常见部位的损伤可引起痉挛状态的发生,包括大脑皮质(初级、次级及补充运动区)、脑干和脊髓(锥体束);痉挛状态的发生被认为是大脑损伤后神经元的无序重组织的结果,这一病理性重组导致对外周刺激的肌肉反应活跃和腱反射亢进。这种高反应性可能与下述因素相关:①正常反射活动的去抑制(深反射和保护性屈肌反射);②原始反射复现(巴宾斯基征);③牵张反射活跃。

人体随意运动的指令控制可分为 3 个层级,即高级、中级和低级控制,较高层级控制可分为两个功能部分,一个是运动想象,负责提供随意运动的时空信息,涉及顶枕叶(视觉信息)、颞枕叶(听觉信息)、前额叶、顶下小叶等皮质结构;另一个是为随意运动提供动机,涉及边缘系统、前扣带回和后顶叶等;而低级控制负责运动的执行,涉及初级运动皮质、脊髓运动神经元、外周神经、神经肌肉接头和肌肉。当脑卒中损害运动相关脑区时,尽管运动执

行路径出现病理性改变,但是脊髓运动神经元却出现活化并能够执行动作,然而这种病理性改变是一种新的适应,往往伴有通常并不负责运动执行的脑区出现活化,如辅助运动区的扣带回运动皮质、运动前区、顶叶后部和下部、小脑。在这一过程中,大脑皮质的这种适应性改变可能在痉挛状态的发生和进展中发挥作用。

此外,有研究发现,在慢性非完全性脊髓损伤患者中,皮质脊髓束和网状脊髓束对受累肌肉的控制出现不平衡,最终引起肌肉痉挛状态的发生。另一项以运动功能完全丧失的脊髓损伤患者为研究对象,通过电和磁刺激大腿运动皮质区域,诱发并记录股四头肌皮质诱发电位,并通过磁共振成像测量脊髓体积,最终研究结果发现,只有存在痉挛状态的脊髓损伤患者能够记录到皮质诱发电位,不存在痉挛状态的患者无法记录到,而且电位大小与痉挛严重程度相关,不存在痉挛状态的患者脊髓萎缩更为显著,这一结果表明,残存的下行运动系统的存在对痉挛状态的出现具有影响;而临床上也可以根据脊髓损伤患者体格检查发现痉挛状态,判断脊髓下行运动系统仍具有部分功能,指导临床康复治疗。

一项以脊髓损伤小鼠为研究模型的对照研究发现,经脊髓直流电刺激能够长时间有效降低痉挛状态,增加运动能力;而且该研究表明,Na-K-Cl 共转运体 -1 在小鼠脊髓损伤模型中表达显著上调,而经脊髓直流电刺激处理后该分子表达量与未损伤小鼠比较差异不显著,该结果提示 Na-K-Cl 共转运体 -1 可能在痉挛状态发生发展过程中发挥作用。

四、症状及体征

痉挛状态被认为是上运动神经元综合征阳性体征的一部分,是脑创伤或卒中后常见症状,约 30% 的脑卒中患者发病后几天至几周内即可出现,而脑卒中后慢性期(>3 个月)甚至高达 40%~70% 的患者出现痉挛状态。Wissel 等报道,脑卒中 6 周内,25% 的患者出现痉挛状态,他们发现,出现痉挛状态的患者中 79% 累及肘部,66% 累及腕部,66% 累及脚踝。在上肢,肢体痉挛状态最常见的类型是肩部内旋和内收,伴有肘、腕、指关节的屈曲;在下肢,最常见的类型是膝关节内收和伸展,伴有马蹄内翻足。卒中后提示可能发展成为永久性痉挛状

态的相关因素已得到初步确认,包括:①任何受累肢体的不全麻痹;②与第一周相比,16 周时加重的不全麻痹;③卒中后 6 周内至少一个关节的改良 Ashworth 评分≥2;④肌张力增高引起超过两个关节受累;⑤卒中 6 周内出现半痉挛状态;⑥Barthel 指数评分低。痉挛状态可以引起疼痛、关节僵硬、肌腱挛缩、肌肉无力等症状,严重影响康复进程,限制患者自主日常活动能力、自理能力,引起失眠、心境改变、焦虑、抑郁等症状出现,从而严重影响生活质量,加重个人和社会负担。

五、临床评估及辅助检查

痉挛状态严重程度的临床评估常用量表法,最常用量表为改良 Ashworth 评分和改良 Tardieu 评分。

(一) 改良 Ashworth 评分

测量肢体对被动运动的抵抗水平,但并不评估关节被动运动的速率、肢体出现痉挛的角度或潜在的肌腱挛缩。由于简单易用,改良 Ashworth 评分在临床以及研究中得到广泛应用。但是效度研究表明,这一量表只有中度到良好的评判者内信度,以及差到中度的评判者间信度。即便这一量表对肢体运动抵抗的测量是充分的,但是由于挛缩引起关节活动范围的降低仍然限制了这一量表的可靠性;此外,这一量表的测量方法不是速率依赖性的,与 Lance 的定义有所出入。不过,这一量表可以被认为是对软组织挛缩、痉挛性肌张力障碍和痉挛状态的联合评估。一项以改良 Ashworth 评分及机器学习为基础的临床研究表明,利用惯性传感器能够对有痉挛状态患者的肘部运动功能进行临床评估并对痉挛状态的严重程度进行分级,该研究验证了可穿戴设备和机器学习算法在痉挛状态患者临床评估中的应用,并且为患者在居家康复训练期间或缺少可靠的医疗资源时,需要进行自我评估提供了可行方法。

(二) 改良 Tardieu 评分

与改良 Ashworth 评分相比,改良 Tardieu 评分也对关节被动运动的速率、肢体出现痉挛的角度或潜在的肌腱挛缩进行评估。在这一量表中,肢体痉挛状态以低速、正常、快速三种速率进行评估,并且对关节活动时出现肌肉痉挛的角度进行记录。这一量表对治疗前后的对比评估较为敏感。

上述两种量表的比较研究发现,两者关联度较差,可能与两者测量的维度不同有关;因为以三种速率对痉挛状态进行评估,改良 Tardieu 评分更接近于 Lance 对痉挛状态的定义,考虑到其较好的评判者间及评判者内信度,改良 Tardieu 评分是比改良 Ashworth 评分更适合的评估工具。

(三) King's 高张力状态评分

该评分方法是一项较好的对痉挛状态进行评估的替代评分方法。它包括四项内容,即肌张力增高、关节主动活动范围、替代运动和被动运动抵抗,每项内容单独评分,得分范围 1(正常)~5 分(最差),总分 4~20 分。

(四) 张力评估评分

该评分方法整合了被动运动反应、静止姿势以及与评估痉挛状态相关的肌群反应,这一评分克服了改良 Ashworth 评分的某些缺点,建立了评估肌张力障碍如何影响肢体功能的方法,这一评分适用于脑卒中后评估痉挛状态的患病率,以及肌张力与相应肢体功能的关系。

(五) Barthel 指数评分

是一项常用的脑卒中后对日常功能受损情况进行评估的评分,包含与自理能力及活动相关的 10 个方面内容,这项评分结果对患者预后具有提示意义。评分低于 40 的患者中有 70% 会在 6 个月后去世或严重失能,而评分大于 80 的患者中有 95% 能够康复。其他日常能力评分还有患者失能评分、护理负担评定评分。

(六) 电生理学检查

是对痉挛状态更为敏感和客观的检查依赖于电生理学技术。记录突触反射的肌电图可以分为两类:①记录由电刺激引发反应的肌电图,如 H-reflex 和 F-wave;②记录由机械刺激引发反应的肌电图,如 T-reflex 和多突触反射。H-reflex 可以测定 α 运动神经元的兴奋性,F-wave 是出现在 M 反应(对 α 纤维刺激之后引起的直接运动反应)之后的低波幅反应;对 H-reflex、F-wave、H/M、F/M 的记录可以为评估痉挛状态程度提供大量信息。处于痉挛状态的患者,其高敏感性的牵张反射在电生理学上的典型表现是 H/M 比值升高,这可能是因为随意肌收缩得过度易化和 / 或肌肉松弛相关抑制机制的缺失。T-reflex 通过记录叩击肌腱引起的肌肉反应对牵张反射进行量化,其强度取决于初始肌梭感受器获得的刺激。对 I_b 纤维的抑制研究也可用于痉挛状态的评估。

(七) 步态和运动分析

在患者身体的多个特定位点(例如髂骨嵴、踝骨髁等)安装定位标记,通过安装在患者周围环境中的摄像头捕捉患者运动影像,然后利用电脑对定位标记的运动轨迹进行提取并分析,运动时力量的空间分布可以通过足压计进行测量;同时测量肌电图可以获得肌肉激活的时程,并评估其对步态的影响(如股四头肌)。这些技术可以帮助对患者步态进行彻底的分析,并对康复治疗的效果进行评估。

(八) 神经影像学检查

一些小组对脑卒中后肉毒素 A 对痉挛状态的治疗效果进行了研究,研究发现,治疗后后扣带回和楔前叶的活动减低,以及对侧额顶叶包括额下回、中央后回和额中回活动减低;活动区域限于中线部位及对侧感觉运动皮质。一项利用 PET 研究脑卒中患者的研究表明,轻偏瘫患者的运动功能恢复与额叶运动前区代谢增高相关;这一研究结果进一步表明脑皮质网络在脑损伤后的运动失调中发挥重要作用。另外一项 PET 相关研究显示,运动能力(伸指运动)的改善与脑皮质网络神经活化增加相关,而目前已知这一脑皮质网络与控制手臂和手的运动皮质在功能上相连接;在这项研究中还发现,补充运动区及其扣带回运动皮质的脑代谢也有额外的增加。而且康复较好的患者(一些运动评分有改善)的结果显示在早期即出现了运动系统(脑代谢)的改变,并且发展为更正常的活化模式,而脑损害严重或没有康复的患者则基本没有发生脑代谢改变。MRI 相关研究也发现,补充运动区及其扣带回运动皮质在早期出现运动功能恢复良好中发挥关键作用,此外还发现,在运动前区、健侧第二躯体感觉皮质和双侧小脑半球后上区域出现活动增加。这些研究表明,脑运动区域在脑损伤后早期发生的高效率的神经元可塑性改变可以使患者获得良好康复,而痉挛状态似乎是脑卒中后运动功能恢复不佳的预测因子。

六、诊断及鉴别诊断

(一) 诊断

痉挛状态的诊断目前尚无统一标准,一般根据患者的以下表现进行诊断:①临床表现,如肌张力增高、腱反射亢进、阵挛、病理征阳性、关节僵硬、关节活动度下降等;②既往病史,如颅脑创伤、脊髓损伤、脑卒中、脑瘫、多发性硬化等;③电生理学检查:H-reflex、F-wave、T-reflex 等;④神经影像学检查:排除其他神经系统疾病。临床上还需要对患者痉挛状态的严重程度进行评估,如改良 Ashworth 评分和改良 Tardieu 评分。

(二) 鉴别诊断

痉挛状态需要与具有痉挛表现的其他原发性疾病进行鉴别,如颅内原发性肿瘤、椎管内原发性肿瘤、运动神经元病、帕金森病等。

1. 颅内原发性肿瘤　累及运动皮质、运动前区、锥体束的颅内占位性病变可引起上运动神经元损害表现,如肌张力增高、腱反射亢进、病理征阳性等,此外还可能伴有局灶性神经功能损害症状,如视野缺损、复视、三叉神经痛、面肌痉挛、听力减退、吞咽困难、构音障碍、共济失调等,神经影像学检查可发现颅内占位性病灶而诊断。

2. 椎管内原发性肿瘤　累及锥体束的椎管内占位性病变可引起类似痉挛状态的症状,此外还可能出现深浅感觉障碍、共济失调、受累脊髓节段痛觉过敏、大小便障碍等,神经影像学检查可发现椎管内占位性病变而诊断。

3. 运动神经元病　肌无力和肌肉萎缩是最常见症状,可伴有强直性肌痉挛,往往从一侧肢体起病,逐渐加重并向其他肢体进展,最终累及呼吸肌吞咽肌,出现呼吸及吞咽困难;结合神经影像学检查、神经电生理检查、基因检测等可诊断。

4. 帕金森病　运动迟缓、肌强直和静止性震颤是最常见症状,患者往往从一侧肢体无力起病,逐渐出现运动迟缓、肌强直、肌张力增高,症状波动进展,并波及另一侧肢体,左旋多巴补充剂治疗有效,结合神经影像学检查(PET)可诊断。

七、治疗方法

痉挛状态的治疗方法包括:物理治疗、作业疗法、自我康复锻炼、矫形设备和辅助器械、经皮神经电刺激疗法、体外冲击波疗法、药物治疗、矫形手术和神经外科手术;目前尚缺乏指导痉挛状态患者进行治疗的专业康复指南。

(一) 物理治疗

是所有表现为痉挛状态患者的基本治疗方式,对痉挛肢体进行拉伸的目的是改善肌肉 - 肌腱单元的弹性并增加其伸展性;不过目前尚未对拉伸运动的最佳频率、强度、速度和持续时间形成共识。除了肌肉拉伸,肌肉力量训练也用于改善患者运动能力,其中使用广泛的一项训练是渐进阻力训练,不过目前尚无力量训练流程的金标准。一项关于脑损伤患者行拉伸运动来治疗并预防挛缩的有效性的系统性回顾研究表明,拉伸运动并不能显著改变关节活动度、疼痛、痉挛或活动限制。目前尚无针对痉挛状态治疗的指南文件,也没有科学证据表明,拉伸运动能够降低神经功能障碍导致的痉挛状态。其他物理治疗方法也用于放松肌肉,改善痉挛和运动功能,如 Bobath 技术、水疗、低温疗法、温热疗法、震颤刺激、经颅磁刺激、神经发育抑制技术、机器人辅助训练、针灸等,但是治疗效果还需大宗病例的多中心随机对照研究进一步证实。

(二)矫形疗法

通常是物理治疗的有益补充,目前已有一些矫形器具可供使用,但是同物理治疗一样,尚无指导临床治疗的指南问世。矫形治疗的目标是降低痉挛程度和疼痛、改善功能、保护性感觉的补偿以及阻止挛缩和变形。矫形疗法的主要优点在于其疗效的持续时间,因为在支具放置的数个小时内可以不需要物理治疗师和护士,不过其真实效果尚未被双盲试验所证实。

(三)经皮神经电刺激疗法

是一项对痉挛区域、脊髓节段支配皮节或腓神经进行电刺激的物理疗法,其治疗效果可能与促进 β- 内啡肽产生有关,β- 内啡肽能够降低运动神经元的兴奋性;此外,根据门控理论,电刺激可能通过调节痛觉传入冲动来降低痛觉传入;而且,神经电刺激可以通过刺激粗直径的 $A_β$ 纤维增加感觉输入,进而易化皮质突触的重组织和运动输出;不过电刺激疗法的效果还需要随机对照研究来证实。其他刺激疗法包括超声和经颅直流电刺激也表现出了对痉挛状态诱人的治疗前景,不过这些刺激疗法的最佳刺激参数和作用机制还需要进一步研究。

(四)体外冲击波疗法

体外冲击波是由设备产生的通过特定介质(空气或气体)传导的具有高能量的机械脉冲波,通过治疗探头的定位,可以对特定人体部位组织进行作用;这种疗法可用于肌肉骨骼疾病,如肌筋膜疼痛综合征、坐骨神经痛、颈肩痛、椎间盘疾病、韧带损伤等。这种疗法通过机械作用或诱导机体产生生理学反应发作治疗作用,前者包括组织再生、血管新生和沉积钙的重吸收,后者包括上皮细胞通透性改变、自由基、NO 和各种生长因子的产生。体外冲击波疗法目前已被证实是一种安全有效的治疗痉挛状态的疗法,可用于脑卒中后、脑脊髓创伤后、脑瘫和多发性硬化引起痉挛状态;其发挥作用的机制仍有待确认,可能的作用机制包括引起肌肉流变学性质改变、降低运动神经元兴奋性、增加 NO 产生、导致神经肌肉接头功能失调。研究表明,肌肉和肌腱连接处、主动肌群和拮抗肌群作为体外冲击波作用靶点均可改善改良 Ashworth 评分,在脑卒中和脑瘫患者中,改善作用可持续 4~6 周;对长期效果的观察发现,疼痛、运动功能和改良 Ashworth 评分均有改善,作用可持续 12 周;这一效果在一项系统性回顾研究中也得到了证实,而且未发现明显副作用。随机对照研究表明,该疗法不劣于肉毒素注射治疗。不过该疗法的治疗参数(频率 4~12Hz、压力 1.5~4bar、能量密度 $0.03mJ/mm^2$~$1.95mJ/mm^2$)因具体病因不同而有差异,目前尚无统一的治疗标准,需要进一步的临床研究来确定。

(五)药物治疗

针对痉挛状态的药物选择要个体化,依据受损失的部位(皮质或脊髓等)和想要实现的效果选择治疗药物;药物治疗作用于中枢神经系统或者直接作用于肌肉,可以经口、肌注或鞘内泵入方式给药来降低肌张力,治疗效果还存在争议(用药列表见表 12-1-1)。

1. 口服药物治疗

(1)巴氯芬:是一种 GABA(Gamma-aminobutyric acid)能受体激动剂,是治疗痉挛状态最常用的药物,它能够通过血脑屏障,并与脊髓 $GABA_b$ 受体结合;潜在的副作用包括镇静作用、疲劳和困倦使得口服给药方式成为脑卒中后,特别是早期康复治疗时的二线治疗药物。

(2)苯二氮䓬类:如地西泮、氯硝西泮,能够增强 GABA 与 $GABA_a$ 受体的亲和力,这可以增加突触前抑制,从而降低脊髓反射通路活动。尽管这类药物可以降低肌肉过度收缩,但却也带来肌无力和困倦;过去的研究表明,这类药物在脑卒中康复治疗中可带来有害效应,目前已不推荐使用。

(3)加巴喷丁:是一种结构与 GABA 相似的抗

表 12-1-1 痉挛状态患者治疗常用药表

药物名称	剂量(mg)	给药方式	作用机制	副作用
地西泮	5~20mg,3/d	口服	增加 GABA 与受体亲和力,引起突触前抑制增加,降低突触反射	镇静、无力、低血压、胃肠道反应、记忆减退、抑郁、共济失调
氯硝西泮	0.5~1.0mg,1/晚	口服	同上	无力、低血压、共济失调、镇静、抑郁、记忆减退,长期使用成瘾
加巴喷丁	240~360mg/d	口服	结构类似 GABA,增加脑内 GABA 水平	头晕、失眠、眼球震颤、头痛、共济失调、震颤
巴氯芬	5~20,3mg/d	口服	中枢作用类似 GABA,结合突触前末端 GABA$_b$ 受体,抑制牵张反射	镇静、眩晕、无力、疲惫、恶心、降低癫痫发作阈值
替扎尼定	4~36mg/d	口服	咪唑衍生物,中枢神经系统肾上腺素能 α$_2$ 受体激动剂	镇静、眩晕、中度低血压、无力、肝毒性
丹曲林	25~100mg,3/d	口服	干扰肌肉内质网钙离子释放	广泛性肌肉无力、中度镇静、眩晕、恶心、腹泻、肝毒性
苯酚/酒精	30mg/kg	注射	化学性肌肉去神经支配	烧灼感、感觉迟钝、感觉神经损害、疼痛注射痛、局部无力
肉毒素	10~15 单位/(kg·d)	注射	抑制神经肌肉接头乙酰胆碱释放	吞咽困难
巴氯芬泵	25~1 000μg/d	鞘内泵入	结合于突触前末端的 GABA$_b$ 受体,抑制牵张反射	降低步行速度、肌肉无力

惊厥药物,这个药物常用于治疗神经病理性痛,在大剂量(2 400~3 600mg/d)使用时对缓解痉挛状态有效;加巴喷丁似乎可以增加脑内 GABA 水平,但是其准确的作用机制尚不清楚。常见副作用包括头晕、困倦、眼球震颤、共济失调、头痛和震颤。

(4)替扎尼定:是一种肾上腺素能受体激动剂,作用于中枢,能够增加运动神经元的突触前抑制。可能由于其潜在的副作用(镇静作用、低血压、乏力、眩晕、幻觉及肝毒性),该药物不如巴氯芬等更常用。

(5)丹曲林钠:是一种肌肉松弛药,通过作用于内质网上的 Ryanodine 受体而影响钙离子释放,进而抑制肌细胞兴奋/收缩偶联,特异性松弛骨骼肌而缓解痉挛状态;剂量大于 200~300mg/d 时具有镇静作用。

新型药物:有研究报道,一种新型特异性抑制骨骼肌肌球蛋白的药物能够对痉挛状态动物模型发挥治疗作用,报道发现,这种新型小分子口服药物 MPH-220 能够特异识别心肌细胞肌球蛋白和骨骼肌细胞肌球蛋白特定位点单个氨基酸的差异,进而抑制骨骼肌收缩,而避免对心肌细胞发挥作用,该小分子药物与对神经系统进行调节进而间接缓解肌肉痉挛状态的传统药物不同,它可以直接作用于肌细胞内肌球蛋白收缩靶点,具有高度特异性,临床应用前景较好。

痉挛状态患者长程治疗用药时需注意所用药物的治疗窗、剂量变化,因为患者的状况也会发生变动,如痉挛加重或减轻,手术治疗或肉毒素使用等因素,此外患者也可能对药物治疗发生适应。

2. 注射治疗

(1)苯酚/酒精:神经破坏性药物,引起化学性神经脱髓鞘,推荐浓度为苯酚5%~7%,酒精45%~100%,因为其作用缺乏特异性常会引起感觉障碍和软组织硬化。

(2)肉毒素:通过肌内注射用于局限性的痉挛状态治疗,能够改善患者自主活动肢体能力(例如自理、走路);神经电刺激是最佳定位技术,可以准确定位需要治疗的肌肉,通过肌内注射肉毒素特异性抑制神经肌肉接头的乙酰胆碱释放,进而缓解肌肉痉挛状态。多个随机对照双盲研究证实了肉毒素在降低上肢(肘、腕、指关节)痉挛状态和改善功能活动中发挥的作用,似乎也能改善下肢(足、小腿)的痉挛状态。效果较替扎尼定更安全有效,能更好地降低上肢肌张力,副作用发生率更低;此外肉毒素还具有镇痛作用。一项系统性回顾研究表明,对进行肉毒素注射的患者在注射部位行电刺激治疗能够提高肉毒素的疗效,推荐在肉毒素注射后立即对注射部位的肌肉进行 30~60 分钟的电刺激治疗。

肉毒素治疗上肢痉挛状态建议:①治疗前应对患者进行个性化评估,包括痉挛状态的严重程度、分布范围、慢性表现和力弱情况,并发症的有无及严重程度(如挛缩),康复目标,经济状况等;②区分由痉挛状态引起的肌张力增高和与软组织改变相关的状态;③肉毒素 A 适用于减轻疼痛和改善上肢痉挛状态的被动运动功能,为每一名患者设定个体化治疗目标,并进行个体化注射治疗;④局灶性或多灶性上肢痉挛状态患者一般均可从肉毒素治疗中获益;⑤肉毒素 A 治疗应被视作神经康复治疗的有益补充,应在没有绝对禁忌证存在的情况下考虑采用,在痉挛状态成为康复治疗主要阻碍、病情加重或治疗陷入瓶颈时实施;⑥通过解剖、肌电图、神经肌肉电刺激、超声或其他适当的影像学检查(如 CT)来对受累肌肉进行定位;⑦要对药物局部扩散或经血液扩散的可能性有所估计,也要考虑穿刺可能造成的对邻近结构的损伤。

(六) 手术治疗

手术治疗主要用于严重痉挛状态患者或者痉挛状态引发后续的功能损害(如马蹄内翻足)。手术方式包括鞘内巴氯芬泵植入术、脊髓切开术、肌腱切断术、选择性周围神经切断术、选择性脊神经后根切断术等。其中选择性脊神经后根切断术主要用于伴有痉挛状态的脑瘫患儿,也可用于治疗影响姿势和运动的下肢痉挛状态。有回顾性研究表明,该术式在治疗遗传性痉挛性截瘫患者的痉挛状态时也具有潜在应用价值,该手术细节在后续小节进行详述。鞘内巴氯芬泵这一技术可以实现将 GABA 受体激动剂直接鞘内给予,在抑制痉挛状态的同时实现副作用的最小化,其有效性已经在脊髓损伤患者及多发性硬化患者中得到了证实,这一技术更常用于下肢及躯干痉挛状态患者;不过,对于严重痉挛状态的患者,这一疗法不能有效降低肌肉的过度活化。这一疗法的副作用包括过量后引起失眠和呼吸功能障碍、脑脊液漏后头痛以及导管移位、断裂、堵塞或感染。

八、手术概述

19 世纪末,Sherrington 首次阐述了肌张力与痉挛状态之间的联系,为神经外科通过手术方式解除痉挛状态奠定了基础。手术原理是通过手术方式在不同部位打断牵张反射环路或提高脊髓 α 运动神经元的抑制功能,降低受累肌肉的兴奋性,从而缓解痉挛(肌肉、肌腱、骨关节等矫形手术不在谈论范围)。选择性脊神经后根切断术(selective posterior rhizotomy,SPR)是实现缓解痉挛状态的理想术式,它通过电刺激监测的方法选择性地切断肌梭传入的 I$_a$ 类纤维。阻断脊髓反射中的 γ- 环路,降低过强的肌张力,从而解除肢体痉挛;此外,由于上运动神经元兴奋性减低,还可使部分脑瘫性痉挛患者合并的斜视、流涎、扭转、面部痉挛、手足徐动、癫痫发作和构音障碍等症状得到缓解。现代腰骶段 SPR 术由 Fasano 于 20 世纪 70 年代末创立,他利用术中电刺激方法,即采用双极电极刺激后根小束,观察分析下肢肌肉肌电图反应,从而决定切断哪些后根小束。到 80 年代末,Peacock 对此术式进一步改良,将手术水平自圆锥降低至马尾,进一步完善了术中电刺激方法。两位学者为现代 SPR 术的完善和推广做出了巨大贡献。一项包含有 3 897 名脑瘫患者 SPR 术后的回顾性研究表明,在术后 20~28 年的随访中,该术式被充分证明具有良好的短期和长期效果,能够持久降低痉挛状态,改善总体运动功能、力量和步态,提高生活质量;而且该研究还发现单节段椎板切除术较多节段椎板切除术更好地避免了脊柱变形;该研究未发现术式相关的严重并发症,总体并发症发生率为 0.3%。

手术原则:神经外科手术治疗痉挛状态总的原则为:全面临床评估,严格掌握手术适应证,通过解除痉挛、纠正畸形为康复治疗提供条件或起辅助作用。长期、正规的康复训练是治疗痉挛状态的最主要治疗手段,手术治疗是为康复治疗创造条件或提供有益补充。对于严重痉挛状态患者,单纯康复训练往往难以达到满意效果,施行手术先解除痉挛状态是有效进行康复运动训练的必要条件。

施行腰骶段 SPR 手术患者选择注意 4 个问题:①合适病例的选择;②脊神经后根节段的选择;③各后根节段比例的选择;④各后根切断小束的选择。SPR 手术适用于同时存在髋、膝、踝关节或肩、肘、腕、指等关节多处痉挛的患者,在解除整体痉挛上,该术式有任何其他手术不具备的优势,前者可行腰骶段 SPR 手术,后者可行颈段 SPR 手术。症状、体征比较单一、局限的患者不需行 SPR 手术。

手术适应证:①患者手术最佳年龄为 4~6 岁,可提前到满 3 周岁;②痉挛状态肌张力 3 级或以上,痉挛较严重,影响患者日常生活和康复训练;③身体随意运动功能尚可,无严重肌无力、肌腱挛缩和不可逆性骨关节畸形;④痉挛状态已趋于稳定;⑤智力正常或接近正常,以利于术后康复训练。

手术禁忌证:①以强直表现为主;②肌力差,运动功能不良(肌力 3 级以下);③存在严重的肌腱挛缩和 / 或骨关节畸形;④智商 <50% 或学习、交流能力差。

九、手术过程

1. 麻醉和体位　气管内插管静脉复合全身麻醉(术中不用肌松剂),俯卧位,头低姿势,防止脑脊液丢失过多。

2. 手术步骤

(1) 麻醉成功后摆体位,常规消毒铺单,取 L3-S1 后正中直切口。

(2) 椎板切除:切开后剥离椎旁肌显露 L3~S1 椎板,行跳跃式(切除 L3 和 L5 椎板,保留 L4 椎板和棘突)限制性(椎板切除宽度 5~8mm,保留两侧小关节突)椎板切除。

(3) 选择性后根部分切断:切开硬脊膜后,在手术显微镜下,自脊神经硬脊膜出口处找到确认双侧 L2、L3、L5、S1 脊神经后根,并将各后根分为 4~8 小束。对于腰骶段 SPR 术,一般选择脊神经后根节段为 L2、L3、L5、S1。L4 主要支配股四头肌,对维持站立的稳定性具有重要作用,故一般不主张行部分切断。因为 S2 的部分纤维参与膀胱感觉,在没有完善术中电生理监测情况下行 S2 部分切断存在较大风险。我们在术中使用电脑程控的神经肌电生理刺激仪,以 0.05~0.10mA 不同电流双极电刺激,确认并根据观察肢体肌肉收缩或描记多导肌电图来记录各脊神经后根小束之阈值,根据阈值高低(切断阈值低者)及痉挛情况(痉挛重者切断比例高)将后根小束选择性部分切断,并分别在切断处的上、下方刺激后根,并观察相应肌肉收缩情况或肌电反应,决定部分切断的最终比例。对于大腿内收肌痉挛 L2 部分切断更重要,L3 次重要;对于膝关节屈曲痉挛只有 L3 部分切断重要;对于马蹄足、内翻足 L5、S1 部分切除同样重要。我们的切断比例经

验:L2:25%~45%,L3:30%~50%,L5:40%~60%,S1:45%~65%。术中电刺激结果是选择各后根切断哪些小束的金标准,将切断的后根小束切除 10mm 长度防止神经再生。当手术可能涉及与膀胱感觉和肛门括约肌功能有关的 S2、S3 脊神经时,膀胱压力和肛门括约肌肌电图监测则成为必备。

(4) SPR 手术结束:严密缝合硬脊膜,缝合前后分别用含有地塞米松的温生理盐水反复冲洗硬脊膜腔。严格止血,不放置引流物,逐层严密关闭各层切口,手术结束。

十、围手术期处理

1. 术前准备　①术前常规体格检查、常规检验(血常规、肝肾功能、电解质、凝血功能等)、常规检查(胸片、心电图等)、肌电图、各项评估评分等;②头部 CT 或 MRI 检查;③与患者及家属交流病情,讲解疾病治疗原则、手术方案、预期效果及后续进一步康复治疗的必要性,获得家属的理解及配合。

2. 术中注意事项　①手术全程严格止血,剥离椎旁肌肉时自骨膜下进行;②行跳跃式限制性椎板切除;可以避免对脊柱的稳定性造成大的影响;③切开硬脊膜后,手术即在显微镜下进行,应用神经肌电生理刺激仪,严格选择需要切断的脊神经后根,行选择性部分后根切断术;避免过度牵拉圆锥,降低术后发生膀胱功能障碍的发生率;④对于膝关节痉挛特别严重的病例,可行 L4 选择性脊神经后根切断术;注意切断比例不要过大,避免对下肢的稳定性和平衡能力造成过大影响;⑤对于踝关节痉挛特别严重的病例,可行 S2 选择性脊神经后根切断术,但切断比例不能超过 50%,术中应监测膀胱感觉和肛门括约肌功能;⑥严格止血后,不放引流物以减少感染机会;切口按层次严密缝合;⑦腰骶段皮肤质量不佳者,可于胸腰段圆锥部位(T11~L1)行 SPR 手术,手术疗效与腰骶段相当;但是马尾圆锥损伤、脊神经后根节段辨认失误可能性增大;⑧单侧下肢肌群广泛痉挛者,可行一侧腰骶段连续椎板开窗法行单侧脊神经后根 SPR 术;有条件者可行椎板成形术。

3. 术后注意事项　①手术采用全身麻醉,术后当天禁食水,次日逐步恢复正常饮食;②术后第 1 天或第 2 天换药一次,术后 10~12 天拆线;③术后 3 周后方可坐起,第 4 周后方可下地行走;术后第 2

天开始康复运动训练,运动量及力度逐渐增加,脑瘫患者需一直坚持至 18 岁以后,每天保证训练 3 小时以上,否则痉挛易复发或恢复效果不佳;④术后需定制矫形支具(腰、腿),腰部支具必须佩戴至少 3 个月(坐及站立行走时),腿支具则在睡觉和休息时佩戴以辅助康复;⑤术后卧床期间要行轴位翻身,防止扭伤腰部,可行仰卧、侧卧或俯卧;⑥术后可能有发热、头痛、头晕、呕吐、腰痛、下肢麻木及疼痛无力等症状,属正常现象,可予对症处理;约 5% 患者术后出现轻重不等的腹部痉挛性疼痛,可对症治疗,一般 3 天内自行缓解;不明原因腹痛时,必须除外急腹症;⑦此手术不必插尿管,术后若小便困难可予下腹部热敷,必要时导尿;如已插尿管则术后第 2 天拔除。

十一、并发症

1. 手术后近期并发症

(1) 双下肢感觉障碍和下肢运动障碍:发生率 15%~20%,术中电生理监测极为重要,一旦出现术后感觉障碍,应使用神经营养药物;强化康复训练是促进肌力和运动功能恢复的有效方法。

(2) 术后尿便障碍:术后尿失禁发生率约 1%,尿潴留约 1.5%,均为一过性,适当对症处理可好转;大便障碍术后罕见,胸腰段圆锥部 SPR 术后发生率略高。

(3) 术后椎管、颅内出血、血肿:极为罕见。术中要严格止血,术后常规使用止血药物。

(4) 术后椎管内或颅内感染:极为少见。一旦发生较为严重,需放置腰大池引流管引流脑脊液至检验结果转为正常;术中严格无菌操作是关键,不放置创面引流物,术后常规使用抗生素预防感染。

(5) 其他:脑脊液漏、切口裂开等。少见,发生率约 1%。

(6) 术后痉挛状态加重:术后近期该并发症发生率低,多见于紧张性痉挛和混合型脑瘫患者,可能与手术创伤和血性脑脊液刺激有关,一般可自然缓解。

2. 手术后远期并发症

(1) 下肢运动障碍(肌无力):少见,但是严重妨碍运动功能恢复,主要原因是术前病例选择不当;术中后根切断比例过大;误切前根;术后未强化康复训练等。

(2) 下肢感觉障碍:少于 10%,不需要处理。

(3) 二便障碍:多见于胸腰段圆锥部 SPR 术,对症处理。

(4) 性功能障碍:缺乏大宗病例长期随访资料。

(5) 腰椎稳定性问题:腰骶段 SPR 手术对低龄脑瘫患儿腰椎发育的影响存在争议,行跳跃式限制性椎板切除术时,不会对脊柱的稳定性造成过大影响,辅以术后腰部支具保护和康复训练,绝大多数患者无长期腰痛、腰椎畸形情况发生。

(6) 痉挛状态复发:低于 5%,且多数与未进行及时、长期、正规的康复训练有关。痉挛状态加重与术前病例选择不当有关,更多见于扭转痉挛患者。

腰骶段 SPR 术缓解下肢痉挛的总有效率可达 95%,术后有痉挛复发可能,手术的疗效要术后半年至 1 年才能完全显现,术后长期坚持正确的康复训练是保证疗效的关键。脊神经后根发生再生连接的可能性极小,神经再生不是导致症状复发的主要原因。术后不能坚持正确的康复训练是复发的主要原因。及时、长期、正规的康复训练是治疗痉挛状态的最主要方法。腰骶段 SPR 手术为康复训练创造条件,是有益的补充治疗手段。

十二、小结

导致痉挛状态出现的原因多种多样,如脑创伤、脑卒中、脊髓损伤、多发性硬化、痉挛性截瘫等;因此尚缺乏完整的流行病学数据。痉挛状态的发生是一个复杂的病理生理过程,目前尚不完全清楚其具体的发生机制。不同病因造成的运动皮质、运动前区、网状脊髓束、脊髓运动神经元等上运动神经元部位的损伤均可能引起痉挛状态的出现,随着患者运动能力的下降,如不采取针对性的治疗措施,伴随的慢性并发症就会逐渐出现,如肌肉萎缩、肌腱挛缩、关节变形、皮肤溃疡等;因此,一旦出现痉挛状态相关症状,就应开始正规的评估及治疗。物理性康复训练是治疗痉挛状态的基础治疗方式,辅以其他多种器械或设备辅助治疗手段、药物治疗、甚至手术治疗,部分患者的痉挛状态能够取得一定程度甚至是长期的缓解,极大提高生活质量。不过,到目前为止,临床工作中尚缺乏针对痉挛状态的统一评估标准和治疗指南,各种治疗方式的长期效果和副作用仍有待于大宗病例的随机、对照研究结果来确认。随着近年来科学技术的进步,神经康复治疗逐渐成为热点领域,一些新的评估方法和治疗手段也不断涌现,如可穿戴设备和机器学习算法的应用有助于患者进行自我病情评估;机器人辅助评估和功能训练有助于患者加速康复;神经调控手术(DBS 手术)也有可能在新靶点的寻找中获得对痉挛状态的治疗可能。总之,正规、持续、合理的评估和治疗是患者回归正常生活的有效途径。

(崔志强 王健)

第二节 颈部去交感神经术治疗痉挛状态

一、概述

痉挛状态是上运动神经元综合征的阳性运动行为改变之一,其特征为速度依赖性的牵张反射亢进,不包括自主运动受损和姿势异常。虽然其临床表现多样,但一般表现为关节僵硬导致肢体活动性下降、腱反射亢进、肌肉被动平伸时表现出强烈的阻力、屈肌反射过强等。更为广义的痉挛状态,是指由上运动神经元损害之后的运动感觉控制障碍导致的,各种间歇或持续的非自主的肌肉活动。痉挛是脊髓或大脑受到各种损害的结果,其中最常见的是:缺血性卒中、脑出血、创伤性脑损伤和脊髓损伤。此外,痉挛还出现在多发性硬化症等神经炎性疾病或肌萎缩侧索硬化症等神经退行性疾病中。这些疾病会导致运动系统的原发性或继发性损伤,尤其是锥体束和锥体外束。目前还没有关于痉挛状态患病率的准确数字,据估计全世界有超过 1 200 万的痉挛患者。大约 35% 的卒中患者、90% 脑瘫、50% 创伤性脑损伤、40% 脊髓损伤、37%~78% 多发性硬化患者,会发生需要治疗的痉挛状态。

虽然痉挛状态对于患者来说并非全是有害的,它可通过增高的肌张力来使患者保持姿势,帮助其站立或行走,可通过改善静脉回流而减少水肿和深静脉血栓形成的风险,可降低肢体骨折风险,可防止肌肉萎缩,此外还可以改善患者血脂和葡萄糖代谢;但是痉挛状态往往对患者造成不利的影响,通常导致肢体姿势异常和运动功能障碍。目前常采用 WHO 倡导的国际功能、健康和残疾分类

(international classification of functioning, disability and health, ICF) 模型来描述痉挛状态对患者的不利影响。痉挛状态如果不治疗,就会发生恶性循环,受累肌群没有力量对抗痉挛性张力障碍所致收缩,结果造成肢体姿势异常,从而导致软组织缩短,收缩的肌肉发生进一步的生物力学变化。这些变化进而可阻碍肌肉的伸长,进一步加重张力障碍。及早治疗痉挛状态可避免继发不良的代偿和功能损害,以及避免丧失活动和参与活动的能力。当患者因痉挛而出现功能或护理问题时则需要临床干预。痉挛状态的治疗目标是促进康复、保持肌肉长度、维持肢体的正常位置、防止发生继发性软组织缩短以及减轻疼痛。临床医生需以患者为中心,根据痉挛状态的类型选择个体化治疗模式。不论何种类型的痉挛状态,物理康复治疗均是最基础的、首选的治疗方式,通过主动、被动的运动训练、作业疗法与理疗、针灸、按摩、佩戴矫形器以及药物治疗等合理地进行综合治疗。

当痉挛状态严重到妨碍康复治疗或不耐受药物治疗时,痉挛状态的外科治疗就显得尤为重要。针对于痉挛的常用外科手术主要包括选择性脊神经后根切断术(SPR)、选择性周围神经切断术(selective peripheral neurotomy, SPN)、脊髓后根入口区显微手术、脑深部(或脊髓)慢性电刺激术、鞘内泵入巴氯芬疗法、颈部去交感神经术也称颈动脉周围交感神经切除术或颈动脉周围交感神经网剥脱术、肌腱以及骨关节矫形外科手术等。其中,颈部去交感神经术主要针对于以痉挛为主要表现的混合型脑瘫、抽动症、扭转痉挛。1986 年国内陈轩等首先采用颈部去交感神经术治疗 110 例脑性瘫痪患者,术后脑瘫所致痉挛状态明显缓解。近几十年,国内多家脑瘫治疗中心相继开展此术式,取得了一定疗效。

二、病理生理机制

脊髓牵张反射属于单突触反射,该反射传入支包括:骨骼肌肌梭、相应脊神经后根内的传入纤维(Ⅰa、Ⅰ类传入纤维);传出支包括:相应脊髓节段前角 α 运动神经元、周围神经运动支(开始位于相应脊神经前根,后来位于相应的周围神经)、神经肌肉连接及肌单位。肌梭和腱器官内的牵张感受器将冲动通过Ⅰa、Ⅰ类传入纤维直接或间接地兴奋脊髓

前角仅运动神经元,然后再通过反射传出支协调协同肌和拮抗肌的运动。牵张反射在机体内受高级神经中枢的调控,在正常情况下存在抑制机制,以保证反射适度。当脑和脊髓疾病累及锥体束或锥体外束时,脊髓抑制机制丧失、Ⅰa传入纤维相关的兴奋性突触输入增多、运动神经元兴奋性增加导致牵张反射过度、协同肌和拮抗肌的运动失衡,使姿势系统趋向于过度收缩,最终导致痉挛状态。初始损伤可引起神经组织重塑,增强脊髓抑制阈值,从而促进痉挛状态的形成。神经系统疾病,例如卒中引起的皮质和内囊损伤,不仅损害皮质脊髓束(锥体系),而且损害皮质网状束(锥体外系)传入延髓,进而导致背侧网状脊髓束抑制性传出减少,而来自内侧网状脊髓束和前庭脊髓兴奋性传出增多,最后导致躯体牵张反射亢进。

虽然中枢神经系统损伤后的神经组织重塑在一定程度上有益于肢体运动的恢复,而畸形重塑往往导致不良后果,如神经性疼痛、癫痫、代偿性运动和痉挛等。脑组织缺氧、脑血流障碍以及神经炎症往往是神经组织重塑的驱动因素。那么,改善脑组织缺血缺氧及神经炎症往往能使神经组织良性重塑,改善疾病预后。目前,基于改善脑组织微循环的颈部去交感神经术在以痉挛性为主的脑瘫患儿中得到广泛应用,确实改善患儿的痉挛状态。有研究表明痉挛型单侧脑瘫的发生与脑组织局部缺血缺氧密切相关,而改善脑微循环提高脑供血量可改善疾病预后。此外,颈总动脉除了自身管壁结构外,其舒张和收缩主要是受交感神经支配,而交感神经主要是以网状的结构分布于颈总动脉和颈内动脉外膜中,在外膜交感神经网切除后会导致血管扩张,从而增加了血流量,进一步改善脑组织的微循环缺血状态,同时对侧支循环的建立也起到了一定的促进作用,最终促进了处于临界状态的脑细胞功能得到较好的恢复。人类脑血流量的供应主要依赖双侧颈动脉,但其周围具有丰富的交感神经纤维限制了颈动静脉的扩张。颈部去交感神经术能够切断动静脉之间的交感神经,从而增强血管反应性,增加脑血流量增加,促进神经元细胞活跃度增加,改善脑组织功能。此外,颈总动脉周围的网状外膜层较为疏松,有利于剥离,从而有效避免了对周围组织造成损害,保证了血管壁的稳固性,具有较好的安全性。

目前认为颈部去交感神经术改善痉挛状态的可能机制如下:①改善脑血流量,交感神经切除后,血管扩张,血流量增加,脑组织微循环缺血状态改善,并促进侧支循环建立,使处于临界状态的脑细胞功能得以恢复;②引起局部神经内分泌及中枢神经递质的改变,有试验表明,颈部去交感神经术导致大鼠上肢痉挛肌肉肌电图F波波幅下降,肌肉内乙酰胆碱减少,进而痉挛肌肉内乙酰胆碱酶活性下降,同时肌纤维的冷冻切片亦证实快肌纤维活动减少而慢肌纤维活动增加,这些说明该术式可以降低痉挛肌肉的兴奋性;此外,兔子模型试验结果显示,交感神经切断后局部降钙素基因相关肽含量显著增加,神经肽Y含量下降,引起局部血管扩张,血浆黏稠度及全血黏度下降,从而通过扩张颈部及脑部血管,增加脑血流灌注,改善脑组织微循环灌注;③降低"兴奋毒"释放,脑内与神经元损伤脆弱性最有紧密联系的神经介质是兴奋性氨基酸,主要有谷氨酸、门冬氨酸及甘氨酸,过度兴奋称"兴奋毒",切除颈动脉外膜交感神经网可降低交感突触末梢兴奋性递质的释放,减少异位电兴奋而使脑干内"兴奋毒"发生减少。

三、临床评估

临床医生首先要考虑痉挛状态对患者是否有害,并需顾及治疗干预可能对患者现有的功能造成的不良影响。因此,临床评估对痉挛状态的诊治至关重要,主要包括患者病史及体格检查。

病史采集应该需涉及以下几点内容:

1. 明确患者对痉挛的认知 明确症状、严重程度及位置;明确痉挛是否影响患者的肢体功能、日常活动、舒适感、睡眠和整体生活质量,是否有助于躯干稳定性、转移、站立、行走、水肿控制、体重管理或警示身体可能存在问题。

2. 上运动神经元综合征的阳性和阴性运动行为改变的评估 患者可能出现肌肉痉挛、肌肉僵硬、反射亢进或躯干和四肢不自主运动。最近的一项研究发现,肌肉僵硬比痉挛或阵挛更成问题,它对患者日常生活活动能力和心理激动的不良影响最大(表12-2-1)。

3. 确定痉挛是局灶性的、区域性的还是全身性的 比如脊髓损伤患者的全身痉挛状态往往低于其病变水平。

表 12-2-1　上运动神经元综合征的运动行为改变特征

阳性征	阴性征
反射亢进	麻痹 / 瘫痪
痉挛状态	运动协调缺失
阵挛	灵敏缺失
屈肌 / 伸肌痉挛	疲乏
协同收缩障碍	
肌张力失常	
手足徐动症	

4. 确定痉挛的潜在诱因　膀胱、肠道和皮肤问题如尿路感染、便秘、伤口往往导致痉挛程度的增加，另外四肢或关节肿胀可能预示着骨折、异位骨化或深静脉血栓形成，这些也可能引发痉挛。

5. 明确是否存在全身性疾病和其他因素导致痉挛加剧的状况　例如询问患者是否出现虚弱、麻木和疼痛感增强或冷热感消失。这些表现可能表明存在脊髓损伤的其他潜在并发症，如脊髓空洞症或脊髓拴系。

6. 明确是否存在药物副作用引起痉挛加剧的状况　例如，便秘是阿片类药物、奥昔布宁和其他用于治疗神经源性膀胱的抗胆碱能药物的常见副作用。便秘会导致肠胀气，进而引发痉挛。选择性5-羟色胺再摄取抑制剂同样可增加痉挛。

7. 询问患者使用持久医疗设备的状况　例如轮椅或矫形装置，不适合的持久医疗设备会使患者容易出现姿势异常和疼痛，并增加挛缩和皮肤受损风险，进而引发痉挛。

8. 确定痉挛对患者有益还是有害，同时与患者一起确定治疗目标　详细的体格检查有助于验证病史发现和寻找痉挛的诱发因素，主要包括测试屈肌或伸肌痉挛、肌张力和腱反射的存在和频率。此外，还应该分析随意肌力量、挛缩、功能丧失、关节被动和主动活动范围、足底反射、三重屈曲反射和阵挛。对痉挛状态进行定期的定量评估有助于检测治疗反应。这种量化评估可通过使用临床量表（改良 Ashworth 量表、Penn 痉挛量表、Tardieu 量表、Barthel 指数）、步行分析（例如运动学和动力学配准、动态肌电图）、神经生理方法（霍夫曼反射、M波振幅）、腱反射能力和生物力学方法（等速测力计、钟摆测试）来实现。

四、临床诊断与分类

结合病史、详细的体格检查，痉挛状态不难诊断，但需与肌张力障碍、帕金森病、肌阵挛等鉴别。痉挛状态有锥体束损伤，而肌张力障碍、帕金森病、肌阵挛等则为锥体外系病变。虽然痉挛状态可伴有肌阵挛、肌张力改变，但肌张力障碍、帕金森病、肌阵挛还有其典型临床特征，一般容易鉴别。痉挛状态常见于中枢神经系统疾病，根据病变部位的不同可分为以下 3 种类型：①脑源性痉挛：多见于卒中、颅脑外伤、颅脑肿瘤、脑性瘫痪（以下简称脑瘫）；②脊髓源性痉挛：多见于脊髓损伤、脊髓缺血性疾患、横贯性脊髓炎、脊髓肿瘤、颈椎病等；③混合型痉挛：多见于多发性硬化。按照累及部位的不同痉挛状态又可分为全身性、区域性和局灶性。针对于痉挛状态的外科治疗方式可相应分为外周性（针对局灶性和区域性痉挛）和中枢性（针对全身性和区域性痉挛）；外周术式包括局部肌内注射肉毒毒素、选择性脊神经后根切断术、周围神经选择性部分切断术、颈部去交感神经术、肌腱以及骨关节矫形外科手术等；中枢术式主要指脑深部电刺激术。

五、手术治疗

（一）手术指征

痉挛状态治疗一般先行物理康复及药物等非外科治疗，如果患者痉挛状态加重至阻碍康复治疗或无法耐受药物治疗时可考虑进行外科手术治疗，而外科治疗后还需进行规范有效的物理康复治疗，这样才能使手术治疗效益达到最佳。

不同的痉挛外科手术指征是不一样的，其操作部位、手术方法、缓解肌痉挛的侧重点均不相同，应针对不同病例，选择合适的手术方法。对于复杂病例，可能需联合术式才能有效缓解患者痉挛状态，比如颈部去交感神经术对下肢肌肉痉挛缓解效果不佳，可能需要联合选择性脊神经后根切断术或周围神经选择性部分切断术。本节只探讨颈部去交感神经术治疗痉挛状态的手术指征。早期文献报道，颈部去交感神经术主要作为脑血管性疾病治疗的一种补充手段，获得一定的治疗效果。最近，该术式及其改良术式主要应用于脑瘫患者的治疗中，并获得显著疗效。

根据现有研究报道，颈部去交感神经术治疗痉挛状态的手术指征主要包括：①痉挛型脑瘫或部分以痉挛型为主的混合型脑瘫，以锥体外系受损、自主神经功能障碍为主要表现；②肌张力3级或以上，严重影响患者日常生活和康复训练；③身体随意运动功能尚好（肌力达3级以上），无明显肌无力、固定关节挛缩和不可逆性骨关节畸形；④痉挛状态已趋稳定；⑤智力正常或接近正常以利于术后康复训练；⑥年龄不宜过大，文献报道年龄最大33岁。禁忌证主要包括：①存在严重的骨骼畸形、肌肉挛缩畸形；②痉挛严重，以强直性表现为主；③智商（IQ）评分<50分，学习交流能力很差，不能配合后续康复训练。

（二）手术技巧

1. 手术步骤 目前常用的颈部去交感神经术主要包括常规颈部去交感神经术及改良颈部去交感神经术（颈部去交感神经术联合颈部迷走神经孤立术），根据患者痉挛状态类型可以选择单侧或者双侧进行手术。

（1）颈部去交感神经术手术步骤：全身麻醉成功后，患者仰卧，肩部垫高，头后仰，颈前突。切口位于胸锁乳突肌中下1/3内侧缘，切口长约3cm，可适当延长，沿切口标记线切开皮肤、颈阔肌和颈前筋膜，于胸锁乳突肌内侧分离至颈动脉鞘，打开并切除部分鞘膜，注意保护颈静脉以及迷走神经，显微镜下切除颈总动脉外膜一周，长2.0~2.5cm，彻底止血，不放置引流物，分层缝合肌肉及皮肤。

（2）改良颈部去交感神经术手术步骤：在上述手术的基础上加行迷走神经孤立术，即切除迷走神经干周围结缔组织及颈动脉鞘的后壁部分鞘膜，将迷走神经彻底孤立。以往的手术位置在颈前三角，术野较深，现将手术切口降至胸锁乳突肌中下1/3内侧缘，于胸锁乳突肌内侧肌间隙直接分离至颈动脉鞘，术野更容易显露，且无出现颈动脉窦反应之虞；此外颈动脉鞘内主要内容物有颈总动脉、颈内静脉、迷走神经干，颈总动脉位于内侧，颈内静脉位于外侧，迷走神经干位于两者之间的深面，即贴近颈动脉鞘后壁，改良术式手术中除打开并切除部分鞘膜、切除颈总动脉外膜一周长之外，还切除迷走神经干周围结缔组织及颈动脉鞘的后壁部分鞘膜，将迷走神经彻底孤立，以期更彻底地阻断自颈动脉鞘后方的颈交感干发出的节后纤维。

2. 手术注意事项 此术式和改良术式安全、有效，经由经验丰富的术者实施并不会增加术中及术后并发症的发生率，但以下几点仍需注意：

（1）术前选择：合适的病例选择是保证手术疗效的前提，无论是传统术式还是改良术式，其主要机制均是通过对自主神经的干预达到缓解症状的目的，因此根据手术适应证选择合理病例很关键；

（2）术前沟通：须向患者说明目前痉挛状态的治疗仍以康复治疗为主，外科手术只是通过缓解痉挛、改善部分自主神经症状为康复提供条件和有限度地提高生活质量，不可盲目夸大手术疗效，避免造成患方对手术的过高期望值；

（3）术中注意：①颈动脉一般在甲状软骨上缘平面分为颈内动脉和颈外动脉，其分叉处的后面或内侧面有颈动脉球，颈内动脉起始处有膨大的颈动脉窦，手术中注意不要刺激和用力牵拉按压以上组织；②迷走神经孤立术的重点是对迷走神经周围结缔组织及颈动脉鞘的后壁部分鞘膜的切除，避免钝性牵拉过重或锐性分离的副损伤，损伤迷走神经而造成迷走神经反射、声音嘶哑和呼吸困难等严重后果，损伤颈交感干可导致Horner综合征；③部分患者常有营养不良，动脉弹力层发育差，行颈动脉外膜切除时应尽量小心，一旦发生颈动脉破裂需立即临时阻断动脉后以显微外科技术迅速缝合修补破裂口；④术后康复：抓紧术后好转的时间窗进行长期、正规的康复训练是巩固手术疗效的重要保障。

（三）手术疗效

1. 疗效评估方法 对于颈部去交感神经术治疗痉挛状态效果的评估，应该参考ICF分类从多角度去评估，主要包括目标达成情况、损害的变化情况、功能的变化情况、参与的变化情况。详细的评估方法及量表可参见肉毒毒素治疗成人肢体痉挛状态中国指南（2015）。目前最常用的痉挛状态评定量表是改良Ashworth量表（表12-2-2）和Tardieu量表（表12-2-3），通过此两个量表对痉挛状态进行术前及术后定期评定可有效评估治疗效果。

2. 手术治疗效果 现有文献报道颈部去交感神经术主要用于以痉挛为主要表现的脑瘫患者。而此类患者的治疗比较复杂，需要多学科综合治疗小组与患者及其家人/护理人员合作进行。多学科综合治疗小组包括下列人员：①专科医生，如康复专科医生、神经内科医生、神经外科医生；②护士、专业护理人员；③治疗师，如理疗师、作业治疗师；

表 12-2-2 改良 Ashworth 量表

级别	描述
0	肌张力没有增加
1	屈、伸肢体时肌张力略增加，有"被抓住然后松开"的感觉，或到活动末端时感觉阻力稍微增大
1+	肌张力略增加，活动中有被"抓住"的感觉，在剩下的活动范围中都略有阻力
2	大部分活动范围中肌张力明显增加，但患部仍可以活动
3	肌张力明显增加，被动活动困难，关节的活动范围受限
4	患侧肢体僵硬，屈伸困难

Ashworth 量表最初是为评估多发性硬化患者制订的，Bohannon 和 Smith（1987）改良了这个量表，添加了 1+ 这个级别，并证明用这个量表评估肘屈肌具有良好的信度。

表 12-2-3 Tardieu 量表

级别	描述
0	在整个被动活动过程中都没有阻力
1	在整个被动活动过程中都略有阻力，但没有在某一个角度上明显"卡住"的情况
2	在某一个角度有明显"卡住"的感觉，被动活动肢体停顿，然后松开
3	在某一个角度出现阵挛（在牵拉压力不变的情况下持续不到 10 秒）
4	在某一个角度出现阵挛（在保持牵拉压力不变的情况下持续时间超过 10 秒）
	在操作上，Tardieu 量表按以下 3 种速度进行评定：
	V1 尽可能慢：即在这个速度下测评被动活动范围；
	V2 肢体部分在重力作用下落下来的速度；
	V3 尽可能快
	在临床日常工作中，常常只按 V1 和 V3 进行评定，即改良 Tardieu 表

Tardieu 量表最初是为了评估脑瘫儿童。Mehrholz 等人（2005）在脑卒中后肢体痉挛状的成年人中评估了这个量表，发现这个量表比 MAS 可靠。Tardieu 量表对每个肌群进行评定，按特定的牵拉速度牵拉肌肉，用以下 2 个指标评定其反应：①X- 肌肉反应；②Y- 在慢速和快速牵拉情况下，肌肉发生反应时的角度差。

④其他人员，如康复工程师、矫形器制作师。在多学科综合治疗条件下，颈部去交感神经术及其改良手术可有效缓解脑瘫患者的扭转痉挛、手足徐动及紧张性痉挛，可改善部分患者流涎、斜视、言语不清、共济失调等症状。对于部分存在下肢痉挛的患者可能需结合股动脉交感神经网切除术或选择性脊神经后根切断术才能获得更佳的效果。颈部去交感神经术对整个机体的神经功能状态产生显著的影响，又不破坏神经系统的完整性，通过加强中枢的控制调节而纠正异常肌张力和运动障碍，手术创伤小，操作简便，不产生副作用，因此适用于治疗广泛性的肢体肌肉痉挛。

该手术创伤较小，但并不意味着不会发生严重的为患方所不能接受的并发症。术后患者有可能出现因脑组织高灌注导致头痛、癫痫、精神症状等并发症，部分患者术后还可能出现喉返神经麻痹、Horner 综合征等神经受损的并发症，但一般情况经过积极治疗后上述并发症都有所恢复。

此外，影响手术疗效最关键的因素是术前全面临床评估，在评估基础上为每例患者制订个体化综合治疗方案，并决定有无手术指征和施行何种术式，可以最大限度地改善症状，避免引发新的缺陷或畸形。另外，就是手术年龄的问题。患者年龄较小时，肌肉韧带的弹性尚可，也未形成姿势固化，纠正起来比较容易，重新学习基本动作进展快。年龄较大的患者，肢体肌肉韧带已发生不可逆转的萎缩、挛缩，甚至已形成关节畸形，异常姿势、习惯动作已固化，挛缩的肌腱已形成永久性短缩，关节活动度受限，纠正其异常姿势、关节畸形很难。

（吴安华）

第三节 神经调控治疗痉挛状态

一、脊髓电刺激治疗痉挛状态

通过脊髓电刺激(spinal cord stimulation,SCS)治疗疾病已经有近30年的历史,在20世纪80年代,大约已经有近千人接受了SCS设备植入(图12-3-1,图12-3-2)。SCS在不仅在治疗痉挛状态上有一定效果,其在治疗慢性疼痛中的效果也得到了肯定。关于SCS的机制有许多理论,包括闸门控制学说、脊髓丘脑通路的阻断、脊髓节段以上抑制、神经递质的释放以及交感神经系统的影响等。可改变突触前抑制、牵张反射与抑制痉挛状态。目前,每年有近3万名患者接受SCS植入,同时SCS也有多种调节参数,其中1万赫兹超高频刺激和爆发刺激两种刺激模式在临床试验中达到了较好的效果,也是目前SCS研究的热点。在痉挛状态的治疗中,SCS作为一种可逆的、操作简便的治疗方法,在很大程度上取代了不可逆的治疗手段如脊神经背外侧根部切断术和毁损术等。

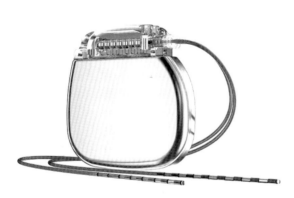

图 12-3-1 国产 SCS 系统

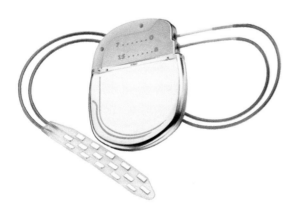

图 12-3-2 进口 SCS 系统

SCS最早于1973年由美国医生Cook和Weinstein首次报道。随后的200余名脊髓多发性硬化患者的研究中,研究者将一对双极电极片植入胸段脊髓硬膜外间隙,发现SCS电刺激不仅缓解了患者疼痛,而且显著改善了患者患侧肢体的运动障碍。随后,Davis等人在101名脊髓多发性硬化患者接受SCS治疗痉挛状态中发现,其中93%的患者的神经功能得到改善,包括患侧肢体力量、平衡和步态等方面。在卒中患者中,Cioni等人随访了13名接受SCS治疗卒中后痉挛状态的患者,肌电图证明SCS显著缓解了肌肉共同收缩与震颤,协调拮抗肌与收缩肌的收缩。对于脊髓损伤的患者,Richardson等人发现SCS也可以缓解脊髓损伤后产生的痉挛状态,与之前研究相比,对于脊髓损伤的患者,SCS电极应置于脊髓损伤平面之下,以达到较好的治疗效果。在Barolat等人的研究中,48名脊髓损伤患者接受了SCS植入治疗,SCS植入3个月时有46.8%的患者有所改善,随着随访时间的延长,在SCS植入两年后,约有65%的患者的痉挛状态有所改善。说明对于脊髓损伤导致的痉挛状态,SCS不仅有较好的治疗效果,而且其治疗效果随着时间的增长而有增强。

目前常用的SCS系统包括SCS刺激电极、延伸导线和电池(脉冲发生器)。对于上肢痉挛,大多数研究将电极植入C4和C5节段,下肢痉挛则植入T11和T12节段。在传统外科手术植入SCS的过程中,患者一般为全身麻醉,取俯卧位,常规消毒铺巾后行部分椎板切开术后将SCS电极片固定于硬膜外。术中注意无菌操作,且电极位置应准确适当。

目前也有通过经皮穿刺的方法植入电极。经皮穿刺进入硬膜外腔后,在X线引导下确定电极位置。其优点为手术简单,易于植入,对患者损伤较小,但是与传统SCS电极植入相比,经皮穿刺SCS电极植入容易移位,且耗电量高,因此选择术式时要根据患者实际情况选用最适合的手术方式。植入电极后,在体外通过程控仪调节参数,一般选用50~100Hz频率刺激,以引起患者感觉异常的阈值电压的90%作为刺激强度,并且选用多种刺激模式组合,以防止患者对同一种刺激模式耐受。

随着SCS技术的革新,经皮脊髓电刺激(transcutaneous spinal cord stimulation,tSCS)也被越来

多的研究人员所青睐。与传统 SCS 不同,tSCS 是一种非侵袭性的刺激设备,通过将电极片置于脊柱两侧,通过电流刺激椎管内的脊髓后脚,以达到缓解痉挛状态的效果。研究表明,tSCS 对于不同病因导致的痉挛状态都有较好的效果。在两项分别纳入脊髓损伤和脊髓多发性硬化患者的研究中,研究人员将 tSCS 置于 T11 和 T12 节段的体表投影位置,以 50Hz 刺激 30 分钟后发现患者下肢 MAS 评分有所改善,同时患者姿势、走路步态均有一定程度的改善。tSCS 操作方便,适用性强,患者甚至可在家中自行操作。因此 tSCS 可以作为无法接受永久 SCS 电极植入的患者的替代治疗。

二、巴氯酚泵

巴氯酚是 γ- 氨基丁酸(GABA)激动剂,当服用巴氯酚后,巴氯酚会选择性地与突触前 GABA-B 受体结合,造成脊髓运动神经元的超极化并且使相应受支配的肌肉兴奋性降低,从而达到减轻肌肉牵张反射、震颤和痉挛的作用。由于巴氯酚不能轻易穿过血 - 脑屏障,在口服巴氯酚的患者中,患者需要服用大量巴氯酚才能使其在椎管内达到有效的治疗浓度。但是,大量服用巴氯酚也会带来严重的副作用,比如疲劳、晕眩、肌张力减低等。

作为口服巴氯酚的替代品,巴氯酚泵(intrathecal baclofen therapy,ITB)可以根据泵的设定的剂量,持续性地向蛛网膜下腔注射巴氯酚,以较小的剂量便可以使脑脊液中的巴氯酚达到有效的治疗剂量(图 12-3-3)。有研究指出,通过 ITB 只需要给予口服巴氯酚剂量的 1/1 000~1/100 便可以达到治疗效果,可以显著降低巴氯酚的副作用。

巴氯酚是一种脂溶性药物,在脑脊液中,巴氯酚的半衰期为 90 分钟。研究人员发现在动物实验中,脑脊液中巴氯酚含量多集中在 ITB 泵的给药导管处,因此 ITB 置入的脊髓节段是 ITB 治疗痉挛状态效果的决定性因素之一。在治疗上肢痉挛时,ITB 应置于 C5~T2 节段间;对于下肢痉挛的患者,ITB 应该置于 T10~T12。

目前国际上有很多研究均证明了 ITB 治疗痉挛状态的有效性。Coffey 等人在 93 名因不同病因导致痉挛状态的患者中发现,平均随访 19 个月后 ITB 置入可以有效的改善痉挛评分。Meythaler 等人在 14 名患者中植入 ITB 以治疗因脊髓损伤而导致的四肢痉挛,在 1 年随访期结束后,患者双上肢及双下肢痉挛评分及运动功能都有显著改善。在 2014 年一项关于 ITB 的系统综述中,作者纳入了 8 项研究共 160 余名接受 ITB 治疗痉挛状态的患者后发现,ITB 可以显著改善患者痉挛评分,同时肢体痉挛的频率也有所下降。

除痉挛外,ITB 还可以改善患者的非痉挛症状。Azouvi 等人发现 ITB 可以显著改善患者的功能评分。在接受 ITB 治疗 6 个月后,患者在功能评分的多个子项上都有显著的改善,如吃饭、洗澡、爬楼梯等。同时,ITB 治疗也可以减轻痉挛状态患者护理的困难程度。在一项大型临床试验中,研究人员纳入了 60 名痉挛状态患者并分为 ITB 治疗组和口服抗痉挛药物组,以对比 ITB 与口服抗痉挛药物对于痉挛状态治疗的效果。在接受 ITB 治疗组中,研究人员发现在 ITB 在多个方面均优于口服抗痉挛药物,如痉挛评分,生活质量量表改善率,疼痛量表改善率等。

三、非侵入性神经调控

非侵入性神经调控(non-invasive neuromodulation,NINM)主要包括两种治疗方法,分别为重复性经颅磁刺激(Repetitive transcranial magnetic stimulation,rTMS)和经颅直流电刺激(transcranial direct current stimulation,tDCS)两种。

目前对 NINM 的机制研究有很多种学说,大多数研究人员认为 NINM 可以通过增加患侧大脑兴奋性和降低对侧健康大脑兴奋性,从而维持双侧大脑半球的兴奋平衡来达到改善痉挛的治疗效果。同时,有研究指出 NINM 还可以增强其他康复治疗的疗效。

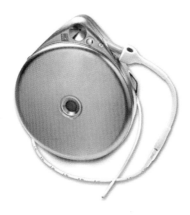

图 12-3-3 ITB

rTMS 是将与磁场刺激器相连的铜丝线圈(一般采用 8 线圈)放置在运动皮质对应的头皮处,通过线圈所产生的磁场对大脑皮质进行磁刺激。rTMS 刺激频率多在 1~50Hz 之间,并持续刺激 1~30 分钟以达到治疗效果,同时多次 rTMS 治疗可以更好地延长 rTMS 的治疗效果。当 rTMS 选用低频刺激参数时(<1Hz),可使对应脑区活性降低;当 rTMS 选用高频刺激参数时(>5Hz),可使对应脑区活性增加。rTMS 的另外一种刺激模式,也称作 θ 爆发性刺激(theta burst stimulation,TBS),也有广泛的临床应用。TBS 由三组爆发性刺激组成,一组爆发性刺激由 3 次 5Hz 的刺激组成,三组爆发性刺激以 50Hz 的频率刺激患者大脑。rTMS 在使用上的禁忌证与磁共振检查的禁忌证类似,有研究报道 rTMS 可引起癫痫发作,因此有癫痫史的患者不易行 rTMS 治疗。

tDCS 是将两电极片贴在头皮上,通过低强度电流(1~2mA)直接刺激患者大脑。tDCS 对大脑兴奋性的作用与电极片阴阳极有关,阳极兴奋大脑环路,阴极抑制大脑环路。目前 tDCS 多选用 1~2mA 电流强度刺激,每次治疗在 25 分钟左右。与 rTMS 相比,tDCS 操作更加简单,设备也更加便宜。同时,患者对 tDCS 耐受性较好,副作用报道较少。

大量研究表明,NMNM 在治疗痉挛状态中有一定效果。

Mori 等人在脊髓多发性硬化的患者中发现,与对照组相比 TBS 治疗组患者 MAS 评分在 1 周后显著降低,且治疗效果可维持 2 周左右。在脊髓损伤的患者中,rTMS 也显著缓解了患者下肢的痉挛状态。Maryam 等人使用低频 rTMS(1Hz)刺激卒中患者未受影响的健康侧大脑半球运动皮质区,发现在患者下肢 Fugl-Mayer 评分和 10 米行走试验均有改善,表明 rTMS 在对肢体痉挛和运动能力上均有一定治疗效果。

tDCS 在卒中患者中也有着相同的治疗效果。在卒中患者中,将阳极电极片置于卒中侧运动皮质,阴极位于正常半球,以 1mA 每天刺激 20 分钟可以改善患者患侧肢体的痉挛。有研究人员发现,将 tDCS 电极片置于相应脊髓节段体表投影处也可以达到较好的治疗效果。Ardolino 等人将 tDCS 电极置于脊髓节段体表投影处可以改善脑瘫患者肢体的痉挛状态。

越来越多的研究表明,NINM 与其他治疗如物理训练等结合起来可以达到更好的治疗效果,因此 NINM 作为一种无创的、操作简单的治疗方法,在日后可作为一种补充治疗手段,更好地缓解患者的痉挛状态。

四、小结与展望

痉挛状态的其他治疗方法还包括肉毒素注射、口服抗痉挛药物、物理治疗和选择性脊髓后根切断术等。局部肉毒素注射治疗是效果较好的一种方法,其疗效比较确切,可以缓解痉挛状态患者高张力的肢体。肉毒素注射可以阻止神经—肌肉接头乙酰胆碱的释放,达到选择性地减弱局部肌张力的效果。大型临床试验表明,肉毒素注射可以降低患者 MAS 评分,但是对功能改善并不明显。目前肉毒素注射治疗多用于治疗局部痉挛的患者,根据毒素抗原的不同,将其分为 A、B、C、D、E、F、G 七个抗原型。口服药物包括口服巴氯酚、替托尼定等药物。其中口服巴氯酚的治疗效果比较肯定,英国 NICE 指南将口服巴氯酚作为脊髓多发性硬化导致的年轻人和儿童痉挛状态患者的一线治疗方法。物理治疗作为痉挛状态患者的常规治疗方式,应一直贯穿于痉挛状态患者的治疗中。对于痉挛性脑瘫的儿童,选择性脊髓后根切断术也是一种疗效肯定的治疗方法。选择性脊髓后根切断术已有上百年的历史,年龄在 2 岁 ~6 岁的痉挛性脑瘫患者可以选择接受选择性脊髓后根切断术以缓解痉挛。但是脊髓后根切断术作为一种不可逆的治疗方式,只有谨慎选择患者和完备评估后,才能获得良好的疗效。

痉挛状态作为一种上运动神经元受损后的后遗症,严重影响患者的生活质量,并且对社会医疗卫生造成了巨大的负担。虽然药物治疗、物理康复训练等传统治疗方法已经广泛应用于痉挛状态患者治疗中,但是效果一般而且副作用较大。随着神经调控技术的发展,痉挛状态患者在治疗方面有了更多的选择。脊髓电刺激、巴氯酚泵、非侵入性神经调控技术包括经颅磁刺激和经颅直流电刺激都对痉挛状态的治疗有一定效果。对于痉挛状态的患者,未来神经调控技术的继续发展可为更多的患者解除病痛。

(杨岸超)

参考文献

［1］THIBAUT A,CHATELLE C,ZIEGLER E,et al. Spasticity after stroke:physiology,assessment and treatment［J］. Brain Inj,2013,27(10):1093-1105.

［2］ZENG H,CHEN J,GUO Y,et al. Prevalence and Risk Factors for Spasticity After Stroke:A Systematic Review and Meta-Analysis［J］. Front Neurol,2020,11:616097.

［3］MARTIN A,ABOGUNRIN S,KURTH H,et al. Epidemiological,humanistic,and economic burden of illness of lower limb spasticity in adults:a systematic review［J］. Neuropsychiatr Dis Treat,2014,10:111-122.

［4］YANG E,LEW H L,OZCAKAR L,et al. Recent Advances in the Treatment of Spasticity:Extracorporeal Shock Wave Therapy［J］. J Clin Med,2021,10(20):4723.

［5］GYIMESI M,HORVATH A I,TUROS D,et al. Single Residue Variation in Skeletal Muscle Myosin Enables Direct and Selective Drug Targeting for Spasticity and Muscle Stiffness［J］. Cell,2020,183(2):335-346.

［6］OPARA J,TARADAJ J,WALEWICZ K,et al. The Current State of Knowledge on the Clinical and Methodological Aspects of Extracorporeal Shock Waves Therapy in the Management of Post-Stroke Spasticity-Overview of 20 Years of Experiences［J］. J Clin Med,2021,10(2):261.

［7］SANGARI S,PEREZ M A. Imbalanced Corticospinal and Reticulospinal Contributions to Spasticity in Humans with Spinal Cord Injury［J］. J Neurosci,2019,39(40):7872-7881.

［8］SANGARI S,LUNDELL H,KIRSHBLUM S,et al. Residual descending motor pathways influence spasticity after spinal cord injury［J］. Ann Neurol,2019,86(1):28-41.

［9］PICELLI A,FILIPPETTI M,SANDRINI G,et al. Electrical Stimulation of Injected Muscles to Boost Botulinum Toxin Effect on Spasticity:Rationale,Systematic Review and State of the Art［J］. Toxins(Basel),2021,13(5):303.

［10］PARK T S,JOH S,WALTER D M,et al. Selective Dorsal Rhizotomy for Treatment of Hereditary Spastic Paraplegia-Associated Spasticity in 37 Patients［J］. Cureus,2021,13(9):e17690.

［11］PARK T S,DOBBS M B,CHO J. Evidence Supporting Selective Dorsal Rhizotomy for Treatment of Spastic Cerebral Palsy［J］. Cureus,2018,10(10):e3466.

［12］MIHAI E E,DUMITRU L,MIHAI I V,et al. Long-Term Efficacy of Extracorporeal Shock Wave Therapy on Lower Limb Post-Stroke Spasticity:A Systematic Review and Meta-Analysis of Randomized Controlled Trials［J］. J Clin Med,2020,10(1):86.

［13］MEKHAEL W,BEGUM S,SAMADDAR S,et al. Repeated anodal trans-spinal direct current stimulation results in long-term reduction of spasticity in mice with spinal cord injury［J］. J Physiol,2019,597(8):2201-2223.

［14］KIM J Y,PARK G,LEE S A,et al. Analysis of Machine Learning-Based Assessment for Elbow Spasticity Using Inertial Sensors［J］. Sensors(Basel),2020,20(6):1622.

［15］GANGULY J,KULSHRESHTHA D,ALMOTIRI M,et al. Muscle Tone Physiology and Abnormalities［J］. Toxins (Basel),2021,13(4):282.

［16］ENSLIN J N.,ROHLWINK U K,FIGAJI A. Management of Spasticity After Traumatic Brain Injury in Children［J］. Front Neurol,2020,11:126.

［17］DE-LA-TORRE R,ONA E D,BALAGUER C,et al. Robot-Aided Systems for Improving the Assessment of Upper Limb Spasticity:A Systematic Review［J］. Sensors (Basel),2020,20(18):5251.

［18］凌至培,汪业汉,凌士营,等. 立体定向和功能神经外科手术学［M］. 北京:人民卫生出版社,2017:370-374.

［19］WIERERS F,WEISS LUCAS C,GRUHN M,et al. Introduction to spasticity and related mouse models［J］. Experimental Neurology,2021,335:113491.

［20］CABAHUG P,PICKARD C,EDMISTON T,et al. A Primary Care Provider's Guide to Spasticity Management in Spinal Cord Injury［J］. Top Spinal Cord Inj Rehabil,2020,26(3):157-165.

［21］中国康复医学会. 肉毒毒素治疗成人肢体痉挛状态中国指南(2015)［J］. 中国康复医学杂志,2015,30(01):81-110.

［22］潘生才,吴珊鹏,孔抗美. 颈交感神经网切除对肢体痉挛骨骼肌肌电图、酶及肌纤维结构的影响［J］. 中华实验外科杂志,2004,10:73-74.

［23］MCKAY W B,SWEATMAN W M,FIELD-FOTE E C. The experience of spasticity after spinal cord injury:perceived characteristics and impact on daily life［J］. Spinal Cord,2018,56(5):478-486.

［24］HARB A,KISHNER S. Modified Ashworth Scale［M］. StatPearls:Treasure Island(FL),2022.

［25］郭雄. 颈动脉周围交感神经切除术治疗脑瘫的实验研究现状［J］. 陕西医学杂志,1995,734-736.

［26］曹胜操,高超,秦海军,等. 颈动脉交感神经网剥脱术治疗脑瘫的相关机制［J］. 山西医科大学学报,2020,51(10):1139-1142.

［27］KUMAR K,BISHOP S. Financial impact of spinal cord stimulation on the healthcare budget:a comparative analysis of costs in Canada and the United States［J］. J Neurosurg Spine,2009,10(6):564-573.

［28］KAPURAL L,YU C,DOUST M W,et al. Novel 10-kHz High-frequency Therapy(HF10 Therapy)Is Superior to Traditional Low-frequency Spinal Cord Stimulation for the

Treatment of Chronic Back and Leg Pain: The SENZA-RCT Randomized Controlled Trial [J]. Anesthesiology, 2015, 123 (4): 851-860.

[29] DE RIDDER D, VANNESTE S, PLAZIER M, et al. Burst spinal cord stimulation: toward paresthesia-free pain suppression [J]. Neurosurgery, 2010, 66 (5): 986-990.

[30] COOK A W, TAYLOR J K, NIDZGORSKI F. Functional stimulation of the spinal cord in multiple sclerosis [J]. J Med Eng Technol, 1979, 3 (1): 18-23.

[31] DAVIS R, GRAY E, KUDZMA J. Beneficial augmentation following dorsal column stimulation in some neurological diseases [J]. Appl Neurophysiol, 1981, 44 (1-3): 37-49.

[32] CIONI B, MEGLIO M, PREZIOSO A, et al. Spinal cord stimulation (SCS)in spastic hemiparesis [J]. Pacing Clin Electrophysiol, 1989, 12 (4 Pt 2): 739-742.

[33] RICHARDSON R R, NUNEZ C, SIQUEIRA E B. Histological reaction to percutaneous epidural neurostimulation: initial and long-term results [J]. Med Prog Technol, 1979, 6 (4): 179-184.

[34] BAROLAT G, SINGH-SAHNI K, STAAS W E, et al. Epidural spinal cord stimulation in the management of spasms in spinal cord injury: a prospective study [J]. Stereotact Funct Neurosurg. 1995, 64 (3): 153-164.

[35] MINASSIAN K, PERSY I, RATTAY F, et al. Posterior root-muscle reflexes elicited by transcutaneous stimulation of the human lumbosacral cord [J]. Muscle Nerve. 2007, 35 (3): 327-336.

[36] HOFSTOETTER U S, FREUNDL B, DANNER S M, et al. Transcutaneous Spinal Cord Stimulation Induces Temporary Attenuation of Spasticity in Individuals with Spinal Cord Injury [J]. J Neurotrauma, 2020, 37 (3): 481-493.

[37] HOFSTOETTER U S, FREUNDL B, LACKNER P, et al. Transcutaneous Spinal Cord Stimulation Enhances Walking Performance and Reduces Spasticity in Individuals with Multiple Sclerosis [J]. Brain Sci, 2021, 11 (4): 472.

[38] CAMPBELL S K, ALMEIDA G L, PENN R D, et al. The effects of intrathecally administered baclofen on function in patients with spasticity [J]. Phys Ther, 1995, 75 (5): 352-362.

[39] MEYTHALER J M, GUIN-RENFROE S, LAW C, et al. Continuously infused intrathecal baclofen over 12 months for spastic hypertonia in adolescents and adults with cerebral palsy [J]. Arch Phys Med Rehabil, 2001, 82 (2): 155-161.

[40] NAIR K P, MARSDEN J. The management of spasticity in adults [J]. BMJ, 2014, 349: g4737.

[41] RUSHTON D N. Intrathecal baclofen for the control of

spinal and supraspinal spasticity//Upper Motor Neurone Syndrome and Spasticity: Clinical Management and Neurophysiology [M]. Cambridge: Cambridge University Press, 2008: 181-192.

[42] HSIEH J C, PENN R D. Intrathecal baclofen in the treatment of adult spasticity [J]. Neurosurg Focus, 2006, 21 (2): e5.

[43] BERNARDS C M. Cerebrospinal fluid and spinal cord distribution of baclofen and bupivacaine during slow intrathecal infusion in pigs [J]. Anesthesiology. 2006, 105 (1): 169-178.

[44] COFFEY J R, CAHILL D, STEERS W, et al. Intrathecal baclofen for intractable spasticity of spinal origin: results of a long-term multicenter study [J]. J Neurosurg, 1993, 78 (2): 226-232.

[45] MCINTYRE A, MAYS R, MEHTA S, et al. Examining the effectiveness of intrathecal baclofen on spasticity in individuals with chronic spinal cord injury: a systematic review [J]. J Spinal Cord Med, 2014, 37 (1): 11-18.

[46] AZOUVI P, MANE M, THIEBAUT J B, et al. Intrathecal baclofen administration for control of severe spinal spasticity: functional improvement and long-term follow-up [J]. Arch Phys Med Rehabil, 1996, 77 (1): 35-39.

[47] CREAMER M, CLOUD G, KOSSMEHL P, et al. Effect of Intrathecal Baclofen on Pain and Quality of Life in Poststroke Spasticity [J]. Stroke, 2018, 49 (9): 2129-2137.

[48] AKMAN M N, LOUBSER P G, DONOVAN W H, et al. Intrathecal baclofen: does tolerance occur [J]. Paraplegia, 1993, 31 (8): 516-520.

[49] ABEL N A, SMITH R A. Intrathecal baclofen for treatment of intractable spinal spasticity [J]. Arch Phys Med Rehabil, 1994, 75 (1): 54-58.

[50] SIMONETTA-MOREAU M. Non-invasive brain stimulation (NIBS)and motor recovery after stroke [J]. Ann Phys Rehabil Med, 2014, 57 (8): 530-542.

[51] ROSENBAUM A M, GIACINO J T. Chapter 25-Clinical management of the minimally conscious state//Handbook of Clinical Neurology [M]. Elsevier, 2015: 395-410.

[52] BÄUMER T, LANGE R, LIEPERT J, et al. Repeated premotor rTMS leads to cumulative plastic changes of motor cortex excitability in humans [J]. NeuroImage, 2003, 20 (1): 550-560.

[53] PASCUAL-LEONE A, TORMOS J M, KEENAN J, et al. Study and Modulation of Human Cortical Excitability With Transcranial Magnetic Stimulation [J]. Journal of Clinical Neurophysiology, 1998, 15 (4): 333-343.

[54] CHEN R, CLASSEN J, GERLOFF C, et al. Depression of motor cortex excitability by low-frequency transcranial

magnetic stimulation [J]. Neurology,1997,48(5):1398-1403.

[55] MAEDA F,KEENAN J P,TORMOS J M,et al. Modulation of corticospinal excitability by repetitive transcranial magnetic stimulation [J]. Clinical Neurophysiology,2000,111(5):800-805.

[56] HUANG Y Z,EDWARDS M J,ROUNIS E,et al. Theta Burst Stimulation of the Human Motor Cortex [J]. Neuron,2005,45(2):201-206.

[57] ROSSI S,HALLETT M,ROSSINI P M,et al. Safety, ethical considerations,and application guidelines for the use of transcranial magnetic stimulation in clinical practice and research [J]. Clin Neurophysiol,2009,120(12):2008-2039.

[58] NITSCHE M A,PAULUS W. Excitability changes induced in the human motor cortex by weak transcranial direct current stimulation [J]. J Physiol,2000,527(Pt 3):633-639.

[59] KUBIS N. Non-Invasive Brain Stimulation to Enhance Post-Stroke Recovery [J]. Front Neural Circuits,2016,10:56.

[60] MORI F,CODECÀ C,KUSAYANAGI H,et al. Effects of intermittent theta burst stimulation on spasticity in patients with multiple sclerosis [J]. Eur J Neurol,2010,17(2):295-300.

[61] KUMRU H,MURILLO N,SAMSO J V,et al. Reduction of spasticity with repetitive transcranial magnetic stimulation in patients with spinal cord injury [J]. Neurorehabil Neural Repair,2010,24(5):435-441.

[62] RASTGOO M,NAGHDI S,NAKHOSTIN ANSARI N,et al. Effects of repetitive transcranial magnetic stimulation on lower extremity spasticity and motor function in stroke patients [J]. Disabil Rehabil,2016,38(19):1918-1926.

[63] ARDOLINO G,BOCCI T,NIGRO M,et al. Spinal direct current stimulation(tsDCS)in hereditary spastic paraplegias(HSP):A sham-controlled crossover study [J]. J Spinal Cord Med,2021,44(1):46-53.

[64] SHAW L,RODGERS H,PRICE C,et al. BoTULS:a multicentre randomised controlled trial to evaluate the clinical effectiveness and cost-effectiveness of treating upper limb spasticity due to stroke with botulinum toxin type A [J]. Health Technol Assess,2010,14(26):1-113.

第十三章 脑性瘫痪

第一节 概述

脑性瘫痪(cerebral palsy,CP)简称为脑瘫,是指从出生前到出生后1个月内由各种原因导致的非进行性脑损伤,主要表现为中枢性运动障碍及姿势异常。脑瘫的患病率以1 000名活产儿中患儿的数目表示。近10年国外文献报道脑瘫的患病率为2‰~2.4‰,男女比例在1.13~1.57∶1。我国1997~1999年调查,在0~6岁小儿中脑瘫的患病率为1.2‰~2.7‰。

一、病因

脑瘫是一种综合征,病因尚不完全清楚,目前认为从出生前到出生后1个月内,凡是可以引起非进行性脑缺陷或损伤,继而引起中枢性运动障碍的因素都可视为危险因素。具体分为产前、产时、新生儿期和未知因素四类,脑瘫的病理改变与病因有关。

(一)产前因素

1. 遗传 多数脑瘫病例的发生为非遗传因素,其在病因中的比例尚无结论。非痉挛性脑瘫具有遗传倾向的可能性最大;1/3的共济失调型脑瘫可能是常染色体隐性遗传,尤其是伴有智力障碍者;痉挛性双瘫和四瘫的家族成员有10%的再发危险性;先天性氨基酸和有机酸代谢异常者患病的危险性明显增加,受累家庭再发脑瘫的危险性为10%,而有智力低下家族史者危险性则增高了5倍。

2. 母亲因素 如放射线接触、工业污染、宫内感染、服用某些药物、某些并发症、异常妊娠史。细菌、病毒、支原体、原虫和真菌均可经子宫上行或经胎盘造成宫内感染。弓形虫感染、风疹及巨细胞

病毒感染最易导致四瘫,感染者中约10%发病,尤其是伴有脑积水时。妊娠妇女有慢性疾病如甲亢、癫痫、心脏病及糖尿病,服用孕酮、雌激素等药物,高龄、既往异常孕产史如高产次、高孕次、死胎死产史、早产流产史,吸毒、酗酒,妊高征导致血管痉挛、胎盘供血不足、胎盘功能衰退,影响氧与营养的供应,常造成早产、宫内发育迟缓、宫内窘迫或新生儿窒息。

3. 胎儿因素 胎儿脑畸形可导致痉挛性四瘫,脑部成像可见无脑回、巨脑回、无胼胝体、多小脑回、灰质异位及脑裂畸形。多胎妊娠在妊娠期、分娩期并发症较多。据报道双胎妊娠发生脑瘫的危险性为1.5%,三胎的危险性为8%,而四胎则接近50%。单卵双胎因两者的胎盘血管相通,形成输血综合征,胎死宫内发生率高于双卵双胎,而存活者易发生脑瘫。胎儿发育迟缓者极易导致智力及运动障碍,常导致脑瘫。

4. 其他 胎盘早剥、胎盘功能不良、脐带绕颈和胎儿宫内窘迫等胎盘因素亦可导致脑瘫。有研究表明,约1/3的死产及早期新生儿疾患与宫内乏氧有关,有将近20%~40%的脑瘫与宫内乏氧有关。

(二)产时因素

1. 新生儿窒息 由于新生儿刚出生时未能建立有效的自主呼吸,如果发生呼吸衰竭,则成为脑瘫发展过程的一个高危因素。Apgar评分在5分钟、10分钟及20分钟的评分<3分时,脑瘫的发生率分别为5%、17%及57%。

2. 产伤 产伤除直接的颅内出血、脑挫裂伤外,也可因骨折、内脏损伤等导致出血、休克、呼吸衰竭、心力衰竭而间接导致脑组织的缺氧缺血损伤。

(三)新生儿期因素

孕龄<37周的早产儿,体重<2.5kg的低出生

体重儿、产伤、由缺氧缺血和高未结合胆红素血症所引起的新生儿脑病、病毒性脑膜脑炎、化脓性脑膜炎等感染因素也是引起脑瘫的常见因素。

（四）未知因素

二、病理

脑瘫可由多种病因引起,病理改变与病因关系密切。因此脑瘫的病理改变也多种多样,常见的病理改变如下:由各种先天原因导致的脑发育障碍,如脑弥漫性病变、脑萎缩、脑室扩大、神经细胞减少及胶质细胞增生,早产儿缺血缺氧性脑病引起的室管膜下出血、脑室白质软化、小软化灶、空洞、脑穿通畸形、瘢痕、囊性变,还可有髓鞘发育不良和基底核区改变等。

第二节 临床表现和分类

一、临床表现、分型和伴随疾病

脑瘫的特点表现为脑损伤的中枢性、非进行性、特定的损伤时间及症状在婴儿时期出现,可合并癫痫、智力低下、行为异常和感知觉障碍。临床表现因类型、部位而不同,同一患者可合并多种类型,同一类型在不同年龄段表现也不一样。

（一）临床表现

1. 运动发育落后,主动运动减少 患者的粗大运动和精细运动发育均落后。新生儿时期动作减少,觅食反应差。正常小儿3个月可抬头,仰卧位可交替踢腿、蹬踏,脑瘫患儿3个月时交替踢腿少。正常小儿4~5个月时可伸手触物,玩弄双手,脑瘫患儿上肢不灵活。正常小儿6个月可独立保持坐位,8个月可爬行,1岁多时可行走,未形成右利或左利,脑瘫患儿则经常仅用一只手,动作笨拙,比正常小儿学会上述动作晚或根本不能完成。运动损害最常见于Apgar评分较低者,常出现运动障碍,如同时伴有低出生体重,则精细运动常受损。

2. 肌张力异常 肌张力可低下或异常增高,根据具体临床类型,肌张力增高可表现为折刀样增高、阵发性增高、铅管样或齿轮样增高。可握住患儿前臂晃动手腕,握住小腿摆动足部,了解关节活动范围大小及肌张力的变化情况。可测试牵拉试验,即握住小儿双手由卧位拉高成坐位,观察头后

垂情况判断颈背部肌张力。

3. 姿势异常 患儿在俯卧位、仰卧位,由仰卧拉成坐位,直立位出现多种异常姿势,如"剪刀""青蛙样"姿势、尖足、屈膝、足内翻或外翻等表现。

4. 反射异常 神经反射表现为原始反射延缓消失、保护性反射减弱或延缓出现,后期常出现反射亢进表现。

（二）脑瘫的临床分型

脑瘫的分型尚无统一意见,国外文献常将脑瘫分为痉挛型(单侧或双侧)、运动异常(diskinesia)型、共济失调型、混合型或不可分类型。其中痉挛型常占65%~82%,运动异常型占3.8%~6%,共济失调型占3.8%~5%,混合型7%~26.9%。Kakooza报道单侧痉挛型占45.9%,双侧痉挛型占23.7%,合计为69.6%,运动异常型占12.6%,共济失调型占9.6%,不可分类型占8.1%。

我国将脑瘫按临床特点分为如下7种类型:

1. 痉挛型 占60%~70%,表现为折刀样肌张力增高,深反射活跃或亢进,踝阵挛阳性及巴宾斯基征阳性。

痉挛型按受累部位可分为七类:①四瘫:四肢及躯干受累,上下肢严重程度类似;②双瘫:四肢受累,下肢重,上肢及躯干轻,常见尖足(图13-2-1)及剪刀步态(图13-2-2);③双重性偏瘫:四肢受累,双

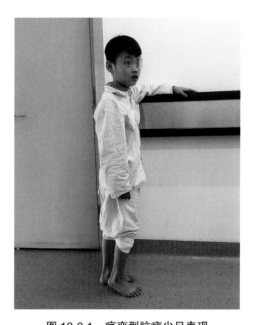

图13-2-1 痉挛型脑瘫尖足表现

痉挛型脑瘫尖足表现,站立、行走时足尖负重,脚跟抬起,不能着地,下蹲时更加明显。

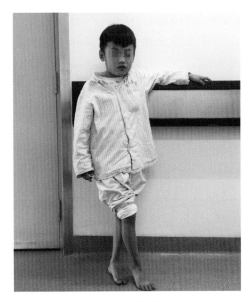

图 13-2-2　痉挛型脑瘫剪刀步态

痉挛型脑瘫下肢内收肌群痉挛时，两腿呈剪刀样交叉，容易导致平衡困难，站立、步态不稳及跌倒。

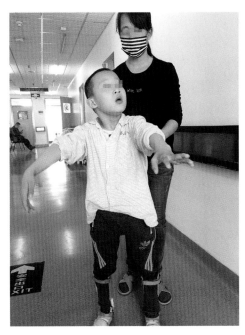

图 13-2-3　手足徐动型脑瘫

因四肢及躯干肌肉不自主扭转，导致全身肌张力阵发性增高，肢体末梢的扭转更为明显，难以完成有效动作，久之关节变形。

上肢重，下肢轻，或左右严重程度不一致；④偏瘫：一侧肢体及躯干受累，有时上肢损害较明显；⑤截瘫：双下肢受累，躯干及上肢正常；⑥三瘫：3 个肢体受累，很少见；⑦单瘫：单个肢体受累，很少见。

2. 手足徐动型　占 20%，锥体外系受累，出现难以用意志控制的不自主运动。当进行有意识、有目的的运动时，不自主、不协调及无效的运动增多，伸手取物时，另一侧也用力活动，颜面、舌肌及发音器官肌肉受累时，说话、咀嚼、吞咽动作受影响，常表现为流涎（图 13-2-3）。在婴儿时期肌张力低下，平躺时几乎无自主运动，仰卧时与痉挛性姿势相反，喂养困难，常有张嘴伸舌动作，以后肌张力渐高，智力障碍不重，可听懂语言，但发音困难，单纯此型患者腱反射不亢进，巴宾斯基征阴性，肌张力呈阵发性增高。

3. 僵直型　较少见，锥体外系受损，全身肌张力显著增高，活动减少，肌张力呈铅管状或齿轮状增高，腱反射不亢进，严重智力低下。

4. 共济失调型　较少见，表现为步态不稳、足间距增宽，四肢动作不协调，上肢意向性震颤，指鼻不稳、肌张力低下。

5. 肌张力低下型　四肢软瘫状，肌张力降低，关节活动范围增加，自主运动少，为暂时表现，常转为其他类型，如手足徐动型，仰卧时像仰翻的青蛙，但可引出腱反射。一旦受到外来的刺激，部分患儿

的肌张力会异常升高，以背部伸肌为主，呈现角弓反张。

6. 震颤型　多个肢体静止性震颤，很少见。

7. 混合型　以上某几种类型可同时存在于一个患者，大都是痉挛型和手足徐动型同时存在，两种类型的症状可一轻一重，或大致相同。

（三）伴随疾病

脑瘫患儿除运动障碍外，常合并其他功能障碍，有文献报道脑瘫患者合并癫痫的占 45.2%，发音及语言障碍占 37.0%，视觉损害的占 29.6%，听力损害占 13.6%，行为障碍中合并焦虑及抑郁者占 19.3%，注意力缺陷者占 34.1%，学习障碍者占 75.6%，自闭症者占 23.7%。

二、脑瘫的诊断、鉴别诊断和评估

（一）诊断

脑瘫的诊断主要靠病史及体格检查。经询问病史及神经系统查体，观察安静及活动的动作、姿势、步态及左右是否对称，检查患者的肌力、肌张力及神经反射，注意原始反射是否适时消失及腱反射情况。结合危险因素，发育是否落后、病情进展及并发症等方面情况进行综合判断。CI、MRI 及脑电图对诊断脑瘫不能起肯定或否定的作用，可了解脑

结构有无异常,对判断病因及预后有帮助,脑电图对是否合并癫痫及癫痫分型有帮助。

（二）鉴别诊断

1. 扭转痉挛 又称为变形性肌张力障碍,临床上以肌张力障碍和肢体、躯干剧烈而不自主地扭转为特征,肌张力在扭转时增高,而扭转停止时正常。最初症状多呈一侧下肢轻度运动障碍,足呈内翻、跖屈,行走时足跟不着地。不自主动作以躯干及肢体近端最为严重,入睡后症状一般可停止。原发性者常于 5~15 岁缓慢发病,发病前运动发育及运动功能常无异常表现。

2. 脑白质营养不良 应与痉挛性双瘫鉴别,前者呈进行性,早期肌张力低下,智力倒退,晚期肌张力增高,腱反射亢进,病理征阳性,而 1~2 岁发病前运动发育正常,脑脊液中蛋白质含量增高,可根据白细胞中芳香硫脂酶的活性明显降低确诊。

3. 大脑半球良性肿瘤 应与痉挛性偏瘫鉴别,前者呈运动功能进行性丧失,并有颅内压增高及局部脑功能受损表现,CT 及 MRI 检查可明确部位。

4. 小儿颈椎损伤、脊髓肿瘤及先天畸形等脊髓病变 应与痉挛性截瘫鉴别,可进行局部 X 线、CT、MRI 及血管造影检查来诊断。

5. 孤独症 患儿脚尖着地,但无跟腱挛缩,反射正常。

6. GM1 神经节苷脂病 I 型 表现为肌张力低下,发育落后,晚期肌张力高,可出现去大脑强直,但患儿有特殊体貌,多在 2 岁内死亡。

7. 小脑退行性病变 应与共济失调型脑瘫鉴别,后者随年龄增长症状逐渐加重。

8. 21 三体综合征 有特殊面容,可通过染色体检查确诊。

9. 婴儿进行性脊髓性肌萎缩症 一般出生 3~6 个月后发病,肢体活动少,上下肢对称性、进行性无力,表现为以近端为主的迟缓性瘫痪。智力不低,表情机敏,眼球灵活,肌张力低下,肌肉萎缩,腱反射很早就消失。

10. 先天性韧带松弛症 患者关节活动范围明显增大,过度伸展、屈曲及旋转,但肌力、腱反射正常,无病理反射,无智力低下或惊厥。

11. 先天性肌营养不良 为常染色体隐性遗传,出生时开始出现四肢肌张力低下,关节挛缩,

智力低下,面部肌肉受累,腓肠肌多假性肥大,腱反射消失,血清肌酸磷酸激酶增高,可通过肌肉活检确诊。

（三）病情评估

脑瘫的病情目前国外大都采用如下方法进行半定量分级,如改良 Ashworth 肌张力评分（表 13-2-1）,痉挛评分,独立运动评分等。对肌张力障碍型脑瘫（dystonic type of cerebral palsy）,也使用 BAD 量表（Barry-Albright dystonia scale,BAD）和 DIS 量表（dyskinesia impairment scale,DIS）。运动功能常采用粗大运动评分（gross motor functional measure,GMFM）,为精确描述患者的总体情况,睡眠、疼痛和舒适度可使用 VAS 量表（visual analogue scale,VAS）及生活质量量表的评估。

表 13-2-1 改良 Ashworth 肌张力评分

级别	临床表现
1 级	无肌张力增加
2 级	肌张力轻度增高,被动伸、屈时有阻力
3 级	肌张力明显增高,但受累部分仍较容易被伸、屈
4 级	肌张力显著增高,被动活动较困难
5 级	肌张力极度增高,受累部分难以被动活动

脑瘫患者的寿命与活动度和摄食技能有关,受累肢体越多,预后越差。90% 的脑瘫患者可存活到成年,痉挛性双瘫和偏瘫预后较好,手足徐动型及痉挛性四瘫预后差。脑瘫患者的就业与智力情况和疾病的严重程度、伴随症状、家庭支持、教育状况及职业培训有关。早期手术有助于帮助部分患者改善功能。

三、脑瘫的功能训练和药物治疗

脑瘫的治疗应及早进行,按照小儿运动发展规律,促进患儿的正常运动发育,抑制异常运动和姿势。提倡家庭训练和医生指导相结合,对运动障碍及合并的语言、智力、癫痫及行为异常进行综合干预,培养日常生活、社会交往及将来从事某种职业的能力。脑瘫尚无根治方法,目前主要采取功能训练、药物与手术相结合的方法来缓解症状。

（一）功能训练

1. 躯体训练 主要训练粗大运动,特别是下肢的功能,利用机械、物理的手段,针对脑瘫所导致

的各种运动障碍及异常姿势进行一系列的训练,目的在于改善残存的运动功能,抑制不正常的姿势反射,诱导正常的运动发育。常见的有 Bobath、Vojta 等方法。

Bobath 法由 Bobath 夫妇于 50 年代建立,它利用反射性抑制调整异常姿势和运动,促进正确的运动和发育。

Vojta 于 1960—1968 年建立了 Vojta 诱导疗法,它通过对身体一定部位的压迫刺激,诱导产生全身性的反射性运动,抑制和阻止异常运动的发生和发展。

2. 技能训练　主要训练手、上肢的功能,提高日常生活能力并为以后的职业培养工作能力。

3. 语言训练　包括发音训练、咀嚼吞咽功能训练,学会用鼻呼吸并训练小儿听力及视力,如有听力障碍应及早配置助听器,有视觉障碍时也应及时纠正。

4. 矫形器的使用　在功能训练的过程中,常需一些辅助器材和支具,矫正异常姿势,它可促进骨骼的生理排列,并可降低关节周围肌肉的紧张程度,抑制异常反射的作用。

5. 物理疗法　包括水疗和各种电疗如功能性电刺激,生物反馈疗法等。水疗通过水的温度刺激、机械刺激、水中矿物盐的化学刺激等作用,使患儿症状缓解。

6. 骑马疗法　通过骑马行走来刺激脑瘫患者神经系统对运动的反应,有助于提高患者坐姿控制,继而改善行走和跑步的能力。目前已可采用骑马模拟器对患者进行训练,同样获得良好的治疗效果。

(二) 药物治疗

药物治疗脑瘫效果不太理想,但医生仍然可以通过不同的药物和给药途径缓解患者的运动功能障碍。

1. 巴氯芬(baclofen)　是突触传递强有力的阻滞剂,可同时作用于单突触和多突触反射,达到降低肌张力、缓解痉挛的目的。口服制剂每日最大量不超过 120mg。口服氯硝西泮及巴氯芬可明显缓解患者的肌肉痉挛,对痉挛型及运动异常型均有效,随访 3 个月,氯硝西泮可使肌张力 Ashworth 评分从 1.96 降到 1.4,巴氯芬可使肌张力 Ashworth 评分从 1.84 到 1.3,两组无明显差别,最常见副作用是嗜睡。

2. 丹曲林(dantrolene)　是一种直接作用于骨骼肌的肌松剂,其主要作用部位是骨骼肌的泡浆网,通过抑制肌浆网释放钙离子而减弱肌肉收缩。适用于各种原因引起的上运动神经元损伤所遗留的痉挛性肌张力增高状态,如卒中、脑外伤、脊髓损伤、脑性瘫痪、多发性硬化等,但 5 岁以下儿童禁用。

3. 盐酸替托尼定(sirdalud)　作用于脊髓的兴奋性神经元,抑制神经递质 L- 谷氨酸和 L- 天冬氨酸的释放,从而降低对 a- 运动神经元的兴奋性刺激,有效地缓解痉挛,但每日最大量不得超过 36mg。

4. 安坦　可阻断中枢性胆碱能受体,减弱黑质—纹状体通路中乙酰胆碱的作用和降低网状结构—丘脑及丘脑—皮质投射系统的兴奋性。扭转痉挛型脑瘫常首选安坦治疗,如无效可尝试加巴喷丁、氯硝西泮及巴氯芬片。

5. A 型肉毒素(botulinum toxin type A)　可抑制突触前乙酰胆碱的释放,从而阻断神经肌肉传递,缓解痉挛。临床用于治疗上肢、下肢及头面、颈部肌肉痉挛。一般注射 72 小时后出现明显效果,持续 6 周 ~6 个月,结合康复治疗和矫形器具,可延长治疗效果,无明显副作用。但目前对于病例选择、治疗时机、治疗剂量、注射部位都无固定的规范。对局部痉挛的脑瘫患者,配合肉毒素注射治疗,可将口服巴氯芬或替托尼定的剂量减到原来的 1/3,副作用更少。

四、手术治疗

对于严重的脑瘫患者,可通过神经外科或骨科手术缓解过高的肌张力和痉挛,矫正肢体畸形,改善异常姿势,尽可能地恢复运动功能。

(一) 选择性脊神经后根切断术

选择性脊神经后根切断术(selective dorsal rhizotomy,SDR or selective posterior rhizotomy,SPR) 可在脊髓圆锥段、马尾段进行,可缓解下肢及上肢广泛肌群痉挛。早期手术多在马尾段进行,通过 L2~S1 椎板切开,在硬膜下通过相应的椎间孔识别各节段神经后根来进行手术。为减少椎板切除范围,降低手术创伤,圆锥段 SPR 也逐步开展。SPR 术中对脊神经后根小束进行电刺激,通过肌电图记录下肢肌肉和括约肌反应,分辨出与痉挛形成有关的异常后根小束。切断这些异常小束即可减轻痉挛,为以后的功能康复创造条件,同时减少对感觉及运动的干扰,避免括约肌损伤。

多数学者认为,只要椎板切开时关节面得到保留,脊柱不稳定的可能性非常小。个别患者可出现腰椎变形、脊柱不稳,髋关节半脱位加重,但都不显著,与对照组比较无显著差异,且均不需手术。

(二)立体定向神经外科手术

立体定向神经外科手术(stereotactic neurosurgery)治疗脑瘫的文献数量较少。靶点可选择丘脑腹外侧核、苍白球腹后部、丘脑枕及小脑齿状核。适应证有运动异常、震颤、舞蹈和手足徐动、僵直、肌张力障碍和痉挛。手术对震颤、手足徐动症、肌张力障碍和痉挛有一定程度改善。

小脑齿状核损毁术后,约30%患者出现痉挛显著改善,但有复发倾向。手术的副作用有运动及感觉障碍、自主神经功能障碍和精神障碍,但多为暂时性。有学者采用立体定向枕下入路小脑前叶电刺激手术,对表现为痉挛和舞蹈手足徐动的4例脑瘫患者进行治疗,经刺激后痉挛很快缓解,而舞蹈手足徐动需数周才出现缓解。另外有学者关注此术式并将手术靶点改为小脑上脚,但因疗效总体不佳目前已不再广泛使用。

从多数文献随访来看,这类手术的总体疗效不佳。由于双侧核团毁损后可逐步出现吞咽困难、发音障碍,发生后无有效治疗方法,目前毁损手术逐步被脑深部刺激器(deep brain stimulation,DBS)所替代,常用于肌张力障碍型脑瘫,靶点为双侧苍白球,经随访术后运动评分、肌张力量表评分和语言评分都有所改善。

(三)鞘内巴氯芬泵

巴氯芬泵(intrathecal baclofen pump)导管端放置于脊髓蛛网膜下腔,按照一定设置释放药物,极小剂量即可在脑脊液中形成有效治疗浓度,对脑瘫引起的肌肉痉挛,尤其是下肢痉挛有良好效果,并改善患者的行走功能,对不自主运动也有改善,还可明显缓解因痉挛导致的疼痛,患者术后出现总体运动功能评分改善,与生活质量相关指标有改善,患者社会参与度、舒适度提高,护理强度降低等。但巴氯芬泵价格较高,可出现与外科操作、硬件设备及药物本身相关的并发症,约为30%,因此该手

术的长期安全性和经济性还有待大宗病例的随访观察。

(四)选择性周围神经切断术

当患者痉挛范围比较局限,经初步康复和药物治疗无效或效果差,无固定挛缩畸形时,可采用选择性周围神经切断术(selective peripheral neurotomy,SPN)。用局麻药对外周神经局部阻滞,可预测手术效果。如肌皮神经SPN手术可治疗肘部痉挛,尺神经、正中神经SPN手术可治疗腕部和手指痉挛,另外闭孔神经SPN手术可治疗髋关节屈曲畸形,坐骨神经腘绳肌支SPN手术可治疗膝部痉挛;胫后神经SPN手术可治疗足内翻、脚趾屈曲,腓肠肌支神经SPN手术可治疗马蹄足、踝阵挛。

SPN的手术部位比较灵活,创伤小,效果肯定,但术后易复发。常见并发症有出血、感染,切口裂开,感觉障碍,肌力下降,肌张力过低,顽固性疼痛等。

(五)矫形手术

神经外科手术不能完全代替传统的矫形外科手术。当患者肢体出现明显的固定挛缩畸形时,矫形外科手术将成为前述手术的必要补充。此类手术应当在痉挛和过高的肌张力解除之后才能进行,否则,很容易出现畸形复发、症状缓解不彻底的情况。

矫形手术包括肌腱、软组织手术和骨性手术。肌腱切断或延长术可缓解痉挛,提高运动功能,改善畸形。如内收肌群切断术治疗股内收痉挛,腘绳肌腱切断缓解膝关节屈曲痉挛,腓肠肌腱膜延长术治疗因腓肠肌挛缩引起的膝关节屈曲和马蹄足,转子下内翻旋转截骨术治髋关节骨性畸形。某些跟骨外翻的患者,如软组织手术无效,年龄大于15岁者,可行跟骨截骨术。

五、脑瘫的综合治疗

为持续改善脑瘫患者的功能,任何时候都不能忽视脑瘫的功能康复训练,各种外科手术治疗都属于综合治疗的一部分。

脑瘫治疗的根本性突破将取决于神经生物学及脑瘫病因及病理研究的突破。在近期内,SDR仍是治疗痉挛型脑瘫的主要手段之一,巴氯芬泵对痉挛型和肌张力障碍型脑瘫均有一定治疗效果,正日益受到重视。脑深部刺激器治疗肌张力障碍型脑

瘫也引起广大医生的关注,术中电生理监测在这一领域将发挥重大作用。

第三节　手术治疗

一、选择性脊神经背根切断术

选择性脊神经背根切断术(selective dorsal rhizotomy,SDR 或 selective posterior rhizotomy,SPR)最初用于治疗肢体疼痛,后用于缓解肢体痉挛。1908 年,Forester 采用切断脊神经后根的方法缓解脑瘫患者的肢体痉挛,但不能保留肢体的感觉,故不为多数学者接受。随后,法国学者 Gros 按照一定比例切断部分后根纤维,保留了肢体感觉,但肢体痉挛解除不彻底。具有里程碑意义的是意大利学者报道的功能性脊神经后根切断术(functional posterior rhizotomy,FPR)。

FPR 通过术中电刺激的方法,选择性切断部分后根纤维,在较彻底解除痉挛的同时,成功地保留了感觉,经多组病例随访发现,患者术后痉挛及运动功能有明显改善。FPR 手术随即引起各国学者的普遍重视,目前,多数学者称 FPR 为选择性脊神经背根切断术(selective dorsal rhizotomy,SDR or selective posterior rhizotomy,SPR)。早期 SDR 手术在脊髓圆锥段进行,由于当时客观条件所限,易出现脊髓损伤,1982 年 Peacock 为降低手术难度将手术部位改在腰骶段进行,但近年来认为由此可能会影响脊柱稳定性。故此,随着显微外科技术及术中监测技术的进步,圆锥段 SDR 又得到广泛采用。

痉挛性 CP 患者常四肢受累,下肢痉挛程度较重时可行 L2~S1,2 SDR,如上肢痉挛程度较重,可行 C5~T1 的 SDR,因颈段 SDR 创伤较大及患者常体质较弱,多采用局部肉毒素注射或选择性外周神经切断、局部肌腱松解、延长或移位手术缓解上肢痉挛。

(一) SDR 解除痉挛的机制

动物实验显示横断动物中脑可产生伸直性痉挛与僵直,可通过切断脊神经后根解除。这提示痉挛主要与 γ 反射过强有关,感受器是肌梭(图 13-3-1)。

肌梭内有两类纤维,快传纤维为 Ia 纤维,直径较粗,进入脊髓后直接与支配本肌肉或协同肌的 α 神经元发生兴奋性突触联系;慢传纤维为 II 类纤

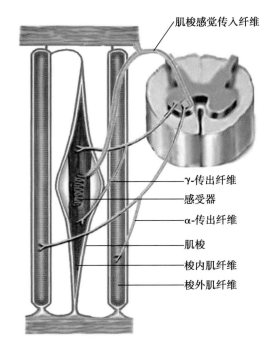

图 13-3-1　γ 环路与牵张反射

当 γ 运动神经元过度兴奋,肌梭感受器过度活跃时,与之联系的 α 神经元发生兴奋,产生肌肉痉挛;选择性切断肌梭内 Ia 类传入纤维,阻断脊髓反射中的 γ 环路,降低过强的肌张力,可缓解肢体痉挛。

维,直径较细,与本体感觉有关。脊髓前角的 γ 运动神经元发出的纤维支配梭内肌,使感受器处于敏感状态。γ 运动神经元的活动通过肌梭传入联系,引起 α 神经元活动和肌肉收缩的反射过程,称为 γ 环路。

SDR 手术的目的在于通过电刺激选择性切断肌梭内 Ia 类传入纤维,阻断脊髓反射中的 γ 环路,降低过强的肌张力,从而解除肢体痉挛。Ia 纤维也有部分通过固定的传导束到达脑干的网状结构,分布于大脑皮质,调节大脑皮质功能。同时,根据电刺激反应的不同,选择性保留肢体的感觉纤维。

腰段 SDR 术后患者不仅出现下肢痉挛改善,部分患者还出现上肢痉挛、流涎、斜视、发音的改善。这种改善单纯用 γ- 环路刺激的减少是无法解释的,提示在打断 γ- 环路的同时,SDR 手术使从外周向中枢的异常上传冲动减少,从而使高位中枢对脊髓的调控发生变化,高位中枢的兴奋有所下降或重新分配。

(二) SDR 手术

1. 手术适应证及禁忌证

(1) 手术适应证:①单纯痉挛,痉挛评分在 3 级以上;②无明显固定挛缩畸形或仅有轻度畸形;

③脊柱四肢有一定的运动能力;④智力接近正常,可配合术后康复训练。

(2) 手术禁忌证:①智力低下;②肌力弱,痉挛程度较轻;③手足徐动、共济失调和扭转痉挛;④上肢或下肢严重的固定挛缩畸形;⑤脊柱严重畸形或脊柱不稳定;⑥手术部位有感染或压疮;⑦全身情况较差或身体主要脏器功能障碍。

2. 术前准备　全身一般性准备,根据病情及检查,积极改善患者的全身情况,给予各种必要的补充和纠正。有便秘者术前给予缓泻剂,必要时灌肠;饮水呛咳、排痰困难者,术前应进行深呼吸咳嗽训练,必要时雾化吸入及抗生素治疗。术后需俯卧者提前进行俯卧位训练。术前晚禁饮食,术野备皮,清洗后刮除汗毛,颈部手术应剃头。根据需要给予麻醉前用药。术前拍 X 定位片,行胸腰段 MRI 了解圆锥位置,或颈段 MRI 了解颈髓情况,确定手术切口和椎板切除的范围。术前在皮肤上标记肌电图(electromyography,EMG)监测电极的位置。

3. 麻醉和体位　气管插管,全身麻醉,注意控制麻醉深度。取俯卧位,头略前屈,胸部两侧垫高,髂嵴下垫高使腹部悬空,以保证呼吸顺畅,腰部手术时髋关节略前屈,膝关节略后屈,踝下垫小枕。手术床中段向上抬高,使脊柱后凸便于手术暴露。

4. 手术步骤　按术前定位,选择后正中入路,常规消毒铺单。沿切口逐层切开皮肤、皮下脂肪和深筋膜,达棘上韧带,将两侧椎旁肌紧贴棘突及椎板剥离,注意隐性脊柱裂可能,范围不超过关节突。将肌肉向两侧牵开,自下而上切除棘突。沿下一椎板上缘横向切开黄韧带,依次切除各椎板,侧方至关节突内缘。

硬膜外脂肪向两侧分开,观察硬脊膜色泽,有无神经束与硬膜粘连。彻底止血后,沿中线将硬脊膜切开后用细线向两侧牵开,蛛网膜剪开后用银夹或丝线缝合固定于硬膜。

根据椎间孔或圆锥段各脊神经后根的分布特点确定各脊神经后根,将其分为 3~6 个小束,进行电刺激,用 EMG 及肉眼观察肌肉收缩情况,将阈值较低,肌肉反应出现异常扩散的小束切断。切断比例一般为 30%~50%。

(1) 腰骶段(马尾段)SDR:行 L2~S1 椎板切除显露马尾神经,识别终丝。探查椎管,识别椎间孔及神经根,沿神经根向近侧游离,可见前后根汇合

前各自独立成束,前根位于腹内侧,后根位于背外侧。

分离前后根,用硅胶带牵起。从形态上来看,后根一般较前根明显增粗,形态宽、扁,颜色较淡,表面血管分布少,当前后根不易辨别时,可采用神经显微剥离子给予同等程度的机械刺激,引起肌肉明显收缩者为前根,反之为后根。后根电刺激一般从症状较重的一侧由 L2~S1 依次进行。

尽量按照自然分束将后根分成 3~6 个小束,对每个小束进行电刺激。选择合适电流强度后依次对各个后根小束给予电刺激,根据肌电图监测肌肉收缩范围、强度及括约肌反应情况,将出现异常肌肉收缩反应的小束切断。术毕彻底止血,冲洗蛛网膜下腔,缝合硬脊膜,逐层缝合切口。

(2) 胸腰段(圆锥段)SDR:此术式难点在于如何识别各脊神经后根,其余操作与腰骶段 SDR 基本相同(图 13-3-2,图 13-3-3)。

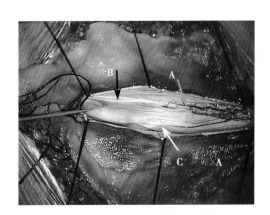

图 13-3-2　显露脊髓圆锥及马尾神经

T12~L1 椎板切除,显露脊髓圆锥及马尾神经,图中 A 为脊髓圆锥;B 为终丝;C 为马尾神经。

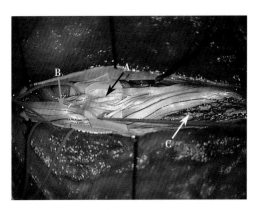

图 13-3-3　脊神经后根小束电刺激

图中将左侧 L2 后根分为数个后根小束后进行电刺激,A 左侧 L2 后根神经小束;B 为左侧 L3~S2 后根神经;C 为脊髓圆锥。

行 T12~L1 椎板切除显露脊髓圆锥,椎板切除后剪开硬膜,根据 L1 椎间孔识别 L1 后根,寻找并暴露出终丝。紧邻 L1 神经后根的 L2 神经后根为需刺激的神经根上界。终丝两旁的 S3~S5 神经根组成一个大束,用同心圆刺激电极给予刺激,根据肛门括约肌肌电监测可判断 S3 后根的位置,其上方的 S2 后根为即为术中需电刺激的神经后根下界。S3~S5 的旁边可看到 S1 和 S2 的后根。S1 后根最粗,刺激 S1 前根可引起跖屈、屈膝,S2 较 S1 明显细小,位于 S1 的深面,刺激 S2 前根可引起跖屈、屈趾。

在将 L2~S2 脊神经后根游离后,在 L2 后根内侧为 L3 后根,多由 2~3 个小束组成,在 L3 后根内侧可将 L4 后根分开,同时在 T12 椎板下方可见 L4 神经后根与脊髓圆锥连接,沿 L4 神经根将 L5、S1 分开,L4 和 L5 后根较粗,常由 3~4 个小束组成。有时 L3~L5 分界并不明显,只能根据其分支大致分开。L5 与 S1 之间常有明显的自然分界,在圆锥体下端外上方 S1 后根束由内上斜向外下走行。

5. 术后处理　术后仰卧或侧卧,使用硬板床,注意轴位翻身。年龄小者可采用俯卧位,防止大小便污染切口。严密观察生命体征,肢体的感觉、运动情况及下肢温度、大小便情况。检查切口,注意脑脊液漏,颈椎手术注意患者呼吸情况。术后补液注意液体的种类、总量及速度,注意纠正全身一般情况。适当应用激素,根据情况选用颈托、腰围,一般佩带 3~4 个月。术后的康复训练对改善运动功能非常重要。

6. 主要并发症　主要有短暂高热、头痛,腹胀、肢体乏力及麻木、尿潴留,而早期文献中报道的喉头水肿、支气管炎、腹痛、切口感染及裂开、脑脊液漏、硬脊膜外血肿、脊髓水肿及大小便障碍少见。上述并发症多在两周内恢复,乏力可能需要约 1~2 个月恢复。

(三)关于 SDR 的体会

1. 手术方法

(1)如何选择手术节段:解剖学提示下肢的屈髋肌群主要包括缝匠肌、股直肌,由脊神经 L2~L3 支配;内收肌群主要包括耻骨肌、长收肌、股薄肌、短收肌和大收肌,由脊神经 L2~L5 支配;屈膝肌群主要包括股二头肌、半腱肌和半膜肌、腓肠肌及比目鱼肌,由脊神经 L4~S2 支配;跖屈肌群主要包括趾长屈肌、拇长屈肌及胫骨后肌,由脊神经 L5~S2 支配。

我们参考 L2~S1 各脊神经根的肌肉支配范围,将各后根的切断比例与其支配肌群的术前痉挛评分进行等级相关分析,结果发现,某一肌群的痉挛评分主要与一个特定节段的脊神经后根切断比例相关,且随着各肌群术前痉挛评分的增高,后根的切断比例也随之增高,两者间存在高度正相关关系。因此我们认为,可以通过术前查体,判断患者肌张力异常增高的有关肌群,然后根据与这些肌群对应的主要后根来确定需要选择性切断的脊神经节段。如屈髋肌群、股内收肌群的痉挛评分增高,可行 L2、L3 脊神经后根小束部分切断;如屈膝肌群的痉挛评分增高,可行 L4 脊神经后根小束部分切断;如跖屈肌群的痉挛评分增高,可行 L5、S1、S2 脊神经后根小束部分切断。如果患者除了屈膝、尖足现象外,还伴有明显的屈髋和双股内收表现,SDR 手术应包括 L2~S1 后根,如果患者仅表现为双侧屈膝、尖足,SDR 手术应包括 L4~S1 后根。当患者踝痉挛比较严重,跖屈肌群 Ashworth 评分为 4~5 分时,手术应包含 S2 后根;而踝痉挛较轻,Ashworth 评分为 3 分或更低时,没有必要对 S2 后根进行干预。

(2)脊神经后根切断比例的选择:术前对患者相关肌群的痉挛情况进行评分,根据后根的切断比例与其支配肌群的术前痉挛评分之间的正相关关系,使我们可以在术前大致判断各后根中异常小束的比例。当相关肌群痉挛评分在 2 级时,支配该肌群的后根切断比例可控制在 25%~30%,当相关肌群痉挛评分在 3 级时,支配该肌群的后根切断比例可控制在 30%~40%,当相关肌群痉挛评分在 4 级时,支配该肌群的后根切断比例可控制在 40%~50%。

是否切断某一后根小束时,应根据该小束的运动阈值及电刺激后肌肉反应情况判断,将阈值明显较低、扩散反应异常的小束切断,会有效缓解患者的肌肉痉挛。手术要求尽可能不涉及无关的脊神经根,尽可能在每一后根中切除较少的小束。

SDR 涉及 L4 时,多数术者会有所保留,以免出现术后下肢膝关节明显乏力。有意识地减少 L4 的切断比例,将会均衡保存下肢肌肉的肌力和肌张力,并减少对生理性牵张反射的干扰,增加对膝关节的控制能力,使患者较早参加康复锻炼,北京功能神经外科 CP 患者 L4 的切断比例为 33%~50% (P_{50}=40%,P_{50} 为中位数)。当踝痉挛严重,手术包括 S2 后根时,结合肛门括约肌 EMG 监测综合判断,双侧 S2 切断率为 32%。

2. 麻醉

(1) 麻醉方法:SDR 手术首选气管内插管,适时控制麻醉深度,有控制地使用短效肌松剂或不用。

CP 患者多为儿童,药物剂量应严格按照体重进行计算,在对脊神经后根小束进行电刺激时,要求麻醉深度适当变浅,对电刺激反应适度。传统的麻醉深度监测方法是评价患者对外科手术刺激反应的变化,包括血压、心率,体动反应、出汗、流泪、眼球运动及瞳孔反射等,但这些指标特异性不强,影响因素较多,以往只能由麻醉师根据临床经验对麻醉深度进行大致调整,控制不当时既拖延手术时间,也影响疗效,且易增加肺部感染、喉头水肿的风险。

根据北京功能神经外科研究所经验,手术开始时应有足够的麻醉深度。可选用的药物有异丙酚、瑞芬太尼,使用靶控输注(target controlled infusion,TCI)给药。当手术进行到切开硬脊膜时,应减少麻醉药物使肌张力逐步恢复。如麻醉过深,将会使脊神经后根的电刺激阈值明显增高,甚至毫无反应;如麻醉过浅,后根电刺激常导致患者反应强烈,均使手术难以顺利进行。手术结束前缝合肌肉时,可切口局部注射罗哌卡因,防止切口疼痛对术后恢复的不良影响。

靶控输注技术以药效学和药代动力学为基础,以效应室的药物浓度为指标,通过程序控制药物输注,达到调节麻醉、镇静、镇痛的目的,可精确方便地调控麻醉。丙泊酚和瑞芬太尼联用对血流动力学影响小,可抑制气管插管及术中电刺激诱发的应激反应,术后苏醒及时,恢复迅速,临床观察未出现术后喉头水肿及窒息等严重并发症。

脊神经后根电刺激可引起反射性的心率增快、气道内压增高,部分患者出现窦性心动过速,因此,如术前患者患有器质性心脏病或呼吸系统疾病,如哮喘等,应仔细检查,术中也要给予充分关注。

(2) BIS 指数监测:脑电双频指数(bispectral index,BIS)是直接反应麻醉镇静程度的一个客观指标,它通过在额颞部的 4 个电极记录患者的脑电图,对其进行处理、计算而得到的综合指数,既测定脑电图的线性(包括频率和功率)部分,又分析其非线性部分(包括位相和谐波)。因显示简单直观,适于临床应用,正逐渐成为麻醉镇静程度监测的重要指标。

北京功能神经外科研究所采用 BIS 指数监测麻醉并确定最佳镇静程度,分别记录手术不同阶段的 BIS 指数:麻醉前清醒状态时的 BIS 指数;麻醉稳定后椎板切除阶段;打开硬膜后对脊神经后根小束进行电刺激阶段;电刺激结束后关闭切口阶段。同时,在电刺激阶段,按照 BIS 指数的高低不同,观察同期的脉搏(P)和平均动脉压(MAP)变化。

清醒时 BIS 为 95~100。手术中电刺激阶段,当 BIS 指数 <60 时,所需电刺激强度通常在 2.2 ± 0.4mA,不易诱发电刺激反应,且刺激后平均动脉压(MAP)和心率(P)变化明显;当 BIS 指数为 60~70 及 71~80 时,所需电刺激强度通常在 1.1mA ± 0.3mA 及 0.6mA ± 0.3mA,易诱发电刺激反应,且刺激后 MAP 和 P 变化不明显;当 BIS 指数 >80 时,所需电刺激强度通常在 0.4mA ± 0.2mA,电刺激反应十分强烈,不利于手术操作及对患者的保护。我们认为在 SDR 术中电刺激阶段,BIS 值一般维持在 60~70 较为理想。适宜的麻醉深度可使术中电刺激神经根后肌肉反应适度,容易判断刺激效果,缩短手术时间,提高手术疗效并减少手术并发症的发生。

3. 手术中 EMG 监测 下肢肌群 EMG 记录:局部皮肤用酒精脱脂后,记录下肢的股内收肌群、腓肠肌和胫骨前肌在电刺激时的收缩反应。EMG 可反应肌肉收缩的范围及程度。

肛门括约肌 EMG 监测:会阴区消毒后,采用针状电极对双侧肛门括约肌进行记录,针状电极前端裸露约 1.0cm,垂直刺入肛门两侧皮肤至括约肌,固定电极后远端与 EMG 放大器连接。

EMG 监测对于手术的选择性切断具有重要的引导作用,可提高选择性切断的精确性。通过观察,各后根小束电刺激后下肢肌群出现反应的范围各不相同,我们将扩散范围人为地依次评为 1~4 分。通常将刺激后反应时间长,扩散范围明显超出受刺激节段的后根小束切断,认为该小束参与了亢进的 γ 反射环路。有时术中刺激发现,几乎大部分后根小束均出现同侧扩散,此时切断多数后根小束显然并不现实。因此,判断异常小束的标准,并不在于判断某个小束是绝对正常或异常,而是某个小束是否比其他后根小束更加相对异常(图13-3-4~图13-3-6)。

手术中采用 EMG 进行监护,与肉眼观察比较有明显优势。具体体现在以下三点:①整个测试过程中,刺激电流强度可根据术中刺激的反应、麻醉的深浅进行自主调节;②它可同时观察多组肌肉的收缩范围及强度,有利于合理控制切断比例,提高手术的"选择性";③识别与括约肌功能有关的 S2

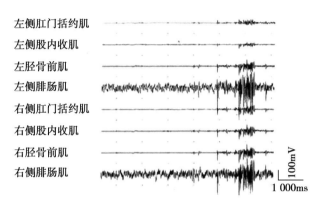

图 13-3-4 刺激右侧 S_2 后根小束时术中肌电图记录
刺激右侧 S_2 后根小束时有明显下肢双侧肌肉收缩而无括约肌收缩。

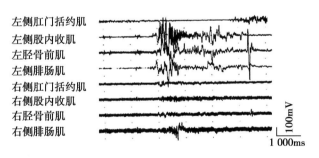

图 13-3-5 刺激左侧 L_3 后根小束时术中肌电图记录
刺激左侧 L_3 后根小束时,出现左侧下肢广泛肌肉收缩及对侧下肢轻度扩散。

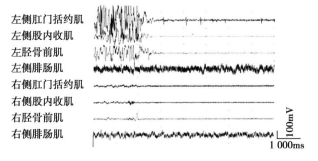

图 13-3-6 刺激左侧 S_2 后根小束时肌电图记录
刺激左侧 S_2 后根小束时,出现明显括约肌收缩及同侧扩散。

神经后根小束,避免括约肌功能损伤,减少并发症,提高疗效。

4. 并发症防治 SDR 术后常见并发症有早期高热、尿潴留、下肢麻木、切口疼痛、肢体乏力,而喉头水肿、肺部感染及脑脊液漏少见。

部分患者手术 2~3 小时后发热,迅速升高达38.5℃以上,持续约 1~2 天。与手术时保温措施不佳、体液不足、自身生理调节功能较差有关。治疗以物理降温为首选,如酒精擦浴、局部使用冰袋等,也可使用美林口服液。患者术后出现短期头痛、呕吐,这可能与低颅压有关,术后去枕平卧 6 小时,适当补液可减轻此反应。

术后尿潴留与小儿尿道较细、尿管选择不合适、导尿操作对尿道刺激、不习惯卧位排尿及尿道口疼痛有关,经局部热敷、按摩、口服止痛药物,2~3天可恢复。术后早期肢体远端皮肤麻木,2 周内可消失。术后短期脐周痛伴腹胀,进食后好转。

下肢乏力、膝关节稳定性差一般在术后 3~6 个月好转,部分患者肌力接近正常,也出现上述表现,目前认为与 L4 切断比例过高有关,减少其切断比例后此现象明显减少。踝部肌张力缓解不够彻底,与 S1 切断时比较保守或手术范围未包括 S2 有关。

文献报道喉头水肿一般开始于术后数小时,24~48 小时达高峰,呼吸道分泌物增加,咳嗽无力,呼吸困难,应预防为主。合适的气管导管,轻柔操作,拔管前及术后早期应用激素、祛痰药物,密切观察患者呼吸情况,必要时行气管切开。吐痰不利者术前多有发音不清、饮水呛咳或吞咽困难。注意加强翻身拍背、雾化吸入及给予祛痰药物,防止误吸,避免肺部并发症发生。肺部并发症以支气管炎最常见,预防应注意:术前严格禁食,缩短手术及麻醉时间,控制输液量及输液速度,手术前后镇静药物不宜过量,以免抑制咳嗽反射,术中术后注意对患儿保温,术中、清醒前和术后及时清除呼吸道分泌物,并给予吸氧、雾化及适当的抗感染治疗。

经长期随访,SDR 术后一般不会出现下肢感觉障碍、肢体无力、大小便及肠道功能障碍、顽固疼痛。术后长期复查腰椎正侧位片未见明显脊柱侧凸、前凸增加、椎体滑脱和骨盆倾斜。

(四)脑瘫的综合治疗

康复训练和手术相结合是治疗痉挛型脑瘫的合理方法,能更有效地恢复肢体功能,任何单一的方法都有其局限性。

对于痉挛性脑瘫，无论是 SDR 手术、矫形手术，还是康复训练，治疗目的都是降低异常增高的肌张力，尽可能恢复肢体功能。SDR 手术主要是整体解除肢体痉挛，矫形手术是对局部肢体畸形进行纠正。

目前认为对于 0~4 岁的脑瘫患者，应先行康复训练如：Bobath 法、Vojta 法、上田法、Pote 法等，不宜采用手术治疗。在此期间，由于神经功能的替代作用，部分症状能自行好转，不能反映患者痉挛的最终程度，如采取手术治疗可能会导致肢体无力，症状复发等。4 岁之后，神经功能的替代作用基本消失，随着患者体重的进一步增加，肢体畸形加重，康复训练也变得困难，此时手术能使肢体痉挛在短时间内得到较好的改善，为手术后进一步康复训练奠定良好基础。

二、立体定向手术

（一）立体定向手术治疗脑瘫的历史

1945 年立体定向技术应用于临床，Spiegel 和 Wyics 采用自己设计的立体定向仪，利用脑室造影确定脑内靶点的坐标，完成了第一例立体定向丘脑毁损手术。1955 年，Hassler 报道了对丘脑进行电刺激和毁损的研究结果，为立体定向神经外科手术治疗运动障碍病奠定了基础。1963 年已有立体定向神经外科手术治疗脑瘫的总结性报道。学者们针对脑瘫的多种症状均进行了探索，逐步明确了手术适应证和相关靶点。

尝试过的靶点有丘脑腹外侧核、苍白球腹后内侧、丘脑枕及小脑齿状核。适应证有震颤、肌张力障碍、舞蹈 - 手足徐动、僵直和痉挛。小脑齿状核损毁术后盛行于 1965~1975 年，此后报道基本很少，据报道小脑齿状核毁损术后约 30% 患者出现痉挛改善，但有复发倾向。手术的副作用有运动及感觉障碍、自主神经功能障碍和精神障碍，但多为暂时性。从多数文献随访来看，立体定向手术对各种症状均有一定程度改善，对肌张力障碍和震颤效果稍好，但总体疗效不佳。

小脑前叶与脑干网状结构、上运动神经元、边缘系统存在广泛联系，实验及临床观察表明小脑前叶是调控中枢性运动障碍和边缘系统功能的恰当靶点。有学者报道，采用立体定向枕下入路小脑前叶电刺激手术，对表现为痉挛和舞蹈手足徐动的 4 例脑瘫患者进行治疗，这些患者术前手部功能差，但精神状态良好，经刺激后痉挛很快缓解，而舞蹈手足徐动样症状需数周才出现缓解，患者的语言、吞咽、呼吸、姿势、移动情况和心情也有所改善，并发展出新的运动技巧，但病例数量太少，仍需长期随访观察。目前虽然仍有少数医生关注此术式并将手术靶点改为小脑上脚，但因疗效总体不佳已不再广泛使用。

（二）目前现状

对痉挛型脑瘫的治疗，目前方法较多，局部痉挛可采用肉毒素注射、选择性外周神经切断，广泛痉挛可采用选择性脊神经后根切断术及巴氯芬泵，经随访效果较满意，而立体定向核团毁损手术对痉挛的治疗效果不佳，但对锥体外系受损相关表现如扭转痉挛有一定效果。故就立体定向手术治疗脑瘫来说，研究方向逐步转向针对肌张力障碍型脑瘫的治疗。

肌张力障碍型脑瘫患者常双侧肢体受累，但双侧核团毁损后逐步出现吞咽困难、构音障碍及认知障碍，且难以恢复，而脑深部刺激器（deep brain stimulation，DBS）治疗具有可逆性、可调节性、非破坏性的优势，目前毁损手术正逐步被 DBS 所替代，常用于症状广泛的肌张力障碍型脑瘫的治疗，靶点多选择双侧苍白球腹后内侧核，术后运动评分、肌张力量表评分和语言评分都有所改善，但远不如原发性肌张力障碍的效果好。目前可充电 DBS 装置的电池寿命已达到 15 年，而苍白球因核团体积大，刺激参数耗能较大，更适合可充电 DBS 装置，分担到每年的经济负担也明显降低。

1. **手术适应证** 目前立体定向手术治疗肌张力障碍型脑瘫的适应证尚无定论，多数学者建议应注意以下方面：手术能否改善患者最主要的功能障碍；是否有导致目前状况的其他原因，如合并锥体束损害等；症状改善的可能性和程度及出现并发症的可能；患者的期望值与现实病情的差距。

效果可能较好的因素如下：如病史较短，年轻患者，肢体无骨性畸形，脑部影像学检查无明显结构异常，术中苍白球为不规则的高频放电。

某些患者症状严重，年龄较小，GMFCS 通常为 4~5 级，常因睡眠障碍、进食困难、移动困难出现营养不良、免疫力低下及肢体畸形，这些患者手术并发症较高,应慎重手术。

2. 麻醉的特殊性 此类患者由于肌张力异常导致的异常姿势及不自主运动,安装头架及进行 MRI 扫描定位时需要给予静脉麻醉药物使患者处于相对安静的状态,在术中微电极记录阶段需患者既保持清醒又不出现异常剧烈运动的程度。麻醉深度控制通常采用输液泵调整丙泊酚用量实现,MRI 扫描时因患者在检查舱内,扫描过程中要特别关注患者的监护指标,目前已有可进入 MRI 磁场环境的监护仪,必须携带气管插管设备及简易呼吸器备用。

3. 手术操作 立体定向手术的具体操作不做详细描述,此处只强调注意事项。手术可分期进行或一次性完成。如分期手术,颅内电极植入后,可连接外接线进行电刺激测试,记录疗效和副作用,一般从单级刺激开始,频率130Hz,脉宽210μs,从 1V 起逐步调整。应根据患者情况选择具体参数,但对应的脉宽和电压常高于帕金森患者。当患者对疗效认可后,可植入内置电刺激器。

4. 评估方法 肌张力障碍型脑瘫的症状非常复杂,评估量表有两类,一类是损害状况的评估,另一类是残存功能的评价。损害状况常用的量表 有 Burke-Fahn-Maesden Rating Scale(BFMRS)、Barry-Albright Dystonia Scale(BADS)、Globe Dystonia Rating Scale(GRDS)、United Dystonia Rating Scale(UDRS)。其中 BFMRS 使用较多,分运动评分和残疾评分两大部分,后两个量表使用较少。GRDS 相对简单,将人体分为 10 个区域,按照症状从无到有定为 0~10 分,总分共 100 分。UDRS 则将 BFMRS 的内容进行细化扩展。

残存功能的评估量表如 Gross Motor Function Classification System(GMFCS)、Manual Ability Classification System(MACS)、Communication Function Classification System(CFCS)等,随着对脑瘫手术前后随访的观察,研究者发现仅仅进行损害状况的评价,往往不足以充分反映手术效果,因此反映患者残存功能方面的评估量表越来越受到重视。

5. 疗效及并发症 DBS 治疗扭转痉挛型脑瘫的报道中,成人病例较多,儿童病例较少。在年轻患者中,术后 1 年的随访较好,但长期效果一般且多变,改善难以持久。按照 BFMRS,改善率多在 20%~24%。

最近有一篇报道,15 例脑瘫患者 DBS 术后近 6 年随访,术后 BFMRS 运动改善率为 49.5%,残疾评分改善率 30%,疗效多在术后 1.7 年逐步稳定,提示术后 1 年的随访结果不一定反映 DBS 的整体情况。随访发现语言及吞咽也有进步,但多数学者对此尚有争议。可能与脑瘫的具体病因有关,如围生期窒息、代谢性脑损伤、核黄疸、脑血管事件或脑外伤等,但作者未做说明。

并发症主要有出血、感染、硬件故障,刺激诱导的并发症,如构音障碍、感觉异常、平衡障碍等。扭转动作常导致导线断裂,患者因扭转动作热量消耗较大,故多体形消瘦,皮下组织较薄,易出现刺激器囊袋处感染。小于 10 岁的儿童脑瘫患者的并发症比成人患者高。儿童生长发育会出现头围和身高的变化,会面临更换电极和延长线的问题。

(三) 近期研究热点及方向

立体定向手术治疗脑瘫仍处于不断探索阶段,对于 DBS 治疗肌张力障碍型脑瘫方面,近期主要研究热点为脑部结构性异常时如何选择手术靶点,如何个体化地调节刺激参数。

BFMRS 最初多应用于成人原发性肌张力障碍的评估。有些脑瘫患者主诉 DBS 术后出现改善,但量表评估无明显变化,提示目前的评估量表具体项目尚不够完善,不能充分反映患者的完整情况,如对非运动症状的评估,包括生活质量、疼痛及感知、日常活动、参与能力等,需制订更加完善的、与年龄相应的评估量表。

对于 DBS 治疗扭转痉挛型脑瘫的效果,因为缺乏统一的评估标准,文献报道各异,如何选择合适的病例仍比较困难。对手术时机仍存在争论,小儿患者的长期疗效及副作用仍不明确,建议对此类患者加强关注。

三、巴氯芬泵

巴氯芬是缓解痉挛的常见药物,结构与抑制性神经递质伽马氨基丁酸 GABA 类似,可能通过 GABA 受体亚型起作用。在脊髓节段,GABA 受体较表浅,巴氯芬通过在突触前抑制兴奋性神经递质释放而降低运动神经元的兴奋性,抑制单突触及多突触反射,也可在脊髓以上平面发挥作用,有效缓解痉挛,但对正常神经肌肉接头处传递无影响。

巴氯芬有口服片剂和鞘注用针剂。口服巴氯

芬片时,只有极少量药物通过血脑屏障,部分患者尽管可能起效,但有时所需剂量很大,常带来难以忍受的副作用,如力弱、昏睡、恶心及其他副作用,且多数不能达到理想效果,这时可尝试鞘内巴氯芬注射,如果测试有效,可植入巴氯芬鞘内输注系统(continuous intrathecal baclofen infusion,CIBI)持续给药,简称为巴氯芬泵(intrathecal baclofen pump,ITB)。

鞘注用巴氯芬为白色无嗅结晶粉末,且无热原、抗氧化剂、防腐剂和其他潜在的神经毒性添加剂。巴氯芬鞘内给药采用相当于口服剂量的极小剂量,就可使脑脊液中药物达到较高程度,并避免药物剂量过高导致的过度镇静等不适,成人与儿童药效接近。

ITB 于 1984 年先用于治疗脊髓损伤导致的痉挛,此后适应证逐步发展,并在儿童脑瘫患者中使用,对痉挛型脑瘫效果较好,对扭转痉挛型脑瘫和混合型脑瘫也有一定的效果。该系统包括可植入程控泵、可植入导管及外用调节器。采用外科手术将程控泵和导管植入体内,通过程控泵和导管将巴氯芬按照设计剂量直接持续注入脑脊液中,所需药物剂量很小,并可降低外周副作用。ITB 具有以下特点:剂量微小,副作用少;剂量可调,满足个体需要;外置程控装置可分时段调节药物剂量。

(一)测试方法

鞘内巴氯芬必须经试用,如果效果明显且无副作用才可正式安装程控泵。

1. 包装规格　测试用规格:50μg/1ml/ 支;补充药物用规格:10mg/20ml/ 支;10mg/5ml/ 支;40mg/20ml/ 支。

2. 腰穿法　先鞘内注射小剂量巴氯芬,通常等待 30 分钟 ~1 小时起效,4 小时到高峰,持续 6~8 小时。期间观察生命体征及肌张力,以便确定是否可接受手术治疗。如果无效,可尝试增加剂量。

第 1 天鞘内注射 50μg,观察效果;

如无效,第 2 天鞘内注射 75μg,观察效果;

如无效,第 3 天鞘内注射 100μg,观察效果;

如无效,停止。

3. 鞘内持续注药法　脑瘫患者中 15%~25% 为肌张力障碍型,超过 50% 的此型患者对口服药物无治疗反应。对此型患者测试时,鞘内注射巴氯芬往往短期内难以观察到效果,故建议在 L3~L4 处经皮行鞘内置管,送至中胸段水平,有时可送至颈中段,导管另一端接外置药物泵,连续注入药物,进行测试,同时行生命体征监测,每 4 小时一次。

开始时药物注入速度为 100μg/d,然后每 12 小时增加 50μg,观察疗效,停止标准为:①出现疗效;②出现明显药物导致的副作用;③每日剂量已经达到 900μg/d,但仍无效果。多数患者都在注入剂量达到 350μg/d~750μg/d 时,出现症状减轻,即开始用药后的 4~7 天。经随访 1~2 年,患者的长期维持剂量为 105μg/d~2 000μg/d,平均 494μg/d。多数患者都在泵入较大剂量时才出现症状减轻。

长期使用时药物剂量会逐步增加,可能与 GABA 受体敏感性下调有关,可通过间歇性使用吗啡、芬太尼及假日疗法降低受体敏感性。

(二)手术

1. 适应证:①由多发性硬化脊髓病变、脊髓外伤、脑瘫(痉挛型及混合型、肌张力障碍型)、脑外伤、卒中引起的严重痉挛、肌张力障碍;②肌张力评分(Ashworth score)3 级及以上,痉挛评分(Spasm score)2 级以上;③病情干扰日常活动及功能,影响日常护理及姿势,由痉挛导致严重疼痛;④在一天当中,需不同的肌张力以满足不同活动需要;⑤埋泵区软组织厚度适宜,无感染,体型适宜埋置泵;⑥经鞘注氯芬测试,证明有效,而口服药物无效或中枢神经系统副作用严重。

2. 禁忌证:①口服巴氯芬高度敏感者;②口服巴氯芬出现昏睡反应而非困倦者;③严重的肝肾胃肠功能障碍;④严重的精神疾病;⑤恶病质患者;⑥合并其他感染。

3. 操作步骤　预防性应用广谱抗生素,右侧卧位,C 臂定位下经左侧椎旁肌肉行腰椎穿刺置管,成功后切开局部皮肤,固定导管,椎旁切口也可在椎旁筋膜下进行。导管末端可放置于胸 4~ 胸 6,甚至颈 4 段。左季肋区与腹直肌垂直切口,做皮下囊袋成型,由囊袋至椎旁切口做皮下隧道,将导管经隧道引导至囊袋,与泵连接并固定,儿童可选容量为 20ml 的泵,成人可选容量为 40ml 的泵。

其中左季肋区切口可使用模板确定,切口可在泵的上方或下方,深度可在皮下,如皮下厚度小于 2cm,也可在腹直肌和腹外斜肌筋膜下。如为后者,可锐性分离皮下,到达腹直肌和腹外斜肌筋膜,切开后将肌肉与筋膜分离,分离腹直肌和腹外斜肌的半月线和筋膜,在腹直肌和腹外斜肌下形成袋状空间。术毕逐层关闭切口后打腹带。

4. 并发症 包括与药物、设备和外科操作有关的 3 个方面,长期并发症约 25%~31%,多在术后 1 年内出现。

(1) 与药物相关的并发症约为 26%,药物过量时常见困倦、力弱加重、吞咽困难、构音障碍、癫痫、可能导致昏迷,重时需呼吸支持。剂量不足时出现痉挛加重,突然需要较大剂量提示导管并发症或泵工作障碍。

(2) 与设备有关的问题包括导管故障(阻塞、扭曲、漏液、移位、断裂)、成分失效、电池耗尽、泵工作异常,可能需更换泵及导管,与导管相关的并发症占 15%,与泵相关的并发症约 1%,脑脊液漏的发生率约 4.9%。

(3) 外科操作相关的并发症是切口裂开及感染,有文献报道 ITB 的急性感染率是 4.0%,在成人及儿童患者中,约 6%~9.3% 出现植入区感染,感染者中约半数需取泵治疗,感染治愈后可再次植入,有报道单次植入及二次植入的感染率分别是 6% 及 10%。部分脑瘫患者发育迟缓、营养差、免疫力低下,认为体重轻,年龄小,需胃管进行营养支持或无运动能力者,合并肌张力障碍者易出现并发症而需取泵。采用腹壁筋膜下植入后,补充药物时穿刺难度未增加。因局部切口张力降低,愈合较好,可降低术后感染率,对成人患者可避免术后局部体形过于难看,避免支具磨损。

5. 术后处理 术后应平卧 2~3 天,减少恶心呕吐、头痛、切口损伤或渗出,促进愈合,泵植入区不能进行热敷、透热疗法及 B 超探头直接照射,术后 4 周避免过分活动,如弯腰,扭腰,举高,避免导管脱落,避免康复运动量过大,保证切口充分愈合。

患者需数周到数月时间适应手术后变化,应每 6 个月检查坐椅及所用装备、辅助器材、矫形器和鞋,以适应术后肌张力变化后的情况,防止出现压疮及皮肤磨损。

手术后需要多次调节给药方案,逐步停用原口服解痉药物,不可突然停药。加强医患交流,指导患者认识药物过量及药量不足的表现,康复需要较长时间,并随患者具体情况逐步调整。

(三)评估量表及疗效

1. 评估量表 为评价患者使用鞘内巴氯芬后的改变,常使用以下量表:改良的 Ashworth 评分、痉挛频率评分和独立自理功能评分、粗大运动功能评分。对肌张力障碍型脑瘫,也使用 BAD 量表(Barry-Albright dystonia scale,BAD)和 DIS 量表(Dyskinesia Impairment Scale,DIS)。疼痛和舒适度可使用 VAS 量表(visual analogue scale,VAS)。

(1) Ashworth 肌张力评分(Bales,2016)

1 分:无肌张力增加

2 分:肌张力轻度增高,被动伸、屈时有阻力

3 分:肌张力明显增高,但受累部分仍较容易被伸、屈

4 分:肌张力显著增高,被动活动较困难

5 分:肌张力极度增高,受累部分难以被动活动

(2) 痉挛频率评分(McCormick,2016)

1 分:无痉挛

2 分:运动刺激后偶尔自发痉挛

3 分:偶尔自发痉挛,每小时自发痉挛少于 1 次

4 分:每小时自发痉挛大于 1 次,少于 10 次

5 分:每小时自发痉挛大于 10 次

(3) 独立自理功能评分

1 分:完全依靠两个人才能完成(患者自身作用占 0%~25%)

2 分:有时依靠两个人才能完成(患者自身作用占 25%~50%)

3 分:对 1 个人有中度依赖(患者自身作用占 50%~75%)

4 分:对 1 个人有轻度依赖(患者自身作用占 75%~100%)

5 分:监护下即可

6 分:可自理,有时需帮助

7 分:可自理,不需帮助

2. 疗效 有作者对痉挛型脑瘫患者进行随访,发现 ITB 术后上下肢痉挛均有改善,下肢改善更明显,同时在健康状况、运动功能及护理强度方面都有进步,多数患者父母认为治疗有效,值得推荐。

脑瘫中 15%~25% 为肌张力障碍型,患者丘脑底核的异常输出会刺激运动皮质及辅助运动区,导致运动增多例如肌张力障碍样症状,有作者尝试采用 ITB 治疗肌张力障碍型脑瘫。测试时采用鞘内置管持续灌注给药,86 例患者接受测试,77 例接受 ITB 治疗,每 3 个月进行采用肌张力量表进行

评估,经观察可改善部分症状,虽然肌张力障碍的症状改善有限,但患者生活质量及护理改善86%,语言改善33%。当导管末端放置在 T_4 或更高节段时,较放在较低节段效果好,为肌张力障碍型脑瘫的治疗带来了新的选择。当 ITB 效果不佳,反复出现蛛网膜炎时,有作者采用脑室内巴氯芬灌注(intraventricular baclofen infusions,IVI),部分患者可获得较好效果。

有学者观察48例脑瘫患者,使用 ITB 之前评估,认为有28例需后期矫形手术,使用 ITB 之后,仅有10例需后期矫形手术,认为 ITB 治疗可缓解肌肉痉挛,降低过高的肌张力,可减少肌腱挛缩和骨骼变形,因而可能减少患者后期矫形手术的需要。也有学者报道脑瘫患者使用 ITB 之后,逐步出现脊柱侧凸较术前加重,但与相应对照组比,无统计学意义,且不需外科处理。

据文献报道荷兰脑瘫患者 ITB 治疗的每年总体费用是36 665美元,美国患者的每年费用约42 000美元,而英国患者的每年费用约10 550-19 570美元。ITB 治疗后脑瘫患者的期望寿命与对照组比,目前认为无显著差异。

就脑瘫治疗来说,文献多为单次给药观察,少数是植入泵以后持续给药的观察,采用 Ashworth 评分、痉挛评分、GMF 评分等评价 ITB 的效果。短期来看,ITB 对痉挛型脑瘫有一定效果,对混合型或扭转痉挛型效果差,患者术后 Ashworth 评分、GFM 评分、舒适度、护理强度有改善,生活质量评分的部分指标好转;长期来看,ITB 的效果还需进一步确认。因脑瘫者的症状非常复杂,对 ITB 治疗进行评价的指标也要全面,除 Ashworth 评分、痉挛评分、GFM 评分以外,也要关注患者舒适度、护理强度、生活质量、社会角色参与度的变化。

(四)长期治疗

1. 药物维持原则

(1)根据泵的药物总量、治疗药物浓度、推药速度、症状变化情况调整用药。

(2)为避免药物过量或药物间不利的相互作用,在测试前或术后准备调试剂量时,应尝试逐步降低或停止其他合并应用的口服解痉药物。

(3)术后应密切监护,尤其是术后早期,配备抢救设施及随访,每次调节灌注速度及储液囊药物浓度时都应密切观察。

(4)多数患者需逐步增加药量以维持疗效,精心计算补充药物的周期,防止断药及戒断症状出现,注意无菌操作。

(5)仔细的剂量滴定,如痉挛对患者有一定代偿作用,应维持一定张力,可将白天剂量减低,使活动和护理容易,夜晚增加剂量帮助睡眠。

(6)昏睡副作用可与酒精、镇静剂产生协同作用,避免驾驶、操作机械等危险活动。

(7)有关人员(患者、监护人、护理人员及医生)应当了解治疗风险,药物过量的症状及体征,正确的处理程序,正确保护药物泵及手术部位。

2. 滴定阶段

(1)在测试及滴定阶段,患者需严密监护,监护室设备及人员齐备,具备复苏条件。

(2)泵植入后,为确定全天用量,一般为24小时给测试剂量的2倍,如测试剂量可维持约8小时以上,可在24小时给予测试剂量。在未达到稳定状态时,24小时内一般不增加剂量。

(3)对脑部原因所致痉挛者,在最初24小时后,剂量可每日增加5%~15%,每日只增加1次。

(4)剂量增加后,如效果不明显,需检查泵及导管是否工作正常。

3. 维持阶段

(1)应使用出现较好疗效的最小剂量,最初的数月内剂量可能会逐步增加,多数患者随时间延长需逐步加量。

(2)当所需剂量突然增加时,考虑导管扭曲或移位脱落。

(3)在周期性注药时,剂量可增加10%~40%,当有药物副作用时,每日可减量10%~20%。

(4)长期用药,每日维持剂量为105μg/d~2 000μg/d,平均494μg/d,对超过1 000μg/d的患者,目前经验不多。对年龄<12岁的儿童患者,每日维持在24μg/d~1 199μg/d,多数患者为274μg/d。超过12岁者,剂量与成人相近。

(5)夜间痉挛明显的患者,一般在比希望起效的时间提前2小时将该时段药量增加20%。

(6)在长期使用过程中,有5%患者增加剂量后,效果不明显,可采用休假疗法,在2~4周内,逐步减少巴氯芬用量,并用其他抗痉挛药物治疗,休假后可从最初剂量开始。

4. 副作用及终止治疗 可能出现嗜睡、头晕、眩晕、头痛、低血压、惊厥、激动、寒战、感觉异常、肌张力过低、呼吸困难、恶心、尿潴留、便秘。许多常见反应与药量相关,癫痫发作在剂量不足、过量及维持量治疗时均可出现。终止治疗原因包括植入区感染、切口裂开、脑脊液漏、脑膜炎等。

5. 戒断症状

(1) 临床表现:一般在数小时或数天后出现,常见的是导管异常,如导管脱落、储液囊药量不足,电力不足和人为错误。突然停药导致痉挛反复、加重甚至致命。发痒、低血压、感觉异常、头晕目眩、麻刺感为常见早期症状,在少数病例中,可出现高热、精神状态改变、痉挛加重、肌肉强直、横纹肌溶解、多器官衰竭及死亡,还可出现类似自主反射障碍、感染、恶性高热及其他高代谢状态及表现。

(2) 治疗:迅速恢复巴氯芬灌注,剂量与中断前近似,如恢复暂时有困难,可使用 GABA 激动剂,如使用口服及肠道内巴氯芬,或口服、肠道、静脉用苯二氮䓬类药物可防止出现致命后果。

(3) 预防:按规定复诊,定期注药,同时对泵进行检查。熟悉报警声音,熟悉剂量过低的早期表现。设备电池通常可工作 4~6 年。

6. 药物过量

(1) 临床表现:可出现嗜睡、头晕目眩、呼吸抑制、癫痫发作、意识丧失或昏迷,可突然或隐蔽出现,一般由泵工作障碍及剂量错误所致。尤其是在测试阶段、药物滴定阶段及停用一段时间后再次使用时。敏感患者在鞘注 $25\mu g$ 即可出现过量表现。

(2) 治疗:发现后应立即住院,并尽快排空储液囊。

处理呼吸抑制,必要时可气管插管,直到药物被清除。如无腰穿禁忌证,可放脑脊液 30~40ml,以降低 CSF 中的药物浓度。

(3) 预防:熟悉过量的早期表现,如出现少有的症状、副作用及其他身体改变,应及时就医。

7. 患者注意事项　随身携带病历卡及急救卡;坚持随访及定期注药;感觉不适时及时就诊;了解泵的名称型号及药物名称;当运动量及形式渐渐增加,与医生讨论调节剂量;做 MRI 扫描前后应有医生检查泵系统;可以行 B 超检查,但探头勿直接对准泵;可使用移动电话,微波炉;当泵发出柔和的报警声时,可能是需注药、电量低或泵工作故障;因其他疾患就诊时告知泵植入史;让亲人及朋友了解

病情,以便危急时可提供帮助;外出旅行时通知医生检查药量。

(五) 现状及方向

总之,ITB 对单纯痉挛型脑瘫效果好,对混合型或扭转痉挛型有一定效果。由于观察病例数比较少,随访时间短,方法学方面无严格的对照和双盲设计,结论的客观性有待进一步验证。ITB 治疗时机、是否会减少患者后期矫形手术的需要,以及长期并发症、长期经济负担、长期性价比等尚无定论,对运动功能、生长发育、骨骼情况等方面的影响仍需多中心研究。

四、选择性周围神经切断术

选择性周围神经切断术(SPN)通过切断支配痉挛肌群的部分运动纤维,达到缓解肌肉痉挛的效果。因其手术创伤小,可多个部位同时进行,临床应用逐步广泛。适用于痉挛范围比较局限,经初步康复和药物治疗无效或效果差,无固定挛缩畸形的患者。

(一) 历史

选择性周围神经切断术可追溯到 1887 年,Lorenz 采用周围神经切断治疗髋内收肌痉挛,1912年 Stoffel 采用此术式治疗足部痉挛。此术式由法国学者 Sindou 加以发展,并于 1985 年发表了一篇采用 SPN 治疗 47 例足部痉挛的报道,采用 Ashworth 评分评价肌张力变化,采用被动关节活动范围评价运动改变。

(二) 目前现状

1. 病理生理　根据患者具体症状,针对性选择相应神经进行手术。针对四肢不同部位的痉挛采用不同术式:如针对肘痉挛选择肌皮神经,针对腕、指痉挛选择正中神经和尺神经,针对肩内收痉挛选择臂丛神经。针对踝痉挛选择胫神经,髋内收痉挛选择闭孔神经,胫后神经 SPN 手术可治疗足内翻,脚趾屈曲,腓肠肌支神经 SPN 可治疗马蹄足、踝阵挛。

理论上,切断 50%~80% 的支配痉挛肌群的运动纤维,可达到缓解痉挛的效果。实际操作中,为避免切断过多运动纤维,近年多数文献报道的切断比例不超过 50%。手术是在支配痉挛肌群的运动神经末梢进行,目的在于去除过高的肌张力,术中需要识别及切断与痉挛有关的神经束,因部分阻断

了痉挛肌群的运动反射弧,使痉挛肌群和拮抗肌群重新达到一个新的平衡。

由于这种术式仅切断部分运动纤维和本体感觉纤维,剩余的运动纤维仍可支配相应肌肉运动。此术式经反复改进,通过术中电生理监测,协助识别参与痉挛肌群运动反射弧的神经束,同时识别和保护感觉神经,以免术后出现神经痛及痛觉超敏。

2. 手术适应证及禁忌证

(1)手术适应证:痉挛性脑瘫,或以痉挛为主的混合型脑瘫,痉挛部位局限,痉挛肌群明确,肌张力3级及以上;痉挛严重,影响日常生活及功能训练,痉挛状态基本稳定;肌力在3级以上,具有一定肢体运动功能;无严重肌腱挛缩或关节变形;智力可配合术后康复训练;脑卒中、脑外伤、脊髓损伤导致的局限痉挛。

(2)手术禁忌证:锥体外系损害表现为主,如扭转痉挛,手足徐动等;痉挛严重,呈强直表现;肌力在3级以下,运动功能差;存在严重的肌腱挛缩,关节变形等;智力低下。

在查体判断病情的同时,推荐采用长效局麻药(如布比卡因)对外周神经进行局部阻滞,预测手术效果。根据患者症状变化及出现的副作用综合评估,哪个位置神经阻滞后整体效果最好,就选择该部位行SPN手术。

3. 手术方法 手术需全身麻醉下进行,麻醉后再次检查受累关节活动度及肌肉痉挛情况,如存在肌腱挛缩及关节固定畸形,可同时行肌腱延长、关节松解等。

根据需处理的神经选择相应体位及切口位置。通常正中神经手术一般选择在肘部,闭孔神经选择在大腿内上方,长收肌和大收肌之间的间隙内,胫神经和腓神经手术选择在腘窝做切开。切开时注意保护表浅静脉及皮神经。在肌间隙显露神经可减少手术损伤。神经切断部位在支配痉挛肌肉的运动神经末梢,通过切断部分运动纤维,以缓解肌肉痉挛。术中于显微镜下把神经干分为8~12小束,然后应用刺激电极区分感觉纤维、运动纤维,再确定引起痉挛的阈值较低的神经小束。最后根据术前痉挛程度、肌力、肌张力情况综合判断,决定切断比例,通常为30%~50%。术中相应神经束切断前后采用肌电图监测 复合动作电位,根据肌电图提示,辅助判断切断比例是否充分。神经断端用双极电凝烧灼,避免术后出现神经纤维瘤。

4. 评估方法 目前无统一评估方法,可采用GMFM88量表的D区(站立)、E区(走、跑、跳)指标评估粗大运动功能,Berg平衡量表,改良Ashworth分级、医师等级评价量表(Physician rating scale,PRS)评价下肢姿势及步态,也有采用日常生活能力量表(activity of daily living scale,ADL)及(Fugl-Meyer assessment,FMA)运动功能评分量表。

5. 手术效果 经术后随访,提示SPN在缓解痉挛及肌张力、改善步态、提高粗大运动功能和平衡方面有明显效果。肌张力Ashworth评级从2.8降到0.4,级,踝关节活动范围从39.5°增加到66°功能量表改善文献报道差异较大,但不如痉挛改善明显。

6. 并发症 术后肢体感觉障碍约为3.7%~12.3%,肢体乏力11%~26.2%,多数可逐渐消失。术后约6.4%的患者痉挛无缓解,4.9%的患者痉挛复发等。其他并发症有出血、感染,切口裂开,肌肉萎缩。如感觉神经受损,可出现痛觉过敏,顽固性神经痛、反射性交感神经营养不良等。

(三)注意事项

与选择性背根切断术比较,SPN的手术部位比较灵活,创伤小,卧床时间短,可尽早开始康复锻炼,效果肯定,但术后易复发。提示术前评估及手术技术仍需完善,比如如何准确全面判断痉挛肌群,完善术中电刺激技术,客观判断切断比例,以更好地提高疗效,减少并发症。

文献对SPN的报道,多为单中心的病例报道,多中心的系统性研究较少。从结果看,对缓解局部痉挛,提高运动功能有一定效果。有一项随机对照研究,对采用SPN和肉毒素注射治疗足痉挛进行比较,结果提示在改善痉挛方面,SPN的效果优于肉毒素注射,但在功能改善方面,两者效果类似,无明显差异。脑瘫患者的症状复杂,评估治疗效果不仅要关注评估量表的变化,也有关注患者本人及家属的主观感受,以便全面判断手术效果。

(胡永生 马凯)

参考文献

[1] GULATI S,SONDHI V. CEREBRAL PALSY:An Overview [J]. Indian J Pediatr,2018,85(11):1006-1016.

[2] 林庆,李松,刘建蒙,等. 江苏七城市小儿脑性瘫痪的患

病状况分析[J].中华儿科杂志,1999,37(1):42-44.

[3] KAKOOZA-MWESIGE A,FORSSBERG H,ELIASSON A C,et al. Cerebral palsy in children in Kampala,Uganda:clinical subtypes,motor function and co-morbidities[J]. BMC Res Notes,2015,23(8):166.

[4] 林庆,李松.小儿脑性瘫痪[M].北京:北京医科大学出版社,2000:92-93.

[5] GOYAL V,LAISRAM N,WADHWA R K,et al. Prospective Randomized Study of Oral Diazepam and Baclofen on Spasticity in Cerebral Palsy[J]. J Clin Diagn Res,2016,10(6):RC01-5.

[6] PAVONE V,TESTA G,RESTIVO D A,et al. Botulinum Toxin Treatment for Limb Spasticity in Childhood Cerebral Palsy[J]. Front Pharmacol,2016,19(7):29.

[7] KAI M,YONGJIE L,PING Z. Long-term results of selective dorsal rhizotomy for hereditary spastic paraparesis[J]. J Clin Neurosci,2014,21(1):116-120.

[8] SANGER T D. Deep brain stimulation for cerebral palsy:where are we now?[J]. Dev Med Child Neurol,2020,62(1):28-33.

[9] BONOUVRIÉ L,BECHER J,SOUDANT D,et al. The effect of intrathecal baclofen treatment on activities of daily life in children and young adults with cerebral palsy and progressive neurological disorders[J]. Eur J Paediatr Neurol,2016,20(4):538-544.

[10] THOMAS S P,ADDISON A P,CURRY D J. Surgical Tone Reduction in Cerebral Palsy[J]. Phys Med Rehabil Clin N Am,2020,31(1):91-105.

[11] AILON T,BEAUCHAMP R,MILLER S,et al. Long-term outcome after selective dorsal rhizotomy in children with spastic cerebral palsy[J]. Childs Nerv Syst,2015,31(3):415-423.

[12] BALES J,APKON S,OSORIO M,et al. Infra-Conus Single-Level Laminectomy for Selective Dorsal Rhizotomy:Technical Advance[J]. Pediatr Neurosurg,2016,51(6):284-291.

[13] 马凯,李勇杰.脑瘫患者脊神经后根运动阈值的研究[J].立体定向和功能性神经外科杂志,2004,17(3):141-143.

[14] 马凯,李勇杰,胡永生.选择性脊神经后根切断术治疗脑瘫马蹄足[J].中国微侵袭神经外科杂志,2004,9(11):487-488.

[15] 马凯,李勇杰,庄平,等.肛门括约肌肌电图监测下双侧L2~S2选择性脊神经后根切断术治疗痉挛性脑瘫[J].中华神经外科杂志,2007,23(1):35-38.

[16] WANG X,WANG T,TIAN Z,et al. Asleep-awake-asleep regimen for epilepsy surgery:a prospective study of target-controlled infusion versus manually controlled infusion technique[J]. J Clin Anesth,2016,32:92-100.

[17] PUNJASAWADWONG Y,PHONGCHIEWBOON A,BUNCHUNGMONGKOL N. Bispectral index for improving anaesthetic delivery and postoperative recovery[J]. Cochrane Database Syst Rev,2014,17(6):CD003843.

[18] 马凯,李勇杰,庄平,等.选择性脊神经后根切断的术中电生理监测[J].中国微侵袭神经外科杂志,2006,11(12):543-545.

[19] 马凯,李勇杰,庄平,等.脑瘫手术中肌电图监测的应用[J].中国微侵袭神经外科杂志,2005,10(2):67-68.

[20] SITTHINAMSUWAN B,NUNTA-AREE S. Ablative neurosurgery for movement disorders related to cerebral palsy[J]. J Neurosurg Sci,2015,59(4):393-404.

[21] SOKAL P,RUDAŚ M,HARAT M,et al. Deep anterior cerebellar stimulation reduces symptoms of secondary dystonia in patients with cerebral palsy treated due to spasticity[J]. Clin Neurol Neurosurg,2015,135:62-68.

[22] BRÜGGEMANN N,KÜHN A,SCHNEIDER S A,et al. Short- and long-term outcome of chronic pallidal neurostimulation in monogenic isolated dystonia[J]. Neurology,2015,84(9):895-903.

[23] CIF L. Deep brain stimulation in dystonic cerebral palsy:for whom and forwhat?[J]. Eur J Neurol,2015,22(3):423-425.

[24] ELZE M C,GIMENO H,TUSTIN K,et al. Burke-Fahn-Marsden dystonia severity,Gross Motor,Manual Ability,and Communication Function Classification scales in childhood hyperkinetic movement disorders including cerebral palsy:a 'Rosetta Stone' study[J]. Dev Med Child Neurol,2016,58(2):145-153.

[25] ROMITO L M,ZORZI G,MARRAS C E,et al. Pallidal stimulation for acquired dystonia due to cerebral palsy:beyond 5 years[J]. Eur J Neurol. 2015,22(3):426-432.

[26] BONOUVRIÉ L A,BECHER J G,VLES J H,et al. The Effect of Intrathecal Baclofen in Dyskinetic Cerebral Palsy:The IDYS Trial[J]. Ann Neurol,2019,86(1):79-90.

[27] KRAUS T,GEGENLEITNER K,SVEHLIK M,et al. Long-term therapy with intrathecal baclofen improves quality of life in children with severe spastic cerebral palsy[J]. Eur J Paediatr Neurol,2017,21(3):565-569.

[28] THAKUR S K,RUBIN B A,HARTER D H. Long-term follow-up for lumbar intrathecal baclofen catheters placed using the paraspinal subfascial technique[J]. J Neurosurg Pediatr,2016,17(3):357-360.

[29] MOTTA F,ANTONELLO C E. Analysis of complications in 430 consecutive pediatric patients treated with intrathecal baclofen therapy:14-year experience[J]. J Neurosurg Pediatr,2014,13(3):301-306.

[30] BALES J,APKON S,OSORIO M,et al. Infra-Conus

Single-Level Laminectomy for Selective Dorsal Rhizotomy：Technical Advance［J］. Pediatr Neurosurg，2016，51（6）：284-291.

［31］MCCORMICK Z L，CHU S K，BINLER D，et al. Intrathecal Versus Oral Baclofen：A Matched Cohort Study of Spasticity，Pain，Sleep，Fatigue，and Quality of Life［J］. Pm & R the Journal of Injury Function & Rehabilitation，2016，8（6）：553-562.

［32］TURNER M，NGUYEN H S，COHEN-GADOL A A. Intraventricular baclofen as an alternative to intrathecal baclofen for intractable spasticity or dystonia：outcomes and technical considerations［J］. J Neurosurg Pediatr，2012，10（4）：315-319.

［33］SINDOU M P，SIMON F，MERTENS P，et al. Selective peripheral neurotomy（SPN）for spasticity in childhood［J］. Childs Nerv Syst，2007，23（9）：957－970.

［34］MADSEN P J，ISAACCHEN H C，LANG S S. Neurosurgical Approaches［J］. Phys Med Rehabil Clin N Am，2018，29（3）：553-565.

［35］王东，申俊峰，李祥荣，等. 周围神经缩窄术治疗痉挛型脑瘫的疗效分析［J］. 中华脑科疾病与康复杂志（电子版），2021，11（1）：4-8.

［36］袁俊英，董辉，曾宪旭，等. 周围神经缩窄术结合康复训练对痉挛型脑性瘫痪患儿运动功能的影响［J］. 中华实用儿科临床杂志，2014，29（20）：1578-1582.

［37］SITTHINAMSUWAN B，CHANVANITKULCHAI K，PHONWIJIT L，et al. Utilization of intraoperative electromyography for selecting targeted fascicles and determining the degree of fascicular resection in selective tibial neurotomy for ankle spasticity［J］. Acta Neurochir（Wien），2013，155（6）：1143-1149.

［38］廉民学，王宁，鲍刚，等. 80例痉挛型脑瘫患者的显微手术治疗［J］. 西安交通大学学报（医学版），2021，42（3）：359-362.

第十四章　颈部肌张力障碍

第一节　概述

颈部肌张力障碍(cervical dystonia,CD),亦称痉挛性斜颈,其特征是头颈部不自主地异常运动和/或异常姿势,常伴有震颤或疼痛。颈部肌张力障碍以特发性最为多见,部分患者为遗传性或获得性。治疗方法主要包括物理和康复、口服药治疗、A型肉毒毒素局部注射和外科手术治疗。

一、流行病学和分类

颈部肌张力障碍年发病率为 0.8/10 万 ~1.1/10万,患病率为 5.7/10 万 ~8.9/10 万,可发生于任何年龄,以青中年起病居多,女性多于男性。颈部肌张力障碍是最常见的局灶型肌张力障碍,约 1/3 成人发病的颈部肌张力障碍患者可在数年内进展为节段型或全身型肌张力障碍,常合并上肢肌张力障碍、书写痉挛、口下颌肌张力障碍。

以往根据异常运动和姿势的不同,颈部肌张力障碍分为扭转、侧倾、前屈和后伸四种基本类型及混合型。其中转颈最为常见,出现在 90% 的颈部肌张力障碍的患者中,其次为侧颈,约有一半患者的异常姿势中有侧倾的成分,前屈(30%)和后伸(15%)相对少见。进一步研究发现,颈部肌张力障碍可以分为主要累及头枕部和上颈部的"斜头"和主要累及下颈部的"斜颈"(图 14-1-1),以及在矢状位上向前、向后移位,或偏离中线向一侧移位(图 14-1-2)。

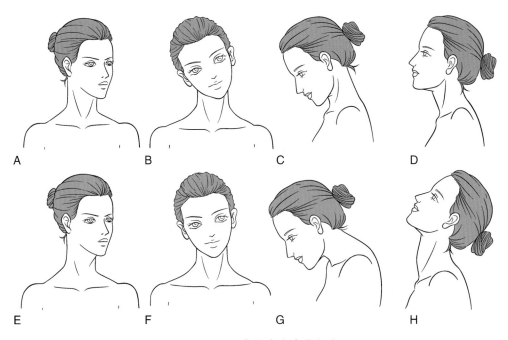

图 14-1-1　颈部肌张力障碍分型
A. 转头;B. 侧头;C. 屈头;D. 伸头;E. 转颈;F. 侧颈;G. 屈颈;H. 伸颈。

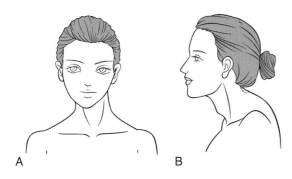

图 14-1-2　颈部肌张力障碍中的移位
A. 右侧移位;B. 矢状前移位。

二、病因及病理生理机制

肌张力障碍的病因及其发病机制尚不明确,普遍认为是遗传易感性和环境因素共同作用的结果。发病机制的研究主要集中于以下几个方面:

1. 抑制降低　神经系统是由兴奋性和抑制性环路构成,并保持彼此平衡。电生理和功能影像研究已证实在肌张力障碍患者的神经系统中存在多个解剖结构的抑制异常,通过影响皮质 - 基底核 - 丘脑 - 皮质通路发挥作用,过度活动可能与运动控制的抑制缺失相关。

2. 感觉运动整合异常　尽管肌张力障碍被认为是运动障碍病,但患者在异常动作出现前往往先感觉局部疼痛不适。感觉输入似乎对于肌张力障碍性运动具有调节作用,通过感觉诡计,患者轻微触碰头颈部,可以明显减轻颈部异常运动和扭转姿势。功能影像研究显示感觉皮质如初级感觉皮质、次级感觉皮质、后顶叶皮质等存在异常,感觉皮质的异常可先于运动皮质,在症状轻微时就会出现。

3. 错误适应的可塑性　部分肌张力障碍与高度熟练或是重复动作相联系。异常且缺乏控制的可塑性可以解释重复动作导致感觉运动皮质的无序重组最终产生肌张力障碍症状,但同时也示可能与抑制不足相关。

4. 遗传异常　部分肌张力障碍存在明确的致病基因,即遗传性肌张力障碍,可能在细胞骨架、跨膜转运、能量代谢、神经递质等方面存在异常而导致肌张力障碍的发生。围生期脑损伤、药物、感染、免疫等多种病因,可能损伤脑部,特别是基底核区,导致获得性肌张力障碍。

第二节　临床表现

一、症状及体征

颈部肌张力障碍大多起病缓慢。初始可表现为间断性头颈部在某个方向的急促、节奏性运动,继而出现持续性姿势异常。当患者试图矫正或维持头颈正常姿势时,约 1/3 的患者出现头部震颤,部分患者以震颤为首发症状。颈部肌张力障碍一般在压力或疲劳时加重,也可以被多种缓解技巧(感觉诡计)短暂控制,如触摸下巴、面部或头枕部等。颈部肌张力障碍患者常伴随疼痛、本体感受障碍以及抑郁、焦虑等不良情绪,这些非运动症状可能导致工作能力降低、社交障碍,并影响日常生活。约 10%~15% 的颈部肌张力障碍患者发病 1 年内可有一过性缓解,以异常运动为主要表现的患者较持续性头颈部偏斜的患者更有可能出现,可持续数天或数月,但大多数复发。

查体时可发现颈部的异常运动和 / 或异常姿势,受累肌肉肥大。颈部的深浅肌肉均可受累,但以胸锁乳突肌、头颈夹肌、斜方肌、斜角肌等肌肉的异常收缩最为常见。约 30% 可能继发颈椎关节病、颈神经根病、脊柱侧凸等,长期的肌肉痉挛可以导致肌肉挛缩畸形,继发出现的软组织和骨骼改变进一步加重姿势异常,影响肉毒毒素和手术的治疗效果。

头颈部异常姿势 / 运动的判断需基于 8 种基本类型,绝大多数都可以通过直接观察头长轴和颈椎以及颈椎和胸椎之间夹角变化加以区别。在鉴别侧倾姿势中的侧头和侧颈时,需要在正面对患者进行观察,而对于前屈和后伸姿势的患者,需要在侧面观察患者的异常姿态。斜头的患者头长轴和颈椎之间的夹角变小,颈椎和胸椎之间的夹角不变。而斜颈患者则相反,头长轴和颈椎之间的夹角不变,颈椎和胸椎之间的夹角变小。图 14-2-1 显示侧头和侧颈的鉴别,图 14-2-2 显示屈头和屈颈的鉴别。扭转型肌张力障碍的鉴别较为困难,可以通过观察喉结与中线的位置关系来粗略判断。在转头时,喉结基本位于身体中线上,而转颈时喉结往往会偏离中线位置。利用直立位颈椎 CT 或 MRI 对斜头和斜颈进一步分析,对比高位(C2 层面)和低

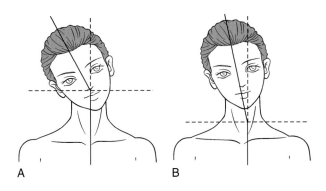

图 14-2-1　正面观察鉴别侧头和侧颈

A. 侧头；B. 侧颈。

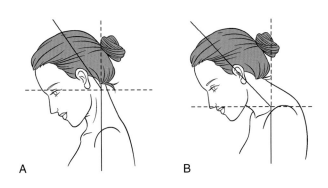

图 14-2-2　侧面观察鉴别屈头和屈颈

A. 屈头；B. 屈颈。

位（C7 层面）颈椎的位置，可以对颈部肌张力障碍进行精确判断。但常规的 CT 或 MRI 需要患者处于平卧位，对异常姿势的判断会有影响，需在特殊的立位 CT 或 MRI 下完成。

临床工作中，只有少数患者的异常姿势符合以上 8 种基本类型中的某一种类型，多数患者表现为 2 种或 2 种以上类型的组合形式，其中较为固定的模式是移位。移位可以分为 2 种：侧移位和矢状移位，图 14-1-2A 中所示右侧移位可以分解为向右侧颈和向左侧头的组合，图 14-1-2B 所示矢状前移位为向前屈颈和向后伸头的组合。在颈部肌张力障碍中，移位可以作为基本类型来考虑。表 14-2-1 列出了 11 种颈部肌张力障碍的基本类型、临床表现及可能的责任肌肉。

二、辅助检查

1. 实验室　一般实验室化验指标并无特殊提示。感染、肿瘤、免疫筛查中的异常发现有助于获得性颈部肌张力障碍的诊断。血氨基酸和尿有机酸检查异常提示遗传代谢病的可能。血清铜蓝蛋白、红细胞形态学检查异常，对于遗传变性病具有诊断价值。

2. 影像学　一般无异常发现。对于合并其他神经系统症状或全身多系统受累的患者，建议进行脑影像学检查筛查。特征性的影像学发现如基底核钙化、铁沉积等对于特殊类型的遗传变性病具有诊断价值。脑 CT 对于颅内钙化的诊断价值优于脑 MRI。磁敏感加权成像（SWI）或 T2 对于脑组织铁沉积神经变性病的诊断价值优于常规 MRI。

3. 基因检查　基因检查阳性支持遗传性颈部

表 14-2-1　颈部肌张力障碍的临床表现、分型和可能的责任肌肉

临床表现	分型	可能的责任肌肉
扭转	转头	对侧：胸锁乳突肌、斜方肌降部、头半棘肌 同侧：头下斜肌、头最长肌、头夹肌
	转颈	同侧：颈半棘肌、肩胛提肌、颈夹肌、颈最长肌
侧倾	侧头	同侧：胸锁乳突肌、斜方肌降部、头夹肌、头半棘肌、颈夹肌、头最长肌、肩胛提肌
	侧颈	同侧：肩胛提肌、颈半棘肌、前斜角肌、中斜角肌、颈最长肌
	侧移位	同侧侧颈及对侧侧头的相关肌肉
前屈	屈头	双侧：头长肌、肩胛提肌、胸锁乳突肌
	屈颈	双侧：前斜角肌、中斜角肌、肩胛提肌、颈长肌
	矢状前移位	双侧屈颈和伸头相关肌肉
后伸	伸头	双侧：头下斜肌、头半棘肌、斜方肌降部、头夹肌、颈夹肌、胸锁乳突肌
	伸颈	双侧：颈半棘肌、颈夹肌
	矢状后移位	双侧伸颈和屈头相关肌肉

肌张力障碍。DYT-THAP1、DYT-ANO3、DYT-GNAL 多表现为单纯型颈部肌张力障碍,在肌张力障碍合并肌阵挛或帕金森症状的复合类型中,DYT-GCH1、DYT-TH、DYT-SPR、DYT-SGCE 可能仅表现为颈部肌张力障碍。值得注意的是,在多数情况下,颈部肌张力障碍仅是初始症状或部分症状,患者还可能合并神经系统其他表现或全身症状,检测时不应只拘泥于某些遗传性肌张力障碍,应全面分析患者的临床表现和疾病进展情况,根据患者的实际条件,选择性价比高的基因检测方法。

第三节 诊断及鉴别诊断

一、诊断和评估

1. 诊断 根据对患者的不自主运动进行运动分析,并结合受累部位,可以确定颈部肌张力障碍。病史、头颈部 MRI、实验室检查可用于明确获得性病因和神经变性病,基因检查可以明确遗传性病因。如果患者既未发现明确的获得性致病原因,基因检查也未发现致病基因,则考虑为特发性。诊断流程图 14-3-1。

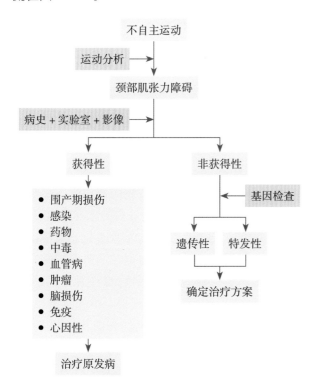

图 14-3-1 颈部肌张力障碍的诊断和治疗流程

2. 评估

(1) 运动症状评估:推荐使用标准录像流程如实记录异常运动的表现,联合应用量表或问卷,客观评价疾病特点、严重程度及临床干预疗效。颈部肌张力障碍影响量表(CDIP-58)、西多伦多痉挛性斜颈评分量表(TWSTRS)和 Tsui 评分是颈部肌张力障碍评估时的常用量表。

(2) 非运动症状:肌张力障碍患者还需评估其骨骼固定畸形的情况、伤残程度、健康状况调查问卷(SF-36)、日常生活能力和疼痛强度(VAS)。

(3) 认知评估:可采用简易精神状态检查量表(MMSE)、蒙特利尔认知量表(MoCA)或韦氏成人智力量表(WAIS)评估患者的认知功能。

(4) 精神评估:可采用汉密尔顿焦虑量表(HAMA)或汉密尔顿抑郁量表(HAMD)、SAS 焦虑自评量表或 SDS 抑郁自评量表,以及贝克抑郁自评量表(BDI)评估患者的精神状态。对于精神类药物相关的迟发性颈部肌张力障碍患者,需请精神专科评估患者的精神状态。

二、鉴别诊断

1. 假性颈部肌张力障碍 颈椎骨关节炎或畸形、颈部外伤或肿瘤、颈部软组织感染继发的颈部姿势异常,眩晕导致的强迫头位,先天性肌性斜颈或第Ⅳ对脑神经麻痹形成的代偿性姿势,特殊疾病如桑迪弗(Sandifer)综合征(又称食管裂孔疝伴痉挛性斜颈)、儿童发作性斜颈、神经肌肉病也可以出现颈部姿势异常。

2. 获得性颈部肌张力障碍 药物导致的迟发性运动障碍,常表现为颈部肌张力障碍,颈部外伤诱发的颈部肌张力障碍常以固定姿势、缺乏缓解技巧、局部肌肉明显肥大和严重的灼痛为特征,围生期损伤、感染、免疫、肿瘤等也可表现为颈部肌张力障碍,病史和辅助检查有助于获得性肌张力障碍的诊断。

3. 神经系统变性病 多系统萎缩中的颈部前屈、进行性核上性麻痹中的颈部后伸是较为特征性表现,帕金森病、脊髓小脑共济失调等也可表现为颈部肌张力障碍,神经系统查体和特殊的影像学表现有助于鉴别。

第四节　治疗方法

目前对于大多数颈部肌张力障碍尚无有效的病因学治疗方法,主要采用对症治疗。治疗目标包括减少不自主运动、纠正异常姿势、减轻疼痛,避免受累肌肉发生挛缩,减少局部组织、骨骼、关节、颈椎间盘的继发性改变,进而改善功能及提高患者的生活质量。临床上应根据颈部肌张力障碍患者的具体情况,选择支持和康复治疗、口服药物、肉毒毒素注射和手术治疗等综合措施,实现患者的个体功能和生活质量的最大改善。

一、非手术治疗

1. 支持和康复治疗　首先要进行心理疏导,充分与患者及家属沟通,使其理解疾病的性质,建立对疗效的合理预期。强化感觉诡计有助于减轻颈部肌张力障碍的早期症状。重复经颅磁刺激(repetitive transcranial magnetic stimulation,rTMS)、生物反馈等辅助治疗方法在部分患者中也获得了疗效。

2. 病因治疗　目前仅对一些特定的获得性肌张力障碍采用病因治疗,如药物诱发的病例可及时停药并应用拮抗剂治疗,由抗精神病药物引起的急性肌张力障碍主要使用抗胆碱能药物治疗,由自身免疫性脑损害导致的肌张力障碍,可以采用免疫治疗。

3. 口服药治疗　左旋多巴和多巴胺受体激动剂可以用于多巴反应性肌张力不全的替代治疗,临床疑诊此病的患者可首选多巴胺能药物进行诊断性治疗。抗胆碱能药物、苯二氮䓬类药物、多巴胺受体拮抗剂和多巴胺耗竭剂、肌松剂都有一定的临床应用经验,但尚缺乏大规模对照研究证据。

4. A型肉毒毒素局部肌内注射　肉毒毒素被国内外指南一致推荐为颈部肌张力障碍首选的治疗方法。颈部肌张力障碍的肉毒毒素注射要点包括:①头颈部异常姿势/运动的准确判断;②责任肌肉的正确选择;③靶肌肉的精准治疗;④注射剂量的确定。

头颈部异常姿势/运动的准确判断是确定责任肌肉的基础,经验丰富的注射医生具有熟练的肌肉解剖知识,结合患者的异常姿势/运动、肌肉肥大

和疼痛等特征,确定表浅靶肌肉的位置,可以徒手完成简单类型的颈部肌张力障碍注射。但注射经验不足的医生、复杂类型的病例、以往注射疗效欠佳以及靶肌肉属于深部肌肉时,需要在肌电图、超声、SPECT/PET等辅助手段的引导下完成注射。应根据肌肉类型、肌肉痉挛程度、肌肉大小等,为个体患者量身定制注射剂量。每块肌肉都有不同的注射剂量,表14-4-1是常见的颈部受累肌肉的参考注射剂量,每次注射应记录每块肌肉的毒素浓度、剂量和注射肌肉数量,为了实现最佳的症状减轻和功能获益,减少不良反应,可能需要两到三次治疗周期以滴定剂量。

表 14-4-1　常见颈部肌肉的参考注射剂量

肌肉名称	保妥适/衡力(单位)
胸锁乳突肌	20~50
头夹肌	40~100
头半棘肌	20~100
斜方肌	25~100
提肩胛肌	20~100
斜角肌	5~30
头长肌	5~15
颈长肌	15~30
头下斜肌	10~20

保妥适(BOTOX):美国进口注射用A型肉毒毒素;衡力:国产兰州注射用A型肉毒毒素。

颈部肌张力障碍注射后的常见不良反应包括注射部位或其邻近组织的疼痛、颈肌无力、吞咽困难、流感样症状、过敏等,一般程度不重,可在数周内自行好转。其中最值得关注的是程度不等的吞咽困难,在20%~30%的接受注射的患者中出现,大多为吞咽不适或哽噎感,很少需要鼻饲。吞咽困难的出现主要因为肉毒毒素向咽喉部肌肉的弥散以及少量毒素进入血液循环所致,与注射技术、注射剂量、注射浓度和个体差异相关。增加毒素浓度、胸锁乳突肌的上1/3注射和双侧胸锁乳突肌和舌骨肌注射时减少注射剂量,可以降低吞咽困难的发生率。减少双侧头夹肌和头半棘肌的注射剂量,有助于减少颈部无力的发生。

少数颈部肌张力障碍患者在肉毒毒素治疗后,临床症状的缓解可以长达数年,甚至完全消失,但

是绝大多数患者在单次治疗数月后疗效减退,需要再次注射以维持疗效。长期的随诊研究显示在多次肉毒毒素治疗后,总体疗效、最佳疗效及最佳疗效的持续时间均优于首次治疗,不良反应也有减轻,证实了肉毒毒素长期治疗的安全性和有效性。少数患者长期治疗后出现疗效减退,首先应确定治疗方案是否恰当、肌肉选择是否准确、注射剂量是否充分。在排除上述影响因素后,要考虑继发性无应答的可能。肉毒毒素中和性抗体的产生是导致继发性无效的重要原因。肉毒毒素本质为异体蛋白,具有免疫原性。目前认为大剂量、频繁注射是产生抗体的主要危险因素,长期治疗的患者应注意合理治疗间隔,原则上不应短于3个月。

二、手术治疗

(一)脑深部电刺激

1. 手术适应证和禁忌证

(1)口服药物和肉毒毒素等非手术疗法治疗效果欠佳的特发性或遗传性颈部肌张力障碍患者,推荐 DBS 治疗。

(2)药物迟发性运动障碍累及颈部的患者,推荐 DBS 治疗。

(3)神经系统变性病合并颈部肌张力障碍的患者,可以谨慎尝试 DBS 治疗。

(4)基底核区轻度结构异常不应作为 DBS 禁忌证。

(5)轻重度焦虑、抑郁的患者不应作为 DBS 禁忌证,难治性患者建议精神科治疗,病情稳定后再进行手术评估。

(6)药物治疗稳定的精神分裂症不应作为 DBS 禁忌证,但对于药物无法有效控制精神症状的患者,不推荐 DBS 治疗。

(7)明显认知功能障碍并影响日常生活能力的患者、存在明显医学共存疾病影响手术或生存期的患者,需要慎重评估风险及获益,与患者及家属充分沟通后确定是否手术。

2. 围手术期管理

(1)术前准备

1)确认患者身体状态是否符合手术要求,禁食水、备皮。

2)确认手术设备。主要包括三钉式颅脑定位头架,立体定向头架弧弓部分、手摇钻及电生理设备的灭菌,程控仪及测试刺激器,电生理设备耗材备品,患者手术植入设备。

3)手术前安装立体定向头架,然后进行影像学扫描。无框架导航或 Rosa 机械手臂手术需要术前在颅骨固定 CT 显影头钉,然后进行 CT 影像学扫描,并与 MRI 影像融合。结合影像学资料通过手术计划系统或术中导航系统计算手术靶点坐标及最佳进针角度(应避开侧脑室和颅内血管)。术前的头颅 MRI 检查,一方面有助于确认诊断,另一方面还可能发现构成手术禁忌或增加手术难度的其他结构异常。若患者因身体原因无法完成 MRI 检查,也可行 CT 检查替代。

4)患者及家属教育:主要内容包括 DBS 手术及基本过程介绍、手术时间、手术风险、术后程控介绍等,并了解患者的治疗预期。患者家属教育可以侧重于患者的术前饮食、服药和护理、术后护理以及如何配合医生治疗等方面。

(2)手术流程

1)靶点选择:颈部肌张力障碍患者可选择内侧苍白球(globus pallidus internal,GPi)或丘脑底核(subthalamic nucleus,STN)。

2)手术步骤:患者进入手术室后,消毒、铺巾、颅骨钻孔,根据靶点坐标和进针角度植入 DBS 电极。对于可以耐受局部麻醉手术的患者,在电极植入时可以进行术中神经电生理测试;对于颈部异常姿势和异常运动严重的患者,建议直接行全身麻醉手术,通过影像学、电生理辅助验证刺激电极的位置,随即在全身麻醉状态下植入延伸导线和脉冲发生器,并测试系统电阻,确认 DBS 系统连接正常。对于效果不确切的肌张力障碍,可以进行分期手术,即一期手术时仅植入 DBS 电极,电极植入后在接通临时刺激器,调节刺激参数并观察疗效;根据症状改善情况,决定是否进行二期手术。

(3)术后管理

1)DBS 术后的影像学复查:术后常规进行头颅影像学检查,以再次确认电极植入的位置,明确术后是否有颅内出血、颅内积气以及脑水肿等情况。头颅 CT 扫描无特殊要求,若病情需要进行头颅 MRI 扫描,需考虑特定的 MRI 系统以及 DBS 系统的特殊参数设置和限定。

2)术后药物调整:多数颈部肌张力障碍患者 DBS 手术后可以逐渐减药或停药,在减药或停药过程中,切忌迅速撤药,以免引起不适。需注意药物与程控参数的相互影响和协同作用。兼顾运动与非运动症状。

3)术后开机和程控:患者一般情况良好,脑水肿消退后即可开机,肌张力障碍症状严重者可尽早开机。患者在开机前及每次程控前均要进行阻抗测试,正常情况下电极触点与脉冲发生器之间的阻抗在 500~2 000Ω 范围内,电极触点之间的阻抗在 1 000~3 000Ω 范围内,当阻抗值超出范围时,需要对异常情况进行排除。开机 DBS 刺激参数的设定:绝大多数频率为 130Hz,脉宽为 60μs,电压可根据患者的症状改善和反应进行调整,一般不超过 3V。术后半年内,通常需要 2~3 次参数调整,以达到最佳疗效。对于肌张力障碍患者,STN 长期刺激的脉宽为 60~120μs,GPi 为 90~150μs。靶点为 GPi 核团调整参数后疗效出现的时间为数小时至数天,稍长于 STN 核团。

3. 手术技术

(1)靶点定位技术:常规磁共振 T1、T2 像定位 GPi 是不可视靶点,而 STN 核团只能看见模糊的边界,且下边界模糊不清。采用定量磁化率成像(quantitative susceptibility mapping,QSM)可以清楚地显示上述两个核团的边界以及核团内髓板的分界(图 14-4-1)。对于核团的精准定位和手术入路的设计非常有帮助。

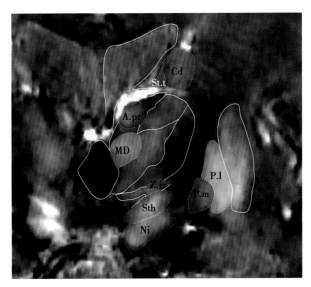

图 14-4-1　QSM 显示 GPi 和 STN 核团的亚结构

A.pr:丘脑前核;Cd:尾状核;MD:丘脑背内侧核;Ni:黑质;Sth:底丘脑核;St.t:终纹;P.m:苍白球内侧核;P.l:苍白球外侧核。

(2)立体定向头架和机械臂的选择:多项研究证明无论是采用传统的立体定向头架还是机械臂植入 DBS 电极,从精确度和精准度上均无明显的区别。对于手术技术熟练的医生,手术时长也没有明显差别。所以,医生可根据自己的喜好选择植入方式。

(3)手术中注意的细节问题:术中电生理监测可提高定位的准确性,但会延长手术时间,增加手术风险。对于全身麻醉的患者,建议采用术中影像学复查确定电极的位置。手术头皮的切口对于头皮比较薄的患者可以采用弧形切口,减少头皮破溃的概率。而头皮比较厚的患者采用"一"字切口也没有问题。术中血压的控制可减少术中穿刺出血的概率,一般术中患者的平均压控制在 95mmHg 以下比较安全。

4. 手术疗效　针对口服药物或肉毒毒素治疗效果不佳的原发性颈部肌张力障碍患者,多中心随机双盲平行对照研究显示,Gpi-DBS 治疗可以显著改善患者的重复运动、异常姿势和慢性疼痛,提高生活质量。对于 STN 靶点,多项研究证实其对原发性肌张力障碍的短期和长期疗效良好,但仍需要大规模对照研究证据证实。针对 Gpi-DBS 和 STN-DBS 治疗原发性肌张力障碍的疗效进行了一些比较研究,其中随机双盲交叉试验显示 STN 靶点在量表评分改善上优于 GPi,回顾性研究显示 1 个月随访时 STN 评分的改善显著优于 GPi,12 个月随访时 GPi 的轴性改善明显优于 STN-DBS,但目前尚缺乏仅针对颈部肌张力障碍的疗效比较研究。DBS 植入后,颈部肌张力障碍性异常动作可能在开机后即刻至数日内改善,而肌张力障碍性异常姿势一般需经过数周至数月才能改善。

5. 手术并发症　与手术相关的并发症主要是感染、血肿、导线移位、设备故障等。长期刺激的不良反应和靶点位置及刺激参数有关,Gpi-DBS 可能出现构音障碍、运动迟缓、步态障碍等,STN-DBS 可能出现异动症、书写恶化、感觉障碍等。大部分刺激相关不良反应可通过调节参数得到改善,但可能同时限制治疗效果。

(二)选择性痉挛肌肉切除术和周围神经切断术

既往针对颈部肌张力障碍,根据头颈部的异常姿势,确定参与痉挛的肌肉并手术切除。由于痉挛肌肉选择性切除术创伤大,疗效欠佳且易复发,目前已很少应用。选择性周围神经切断术主要包括硬脊膜下神经根切断术和硬脊膜外周围神经切断术。传统的 Bertrand 选择性神经切断术将 C1~C6 后支及副神经切断,并发症包括颈部活动受限、稳定性下降、吞咽困难、颈部皮肤麻木等,改良后术式包括硬脊膜下 C1~C2 前根、硬脊膜外 C3~C6 后支和对侧副神经胸锁乳突肌分支切断,可以提高疗效并减少手术并发症。还可应用三联法即选择性周围神经切断术联合颈部痉挛肌肉切除术进行治疗。选择性周围神经切断术适用于药物治疗或反复肉毒毒素注射疗效欠佳的颈部肌张力障碍,必要时可以附加肌肉切除术。合并显著的肌阵挛样肌张力障碍性动作或头部震颤者不适合这种治疗。

总体而言,颈部肌张力障碍是肌张力障碍中最为常见的一种类型,严重影响患者的生活质量。由于多数患者的病因和发病机制尚不明确,临床上主要为对症治疗。其中,抗胆碱能药物、苯二氮䓬类药物、肌松剂等口服药物总体疗效欠佳,局部注射 A 型肉毒毒素的疗效确定,但要求注射医生具有较高的注射技术,并需要重复注射以维持疗效。对于口服药物或肉毒毒素治疗效果不佳的特发性和遗传性颈部肌张力障碍患者,以及药物迟发性运动障碍导致的颈部肌张力障碍患者,DBS 的疗效确切,手术风险轻微,已发展成为一种成熟的治疗方法,与口服药物、肉毒毒素及物理康复治疗互相补充,共同构建出一套完整的治疗体系。

(李建宇 王琳 胡永生)

参考文献

[1] 中华医学会神经病学分会,中华医学会神经病学分会帕金森病及运动障碍学组.肌张力障碍诊断中国专家共识[J].中华神经科杂志,2020,53(1):8-12.

[2] 中华医学会神经病学分会帕金森病及运动障碍学组,中华医学会神经外科学分会功能神经外科学组,中国神经科学学会神经毒素分会,等.肌张力障碍治疗中国专家共识[J].中华神经外科杂志,2020,35(11):1096-1102.

[3] 肉毒毒素治疗应用专家组,中华医学会神经病学分会帕金森病及运动障碍学组.中国肉毒毒素治疗应用专家共识[J].中华神经科杂志,2018,51(10):779-786.

[4] 中国医师协会神经外科医师分会功能神经外科专家委员会中华医学会神经外科学分会功能神经外科学组,中国医师协会神经调控专业委员会,中国医师协会神经内科医师分会帕金森病及运动障碍专业委员会,等.肌张力障碍脑深部电刺激疗法中国专家共识[J].中华神经外科杂志,2018,34(6):541-545.

[5] 李建宇,任志伟,郭松等.机械臂辅助脑深部电刺激术精准度的研究[J].临床神经外科杂志,2021,18(5):485-488.

[6] ALBANESE A. Phenomenology and classification of dystonia:a consensus update[J]. Mov Disord 2013,28(7):863-873.

[7] LOHMANN K,KLEIN C. Update on the Genetics of Dystonia [J]. Curr Neurol Neurosci Rep,2017,17(3):26.

[8] ALBANESE A,SORBO F,COMELLA C,et al. Dystonia rating scales:critique and recommendations [J]. Mov Disord,2013,28(7):874-883.

[9] REICHEL G,STENNER A,JAHN A. The phenomenology of cervical dystonia [J]. Fortschr Neurol Psychiatr,2009,77(5):272–277.

[10] SIMPSON D M,HALLETT M,ASHMAN E J,et al. Practice guideline update summary:Botulinum neurotoxin for the treatment of blepharospasm,cervical dystonia,adult spasticity,and headache:Report of the Guideline Development Subcommittee of the American Academy of Neurology [J]. Neurology,2016,86(19):1818-1826.

[11] VOLKMANN J,MUELLER J,DEUSCHL G,et al. Pallidal neurostimulation in patients with medication-refractory cervical dystonia:a randomised,sham-controlled trial[J]. Lancet Neurol,2014,13(9):875-884.

[12] TSUBOI T,WONG J K,ALMEIDA L,et al. A pooled meta-analysis of GPi and STN deep brain stimulation outcomes for cervical dystonia[J]. J Neurol,2020,267(5):1278-1290.

第十五章　C7 神经根移位重建术治疗痉挛性中枢瘫

第一节　基础知识

一、概述

痉挛性瘫痪(spastic paralysis)又称为硬瘫或者中枢性瘫痪,是一种常见的中枢神经损伤后的并发症。通常由于各种中枢神经系统疾病所造成的大脑或脊髓对脊髓发射弧的抑制性降低或受损,进而引起对应神经元支配肢体的肌张力增高,腱反射亢进、浅反射减弱或消失、病理反射阳性、无肌萎缩,呈现痉挛样的肢体瘫痪。肌电图检查提示神经传导速度正常,无失神经电位。痉挛性上肢瘫痪的特征性姿势是肩内旋、肘关节屈曲和前臂旋前、腕屈曲伴尺骨偏斜、手指畸形(屈曲挛缩、天鹅颈、大拇指在掌中)。部分患者由于长时间的肢体瘫痪可导致失用性肌萎缩,同时可引起疼痛、压疮、感染等其他并发症,严重影响患者生存及生活质量,增加治疗和护理成本。目前该疾病的治疗方法尚无统一的标准,国内外针对该疾病的治疗手段主要包括:运动治疗、物理因子治疗、石膏/夹板外固定、口服巴氯芬或可乐定、巴氯芬鞘内注射、A型肉毒杆菌局部肌内注射、针灸疗法、显微外科手术治疗等。

二、流行病学研究

痉挛性瘫痪是一种常见疾病,好发于各类罹患神经系统疾病的患者当中,例如脑卒中、多发性硬化症、颅脑损伤或者脊髓损伤等。有关于痉挛性瘫痪的流行病学调查研究指出,在脑卒患者中,痉挛性瘫痪发病率约为28%~38%;多发性硬化患者中的发病率为41%~66%;颅脑损伤的患者中的发病率约为13%。

三、病理生理机制

(一) 形成部位

随意运动又称目的运动,是受意识调节并具有一定目的和方向的运动,而痉挛性瘫痪形成的根本原因主要是各种病理因素所导致的随意肌牵张反射的亢进、肌张力升高、随意运动受限或消失。随意运动的调控中枢包括:运动信号接收中枢(视觉、听觉、感觉)、运动准备中枢(中央前回、基底核、小脑)、运动执行中枢。其中,运动执行中枢又可分为中枢性运动执行,主要涉及初级运动皮质区,以及周围性运动执行,涉及下运动神经元、周围神经、神经肌肉接头、肌肉等。当中、低级水平运动控制中枢损伤后,可引起脊髓反射亢进、周围性运动执行障碍,进而导致肢体痉挛的形成。因此,一般认为痉挛性瘫痪主要涉及的中枢损伤部位主要涉及大脑皮质运动区、脑干、脊髓(锥体束)。

(二) 形成机制

痉挛性瘫痪形成的病理生理机制目前尚未完全明确,目前多数观点认为造成痉挛性瘫痪形成的机制主要是各种中枢性损伤或疾病所造成的牵张反射亢进,同时有部分研究认为由中枢系统疾病所继发的肌肉组织理化性质改变也可以促进痉挛的发生。

牵张反射包括位相型牵张反射(腱反射)和紧张性牵张反射(姿势反射)两种类型,主要的感受器和效应器都位于骨骼肌。骨骼肌肌纤维由梭内肌和梭外肌所构成,肌纤维的牵拉感受器则包括肌梭和高尔基腱器。梭内肌主要受 γ 运动神经元发出的 γ 纤维支配;梭外肌则受 α 运动神经元支配。正常的腱反射的过程主要通过肌梭将快速牵拉肌肉后的刺激信号经 Ⅰa 传入神经纤维发送至神经中

枢位相型 α 运动神经元和 γ 神经元以及 I a 抑制性中间神经元,信号经神经元转导后转化为神经冲动自轴突传递至效应器,使得梭内肌、梭外肌协同发生收缩,并使受牵拉骨骼肌对应的拮抗肌产生松弛,形成牵张反射。同时,当肌肉(Ⅱ型肌纤维),进而产生肌肉的快速收缩。当牵拉力量进一步加大时,则可兴奋高尔基腱器,将信号转导经 I b 神经纤维传导至对应的拮抗肌的 α 运动神经元和 I b 抑制性中间神经元,使拮抗肌收缩的同时抑制受牵拉骨骼肌的 α 神经元的活性,进而使牵张反射受到抑制,以避免被牵拉的肌肉受到损伤。当中枢神经系统功能受损时,上述正常的牵张反射过程被打破,导致痉挛性瘫痪的发生。

1. 大脑功能紊乱　脑卒中、颅脑损伤后由于脑实质运动中枢的破坏可导致痉挛性瘫痪的发生,脑实质存活区域可发生结构和功能的重塑,这种重塑一方面可以使痉挛性瘫痪发生缓解,另一方面,部分患者不良的大脑结构和功能重塑则是痉挛性瘫痪持续存在和发生的重要原因。

2. 下行运动传导通路功能障碍　运动系统的下行通路包括:皮质脊髓束、网状脊髓束、红核脊髓束、前庭脊髓束、顶盖脊髓束,其中皮质脊髓束起源于中央前回,其他四条通路则起源于脑干。当各种原因所导致的皮质脊髓束受损时,可导致运动中枢丧失对下运动神经元的下行抑制的作用,同时,由于网状脊髓束、顶盖脊髓束等脑干起源的下行通路保持完整,它们对下运动神经元的下行促进信号转导异常活跃,导致牵张反射异常亢进,从而产生痉挛性瘫痪。

3. 脊髓功能异常　脊髓损伤所导致的髓内结构和功能重塑,可导致髓内运动神经元功能异常,部分患者中间神经元对 γ 神经元的抑制性减弱,可引起肌梭敏感性增加,I a 等信号传入纤维敏感性增加,使脊髓 α 运动神经元的输入信号增强。这种病理性改变可导致极轻微的肌纤维长度改变都能被肌梭感应,并放大牵张反射传出信号,引起 α 运动神经元大范围激活,牵张反射增加,产生痉挛。

4. 中枢神经递质分泌失衡　按照功能,中枢神经系统氨基酸类神经递质可分为兴奋性与抑制性神经递质,其中兴奋性神递质主要包括谷氨酸、天门冬氨酸,抑制性神经递质包括 γ- 氨基丁酸、甘氨酸等。正常生理条件下,兴奋性神经递质与抑制

性神经递质的分泌处于平衡状态,共同维持正常的神经元兴奋状态。其中,谷氨酸主要存在于大脑皮质、海马、杏仁核和基底神经节内,其作用是维持神经系统兴奋状态,γ- 氨基丁酸主要存在于大脑区域如皮质,下丘脑和外侧膝状体,主要对神经系统起抑制作用。由于神经系统疾病或损伤可导致神经递质的分泌失衡,抑制性神经递质减少而兴奋性神经递质增加,持续激活 α 运动神经元,进而引起痉挛性瘫痪的发生。

5. 肌肉组织理化性质的改变　有研究表面,当瘫痪肢体长时间处于失用状态时,肌肉中肌小节会发生减少、肌肉含水量下降、肌肉横桥连接发生改变和结缔组织增殖,相关理化性质的改变可造成肌肉被动运动的阻力增加,降低肌梭对牵张反射的敏感性,进而导致肌肉僵硬、肌张力增高并进一步加重肢体痉挛。

第二节　手术治疗

(一) 手术指征和禁忌证

适应证:①康复治疗半年以上,处于恢复平台期。其他治疗方式无效;②单侧肢体痉挛性瘫痪,以上肢为重;③患者及家属手术意愿强烈。

禁忌证:①昏迷或植物生存状态;②心肺功能不全;③患者高龄。

(二) 手术方式

健侧 C7 神经根移位术是治疗臂丛神经损伤和上肢脑源性瘫痪的公认的安全而有效的术式。自1986 年顾玉东院士创立该术式以来,几代外科医师不断改良该术式,旨在建立移位通路最短且安全、有效的健侧 C7 神经根手术方式。总的来说,该术式可分为食管前椎体前通路、食管后椎体前通路、经椎体通路和椎体后通路。

1. 食管前椎体前通路

(1) 颈前皮下组织隧道通路:经皮下通路由我国顾玉东院士于 1986 年首创,是健侧 C7 神经根移位术最早的经典术式。由于成人全臂丛神经根性撕脱伤手内肌无恢复可能,因此尺神经常被用作桥接神经。该术式经两次手术,采用患侧尺神经反折或大段腓肠神经移植的方法将健侧 C7 神经和患侧目的神经(如桡神经、正中神经、肌皮神经等)进行连接。以尺神经作为桥接神经为例,一期手术时,

作锁骨上臂丛探查切口,充分暴露并于总干部或前/后股部切断健侧C7神经;于患侧腕部切断尺神经,向腋部游离尺神经直达尺侧上副动脉进入尺神经主干处,将尺神经远端通过胸前皮下隧道移位至健侧颈部切口,与C7神经根断端吻合。待临床与肌电图证实神经再生达患侧腋部时行二期手术,切断尺神经近端,与目的神经吻合。术后随访证实部分患者手腕运动功能改善,手部感觉恢复,疼痛减轻,生活质量明显提高。

由于健侧C7神经与目标神经直接缺损较大,神经再生距离较长,有两个吻合口,术后恢复时间长,同时尺神经直径小于C7神经直径,故常采用切取C7神经前股或后股的方法进行移位,未能充分利用动力神经的所有纤维束,故C7神经这一强大的神经动力源作用受限,术后临床疗效也有限。此外,使用尺神经也导致了其所支配区域的运动和感觉功能的完全丧失,以及过长的手术切口。因此,在临床上寻找一条最短且安全的符合解剖学特点的通道,甚至实现健侧C7与被修复神经的直接吻合,将无疑会提高健侧C7的移植效果,这也成为了几代外科医师为之奋斗的目标。

(2)经胸锁乳突肌下方通路:为缩短移植神经长度,人们将受区神经由臂丛的束支部变为根干部,逐渐取代了尺神经桥接术式。2003年,彭峰等对皮下组织隧道通路进行了改良,首次提出经胸锁乳突肌下方通路进行健侧C7移位术,对10例臂丛神经根干部损伤患者的进行了患侧C5、C6神经根,上干或下干的修复。为缩短移植神经长度,一方面在局麻下向远端行干支分离,以延长供体神经长度;另一方面,在保护颈动脉鞘的同时,于双侧胸锁乳突肌深层进行分离,打通连接双侧颈部的通道,必要时可切除双侧前斜角肌(注意保护膈神经)以减少神经断端距离。术中发现两神经断端间的缺损长度为5.5~10cm,平均7.8cm,于是将腓肠神经切成2~5股行电缆式桥接。此术式与皮下组织通路相比,缩短了桥接神经长度,使其来源从带血供的长段神经(长度>10cm)变为短段游离神经(长度≤10cm),同时避免了皮下盲穿形成血肿的风险。

(3)改良颈前皮下组织隧道通路:为避免尺神经桥接的缺点,冯俊涛等于2010年通过改良颈前皮下组织隧道走向,将患侧C7神经下干经颈前皮下隧道移位至健侧与C7神经进行吻合,为健侧C7

神经修复患侧手屈曲等功能进行了进一步探索。此术式的理论依据在于,健侧C7直接修复下干可恢复尺神经和正中神经的感觉与运动功能。手术过程大体如下:①于患侧作锁骨下做纵向切口显露臂丛神经下干,切断下干后股后将其从切口抽出;②显露健侧C7神经根,于股束移行处切断前后股;③在健侧胸锁关节处做切口,将健侧C7经胸锁乳突肌锁骨头后方牵至该切口,将下干及其近端的C8和T1神经根通过颈-胸前皮下组织隧道在健侧胸锁关节处与健侧C7吻合。在4名患者中,两例完成直接神经吻合,另两例仍需约4.5cm的桥接神经。术后随访证实患者手腕屈曲功能改善,手部感觉恢复。此术式充分利用了健侧C7神经这一良好动力来源,为恢复多根神经功能提供了可能;显著缩短了移植神经长度,避免为实现直接神经吻合行截骨术,但仍未完全解决移植神经直接吻合的问题,因此临床上尚未广泛开展。

(4)经颈动脉鞘通路:2016年,Doshi等在利用改良食管后椎体前通路术式对患侧臂丛下干进行修复时,观察到该神经既可向锁骨深部移位到患侧前斜角肌处,也可沿锁骨下方转移到胸骨上切迹,因此,只要设法将健侧C7转移至胸骨上切迹即可完成直接神经吻合。最终,他们确立了经颈动脉鞘通路,即健侧C7经颈内动、静脉间隙转移至胸骨上切迹,并在10例患者中应用,在肩外展体位下均实现了直接神经吻合,不需要行肱骨缩短术,但患者术后恢复情况尚在随访。由于椎动、静脉,喉返神经,交感干和甲状腺下动脉等重要结构均位于颈内动脉内下方,健侧C7神经从颈内动脉外侧经过时不会损伤这些结构。鉴于此,作者建议采用该通路取代椎体前通路进行健侧C7与患侧下干的吻合。此术式一个潜在的并发症是颈动脉搏动可能波及C7神经,引起健侧上肢感觉异常,这仍需临床进一步观察。

2. 食管后椎体前通路

(1)早期食管后椎体前通路:为缩短移植神经距离,Mcguiness等于2002年对颈前皮下组织隧道通路进行改良,首次提出了穿过脊柱前方的食管后间隙-椎体前筋膜通路。由于咽后间隙和椎体前筋膜之间多为疏松结缔组织,易分离,直视下即可建立通路,同时,移位神经位于深部组织可获得保护。该通路前方为食管,气管,颈动脉鞘及胸锁乳突肌,后方为椎体、颈长肌、前斜角肌及膈神经,在建立通路时应注意对前斜角肌表面膈神经的保护。该个案中,作者采用此通道转移健侧 C7 时,明显拉近了健侧 C7 至患肢正中神经的距离,为缩短桥接神经长度(带血管蒂的尺神经)进行了重要探索。此外,经颈部深层组织进行移位也对神经起到了保护作用。

(2)改良食管后椎体前通路:2003 年,国内王树锋团队对 Mcguiness 等人的术式进行改良,经同侧前斜角肌和颈长肌深面并通过食管 - 颈椎间隙移位健侧 C7 神经至患侧,以患侧上、下干为目的神经,建立了"改良食管后椎体前通路"。术中在斜角肌深面打通隧道时,应注意对椎动脉的防护。在 60 例臂丛上干修复的患者中,3 例健侧 C7 与上干直接缝合,腓肠神经平均移植长度为 6.8 ± 1.7cm;在 140 例下干修复的患者中,通过短缩伤侧肱骨干(74 例)和大范围松解受区神经等方法,均能实现直接缝合。但术后患侧需肩关节内收前屈位固定以消除吻合口张力,在去除外固定架后上肢体位改变可能会增大吻合口张力,影响神经纤维再生。

(3)切断前斜角肌的食管后椎体前通路:2007 年,徐雷等进一步对该术式进行改良,建立了"切断前斜角肌的椎体前通路"。本术式采用双侧锁骨上横切口,在保护膈神经的情况下,切断双侧前斜角肌,以 C7 为骨性标志在膈神经下方翻转,实现了在食管 - 颈椎间隙的双侧神经会师。切除前斜角肌既可避免因移位健侧 C7 神经对膈神经产生的压迫,也进一步缩短了移植神经长度,不需要截骨术,仅需 3~4cm 的桥接神经即可修复患侧上干前、后股,进一步缩短了再生神经到达靶肌肉所需的时间,有利于患肢肩肘关节功能的恢复。

(4)椎体前经颈长肌通路:近年来因脑卒中等中枢损伤性疾病导致的偏瘫患者人数逐年攀升,这类患者因一侧运动皮质或皮质下运动通路受损,呈现对侧肢体痉挛性偏瘫,尤以手功能为著。徐文东团队首次将健侧 C7 移位术应用到中枢性偏瘫的治疗,其理论基础是通过健侧 C7 将健侧大脑和同侧瘫痪上肢进行连接,促进健侧半球代偿性支配患肢运动。与臂丛神经损伤不同的是,此类患者拥有完好的外周神经,增加了两侧 C7 神经直接吻合的可能性。自 2008 年起,徐文东团队已通过实施该术式 110 余例,术后大多数患者上肢痉挛明显改善,

伸腕伸指功能出现,抓握能力不断提高,恢复生活自理能力。在临床实践中,徐文东团队寻找到了距离最短的"华山椎体前通路",即"经颈长肌椎体前通路"。其手术要点为:于双侧颈长肌中外 1/3 交点处建立隧道,将健侧 C7 神经于椎动脉外侧牵出,并通过食管后 - 椎前间隙与患侧 C7 神经进行吻合。除个别因 C7 神经过短,绝大部分案例不需要移植神经可行直接吻合。此术式另一要点在于对椎动脉的保护,虽然椎动脉损伤发生率较低,但后果严重,显露椎动脉起始段后,直视下进行操作是防止此并发症的有效方法。通过解剖测量分析发现,椎动脉相对于矢状面(以甲状软骨为起点)的倾斜角为 25.5° ± 4.5°,因此术中在直视椎动脉下穿越椎前组织建立通路时,钻孔角度应超过 35°,以保护椎动脉。

虽然食管后椎体前通路较传统的颈前皮下通路大大缩短了桥接神经的距离,但该通路解剖结构复杂,有椎动静脉、胸导管、喉返神经、膈神经、交感干、甲状腺下动脉、食管等重要组织,行神经移位术损伤重要组织的风险较大,对术者技能要求高;此外,进食后食管蠕动可能对 C7 神经造成卡压,引起健侧上肢感觉异常,同时影响神经愈合。Li 等对 425 例经改良椎体前通路行健侧 C7 神经根移位术的患者进行了回顾性研究,观察到该术式与椎体前通路有关的并发症为 2.8%,包括椎动脉损伤导致的严重出血 2 例,一过性喉返神经麻痹 5 例,吞咽时健肢疼痛 4 例,脑干血栓引起呼吸循环衰竭死亡 1 例。因此建立该通路时,应仔细操作,避免相关并发症。值得一提的是,Leblebicioglu 等首次报道了内镜辅助下食管后椎体前通路术式治疗分娩性臂丛神经损伤的案例,微创技术的引用无疑将大大减少椎体前通路手术的风险。

3. 经椎体通路

(1)椎体隧道通路:2009 年,王玉发等在人体标本上首次建立了椎体隧道通路,根据两点间直线距离最短的原则,他们在经臂丛常规手术入路暴露 C7 椎体后,于 C7 椎间孔前下方,紧贴椎间孔沿水平方向钻孔,将 C7 神经根于椎动脉后内侧翻转,穿过骨孔到达对侧,在 30 例标本中均实现了与对侧上、下干的无张力吻合。解剖测量结果表明 C7 神经前、后股最大长度分别为 7.67cm ± 1.06cm 和 7.79cm ± 1.36cm,C7 神经经椎体径路、椎前径路、颈前皮下径路至对侧

上干的距离分别为 6.97cm±0.56cm,10.04cm±0.94cm 和 16.56cm±1.24cm,至对侧下干的距离分别为 6.82cm±0.92cm,9.91cm±0.83cm 和 17.64cm±0.97cm,三组相比差异均有统计学意义,提示经椎体径路是健侧 C7 移位修复臂丛神经损伤最近的手术径路。

为最大限度地保护椎体稳定性,钻孔直径控制在 6.0mm 作用,恰好能容纳 C7 神经通过,约破坏侧方皮质的 1/3。椎体压缩试验证实钻孔组椎体的极限载荷较对照组仅下降 14.89%,两组差异无统计学意义,提示椎体隧道几乎不影响其生物力学稳定性。此外,解剖测量结果还表明 C7 椎体活动对 C7 神经造成的牵拉影响较小。以上结果提示椎体隧道通路理论上是可行的。然而,该术式带来的其他问题,如钻孔对周围结构的损伤,术后局部血肿和隧道内骨生长对神经根的卡压,仍有待探讨。基于此,此术式目前未被临床医生采用。

(2) 椎间隙通路:2015 年,Vanaclocha 等基于人体解剖研究建立了经椎间隙通路,经臂丛常规手术入路暴露 C7 椎体后,摘除 C6~C7 椎间盘,咬除横突孔,释放椎动脉,将健侧 C7 经椎动脉内侧沿椎间隙转移至对侧,随后采用自体髂骨移植物填充椎间隙,必要时可使用椎间融合器增强其稳定性,此过程中应注意在移植物和脊髓间留出足够空间容纳 C7 神经。解剖测量结果提示,与咽后椎前间隙相比,经椎间隙通路转移可增加 5.3cm±1.2cm 的可用神经长度,在 10 例新鲜尸体上均实现了与患侧 C8 和 T1 神经根的直接吻合。然而,该术式还有潜在的并发症,如自体骨移植可能移位对 C7 神经产生压迫,椎间盘融合术对脊柱功能的影响,C7 神经改道可能对根动脉及椎动脉带来损伤。基于此,该术式临床应用的可行性还有待验证。

4. 椎体后通路

(1) 早期椎体后椎板上通路:为寻求更短的手术通路,且避免椎体前路潜在的并发症,早在 2012 年,向前生等就进行了椎体后路的探索。他们在人体标本上观察到,颈后方解剖结构简单,无重要的神经血管;C7 在矢状面上向后下方走行,与胸椎存在 8°~10° 夹角,且 C7 横突前结节很小,对 C7 神经转向后方无卡压,一定程度上减小了神经绕行距离;颈、胸椎连接处棘突间隙较宽,远超 C7 神经根直径,C7 神经易于通过。以上解剖学特征为关节突后椎板上通路的建立提供了理论基础。他们经

臂丛常规手术入路暴露双侧 C7 神经后,经颈椎后路暴露 C7 颈椎和 T1 棘突,于棘突间靠近椎体侧去除棘间韧带,建立直径约 6mm 的神经通路,将健侧 C7 神经向后方绕过关节突经此通路移位到对侧。术后活动颈部未观察到颈椎屈曲、前屈、后伸对神经的卡压现象,且棘突还可对神经通道起到保护作用。解剖测量结果表明,C7 神经前股长度为 5.86cm±0.87cm,后股为 6.52cm±0.91cm,经椎板后通路到达对侧臂丛上干距离为 7.21cm±1.02cm,到达下干为 9.52cm±1.25cm,显著超过经咽后 - 椎体前通路到达对侧臂丛的距离(至上干距离为 5.61cm±1.26cm,至下干为 7.17cm±1.59cm)。因此,经关节突后路在移植距离上并不存在优势,仍需桥接神经的辅助才能实现神经直接吻合。

(2) 椎体后黄韧带后通路:2018 年,关靖宇等发挥脊柱神经外科的独特优势,创立了黄韧带后方入路,首次对 1 名脑卒中后截瘫患者实施了椎体后路健侧 C7 神经根移位术。进一步部分打开双侧上下关节突,去除部分 C6-C7 棘突间韧带和椎板以建立神经移位通道,患侧 C7 神经根经由此通道转移到对侧进行吻合(图 15-2-1)。此术式的优势在于,打开关节突之后在黄韧带后方建立移位通路,与向外后方绕过关节突相比显著缩短了神经移位距离,在接受手术的 20 余名患者均实现神经直接吻合。术后随访也表明患者患肢肌张力下降,痛温觉有所恢复,因此该术式受到了其他中心的认可。本术式的不足是手术创伤较大,经前路分离臂丛神经后患者需变换体位行后路手术进行神经吻合,对麻醉管理要求较高,而经验丰富的神经外科医师一般能在 5 小时内完成手术,最大限度地减少手术风险,关节内镜等微创技术的引入也必将进一步降低该术式的手术创伤。此外,对于人们所关心的脊柱稳定性和术后颈部运动可能牵拉移植神经的问题,我们认为:本术式保留了大部分的棘间韧带,且未破坏棘上韧带及其他重要组织,同时在术后对双侧上下关节突进行复位和固定,因此术后颈部运动几乎不会牵拉移植神经,也不会引起脊柱稳定性的改变。

另外,该入路做到的百分之百的神经一次性吻合(神经移位),而不需要神经移植的意义也有相关文献讨论。2017 年,Bhatia 教授的一篇文章针对 C7 神经根移位与移植的区别做出了比较分析。在回顾分析一组 22 例全臂丛神经撕脱伤的患者应用

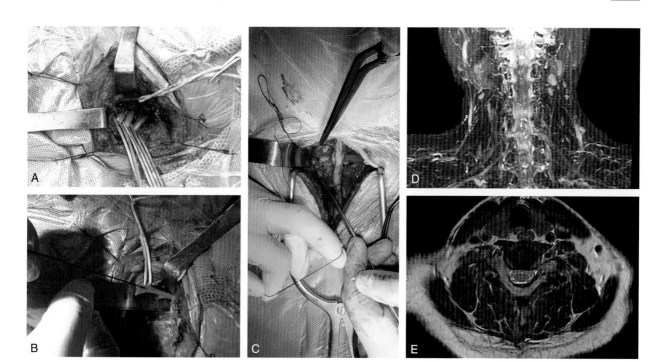

图 15-2-1　椎体后黄韧带后通路健侧 C7 神经根移位术

A. 暴露健侧臂丛神经上中下干；B. 切断健侧 C7 神经远端；C. 经椎体后路将健侧 C7 神经与患侧 C7 神经近端吻合；D. 术后颈部磁共振检查提示健侧 C7 神经自黄韧带上方与患侧 C7 神经吻合位置良好，椎管无狭窄；E. 术后臂丛磁共振检查提示健侧 C7 神经与患侧 C7 神经在脊髓后方连接完好。

健侧 C7 神经根修复患侧臂丛下干手术中，12 例患者做到了神经移位（直接修复），10 例患者需要神经移植。神经移位（直接修复）组平均年龄 23 岁（17 岁~35 岁），神经移植组平均年龄 24 岁（15 岁~27 岁）。伤后手术时机神经移位（直接修复）组 3 个月（1~6 个月），神经移植组平均年龄 3.5 个月（1.5~11 个月）。手术方式均为健侧 C7 神经与患侧臂丛下干吻合。平均随访期时间神经移位（直接修复）组为 26 个月岁（23~39 个月），神经移植组为 28.5 个月（23~36 个月）。腕指功能评测使用英国医学研究委员会肌肉分级评分（MRC）。在神经移位（直接修复）组，所有患者均取得了一定的疗效。手腕和手指的弯曲功能改善通常在术后 12~14 个月出现，仅有 1 例患者 24 个月显示此功能。10 例恢复至 MRC3 级（83.3%），2 例恢复至 MRC2 级（16.6%）。神经移植组 2 例恢复至 MRC3 级（20%），7 例恢复至 MRC2 级（70%），1 例无恢复。而且，神经移植组手腕和手指的弯曲功能改善出现术后 16~18 个月，较神经移位（直接修复）组晚 3~6 个月。最后，Bhatia 教授认为，如果不可能进行健侧 C7 神经根与对侧直接吻合，宁愿不使用健侧 C7 神经根手术。

因而，椎体后路黄韧带上 C7 神经根移位可以保证所有患者做到直接修复，对神经功能恢复意义重大。另外，脑出血、脑外伤、脑瘫引起的上肢瘫常常为痉挛性的，椎体后路 C7 神经根移位同时，可以结合选择性脊神经后根切断术，进一步改善痉挛状态，促进功能恢复，椎体前路做不到这一点。

（3）硬膜下通路：2019 年，Jiang 等首次在人体标本上建立了硬膜下通路，其手术要点如下：经颈椎后路暴露并切除棘突和椎弓根，打开硬膜和蛛网膜，暴露双侧 C6~C8 脊神经前、后根，切除齿状韧带，尽可能向远端分离健侧脊神经根，在近端切断患侧脊神经根，利用约 2cm 的桥接神经将两侧神经根进行吻合。此术式的优点在于在同一术野下可完成对患侧多根不同性质的神经根的连接。本案例中，作者一方面完成了健侧和患侧 C7 感觉根间以及运动根间的连接，还尝试了健侧 C7 感觉根与患侧 C7 和 C8 感觉根的一对多修复（运动根亦然），充分利用了健侧 C7 这一强大的神经动力源，也必将增加神经再生的效率。然而该术式还有许多并发症和缺点：大量椎骨组织的切除可能导致脊柱结构的不稳定；打开硬膜可能导致脊髓损伤，硬膜下血肿，脑脊液漏和感染；蛛网膜下腔内行神经吻合可能对脊髓起到挤压效果；蛛网膜下腔内神经根缺乏硬膜包裹,质地较软,分离长度有限,吻合难度大,且难以实现直接吻合。

(4)硬膜外通路:2020 年,Yang 等人对健侧 C7 移位术的硬膜外通路进行了尝试,与 Jiang 等人不同的是,他们在硬膜外对两侧 C7 感觉及运动根进行分离,在 9 例标本上均实现了双侧 C7 感觉根之间和运动根之间的直接吻合。相对于蛛网膜下腔通路,于硬膜外更容易获得较长的移植神经根,且更容易辨认感觉根与运动根,因此更容易实现不同性质神经的直接吻合,还避免了切开硬膜的并发症。但是,此术式也存在移植神经受椎管压迫的风险,其临床实用价值还有待进一步观察。

(关靖宇 李凯舒)

参考文献

[1] 杨勇,王树锋,栗鹏程,等.健侧颈_7 神经根经改良椎体前通路移位修复臂丛神经根性损伤[J].中华手外科杂志,2017,33(01):32-35.

[2] BHATIA A,DOSHI P,KOUL A,et al. Contralateral C-7 transfer:is direct repair really superior to grafting?[J]. Neurosurg Focus,2017,43(1):E3.

[3] WANG L,LI S,LIU Y,et al. Motor neuron degeneration following glycine-mediated excitotoxicity induces spastic paralysis after spinal cord ischemia/reperfusion injury in rabbit[J]. Am J Transl Res,2017,9(7):3411-3421.

[4] 冯俊涛,王涛,顾玉东.健侧 C7 移位后的下干分支修复受损神经[J].临床骨科杂志,2016,19(03):378-379.

[5] DOSHI P B,BHATT Y C. Passage through the carotid sheath:An alternative path to the pre-spinal route for direct repair of contralateral C7 to the lower trunk in total brachial plexus root avulsion injury[J]. Indian J Plast Surg,2016,49(2):159-163.

[6] LEBLEBICIOGLU G,AYHAN C,FIRAT T,et al. Recovery of upper extremity function following endoscopically assisted contralateral C7 transfer for obstetrical brachial plexus injury[J]. J Hand Surg Eur Vol,2016,41(8):863-874.

[7] GHARBAOUI I,KANIA K,COLE P. Spastic Paralysis of the Elbow and Forearm[J]. Seminars in Plastic Surgery,2016,30(01):39-44.

[8] COX A P,RALUY-CALLADO M,WANG M,et al. Predictive analysis for identifying potentially undiagnosed post-stroke spasticity patients in United Kingdom[J]. Journal of Biomedical Informatics,2016,60:328-333.

[9] GUAN J,LIN J,GUAN X,et al. Contralateral C7 nerve transfer through posterior vertebral approach combined with selective posterior rhizotomy of the affected cervical nerve in the treatment of central upper limb spastic paralysis:A case report[J]. Medicine(Baltimore),2021,100(12):e25061.

[10] 吴晓燕,吕君玲,金荣疆.脑卒中后痉挛的反射性介导与非反射性介导机制[J].中国康复医学杂志,2021,36(01):124-127.

[11] LI P,SHEN Y,XU J,et al. Contralateral cervical seventh nerve transfer for spastic arm paralysis via a modified prespinal route:a cadaveric study[J]. Acta Neurochir(Wien),2020,162(1):141-146.

[12] XU W D. Surgical Technique of Xu's CC7 Procedure "Contralateral C7 to C7 Cross Nerve Transfer Through a Trans Longus Colli,Prespinal Route for Treating Spastic Arm"[J]. Oper Neurosurg(Hagerstown),2020,20(1):61-68.

[13] GUAN J,LIN J,GUAN X,et al. Preliminary results of posterior contralateral cervical 7 nerve transposition in the treatment of upper limb plegia after a stroke[J]. Brain Behav,2020,10(11):e1821.

[14] 吴鹤鸣,唐勇,李翔,等.经椎体后路健侧颈 7 神经移位术治疗脑出血后上肢痉挛性瘫痪 1 例报告及文献复习[J].临床神经外科杂志,2020,17(03):347-350.

[15] YANG K,JIANG F,ZHANG S,et al. Extradural Contralateral C7 Nerve Root Transfer in a Cervical Posterior Approach for Treating Spastic Limb Paralysis:A Cadaver Feasibility Study[J]. Spine(Phila Pa 1976),2020,45(11):E608-E615.

[16] PAN X,ZHAO G,YANG X,et al. Contralateral C7 nerve transfer via the prespinal route in treatment of spastic paralysis of upper limb after cerebral palsy[J]. British journal of neurosurgery,2020,16:1-5.

[17] 吴鹤鸣,唐勇,李翔,等.经椎体后路健侧颈 7 神经移位术治疗脑出血后上肢痉挛性瘫痪 1 例报告及文献复习[J].临床神经外科杂志,2020,17(3):347-350.

[18] 刘冬,郭建生,刘顶鼎,等.脑卒中后痉挛性瘫痪病理研究进展[J].贵州中医药大学学报,2020,42(06):74-80.

[19] 刘冬,郭建生,刘顶鼎,等.脑卒中后痉挛性瘫痪药物治疗进展[J].贵州中医药大学学报,2020,42(02):91-95.

[20] XU W D. Surgical Technique of Xu's CC7 Procedure "Contralateral C7 to C7 Cross Nerve Transfer Through a Trans Longus Colli,Prespinal Route for Treating Spastic Arm"[J]. Oper Neurosurg(Hagerstown),2020,20(1):61-68.

[21] FENG J,WANG T,LUO P. Contralateral C7 transfer to lower trunk via a subcutaneous tunnel across the anterior surface of the chest and neck for total brachial plexus

root avulsion：a cadaveric study［J］. J Orthop Surg Res，2019，14（1）：27.

［22］GUAN J，LIN J，GUAN X，et al. Treatment of Central Paralysis of Upper Extremity Using Contralateral C7 Nerve Transfer via Posterior Spinal Route［J］. World Neurosurg，2019，125：228-233.

［23］JIANG S，CHEN W，SHEN Y D，et al. C7 transfer in a posterior intradural approach for treating hemiplegic upper-limbs：hypothesis and a cadaver feasibility study［J］. Br J Neurosurg，2019，33（4）：413-417.

［24］YU A P，JIANG S，ZHAO H L，et al. Application of CUBE-STIR MRI and high-frequency ultrasound in contralateral cervical 7 nerve transfer surgery［J］. Br J Neurosurg，2019，12：1-6.

［25］YAMADA S，TAKASHIMA S，TAKAOKA Y，et al. New injection points of onabotulinum toxin a for spastic paralysis of the fingers：Eight cases of report［J］. Annals of Indian Academy of Neurology，2019，23（3）：344-347.

［26］刘维红，刘涛. 脑卒中后痉挛性瘫痪康复治疗进展［J］. 神经病学与神经康复学杂志，2019，15（01）：61-66.

［27］ZHENG M X，HUA X Y，FENG J T，et al. Trial of Contralateral Seventh Cervical Nerve Transfer for Spastic Arm Paralysis［J］. N Engl J Med，2018，378（1）：22-34.

［28］HUA X Y，QIU Y Q，LI T，et al. Contralateral peripheral neurotization for hemiplegic upper extremity after central neurologic injury［J］. Neurosurgery，2015，76（2）：187-195.

［29］LI W，WANG S，ZHAO J，et al. Complications of contralateral C-7 transfer through the modified prespinal route for repairing brachial plexus root avulsion injury：a retrospective study of 425 patients［J］. J Neurosurg，2015，122（6）：1421-1428.

［30］VANACLOCHA V，HERRERA J M，VERDU-LOPEZ F，et al. Transdiscal C6-C7 contralateral C7 nerve root transfer in the surgical repair of brachial plexus avulsion injuries［J］. Acta Neurochir（Wien），2015，157（12）：2161-2167.

［31］BETHOUX F. Spasticity Management After Stroke［J］. Physical Medicine and Rehabilitation Clinics of North America，2015，26（4）：625-639.

［32］LI S，FRANCISCO G E. New insights into the pathophysiology of post-stroke spasticity［J］. Frontiers in Human Neuroscience，2015，9：192.

［33］WISSEL J，VERRIER M，SIMPSON D M，et al. Post-stroke Spasticity：Predictors of Early Development and Considerations for Therapeutic Intervention［J］. PM&R，2015，7（1）：60-67.

［34］史军月，张新亚，张春红. 中风后痉挛性瘫痪的理论认识及针灸研究进展［J］. 针灸临床杂志，2015，31（03）：85-87.

［35］赵冬娣，李有武，袁涛. 综合疗法治疗脑卒中后痉挛性瘫痪 50 例临床研究［J］. 江苏中医药，2015，47（10）：30-32.

［36］NAIR K P S，MARSDEN J. The management of spasticity in adults［J］. BMJ，2014，349：g4737.

［37］WANG S F，LI P C，XUE Y H，et al. Contralateral C7 nerve transfer with direct coaptation to restore lower trunk function after traumatic brachial plexus avulsion［J］. J Bone Joint Surg Am，2013，95（9）：821-827.

［38］THIBAUT A，CHATELLE C，ZIEGLER E，et al. Spasticity after stroke：Physiology，assessment and treatment［J］. Brain Injury，2013，27（10）：1093-1105.

［39］李浩，杨俊涛，谭文甫，等. 健侧 C7 神经移位经椎体前通路的解剖学研究及经颈椎后入路解剖学探讨［J］. 现代生物医学进展，2012，12（11）：2054-2056.

［40］向前生，杨俊涛，刘冠兰，等. 健侧 C_7 神经经椎体后通路治疗臂丛神经根性撕脱伤的解剖学研究［J］. 中国修复重建外科杂志，2012，26（02）：235-237.

［41］WARD A B. A literature review of the pathophysiology and onset of post-stroke spasticity［J］. European Journal of Neurology，2012，19（1）：21-27.

［42］XU W D，HUA X Y，ZHENG M X，et al. Contralateral C7 nerve root transfer in treatment of cerebral palsy in a child：case report［J］. Microsurgery，2011，31（5）：404-408.

［43］岳增辉，叶禹，李良，等. 脑中风痉挛性瘫痪的临床研究概况［J］. 世界中西医结合杂志，2011，6（10）：916-918.

［44］FENG J，WANG T，GU Y，et al. Contralateral C7 transfer to lower trunk via a subcutaneous tunnel across the anterior surface of chest and neck for total root avulsion of the brachial plexus：a preliminary report［J］. Neurosurgery，2010，66（6 Suppl Operative）：252-263.

［45］夏长丽，井月，田勇，等. 第 7 颈神经通过椎体隧道治疗对侧臂丛神经根性损伤的可行性［J］. 吉林大学学报（医学版），2010，36（4）：727-730.

［46］王玉发，王斌，李福，等. 健侧颈 7 神经移位经椎体径路的应用解剖学研究［J］. 中华显微外科杂志，2009，32（2）：133-135.

［47］PANDYAN A D，GREGORIC M，BARNES M P，et al. Spasticity：Clinical perceptions，neurological realities and meaningful measurement［J］. Disability and Rehabilitation，2009，27（1-2）：2-6.

［48］XU L，GU Y，XU J，et al. Contralateral C7 transfer via the prespinal and retropharyngeal route to repair brachial plexus root avulsion：a preliminary report［J］. Neurosurgery，2008，63（3）：553-559.

［49］张艳宏，刘保延，赵宏，等. 脑卒中痉挛性瘫痪特点及其评定进展［J］. 中国康复理论与实践，2008，14（2）：

110-112.

[50] 徐雷,顾玉东,徐建光,等.经椎体前路移位健侧颈7神经根修复臂丛上中干根性撕脱伤[J].中华手外科杂志,2007,23(6):345-348.

[51] 徐雷,顾玉东,徐建光,等.健侧颈7神经根经椎体前路移位修复臂丛神经根性撕脱伤的疗效观察[J].中华显微外科杂志,2007,30(4):270-273.

[52] 王树锋,王海华,苏彦农,等.健侧C7神经根经椎体前通路移位修复臂丛神经损伤疗效的初步观察[J].中华骨科杂志,2004(08):8-11.

[53] 彭峰,蔡佩琴,陈德松,等.健侧C7神经移位修复臂丛神经根干部损伤的改良术式[J].中华手外科杂志,2003(02):4-6.

[54] YU Z J,SUI S,YU S,et al. Contralateral normal C7 nerve transfer after upper arm shortening for the treatment of total root avulsion of the brachial plexus:a preliminary report [J]. Plast Reconstr Surg,2003,111(4):1465-1469.

[55] 王树锋,胡琪,王海华,等.健侧C7神经根移位经椎体前通路的应用解剖及临床研究[J].中华手外科杂志,2003(02):7-9.

[56] MCGUINESS C N,KAY S P. The prespinal route in contralateral C7 nerve root transfer for brachial plexus avulsion injuries [J]. J Hand Surg Br,2002,27(2):159-160.

[57] GU Y D,ZHANG G M,CHEN D S,et al. Seventh cervical nerve root transfer from the contralateral healthy side for treatment of brachial plexus root avulsion [J]. J Hand Surg Br,1992,17(5):518-521.

第十六章　创伤性视神经损伤

第一节　视神经创伤基础

一、概述

创伤性视神经损伤(traumatic optic neuropathy, TON)是指由头面部直接或间接创伤引起的视神经损伤。既往认为该病发病率低,近期研究发现,颅脑损伤合并 TON 的发生率约为 2.0%~5.0%,主要发生在视神经管的管内段视神经。自从希波克拉底首次记录在面部创伤后出现视觉障碍以来,已有大量报道对其进行了描述,主要集中在病因和治疗方法。TON 可导致严重的、不可逆的视力损害,对其治疗仍存在争议。

二、视神经创伤分类

TON 根据其致伤机制,可分为直接致伤和间接致伤。当外坚硬物体直接损伤视神经时,诊断为直接视神经损伤。因此,直接 TON 的特征是存在开放性伤口,导致视神经的直接损伤,可以通过计算机断层扫描或磁共振等神经影像学诊断。此类 TON 存在神经组织的直接创伤,预后极差,视力几乎不可能恢复。

间接性 TON 是指眼眶外侧,一般指眉弓或颞上部受到撞击,外力通过颅骨传递至视神经管,引起视神经管变形或骨折,造成视神经损伤而引起的视力、视野障碍。间接 TON 比直接 TON 更常见,具有治疗价值。据报道,间接 TON 在闭合性头外伤中的发生率为 0.5%~5.0%。外伤部位通常在前额或眶上缘,颞部较少。

三、视神经相关解剖

视神经根据位置,分为颅内段、管段、眶内段和球内段。

1. 颅内段　自视交叉至视神经管,长约 15mm,有颅骨和脑组织保护,一般不易受间接损伤。

2. 管段　长约 8mm(5.5~11.5mm),位于后组筛窦和蝶窦的外侧壁,固定于骨管内,血供来自颈内动脉的软脑膜支。视神经管前方的视神经管孔狭窄,直径 4~6mm,平均 4.8mm。视神经管的后孔较宽,直径 5.0~9.5mm,平均 7.1mm。视神经管位于蝶骨小翼上、下两个根基与蝶骨体相接处,横切面上约呈成圆形。视神经管内侧壁与蝶窦和后组筛窦气房相邻,可使蝶窦外上骨壁呈丘状或半管状隆起,该处骨壁薄,厚 0.2~0.3mm。视神经管外侧为前床突的根部,上界为颅前窝底,下壁为蝶骨小翼根部,与眶上裂相隔。视神经周围有硬脑膜延伸形成的鞘膜。在视神经管内,包绕视神经的三层脑膜在上方融合,并与上方的骨膜紧密相连。所以视神经在管段无活动余地,头部外伤时容易遭受间接损伤(图 16-1-1)。

3. 眶内段　位于视神经管以外的眶内深处,长 23~30mm,周围有脂肪和眼外肌保护,且有一定的活动余地,也不易遭受间接损伤。但眼眶血肿可以引起压迫性视神经病,伴眼球突出和眶内压增高。

4. 球内段　位于眼球内,长约 10mm,容易因眼球扭转或移位造成球内段损伤。

视神经管(Optic canal,OC)为颅—眶沟通的重要通道,由蝶骨小翼的上、下根,蝶骨体的外侧和筛窦外侧骨壁围绕而成,也有人将其后方由镰状皱襞(falciform fold)覆盖的延续部分称为视神经

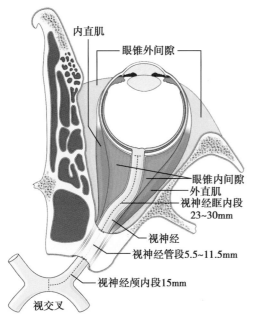

图 16-1-1　视神经及邻近解剖结构模式图

（图中标注）
内直肌
眼锥外间隙
眼锥内间隙
外直肌
视神经眶内段 23~30mm
视神经
视神经管段 5.5~11.5mm
视神经颅内段 15mm
视交叉

管膜部，视神经（Optic nerve,ON）和眼动脉由此进入眶内。视神经管有二口、四壁、一狭部，即颅口、眶口，上壁、下壁、内侧壁、外侧壁，及视神经管狭部。颅口为水平卵圆形、外邻蝶骨小翼根部及前床突基底部，下有颈内动脉床突上段。在进眶时变狭窄，其内侧壁远端较近端变厚，这一增厚部分称为视神经管环（optic ring），该环借骨性结构分隔蝶筛窦。视神经管中部管壁平均厚 0.21mm，环部平均厚 0.57mm，这样视神经管远端包括最窄、最厚部。在行 OC 减压时，必须去除远端最窄、最厚部。对于打开 ON 鞘仍有争论，认为当打开鞘时会破坏 ON 的血液供应而造成视力损害。Mansalco报道了 83 例成人颅骨标本视神经管的测量结果，颅口宽度 5.0~9.5mm，平均值 7.18mm，眶口宽 4.0~6.0mm，平均 4.87mm。Slavin 对 20 例成人标本的视神经管进行测量结果为：颅口宽 4~7mm，平均 5.14mm，眶口宽 4~6mm，平均 5.20mm，高 4~7mm，平均 5.38mm；OC 内 ON 直径 2~3mm，平均 2.62mm。管内视神经长度约 10mm。OC 从后内斜向前外，并与中线矢状面成一约 30° 的角。Slavin 报道管顶长 6~12mm，平均 9.91mm，管底长 5~8mm，平均 6.30mm。Lang 测量了成人 OC 的数值，结果为：视神经管长 7.3~12mm，平均 9.8mm；视神经管狭部宽 4.0~5.1mm，平均 4.63mm，高 4.1~6.2mm，平均 5.10mm；管顶的平均厚度为 2.09mm，而在距颅口 2mm 时 OC 顶部显著变薄。另外有 1%~2% 的成人 OC 突入到蝶骨小翼根部（图 16-1-2）。

四、病因学及病理生理机制

视神经损伤的机制可分为两类，即直接损伤和间接损伤。前者常由于眶外侧缘的直接暴力所致，主要为视神经撕裂伤、挫伤。后者是由于额面部特别是眉弓颞上部受到外力撞击，引起供应视神经的分支血管痉挛。此外，按损伤的性质，视神经损伤

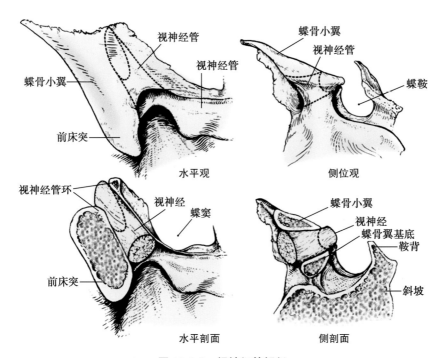

（图中标注）
蝶骨小翼　视神经管　视神经管　前床突　水平观
蝶骨小翼　视神经管　蝶鞍　侧位观
视神经管环　视神经　蝶窦　前床突　水平剖面
蝶骨小翼　视神经　蝶骨翼基底　鞍背　斜坡　侧剖面

图 16-1-2　视神经管解剖

又可分为,原发性损伤,包括视神经断裂、视神经挫伤;继发性损伤,包括视神经水肿、局部血管受压或循环障碍。人们普遍认为视神经是大脑直接延续,脑和脊髓损伤的细胞和病理生理学机制在 TON 中同样适用。视神经根据位置分为 4 段,由前到后分别为球内段、眶内段、管内段及颅内段。其中管内段为视神经通过骨性视神经管部分,长约 8mm。本段视神经与蝶窦、后组筛窦等毗邻,关系密切。由于处于骨管紧密围绕之中,当头部外伤、骨折等可导致此段视神经严重损伤,为典型的间接 TON,本章内容着重讨论此种损伤类型。

1981 年,Gross 研究发现,额部受力将导致同侧邻近视神经管的眶顶变形,这种骨质的变形不但会损伤神经的附属结构,包括鞘膜及滋养血管等,还会产生剪切力直接损伤神经组织本身。视神经是由视神经节细胞(retinal ganglion cells,RGC)的轴突构成,外伤后,视神经特别是进入视神经管的地方,RGC 轴突出现断裂。另外,由于血管缺血和直接机械损伤使视神经特别是进入视神经管处神经组织肿胀,可加重视神经损伤。在损伤时或损伤后的几周内,RGCs 可出现细胞凋亡,这也是视力丧失的原因之一。外伤后神经的肿胀及跟随而来的神经缺血及在视神经管内的机械压迫,是 TON 治疗的基础。

第二节　视神经创伤临床表现与诊断

一、视神经创伤临床表现

1. 视力下降　患者多主诉外伤后立即失明或伤后视力逐渐下降甚至丧失。部分患者在受伤之后很快就出现视力障碍,但如果患者的病情严重,有意识障碍甚至昏迷,容易忽略视力检查而无法及时发现视力问题,导致错过了最佳的治疗时机。

2. 视野出现缺损　如果视神经部分损伤,患者的视敏度可能下降不明显,只是视野出现缺损;但是如果患者的视神经受伤比较严重,那么就有可能视野大面积缺如,甚至完全失明。

3. 瞳孔光反应异常　TON 体征以伤侧眼瞳孔直接光反射消失,间接光反射灵敏为典型临床表现,即相对性传入性瞳孔障碍(relative afferent pupillary defect,RAPD)阳性。如创伤同时导致了动眼神经损伤,则伤侧眼直接、间接光反射均消失,同时伴有上睑下垂及眼动障碍。

二、辅助检查

TON 的辅助检查主要包括眼科检查及影像学检查两部分,眼科检查主要包括视力、视野、彩色眼底照相及视觉诱发电位检查。影像学检查则主要包括视神经管 CT 及 MRI 检查。眼科检查方面,TON 患者表现为伤侧眼视力下降甚至丧失、视野缺损;早期眼底照相多无明显异常,而在 4~6 周后出现视神经萎缩。VEP 检查示 P100 波幅可出现明显的降低,和 / 或 P100 潜伏期明显延长,严重者可出现波形完全消失。

影像学检查一般以视神经管 CT 为主,多提示伤侧视神经管骨折(图 16-2-1)、可能会有筛板、蝶窦及海绵窦内侧壁的骨折。如暴力较重,可能导致蝶骨平台骨折、蝶窦侧壁骨折、前床突移位等情况,导致脑脊液漏、颈内动脉损伤等情况,病情更加复杂。需要注意的是,小儿因骨质柔韧,可不出现明显骨折线及移位,此时需注意视神经管邻近黏膜水肿、筛窦、蝶窦内积血等间接征象,结合临床表现综合诊断。CTA 检查能提示可能的血管损伤,如提示创伤性动脉瘤、颈内动脉 - 海绵窦漏等。MRI 检查多提示伤侧视神经异常信号,神经肿胀,损伤部位 T1WI 呈等信号或稍低信号,T2WI 可见斑片状或者条索状较高信号改变,边缘不清,结合水成像显影能协助定位脑脊液漏口。MRI 还能显示眶内扩张静脉,能提示可能存在的创伤性颈内动脉 - 海绵窦漏等情况。在 TON 诊断方面,笔者认为 CT 优于 MRI 检查,主要原因为 CT 检查时间较短,对外伤患者,特别是意识状态异常患者容易配合,能显示急性期颅内血肿等情况,且能具体显示视神经管骨折位置。

三、诊断及鉴别诊断

TON 的早期诊断较为困难。这是因为外伤后患者大多首诊于眼科,早期的眼科检查通常是正常的,仅少数病例表现为异常相对性传入性瞳孔障碍(RAPD)。一些患者因不能早期明确诊断,而错过最佳治疗时间,进而造成严重的视力损失。需要警惕严重的头部外伤会延迟的 TON 的早期诊断。另外,双侧视神经均有损伤时,RAPD 征象可能为阴性。

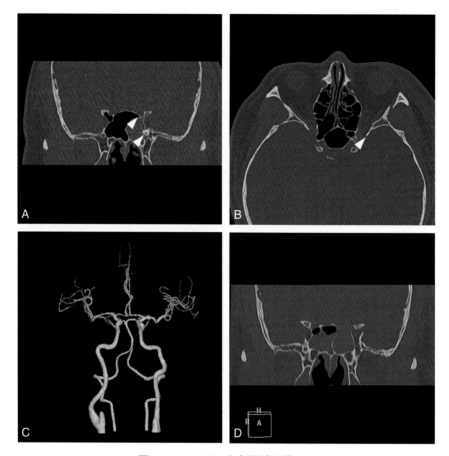

图 16-2-1　TON 患者视神经管 CT

A. 箭头示视神经管下壁及蝶窦侧壁骨折;B. 箭头示蝶骨大翼骨折;C. 术前脑血管 CTA 未见异常;D. 经鼻视神经管开放减压术后复查,视神经管内、下、上壁骨质缺如, 减压范围满意。

如果头部外伤造成动眼神经损伤,瞳孔散大,直接、间接光反射均消失,这会使 TON 的诊断更为困难。

TON 的诊断临床表现尤为重要,特征如下:①有明确外伤史;②RAPD 阳性,但双侧眼部受累的病例除外;③色觉障碍;④视野缺损。

视神经属于中枢性传导束,引起视神经损害的病因甚多,常见的病因有外伤、缺血、中毒、脱髓鞘、肿瘤压迫、炎症、代谢、梅毒等。其共同的发病机制是引起视神经的传导功能障碍。外伤性 TON 主要与以下疾病相鉴别:

1. 眶尖综合征(Orbital apex syndrome)　颅眶部外伤合并颅骨或眶骨骨折伤及眶上裂、视神经孔,眶内肿瘤、眶内外伤或手术后的出血、血肿,或各种炎症如骨膜炎、血管周围炎等波及眶上裂及视神经孔,伤及第Ⅱ、Ⅲ、Ⅳ、Ⅵ对脑神经及第Ⅴ对脑神经的眼支均可导致本病。临床表现除与眶上裂综合征相同外,因视神经被累及,因而还有视力障碍,

视力可以减退或黑蒙。

2. 视神经炎(optic neuritis)　可分为视乳头炎与球后视神经炎两种。主要表现急速视力减退或失明,眼球疼痛,视野中出现中心暗点,生理盲点扩大,瞳孔扩大,直接光反应消失,交感光反应存在,多为单侧。视乳头炎具有视乳头改变,其边缘不清、色红、静脉充盈或纡曲,可有小片出血,视乳头高起显著。视乳头炎极似视乳头水肿,前者具有早期迅速视力减退、畏光、眼球疼痛、中心暗点及视乳头高起小于屈光度等特点,易与后者相鉴别。球后视神经炎与视乳头炎相似,但无视乳头改变。

3. 视神经脊髓炎(optic neuromyelitis)无外伤史,病前几天至两星期可有上呼吸道感染史。以眼部或脊髓症状为首发症状起病,亦可两者同时发生。通常一眼先受累及,几小时至几星期后,另一眼亦发病。视力减退一般发展很快,有中心暗点,偶尔发展为几乎完全失明。眼部病变可以是视神

经乳头炎或球后视神经炎。如系前者即将出现视乳头水肿,如系后者则视乳头正常。脊髓炎症状若出现在眼部症状之后,首发症状多为背痛或肩痛,放射至上臂或胸部;随即出现下肢和腹部感觉异常,进行性下肢无力和尿潴留。病情早期虽然腱反射减弱,但跖反射仍为双侧阳性。感觉丧失异常上或至中胸段。外周血白细胞增多,红细胞沉降率轻度增快。

4. 视神经萎缩(optic atrophy) 分为原发性与继发性两种。主要症状为视力减退,视乳头颜色变苍白与瞳孔对光反射消失。原发性视神经萎缩多为肿瘤、炎症、外伤、中毒、血管疾病等原因,造成视神经、视交叉或视束等视觉传导路阻断所致。继发性视神经萎缩为视乳头炎与球后视神经炎引起的视乳头水肿所致。

5. 视神经鞘脑膜瘤(Optic nerve sheath meningioma) 眼睑肿胀、眼球突出、视力下降是主要的临床表现。视神经鞘脑膜瘤主要沿视神经浸润蔓延,导致视神经弥散性增粗,前至眼球,后至视神经管孔,眶尖处膨大,并向颅内鞍上区发展。早期即引起视力下降,视乳头水肿,继而发生视神经萎缩。肿瘤可突破硬膜向眶内侵犯致眼球突出、眼球运动障碍。来源于蝶骨嵴的脑膜瘤经视神经管或眶上裂入眶,肿瘤压迫视神经可致同侧原发性视神经萎缩。当肿瘤生长,体积增大,颅压增高时,可引起对侧视乳头水肿,表现为肿瘤侧视神经萎缩,对侧视神经水肿,称为福-肯(Foster-Kennedy)综合征。肿瘤累及第Ⅲ、Ⅳ、Ⅵ对脑神经和第Ⅴ对脑神经眼支,可引起眶尖综合征。蝶骨嵴脑膜瘤眶内蔓延还可引起眶骨壁增生、颞部隆起等改变。

6. 垂体腺瘤(pituitary adenoma) 早期垂体瘤常无视力视野障碍。如肿瘤长大,向上伸展压迫视交叉,则出现视野缺损,外上象限首先受影响,红视野最先表现出来。此时患者在路上行走时易碰撞路边行人或障碍物。以后病变增大、压迫较重,则白视野也受影响,渐至双颞侧偏盲。如果未及时治疗,视野缺损可再扩大,并且视力也有减退,以致全盲。垂体瘤除有视力视野改变外,最常见表现为内分泌症状,如生长激素腺瘤,成年患者表现为肢端肥大症,青春期前发病可出现巨人症;如为催乳素腺瘤,女性患者可出现闭经、泌乳、不育等。垂体瘤患者 X 光片多有蝶鞍扩大、鞍底破坏;头颅 CT、

MRI 可见肿瘤生长;内分泌检查各种激素增高。

7. 颅咽管瘤(craniopharyngioma) 主要表现为儿童期生长发育迟缓、颅内压增高。当压迫视神经时出现视力视野障碍。由于肿瘤生长方向常不规律,压迫两侧视神经程度不同,故两侧视力减退程度多不相同。视野改变亦不一致,约半数表现为双颞侧偏盲。早期肿瘤向上压迫视交叉可表现为双颞上象限盲。肿瘤发生于鞍上向下压迫者可表现为双颞下象限盲。肿瘤偏一侧者可表现为单眼颞侧偏盲。头部平片及 CT、MRI 检查可发现颅内钙化,结合内分泌功能检查,多能明确诊断。

第三节 视神经创伤治疗方案

一、治疗方法沿革

(一) 早期治疗经验

在 1982 年,一项研究总结了 7 例额叶颅脑外伤后单眼失明的外科治疗,建议视神经减压指征:①额叶颅脑外伤后延迟视力丧失,对 12 小时大剂量类固醇激素冲击治疗无反应;②大剂量类固醇治疗最初视力部分恢复,随后在使用类固醇或逐渐减少类固醇治疗时视力下降。该报道的另一个结论是大剂量类固醇似乎对 TON 有效。另有报道,在 1990 年 32 名间接 TON 患者对照研究中,接受减压治疗患者中的 62% 和未接受减压治疗患者的 33% 视力出现改善。目前 TON 的主要治疗方案为:①全身类固醇治疗;②视神经减压术;③类固醇治疗和视神经减压联合治疗。总体而言,TON 的治疗方式现在仍存在争议。

(二) 临床对照研究

最早,国际视神经创伤研究组织(International Optic Nerve Trauma Study,IONTS)对间接 TON 治疗进行了随机对照前瞻性试验设计,对比了①颅外视神经管减压联合大剂量皮质类固醇和②单独使用皮质类固醇的疗效。然而,TON 病例有限不能满足随机对照试验(randomized controlled trials,RCTs)要求。IONTS 之后进行了非随机干预试验,获得的结论是:无论是皮质类固醇治疗还是视神经管减压手术,患者都没有明显的获益。有研究表明,TON 患者随访 3 个月,治疗组和安慰剂组的平均最终最佳矫正视力(BCVA)分别为 1.11 ± 1.14 及 1.78 ± 1.23,

差异无显著性($P=0.13$)。治疗组中 68.8% 的患者视力得到改善,安慰剂组中 53.3% 的患者视力得到改善,但差异也无显著性($P=0.38$)。因此,目前还没有合适的研究能够验证 TON 治疗的特定策略。尽管如此,眼科治疗领域认为,当怀疑 TON 诊断仍应首先考虑大剂量类固醇治疗。

大剂量类固醇治疗的基本理论主要来自于美国第二次国家急性脊髓损伤研究(Second National Acute Spinal Cord Injury Study,NASCIS 2)结果。该研究是一项多中心、随机、双盲、安慰剂对照的研究,研究对象为急性脊髓损伤患者。该研究表明,与安慰剂治疗的患者相比,在损伤后 8 小时内使用甲基强的松龙治疗可显著改善运动和感觉功能。类固醇的剂量如下:①低剂量(<100mg);②中剂量(100~499mg);③高剂量(500~1 999mg);④非常高剂量(2 000~5 399mg);⑤大剂量(>5 400mg)。TON 最常选用的类固醇治疗方案是静脉注射大剂量的甲基强的松龙。脊髓包括灰质和白质,而视神经是单纯的白质纤维束。在 NASCIS2 研究中甲基强的松龙的治疗经验,还只能作为 TON 借鉴。此外,还有其他因素影响类固醇对间接 TON 的治疗效果。有观点认为,外伤后 24 小时内给予类固醇治疗、小儿患者、伤后存在残余视力、单纯面部创伤等因素是视力改善的保护性因素。

由于 TON 的治疗存在争议,Emanuelli 等人于 2015 年提出 TON 的手术和治疗方案,包括内科静脉类固醇治疗(受伤后 8 小时内)和内镜手术减压(开始药物治疗后 12~24 小时内)。有 65% 的病例视力得到改善,这是一个相当高的成功率。

(三)治疗新进展

此外,促红细胞生成素(erythropoietin,EPO)是治疗 TON 的一种新选择。据报道,EPO 可有效减少神经细胞凋亡,保护脑缺血损伤,并对血管有保护作用。静脉注射 EPO 治疗 TON 的初步研究展示了一个有前景的方向,在使用 EPO 治疗的患者中视觉恢复明显好于观察组。并且,该研究组也进行了Ⅲ期、多中心试验,有望为 EPO 临床使用奠定基础。经过 EPO 静脉注射的 TON 患者,最佳矫正视力有明显改善,并且 EPO 治疗组患者的色觉明显改善。

(四)单中心经验

笔者所在医疗中心为中国北方地区最大眼科中心,每年收治视神经损伤患者 300 余例。根据我

们经验,TON 的治疗主要包括药物治疗及手术治疗。药物治疗包括营养神经、改善循环、脱水等治疗,其中又以激素治疗为主,患者创伤早期予激素冲击 3 天(甲泼尼龙 500~1 000mg/ 天)。激素在人体中具有稳定细胞膜、减少自由基形成等作用、抑制细胞电位传导、阻断炎症介质及相关血管活性物质的释放,进而起到减轻血管痉挛的作用。通过短时间内给予患者甲泼尼龙琥珀酸钠冲击治疗,消除视神经炎症、水肿状况,改善视神经周围组织循环,减少视神经细胞的凋亡,从而达到保护视神经的目的。手术治疗目的以去除损伤部位的异物和骨折片及清除周围血肿。去除视神经管骨性结构,为视神经肿胀创造空间,限制压迫及破坏作用,保存现有视神经及促进重建神经功能为目的。减压时间窗为伤后 2 周内,存在残余视力或双眼视力丧失患者适当扩大手术指征,积极手术治疗,根据病情选择不同入路。手术以导航辅助经鼻视神经管开放减压为首选,手术时间短,微创,患者更易于接受。

经鼻视神经管开放减压手术适应证为:①伤后有残存视力,但是视力 <0.1;②药物治疗过程中出现视力急剧下降者;③无残存视力,受伤时间 <14 天,根据患者的受伤情况,特别是视神经管相关区域的骨折情况,决定是否手术治疗;④受伤时间较长者应参照眼动脉彩超结果及 VEP 结果,仍存在眼动脉及分支供血障碍者或 VEP 波形未呈消失者可考虑行视神经管减压术。对于是否切开视神经鞘尚存争议,因为鞘膜切开将增大脑脊液漏的风险。一般对于术前无残余视力患者多行鞘膜切开同时外敷激素,对于存在残余视力患者则相对保守。如患者伤后存在眶尖综合征、额眶部骨折需整复者,行额颞开颅视神经管 - 眶尖减压 + 骨折整复术,现一般经由硬膜外入路操作,脑组织骚扰更小。不论经鼻或开颅减压,其手术治疗禁忌证为:①患者颅脑损伤严重,意识障碍不能评估视力者;②伴有颈内动脉海绵窦瘘和颈内假性动脉瘤等血管性疾病;③严重的眶尖区骨折导致镰状襞游离,压迫视神经成角畸形,考虑损伤严重手术不能获益者;④患者不能接受相关手术并发症者,如残余视力术后可能下降者。

二、手术方法

1. 经鼻视神经管开放减压术 全身麻醉成功

后,患者取仰卧位,常规消毒铺巾,收敛患侧鼻腔满意后,辨认中鼻甲,将中鼻甲推向内侧,显露钩突,切除钩突、筛泡骨质及筛窦黏膜,开放前后筛房,磨除蝶筛隔,剥离部分蝶窦黏膜,清除蝶窦内陈旧积血,辨认眶纸板、视神经管隆凸、斜坡隐窝、鞍底等解剖标志,定位视神经管及寻找视神经管骨质骨折线。磨除眶尖部及视神经管内、下、上壁骨质,要求视神经管眶口至颅口全程减压。以小尖刀自眶尖向后切开眶骨膜、总腱环和视神经鞘,内镜应抵近观察,确保既切开鞘膜又未伤及神经纤维。切开时注意要在视神经的内侧切开视神经鞘,以免损伤眼动脉。探查颅底,如有脑脊液漏,行一期修补(图16-3-1)。

2. 额颞开颅视神经管 - 眶尖减压术　全身麻醉成功后,取仰卧位,头向患侧倾 20°~30°,常规消毒铺巾,取额颞弧形切口,分离皮肤、皮下组织、帽状腱膜,取下额颞骨板,如该位置为存在骨折,则小心取下内凹、移位之骨折片。向颅底方向探查,检查硬膜完整性。硬膜外沿蝶骨小翼向后可定位前床突,其内侧为视神经管上壁。磨除视神经管上壁、视柱骨质,取下前床突,开放视神经管及眶上裂。开放视神经管上壁内侧时需注意有无蝶窦开放,如蝶窦开放,取游离肌浆封堵,防止术后脑脊液漏。额颞骨瓣或骨折片复位,颅骨固定系统固定。颞肌缝合,逐层缝合帽状腱膜、皮肤,术毕。

三、并发症

1. 激素冲击治疗并发症　Lew 等研究了高剂量类固醇治疗对视乳头血流量的影响,以检测视乳头血流量的变化,认为类固醇治疗改善了视乳头血流量,这为激素冲击治疗提供了依据。同时激素冲击将导致部分并发症影响患者预后,主要包括消化道出血及感染加重。笔者经验为使用激素冲击治疗同时预防性应用质子泵抑制剂;如患者入院时存在脑脊液漏时,则预防性应用抗生素,不建议使用大剂量激素,以预防增加颅内感染可能性。

2. 手术治疗的并发症　主要包括鼻腔出血、脑脊液漏、残余视力下降及创伤性颈内动脉损伤。鼻腔出血来源主要为蝶腭动脉及筛后动脉,出血原因主要为术中止血不严格。术中解剖清楚,仔细止血可规避。TON 患者如同时伴有蝶骨平台骨折时,

多存在脑脊液漏,在行减压手术同时,多可行一期修补。医源性脑脊液漏多于磨除视神经管上壁时发生,漏口均较小,流量低,游离钩突或中鼻甲黏膜瓣即可修补。残余视力下降多由手术操作中的物理挤压及磨除骨质时的热损伤导致,要求手术医师轻柔操作,同时磨除骨质时流水降温。创伤性颈内动脉损伤为视神经管开放减压严重并发症,我中心前期统计 TON 患者合并颈内动脉损伤率为 2.4%,入院检查如提示蝶窦侧壁骨折、鞍上池蛛网膜下腔出血等征象,需考虑颈内动脉损伤可能,需行 CTA 或 DSA 明确。医源性颈内动脉损伤多由视神经管定位不明确导致,术前仔细阅片及术中导航系统,能显著降低此类损伤的发生。

四、围手术期处理

TON 患者术前应进行全面的评估,一般的术前评估,参照常规的围手术期处理原则。术前视力评估尤为重要,患者需意识清楚,能正确、全面反映伤侧眼视力情况并做记录。行颅脑 CT,明确颅内有无血肿等情况。眼科检查需排除眼球损伤。如患者存在蝶窦侧壁骨折、鞍上池蛛网膜下腔出血、眶内静脉扩张、搏动性耳鸣等情况,需行脑血管 CTA 或 DSA 检查,排除有无颈内动脉损伤,如存在血管损伤,则为减压手术禁忌证,需以血管损伤的治疗为主。

术后一般第 2 天即拔除鼻腔填塞膨胀海绵,患者下地活动。如患者术中发现脑脊液漏,行脑脊液漏修补,预防性应用抗生素同时需卧床 3 天后逐渐下地活动。如术后鼻腔仍有流液,则积极放置腰大池外引流,并卧床 2 周后再拔出鼻腔填塞物。

五、小结

综上所述,TON 的治疗现状仍存在不同观点。当前治疗仍以激素及手术减压为主。类固醇类激素治疗的并发症少,患者易于接受,但应用类固醇激素治疗时需积极预防其相关并发症风险。视神经管开放减压为 TON 的主要外科干预措施,可以通过多种入路和方式进行。由于不同的视神经减压方法有不同的优缺点,因此根据患者的病情和需要考虑不同的术式是很重要的。即使经过激素及外科干预,TON 的治疗效果仍不理想,抢救视功能损失仍任重道远。

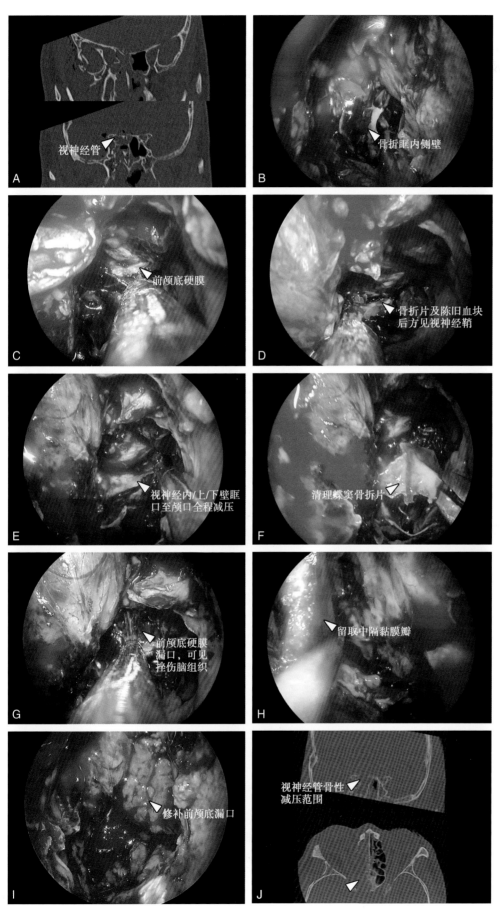

图 16-3-1 经鼻视神经管开放减压术

患者男性,58 岁,主因车祸外伤后右眼不能视物伴鼻腔流液 1 天入院,体格检查提示右眼无光感,无手动,鼻腔清亮流液,留取化验提示为脑脊液。入院后排除手术禁忌证后,行导航辅助右视神经管开放减压 + 脑脊液漏修补。术后患者鼻腔流液消失,术后 3 日下地活动,出院时右眼光感。A. 术前视神经管 CT 提示视神经管粉碎性骨折;B. 内镜进入筛窦后,见眶内侧壁粉碎性骨折,眶骨膜破损,脂肪疝出;C. 探查前颅底见颅底硬膜;D. 定位视神经管,可见右视神经管粉碎性骨折;E. 全程减压视神经管内、上、下壁骨质;F. 清理蝶窦侧壁骨折,取出游离骨折片;G. 暴露颅底硬膜缺损四周;H、I. 取鼻中隔黏膜瓣修补脑脊液漏口;J. 术后复查 CT 提示视神经管全程减压,颅内积气消失。

(康军　徐勇)

参考文献

[1] 董浩,李松峰,李永,等.颅脑外伤合并视神经损伤85例临床分析[J].新乡医学院学报,2021,38(5):441-444.

[2] HUGHES B. Indirect injury of the optic nerves and chiasma [J]. Bull Johns Hopkins Hosp,1962,111(8):98-126.

[3] STEINSAPIR K D,GOLDBERG R A. Traumatic optic neuropathy [J]. Surv Ophthalmol,1994,38(6):487-518.

[4] SOSIN M,CRUZC D A,MUNDINGER G S,et al. Treatment Outcomes following Traumatic Optic Neuropathy [J]. Plast Reconstr Surg,2016,137(1):231-238.

[5] MANISCALCO J E,HABAL M B. Microanatomy of the optic canal [J]. J Neurosurg,1978,48(3):402-406.

[6] SLAVIN K V,DUJOVNY M,SOEIRA G,et al. Optic canal:microanatomic study [J]. Skull Base Surg,1994,4(3):136-144.

[7] KIM J M,ROMANO A,SANAN A,et al. Microsurgical anatomic features and nomenclature of the paraclinoid region [J]. Neurosurgery,2000,46(3):670-680.

[8] GROSS C E,DEKOCK J R,PANJE W R,et al. Evidence for orbital deformation that may contribute to monocular blindness following minor frontal head trauma [J]. J Neurosurg,1981,55(6):963-966.

[9] 吴维霖,刘锦荣,钟佳宁,等.Brn3b基因对视神经损伤条件下视网膜神经节细胞的保护作用[J].眼科新进展,2018,38(9):815-820.

[10] 李茂胜.视神经损伤128层CT检查及多平面重建的影像特征及其临床应用状况分析[J].影像研究与医学应用,2018,2(10):186-187.

[11] 李勇,赵景武,王振常,等.外伤性视神经损伤的HRCT及MRI表现[J].中国医学影像技术,2011,27(4):694-697.

[12] YU W M. Traumatic optic neuropathy-Clinical features and management issues [J]. Taiwan J Ophthalmol,2015,5(1):3-8.

[13] ANDERSON R L,PANJE W R,GROSS C E. Optic nerve blindness following blunt forehead trauma [J]. Ophthalmology,1982,89(5):445-455.

[14] SEIFF S R. High dose corticosteroids for treatment of vision loss due to indirect injury to the optic nerve [J]. Ophthalmic Surg,1990,21(6):389-395.

[15] ENTEZARI M,RAJAVI Z,SEDIGHI N,et al. High-dose intravenous methylprednisolone in recent traumatic optic neuropathy:a randomized double-masked placebo-controlled clinical trial [J]. Graefes Arch Clin Exp Ophthalmol,2007,245(9):1267-1271.

[16] EMANUELLI E,BIGNAMI M,DIGILIO E,et al. Posttraumatic optic neuropathy:our surgical and medical protocol [J]. Eur Arch Otorhinolaryngol,2015,272(11):3301-3309.

[17] XU Y,TIAN Y,WEI H J,et al. Erythropoietin increases circulating endothelial progenitor cells and reduces the formation and progression of cerebral aneurysm in rats [J]. Neuroscience,2011,181(5):292-299.

[18] KASHKOULI M B,PAKDEL F,SANJARI M S,et al. Erythropoietin:a novel treatment for traumatic optic neuropathy-a pilot study [J]. Graefes Arch Clin Exp Ophthalmol,2011,249(5):731-736.

[19] LEW H,LEE S Y,JANG J W,et al. The effects of high-dose corticosteroid therapy on optic nerve head blood flow in experimental traumatic optic neuropathy [J]. Ophthalmic Res,1999,31(6):463-470.

[20] 刘浩成,王卫,李永,等.视神经损伤合并颈内动脉损伤的诊断和治疗[J].中华医学杂志,2018,98(39):3183-3186.

第十七章 动眼神经及滑车神经功能障碍

动眼神经(oculomotor nerve)是第Ⅲ对脑神经,含有躯体运动和内脏运动两种纤维。躯体运动神经起源于中脑动眼神经核,支配上直肌、下直肌、内直肌、下斜肌以及提上睑肌,司眼球运动和提上睑运动。内脏运动纤维(副交感)起源于动眼神经副核,支配瞳孔括约肌和睫状肌,参与瞳孔对光反射和调节反射。动眼神经损伤或麻痹时,会出现上眼睑下垂,并因眼球向上、下及向内活动受限而出现外斜视和复视,伴有瞳孔散大和调节反射消失(见

图1-2-3,见图1-2-8,图17-1-1)。

滑车神经(trochlear nerve)是第Ⅳ对脑神经,为运动神经,可能还含有少量本体感觉纤维。是颅内惟一的一对自脑干背面发出的长而细小的脑神经,在颅内走行距离最长。滑车神经核发出的纤维完全交叉至对侧,支配对侧眼球的上斜肌。滑车神经损伤后引起滑车神经麻痹,表现为斜视、复视和代偿头位(见图1-2-4,图17-1-1)。

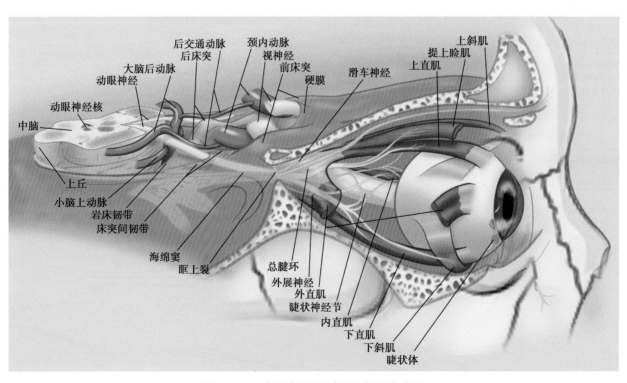

图 17-1-1　动眼神经及滑车神经解剖模式图

第一节　动眼神经的解剖及走行

一、动眼神经核复合体

动眼神经的胞体位于中脑四叠体上丘平面，大脑导水管腹侧的中央灰质内，分为 5 个细胞群，即 2 个成对的主核（外侧核）、2 个成对的副核（Edinger-Westphal 核）和 1 个位于中央部的正中核（Perlia 核）。其中外侧核和正中核构成动眼神经核。动眼神经核和动眼神经副核构成动眼神经核复合体。双侧动眼神经核复合体在上端彼此分开，而在下端则相互靠近，形若一个"V"字。

1. 动眼神经主核（外侧核）　由大型的星状多极细胞组成，形似逗点状，支配 4 条眼外肌的运动。由核的上端到下端其所支配的眼外肌的顺序是：上直肌、内直肌、下斜肌、下直肌。支配下直肌、内直肌、下斜肌的纤维由同侧的神经核发出；支配上直肌的纤维则完全来自对侧。

2. 动眼神经副核（Edinger-Westphal 核）　Edinger-Westphal 核简称 E-W 核，位于两个外侧核的上内方，是由小卵圆形细胞和多极细胞组成，呈细长的圆柱状，为副交感神经核。两侧核团的纤维不发生交叉，分别与同侧躯体运动纤维同行至睫状神经节换元后，由睫状神经节发出节后纤维支配瞳孔括约肌和睫状肌，参与对瞳孔和晶状体的调节功能。

3. 正中核（Perlia 核）　正中核位于外侧核的中央，由大型的星状细胞组成，此核发出的纤维到双眼内直肌，可能是双眼集合运动的中枢，核的背侧尾部支配双侧提上睑肌。

二、动眼神经走行

一般躯体运动纤维起于动眼神经核，一般内脏运动纤维起于动眼神经副核。按照动眼神经的走行途径，可将其分为脑内段、颅内段和眶内段。

脑内段：动眼神经纤维在中脑内形成束状，称为动眼神经束。自核发出后的交叉纤维在形成神经束之前即发生交叉。神经纤维向腹面进行，经过内侧纵束、红核、黑质和大脑脚的底部，由内侧的动眼神经沟出脑，穿过软脑膜合成神经干。在内侧纵束中动眼神经有纤维与滑车神经和展神经相联系。

颅内段：动眼神经出脑后，大部分纤维走行于大脑后动脉及小脑上动脉之间，少数走行于大脑后动脉背侧或两条小脑上动脉之间。继而向前下方走行，经脚间池后部的外侧，在鞍背的侧缘跨过小脑幕的附着缘，穿蛛网膜及硬脑膜的内层，在前床突与后床突间的中点处，到达海绵窦的外侧壁内，后经海绵窦的前端，穿眶上裂进入眶内。

眶内段：动眼神经在入眶前后即分成上、下两支。上支：细小，支配上直肌，提上睑肌。大约于上直肌中后 1/3 处由下方进入上直肌，并穿过上直肌或绕过上直肌内缘，进入提上睑肌。下支：粗大，分 3 支，一支经视神经下侧向内支配内直肌，一支支配下直肌，最后一支最长，经下直肌和外直肌之间下行至下斜肌，该支还发出一分支，为副交感神经节前纤维，与睫状神经节形成突触，后者发出节后纤维支配睫状肌和瞳孔括约肌。

第二节　动眼神经麻痹

动眼神经麻痹按发病时间可分为先天性及后天性。先天性动眼神经麻痹在出生时或生后早期发病，常见的病因包括先天性发育异常、新生儿产伤及外伤以及出生后早期疾病等。后天性动眼神经麻痹最常见的病因是支配神经的微血管梗死或神经受到压迫。微血管梗死常发生于老年患者，是由滋养神经的血管闭塞累及了动眼神经轴突所致。因支配瞳孔的副交感神经纤维位于动眼神经周边部，微血管疾病引起的神经轴突梗死通常不会影响到瞳孔。这些患者常常具有明确的危险因素，如糖尿病、高血压、动脉粥样硬化和高脂血症。压迫性动眼神经麻痹可能由肿瘤或动脉瘤引起。动脉瘤性动眼神经麻痹属于临床急症，患者通常表现为疼痛的孤立性动眼神经麻痹，常由后交通动脉瘤引起。动脉瘤产生的压迫首先作用于动眼神经外表面，因此，瞳孔纤维早期便受到影响。压迫性动眼神经麻痹的特点是：上睑下垂、斜视，通常伴有瞳孔散大。此外，外伤所致直接和继发性硬膜下血肿钩回疝，也是常见的病因。少见的原因包括炎症、肿瘤及内分泌代谢疾病等。约有 25% 的孤立性动眼神经麻痹没有明确的病因。

一、先天性动眼神经麻痹

先天性动眼神经麻痹较少见，约占儿童动眼神经麻痹的半数。可累及单眼的一条(上斜肌部分麻痹最为多见)或多条眼外肌,也可累及双眼同名肌(双上直肌或双上斜肌)。一般来说,先天性眼动神经麻痹患者通常不伴其他神经系统以及全身性异常,但这些患者常有不同程度的弱视。所有先天性动眼神经麻痹的患者均有不同程度的上睑下垂、眼肌麻痹和瞳孔受累。在大多数患者中,瞳孔缩小比瞳孔散大更为常见,可能为动眼神经再生导向错误所致。

除了单一的先天性动眼神经麻痹,还有一些先天性综合征提示为动眼神经发育不良。

1. 伴协同分离的先天性内直肌麻痹综合征　本综合征患者有先天性的单眼内直肌麻痹伴向麻痹的内直肌侧注视时双眼同时外展。大多数伴协同分离的先天性内直肌麻痹患者无其他神经系统异常。对该症患者所做的肌电图研究提示本病是由于受累内直肌的动眼神经支配缺失,同时存在外直肌的展神经缺失或极少支配,而该外直肌由动眼神经分支支配。

2. 眼球垂直性后缩综合征　眼球垂直性后缩综合征的主要临床特征是受累眼上抬及下转时运动受限,伴眼球向后退缩及睑裂缩小,可伴有内斜视或外斜视,在向眼动受限的垂直方向注视时更为明显。本病通常单眼受累。患者的眼动电图和肌电图结果均提示受累眼垂直肌有动眼神经异常支配。

3. 周期性动眼神经麻痹综合征　周期性动眼神经麻痹通常为单侧受累,且多数患者出生时即存在。本病患者典型表现为动眼神经麻痹,即上睑下垂、瞳孔散大、调节减弱及眼肌麻痹。大约每2分钟会出现下垂的眼睑上抬、眼球开始内收、瞳孔收缩以及调节增强。这些痉挛症状持续10~30秒,然后进入眼肌轻瘫期。周期性动眼神经麻痹可终生存在。多数单眼周期性动眼神经麻痹患者受累眼有弱视,从而视力下降。

二、后天性动眼神经麻痹

1. 动眼神经核病变　缺血是动眼神经核病变最常见的病因,通常是基底动脉在中脑被盖部的细小深穿支栓塞或血栓形成,比较少见的是基底动脉远端的闭塞("基底动脉尖综合征")。其他病因有出血、肿瘤浸润、感染以及脑干受压。动眼神经核的病变并不少见。如果病变发生,通常引起双侧眼球运动障碍和/或眼睑位置异常。

2. 动眼神经束病变　动眼神经纤维自核发出以后,在中脑髓内的一段称为动眼神经束。由于动眼神经核中的部分交叉纤维在紧邻核的附近已经交叉完毕,所以束性病变仅损害同侧的动眼神经支配的所有眼肌,而对侧眼肌不受影响。动眼神经束病变可引起完全或不完全麻痹,临床上无法与动眼神经脑干外病变引起的麻痹相鉴别。动眼神经束病变临床表现为:患侧上睑下垂,眼球偏向外侧,患眼向上、下、内方向的运动受限,瞳孔散大,对光反射消失以及调节作用麻痹。

束性动眼神经病变可以单独存在也可与其邻近结构同时受损,因此,常伴有其他神经系统症状,组成一些不同的综合征。

(1) Benedikt综合征(中脑被盖综合征):病变位于中脑背侧,累及纤维束及红核,特点是同侧动眼神经麻痹和对侧锥体外系症状。

(2) Weber综合征(大脑脚综合征):病变位于中脑腹侧大脑脚底部,影响同侧动眼神经的同时,也影响同侧大脑脚,特点是同侧动眼神经麻痹和对侧轻偏瘫。

(3) Nothnagel综合征(动眼麻痹 - 小脑共济失调综合征):病变位于中脑四叠体、中脑导水管周围及小脑蚓部,病变还侵及同侧红核与小脑上脚的联系纤维。特点是同侧动眼神经麻痹、对侧肢体震颤以及小脑性共济失调。

(4) Claude综合征:为Benedikt综合征和Nothnage综合征的合并。中脑红核和结合臂的同时损害导致的综合征同时具有Benedikt综合征和Nothnagel综合征的临床特点。

3. 动眼神经的周围性损害

(1) 蛛网膜下腔段动眼神经损伤:动眼神经在脚间窝内自中脑腹侧表面穿出,在后床突旁穿过硬脑膜进入海绵窦,其病变可发生于上述任何部位。可呈部分性或完全性麻痹。有些病例起病时不完全,但是会在数小时、数天、数周甚至数月内进展。大部分病例会有某种程度的调节障碍,但是瞳孔受累不固定,主要取决于病变性质。动眼神经在两个大脑脚之间穿出中脑,如该区有病变,仍表现为Weber综合征;如脚间窝处有病变,损害两侧动眼神经和双侧大脑脚,则表现为双侧动眼神经麻痹和双侧肢体偏瘫,称为脚间窝综合征(interpeduncular space syndrome)。由于神经纤维通过颅底部沿着蛛网膜下腔行走时没有其他脑神经伴行,因此孤立的动眼神经麻痹通常病变位于颅底部。

动眼神经蛛网膜下腔部分病变根据临床表现可分为:

1)单纯瞳孔固定散大为唯一表现:许多不同病变可以从动眼神经的上侧和内侧压迫该神经,极少数可导致单纯瞳孔散大。颅内动脉瘤(尤其是颈内动脉和后交通动脉交界处的动脉瘤)在累及动眼神经的早期可引起瞳孔固定散大,但是动眼神经麻痹的其他体征通常会在数小时内很快进展。基底动脉瘤可引起单纯瞳孔中度扩大、光反射消失或迟钝,该表现可作为动眼神经麻痹的惟一体征存在数天甚至数周。脚间池的其他外部病变(如囊肿)和动眼神经本身病变(如神经鞘瘤或血管瘤)同样可导致上述瞳孔改变。

2)动眼神经麻痹伴瞳孔受累:颅内动脉瘤是单纯动眼神经麻痹伴瞳孔受累的最常见原因,尤其常见于有眼内、眼周突发剧烈疼痛病史的患者。动脉瘤通常发生于颈内动脉和后交通动脉的交界处,然而基底动脉尖、基底动脉和小脑上动脉交界处的动脉瘤亦可导致相似的临床表现。动脉瘤可通过直接压迫、小量出血或瘤体突然破裂造成动眼神经损伤。动脉瘤手术也可导致动眼神经的外伤性损害。

3)动眼神经麻痹伴瞳孔回避:瞳孔回避(pupil-sparing)是指患眼上睑下垂,眼球向上、向内和向下运动障碍,但瞳孔大小及光反射正常。缺血是导致动眼神经麻痹伴瞳孔回避的最常见原因,尤见于不伴其他神经系统症状体征者。缺血性动眼神经麻痹者病变多位于动眼神经束,此处瞳孔的下传纤维与支配眼外肌的纤维相分离,且较神经主干接收更多的侧支血管分布。

(2)海绵窦及眶上裂内动眼神经损伤:海绵窦和眶上裂病变也可导致单纯的动眼神经麻痹,但以引起多神经病变更为常见。由于海绵窦内的结构延续至眶上裂,通常很难区分病变是限于海绵窦还是眶上裂,或两者均受累。因此把该区域的损害看成是单独的疾病实体——蝶骨海绵窦综合征(cavernous sinus syndrome)。蝶骨海绵窦综合征以痛性眼肌麻痹为特征性表现,通常不伴有视神经

受累导致的视力下降。临床表现为患侧眼肌麻痹时常常伴严重疼痛,很多患者会出现眼交感神经麻痹,表现为眼突、眼睑水肿及球结膜水肿。动眼神经麻痹伴失交感神经支配的患者,其瞳孔可以缩小或中等大小,瞳孔对光反射迟钝。

(3)眶内动眼神经损伤:眶内病变导致的眼肌麻痹可以有或没有疼痛,但是通常伴视神经受累导致的视力下降,部分患者可有变化不定的突眼。动眼神经分成上下两个分支进入眶内,上支支配上直肌、提上睑肌,上支麻痹表现为上睑下垂、下斜视及外上转受限;下支支配下直肌、内直肌及下斜肌,下支麻痹表现为外上斜、内转、外下转受限,常伴瞳孔受累。常见的眶内病变有炎症、缺血、浸润、压迫和外伤等,除动眼神经外,还可造成展神经、滑车神经甚至视神经的损伤。

三、检查

1.瞳孔散大,对光反射消失或迟钝,不伴眼肌麻痹或上睑下垂　这类情况极为罕见,通常发生于由进行性扩大的幕上占位性病变导致的昏迷或反应迟钝患者。清醒患者有瞳孔散大,远比压迫性动眼神经麻痹更为常见的原因是药物阻滞性或强直性瞳孔。尽管如此,对部分患者进行 MRI、MRA 或 CTA 检查还是必要的。除非非创伤性检查提示可能是动脉瘤或者其他血管性病变,这类患者一般不需要行常规血管造影检查。

2.完全或不完全性眼肌麻痹、上睑下垂,伴瞳孔散大,对光反射消失或迟钝　这类情况可由动眼神经通路上任何部分的任何病变导致,但是应该首先考虑颅内动脉瘤并立即进行适当的诊断性检查。包括 CT 平扫(除外蛛网膜下腔出血)及增强 CT(除外颅内动脉瘤或其他占位性病变)、CTA、MRI、MRA、常规血管造影,或者以上检查联合。对于怀疑动脉瘤的患者应进行常规血管造影。如果患者的非创伤性检查(如 MRI、MRA、CTA)未见异常,则应根据患者的具体情况确定是否行常规血管造影。

3.眼肌麻痹、上睑下垂,不伴瞳孔受累　瞳孔回避的动眼神经麻痹最常见于缺血性病变,但是也可见于压迫性和炎症性病变,对这一类患者应进行个体化分析。几乎所有有瞳孔回避的完全性动眼神经麻痹的患者均为缺血性病变,这些患者不需要神经影像学检查。相反,有瞳孔回避的不完全性动

眼神经麻痹的患者,尤其是伴有疼痛者,除应检查血压、血糖和红细胞沉降率之外,可能还需要非创伤性神经影像学检查,如 MRI、MRA、CTA 或这些检查联合。这些患者中部分还应进行腰穿检查。如果以上检查均未见阳性改变,部分患者可能尚需血管造影检查以除外颅内动脉瘤的可能。不过,大多数有瞳孔回避的不完全性动眼神经麻痹高龄患者可在详细检测之后对其进行随诊,以确定是否存在潜在的缺血性或炎性病变(如糖尿病、巨细胞动脉炎、系统性高血压)。

4. 眼肌麻痹、上睑下垂,瞳孔缩小或中等大小 这种临床表现的患者通常是海绵窦病变,不仅导致动眼神经病损,而且累及眼交感神经。临床最常见颈动脉海绵窦瘘(carotid cavernous fistula, CCF),按病因可分为外伤性和自发性。表现为:眼球突出、结膜血管螺丝状纤曲扩张、眼睑及结膜水肿,眼球运动障碍、视网膜中央静脉压增高等。绝大部分首发眼部症状和体征而就诊于眼科,有时误诊为炎性假瘤、结膜炎、甲状腺相关性眼病、巩膜炎等而延误治疗。头部外伤史及典型的临床表现对该疾病临床诊断有很大价值,同时辅以超声检查、眼眶 CT、MRI 及 MRA、数字减影血管造影术(DSA)检查,DSA 为目前 CCF 诊断的金标准。

四、治疗

包括非手术治疗及手术治疗。非手术治疗的效果有限,手术仍然是主要方法。

1. 非手术治疗 非手术治疗适用于发病 6 个月内的急性后天性动眼神经麻痹。主要治疗方法包括改善血液循环、扩张血管、营养神经等。在治疗急性部分性动眼神经麻痹时,还可注射肉毒杆菌毒素治疗,尤其对单独的内直肌受损有确切效果。针对外直肌注射,可中和第一眼位的水平偏差,防止外直肌肌肉的挛缩。剩余的垂直偏差则需要通过手术治疗纠正。

2. 手术治疗 针对先天性动眼神经麻痹,惟一的治疗方式是手术。对于后天性动眼神经麻痹,则可先进行病因治疗,再行手术治疗。手术指征为发病 6 个月以上,斜视稳定者。先行斜视手术,如合并有上睑下垂再行提上睑肌缩短术。

根据麻痹的严重程度,纠正斜视的手术有:

(1) 外直肌后徙联合内直肌大量缩短术:该术式的适应证为动眼神经麻痹,患眼内直肌功能尚存在的患者。采用外直肌超常量后退和内直肌大量缩短的术式可使眼球保持在原眼位。该手术不能明显改善眼球运动功能,但是能明显改善外观。不过,随着外直肌发生慢性挛缩和已缩短的内直肌的拉长,眼球可能会再次外斜。

(2) 上斜肌转位术:该术式的适应证为内直肌、上直肌及下直肌完全性麻痹,外直肌和上斜肌功能存在的患者。该术式将上斜肌断腱,移动上斜肌腱,向前缝于靠近内直肌止端的巩膜上。通过变换肌腱位置,使上斜肌的外展和抑制作用被消除,并且变成内转,与剩余的外直肌功能抗衡。这种术式在技术上是困难的,尤其是针对有滑车钙化的成年患者更加困难,并且数年后有复发的可能。

(3) 外直肌劈开转位术:该术式的适应证为完全性动眼神经麻痹下斜视的患者。将外直肌两等分劈开至眼球后面 2~3mm 处,分为上下两半,将上半部分外直肌从上斜肌和上直肌的下方穿过,转位至内直肌附着点的上方。下半部分外直肌经下斜肌和下直肌下方穿出,转位至内直肌附着点的下方。

动眼神经麻痹的病因和定位诊断复杂,手术效果不尽如人意,是临床难点。手术方法需根据患者的情况做针对性的选择。

第三节 滑车神经的解剖及走行

一、滑车神经核

滑车神经核为一卵圆形细胞团,位于中脑四叠体下丘平面,大脑导水管腹外侧中央灰质内。其上端与动眼神经核的尾端相连,两核之间无明确的分界线。核的腹外侧紧邻内侧纵束。核中的细胞数目远较其神经干中的纤维多,可能是因为该核发出的一些纤维与内侧纵束及其他中枢互相有联系之故。

二、滑车神经的走行

滑车神经是最纤细也是行程最长的脑神经。滑车神经纤维从核的背外侧发出,绕过大脑导水管在前髓帆的前段与对侧的滑车神经纤维完全交叉,交叉后走向对侧,在前髓帆系带的两侧出脑,离开脑干的背侧面,向外侧弯曲环绕脑干,走向小脑幕的游离缘下方,像动眼神经一样,在大脑后动脉和小脑上动脉之间穿过进入基底池,然后穿过硬脑膜进入海绵窦。在窦的后部,滑车神经位于动眼神经的下方;行经窦的前部时,滑车神经接受来自颈动脉丛的交感纤维,且逐渐上升至动眼神经的上内方,并与三叉神经支伴行,经眶上裂入眶。在眶内,滑车神经跨过上直肌和上睑提肌,向前内侧行,进入上斜肌。

第四节　滑车神经麻痹

滑车神经麻痹可以是先天性或后天性,单侧性或双侧性,以单侧性者为多。

先天性滑车神经麻痹与神经肌肉的发育异常有关。滑车神经麻痹是后天性垂直性斜视的最常见原因。外伤是后天性滑车神经麻痹的主要原因,其次是血管性疾病、脱髓鞘病变、糖尿病、后颅凹肿瘤和带状疱疹等。滑车神经麻痹多与其他眼球运动神经的损害共存,单独麻痹少见。滑车神经麻痹导致上斜肌部分或完全性瘫痪,随着时间进展,其拮抗肌同侧下斜肌作用过度,该症患者会出现垂直复视,且于下视和向对侧凝视时最为明显。大多数滑车神经麻痹的患者会为避免垂直、旋转性和下视加重的复视,头向滑车神经麻痹侧的对侧倾斜,出现代偿头位。

一、先天性滑车神经麻痹

先天性滑车神经麻痹以不完全麻痹较为多见,病因尚不清楚,部分患者是由于滑车神经核未发育或发育不全。多数先天性滑车神经麻痹患者神经系统正常,亦有不少患者存在某种程度的面部不对称。代偿头位是先天性滑车神经麻痹最突出的症状。患儿常在学走路阶段,因斜颈而被家长发现。滑车神经麻痹患儿向正前方注视时,患眼呈轻度上斜视或正位视,向内下转运动受限。上斜肌的直接拮抗肌—下斜肌挛缩,患眼向内上转时功能亢进。因此,患儿有头向健侧倾斜、面向患侧、颏部内收的代偿头位。所以,滑车神经麻痹代偿头位的斜颈也称为眼性斜颈。

二、后天性滑车神经麻痹

1. 滑车神经核病变　滑车神经的核性损害较为少见。损害一侧滑车神经核,引起对侧眼的上斜肌麻痹。如病灶范围较大,向上影响了动眼神经的下直肌核,临床上除对侧上斜肌麻痹外,尚有病灶同侧眼的下直肌的麻痹。如果病变更大一些,引起病灶侧动眼神经核全部受到损害,则可以引起病灶同侧的眼球动眼神经所支配的全部眼肌完全麻痹以及病灶对侧眼球上斜肌和上直肌麻痹。

滑车神经核的损伤常常由累及中脑脑桥被盖部的病变引起,尤其是冲击小脑幕游离缘引起的挫伤和出血。其他可导致滑车神经核本身损害的病变包括缺血、原发及转移瘤和血管畸形。然而,这些病变造成的上斜肌瘫痪可能被伴发的共轭性或核间性凝视缺陷所掩盖。对这部分患者,仅在核上性障碍缓解后才有可能识别滑车神经麻痹。松果体瘤、中脑导水管狭窄和脑积水导致的 Parinaud 综合征也常累及滑车神经核。

2. 滑车神经束病变　滑车神经束和滑车神经核损伤的原因相似,包括缺血性、出血性、压迫性、创伤性和炎症性病变。

滑车神经麻痹时,伴发的其他神经系统体征,如中枢性 Horner 征和不伴有视神经病或视束综合征的相对性传入性瞳孔障碍(RAPD),会对定位诊断有帮助,这两个体征提示滑车神经麻痹的病变部位是在神经核或神经束。Horner 征是脑干背侧的交感神经下行纤维受损引起的。交感神经下行纤维通常与滑车神经核毗邻,因而 Horner 征通常出现在滑车神经麻痹的对侧。如果病变累及交叉后的滑车神经束,则滑车神经麻痹和 Horner 征会在同侧。RAPD 是由上丘臂的瞳孔传入纤维损伤导致的。如果导致滑车神经麻痹的病变在神经束交叉前,RAPD 与滑车神经麻痹同侧;如果病变在神经束交叉后,则 RAPD 在滑车神经麻痹的对侧。

3. 滑车神经的周围性损害

(1) 蛛网膜下腔段滑车神经损伤:滑车神经出脑干部位对损伤或压迫尤为敏感,这个部位的病变可能造成神经根的牵拉、挫伤甚至撕裂。如果损伤发生在滑车神经出脑干处,常为双侧受累。滑车神经在蛛网膜下腔行程很长。基底动脉和小脑上动脉交接处的动脉瘤、蛛网膜下腔内的海绵状血管瘤和动静脉畸形均可引起滑车神经的损伤。此外,基底性脑膜炎、滑车神经鞘瘤也可累及蛛网膜下腔段滑车神经导致复视。

(2) 海绵窦和眶上裂内滑车神经损伤:在动眼神经麻痹部分已讨论过导致海绵窦综合征的病变,当这些病变导致动眼神经麻痹时,滑车神经常同时受累。因海绵窦病变而发生的单纯滑车神经麻痹并不多见,但缺血性病变(如糖尿病)可能单纯累及滑车神经。

(3) 眶内滑车神经损伤:眶内滑车神经的损害多因外伤(包括手术损伤)。此外,眶内炎症、缺血或血管畸形等均可引起滑车神经麻痹,不过很多病例难以确定损伤是发生在滑车神经、上斜肌还是肌腱,或以上几个部位同时受累。除滑车神经外,眶内病变还可造成动眼神经、展神经甚至视神经的损伤。

三、检查

1. 一般检查　先天性滑车神经麻痹患者的症状可能随年龄增长而逐渐变得明显。这些患者常主诉间歇性复视变得更频繁、持续时间更久。检查发现患者垂直融合范围增加。结合患者以前的照片判断其是否长期存在斜颈。对于垂直融合范围增加的患者,无必要行进一步的检查。

后天性滑车神经麻痹患者多因旋转性复视而就诊,多见于头部轻微外伤或感冒后。后天性滑车神经麻痹数天内因采取代偿头位而使复视消失。检查时可见患眼有上隐斜或轻度上斜。眼向内下转受限,向内上转亢进。比尔绍斯基征(Bielschowsky sign)检查阳性(在上斜肌麻痹时,将头部倾斜到受累眼睛的一侧会导致该眼睛向上旋转)。眼底检查,从视乳头与中心凹的关系可见患眼呈外旋斜。对于孤立性滑车神经麻痹患者应详细询问头部外伤史。若无头部外伤史,对于 50 岁以上患者的孤立性滑车神经麻痹,需考虑是由血管性病变引起的。肿瘤或动脉瘤导致孤立性滑车神经麻痹的可能性不大。但是在以下情况下应该进行头颅 MRI 检查:患者没有明确的血管性危险因素;症状持续进展;患者既往有局灶性或可能转移的恶性肿瘤。年龄小于血管性疾病好发年龄的患者也应进行神经影像学检查。对无明确危险因素的患者,可以进行红细胞沉降率和 C 反应蛋白检查,除外巨细胞动脉炎所致缺血性滑车神经病变。对所有的滑车神经麻痹患者均应检测其垂直融合范围。

2. 特殊检查
(1) Parks 三步检查法
第一步:①评估第一眼位时哪只眼上斜;②左眼上斜视可以是以下四条肌肉之一力弱造成:左眼下转的肌肉之一(上斜肌或下直肌)或者右眼上转的肌肉之一(上直肌或下斜肌);③滑车神经麻痹时,受累眼的眼位更高。

第二步:①判断左眼上斜视是向右侧视还是向左侧视时更明显。右侧注视时明显表明右上直肌或左上斜肌;②左侧注视时左上斜视表明右下斜肌或左下直肌。滑车神经麻痹时,向对侧注视造成偏差度加剧。

第三步:①Bielschowsky 倾头试验时患者固视 3 米远前方目标。使头向右侧和左侧倾斜;②左侧倾斜头位时左眼上斜视增加表明累及左上斜肌,而右眼上斜视增加表明累及右下直肌。滑车神经麻痹时,头位向对侧倾斜造成偏差度减少。

(2) 双 Maddox 杆试验:红色和绿色的 Maddox 杆,与柱镜垂直,放在任一眼前。每只眼睛会看到一条水平或不水平的光线。当有旋转斜视时,患眼看到的光线倾斜,且与健眼存在距离。旋转一根 Maddox 杆直到光线融合,由此可以定量测量旋转偏斜。单侧滑车神经麻痹的特点是旋转斜视角度小于 10°,而双眼病例可能会大于 20°。旋转偏斜也可用同视机测量。

四、治疗

1. 先天性滑车神经麻痹　先天性上斜肌麻痹的治疗以手术为主。确诊后应尽早施行手术矫治,以防引起面骨、颈椎和脊椎的畸形。手术方案取决于:垂直斜视的程度,旋转斜视是否明显,健眼抑或患眼为注视眼,和是否伴有水平斜视。如患眼下斜肌功能亢进明显,且伴有明显旋转斜视,可作患眼的下斜肌部分肌切除或下斜肌前移术。如只表现为上斜肌功能不足,可做上斜肌折叠术。先天性上斜肌麻痹可能为上斜肌发育异常所致,如肌腱过长、肌止端异常或肌肉缺如等。故手术前应常规做被动牵拉试验,了解上斜肌的情况。

2. 后天性滑车神经麻痹　后天性滑车神经麻痹需要先针对病因治疗。对病因不明或病情仍在变化的,不急于手术。可先通过非手术的方法缓解复视症状。除非确定滑车神经已经离断,否则应至少在病程 8~12 个月之后上斜肌功能仍未改善时，才考虑进行手术矫正。治疗垂直性或扭转性复视最简单的方法是"卡式遮挡片"，可以临时缓解复视症状。这是后天性或失代偿性先天性滑车神经麻痹患者在恢复过程中常采用的方法。对于有轻度垂直移位的患者，采用垂直压贴棱镜可能有一定帮助，但向远侧凝视时可能会一直存在有某种程度的复视。对于仅在下视时有复视的患者，可以选择性地遮盖镜片的某一部分来模糊单眼视觉而消除复视。

　　手术可以考虑以下几种方式：①增强整条或部分上斜肌力量；②减弱其拮抗肌即同侧下斜肌的力量；③减弱其共轭肌即对侧下直肌的力量。但是到底采取哪一种术式或几种术式联合取决于仔细的视轴矫正检查。同样的方法也适用于双侧滑车神经麻痹的处理。无论先天性还是获得性的滑车神经麻痹，手术矫正的结果通常都是有效的。

（屈建强）

参考文献

［1］吴江,贾建平. 神经病学［M］. 3 版. 北京:人民卫生出版社,2015:8-13.

［2］李凤鸣,谢立信. 中华眼科学［M］. 3 版. 北京:人民卫生出版社,2014:3058-3060,3210-3212.

［3］蒂莫西·马丁,詹姆士·科比特. 实用神经眼科学［M］. 魏文斌,张晓君,译. 北京:中国协和医科大学出版社,2016:245-251.

［4］坎斯奇,保令. Kanski 临床眼科学［M］. 7 版. 赵培泉,译. 北京:北京大学医学出版社,2015:830-833.

［5］米勒等. Walsh and Hoyt 精编临床神经眼科学［M］. 张晓君,魏文斌,译. 北京:科学出版社,2009:418-432.

［6］刘家琦,李凤鸣. 实用眼科学［M］. 3 版. 北京:人民卫生出版社,2018:614-615.

［7］张阳,李俊红. 动眼神经麻痹的定位诊断及治疗进展［J］. 中华眼科医学杂志(电子版),2017,7(3):140-144.

［8］宋国祥. 眼眶病学［M］. 2 版. 北京:人民卫生出版社,2010:210-218.

第十八章　三叉神经痛

第一节　三叉神经痛的诊断

一、概述

三叉神经痛是一种慢性神经性疼痛。其特征是面部三叉神经分布区域发作性疼痛,可呈电击样、针刺样,可诱发出现。三叉神经痛长期发作,往往会影响患者身心健康和社会交往,并导致患者焦虑、抑郁和睡眠质量下降,降低生活质量。

二、发展史

三叉神经痛是一种古老的疾病,在《黄帝内经》中有过类似的记载。1672 年,Jonannes Bausch 第一次记载三叉神经痛。1756 年,法国学者 Nicolas Andri 第一次运用术语 tic douloureux 形容三叉神经痛。1773 年,John Fothergill 在《伦敦医学社会》上首次全面描述了三叉神经痛,题名为 *On a Painful Affliction of the Face*。Charles Bell 在 1829 年研究了三叉神经和面神经的不同功能,提出三叉神经痛的阵发性疼痛与三叉神经的功能障碍直接相关。苯妥英钠于 1942 年被用于治疗三叉神经痛并取得效果。卡马西平于 1962 年开始用于治疗三叉神经痛并取得良好效果,至今仍是治疗三叉神经痛的一线药物。Walter Dandy 常规使用外侧枕下开颅术行三叉神经半月节后根切断术来治疗三叉神经痛。他在 1934 年首次报道三叉神经痛患者的三叉神经与血管的关系。后来,Peter Janetta 在 1967 年推广了显微血管减压术(MVD)治疗三叉神经痛。

三、流行病学

三叉神经痛的患病率为 0.16%~0.3%,发病率为(12.6~27.0)/10 万人·年。女性(60%)发病率高于男性(40%),平均发病年龄为 53~57 岁。

儿童和家族聚集性三叉神经痛可能与基因突变有关。钠离子电压门控通道(NaV)突变,使钠离子通道功能失调,进而导致疾病。功能失调的 NaV1.3、1.6、1.7 和 1.8 可能在触发三叉神经痛中发挥作用。但由于缺乏大规模的遗传研究,遗传改变和三叉神经痛之间的病理生理学联系尚无定论。

四、分类和病因

根据国际头痛学会(IHS)和国际疼痛研究协会(IASP)的定义,目前将三叉神经痛分为 3 种类型:经典型、继发型和特发型。最常见的经典型是由三叉神经根的颅内血管压迫引起,责任血管通常是小脑上动脉或小脑前下动脉,它的压迫会引起相邻三叉神经根的形态学变化。继发型三叉神经痛约占总病例的 15%,是由可识别的神经系统疾病导致,如多发性硬化症或桥小脑角肿瘤等。无明显神经系统病因的三叉神经痛归为特发型三叉神经痛,约占病例的 10%。

经典型和继发型三叉神经痛的临床特征相似,继发型三叉神经痛患者通常更年轻,更可能在面部的一部分出现感觉减退,并且更可能有双侧疼痛。但以上这些特点并非特异性的,不能根据这些特点进行诊断。由于三叉神经痛的三种形式在临床上可能难以区分,建议在初步诊断时使用磁共振成像(MRI)来排除多发性硬化和桥小脑角区占位性病变。

尽管阵发性面部疼痛是三叉神经痛的标志,但仍有 24%~49% 的患者在阵发性发作之间有持续或持久的疼痛,通常称为"背景痛"。背景波动性疼痛的分布与阵发性疼痛的分布范围一致,被描述为灼痛、跳痛、阵发性麻木或酸痛。以这种症状为特征的三叉神经痛，无论原因如何，以前都被归类为非典型三叉神经痛，现在被归类为伴有持续性疼痛的三叉神经痛。持续性疼痛的机制与阵发性疼痛的机制不同，与阵发性疼痛相比，持续性疼痛在使用钠通道阻滞剂或微血管减压治疗后的缓解程度较小。两种疼痛之间的病理生理联系尚不确定。可能与神经根的累积性损伤和中枢敏化机制有关。灼痛、跳痛、阵发性麻木或酸痛可能是由C纤维（无髓鞘感觉轴突，传递冲动缓慢）的损伤介导的。三叉神经感觉根中C纤维的损伤可能引起暴露的突触后膜对神经递质超敏，从而导致脑干二级神经元的异常自发活动。

在临床工作中，根据症状进行分类有重要的指导意义。根据笔者的经验，排除继发型三叉神经痛，可将三叉神经痛根据症状特点分为典型性三叉神经痛和不典型性三叉神经痛。典型性三叉神经痛性质剧烈、突然发作、持续时间短、存在扳机点，对卡马西平治疗效果良好。不典型性三叉神经痛持续时间长，存在烧灼痛等"背景痛"，对卡马西平治疗效果差，扳机点不明确。这种分类对于外科治疗能够提供指导性的建议。根据笔者经验，典型性三叉神经痛手术治愈率高，而不典型性三叉神经痛手术效果要差于典型性患者。因此在手术病例选择方面应仔细鉴别症状典型与否。

大约有15%的症状典型的三叉神经痛是由多发性硬化症或桥小脑角良性肿瘤引起的。与一般人群相比，多发性硬化患者三叉神经痛的风险是普通人的20倍，多发性硬化患者中三叉神经痛的患病率为2%~5%。多发性硬化相关的三叉神经痛归因于穿过腹侧脑桥的三叉神经束中的脱髓鞘。三叉神经痛有时是多发性硬化患者的单独临床症状，这些患者多发性硬化的发病年龄高于没有三叉神经痛的患者。有神经影像学研究表明，神经血管压迫与多发性硬化症相关的三叉神经痛可能共存并相互叠加。由于药物的副作用、疲劳和共济失调等多发性硬化症状的恶化，药物治疗多发性硬化患者的三叉神经痛效果不佳。与经典三叉神经痛患者相比，由多发性硬化症引起的三叉神经痛患者显微血管减压术往往效果较差。

引起三叉神经痛的常见桥小脑角肿瘤包括神经鞘瘤、脑膜瘤、表皮样囊肿。肿瘤导致的三叉神经痛约占总病例的8%。肿瘤对三叉神经的压迫会引起三叉神经根的局灶性脱髓鞘，从而诱发与神经血管压迫机制相同的高频放电。浸润性恶性肿瘤也可引起轴索变性，导致面部区域感觉减退和持续性疼痛。

由外伤和风湿病（如系统性红斑狼疮和硬皮病）引起的三叉神经病变可表现为类似于三叉神经痛的阵发性疼痛，但并不常见。在这些情况下，三叉神经病变可能始于单侧阵发性疼痛，但很快会在面部持续疼痛区域出现感觉麻木、减退或丧失，这种疾病通常被称为三叉神经炎。面部外伤、牙科手术或颌面手术可能会损伤三叉神经分支，引起阵发性刺痛、电击样痛或灼痛。疼痛发作的持续时间比三叉神经痛发作的持续时间长，并且大多数患者没有感觉触发区的严重持续疼痛。孤立性特发型三叉神经病变是一种良性的双侧对称性纯感觉性三叉神经病，最初也可能表现为单侧阵发性面部疼痛。

五、病理学

三叉神经痛的症状在所有已知原因（即经典、特发型和继发型三叉神经痛）中基本相同。有越来越多的神经病理学证据表明，疼痛由于血管或肿瘤压迫三叉神经根入脑干区域。在进入脑桥时，三叉神经失去了施万细胞髓鞘，取而代之的是少突胶质细胞组成的中枢髓鞘。这个过渡区容易受到损害，特别是产生脱髓鞘。血管压迫是神经进入脑桥之前脱髓鞘的常见原因，多发性硬化是进入脑桥后脱髓鞘的典型原因。这些部位的脱髓鞘已在神经生理学、神经影像学和组织学研究中得到证实。

当髓鞘变得非常薄时，钠离子透过髓鞘进入神经轴突，轴突无法迅速泵出钠离子，由此产生的去极化使轴突过度兴奋，导致异位产生高频后放电（刺激终止后发生的放电）和纤维之间的串扰（称为突触传递）。组织学证据表明，与脱髓鞘有关的神经纤维是Aβ纤维，它们最容易因机械损伤或多发性硬化症而脱髓鞘。有人提出，起源于Aβ初级传入神经脱髓鞘部位的高频放电被脑干神经元重新传入，从而被感知为阵发性疼痛。一些研究人员观察到三叉神经痛患者部分区域皮质和皮质下大脑区域的过度兴奋或体积减小，这种变化可能是适应这些区域慢性刺激的结果。

从手术时受压区域获得的活检标本显示了髓

鞘脱失和髓鞘再生，以及脱髓鞘轴突的直接并行。众所周知，脱髓鞘的传入神经趋于过度兴奋并能够产生表现为自发性疼痛的异位冲动。脱髓鞘 Aβ 和 Aδ 纤维之间的触觉连接可能提供了触摸诱发疼痛的机制。强烈的、近乎爆发性的疼痛可能是由于三叉神经节细胞胞体发生接触诱发的长时间放电，从一个细胞扩散到另一个细胞所导致。使用头皮远场诱发电位（scalp far-field evoked potential）和定量感觉测试（quantitative sensory testing，QST）的神经生理学研究进一步支持了神经血管压迫在 REZ 区的致病作用，两者在微血管减压后开始正常化。

对于特发型三叉神经痛，可能的病理学改变多样，包括神经元电压门控离子通道功能增益突变、神经炎症、脑干中的非特异性或非多发性硬化病变等。

六、临床特点和诊断

（一）临床症状

三叉神经痛疼痛持续时间短，其性质通常被描述为刺痛、尖锐、电击样或针刺样疼痛。此外，14%~50% 的患者在刺痛的同一部位还伴有持续性疼痛。这种疼痛成分是钝痛、胀痛或灼痛，不如阵发性疼痛剧烈，持续数小时至数天。

三叉神经痛的疼痛程度非常剧烈，多达 50% 的三叉神经痛患者会对第一次疼痛发作"难以忘怀"，准确地记得他们当时在做什么。疼痛通常持续数秒钟至 2 分钟，但有些患者的症状持续时间为 2~10 分钟。即使在同一患者中发作的次数也有很大差异，从每天几次疼痛发作到每天数百次发作不等。当疼痛不能被诱发时，通常会有一个不应期。疼痛可以毫无征兆地进入"缓解期"，缓解期无任何疼痛发作，时间可长达数月或数年。

三叉神经痛的疼痛最常影响三叉神经的第二（上颌）或第三（下颌）支，包括口外和口内，面部右侧比左侧更容易受到影响，可伴随轻度自主神经功能障碍，如流泪。双侧三叉神经痛尤其是双侧同时发病罕见，有可能是由于其他神经系统疾病引起，需引起关注。女性三叉神经痛的发病率高于男性，并且随着年龄的增长而增加。

三叉神经痛的疼痛可能是由日常生活中常见的活动触发的，其中轻触、说话、咀嚼、刷牙和洗脸是最常见的诱发因素。大多数患者有多个触发因素同时存在。触发疼痛的特定部位称为扳机点，最常见的扳机点位于鼻唇区、上唇和下唇、下巴、脸颊和牙龈。纸巾在上唇上的轻触，甚至微风吹过嘴唇的敏感区域均可引起疼痛发作。患者通常有口内和口外触发区，通常对应于疼痛区域。疼痛的位置并不总是与感觉触发的位置一致。例如，下唇内和周围的刺激可能会导致太阳穴疼痛，或者鼻子外侧部分的感觉触发可能会导致向前额或上唇辐射的类似过电样的疼痛。这是三叉神经痛中诱发性触发疼痛与其他类型诱发性疼痛（如异常性疼痛和痛觉过敏）之间的区别。在诊断标准中，诱发性疼痛是诊断三叉神经痛的必要标准。看似自发的疼痛也很常见，占所有三叉神经痛患者的 68%~98%。扳机点在三叉神经痛患者很常见。

一般来说，三叉神经痛患者的体格检查一般是正常的。任何的神经系统异常体征都应该进行进一步的检查，因为可能提示继发型三叉神经痛的可能性。面部的轻度感觉减退在三叉神经痛患者中很常见，使用定量感觉测试（QST）的研究一致发现三叉神经痛患者存在亚临床感觉异常。三叉神经痛发现有症状和无症状的面部和手部的机械检测阈值普遍增加。这种异常在有症状的一侧最为明显，这可能是由于疼痛引起的脑躯体感觉皮质功能重塑，而不是实际的神经损伤。对于三叉神经痛的自发性发作，可能会观察到患者不知道的眨眼或口周的细微运动。少数情况下，在阵发性发作期间，可能会发生面部肌肉的强力收缩，称为"痛性痉挛"。

三叉神经痛的诊断基于 3 个主要标准：①疼痛局限于三叉神经的一个或多个分支的区域；②突然、剧烈且非常短暂（<1 秒至 2 分钟，但通常为几秒）的阵发性疼痛，被描述为"电击"或"过电"样的发作；③由面部或口内三叉神经区域的无害刺激引发的疼痛。触发性阵发性疼痛是三叉神经痛特有的，大多数患者存在扳机点，是三叉神经痛的特征。诊断标准基于患者病史，需要详细询问病史，然后进行临床检查，以避免误诊。ICHD-3 和 IASP ICHD-3 三叉神经痛的诊断标准如下：

1. ICHD-3（国际头痛疾病分类，第三版）

（1）描述：一种以复发性单侧短暂电击样疼痛为特征的疾病，起止突然，局限于三叉神经的一个或多个分支的分布区域，由无害刺激触发。原发或继发于其他疾病。此外,在受影响的神经的分布范围内可能会伴随有中等强度的持续疼痛。

(2) 标准

A. 在三叉神经的一个或多个分支的分布中反复发作单侧面部疼痛,不越过中线,并且满足标准 B 和 C。

B. 疼痛具有以下所有特征:①持续时间从几分之一秒到 2 分钟;②程度剧烈;③类似电击、针刺、性质锐利。

C. 由受影响的三叉神经分布内的无害刺激激发。

2. IASP(国际疼痛研究协会)

(1) 定义:口面部疼痛仅限于三叉神经的一个或多个分支。除了多发性硬化引起的三叉神经痛,疼痛通常影响面部一侧。起病突然,通常只持续几秒钟(2 分钟最大值)。自发性,可以由无害的机械刺激或运动触发。部分患者在相同分布和相同时期感到额外的持续疼痛阵发性疼痛,这是伴随着三叉神经痛的持续疼痛。

(2) 诊断:如果患者有①口面部疼痛;②分布在面部或口内三叉神经区域和③疼痛是由无害的动作引发的,称为临床确诊的三叉神经痛。

3. 子分类　ICHD-3 和 IASP 通用。

(1) 特发型三叉神经痛:没有诊断测试证实可以解释三叉神经痛的病变或疾病。

(2) 经典型三叉神经痛:在 MRI 或手术过程中显示血管受压伴三叉神经根形态学变化。

(3) 继发型三叉神经痛:通过 MRI 或其他诊断测试证明已知能够引起神经痛的潜在疾病——例如,桥小脑角肿瘤、动静脉畸形和多发性硬化症。

(4) 特发型和经典型三叉神经痛根据疼痛表现进一步细分为典型和非典型,典型是指发作性疼痛短暂、闪电样;非典型是指疼痛症状持续的钝性疼痛或背景痛的患者。

(二) 影像学特点

神经影像学,尤其是磁共振成像(MRI),对于将三叉神经痛分类为原发型或继发型的三叉神经痛,该检查是必不可少的。磁共振成像常用序列为 3D-T1,3D-T2,磁共振血管成像(MRA)等,磁共振成像在检测血管接触和预测神经根受压程度方面是可靠的。

对于经典型三叉神经痛,MRI 是评估血管压迫导致的变形、位移、凹陷或萎缩的最佳方法。可以使用 3.0T 或 1.5T MRI 进行成像,但 3.0T 分辨率比 1.5T 分辨率能更清楚地显示神经血管压迫。较低的分辨率有助于识别占位病变和多发性硬化。研究表明,神经血管接触与三叉神经形态学变化(萎缩或移位)与原发性三叉神经痛存在非常高的关联。对三叉神经体积的研究进一步阐述了神经解剖学变化的细节,其中有症状侧的三叉神经体积小于对侧神经和健康神经的体积。体积减小在三叉神经痛患者中最为明显,这些患者也有神经血管接触并伴有形态学变化。

弥散张量成像(DTI)提供了传统成像技术无法获得的有关神经结构的信息。对三叉神经的 DTI 研究为三叉神经痛患者的神经血管受压导致神经结构改变提供了证据。这些研究指出了三叉神经痛患者与健康对照组的 REZ 区存在结构差异;这些研究还表明,三叉神经痛患者与健康对照组相比,三叉神经在 REZ 区的各向异性分数(白质完整性指标)明显不同。这些变化提示三叉神经痛患者可能出现脱髓鞘。这一观察结果与受累神经的显微病理显示的局灶性脱髓鞘的病理生理学一致。

除了 DTI 之外,使用脑灰质分析的其他高级神经影像学研究重点关注灰质和特定中枢神经系统亚区的厚度。一项对 22 名原发性三叉神经痛患者的研究表明,患者在参与疼痛调节的区域的皮质和皮质下厚度发生了改变,以及特定海马亚区的体积发生了改变。三叉神经痛患者的特征性灰质和白质中枢神经系统异常似乎是动态变化的,疼痛缓解后皮质厚度测量值趋于正常化。

(三) 鉴别诊断

三叉神经痛的典型症状是患者在脸颊、鼻孔、牙齿或下巴区域出现强烈刺痛、触觉诱发、单侧面部疼痛。双侧少见,如果是双侧,是分别起病而非同时起病。另外还可伴随自主神经症状包括结膜充血、流泪、流鼻涕、鼻塞、出汗、瞳孔缩小、上睑下垂和眼睑水肿等。

主要需要与以下疾病鉴别:

1. 牙及鼻窦疾患　因三叉神经痛常开始于牙齿部位及初期症状常不典型,所以常与牙病混淆。临床常见经多次拔牙无效才怀疑为三叉神经痛者。牙病常是短期的持续性的钝痛或阵发性的加重,亦可有放射痛但遇冷热可加重及夜间痛加重。局部常有红肿及牙齿叩痛。上颌窦炎常有眶下区压痛、中鼻道有脓,穿刺及 CT 检查可以进一步确诊,主要为筛窦及上颌窦的感染引起。由于感染肿胀压迫有关神经或诱发神经炎而引起疼痛,其疼痛性质为面部有持续性钝痛或搏动性痛,并伴有鼻侧或眶下、眼睑部红肿、压痛,以及流脓鼻涕,同时可有体温升高以及血象的变化。

2. 急性牙髓炎 最容易与三叉神经痛混淆,因为它也有触发性,对冷热刺激敏感。急性牙髓炎也可有触发性疼痛,但均在冷热刺激后发作。检查可见龋齿或牙裂、牙折,牙齿叩痛。急性牙髓炎一般入睡后仍然疼痛,甚至加剧,而三叉神经痛入睡后即停止发作。牙髓炎用止痛药物可以得到有效缓解,三叉神经痛对一般的止痛药无效。

3. 蝶腭神经痛 较少见,疼痛呈剧烈烧灼样、刀割样或钻顶样,位于鼻根后方、颧部、上颌、上腭及牙龈部,常累及同侧眼眶,疼痛向额、颞、枕和耳部等处放射,可伴患侧鼻黏膜充血、鼻塞、流泪。每日发作数次至数十次,每次持续数分钟至数小时,无扳机点。蝶腭神经节封闭有效。

4. 颞下颌关节综合征 患者在吃饭或张口时颞下颌关节区或咀嚼肌区尤其翼外肌区疼痛。常有关节弹响、开口受限及开口偏斜。咬合关系常不正常。按关节病调整咬合关系或其他治疗后症状往往减轻或痊愈。

5. 舌咽神经痛 疼痛性质与三叉神经痛同,疼痛在舌咽神经分布区域,即咽部、舌根、软腭及外耳道。在吞咽、呵欠或说话时致痛。扳机点常在咽扁桃体或咽后壁,利多卡因喷雾咽部后可止痛。

6. 肿瘤 颅内肿瘤常见为小脑脑桥角部位的胆脂瘤、神经鞘瘤、脑膜瘤及半月节部位的神经鞘瘤、动脉瘤、脑膜瘤等。颅外肿瘤常见者如鼻咽癌,常破坏颅底及上颈部转移。肿瘤侵犯卵圆孔附近时有舌、下颌或半侧头痛,并可伴有软腭瘫痪及开口困难。

7. 偏头痛 是一种较常见的血管神经性头痛。多见于青年或中年女性。为一侧或双侧颜面部及前额部疼痛。疼痛呈波动性,可持续数小时,呈周期性发作。发病前常有先兆,其中以视觉先兆常见。可伴有恶心、呕吐及视力障碍。

8. 带状疱疹后神经痛 带状疱疹为病毒感染引起,常沿神经走行发生,所以易与三叉神经痛混淆。约 10%~15% 的带状疱疹患者有三叉神经痛,主要侵犯第一支,为自发的持续性烧灼痛或搏动性痛,虽然疼痛程度剧烈,但并非锐性疼痛。带状疱疹可见到沿神经走行条索状排列疱疹病变,可见到红肿及渗出疱疹。往往先有皮肤疱疹史,发疹严重时疼痛最明显。疼痛如发生在出疹前或出疹不明显时可能误诊。有自愈倾向,但顽固者治愈困难。

9. 多发性硬化 为中枢神经系统的慢性多发性疾患,病因不明。三叉神经痛并发多发性硬化者,多数报道为 1%~2%,与三叉神经痛区别为好发于 20~40 岁,双侧者比三叉神经痛多,无扳机点;最主要区别是有多发性神经功能异常如偏瘫、痉挛、视力障碍、语言迟缓、肢体麻木、运动失调等,神经痛常发生于全身症状出现以后。

第二节 三叉神经痛的治疗

一、严重急性发作的治疗

单次三叉神经痛发作通常时间太短,无法通过医疗干预进行治疗。急性三叉神经痛发作的特点是发作频率非常高,因为进食会引发疼痛,通常会导致患者不敢吃饭和饮水,导致脱水和营养差。有些严重的患者,需要住院给予补液治疗,静脉滴注抗癫痫药物可能对控制疼痛发作有所帮助。如急性疼痛缓解可以为调整口服药物提供时间窗,并且为神经外科干预进行准备。

目前没有关于急性药物治疗的随机对照试验。根据目前广泛认同的观点,阿片类药物在安全剂量下无效,应避免使用。利多卡因浸润疼痛触发区域可能提供一些短期的缓解。根据临床经验,静脉输注苯妥英钠和利多卡因是有效的,但支持使用这些药物的科学证据水平较低,目前已很少应用。

二、药物治疗

抗惊厥药卡马西平(每天约 200~1 200mg)和奥卡西平(300~1 800mg)是控制三叉神经痛患者阵发性疼痛的首选治疗方法,约 90% 的患者能有效控制疼痛。其治疗效果与电压门控钠通道的阻断有关,可增加过度兴奋的神经元膜的稳定性和抑制神经元重复放电。副作用包括头晕、复视、共济失调和转氨酶水平升高,其中一种或多种副作用可能导致约 23% 的患者停止治疗。与卡马西平相比，奥卡西平的副作用少，药物相互作用的可能性也更低，但可能会因过度中枢神经系统抑制或剂量相关的低钠血症而停药。使用钠通道阻滞剂的禁忌证包括心脏传导障碍和过敏反应。钠通道阻滞剂与芳香族抗癫痫药物有高度交叉反应（40%~80%）。卡马西平和奥卡西平降低了以电击样发作为特征的高频放电，但这些药物对伴随的持续性疼痛的作用通常是有限的。

这两种药物对治疗三叉神经痛均有效，但治疗常因副作用而受阻。关于两种药物中哪种药物耐受性更好，存在相互矛盾的证据，但临床经验表明，个体对这两种药物的反应存在相当大的差异。因此，如果一种药物效果不佳，则应尝试另一种药物。但是，如果第一种药物引起过敏反应，由于可能存在交叉反应，应谨慎使用。药物应缓慢加量至控制疼痛所需的最低量，并持续监测副作用。应鼓励患者根据疼痛的严重程度和副作用调整剂量。

加巴喷丁、普瑞巴林和抗抑郁药已被证明可有效治疗其他以持续疼痛为特征的神经性病症，可与奥卡西平或卡马西平一起使用。临床经验表明，加巴喷丁对三叉神经痛的疗效可能比卡马西平和奥卡西平小，但不良事件发生率较低，可以尝试作为单一疗法或附加疗法。如果一个疗程的药物治疗无效或伴有不可接受的副作用，可考虑手术干预。

《欧洲神经病学疼痛学会指南》建议在对三叉神经痛患者进行手术之前进行适当剂量的医疗管理和定期监测，但迄今为止没有研究严格尝试确定在手术前试用的最佳药物数量。有人建议在提供手术前，卡马西平和奥卡西平应该一起测试，其中效果最好的药物与加巴喷丁、普瑞巴林或拉莫三嗪联合使用。

三、手术

没有证据支持应在病程早期进行手术的观点，目前比较普遍的观点是虽然外科手术可以有效地减少患者三叉神经痛发作的严重程度和频率，但手术通常只有在标准剂量的药物不足以控制症状或副作用阻止继续使用的情况下才考虑进行。但有研究表明，如果有机会，一些患者会更早选择手术，当显示预期结果、不良事件和手术并发症的数据时，大多数三叉神经痛患者更倾向神经外科手术而不是药物治疗。

目前没有关于任何神经外科干预的对照试验。显微血管减压术是一种非破坏性手术，在打开颅窝后对三叉神经痛的责任血管进行减压。经皮手术是破坏性的（消融治疗），穿刺卵圆孔，然后通过各种方式处理三叉神经节或根部，例如热（射频热凝）、机械（通过气球压缩）或化学（注射甘油）。立体定向放射外科手术，例如伽马刀，是惟一一种非侵入性但具有破坏性的技术，其目的是在三叉神经根进入区发出聚焦辐射束。在临床实践中，重复的消融手术很常见。

外周神经阻滞技术包括神经根切断、酒精注射、甘油注射等手段。这些手术的目的是在面部产生一个与受损神经分布相对应的感觉减退区域。然而，这种治疗的获益并没有得到试验的充分支持，而且这些手术常常导致麻痹性疼痛，表现为感觉丧失区域无法忍受的痛苦。

另一种方法是通过射频热凝术或通过球囊膨胀术机械压迫，经皮损伤 Meckel 腔内的三叉神经节或位于颅底的神经节分支。射频热凝术优先损伤小直径疼痛纤维。为防止角膜传入障碍及由此引起的角膜炎，应避免损害三叉神经的第一分支。球囊压迫易损伤大的有髓纤维。这两种方式均造成三叉神经感觉障碍。这种感觉障碍通常是短暂的，射频热凝后感觉障碍持续时间比球囊压迫更长。

伽马刀能造成三叉神经根部毁损，并且得到了一些研究的支持。这种治疗的一个挑战是，在三叉神经根进入脑桥之前准确定位相应的神经束，并且照射过程中避免损伤脑桥。伽马刀的疼痛缓解效果与经皮毁损三叉神经节相比，需要 6 至 8 周的时间才能体现出来。术后 2 年的疼痛缓解率为 24%~71%，术后 5 年疼痛缓解率 33%~56%，术后面部麻木的发生率约为 16%。

外周神经技术最常见的并发症是面部感觉减退（19%）、角膜感觉减退（5%）和咀嚼肌无力（5%）。脑膜炎（0.7%）和麻痹性疼痛（0.5%）是罕见但严重的并发症。

四、显微血管减压术

在过去的几十年中，通过 Peter Jannetta 等人的工作揭示了经典型三叉神经痛的发病机制，并证实了显微血管减压术对三叉神经痛的治疗作用。三叉神经感觉根在脑桥中的进入区（root entry zone，REZ 区），被基底动脉的小分支（最常见的是小脑上动脉）压迫，从而引起疼痛。然而，神经和血管结构之间的简单接触似乎不足以引起或解释三叉神经痛。要将疾病归因于神经受压，理想情况下应显示异常血管会引起三叉神经根的解剖学改变，例如扭曲或萎缩。手术中最典型的发现是小而曲折的动脉或动脉袢在其入脑干区域推挤三叉神经根的内侧，导致三叉神经根移位、扭曲、变平或萎缩。

微血管减压术已经成为大多数药物疗效不佳的三叉神经痛患者的首选手术方法。术中将责任血管与三叉神经分离，神经血管之间垫入 Teflon 垫棉，以保持责任血管与神经根分离。在大约 11% 的患者中，没有发现神经血管压迫或仅仅是接触而没有明显的神经压迫。

鉴于将特发型和经典型三叉神经痛作为两个病因学不同类别的分类变化，比较两组显微血管减压的有效性是有意义的。以往的大多数研究没有根据三叉神经的形态变化来区分疗效，但少数研究表明，显微血管减压对经典型三叉神经痛患者比对特发型三叉神经痛患者更有效。没有研究报道显微血管减压术对无形态学改变的神经血管接触患者（即特发型三叉神经痛）无效。

荟萃分析表明显微血管减压术是治疗经典型三叉神经痛最有效的外科手术方法。手术后 1~2 年疼痛缓解率为 68%~88%，术后 4~11 年 62%~89%。手术并发症包括脑脊液鼻漏（2.0%）、脑干梗死或血肿（0.6%）、无菌性脑膜炎（0.4%）、面部感觉减退（2.9%）、听力下降（1.8%）、死亡（0.3%）、麻痹性疼痛（0.02%）。

目前没有足够的证据支持或反驳手术治疗多发性硬化症患者三叉神经痛的有效性。经皮神经节毁损和伽玛刀毁损对多发性硬化患者也有良好的治疗效果。

理想情况下，应在病程早期提供有关神经外科手术选择、预期结果和并发症发生率的信息，并在患者直系家属的陪同下进行。

（一）手术相关解剖（图 1-2-5）

1. 脑干　三叉神经的四个中枢核团位于脑干内：中脑核、主要感觉核、运动核以及三叉神经脊束核。中脑核负责传入来自眼外肌和咀嚼肌的本体感受纤维并调节咬合。中脑核的传入纤维从牙齿、牙周组织、硬腭和颞下颌关节囊传递压力和运动感觉。这个核团与控制咬合力的机制有关。它位于下中脑和上脑桥内，导水管外侧沿导水管周围灰质外侧缘，第四脑室前外侧，感觉核内侧。

主要感觉核传递触压觉冲动。它位于脑干背侧。眼支纤维终止于腹侧，上颌支纤维位于中间，下颌支纤维位于最背侧。该核位于脑桥上部进入的三叉神经根纤维的外侧。来自主要感觉核的三叉神经纤维终止于丘脑的腹后内侧（VPM）核，这些纤维有些交叉，有些不交叉。起源于核腹侧的交叉纤维与对侧内侧丘系一起上行，形成腹侧三叉丘脑束。起源于核背内侧部分的未交叉纤维向上靠近中脑中央灰层，形成背侧三叉丘脑束。

运动核位于主要感觉核的内侧。来自这个核的纤维从脑干内侧离开进入感觉根，在没有突触的情况下通过三叉神经节下方，并融入下颌支，从中脑核的轴突投射到运动核，完成调节咬合程度的反射弧。

三叉神经脊束，从脑桥中部延伸到颈髓 C2~C4 水平，位于第四脑室前外侧，传递痛温觉。进入三叉神经脊束的根纤维具有明确的排列特征，这是由于感觉根进入脑桥时的内侧旋转所致。眼支的纤维位于最腹侧，下颌支的纤维位于最背侧，上颌支的纤维位于中间，比其他部分纤维的向尾部下降得更远。三叉神经脊束核由三部分组成：嘴部、极间部、尾部。嘴部主要接受来自鼻腔和口腔内部结构的冲动。极间部主要与面部皮肤区域有关，而尾侧部在前额、脸颊和下颌上有较大的感受野。这种三叉神经脊束自上而下的空间分布特点，可以解释临床上面部由内而外分布的感觉异常——"洋葱皮征"。

2. 三叉神经根（脑池段）　三叉神经起源于 1 个运动核和 3 个感觉核，延伸到脑干的大部分长度。三叉神经根由大感觉根和小运动根组成。感觉根接收来自整个面部（除了由颈丛神经支配的下颌角）、太阳穴、外耳道和前头皮直至颅顶后部的体感感觉。虽然体感神经元的大多数细胞体位于三叉神经节，但咀嚼肌中本体感觉和牵拉感受器的细胞体位于脑桥背侧的中脑核中。来自咀嚼肌的本体感受冲动通过运动根进入中脑核。

三叉神经的感觉神经根从小脑中脚自内向外

离开脑干,眼支位于最下方,上颌支位于中部,下颌支位于上方。当根部向前通过桥前池和 Meckel 孔到达颅中窝的三叉神经节时,它们大约横向旋转180°。在从神经节到脑桥的整个走行中,下颌支的纤维在三叉神经根的尾外侧位,眼支位于嘴内侧,上颌支的纤维位于中间位置。

运动根从脑桥感觉根的入脑干前上内侧发出。一些学者定义了三叉神经的两个运动根组:一个初级上运动小根和一个次级运动小根,它们与感觉根之间有许多联系。上根组具有独特的位置,与主要感觉根相对分离,代表了运动根的经典起源。下运动根的生理特征与运动纤维的生理特征相同,并且具有运动或本体感觉功能而不是感觉功能。两个独立的运动根在距脑干不远的地方连接在一起,形成单一的运动根,并与感觉根伴行通过神经节内侧的 Meckel 孔投射至下颌。

三叉神经的脑池部分测量平均长度为 12.3mm(范围 8~15mm)。三叉神经根出脑干部位(REZ,精确的神经 - 脑桥连接处)和中枢 - 外周髓鞘过渡区(TZ)是独立的结构。神经内侧的中央髓鞘长度(从脑桥到 TZ 的距离)(范围,0.1~2.5mm;平均,1.13mm;中位数,1mm)短于外侧(范围,0.17~6.75mm;平均 2.47mm;中位数 2.12mm)。

3. 周围段 三叉神经为混合神经,也是面部最粗大的神经,含有一般躯体感觉和特殊内脏运动两种纤维,支配面部、口腔、鼻腔的感觉和咀嚼肌的运动,并将头面部的感觉信息传送至大脑。三叉神经由眼支(V1)、上颌支(V2)和下颌支(V3)汇合而成,分别支配眼裂以上、眼裂和口裂之间、口裂以下的感觉。三叉神经包含两种神经纤维:特殊内脏运动纤维、一般躯体感觉纤维。

(1)特殊内脏运动纤维:特殊内脏运动纤维始于三叉神经运动核,其轴突组成三叉神经运动根,自脑桥腹侧面与小脑中脚移行处出脑,位于感觉根的前内侧,随下颌神经分布至咀嚼肌等。

(2)一般躯体感觉纤维:一般躯体感觉纤维的胞体集中在三叉神经节内,此节位于颞骨岩部尖端的三叉神经压迹前面。三叉神经节由假单极神经元组成,其中枢突聚集成粗大的三叉神经感觉根,由脑桥腹侧面入脑后,止于三叉神经脑桥核及三叉神经脊束核,其周围突分布于头面部皮肤和眼、鼻及口腔的黏膜。

4. 眼神经 眼神经在三支中最小,只含有一般躯体感觉纤维,眼神经向前进入海绵窦外侧壁,经眶上裂入眶,分布于额顶部、上睑和鼻背皮肤,以及眼球、泪腺、结膜和部分鼻腔黏膜。眼神经分支包括包括:泪腺神经、额神经、鼻睫神经。

5. 上颌神经 上颌神经也是一般躯体感觉神经,自三叉神经节发出后,立即进入海绵窦外侧壁,之后经圆孔出颅,进入翼腭窝,再经眶下裂入眶,续为眶下神经。上颌神经分支分布于上颌各牙、牙龈、上颌窦、鼻腔和口腔的黏膜以及睑裂间的面部皮肤以及部分硬脑膜。分支包括:眶下神经、颧神经、上牙槽神经、翼腭神经。

6. 下颌神经 下颌神经为混合神经,是三支中最粗大的分支。自三叉神经节发出后,经卵圆孔出颅腔达颞下窝,立即分为许多支。其中特殊内脏运动纤维支配咀嚼肌。一般躯体感觉纤维分布于下颌各牙、牙龈、舌前 2/3 和口腔底黏膜以及耳颞区和口裂以下的面部皮肤。分支包括:耳颞神经、颊神经、舌神经、下牙槽神经、咀嚼肌神经。

7. 三叉神经相关的血管

(1)小脑上动脉:从基底动脉末端分出,在脑桥上缘横行向外常形成向尾侧凸起的弯曲 - 尾襻,经三叉神经根的背外侧或背内侧外行至小脑上面,在绕脑干行至外侧时,常常形成向尾侧凸起的尾襻,在分叉处或分叉处附近与三叉神经关系最为密切。在弯向小脑上面的过程中,可与三叉神经根的上方或上内方及背外侧接触,甚至出现压迹,是三叉神经痛常见的责任血管。小脑上动脉在三叉神经根附近偶尔分出小支至三叉神经根营养该神经。

(2)小脑下前动脉(anterior inferior cerebellar artery,AICA):起于基底动脉尾段行向下外,经桥延沟纡曲外行,绕面神经或成襻状再上行至三叉神经根腹侧。部分小脑下前动脉发出 1~2 支至三叉神经根。AICA 多自神经根的腹内侧压迫神经根,AICA 发出的三叉神经根动脉可直接从 AICA 主干或从桥臂动脉上发出,多从神经根上面穿入。

(3)三叉神经根的滋养动脉:供应三叉神经根的滋养动脉主要来源于基底动脉的分支。这些分支主要是小脑上动脉、脑桥后外、上外、下外动脉和小脑下前动脉。也有少数可直接来源于基底动脉干、三叉小动脉和颈内动脉返支。

三叉神经根的滋养动脉最常见起源于脑桥上外动脉，其次为小脑下前动脉和脑桥下外动脉。滋养动脉有2种分布形式：近侧端和远侧端。近侧端的三叉动脉在三叉神经根的周围穿入脑桥，供应脑桥内的三叉神经纤维，在穿入前发小支供应三叉神经根近心端；远侧端的三叉动脉常常横过三叉神经根的远侧端，有时环绕三叉神经根，在根的表面发出小侧支供应根的远侧部。

三叉神经滋养血管纤细，滋养血管的缺失、萎缩可能与三叉神经的脱髓鞘改变或萎缩有关。手术中应注意对滋养血管的保护，滋养血管的破坏可导致三叉神经根区术中和术后出血，MVD术后面部感觉障碍。

8. 岩静脉　岩静脉为颅后窝最大的和最常见的静脉，位于桥小脑角处，分为岩上静脉和岩下静脉，岩下静脉比较细小且多数缺如。岩静脉管壁比较薄而主干比较粗短，多为单干或双干，三干亦有出现，四干少见；悬浮于蛛网膜下腔。该静脉起源于小脑半球前缘部分和脑桥腹侧，多数走行于三叉神经背外侧和面听神经背内侧，少数可有变异，最终注入岩上窦。岩静脉的常见属支包括：脑横静脉、桥三叉静脉、半球上静脉外侧组的总干、小脑脑桥裂静脉和小脑中脚静脉。

MVD术中应注意保护岩静脉，岩静脉的损伤可引起静脉性梗阻和出血性水肿、术区渗血。

（二）压迫类型分类（表18-2-1）

根据责任血管压迫部位的不同，压迫类型可分为：根部压迫（图18-2-1）、出颅端压迫（图18-2-2）、主干压迫（图18-2-3）。

表 18-2-1　三叉神经压迫类型分类

无血管压迫	神经萎缩，脱髓鞘	
	神经体积无变化	
有血管压迫	根据血管类型	小脑上动脉
		小脑前下动脉
		椎动脉
		静脉
		多重压迫
	根据压迫位置	根部压迫
		出颅端压迫
		主干压迫
复发肉芽肿压迫		

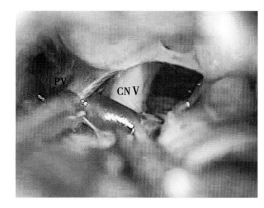

图 18-2-1　根部压迫

根部压迫是最常见的压迫形式，多数可见局部凹陷的压痕。图为岩静脉对三叉神经根部造成压迫。CNV：三叉神经；PV：岩静脉。

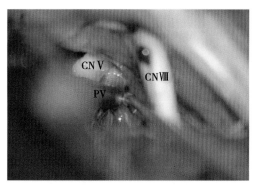

图 18-2-2　出颅端压迫

出颅端压迫即颅底压迫，在三叉神经进入三叉神经节前往往有岩静脉属支紧贴颅底压迫三叉神经，需仔细探查避免遗漏。CNV：三叉神经；CNⅧ：前庭神经；PV：岩静脉。

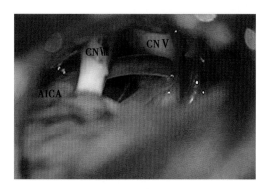

图 18-2-3　主干压迫

血管对三叉神经主干的压迫常导致神经变形、移位。CNV：三叉神经；CNⅧ：前庭神经；AICA：小脑前下动脉。

（三）责任血管类型（表18-2-1）

根据压迫责任血管的不同分为：无责任血管，小脑前下动脉（图18-2-4），小脑上动脉（图18-2-5），椎动脉（图18-2-6），岩静脉（图18-2-7），复合血管压迫（图18-2-8）。以及复发三叉神经痛的Teflon肉芽肿压迫（图18-2-9）。

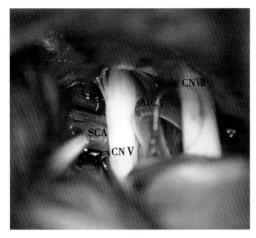

图 18-2-4 小脑前下动脉压迫神经

小脑上动脉在上方压迫神经。CNⅤ：三叉神经；CNⅧ：前庭神经；AICA：小脑前下动脉；SCA：小脑上动脉。

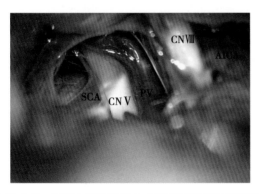

图 18-2-5 小脑上动脉常自上内侧对三叉神经根部压迫

CNⅤ：三叉神经；CNⅧ：前庭神经；AICA：小脑前下动脉；SCA：小脑上动脉；PV：岩静脉。

一般情况下，静脉张力较小，不造成三叉神经的移位变形。小脑上动脉及小脑前下动脉属于颅内二级动脉，中等程度粗细，在压迫神经根部时常造成明显的压痕，压痕处神经束脱髓鞘病变；两支动脉压迫神经主干时，可造成神经干的变形，但通常移位不明显。椎动脉管径粗大，张力高，部分患者合并椎动脉冗长扩张，对神经造成压迫时常导致神经明显的移位、变薄，甚至变得如同一层"薄膜"附着在血管表面，在分离神经血管时需要仔细谨慎。复合型压迫比较复杂的往往是合并岩静脉属支，有些极其复杂的类型，可为椎动脉合并小脑前下、小脑上动脉，以及岩静脉属支共同压迫。

（四）手术过程

1. 体位 手术采用枕下乙状窦后入路，患者采取侧卧位，头部向前旋转15°，头位略低，头部正中线与手术床平面夹角约10°，使乳突位于最高点（图18-2-10）。腋下垫枕垫将胸部略垫高，下方的下

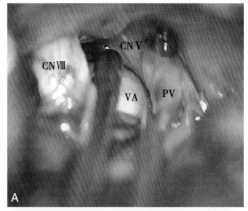

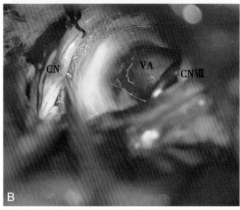

图 18-2-6 椎动脉压迫致神经移位

椎动脉迂曲，张力高，可将椎动脉前庭神经及三叉神经推挤移位，神经血管关系紊乱。CNⅤ：三叉神经；CNⅧ：前庭神经；PV：岩静脉；VA：椎动脉。

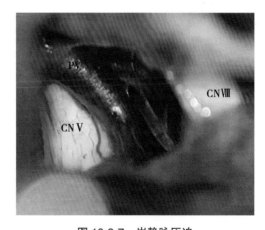

图 18-2-7 岩静脉压迫

岩静脉的压迫一般不造成神经的变形移位，与神经并行比较常见。CNⅤ：三叉神经；CNⅧ：前庭神经；PV：岩静脉。

肢伸直，上方的下肢屈髋屈膝。约束带将患者位于上面的手臂轻度向下牵拉。肩部由约束带保持拉动，但要小心避免臂丛神经拉伸。尤其是在臂丛、腋动脉和静脉回流有风险的腋窝区域，应验证手术台上没有受压。还应检查周围神经，即桡神经、正中神经、尺神经，以免受压。

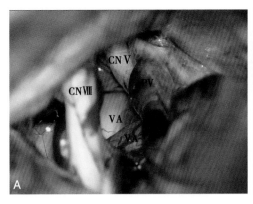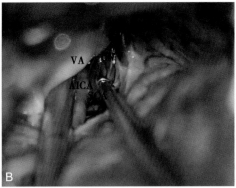

图 18-2-8 复合压迫

复合压迫包含两支以上的责任血管,更加复杂的合并岩静脉属支。极个别的情况,三叉神经"淹没"在血管中,难以显露。CNⅤ:三叉神经;CNⅧ:前庭神经;AICA:小脑前下动脉;PV:岩静脉;VA:椎动脉;SCA:小脑上动脉。

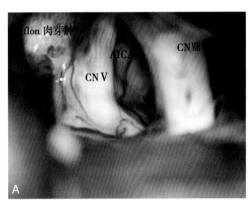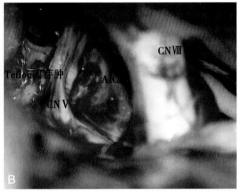

图 18-2-9 Teflon 肉芽肿形成

三叉神经痛 MVD 术后复发部分是由于 Teflon 垫棉机化、肉芽肿形成导致。图 AB 为同一患者。A. MVD 术后 5 年复发;B. 术后 15 年复发。图中可见 Teflon 垫棉肉芽肿形成、硬化,重新对三叉神经造成压迫,导致疼痛复发。同时伴有三叉神经萎缩。CNⅤ:三叉神经;CNⅧ:前庭神经;AICA:小脑前下动脉。

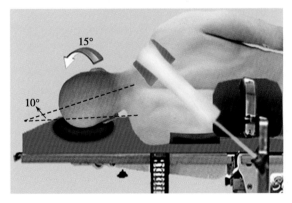

图 18-2-10 三叉神经 MVD 手术体位

侧卧位,头部向前旋转 15°,头位略低,头部正中线与手术床平面夹角约 10°,使乳突位于最高点。

2. 手术切口 在研究和实践中我们确定了一个以乳突根部二腹肌沟定点为标志点,切口与耳眦线成 60° 夹角,切口标志点以上部分和以下部分比

例为 1∶3(图 18-2-11)。切开肌肉时注意寻找二腹肌沟,及乳突根部。在乳突根部后方钻孔,咬骨钳扩大骨窗,骨窗上缘要尽量靠近横窦与乙状窦交汇处,以便术中更好地显露三叉神经。在扩大骨窗过程中要注意避免损伤静脉窦。如遇到较粗大的板障静脉出血可用骨蜡封闭。对于乳突气房发达的患者,术中难免造成气房开放,应以薄层骨蜡进行封闭。需要注意的是,应避免向气房内过多塞入骨蜡,过多的异物存留会导致后期间断的排斥反应,患者伤口反复破溃不愈合,且异物难以清理,严重的情况可能导致乳突感染、乳突炎,甚至局部骨质坏死。切开硬脑膜后逐层暴露三叉神经。暴露三叉神经时,经常会遇到岩静脉位于三叉神经上方。对于岩静脉,应尽可能保存,尽量避免切断岩静脉主要属支。粗大岩静脉切断后会导致回流障碍。

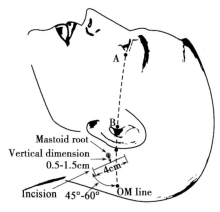

图 18-2-11 MVD 手术切口

以乳突根部二腹肌沟顶点后方 0.5~1.5cm 为标志点，切口与耳眦线成 60° 夹角，切口标志点以上部分和以下部分比例为 1∶3。

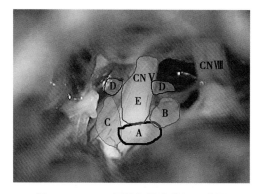

图 18-2-12 三叉神经探查分区示意图

以三叉神经根部为中心，将其入脑干区域分为四个象限，记为 A、B、C、D 区，三叉神经脑池段记为 E 区。CN Ⅴ：三叉神经；CN Ⅷ：前庭神经。

为避免术中牵拉损伤岩静脉，必要时可先松解岩静脉表面蛛网膜。手术时，力争全部保留或保留粗大引流静脉，可很大程度上避免出现严重的回流障碍。若岩静脉属支较多，可切断较细的属支，粗大引流静脉应避免切断。

三叉神经的探查应为全程探查，即术中应探查从脑干端到桥小脑角出口的整个三叉神经段。术中对三叉神经 REZ 区充分减压十分重要，由于 REZ 区相对散在，因此手术中有必要扩大三叉神经

根周围的探查范围。手术探查应遵循一定的顺序，以避免遗漏。以三叉神经根部为中心，将其入脑干区域分为四个象限，记为 A、B、C、D 区，三叉神经脑池段记为 E 区（图 18-2-12）。术中依次探查（图 18-2-13），能够最大限度避免责任血管遗漏。

三叉神经要做到"有效减压"，神经血管分离并不等于有效减压。简单在神经血管之间垫入垫棉，神经张力不解除，血管压迫依然可以经垫棉传导，这种情况容易导致手术无效或早期复发。因此，理

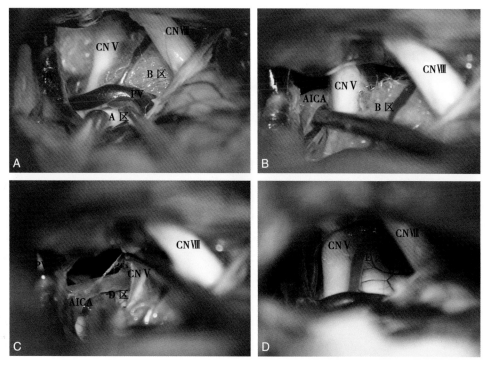

图 18-2-13 三叉神经 MVD 的依次探查

图 A~D 依次为按照分区探查的顺序。CN Ⅴ：三叉神经；CN Ⅷ：前庭神经；AICA：小脑前下动脉；PV：岩静脉。

想的减压是将血管推离神经,神经恢复自然走行。如果血管张力较大或纡曲明显,可以考虑辅助悬吊的方法。

(五)神经根部分切断

在以往的 MVD 手术中,对于无明确责任血管的患者,部分学者主张行三叉神经感觉支部分切断。近年来由于神经梳理观念的提出,神经根切断已较少施行。进行神经根切断时应根据疼痛分布区域选择切断部位。对于第一支疼痛,不能进行神经根切断,以避免造成角膜溃疡甚至失明。

(六)神经梳理

神经梳理能够不切断神经而达到类似神经切断的效果。不同于神经根切断,神经梳理术通过纵行分离神经纤维,阻断神经纤维之间的交通,从而有效阻断"短路"现象,解除疼痛。神经梳理较神经根切断更能完整保留神经以及功能,感觉障碍不严重。梳理的机制可能为,梳理后的神经组织部分轴索及髓鞘发生变性和破坏,这些变化能够减少和阻断神经纤维之间的交通,从而有效阻断"短路"导致的异常神经放电。并随后期髓鞘及轴索的永久性破坏,髓鞘的修复、施万细胞的增生以及间质胶原纤维增生等修复的组织形态学改变等有助于增加神经轴索绝缘性以及增加神经轴索间的距离,进一步阻断脱髓鞘导致的短路,可能使梳理术的疗效更具有长期性。

神经梳理操作适用于术中未发现明确责任血管患者,在三叉神经根出脑干区约 2mm 处,使用特制的长柄枪状神经剥离子沿神经纤维束插入并贯穿到底,然后纵向由近心端向远心端梳理分离,分离长度为脑池段全长的 2/3,梳理层面为 3~5 个。梳理的同时注意患者血压心率变化,如果出现血压心率的明显变化,提示手术预后较好。

(七)神经内镜显微血管减压术

随着神经内镜的普及和技术推广,内镜下MVD 手术并取得了良好的效果。相比显微镜,内镜能够提供良好的照明以及良好的全景可视化视图(图 18-2-14)。内镜可以调整以查看不同的角度,并且比显微镜有助于查看各个间隙。内镜可以单独使用,也可以作为显微镜的辅助工具。与显微镜相比,内镜有助于更容易地识别隐藏的压迫。

内镜也自身的限制:①内镜提供二维信息并且没有深度感,并且仅提供前视,因此无法显示双侧和后部结构;②由于一只手需要操作内镜,不熟练时单手操作会给手术带来一些困难;③频繁改变内镜的位置和角度可能会损伤周围结构。

(八)围手术期处理

三叉神经痛术前应对疼痛程度进行评估,常用的评估量表为视觉模拟评分量表(visual analogue scale,VAS)。具体做法是:在纸上面划一条 10cm 的横线,横线的一端为 0,表示无痛;另一端为 10,表示剧痛;中间部分表示不同程度的疼痛。让患者根据自我感觉在横线上划一记号,表示疼痛的程度。另一种常用的量表为 Barrow Neurological Institute (BNI)疼痛评分量表(表 18-2-2)。

三叉神经患者术前应进行焦虑及抑郁评估。对三叉神经痛患者进行的问卷调查显示,疼痛导致的焦虑、抑郁很常见,甚至部分患者有重度抑郁症状。重度抑郁患者应给予相应干预。

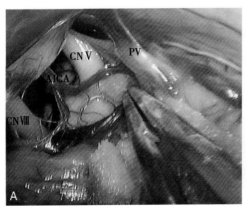
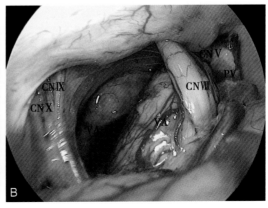

图 18-2-14　内镜下三叉神经显微血管减压术

内镜视野下照明及视图更加全面,能够提供良好的视角。CN Ⅴ:三叉神经;CN Ⅷ:前庭神经;CN Ⅸ:舌咽神经;CN Ⅹ:迷走神经;AICA:小脑前下动脉;PV:岩静脉;VA:椎动脉。

表 18-2-2 Barrow Neurological Institute（BNI）
疼痛评分量表

分值	定义
1	无疼痛，不需服药
2	偶尔疼痛，不需服药
3	有疼痛，服药能控制
4	有疼痛，服药控制不佳
5	严重疼痛，服药无效

术后应常规给予监护，术后 6 小时可进流食，因术中脑脊液丢失较多，为防止低颅压头痛，一般术后当日和第二日应卧床，术后第三日逐渐抬高床头并逐渐下床活动。对术后呕吐频繁的患者，应注意监测水电解质平衡。术后应注意患者意识及瞳孔情况，如患者清醒后意识变差，应及时复查 CT。

对于术中乳突气房开放的患者，应注意预防性应用抗生素。对于术后发热的患者，应常规进行腰穿检查。术后早期腰穿白细胞数升高不一定都是感染导致，无菌性脑膜炎亦可表现为细胞数升高，应同时注意脑脊液葡萄糖和蛋白定量变化情况。考虑无菌性脑膜炎患者，可每日连续进行腰穿，一般连续释放脑脊液后患者症状会得到明显改善。怀疑颅内感染的患者可早期经验性应用抗生素，并同时完善脑脊液培养等细菌学检查。

（九）延迟治愈

三叉神经痛延迟治愈的报道很少，但根据我们的病例统计，延迟治愈确实存在，在所有术后疼痛未完全缓解的患者中，约有 20% 的患者逐渐完全缓解。与面肌痉挛不同，三叉神经痛延迟治愈的时间不会很长，一般在 3 个月内就会有明显的改善。因此对于术后症状无缓解的患者，术后 3 个月无缓解基本可以判定为手术无效。

三叉神经痛的延迟治愈可能跟神经纤维鞘膜的修复有关，对于脱髓鞘严重的病例，需要给予细胞修复的时间。对于超过 3 个月疼痛仍没有缓解趋势的病例，可考虑再次手术或尝试其他治疗方式。

（十）复发

重复 MVD 的有效率为 91.66%，不低于首次 MVD 的有效率。并发症方面，重复 MVD 发生率高于初次手术。重复 MVD 后最常见的并发症为面部麻木。面部麻木主要是由于术后神经周围粘连和神经根切断引起的神经损伤。其他并发症的发生率较低。因此，重复 MVD 仍然是 MVD 后持续性或复发性疼痛的可靠治疗方法。

在大部分重复手术的患者中发现了新的压迫，压迫的原因主要来自 3 个方面：①第一次 MVD 时减压不足或术后因 Teflon 滑脱或移位而未能减压（图 18-2-15）；②新的血管引起的神经压迫；③术后炎症性肉芽肿或粘连引起的神经周围炎症引起的神经压迫。

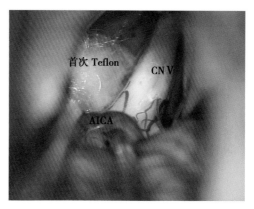

图 18-2-15 减压不足导致的复发
第一次手术时 A 区血管遗漏，减压不足，导致术后短期内疼痛复发。CN Ⅴ：三叉神经；AICA：小脑前下动脉。

对于复发的三叉神经痛，应结合患者具体情况采取个体化的治疗方式。由于三叉神经痛治疗方式多样，因此重复 MVD 手术并非惟一选择。但整体上考虑，重复 MVD 手术仍是治愈率最高的治疗方式。

（十一）并发症

1. 无菌性脑膜炎 不同的文献报道差距较大，发生率 0.4%~11%，无菌性脑膜炎最常见的表现为头痛，可伴有低热。一般不需特殊处理，对于持续时间长，症状明显的患者，可考虑腰穿治疗。

2. 梗死或血肿 梗死或出血是 MVD 严重的并发症，发生率约为 0.6%。梗死部位常见于脑干或小脑半球；出血部位常见为手术操作区域、小脑半球、脑干、幕上硬膜下。术后应严密监测患者意识，对于出现意识变化的患者，应及时行 CT 检查。小脑半球出血如出血量较大一般应手术清除血肿，并同时去除部分颅骨减压。梗阻性脑积水患者可行脑室穿刺引流。

3. 脑脊液漏 发生率约 2.0%，包括脑脊液鼻漏、脑脊液耳漏。脑脊液漏的原因是术中乳突气房开放,脑脊液经乳突气房、咽鼓管、鼻腔漏出,鼓膜有穿孔者出现耳漏。少数脊液漏的患者有自愈可能性,但大多数脊液漏患者自愈困难,容易并发颅内感染,可早期切口清创封闭乳突气房漏口。

4. 切口不愈合　发生率极低,尚未有专门统计数据。切口不愈合主要与局部感染有关,术中乳突气房开放,气房封闭不严,或气房内塞入过多的骨蜡,导致局部感染迁延不愈。局部感染一般不重,无红肿热痛表现。常表现为切口的间断破溃、脓性分泌物排出,部分患者甚至有骨蜡排出。此类患者应早期行切口清创,完全清除切口内异物。

5. 颅内感染　发生率 0.1%。表现为严重的头痛,高热、意识改变、谵妄,查体脑膜刺激征阳性。颅内感染的患者应注意和无菌性脑膜炎鉴别,早期腰穿是重要的诊断依据,尤其是术中乳突气房开放的患者术后出现头痛发热,应及早腰穿检查并进行细菌培养。对于脑脊液白细胞明显升高、葡萄糖下降、蛋白明显升高患者,应考虑颅内感染,早期给予经验性抗生素治疗。

6. 面部感觉减退　发生率 2.9%。单纯行血管减压的患者出现面部感觉减退的概率较小,一般是由于术中对神经的牵拉骚扰导致,这种感觉减退可逐渐恢复。术中行神经根部分切断或梳理的患者,术后会出现相应支配区域的感觉减退,这种感觉减退往往是永久性的,虽然可逐渐改善,但不能恢复正常。

7. 听力下降　三叉神经痛术后听力下降的发生率约为 0.4%~2%,部分患者听力可有所改善,大部分无法完全恢复正常。听力下降的主要原因为血管痉挛导致的听神经缺血,术中可采用温盐水冲洗等方法加以预防。

8. 面瘫　三叉神经痛术后面瘫发生率远低于面肌痉挛,约 1%,绝大多数患者能够自愈。

9. 吞咽困难　三叉神经痛患者术后吞咽困难并发症罕见,当责任血管为冗长扩张的椎基底动脉时可能发生,一般在 1~2 周内缓解。

10. 眩晕、平衡失调　主要是由于对小脑的牵拉、术中血管损伤、血管痉挛导致。因此强调术中操作要轻柔,尽量减少牵拉。

11. 偏侧肢体麻木、痛温觉减退或丧失　此类并发症少见,主要是由于血管损伤、血管痉挛导致,如果术中植入了过量的垫棉,对脑干造成挤压,也

会导致此类并发症。

12. 张口困难　发生率约为千分之一,可能与手术中对三叉神经运动核的骚扰导致,一般在术后数天内完全缓解。

13. 术后低热　部分患者术后伴低热,个别患者低热可能持续数月。长期低热主要由于对手术材料的排斥反应引起。对于症状持续时间长的患者可口服小剂量激素治疗。

14. 其他并发症　包括死亡(0.3%)、麻痹性疼痛(0.02%)。

五、三叉神经痛规范化治疗的必要性及意义

(一)目前三叉神经痛诊疗中存在的一些问题

1. 患者对三叉神经痛知晓率不高　首次发病的三叉神经痛患者往往描述为"受风""牙痛",对三叉神经痛缺乏基础的认识和了解,对药物的副作用、服用注意事项缺乏认识。

2. 部分医生对三叉神经痛缺乏准确认识　在部分地区,三叉神经痛患者首次就诊科室多数为中医科、口腔科,由于部分医生对疾病缺乏系统的认知,造成长期针灸、中药治疗,不必要的拔牙术,长期不能得到规范诊疗。

3. 三叉神经痛治疗缺乏规范　三叉神经痛患者可就诊于中医科、口腔科、疼痛科、神经内科、神经外科,各专科之间缺乏沟通协作,医生期望通过采用单一的治疗方式达到治愈疾病的目的。

4. 外科方式治疗三叉神经痛缺乏规范　神经外科采用神经血管减压术、射频、球囊压迫治疗三叉神经痛,在病例选择、手术适应证把握、手术后管理方面缺乏规范,不能有效提高治愈率和降低手术并发症。

对于典型三叉神经痛的诊断十分重要,因为涉及手术的治疗。非典型三叉神经痛手术治疗效果较差或者无效,因此,准确的诊断可以避免不必要的手术而加重患者的痛苦和经济负担。典型三叉神经痛的诊断强调以下几点:①疼痛性质为锐性疼痛和扩散特点,即起于某一点,疼于某一片,对于固定于某一点的疼痛;②疼痛为阵发性,持续时间短为数秒、数十秒,至少在初发时为阵发性;③疼痛具有扳机点,即某些触发因素可诱发疼痛的发作。

在初次诊断时,应明确典型还是不典型三叉神

经痛,原发性三叉神经痛还是继发型三叉神经痛,而非笼统地诊断"三叉神经痛",这对后续的规范化治疗非常重要。

对三叉神经痛的诊疗强调规范化与多学科协作。建立口腔 - 头面部疼痛协作组是非常有必要的,协作组应包括神经外科,口腔科,神经内科,疼痛科。对于首次发作以牙齿疼痛为主要表现的患者,口腔科医生应警惕三叉神经痛的可能,必要时请神经内科与神经外科会诊。眉弓以上的疼痛,应警惕神经性头痛的可能。对于局限于某一颗牙齿的疼痛,神经科医生应积极听取口腔科医生的意见。

三叉神经痛规范化诊疗能够提高诊疗水平,促进三叉神经痛相关知识普及,缩短患者患病时间,减轻患者就医负担。

多学科协作甚至多中心协作是促进三叉神经痛规范化诊疗、提高疗效的重要方式。

(二)三叉神经痛规范化治疗的原则

1. 对于初次诊断的典型三叉神经痛患者,初始应以口服药物治疗为主,主要治疗药物为卡马西平,卡马西平过敏的患者口服奥卡西平。因头晕而无法耐受卡马西平的患者可加用加巴喷丁,以减少卡马西平用量。

2. 初次口服药物治疗有效的患者,疼痛消失后应继续口服药物至少 2 周,然后逐渐减量直至停药。不建议突然完全停药。

3. 口服药物治疗 3 个月效果不佳,发作频率大于 1 次 / 天而无法耐受大剂量服药的患者,建议手术治疗。对于没有手术禁忌证的患者,手术治疗方式首选显微血管减压术。需要强调,高龄不是显微血管减压术的手术禁忌证,对于高龄而心肺功能及一般情况良好的患者,首选治疗方法仍为显微血管减压术。对于存在手术禁忌证,不能耐受全身麻醉手术的患者,可选择射频消融或球囊压迫。对于疼痛局限于上下牙龈的患者,可考虑行三叉神经第Ⅱ支或第Ⅲ支撕脱术。

4. 对于初次诊断的不典型三叉神经痛患者,治疗以口服药物为主。主要药物为卡马西平,单用效果不佳者可加用加巴喷丁或普瑞巴林。对于以烧灼感为主伴持续疼痛的患者,可能归为神经病理性疼痛的,不建议行显微血管减压术或神经毁损手术。

5. 对于疼痛局限于某一颗牙齿、疼痛无发散放射的三叉神经痛,建议外科手术需谨慎,毁损性手术导致大面积面部感觉减退及去神经症状,显微血管减压术往往难以取得满意效果。此种情况可行根管治疗或神经撕脱术,以期到达较好疗效。

6. 对于不典型三叉神经痛,药物治疗包括:①钙通道调节剂(普瑞巴林、加巴喷丁);②三环类抗抑郁药(TCAs);③利多卡因贴剂;④曲马朵;⑤阿片类镇痛药。

7. 不典型三叉神经痛外科治疗主要包括神经阻滞、选择性神经毁损,感觉根部分切断。

8. 不论典型三叉神经痛还是不典型三叉神经痛,感觉根切断术应谨慎选择,因感觉根切断后面部感觉缺失及去神经症状也会对患者造成极大困扰。采取此种手术方式应事先和患者积极充分沟通。

9. 协作组内各专业应加强合作,建立多学科联合诊疗机制。充分考虑患者风险与受益,尽可能少地影响患者生活质量。

六、小结与展望

三叉神经痛的治疗方式多样,且都是成熟的治疗方法。但从目前的治疗现状看,无论哪种治疗方法都不能成为标准的治疗方式。内科治疗风险低,疗效确定,费用低,但存在疗效下降和药物副作用的问题;MVD 手术治愈率高,复发率低,但存在开颅手术严重并发症的可能性;外周神经治疗风险较小,但对面部感觉影响大,复发率高。在临床医疗中,各专业协作程度较低,患者往往不能得到全面的关于治疗的信息及建议。加强神经内科、疼痛科以及神经外科的多学科协作,加强不同区域神经中心之间协作,进一步优化三叉神经痛患者的治疗策略,形成规范性的共识应成为将来发展的趋势。

七、结论

三叉神经痛是一种对于患者极其痛苦的疾病,卡马西平和奥卡西平是一线药物,然而有一定副作用。诊断检查,特别是神经影像学检查,有助于确定病因。术前应用标准化的 MRI 检查来明确责任血管,有助于 MVD 手术指征的确定。

三叉神经痛的治疗应采取多学科、多中心协作的模式。这种模式对大多数患者能实现满意的疼痛管理,并且不会造成不必要的药物副作用及长时间的手术延迟。在尚未开展多学科协作的单位,应尽量促进疼痛科、神经内科和神经外科医生之间的沟通与合作。

(刘如恩　武广永　钱伟强　刘钰晔)

参考文献

[1] SIQUEIRA S R,ALVES B,MALPARTIDA H M,et al. Abnormal expression of voltage-gated sodium channels Nav1.7,Nav1.3 and Nav1.8 in trigeminal neuralgia [J]. Neuroscience,2009,164(2):573-577.

[2] LEAL P R,HERMIER M,SOUZA M A,et al. Visualization of vascular compression of the trigeminal nerve with high-resolution 3T MRI:a prospective study comparing preoperative imaging analysis to surgical findings in 40 consecutive patients who underwent microvascular decompression for trigeminal neuralgia [J]. Neurosurgery,2011,9(1):15-25;discussion 26.

[3] TRUINI A,BARBANTI P,POZZILLI C,et al. A mechanism-based classification of pain in multiple sclerosis [J]. J Neurol,2013,260(2):351-367.

[4] MOHAMMAD-MOHAMMADI A,RECINOS P F,LEE J H,et al. Surgical outcomes of trigeminal neuralgia in patients with multiple sclerosis [J]. Neurosurgery,2013,73(6):941-950.

[5] TULEASCA C,CARRON R,RESSEGUIER N,et al. Repeat Gamma Knife surgery for recurrent trigeminal neuralgia:long-term outcomes andsystematic review [J]. J Neurosurg,2014,121,Suppl:210-221.

[6] DESOUZA D D,HODAIE M,DAVIS K D. Abnormal trigeminal nerve microstructure and brain white matter in idiopathic trigeminal neuralgia [J]. Pain,2014,155(1):37-44.

[7] ANTONINI G,DI PASQUALE A,CRUCCU G,et al. Magnetic resonance imaging contribution for diagnosing symptomatic neurovascular contact in classical trigeminal neuralgia:a blinded case-control study and meta-analysis [J]. Pain,2014,155(8):1464-1471.

[8] DI STEFANO G,LA CESA S,TRUINI A,et al. Natural history and outcome of 200 outpatients with classical trigeminal neuralgia treated with carbamazepine or oxcarbazepine in a tertiary centre for neuropathic pain [J]. J Headache Pain,2014,15(1):34.

[9] MAARBJERG S,WOLFRAM F,GOZALOV A,et al. Significance of neurovascular contact in classical trigeminal neuralgia [J]. Brain,2015,138(Pt 2):311-319.

[10] DESOUZA D D,DAVIS K D,HODAIE M. Reversal of insular and microstructural nerve abnormalities following effective surgical treatment for trigeminal neuralgia [J]. Pain,2015,156(6):1112-1123.

[11] BESI E,BONIFACE D R,CREGG R,et al. Comparison of tolerability and adverse symptoms in oxcarbazepine and carbamazepine in the treatment of trigeminal neuralgia and neuralgiform headaches using the Liverpool Adverse Events Profile (AEP) [J]. J Headache Pain,2015,16:563.

[12] HEINSKOU T,MAARBJERG S,ROCHAT P,et al. Trigeminal neuralgia—a coherent cross-specialty management program [J]. J Headache Pain,2015,16:66.

[13] ALLSOP M J,TWIDDY M,GRANT H,et al. Diagnosis,medication,and surgical management for patients with trigeminal neuralgia:a qualitative study [J]. Acta Neurochir(Wien),2015,157(11):1925-33.

[14] KLEIN J,SANDI-GAHUN S,SCHACKERT G,et al. Peripheral nerve field stimulation for trigeminal neuralgia,trigeminal neuropathic pain,and persistent idiopathic facial pain [J]. Cephalalgia,2016,36(5):445-453.

[15] LUTZ J,THON N,STAHL R,et al. Microstructural alterations in trigeminal neuralgia determined by diffusion tensor imaging are independent of symptom duration,severity,and type of neurovascular conflict [J]. J Neurosurg,2016,124(3):823-830.

[16] HUNG P S,CHEN D Q,DAVIS K D,et al. Predicting pain relief:Use of pre-surgical trigeminal nerve diffusion metrics in trigeminal neuralgia [J]. Neuroimage Clin,2017,12;15:710-718.

[17] ZAKRZEWSKA J M,WU J,MON-WILLIAMS M,et al. Evaluating the impact of trigeminal neuralgia [J]. Pain,2017,158(6):1166-1174.

[18] ZAKRZEWSKA J M,PALMER J,MORISSET V,et al. Safety and efficacy of a Nav1.7 selective sodium channel blocker in patients with trigeminal neuralgia:a double-blind,placebo-controlled,randomised withdrawal phase 2a trial [J]. Lancet Neurol,2017,16(4):291-300.

[19] ARNOLD M. Headache Classification Committee of the International Headache Society (IHS) The International Classification of Headache Disorders,3rd edition [J]. Cephalalgia,2018,38(1):1-211.

[20] DI STEFANO G,TRUINI A,CRUCCU G. Current and Innovative Pharmacological Options to Treat Typical and Atypical Trigeminal Neuralgia [J]. Drugs,2018,78(14):1433-1442.

[21] XIANG H,WU G,OUYANG J,LIU R. Prospective Study of Neuroendoscopy versus Microscopy:213 Cases of Microvascular Decompression for Trigeminal Neuralgia Performed by One Neurosurgeon [J]. World Neurosurg,2018,111:e335-e339.

[22] WU G,OUYANG J,ZHANG Z,LIU R. Observation of Effects of Different Surgical Treatments on Unilateral Masticatory Muscle Spasm[J]. World Neurosurg,2018, 110:e560-e566.

[23] SCHOLZ J,FINNERUP N B,ATTAL N,et al. The IASP classification of chronic pain for ICD-11:chronic neuropathic pain[J]. Pain,2019,160(1):53-59.

[24] BENDTSEN L,ZAKRZEWSKA J M,ABBOTT J,et al. European Academy of Neurology guideline on trigeminal neuralgia[J]. Eur J Neurol,2019,26(6):831-849.

[25] VACULIK M F,NOORANI A,HUNG P S,et al. Selective hippocampal subfield volume reductions in classic trigeminal neuralgia[J]. Neuroimage Clin,2019,23: 101911.

[26] HEINSKOU T B,MAARBJERG S,WOLFRAM F,et al. Favourable prognosis of trigeminal neuralgia when enrolled in a multidisciplinary management program - a two-year prospective real-life study[J]. J Headache Pain,2019,20(1):23.

[27] HEINSKOU T B,ROCHAT P,MAARBJERG S, et al. Prognostic factors for outcome of microvascular decompression in trigeminal neuralgia:A prospective systematic study using independent assessors[J]. Cephalalgia,2019,39(2):197-208.

[28] MAGOWN P,KO A L,BURCHIEL K J. The Spectrum of Trigeminal Neuralgia Without Neurovascular Compression [J]. Neurosurgery,2019,85(3):E553-E559.

[29] LIU J,WU G,XIANG H,et al. Long-Term Retrospective Analysis of Microvascular Decompression in Patients with Recurrent Trigeminal Neuralgia[J]. Front Neurol,2020, 11:584224.

[30] LIU J,WU G,JIANG Y,et al. Relationship Between Arterial Blood Pressure During Trigeminal Nerve Combing and Surgical Outcome in Patients with Trigeminal Neuralgia[J]. World Neurosurg,2020,137:e98-e105.

[31] TOHYAMA S,HUNG P S,CHENG J C,et al. Trigeminal neuralgia associated with a solitary pontine lesion:clinical and neuroimaging definition of a new syndrome[J]. Pain, 2020,161(5):916-925.

[32] LIU J,LIU R,LIU B,et al. Small Posterior Cranial Fossa and Cerebellopontine Cistern Volumes Are Associated with Bilateral Trigeminal Neuralgia[J]. Front Neurol, 2020,11:573239.

[33] LIU J,ZHU C,LIU R,et al. Clinical Analysis of Patients with Ipsilateral Coexistence of Hemifacial Spasm and Trigeminal Neuralgia[J]. World Neurosurg,2020,38: e652-e658.

第十九章 偏侧咀嚼肌痉挛

第一节 病因和病理

一、概述

偏侧咀嚼肌痉挛（hemimasticatory spasm，HMS）是一种罕见的咀嚼肌紊乱性运动障碍疾病，由Gowers于1897年首先描述并命名为Romberg痉挛，主要表现为单侧咬肌和/或颞肌不自主地痉挛性收缩，痉挛严重时可咬伤唇舌、折断牙齿，甚至可导致颞下颌关节脱位。本病的病因及发病机制尚不明确，目前治疗方法尚无标准化方案可循，主要包括药物治疗、A型肉毒杆菌毒素局部肌内注射和显微外科手术治疗。

二、流行病学和分类

偏侧咀嚼肌痉挛病例世界各地陆续有少量报道，对其深入研究始于20世纪末期，至今仅有40余年历史。目前尚无准确的流行病学资料，就目前报道的病例数来看，女性发病率较高，男女之间比例约为2∶3，平均发病年龄约为32岁（12~57岁），病程较长。此病尚未发现具有家族遗传性，也未发现发病存在种族、地区差异，多为单侧，极少有双侧咀嚼肌痉挛的病例。

根据临床表现，HMS大概可分为两类：①闭口型痉挛，主要是咬肌和/或颞肌的痉挛，表现为痉挛发作时开口受限；②开口型痉挛，主要为翼外肌痉挛，表现为闭口或紧咬牙（咀嚼）困难。

三、病因及病理生理机制

HMS病因及其发病机制尚未完全探明，有学者根据病变部位的不同将病因分为中枢起源及外周起源两大类。

（一）中枢起源

卒中等疾病可导致脑组织结构改变，这可能诱发神经元的过度活跃，进而导致咀嚼肌群的不自主痉挛性收缩。有文献报道脑桥梗死患者发病一周出现偏侧咀嚼肌痉挛，前庭神经鞘瘤术后血肿导致偏侧咀嚼肌痉挛。有学者发现HMS与面肌痉挛两者在症状发作时肌电图存在相似的阵发性高频放电表现，结合面肌痉挛的神经血管压迫病因学说，推测HMS的发病与三叉神经运动根或运动核的异常兴奋性电活动相关。然而，与中枢起源的相关病例报道例数较少，仍需进一步大样本研究加以证实。

（二）外周起源

有学者认为HMS起源于三叉神经周围支脱髓鞘病变继发的异位兴奋，该学说的理论基础与三叉神经的解剖密切相关。下颌神经支配咬肌及颞肌的分支走行于翼外肌和颅骨之间的狭窄空间，局部病变可改变周围血管及深层组织的结构，进而压迫、牵拉神经产生局灶性脱髓鞘改变，异位兴奋的出现导致咬肌收缩抑制功能受损，最终引起咀嚼肌群的痉挛性收缩。该解剖特点能较好地解释为何HMS主要累及咬肌及颞肌。对HMS患者行神经传导速度检查，发现刺激患者的肌肉神经和三叉神经根后，部分患者颞下窝三叉神经运动支传导速度减慢，推测患者伴随的偏侧面部萎缩（facial hemiatrophy，FHA）中深部组织的结构改变可压迫咀嚼神经产生局灶性损伤。HMS往往选择性地局限于咬肌、颞肌和/或翼内肌，却少有累及翼外肌，这也提示痉挛可能来自结构分散的远端神经分支，而非运动束紧密聚集的下颌神经颅内部分。

由于HMS的临床表现、发作时肌电图特征与面肌痉挛具有相似之处,有学者认为神经血管压迫(neurovascular compression,NVC)亦可导致HMS。然而,在HMS的早期报道中,由于病例数量和手术技术的限制,神经血管压迫学说仅为一种推测,在手术探查中并未发现明确责任血管。随着神经影像学的进展和显微血管减压术(microvascular decompression,MVD)的普及,影像检查和术中探查发现存在责任血管压迫的HMS病例逐渐增加。Wu等(2018)对10例HMS患者行磁共振血管成像(MRA)检查,提示其中7例患者的三叉神经周围存在纡曲血管,手术探查发现6例责任血管为小脑上动脉,2例为岩静脉,1例为小脑上动脉及岩静脉,1例未发现明确责任血管。MVD术后随访显示多数患者痉挛症状明显缓解。以上发现说明血管压迫可能为HMS的病因之一。

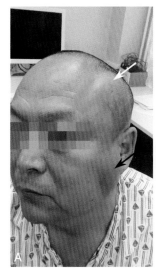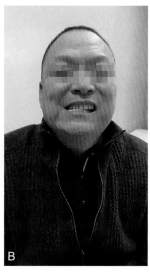

图 19-1-1　偏侧咀嚼肌痉挛发作

A. 咬肌痉挛患者发作时,颞肌及咬肌强直性收缩,局部形成突起的坚硬包块,箭头所示。B. 由于双侧咬合力差别,造成牙齿错位。

第二节　诊断和鉴别诊断

一、症状及体征

HMS主要表现为单侧咀嚼肌阵发性的不自主痉挛收缩,可无先兆自发出现,亦可由咀嚼、咬牙等主动运动诱发并加重。发作通常持续数秒至数分钟,短暂的抽搐往往不会伴有肌肉疼痛,而长时间痉挛时可因肌肉过度收缩和/或咬伤唇舌而出现疼痛。HMS主要累及单侧闭口肌群,以咬肌、颞肌多见,表现为不自主咬牙、闭口,发作时张口困难;偶可累及翼内肌,表现为不自主咬牙伴下颌左右错动(图19-1-1)。

查体时可发现受累肌肉肥大和/或患侧面部皮下组织萎缩,发作时肌肉痉挛收缩,严重者可形成明显硬结。瞬目反射多为正常,下颌反射可减弱。受累肌肉及患侧皮肤病理活检结果大多无异常,部分患者可伴有进行性加重的偏侧面部萎缩和/或局限性硬皮病。

二、辅助检查

HMS的诊断及鉴别诊断主要基于临床表现和肌电图(electromyography,EMG)检查,其中肌电图检查结果尤为重要。HMS发作时的肌电图表现与面肌痉挛相似,为与痉挛同步出现的不规则爆发性高频运动单位电位,每次可持续数秒至数分钟不

等。发作期与静息期肌电图表现存在显著差别,发作时可观察到受累肌肉高频放电,肌电正常节律、咬肌静息期(masseter silent period,MSP)消失(图19-1-2),而静息期肌电图表现通常无异常高频自发放电现象(图19-1-3)。HMS的高频运动单位放电区别于靠近运动核的中枢病变所致电位异常,这也进一步提示异常兴奋性电活动起源于外周。头颅磁共振检查可观察到部分患者的患侧咀嚼肌肥大及皮下脂肪层变薄等征象,并可用于排除颅内占位性病变。MRA可见部分患者三叉神经旁存在纡曲血管影。

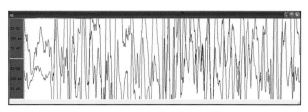

图 19-1-2　发作肌电图

咬肌痉挛发作时,肌电图波形紊乱,失去正常节律。

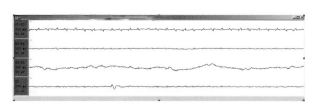

图 19-1-3　静息肌电图

静息状态时,没有大的肌肉放电。

三、诊断及鉴别诊断

(一)诊断

目前应用较广泛的 HMS 诊断标准为 1993 年美国口颌面疼痛学会公布的颞下颌关节紊乱病的分类及诊断标准,共分为以下四点:①休息时及功能活动时急性发作的疼痛;②持续性不自主地肌肉收缩;③下颌运动明显受限并常伴有急性错动;④肌电活动增加,可高于甚至明显高于静息位。虽然 HMS 症状往往较为典型,但由于其临床罕见、医师认识不足等原因易导致误诊。

(二)鉴别诊断

本病需要与面肌痉挛、三叉神经痛、下颌肌张力障碍、梅格思(Meige)综合征等相鉴别:

1. 面肌痉挛　早期多表现为单侧眼轮匝肌的阵发性不随意收缩,后逐渐累及同侧面部其他面肌,痉挛时几乎不会出现疼痛。面肌痉挛累及的肌肉为眼轮匝肌、口轮匝肌等表情肌,表情肌的痉挛强度不足以引起张口困难,通常不会导致牙齿错位,且受累肌肉无肥大。

2. 三叉神经痛　发作时表现为剧烈的电击、针刺样疼痛,突发突止,持续数十秒至数分钟。其程度、性质等特征与 HMS 发作时的肌肉收缩产生的钝痛不同,且常常存在诱发疼痛的“扳机点”。部分患者存在“痛性痉挛”,即疼痛时出现患侧的面部肌肉抽搐。这种痉挛是由于剧烈的疼痛引起的面部表情肌的反射性痉挛,频率及强度与咀嚼肌痉挛有明显的差别。三叉神经痛对卡马西平有较好的反应,大多数患者初始时口服卡马西平有效。卡马西平对咀嚼肌痉挛患者一般无效。

3. 下颌肌张力障碍　表现为肌肉持续性收缩而产生面部扭曲、重复运动和 / 或异常姿势。下颌肌张力障碍患者往往症状复杂,合并多个肌群的肌张力障碍,可合并颈肩部、四肢肌张力障碍。部分患者存在利用触觉刺激控制或减轻症状的“感觉诡计”现象。

4. Meige 综合征　又称眼睑痉挛 - 口下颌肌张力障碍综合征,主要表现为眼睑痉挛和 / 或口下颌肌肉的不自主收缩,口下颌型容易与咀嚼肌痉挛混淆。Meige 综合征属于节段性肌张力障碍,发病的肌群大多对称,这与咀嚼肌痉挛有着显著的不同。Meige 综合征还可伴有轻触身体特定部位(如下颌、枕部等)即可缓解痉挛的“感觉诡计”现象。

此外,还应注意与破伤风、局部运动性癫痫等可导致颞下颌关节功能紊乱的疾病鉴别。

第三节　偏侧咀嚼肌痉挛的治疗

一、治疗方法

HMS 的治疗方法尚无标准化方案可循,主要包括:药物治疗、A 型肉毒杆菌毒素局部肌内注射和显微外科手术治疗。治疗目的除了缓解患者痉挛症状外,还应尽可能寻找并消除导致痉挛发生发展的因素。

(一)药物治疗

卡马西平、苯妥英钠、地西泮、氟哌啶醇、丙戊酸钠等药物已被尝试用于治疗 HMS,然而除了卡马西平和苯妥英钠初期疗效较为满意外,多数患者在接受上述药物治疗后症状并无明显改善。随着患者病程的延长,药物治疗效果往往也较为有限,且可能伴有不同程度的副作用,这也进一步限制了药物治疗的临床应用。

(二)A 型肉毒杆菌毒素局部肌内注射

肉毒杆菌毒素是肉毒梭状芽孢杆菌分泌的神经毒素,注射入体内后通过抑制神经肌肉接头处乙酰胆碱的释放而造成局部肌肉麻痹,发挥对肌肉的化学性去神经支配作用,其肌肉解痉效果与口服药物相比更为稳固持久。对于药物疗效不佳或药物副作用明显的患者,可选择肉毒杆菌毒素注射治疗。

虽然局部注射肉毒杆菌毒素可有效缓解肌肉痉挛,但随着神经再生和毒素代谢,其抑制乙酰胆碱释放的作用逐渐减弱,递质传递和肌肉功能可逐步恢复,导致痉挛症状的复发。通常注射后 1~3 天即可明显减轻肌肉痉挛,维持约 3~6 个月后疗效逐渐消退,重复注射可获得相似的良好疗效。肉毒杆菌毒素注射后可能出现上睑下垂、口干眼干、注射点血肿、注射点肌肉无力等并发症,但不良反应往往轻微而短暂,患者可良好耐受。

由于肉毒杆菌毒素含有外源蛋白,注射入体内后可引起中和性抗体的生成。影响毒素免疫原性的因素除了制造工艺、毒素来源、抗原蛋白负荷等制剂自身因素外,还包括注射剂量、注射频率、注射位点等操作治疗因素。需要注意的是，肉毒杆菌毒素注射仅能消除肌肉痉挛症状，无法根治本病，痉挛症状复发后仍需重复注射以维持疗效，且部分患者可能因产生中和性抗体而影响疗效。注射前应向患者充分告知疗效局限性、重复注射必要性和可能的并发症等事项，引导患者对疗效产生合理的期望并提高治疗依从性。

（三）显微外科手术治疗

在 HMS 外科治疗的早期探索中，由于发病机制不清、病变部位不明等因素的限制，仅有少量患者接受试验性手术治疗（如咬肌切开术、三叉神经运动根冷冻术），且疗效也较为有限。随着对 HMS 病因认识的深入，三叉神经周围支受结缔组织或血管压迫脱髓鞘病变的学说逐渐被提出，同时这也是显微血管减压术治疗 HMS 的理论基础。然而对于三叉神经的具体受压部位尚存争议，部分学者认为本病中神经受压位置与三叉神经痛相似，位于神经根的出入脑干区（root entry/exit zone，REZ）。但三叉神经在颞下窝处也易受深部结缔组织、上颌动脉分支及面横动脉分支的压迫，且在早期颅后窝手术探查中未发现明确颅内血管压迫，故亦有学者认为压迫部位位于三叉神经远端分支。

目前已有手术探查证实 HMS 患者中存在压迫三叉神经的责任血管，显微血管减压术可有效缓解痉挛症状。文献报道对 HMS 患者的颅后窝探查中发现小脑上动脉、小脑前下动脉直接压迫三叉神经运动根，MVD 术后部分患者的症状完全缓解，随访中患者症状未见复发。

亦有学者在 MVD 基础上根据责任血管的不同联合应用三叉神经运动支部分或全部切断术治疗 HMS。笔者对部分咀嚼肌痉挛患者实施了显微外科手术，手术方式包括单纯血管减压、血管减压联合三叉神经运动根部分切断、血管减压联合三叉神经根完全切断。

对于术中明确有血管压迫的病例，一般采用单纯减压的方式。如果有血管接触，但不构成明显压迫，在分离血管进行减压的同时，进行部分或全部的运动根切断。如果术中没有发现明确的责任血管，并且患者术前发作的频率及程度均较重，则考虑行运动根的全部切断。

术后随访表明，血管减压联合三叉神经运动根完全切断术在疗效方面整体优于单纯血管减压及

血管减压联合三叉神经运动根部分切断术。值得注意的是，已观察到部分患者在三叉神经运动支完全切断术后出现咀嚼肌的去神经性萎缩，虽然程度轻微且并未影响面部外观及咀嚼能力，但完全切断术对咀嚼肌形态及功能的远期影响仍需要进一步观察与探究。

二、手术相关解剖

（一）脑干

三叉神经的四个中央核位于脑干内：中脑核、主要感觉核、运动核以及三叉神经脊束核。中脑核负责传入来自眼外肌和咀嚼肌的本体感受纤维并调节咬合。中脑核的传入纤维从牙齿、牙周组织、硬腭和颞下颌关节囊传递压力和运动感觉。这个核团与控制咬合力的机制有关。它位于下中脑和上脑桥内，外侧导水管外侧沿导水管周围灰质外侧缘，第四脑室前外侧，感觉核内侧。

主要感觉核传递触压觉冲动。它位于脑干背侧。眼支纤维终止于腹侧，上颌支纤维位于中间，下颌支纤维位于最背侧。该核位于脑桥上部进入的三叉神经根纤维的外侧。来自主要感觉核的三叉神经纤维终止于丘脑的腹后内侧（VPM）核，这些纤维有些交叉，有些不交叉。起源于核腹侧的交叉纤维与对侧内侧丘系一起上行，形成腹侧三叉丘脑束。起源于核背内侧部分的未交叉纤维向上靠近中脑中央灰层，形成背侧三叉丘脑束。

运动核位于主要感觉核的内侧。来自这个核的纤维从脑干内侧离开进入感觉根，在没有突触的情况下通过三叉神经节下方，并融入下颌支，从中脑核的轴突投射到运动核，完成调节咬合程度的反射弧。

脊髓三叉神经束传递痛温觉。它在 C2~C4 水平从脑桥中部延伸到颈髓，位于第四脑室的前外侧。进入脊髓三叉神经束的根纤维具有明确的排列特征，这是由于感觉根进入脑桥时的内侧旋转所致。眼支的纤维位于最腹侧，下颌支的纤维位于最背侧，上颌支的纤维位于中间，并且比其他部分的尾部下降得更远。三叉神经脊束核由口部、极间部和尾部三部分组成。口部主要接受来自鼻腔和口腔内部结构的冲动。极间部主要与面部皮肤区域有关，而尾侧部在前额、脸颊和下颌上有较大的感受野。这种脊髓三叉神经通路的排列特征可以解释在下行脊髓三叉神经束中面部的洋葱皮表现。

(二)三叉神经根(脑池段)

三叉神经起源于1个运动核和3个感觉核,延伸到脑干的大部分长度。三叉神经根由大感觉根和小运动根组成。感觉根接收来自整个面部(除了由颈丛神经支配的下颌角)、太阳穴、外耳道和前头皮直至颅顶后部的体感感觉。虽然体感神经元的大多数细胞体位于三叉神经节,但咀嚼肌中本体感觉和牵拉感受器的细胞体位于脑桥背侧的中脑核中。来自咀嚼肌的本体感受冲动通过运动根进入中脑核。

三叉神经的大感觉神经根从小脑中脚内侧到小脑中脚的外侧离开,眼支位于最下方,上颌支位于中部,下颌支位于上方。当根部向前通过桥前池和Meckel孔到达颅中窝的三叉神经节时,它们大约横向旋转180度。Rhoton(2000)报道,在从神经节到脑桥的整个走行中,下颌支的纤维在三叉神经根的尾外侧位,眼支位于喙内侧,上颌支的纤维位于中间位置。

小运动根从脑桥大感觉根的入口点前上内侧发出。一些作者定义了三叉神经的两个运动根组;一个初级上运动小根和一个次级运动小根,它们与感觉根之间有许多联系。上根组具有独特的位置,与主要感觉根相对分离,代表了运动根的经典起源。下运动根的生理特征与运动纤维的生理特征相同,并且具有运动或本体感觉功能而不是感觉功能。两个独立的运动群在距脑干不远的地方连接在一起,形成一个单一的根,并通过感觉根和神经节内侧的Meckel's孔投射至下颌。

三叉神经的脑池部分测量平均长度为12.3mm(范围8~15mm)。三叉神经根出口区(REZ,精确的神经-脑桥连接处)和中枢-外周髓鞘过渡区(TZ)是独立的结构。神经内侧的中央髓鞘长度(从脑桥到TZ的距离)(范围,0.1~2.5mm;平均,1.13mm;中位数,1mm)短于外侧(范围,0.17~6.75mm;平均2.47mm;中位数2.12mm)。

(三)三叉神经周围段

三叉神经为混合神经,也是面部最粗大的神经,含有一般躯体感觉和特殊内脏运动两种纤维,支配面部、口腔、鼻腔的感觉和咀嚼肌的运动,并将头面部的感觉信息传送至大脑。三叉神经由眼支(V1)、上颌支(V2)和下颌支(V3)汇合而成,分别支配眼裂以上、眼裂和口裂之间、口裂以下的感觉。

三叉神经包含两种神经纤维:特殊内脏运动纤维、一般躯体感觉纤维。

1. 特殊内脏运动纤维 特殊内脏运动纤维始于三叉神经运动核,其轴突组成三叉神经运动根,自脑桥腹侧面与小脑中脚移行处出脑,位于感觉根的前内侧,随下颌神经分布至咀嚼肌等。

2. 一般躯体感觉纤维 一般躯体感觉纤维的胞体集中在三叉神经节内,此节位于颞骨岩部尖端的三叉神经压迹前面。三叉神经节由假单极神经元组成,其中枢突聚集成粗大的三叉神经感觉根,由脑桥腹侧面入脑后,止于三叉神经脑桥核及三叉神经脊束核,其周围突分布于头面部皮肤和眼、鼻及口腔的黏膜。

(四)三叉神经相关的血管

小脑上动脉从基底动脉末端分出,在脑桥上缘横行向外常形成向尾侧凸起的弯曲-尾襻经三叉神经根的背外侧或背内侧外行至小脑上面,在绕脑干行至外侧时,常常形成向尾侧凸起的尾襻,在分叉处或分叉处附近与三叉神经关系最为密切。弯向小脑上面的过程中,可与三叉神经根的上方或上内方及背外侧接触,甚至出现压迹,是三叉神经痛常见的责任血管。小脑上动脉在三叉神经根附近偶尔分出小支至三叉神经根营养该神经。

小脑下前动脉(AICA)起于基底动脉尾段行向下外,经桥延沟纡曲外行,绕面神经或成襻状再上行至三叉神经根腹侧。部分小脑下前动脉发出1~2支至三叉神经根。AICA多自神经根的腹内侧压迫神经根,AICA发出的三叉神经根动脉可直接从AICA主干或从桥臂动脉上发出,多从神经根上面穿入。

三叉神经毗邻小脑上动脉与小脑前下动脉,这两支血管也是常见的责任动脉。另外也常见岩静脉及其属支对三叉神经根部及主干造成压迫。

三叉神经运动根多位于感觉根下内侧,分支数目不等,神经纤维从数根至十几根不等。通常神经纤维数量较少时比较粗大,数目较多时比较纤细。三叉神经运动根发出汇入三叉神经主干,随三叉神经走行。运动根汇入三叉神经主干后在脑池段无法区分运动纤维与感觉纤维。

三、手术过程

咀嚼肌痉挛手术的电生理监测十分重要。术

中电生理能够帮助判断运动根,以及不同的分支对应的肌肉支配关系,从而指导手术。电生理监测采用针状电极,对颞肌、咬肌、翼外肌进行监测(图19-2-1)。翼内肌由于位置深在,不容易监测。埋置电极应在麻醉后手术开始前,要确认针状电极位于咀嚼肌内,而非处于浅部的表情肌内。电极要固定牢靠,避免术中脱落。

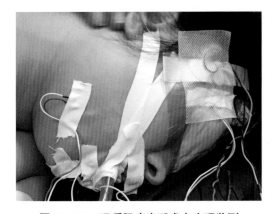

图 19-2-1　咀嚼肌痉挛手术电生理监测
以针状电极扎入颞肌、咬肌、翼外肌,术中对咀嚼肌电位进行实时监测,并可通过电刺激的方式确定神经根的支配关系。

　　手术与传统的显微血管减压术相同,采用枕下乙状窦后入路,患者采取侧卧位,头部抬高,乳突位于最高点。以乳突根部二腹肌沟定点为标志点,切口与耳眦线成60°夹角,切口标志点以上部分和以下部分比例为1∶3(图18-2-11)。切开硬脑膜后逐层暴露三叉神经。暴露三叉神经时,经常会遇到岩静脉妨碍手术。对于岩静脉,应尽可能保存,尽量避免切断岩静脉主要属支。粗大岩静脉切断后会导致回流障碍。手术时,力争全部保留或保留粗大引流静脉,可很大程度上避免出现严重的回流障碍。若岩静脉属支较多,可切断较细的属支,粗大引流静脉应避免切断。

　　三叉神经的探查应为全程探查,即术中应探查从脑干端到桥小脑角出口的整个三叉神经段。术中对三叉神经入脑干区(root exit zoom,REZ)的充分减压十分重要,由于REZ区相对散在,因此手术中有必要扩大三叉神经根周围的探查范围。三叉神经运动根一般位于三叉神经上内侧,神经纤维束较多且纤细,不同的神经纤维支配的肌肉不同,有时数支神经纤维合并在一起形成一根较粗的神经束,共同支配某个肌肉。术中牵拉运动根时,在相

应的肌肉可监测到肌肉电位的变化,但由于神经纤维彼此邻近,牵拉神经根时可能造成所有的肌肉都发生电位变化。为了精确鉴别神经根与肌肉的对应关系,可使用微电极刺激神经根,并通过针电极监测肌肉电位。当术中电极刺激运动支时,可监测到其所支配的相应肌肉电活动的显著变化。一般使用刺激电极从颅内端对神经根进行刺激,监测产生运动电位的肌肉,从而确定神经根与肌肉的支配关系(图19-2-2)。刺激电极分为双极电极及同心圆电极两种,双极电极对神经纤维的选择性高,故而建议使用双极电极进行刺激。在选择性切断三叉神经运动根时,电生理监测结果能有效指导神经根的选择。

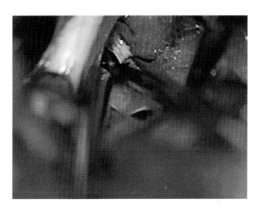

图 19-2-2　术中电生理监测
使用同心圆刺激电极定位神经肌肉关系,将电极置于需要刺激的神经根上,当以电流刺激时,在相应的肌肉上监测到电位变化,从而确定神经根的支配关系。

　　对于有明确血管压迫的病例,可以给予单纯的血管减压(图19-2-3);对于血管压迫不明显的病例,根据电生理监测的结果,可在显微血管减压的基础上,选择性地切断支配颞肌和咬肌的运动支(图19-2-4);对于血管压迫不明确或责任血管为静脉的病例,可予以全部运动根切断(图19-2-5),并分离或电凝与神经接触的小静脉。三叉神经运动支和感觉支之间存在丰富的吻合支,部分切断运动支虽然亦可有效缓解患者痉挛症状,但由于邻近神经纤维的替代作用可能出现症状复发,故三叉神经运动支完全切断术在理论基础与实际疗效方面可能整体优于三叉神经运动支部分切断术。目前对于三叉神经运动根切断的随访观察病例极少,尚无明确的标准,在什么情况下选择部分切断,什么情况下选择完全切断。

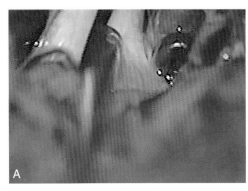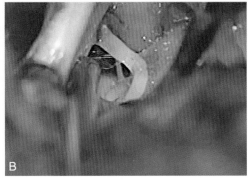

图 19-2-3　单纯血管减压

该患者术中发现责任血管明确,给予分离血管,解除对三叉神经运动根的压迫,神经血管之间以 Teflon 垫棉分隔。A. 可见小脑上动脉于三叉神经腹侧压迫三叉神经运动支;B. 使用 Teflon 垫棉分离三叉神经和小脑上动脉。

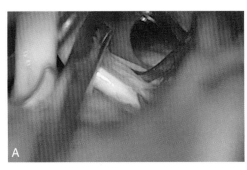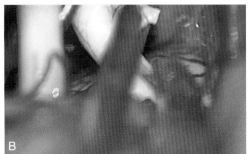

图 19-2-4　显微血管减压术联合三叉神经运动支部分切断术

A. 暴露三叉神经根后,可见小脑上动脉和静脉共同压迫三叉神经运动支;B. 使用 Teflon 垫棉分离三叉神经和小脑上动脉,并部分切断三叉神经运动支。

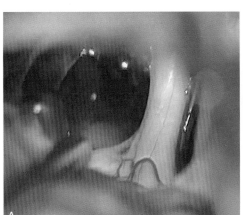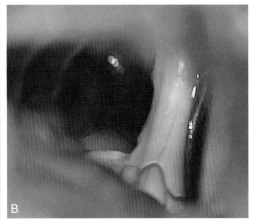

图 19-2-5　三叉神经运动支全部切断术

A. 暴露三叉神经根后,可见无明确责任血管压迫;B. 切断三叉神经全部运动支。

四、围手术期处理

偏侧咀嚼肌痉挛患者手术前应进行全面的评估,一般的术前评估,参照常规的围手术期处理原则。偏侧咀嚼肌痉挛患者术前应对痉挛发作的频率、程度进行记录,最好以视频的形式留存,以便与术后对照。术前肌电图检查是必需的,术后仍需行肌电图检查并进行对比。头颅 MRA 检查有助于术前了解神经与血管关系,为手术提供参考。

对于行部分三叉神经运动根切断的患者,由于咬肌的去神经支配,术后短期内可能出现相应肌肉的无力,双侧咀嚼肌的肌力不对称可能造成短期内患者的

"不协调感"或咬合运动障碍,这种反应一般较轻,对于症状明显的患者,应给予相应的康复训练。

五、并发症

1. 无菌性脑膜炎 无菌性脑膜炎最常见的表现为头痛,可伴有低热。一般不需特殊处理,对于持续时间长,症状明显的患者,可考虑腰穿治疗。

2. 梗死或血肿 梗死部位常见于脑干或小脑半球,出血部位常见为手术操作区域、小脑半球、脑干、幕上硬膜下。术后应严密监测患者意识,对于出现意识变化的患者,应及时行 CT 检查。

3. 脑脊液漏 包括脑脊液鼻漏、脑脊液耳漏。脑脊液漏的原因是术中乳突气房开放,脑脊液经乳突气房、咽鼓管、鼻腔漏出,鼓膜有穿孔者出现耳漏。少量脑脊液鼻漏的患者有自愈可能性,但大量脑脊液鼻漏患者自愈困难,容易并发颅内感染,可早期切口清创封闭乳突气房漏口。

4. 切口不愈合 切口不愈合主要与局部感染有关,术中乳突气房开放,气房封闭不严,或气房内塞入过多的骨蜡,导致局部感染迁延不愈。局部感染一般不重,无红肿热痛表现。常表现为切口的间断破溃、脓性分泌物排出,部分患者甚至有骨蜡排出。此类患者应早期行切口清创,完全清除切口内异物。

5. 颅内感染 表现为严重的头痛,高热、意识改变、谵妄,查体脑膜刺激征阳性。颅内感染的患者应注意和无菌性脑膜炎鉴别,早期腰穿是重要的诊断依据,尤其是术中乳突气房开放的患者术后出现头痛发热,应及早腰穿检查并进行细菌培养。对于脑脊液白细胞明显升高、葡萄糖下降、蛋白明显升高患者,应考虑颅内感染,早期给予经验性抗生素治疗。

6. 面部感觉减退 一般是由于术中对神经的牵拉骚扰导致,这种感觉减退可逐渐恢复。

7. 咀嚼肌萎缩 对于运动根完全切断的患者,可能出现同侧的咀嚼肌萎缩,但就目前的随访结果,萎缩多为轻度萎缩,并未出现影响面容及咀嚼肌功能的萎缩。这可能与神经根间的纤维联系导致的功能代偿有关。对于出现咀嚼肌萎缩的患者,可进行适当的咀嚼功能锻炼促进恢复。

六、小结

总体而言,在 HMS 的治疗中,卡马西平、苯妥英钠等药物初期可部分减轻痉挛,但长期症状缓解率较低,且可能伴随一定的副作用;局部注射 A 型肉毒杆菌毒素缓解痉挛效果满意,但费用高昂且可能产生免疫抵抗,需要重复注射以维持疗效;显微外科手术可对 HMS 病因进行针对性治疗,术后即刻和长期疗效均较为确切,并发症整体自限且轻微,极大地提高了患者生活质量。然而,目前接受显微外科治疗的 HMS 患者数量仍然较少,疗效和并发症观察大多来自样本量有限、随访时间短的散在个案报道,其远期有效性仍需具有长期随访资料的大样本临床研究来进一步证实。

(刘如恩 武广永)

参考文献

[1] EBERSBACH G, KABUS C, SCHELOSKY L, et al. Hemimasticatory spasm in hemifacial atrophy: diagnostic and therapeutic aspects in two patients [J]. Mov Disord, 1995, 10(4): 504-507.

[2] KIM H J, JEON B S, LEE K W. Hemimasticatory spasm associated with localized scleroderma and facial hemiatrophy [J]. Arch Neurol, 2000, 57(4): 576-580.

[3] ESTEBAN A, TRABA A, PRIETO J, et al. Long term follow up of a hemimasticatory spasm [J]. Acta Neurol Scand, 2002, 105(1): 67-72.

[4] GUNDUZ A, KARAALI-SAVRUN F, ULUDUZ D. Hemimasticatory spasm following pontine infarction [J]. Mov Disord, 2007, 22(11): 1674-1675.

[5] KUMAR N, KRUEGER B R, AHLSKOG J E. Hemimasticatory spasm with lateral jaw deviations [J]. Mov Disord, 2008, 23(15): 2265-2266.

[6] KIM J H, HAN S W, KIM Y J, et al. A case of painful hemimasticatory spasm with masseter muscle hypertrophy responsive to botulinum toxin [J]. J Mov Disord, 2009, 2(2): 95-97.

[7] CHON K H, LEE J M, KOH E J, et al. Hemimasticatory spasm treated with microvascular decompression of the trigeminal nerve [J]. Acta Neurochir (Wien), 2012, 154(9): 1635-1639.

[8] PIRAZZINI M, ROSSETTO O, ELEOPRA R, et al. Botulinum Neurotoxins: Biology, Pharmacology, and Toxicology [J]. Pharmacol Rev, 2017, 69(2): 200-235.

[9] WU G, OUYANG J, ZHANG Z, et al. Observation of Effects of Different Surgical Treatments on Unilateral Masticatory Muscle Spasm [J]. World Neurosurg, 2018, 110: e560-e566.

第二十章 面肌痉挛

第一节 临床表现和诊断

一、概述

面肌痉挛（hemifacial spasm，HFS）是一种发生于面神经分布区域不受自主意志控制的、发作性、间歇性的面部肌肉收缩或抽搐。面肌痉挛是常见的脑神经疾病之一。1875 年 Schultze 在文献中报道了第一例疑似面肌痉挛患者，他描述了一个左侧面部异常运动的 56 岁男性，在进行尸体解剖时发现颅后窝血管病变压迫面神经；1886 年，Gowers 进一步阐述了这种疾病并描述其典型特征。1892 年，Édouard Brissaud 描述在一位 35 岁女性身上也观察到类似症状。1905 年，Babinski 首先将这种疾病命名为面肌痉挛。

二、流行病学

流行病学研究表明，面肌痉挛的发病率约为（9.8~11）/10 万，女性发病率高于男性，约为 2∶1。HFS 的平均发病年龄为 44 岁。有文献报道，HFS 家族存在常染色体显性遗传，但家族性病例很少见。

面肌痉挛通常是散发性的，双侧病变少见（<1%），即使在双侧病例中，疾病也从单侧开始，数月至数年后开始累及另一侧。此类患者的痉挛不对称，另一侧受累较晚，两侧严重程度不同。

三、病因

根据病因面肌痉挛可分为原发性和继发性。继发性面肌痉挛是指病因明确的，如桥小脑角肿瘤压迫面神经或颅底蛛网膜炎累及面神经引起的面肌痉挛。

面肌痉挛的责任动脉包括小脑下前动脉（anterior inferior cerebellar artery，AICA）、小脑下后动脉（posterior inferior cerebellar artery，PICA）和椎动脉（vertebral artery）。笔者认为静脉不是面肌痉挛的责任血管。86.4% 的病例在 HFS 的同侧发生血管系统的解剖变异，例如一侧或双侧椎动脉的纡曲，这些变异是 HFS 的危险因素。神经血管受压的模式可分为六种不同的类型：①袢型：血管本身产生压迫效应；②蛛网膜型：血管和脑干之间的蛛网膜小梁导致血管拴在神经上；③穿支型：来自压迫血管的穿支动脉将血管连接到脑干；④分支型：神经夹在压迫血管及其分支之间；⑤夹层型：神经被夹在两个不同的血管之间；⑥串联型：其中一个血管压迫另一个压迫神经的血管。在 38% 的 HFS 病例中观察到多血管压迫。也有患者没有明确的病因。一些研究表明，与其他神经系统疾病患者相比，原发性 HFS 患者的高血压患病率更高。这表明，高血压有可能导致动脉血管扩张并导致面神经受压。

继发性 HFS 可由于面神经从脑干到内听道到茎乳孔的任何部位的受损导致。继发性 HFS 病例与小脑脑桥角（cerebello-pontine angle，CPA）肿瘤和血管畸形有关，也与面神经损伤、脱髓鞘病变和血管损伤有关。年轻发作的 HFS 可能与 Chiari I 型畸形有关，这是由于这些患者的颅后窝狭窄，颅腔变小，小脑脑桥角池内的脑神经和血管结构拥挤。与原发性 HFS 病例相比，继发性 HFS 患者的听力丧失、上下面部肌肉无力以及眼轮匝肌和额肌优先受累更为常见。

四、病理生理学及发病机制

REZ 区是面神经中枢段和周围段交界处。面神经的中枢段和周围段不同，其髓鞘不是由施万细胞而是由胶质细胞组成，没有紧密的胶质细胞的突起和基膜，该处细胞外间隙较宽，缺乏神经外膜，仅有蛛网膜保护。因此该部位的面神经极易受伤，其对血管压迫十分敏感，而被施万细胞包裹的周围段对血管压迫则较为耐受。血管压迫可能成为面神经传导通路上的病理性刺激，而长期刺激将导致神经髓鞘变形，神经轴突间电流发生短路，从而引起痉挛发生。另有一种假说认为，REZ 区受血管压迫，血管的搏动性刺激类似点燃效应，冲动逆行上传至面神经核，诱使面神经核兴奋性增高。面神经核的兴奋因髓鞘脱失不能正常下传，兴奋在中枢内不断蓄积，当电兴奋叠加到一定程度，便形成爆发式下传，从而使其功能发生异常，出现面肌抽搐症状。

五、临床表现

面肌痉挛通常单侧开始于上面部，最常见于眼轮匝肌（90%），表现为短暂的重复收缩导致突然、不自主地眼睛闭合。在大多数患者中，从下眼睑或外眼角开始出现痉挛，随着时间的推移，痉挛逐渐蔓延到整个面部，口周肌肉，最终是颈阔肌，导致不规则的阵挛或强直性收缩。发作前多无先兆，发作时表现为面部肌肉的快速抽动，每次发作可持续数秒至数分钟，间歇期如常人。在极少见的病例中，面部肌肉的抽动表现为快速、高频、持续、无明显间歇期。痉挛的频率及强度常因情绪紧张、失眠、寒冷、劳累等因素加重，而休息或情绪稳定后症状缓解。痉挛不受主观意志控制，有的患者即使在睡眠时亦可持续不停。随着痉挛频率的增加，有的患者可出现患侧耳鸣、听力下降，严重者可出现轻面瘫、患侧眼睛视物能力会受到不同程度的损伤等。在检查时可通过让患者快速重复睁、闭眼动作诱发面肌痉挛的发作，以明确诊断。本病属于慢性疾病，可迁延多年。严重者可导致功能性失明，对患者的工作、生活产生一定的影响。

六、辅助检查

1. 磁共振成像技术

磁共振成像（MRI）是一种必不可少的检查，旨在排除继发性病因的痉挛并寻找责任血管。此外，当手术后症状没有明显缓解时，MRI 能够帮助寻找遗漏的责任血管。

（1）场强：应尽可能使用 3T 磁共振进行 MRI 检查。与较低的场强相比，3T 的信噪比和对比噪声比更好，并且解剖学的显示更好，包括脑神经（cranial nerve，CN）和神经分支的显示以及小血管的评估。在一些患者中，在 1.5T 时无法确定的责任血管在 3T 时显示出更好的诊断。

（2）序列：高分辨率 3D-T2 加权成像与 3D 时间飞跃（3D-TOF）血管造影（MRA）和 3D-T1 加权增强序列的组合被认为是检测神经血管压迫的参考标准。这种类型的组合可以较好地指导神经外科治疗，并可能有助于预测治疗预后。

目前有多种高分辨率 3D-T2 加权序列，包括稳态相长干涉序列（CISS）、稳态自由进动序列（SSFP）、T2WI 驱动的平衡射频复位脉冲序列（DRIVE），采用稳态采集的三维快速成像（FIESTA）和通过使用不同的翻转角演变的 SPACE 序列以优化对比度进行采样。3D-T2 加权序列以高空间分辨率提供脑神经和周围血管在其被脑脊液包围的部分的"脑池造影"图像。层厚应通常为 0.3~0.4mm。应进行多平面斜位重建，尤其是在面神经横切面和冠状切面。冠状面 MR 视图对于评估面神经近端部分具有特殊价值，其中大多数血管压迫发生在这个部位。

与仅显示动脉血管的未增强 3D-TOF 动脉 MRA 相比，薄层增强 T1 加权图像有助于区分静脉和动脉。增强后 T1 序列可用于筛查可能导致 HFS 的小脑脑桥角区的小静脉和小动脉。

覆盖颅后窝的高分辨率 3D-TOF 磁共振血管造影（MRA）是评估血管压迫的重要手段。对同一患者，3D-T2 加权序列图像与相应的 TOF 图像或 3D-T1 加权增强图像，进行对应空间图像融合，可提高术前评估的有效性。

弥散加权成像（DWI）可用于压迫面神经的囊性病变的鉴别诊断。表皮样囊肿在弥散加权图像上表现为高信号占位性病变，而蛛网膜囊肿则不然。弥散张量成像和纤维束成像（DTI）已被提倡用于探查三叉神经痛，但由于面神经直径小且这些序列在临床常规中的空间分辨率有限，因此在神经血管压迫（NVC）引起的 HFS 中的价值仍然有限。然而，纤维束成像可以作为解剖序列的辅助手段，用于评估脑神经被大的桥小脑角肿瘤推挤移位的程度。

（3）面神经血管压迫（neurovascular compression，NVC）：血管压迫面神经是原发性 HFS 的主要原因。导致 HFS 的神经血管受压的罕见原因包括发育性静脉异常、动静脉畸形、硬脑膜动静脉瘘和动脉瘤等。在接受显微血管减压术的患者中，小脑前下动脉（anterior inferior cerebellar artery，AICA）和小脑后下动脉（posterior inferior cerebellar artery，PICA）是最常见的血管，其次是椎动脉（vertebral artery，VA）。在某些情况下，内听动脉和其他小动脉可能会参与压迫。需要注意的是，在多达 40% 的情况下，同一患者可以有多根血管作为责任血管，减压不充分致血管遗漏可能是手术无效的主要原因。在绝大多数情况下，神经血管受压的位置位于 REZ 区，通常指的是面神经在出脑干的最近的几毫米，到目前为止还没有一个确切范围划分的描述。在 MRI 中，应通过高分辨率图像（包括冠状视图）仔细评估该区域的情况。

显微血管减压手术后的临床结果与面神经 REZ 处血管压痕之间存在相关性。在大多数病例中，涉及面神经的 NVC 的影像学数据与术中解剖结果之间的相关性非常高，其敏感性高达 97%，特异性高达 100%。

MRI 扫描也有它的局限性，如果不扫描冠状切面来探查面神经的最近端部分，NVC 可能会被忽视。如果薄扫层面没有发现血管，或者血管非常纤细、颅后窝容积狭小或有伪影存在的情况下，将很难确诊是否有血管压迫。

（4）MRI 的其他发现：MRI 除了对 NVC 的性质、位置和严重程度的精确检查以外，还能对面神经周围的解剖状况提供参考。桥小脑角，特别是 REZ 区间隙狭窄可能促进 HFS 的发生。面肌痉挛患者的颅后窝在统计学上比对照组更"狭小"。颅后窝狭小可能会加剧因动脉硬化导致的椎基底动脉侧向偏移，加剧血管和脑神经之间的空间挤压。这些解剖特点的变化不仅促使神经血管受压，而且要求手术更加精准。另外，还需要注意 MRI 中乙状窦、乳突气房以及小脑绒球的发育情况等，因为它们可能会导致手术中 REZ 区的显露困难。还需要注意观察位于手术路径上过度发育的静脉异常。对于伴有 HFS 的高血压患者，还应注意延髓腹外侧受压情况。

（5）术后 MRI 检查：对于术后有并发症的患者中需要复查 MRI，有时可能会发现置入材料的移位等。Teflon 垫棉是最常用的材料，外观小而松软，形状多变（片、球），在 T2 加权像上容易看到。在极少数情况下，Teflon 材料周围可能会出现炎性肉芽肿，需要注意与肿瘤的鉴别。

对于第一次手术无效的患者，需要使用高分辨率序列，特别是 T2 加权序列重新成像以找出原因。大多数手术失败是由于减压范围不够，特别是存在多血管压迫时，仅减压最明显的大血管而忽略了大血管下面小的责任血管，较常见的情况是忽略了椎动脉遮盖的小脑前下或小脑后下动脉。

2. 电生理检测　面神经电生理检查是目前最常用的检查手段，具有良好的客观性、敏感性及可重复性，对于面肌痉挛的诊断及指导手术具有重要价值。

（1）异常肌反应（abnormal muscle response，AMR）监测：AMR 波是 HFS 患者特征性电生理表现。在生理情况下，刺激面神经的某一支，只引起该分支支配肌肉的收缩。在病理情况下，给面神经某一分支施加电刺激时，不仅该分支所支配肌肉收缩，同时在其他分支所支配的肌肉上也可以记录到稍微滞后的肌电活动。典型 HFS 患者患侧面部术前监测到 AMR 波的概率为 90%~100%。AMR 监测方法：刺激面神经颞支在额肌记录，或者刺激面神经下颌缘支在额肌记录。

（2）面肌电图：一般采用同芯圆针电极插入额肌、眼轮匝肌等，记录其运动单位变化情况，在面肌痉挛患者中可记录到阵发性高频率的自发电位（最高每秒可达 150 次）。

面肌痉挛患者进行肌电图检查时，在患侧面部能够发现增强的 F 波反应，与健侧比较，F 波波幅增高，时限增宽，出现率增加。

面肌痉挛患者的肌电图检查还可观察到异常肌反应波形，比如刺激面神经下颌缘支可诱发眼轮匝肌的肌电位。

七、诊断及鉴别诊断

（一）诊断

HFS 临床表现特点是涉及一侧面部的不自主阵发性肌肉抽搐。痉挛可以是非常短暂和局部的，严重者波及整个半侧面部且持续时间较长。当

HFS 很轻,发作不频繁时诊断较为困难;在门诊患者中,触发动作有助于引发重复性面肌痉挛的发生。通常可以让患者作出频繁快速的眨眼、呲牙动作,以诱发痉挛的发作。"Babinski-2 征"或"眉毛抬高征"是一种常用的体格检查动作,当患者在同侧闭眼的情况下眉毛抬高为阳性,表明 HFS 期间的眼轮匝肌和额肌同步活动。有研究表明,这项查体对 HFS 诊断具有高灵敏度(86%)、特异性(100%)和评估者间的可靠性(92%)。尽管该体征具有特异性,但大概只在 25% 的患者中存在。

在大多数患者(高达 80%~90% 的病例)中,HFS 最初仅限于颧骨区域,只有眼周肌收缩(眼睑闭合),但随后逐渐扩展到其他面神经分布的区域,即颞(额肌)、颊侧(口轮匝肌)、下颌缘(三角肌或颏肌),甚至颈部(颈阔肌)。

HFS 发作的诱发因素不明确,发病年龄通常在 40 岁~50 岁之间,女性占绝对优势:男女比例在 1∶1.8 至 1∶2 之间,甚至可以达到 1∶3。加重因素包括焦虑、压力、疲劳、睡眠剥夺、阅读、光照、咀嚼或头部的放置位置等。有的患者症状在睡眠期间持续存在,通常休息放松后可以缓解。

在感觉方面,HFS 可伴有耳鸣。耳鸣可能是"咔哒"或"滴答",或如"刮风""轰隆"的声音,与面部收缩同步发生,耳鸣是由于鼓膜张肌或镫骨肌收缩引起,也可能是由于耳蜗神经的神经血管压迫引起。在这种情况下,包括脑干听觉诱发电位记录在内的详细耳科检查有助于鉴别诊断。此外,HFS 可能会因眼睑闭合而干扰视力,导致阅读和驾驶困难,不自主地口面部运动甚至可能引发构音障碍。

MRI 和 CT 检查可以区分原发性和继发性 HFS。高分辨 MRI 薄层扫描 T2 加权 MRI 序列最常用于显示可能的血管压迫。结合 3D-TOF MRI 和 MRA 的融合,以及 MRI,已被证明有助于显示面神经根出脑干区的解剖结构。使用三维 MR 体积分析发现,与匹配的对照组相比,HFS 患者的颅后窝容积较小,这表明较小的颅后窝容积可能是 HFS 的危险因素之一。

(二)鉴别诊断

1. 面瘫后联带运动 在特发性面神经麻痹(贝尔麻痹)的恢复过程中,通常在面瘫发作后 6 个月,可能会在上下面部肌肉之间的联动起源处出现异常的肌肉神经再生。这种现象常见于以下情况:最初的面瘫程度严重和长期不愈;由控制不佳的强化康复造成的"爆炸性"神经再生;在 拉姆齐·亨特(Ramsay Hunt)综合征(水痘带状疱疹病毒感染)或吉兰 - 巴雷(Guillain-Barré)综合征的背景下发生的面瘫等。

面瘫后的联带运动是一种临床综合征,也称为"麻痹后 HFS",它的表现与 HFS 相似。麻痹后 HFS 和原发性 HFS 都涉及半侧面部的相同肌肉区域,并且可能表现为由自动或情绪性面部运动引发的不自主肌肉收缩。然而,与原发性 HFS 不同的是,面瘫后 HFS 是在面瘫病史的背景下发展起来的,伴有或多或少的持续性面部无力,查体时必须仔细寻找不同,尤其是在上面部区域(额肌和眼轮匝肌)。在体格检查方面,联带运动有明显的"眨眼联动"特点,即眨眼的同时出现面部其他区域的同步收缩,不眨眼则不会出现。这是有助于临床鉴别的特点。

面瘫后 HFS 与原发性 HFS 有一些共同的电生理特征。鉴别诊断的主要区别是:随意收缩期间面部肌肉的针状肌电图检查中存在肌肉去神经支配迹象;由轻度局灶性自主收缩引发的上下面部肌肉之间存在明显的联动活动;对眶上神经刺激作出反应,存在真正扩散到下面部肌肉的三叉 - 面瞬目反射。

2. 心因性面部痉挛 心因性面部痉挛是无固定模式的运动,频率和强度多变,形式多变。它们通常是双侧和异步的,这些特点有助于鉴别诊断。然而,一些心因性痉挛可能仅限于一侧面部,很难与真正的 HFS 区分开来。"提眉征"(也称为"面部巴宾斯基征")在这种情况下可能会有所帮助。它由额肌和眼轮匝肌的共同收缩组成,导致眼睛闭塞时眉毛上扬,在 HFS 的情况下可以观察到,但无法随意模仿和复制。需要注意的是该体征只在 25% 的 HFS 患者中出现,在眼睑痉挛的情况下也没有这个迹象。

3. 面部运动抽搐(facial motor tics) 运动性抽搐是突然的、短暂的、非持续的刻板动作。面部抽动与 HFS 相似,但它们更复杂、多灶性、非节律性,并且经常在左右半面之间交替。它们通常是在对预感或进行运动的冲动做出反应时发生的,多数能够自主控制。此外,运动性抽动也可累及四肢,并与发声抽动和抽动秽语综合征的其他特征有关。

4. 面部肌肉颤搐（facial myokymia）　肌肉颤搐是小波状起伏的涟漪运动，发生在皮下并影响孤立的肌肉束。这个类型的抽搐通常涉及上眼睑或下眼睑，大多数人认为这是一种良性疾病，短暂存在并与睡眠不足或过度疲劳或咖啡因摄入有关。然而，与脑桥面神经核周病变有关的面部肌运动可能会持续数天、数周或数月。最常见的原因是多发性硬化，但潜在的病变可能是脑桥胶质瘤，或者其他脑干病变。针状肌电图检查很容易区分肌颤搐与HFS，肌颤搐表现为短暂的双峰、三峰或多次重复放电的运动单位电位，而没有任何侧方扩散。

5. 脑炎　面部肌阵挛或眼 - 咀嚼肌节律运动（facial myoclonus or myorhythmia）。脑炎的罕见病例可以影响面部的节律性不自主肌肉收缩。首先，皮质面部肌阵挛可能发生在拉斯马森（Rasmussen）脑炎的情况下，作为一种伴有特征性脑电图异常的持续部分性癫痫。其次，惠普尔（Whipple）病可能表现为眼咀嚼肌节律性运动，这是一种缓慢的、有节奏的、类似震颤的不自主运动，但通常也涉及身体的其他部位。此外，皮质肌阵挛和节律运动与HFS的不同之处在于面部抽搐更具节奏性和连续性。

6. 肌张力障碍　眼睑痉挛、口下颌肌张力障碍和Meige综合征。眼睑痉挛、口下颌肌张力障碍和Meige's综合征均属于节段性肌张力障碍。眼睑痉挛和口下颌肌张力障碍可能是Meige's综合征的早期表现。

眼睑痉挛最初的特征是眨眼频率增加。然后，疾病进展为两侧眼轮匝肌的不自主、无法控制、强直持续的收缩。眼睛闭合可以在光照或在说话或咀嚼期间加强。由于眼睑痉挛由双侧且相对对称的眼睑同步收缩组成，因此与单侧HFS的鉴别诊断很容易进行，即HFS是孤立的或在眼轮匝肌上更明显。一个主要问题是HFS和眼睑痉挛可能共存，这使早期的鉴别变得困难。

口下颌肌张力障碍包括影响面部下部的不自主地、重复地、有规律的持续肌肉收缩，包括嘴、下巴、舌头或咽部。它结合了下巴不自主地横向偏移或突出，张嘴困难（牙关紧闭）、嘴唇撅起或嘴角回缩、牙齿咬紧（牙关紧闭）、舌头突出以及吞咽或说话困难（构音障碍）。由于HFS主要或起始于上面部，并且口下颌肌张力障碍涉及非面神经（咬肌、舌）

供应的肌肉，因此与HFS的鉴别诊断甚至比眼睑痉挛更容易。

最后，Meige综合征可能与眼睑痉挛和口下颌肌张力障碍有关，导致上下面部肌肉不自主收缩。在某些情况下，颈部肌张力障碍（痉挛性斜颈，累及胸锁乳突肌等甚至颈阔肌）或喉肌张力障碍（痉挛性发音困难）也可能并存。Meige综合征的面部肌肉收缩通常是双侧的，并且不如HFS"轻快"，这使得有经验的神经外科医生很容易进行鉴别诊断。但Meige综合征可能早期表现不典型，或者早期表现为单侧面肌痉挛的症状，这使早期的鉴别变得困难。

7. 迟发性运动障碍（tardive dyskinesia）　迟发性运动障碍的特征是通常涉及口面部区域的重复性、不自主运动，包括咂嘴或撅嘴、舌头伸展、鬼脸，以及过度眨眼。然而，与HFS相比，运动是不规则的，通常是双侧的和不同步的，涉及不是由面神经支配的肌肉，例如咬肌、舌肌。此外，不自主运动也可能涉及四肢或躯干。通常，迟发性运动障碍是在长期使用抗精神病药物的情况下发展起来的，这是一个容易识别的触发因素。

8. 咀嚼肌痉挛　半侧咀嚼性痉挛是一种罕见的疾病，其中短暂而疼痛的肌肉痉挛会影响一侧面部受三叉神经支配的下颌闭合肌肉（咬肌、颞肌和翼状肌）。痉挛发作时张口困难，巨大的咬合力，容易造成舌头及牙齿的损伤。由于咬肌的过度活动，它可能导致半侧面肌肥大。由于所涉及肌肉的分布完全不同，咀嚼肌痉挛可以很容易与HFS区分开来。

第二节　面肌痉挛的治疗

一、口服药物和肉毒素注射

目前用于面肌痉挛治疗的口服药物包括抗惊厥药，如卡马西平、氯硝西泮、加巴喷丁和其他药物如巴氯芬、抗胆碱能药和氟哌啶醇。口服药物疗效不确切且副作用较多。

HFS的标准药物治疗是肉毒杆菌神经毒素（Botulinum Toxin，BTx）注射。自1980年代初以来，BTx注射剂为85%的HFS患者提供了低风险的症状缓解，使其成为高麻醉风险患者和拒绝手术患者的首选治疗方法。一项研究表明，BTx-A 还有助于改善与面肌痉挛相关的头痛。

BTx 的作用机制是阻断钙介导的突触连接处乙酰胆碱的释放。有两种血清型可供选择：BTx-A 和 BTx-B。注射后，BTx 被胰蛋白酶切割成重链和轻链成分。此时，BTx 毒素被内化到突触前神经末梢，其中重链与突触小泡蛋白 -2、三唾液酸神经节苷脂 -1b 和突触结合蛋白 -1 结合。然后，轻链与复合物结合并切割靶蛋白，以防止神经递质从突触前末端胞吐，导致肌肉麻痹。

BTx-A 是用于 HFS 治疗的主要血清型。BTx-A 注射在面神经的睑板前和隔膜前部分的多个部位，平均起效时间为 3~5 天。BTx 注射必须每 3~6 个月重复一次。在某些情况下会产生耐受性，但治疗通常耐受性良好。注射的局部并发症包括上睑下垂、视力模糊和复视，几天到几周后可能会有所改善。重复注射也可能导致肌肉萎缩。尽管 BTx-A 有效且并发症发生率低，但重复注射会产生高昂的经济成本，并且只能缓解症状。相比之下，BTx-B 使用较少。

二、手术治疗

（一）手术相关解剖（见图 1-2-9）

1. 脑神经　桥小脑角区（CPA）位于小脑脑桥裂的上肢和下肢之间，由小脑围绕脑桥和小脑中脚折叠形成的 V 形角裂。面听神经（CN Ⅶ，CN Ⅷ）发出于脑裂中部，位于脑桥延髓交界处（脑沟），三叉神经位于小脑脑桥裂上肢附近。舌咽神经（CN Ⅸ）迷走神经（CN Ⅹ）和副神经（CN Ⅺ）出现在下肢附近，橄榄背侧，从 Luschka 孔发出的脉络丛前部。舌下神经（CN Ⅻ）根从橄榄浅部发出，位于皮质脊髓束外侧。

面神经和前庭听神经从靠近脑桥尾缘的脑干侧面发出。这些神经在通过蛛网膜下腔和内耳道的过程中并行走行。前庭神经（CN Ⅷ）位于面神经（CN Ⅶ）的背侧和稍微尾侧；因此，通过枕下乙状窦后入路，面神经可能完全被前庭神经遮挡。

面神经由一个大的运动神经根和一个较小的混合感觉和副交感神经根（即位于面神经运动部分和前庭神经之间的中间神经）组成。面神经脑池段平均长度为 16mm（10~26mm），与内听道内长度基本相等。

CN Ⅶ 和 CN Ⅷ 伴随迷路动脉，从外侧略向上通过，进入内耳道。当它们穿过蛛网膜下腔并进入内听道时，CN Ⅶ 的运动束往往位于最前面，CN Ⅷ 位于后面，中间神经位于它们之间。在内听道内，中间神经通常连接 CN Ⅶ 运动部分。然后这些神经穿过 CN Ⅷ 的前表面，位于其上方的内听道远端。横嵴（transverse crest）将内耳道的横向范围分为上隔室和下隔室。嵴上方是 CN Ⅶ（前部）和上前庭神经（后部），中间神经位于它们之间。嵴下方是耳蜗神经（前部）和下前庭神经（后部）。通常，绒球小结位于 CN Ⅶ 和 CN Ⅷ 后面，并在乙状窦后入路中阻碍它们在与脑干交界处的暴露。需要注意的是，绒球和前庭神经之间经常存在粘连。

CN Ⅸ 起源于延髓的外侧，正好在脑桥的尾部，在橄榄和小脑下脚之间的凹槽中，在 CN Ⅶ 和 CN Ⅷ 下方几毫米处。它可以由一个单一的大根或 4~5 个细根组成。从它的起点，CN Ⅸ 与 CN Ⅹ-Ⅺ 横向排列并稍微向前延伸。这是它通常与 PICA 接触的地方。CN Ⅸ 通过颈静脉孔的舌咽部分出颅，通过颈内韧带与其他神经分开。

与 CN Ⅸ 一样，CN Ⅹ 起源于橄榄和小脑下脚之间的延髓的外侧，有许多的细根（10~18 根）。CN Ⅹ 小根与 CN Ⅸ 小根和 CN Ⅺ 尾部延髓部分走行方向一致。CN Ⅹ 小根从它们的起源开始，横向排列并稍微向前延伸，然后会聚形成 CN Ⅹ 的主干，并通过颈静脉孔的迷走神经隔室，通过颈内韧带与 CN Ⅸ 分开，但与 CN Ⅺ 紧密平行，穿透迷走神经隔室的颈静脉孔。乙状窦穿过颈静脉孔的后部在副神经的后面形成颈内静脉上球部。岩下窦穿过颈静脉孔的前部到达颈静脉球。

CN Ⅺ 发出后向上进入蛛网膜下腔，位于齿状韧带背侧，脊柱部分在背侧和后侧穿过椎动脉，然后通过枕骨大孔到达颅腔。在延髓旁，它通常位于小脑后下动脉的外侧。CN Ⅺ 颅内部分由 3~5 个小根组成，在它们到达颈静脉孔之前几毫米加入 CN Ⅺ 脊柱部分。

2. 动脉　椎动脉在 CNs Ⅸ~Ⅺ 根起点的前面或腹侧通过延髓的腹侧，在舌下神经附近走行，两个椎动脉都向它们的交界点汇合形成基底动脉（basilar artery，BA）。

在 82% 的病例中，AICA 起源于基底动脉的单个主干。在 12% 的病例中，对应于 AICA 的两条动脉来自基底动脉,而在 6% 的病例中,AICA 是 PICA 的一个分支,在这种情况下,它来椎动脉而不是基底动脉。AICA 起源于基底动脉的下 2/3 交界处,并在展神经上方或下方延伸,随着它向小脑下表面前进,靠近 CNs Ⅶ~Ⅷ。然后形成动脉袢,在分出了几个侧支后,向后转到达小脑。面听神经与 AICA 动脉袢之间的关系是可变的。50.5% 的病例发现 AICA 位于腹底位置,39% 的病例位于神经之间,10.5% 的病例位于神经上方。在 80% 的病例中,AICA 和 / 或小脑内侧动脉形成一个环,其中 14% 的病例环的顶点位于内耳道。面神经根出脑干区(REZ)的神经血管关系研究结果表明:REZ 在 31.8% 的病例中与血管接触,动脉最常见(92.9%),AICA 是最常见的血管(84.6%)。

PICA 的近端部分通常绕过位于 CN Ⅶ-Ⅷ 下方的脑干。然而,在某些桥小脑角,经过舌下神经根水平后,PICA 的近端部分向上向 CN Ⅶ-Ⅷ 弯曲,然后下降到 CN Ⅸ-Ⅺ 神经根间。在 CN Ⅶ-Ⅷ 之间,这些动脉袢可能会造成压迫效应。

一些学者将 PICA 走行分为 3 种主要方式,可能与其起源有关:①当 PICA 起自 VA 外侧髓质段时,94% 通过舌下神经下方,外侧延髓段形成一个环,41% 向脑桥延髓沟前上凸出,或沿直线走行;②当 PICA 来自 BA 时,它通过舌下神经上方(100%)。外侧延髓段形成一个环,78% 有侧凸,100% 穿过 CN Ⅸ,经常在 CN Ⅸ、CN Ⅹ 或 CN Ⅺ 的根之间出现反复走行;③当 PICA 起自 VA 髓前段时,它通过舌下神经根的上方(38.5%)、下方(38.5%),PICA 可呈现上环压迫 CN Ⅶ 和 CN Ⅷ。在外侧延髓段,它遵循直线走行(54%),并在相对于其他两种方式的中间水平通过 CN Ⅸ、CN Ⅹ 或 CN Ⅺ。

对称的、非曲折的椎基底动脉系统更容易产生短的穿支(源自 AICA 或 PICA)。如果 PICA 起源于基底干,它一般不会发出穿支到脑干的前外侧,这时脑干穿支来自 VA。相反,如果 PICA 来自 VA,则在 PICA 起点下方没有来自 VA 的穿支,并且 PICA 发出穿支供应脑干的前外侧部分。PICA 发出后,PICA 起点与基底干之间的 VA 部分发出脑干前部穿支。

CPA 中 CN Ⅶ 的血液供应由近端和远端动脉的汇合提供。近端动脉,位于从脑干出现的 CN Ⅶ 水平,在大多数情况下在神经前表面走行。它是由来自于 AICA 的一根小动脉与来自基底动脉的短环动脉的一个末端小动脉分支连接而成,有时还与来自 AICA 的小动脉相交。在极少数情况下,动脉供应可由微小血管(在内耳道水平从 AICA 发出的循环分支)和 / 或从 PICA 发出的桥延沟动脉的小分支支持。远端动脉具有双重起源,小动脉起源于水平嵴水平的前庭前动脉(迷路动脉的分支)和 / 或起源于 AICA 袢或其分支的分支。

CN Ⅷ 动脉供应由迷路动脉构成,多来自 AICA 内耳道前段。有时迷路动脉起源于内耳道内的管内部分。更罕见的动脉供应来自 PICA 或脉络丛,特别是直接来自基底动脉。迷路动脉可以单独(51%)或由两个(45%)甚至 3 个根(4%)组成,从而在内耳道(IAM)中形成真正的动脉系统。动脉进入 IAM 水平并分支成许多小的耳蜗、前庭和前庭耳蜗小动脉,供应膜迷路和 CN Ⅶ-Ⅷ。弓下动脉一般起自折返肢或 AICA 袢的顶端,有时起自 IAM 外的迷路动脉本身。它向外侧和上方走行并进入弓下窝,这是一个位于孔上方和后面的小凹陷,到达弓下管。弓下动脉直接穿过硬脑膜和内耳道壁。

PICA 产生供应脉络膜和第四脑室脉络丛的分支,通常供应第四脑室顶中线附近和侧隐窝内侧部分的脉络丛。这包括脉络丛的所有内侧段和外侧段的相邻部分。更多的脉络膜分支来自延髓扁桃体和末端扁桃体段,而不是来自外侧或前髓质段。AICA 通常供应 PICA 不供应的脉络丛部分,通常是 CPA 池中的部分和侧隐窝的相邻部分。

3. 静脉　颅后窝静脉变化很大。典型的脑干静脉向上引流至 Galen 静脉,后引至直窦,经岩上静脉横向引向岩上窦,或向下引至枕骨大孔周围的静脉丛。在一些罕见的情况下,可能存在引流至颈静脉孔的岩下静脉。少数情况下存在向硬脑膜窦引流的粗大桥静脉。

导静脉将颅内静脉窦与颅外静脉连接起来。乳突导静脉(mastoid emissary vein,MEV)穿过乳突管,将横窦或乙状窦与耳后静脉或枕静脉连接,然后汇入枕下静脉丛。颅导静脉在作为深部静脉窦的标志方面具有手术指导作用。在最近的一项研究中观察到,在 83% 的病例中,MEV 起源于乙状窦壁的下 1/3。骨内走行是多变的,大致可分为 3 种类型:直行(60%)、转折 30% 和曲折(10%)。乙状窦的大小和优势也是可变的,可以在术前 MRI 上使用静脉成像进行研究。

4. 常见的责任血管 总体而言,根据现有的文献综述,在几乎所有因 HFS 接受 MVD 的患者中都发现了责任血管。在几乎所有情况下,动脉都被认为是责任血管。据估计,大约 10% 的人可能有静脉参与,或者与动脉有关,静脉作为惟一责任血管的情况很罕见,甚至笔者认为静脉不是责任血管。在同一病例中经常观察到多个不同的责任血管,在文献中约为 20%~30%。

根据系列报道,参与神经血管冲突的冗长扩张椎基底动脉(vertebro-basilar artery,VBA)占 3.5%~29%(平均 17.5%)。MRI 研究表明,HFS 的存在和一侧与椎基底动脉复合体向痉挛一侧的位移之间存在显著相关性,这种压迫又常见于左侧(图 20-2-1)。左侧的患病率与一般人群中较大直径的左侧 VA 的患病率一致。当纤曲椎动脉为责任血管时,往往椎动脉不是惟一责任血管,伴随的小脑前下动脉和小脑后下动脉也参与其中(图 20-2-2)。在所有情况下,术前成像都可以预测 REZ 的手术结果。大多数 NVC 位于 REZ(95%),特别是在其腹侧,5%~10% 位于延髓腹侧桥延沟附近。

5. 颅后窝结构的作用 许多学者已经讨论了颅后窝结构在 HFS 发生中的作用。几项测量研究表明,HFS 患者幕下容积与颅内体积的比例、脑桥前池的大小和面神经周围池的体积较小。颅后窝容积小,会造成所谓的血管和神经池"拥挤"现象。

然而,幕下空间的容积和脑池的大小并不是惟一的致病因素。颅后窝形态学可能也起了重要作用。HFS 患者合并 Chiari Ⅰ 型畸形等疾病已有报

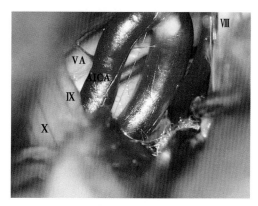

图 20-2-1 粗大的椎动脉
椎动脉纤曲增粗,张力高,在桥小脑角容积狭小的情况下造成困难减压。Ⅷ:前庭神经;Ⅸ:舌咽神经;Ⅹ:迷走神经;AICA:小脑前下动脉;VA:椎动脉。

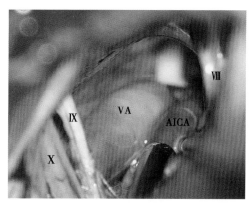

图 20-2-2 多重血管压迫
当纤曲椎动脉为责任血管时,往往椎动脉不是惟一责任血管,伴随的小脑前下动脉或后下动脉也参与其中。Ⅷ:前庭神经;Ⅸ:舌咽神经;Ⅹ:迷走神经;AICA:小脑前下动脉;VA:椎动脉。

道。有学者特别研究了幕下空间的平坦度如何导致 HFS 患者发生神经血管冲突的问题。在他们的系列研究中,发现 HFS 患者在上下轴上的幕下空间平坦度显著低于对照组,这表明这种构象是 HFS 患者的解剖特征。并且与对照组相比,平坦度与基底动脉更大的横向偏移有关,其侧偏程度与特发性 HFS 的存在呈正相关。颅骨变平和随后血管位置的变化可能导致面神经的神经血管冲突。

总之,了解潜在的责任血管及其相应的手术解剖结构是处理 HFS 的 MVD 的先决条件,术后缓解的程度与手术对血管的处理有关。

(二)显微血管减压术

1966 年 Jannetta 首创显微血管减压术(Microvascular decompression,MVD)治疗面肌痉挛,提出血管压迫病因学说,并明确神经受压部位位于面神经根出 / 入脑干区。经过数十年的发展,MVD 被神经外科医生证实为确切有效的治疗面肌痉挛的手术方式,而且是目前惟一可以治愈这种疾病的治疗办法。面神经显微血管减压术已成为目前治疗面肌痉挛的首选方法。

MVD 的基本原理是分离神经血管压迫,重要的手术技术包括迅速识别神经血管压迫部位、锐性分离蛛网膜以最大限度地观察神经根,以及电生理监测以鉴别责任血管。MVD 具有良好的效果,长期成功率在 83%~97% 之间。平均 91.1% 的患者在中位 2.9 年的随访期内症状完全消失。即使第一次 MVD 失败,再次重复 MVD 的患者治愈率为 85%,并且没有出现更高的并发症发生率。

1. 术前评估　在显微血管减压术之前需要对患者进行评估以确定手术风险及预估手术复杂程度。术前应常规进行影像学检查,以排除继发性因素,MRA 检查有助于术前了解责任血管位置、类型及颅后窝间隙情况。对于老年患者,除了常规的术前检查之外,还需进行心肺功能的评估。高血压是术后脑出血的高危因素,因此长期高血压患者,应了解血压控制情况,并在术前达到血压有效控制。术前口服抗凝药物的患者,应停药一周以上,对于有血栓高风险的患者,应采取桥接治疗,术后应评估恢复服药的时机。对于术前同侧有听力下降的患者,术后出现听力丧失的风险增高,需向患者详细告知并在术中及术后采取相应预防措施。术前对侧听力就已严重下降或完全丧失的患者,如术后出现术侧听力的严重下降或丧失,将严重影响患者生活质量,术前应仔细评估相关风险,并采取预防措施。

2. 手术过程　显微血管减压术手术入路为枕下乙状窦后入路。

患者侧卧位,头部微屈,下巴距胸骨约两指,对侧旋转 15° 和向另一侧(即地板)侧向弯曲(见图 18-2-10)。在我们的日常工作中,已基本不使用头架固定。患者取健侧卧位,头向对侧旋转 15°,下垂 10°,使乳突位于最高点。腋下垫枕垫将胸部略垫高,下方的下肢伸直,上方的下肢屈髋屈膝。约束带将患者位于上面的手臂轻度向下牵拉。肩部由约束带保持拉动,但要小心避免臂丛神经拉伸。尤其是在臂丛、腋动脉和静脉回流有风险的腋窝区域,应验证手术台上没有受压。还应检查周围神经,即桡神经、正中神经、尺神经,以免受压。

手术切口:耳后小切口,在乳突根部稍后,斜行直线或弧形切口,切口长度约 4cm。若患者体型肥胖或脂肪层肥厚,切口可适度延长。逐层切开皮肤及各层组织,分离肌肉与颅骨附着。在肌肉腱膜剥离后,必要时在入路底部结扎和分离枕动脉,在乳突尖端后部钻孔。

骨窗呈半月形或三角形(2cm×1.5cm),位于乙状窦后方,其边缘尽可能暴露乙状窦边缘,尖端指向乳突尖。在乳突气化良好的病例,应注意保护乙状窦,因为气化良好的乳突壁很薄,乙状窦表面仅有一层薄薄的骨皮质,手术可能导致严重出血。其因止血原因而闭塞可能是最有害的,特别是当侧窦

是上矢状窦引流的主要类型时,可能导致严重的回流障碍性水肿,导致梗死或出血。在乙状窦附近操作时,应注意不要将导静脉从其汇入窦处撕开,这可能会导致大量失血并需要修复窦道。在大多数情况下,乳突气房在术中会被开放;如果是这样,应该及时严密地封闭。

"T"形或弧形切开硬脑膜,将硬脑膜悬吊。缓慢释放脑脊液,使小脑逐渐塌陷,如果小脑塌陷不明显,空间仍然不足,甚至小脑膨出,应与麻醉师讨论过度通气或药物措施降低颅内压,以减少脑脊液和脑容量获得操作空间。吸引器可作为移动的牵开器使用,使用脑压板轻柔牵拉小脑也能获得良好的显露。必须注意不要撕裂从小脑表面到硬脑膜引流点的桥静脉,尤其是岩下静脉。如果有破裂的风险,建议将其电凝并切断,小口径岩下静脉的离断不会造成明显的后果。

寻找面神经及后组脑神经的标志是小脑脉络丛绒球小结(图 20-2-3)。绒球小结一般位于面听神经和后组脑神经之间浅部。如果绒球小结过于肥大,会导致面神经 REZ 区的暴露变得困难,将它与前庭神经的分离可以便于进入 REZ 区。当从耳蜗前庭复合体中分离绒球时,必须非常小心,不要损害神经的微小脉管系统,也不要损伤从周围动脉或小脑表面到前庭神经复合体的营养血管。此外,必须绝对避免来自双极凝固的热量扩散。如果从前庭神经上分离绒球太危险,最好部分切除绒球。

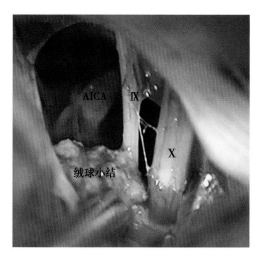

图 20-2-3　绒球小结
绒球小结是寻找面听神经及后组脑神经的标志。一般位于面听神经和后组脑神经之间浅部。手术时应尽量从小结与后组脑神经之间分离,避免损伤前庭神经造成听力障碍。IX:舌咽神经;X:迷走神经;AICA:小脑前下动脉。

绒球和脉络丛被抬高,脑池的蛛网膜分开后,脑桥-延髓裂与前庭神经复合体的 REZ 区和面神经 REZ 区的腹尾侧与相邻的脑干在前面一起被显露。因为责任血管几乎总是在腹尾侧压迫面神经 REZ 区,在小脑延髓池水平,应从第IX和第VIII对脑神经 REZ 区开始进行探查。

手术应按照一定的顺序进行探查,以避免遗漏责任血管。根据笔者的经验,将手术探查区域分为 3 个:I 区为前庭神经与面神经根部近端的区域,此区域常见的责任血管为小脑前下动脉;II 区为脑桥腹外侧,展神经与前下动脉交叉的区域,此区域常见的血管为椎动脉及小脑前下动脉;III 区为舌咽神经根部与迷走神经所处的桥延沟区域,此区域常见的血管为小脑后下动脉及小脑前下动脉。手术应按照分区依次探查,如此才能最大限度避免遗漏责任血管(图 20-2-4)。

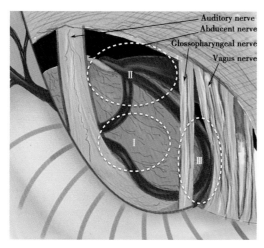

图 20-2-4　面神经探查分区

I 区为前庭神经与面神经根部近端的区域;II 区为脑桥腹外侧,展神经与前下动脉交叉的区域;III 区为舌咽神经根部与迷走神经所处的桥延沟区域。

手术中必须准确识别 AICA、PICA 和/或 VBA 等动脉,然后小心地移动血管,以免损坏它们通往脑干的穿支分支(图 20-2-5)。由于这些动脉通常是伴有粥样硬化的,血管操作时要动作轻柔,尤其当穿支来自于责任血管时。

当责任血管位于更远的位置时,MVD 的难度就更大。如果不对相邻的神经结构施加一定程度的牵拉,减压可能很困难。将血管推离到位的方法取决于每个特定神经血管冲突的解剖特征,并且是个性化的操作。

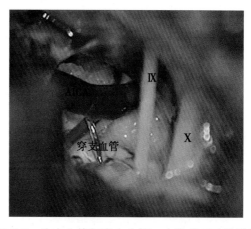

图 20-2-5　分支血管与穿支血管。小脑前下动脉及后下动脉经常发出分支血管及穿支血管营养脑干。手术中应特别注意避免穿支血管的损伤。IX:舌咽神经;X:迷走神经;AICA:小脑前下动脉。

3. 手术切口的改良　相对于发际线,骨性标志更加可靠。编者将 MVD 切口进行了改良,具体的标准为:以乳突根部二腹肌沟顶点为标志点,切口与耳眦线成 60° 夹角,切口标志点以上部分和以下部分比例为 1∶3(图 18-2-11),切口的长度根据患者体型变化。改良切口解决了切口定位的问题,在各种体型患者均能满足充分暴露的要求,在显微镜操作时更利于照明,避免了光路通道上的遮挡,可以作为 MVD 手术的标准切口。

4. 血管减压　对于减压,我们通常会根据遇到的解剖情况采用三种不同类型的程序。

(1)当细长的动脉有足够的环并且没有动脉硬化时,我们将动脉推离 REZ 区,并在动脉袢周围使用 Teflon 垫棉将血管垫起。血管推离的距离要离 REZ 区足够远,以免血管再次回位造成压迫;

(2)当动脉环的脑干穿支较短时,动脉无法完成较大距离的移位,我们使用 Teflon 球(直径 5~7mm)插入责任血管和面神经 REZ 区之间。不便之处在于,由于后期长时间的动脉搏动压迫,Teflon 球可能会变得扁平并仍然传递脉动,或者如果太大太紧凑,则会对面神经施加新的压迫;

(3)当责任血管硬化严重,或者为粗大的椎动脉、基底动脉,或颅后窝空间狭小,无法有效推离,可采用多点架桥的方法进行减压。具体的做法是使用 Teflon 垫棉球垫入血管与脑干之间,间隔 1~2mm 再垫入 Teflon,如此采用多点分散的方法将血管"抬起",同时也有利于分散压力。也有学者采用悬吊法,即将血管用生物胶悬吊于颅壁上。这种方法操作难度较大,目前尚缺乏大样本的病例研究。

在典型 HFS 中观察到的大多数 NVC 位于面神经 REZ 区,靠近脑桥延髓沟。为了避免错过责任血管,建议必须常规探查 3 个面神经区域(图 20-2-4)。当 PICA 是责任血管时,它们可能更常见于Ⅲ区。如果责任血管是 AICA,可能常见于Ⅱ、Ⅲ区,其分支可能在第Ⅶ和Ⅷ神经之间走行和/或在耳蜗前庭-面神经复合体周围形成环。此外,AICA 产生穿支到下脑桥,操作时应避免损伤。如果静脉参与 NVC,则应将其从神经中分离出来,必要时进行电凝和分离。处理由动脉硬化性冗长扩张椎基底动脉压迫的特殊情况可能特别困难,椎基底动脉压迫常位于Ⅰ、Ⅱ区。椎基底动脉更经常施加间接压迫,推动其他血管,即其 PICA 和/或 AICA 分支,而不是作为原发的责任血管。简单地置入垫棉并不能很好地解决问题;这将使椎基底动脉传输其脉动;置入垫棉过多可能会导致进一步的压迫。为了较好地完成减压,应先在第Ⅹ和第Ⅸ对脑神经(CN)的神经根之间进行操作,将椎基底动脉复合体逐渐向腹侧、侧向和尾侧推离延髓的腹外侧。之后,用 Teflon 材料将椎基底动脉复合体垫起。这种操作通常足以使动脉远离面神经 REZ 区。如果出现相关的 PICA 和/或 AICA 环,则通过置入 Teflon 球以确保减压,将环从腹尾侧推开并保持远离。

手术中应避免对面、听神经的直接骚扰,也要避免在内听道附近分开面神经和位听神经。所有的血管都应注意保留,特别是耳蜗动脉和一些小穿支血管,以保护听力和预防缺血性并发症的发生。

防止动脉与神经再次发生接触性压迫很重要,因为动脉是"形状记忆"结构,往往会回到之前的位置。由于其丝状特性,以紧凑片形式使用的 Teflon 垫棉可能会对相邻的神经血管结构产生强烈的粘连。因此使用 Teflon 毡时应该进行特殊的处理,方法是从毡中梳理其纤维。这可以用一把镊子或通过拉动戴手套的拇指和示指之间的纤维来完成。然后将纤维用盐水溶液润湿后,可以根据不同的情况定型成不同的形状:卷成球状或椭圆形或花生状,或多或少紧凑,大小不一。这样能够最大限度使材料保持疏松,更利于维持长期的减压效果。

减压完成后,重要的是检查移位的血管没有扭结或挛缩。根据我们的经验,血管痉挛在手术中是经常发生的现象。血管痉挛最主要的原因是手术中对血管的操作造成,其次是手术时间长,血管暴露于空气中导致表面干燥。在直径较粗的中型血管,由于存在平滑肌层,术中可以明确地观察到血管痉挛(图 20-2-6),对于细小的穿支动脉,肉眼不容易分辨。但确定无疑的是,手术时间越长,血管痉挛的风险越高。如果动脉出现痉挛,局部应用几滴罂粟碱的盐水溶液,稀释度为 10%。不应使用太多液滴,因为罂粟碱的 pH 值非常酸性,可能对神经血管结构有暂时的毒性。除了对痉挛的有益作用外,罂粟碱的扩张作用,再加上用温盐水冲洗,有助于

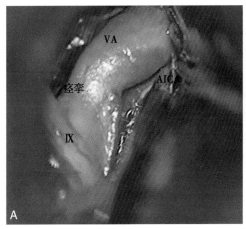
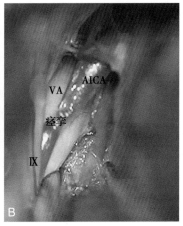

图 20-2-6　手术过程中的血管痉挛

血管痉挛在手术中并不少见,痉挛的最常见原因是操作过程中对血管的骚扰,其次是由于长时间暴露于空气中,表面干燥。Ⅸ:舌咽神经;Ⅹ:迷走神经;AICA:小脑前下动脉;VA:椎动脉。

确保小动脉止血的质量。最后,仍然应该在显微镜下,用温盐水冲洗 CPA 池,直到可以确定脑脊液保持清澈。

硬脑膜闭合应该采用水密缝合。由于一定程度的硬脑膜回缩,当骨窗较小时,这并不容易。为了达到紧密性,可以使用人工硬脑膜和生物胶,或者肌肉腱膜和脂肪。当乳突气房大部分打开时可以使用肌肉筋膜或脂肪进行封闭。也可使用骨蜡封闭,但在部分病例可能会出现局部炎症反应和肉芽肿,其次是反复发作的急性中耳炎。因此要特别注意,应尽量避免乳突气房内填塞大量骨蜡。

切口缝合后在手术区域使用保护性绷带是一个有效的方法。一定程度的加压对于防止"死腔"是有效的,可以最大限度地降低切口脑脊液漏的风险。

5. 术中监测 术中监测是 MVD 的重要组成部分。术中神经监测(intraoperative neurophysiological monitoring,ION)技术的使用有助于预防麻醉患者的神经功能损伤。在处理与耳蜗前庭神经血管复合体密切相关的面神经减压手术时尤其如此。MVD 对面肌痉挛(HFS)的效果可以在术中通过异常反应的 EMG 记录来测试,特别是所谓的横向扩散反应(lateral spread response,LSR),它表明了面部运动系统过度兴奋的程度。

面神经 AMR 的术中 EMG 监测可提高手术安全性并改善 MVD 结果。当面部神经的全长被确认没有责任血管,所有责任血管都被仔细检查以从神经中移除,并且异常肌反应(abnormal muscle reaction,AMR)消失时,可以优化 MVD 的结果。AMR 和 ZL-Response(ZLR)是有效的术中 EMG,同时用作术中监测,能够提供比单独 AMR 更有用的信息,尤其是在 AMR 不稳定的情况下。监测横向扩散响应(LSR)也与 MVD 相关。几项研究表明,减压期间 LSR 的消失预示着有利的结果,而在硬脑膜打开期间或减压前 CSF 引流后 LSR 的消失与更差的结果相关。

表明微血管减压成功的神经生理学结果包括:①LSR:阈值或开关响应的消失或增加;②眨眼反射(Blink reflex):序列内刺激的阈值或数量增加;③面部 F 波(Facial F-wave):消失或阈值增加。

6. 神经内镜 MVD 手术 随着神经内镜的普及和技术推广,越来越多的神经外科医师尝试神经内镜下 MVD 手术并取得了良好的效果。相比显微镜,内镜提供了非常好的照明,并且获得了良好的全景可视化视图。内镜可以调整以查看不同的角度,并且比显微镜有助于查看各个间隙(图 20-2-7)。内镜可以单独使用,也可以作为 HFS 显微镜的辅助工具。与显微镜相比,内镜有助于更轻松地识别隐藏的压迫。此外,30° 内镜能够清楚地显示小球后面的橄榄上窝周围的神经血管结构和关系。即使有遮挡,内镜也能清楚地显示小的穿支,并且对穿支的安全识别有助于避免减压过程中的伤害。

内镜也有一些限制:第一,视野的局限:因为内镜提供二维信息并且没有深度感,并且仅提供前视,因此无法显示双侧和后部结构;二是使用不便:由于一只手需要操作内镜,另一只手操作,而单手操作会给手术带来一些困难;第三,操作过程中的风险:频繁改变内镜的位置和角度可能会损伤周围结构。最后,出血会模糊内镜镜头,影响内镜图像的质量。

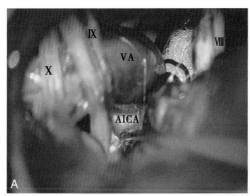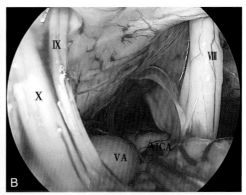

图 20-2-7 神经内镜视野与显微镜视野对比

相比显微镜,内镜提供了更好的照明,观察范围更广,能够得到全景化的视图。A. 显微镜视野;B. 内镜视野。Ⅷ:前庭神经;Ⅸ:舌咽神经;Ⅹ:迷走神经;AICA:小脑前下动脉,VA:椎动脉。

内镜无疑是一种便捷的手术方法。然而,对于年轻外科医生来说,它可能会存在一些困难,这些困难最终会随着技能的熟练而消失。为了提高内镜的工作技能,年轻的神经外科医生应该在先在实验室接受足够的培训,然后在高年资神经外科医生的指导下逐步开展手术,以防止手术期间和手术后的并发症。

7. 国际上的治愈率　Barker 等人首先报道了 MVD 对痉挛的长期影响。他们对 Jannetta 的病例进行了统计分析,其中包括 612 名患者,随访时间为 1~20 年(平均 8 年)。Kaplan-Meier 分析表明,在那些既往没有 MVD 的患者中,84% 的患者在 10 年内有可能获得完全缓解,复发率约为 1.5%。

在后来发表的文献的回顾表明,MVD 的有效性范围为 65%~100%,在大多数病例中,比率在 85%~90% 的范围内。许多文献都提到了延迟治愈的现象,但对于延迟的持续时间有不同的估计,范围为 4.6%~19%。在所有文献中,复发很少见,不超过 1%~2% 手术无效。

8. 延迟治愈　并非所有患者在手术后立即治愈。正如许多文献指出的那样,许多患者可能会出现延迟缓解。

不同的文献报道的延迟治愈的患者百分比变化很大,范围为 5%~50%。且延迟治愈的时间差别也很大,大多数患者在术后一年内逐渐缓解,也有超过 3 年的报道。由于经常发生术后延迟治愈,因此在术后至少 1 年之内不建议再次手术。对于有逐渐好转趋势的患者,等待时间可能会更长。也有学者主张尽早再次手术,理由是晚期再次手术的成本高,并且由于蛛网膜与神经血管结构的粘连,手术难度更大。

我们认为,延迟治愈是一种临床上的正常现象,面神经减压后痉挛需要一段时间才能消失。我们的临床观察与公认的痉挛机制一致,即由面神经根部责任血管的慢性搏动性压迫引起的面神经运动核的过度兴奋。因此对于术后仍然存在面部症状的患者,应给予足够的等待观察期。

9. 复发　很难确定 MVD 术后复发和失败的定义。与所有脑神经亢进症一样,面神经减压后的治愈可能需要一段时间才能确定。对于 HFS,大多数神经外科医生只能在随访一整年后才能判断结果。由于存在延迟治愈,很难准确界定复发的时限。一些学者早在症状完全消退后一个月就谈到复发,但我们认为需要更长的时间。复发的概念本身很难描述,因为症状的立即缓解可能与神经根部操作有关,而不是与真正的减压效果有关。因此,痉挛可能会消失然后再次出现,对于那些减压有效的患者,痉挛会逐渐消失。根据文献报道,MVD 术后复发率为 1%~2%。大多数长期随访的学者的共识是,在 MVD 后两年无症状的患者可以被认为治愈,晚期复发的可能性小于 1%。

目前没有专门针对 MVD 预后的相关的预测性术前因素系统性研究。根据我们的经验,合并高血压、责任动脉为椎动脉、面瘫病史,是复发的趋势因素。与手术之前症状持续时间没有明显相关性,与术前接受肉毒毒素治疗也没有关系。但肉毒毒素的长期治疗促进了术后面部无力的发作,还促进面神经退化。

10. 重复手术　MVD 对于治疗 HFS 有很高的长期有效性。完全缓解可以在手术后立即或早期实现,或者仅在几个月内获得延迟缓解,最常见的是在术后第一年之内。延迟治愈的百分比有多种报道,平均估计为 30%。如此频发的延迟治愈,应有足够的观察期再考虑再手术。一般在以下情况下特别推荐再次手术:超过一年 HFS 症状保持不变,甚至比 MVD 之前更差;如果术后 MRI 检查和 / 或对术中视频的回顾显示可能遗漏责任血管,主要是在 REZ/ 脑干处,或植入物滑落,或植入物压迫面神经。

重复手术的术中发现表明,手术无效的主要原因是遗漏了主要位于脑干的责任动脉,主要是在多发责任血管时。遗漏的动脉多数来自 AICA 和 / 或 PICA 的环路,尤其是当一个巨大的基底动脉主干将一根或两根小脑动脉推向脑干时。在某些情况下,遗漏的责任血管是嵌入面神经 REZ 区的小穿支动脉。

其他导致手术无效或复发的情况如下:减压不足(图 20-2-8)或垫棉滑落,或者在血管和面神经之间插入了过多的异物,造成了新的压迫。除了压迫效果外,过多的材料还可能产生神经牵拉效应甚至使神经发生成角改变。也有文献指出,蛛网膜瘢痕形成的牢固粘连粘在有问题的血管和神经上导致复发(图 20-2-9),这种情况再次手术时必须在整个根部彻底松解粘连。

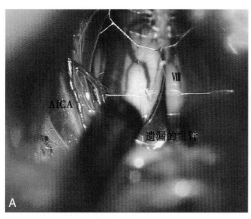
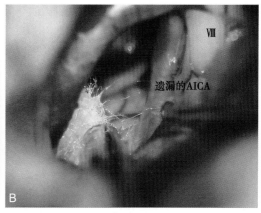

图 20-2-8 减压不足

首次手术时有血管遗漏或减压不足,会导致手术无效或部分有效或短期复发。Ⅷ:前庭神经;AICA:小脑前下动脉。

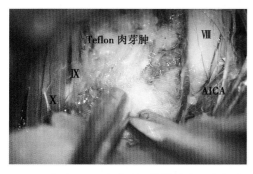

图 20-2-9 复发 HFS 术中所见垫棉粘连及肉芽肿形成

垫棉与神经、血管,甚至小脑粘连紧密,纤维组织长入形成垫棉肉芽肿。过度的牵拉容易造成神经血管损伤。Ⅷ:前庭神经;Ⅸ:舌咽神经;Ⅹ:迷走神经;AICA:小脑前下动脉。

对于 HFS 持续或复发的患者,再次手术仍是惟一的治疗方案,尤其是在肉毒杆菌毒素注射不再有效的情况下。据文献报道,再手术后的完全治愈率平均为 75%。但再次手术可能增加并发症发生率,再次手术后面部麻痹或听力障碍的并发症发生率约为 10%~20%,迷走神经功能的并发症发生率为 2%~3%。

后期再手术会有一系列的手术操作难点。第一个是由于硬脑膜和小脑之间存在某种程度的蛛网膜粘连,导致分离困难,应充分释放蛛网膜下腔,以便完全进入小脑-脑桥角池。应坚持锐性分离以避免神经血管结构的拉伸或撕脱。解剖应从尾端脑神经开始直至第 Ⅶ-Ⅷ CN 复合体,并从脑干到进入内听道完全暴露后者。

首次手术植入的垫棉应仔细检查。这是一个非常精细的步骤,因为植入物可能会粘在邻近的神经上,不仅是第 Ⅶ 神经,也可以是第 Ⅷ 神经,甚至

可能与神经实质结合。尝试移除植入物可能会导致神经组织受损甚至撕裂,这样就容易造成听力损伤。当植入物无法安全取出时,可以尝试减小其尺寸,分块地取出部分植入物。

在面神经根远端部分的操作应谨慎。此处的动脉是否责任血管不容易确定,因为 AICA 或其迷路支流的环路在这些水平上并不少见。在这里操作会带来听力和神经系统并发症的重要风险。在脑池水平,操作这些动脉,尤其是当它们的走行在面神经和耳蜗前庭束之间时,可能会产生明显的并发症。骚扰 AICA 耳袢和/或其迷路支可能会产生血管痉挛,从而产生听力并发症,即听力丧失、耳鸣、眩晕、步态障碍。因此,只有在强烈怀疑远端压迫是导致症状的原因的患者中,才应决定在这些水平上进行减压。在桥延沟的操作也应轻柔,过度的牵拉和骚扰可能导致吞咽困难、声音嘶哑甚至偏侧躯体感觉异常。

(三)显微血管减压术的并发症

由于 MVD 治疗 HFS 是功能性手术,因此对潜在风险以及"如何避免"并发症的谨慎考虑至关重要。常见的并发症主要有:

1. 即刻面瘫 除了听力并发症,面瘫(facial palsy,FP)是 HFS MVD 手术后最常见的神经功能缺损。FP 有两种不同的发病模式:即刻和延迟。延迟 FP 通常发生在术后第一周结束时,机制尚不清楚,面瘫基本在几周内好转。即刻 FP,根据定义是在最初的 24 小时内观察到,在 2.7%~22.5% 的患者中作为一过性事件发生,在这些患者中,大约有 0~8% 是永久性的。当症状轻微时,面瘫通常是短

暂的,但对于少数患者来说仍然是永久性的,在大多数报道中约为 2%±1%。症状越严重,面瘫越持久。造成即刻面瘫最可能的机制是对面神经的直接损伤,或由于频繁使用电凝导致的热损伤,或植入材料的压迫。

2. 迟发性面瘫　迟发性面瘫(delayed facial palsy,DFP)在面神经 MVD 后并不罕见,平均发生率范围为 2.8%~10.4%;平均延迟发生时间为术后 11 天。大多数患者自发完全康复。大多数患者在从两周到七个月的时间内逐渐自愈。DFP 的机制仍然是推测性的。一种假设是由于血管痉挛引起的微循环障碍,目前没有影像学证明。另一种假说是病毒起源,特别是当水痘带状疱疹病毒(varicella-herpes zoster virus,VZV)的血清抗体增加和 MRI 显示膝状神经节增强时。病毒起源假说认为,对神经的操作可能会刺激先前定植于神经节的休眠病毒,从而引起病毒活跃出现症状。

3. 听力并发症　一般来说,与术前纯音听力图(pure tone audiogram,PTA)相比,术后 PTA 增加超过(15±5)dB 被认为是异常的。此外,与基线听力相关的言语辨别量表(speech discrimination scale,SDS)增加超过 20% 被认为是损伤。文献报道的听力障碍发生率为 1.9%~20%。在老年患者中,永久性听力障碍的发生率更高。

听力损失的第一种机制是对前庭神经本身的损害。其中,主要原因有以下几点:在暴露绒球小结的过程中小脑过度牵拉导致前庭神经根部受到牵拉。如果到达面神经 REZ 的方法太靠近背外侧而不是腹尾侧,这是一个特别的风险。当需要更广泛的小脑牵拉以进入 NVC 点时,听力功能处于高风险中。频繁地使用电凝有时会因热灼伤而发生耳蜗神经的直接损伤。过多的植入物可能会造成新的压迫从而影响听力。这 3 个对听神经的操作在电生理监测上的表现是将影响 BEAP 波Ⅲ和Ⅴ,无论是幅度还是潜伏期。第二种原因是过度骚扰 AICA 和 / 或迷路动脉,导致听神经缺血性改变。

关闭硬脑膜前大量快速生理盐水冲洗可能造成局部的涡流,也可能造成听力损伤。此外,钻孔引起的噪声可能会暂时损害高频听觉功能。耳鸣是另一种听力损伤形式。发生比例为 1.4%~13.3%。有些耳鸣仍然是永久性的和致残的。

并非所有术后听力障碍都是听神经损伤所致。

有些与中耳改变有关。乳突气房的开放可能会产生耳鸣。手术开颅过程中的出血、冲洗液,或者如果硬脑膜未严密缝合且乳突气房未严密密封,有时会出现脑脊液,通过打开的乳突气房进入中耳,中耳内的液体可能会改变听觉传导。耳科检查需要鼓室镜检查和听力图检查,尤其是当耳鸣持续时间很长时。

MVD 术前应至少进行以下听力方面的检查:计算纯音阈值平均值(PTA)的空气和骨测听;言语辨别分数(SDS)还有脑干听觉诱发电位(brainstem auditory evoked potential,BAEP)。这些检查在不同层次上有助于听力判定。

术前检查应诊断最终共存的中耳或耳蜗病变。这对于发现 HFS 对侧的听力缺陷尤为重要。如果对侧存在严重的听力下降,由于手术而在痉挛一侧发生听觉下降将导致双侧听力下降,这可能导致严重的残疾,因此要格外注意这种风险,危及听力的所有因素都应在患者的知情同意书中列出。

4. 前庭神经功能障碍　前庭功能障碍在 MVD 术后经常发生,但少有文献专门报道前庭障碍。MVD 术后前庭功能障碍主要表现为伴有眼球震颤和一些步态不平衡的眩晕发作。这种功能障碍是由于解剖绒球小结和前庭束背侧之间的蛛网膜时的操作造成。如果对耳蜗神经进行了操作,这些症状可能会伴有耳鸣。在大多数情况下,这些症状是轻微和短暂的,这可能是文献少有报道的原因。前庭功能障碍发生率约为 5.4%,绝大多数患者能够恢复正常。但在极少数患者中症状持久并能够在某种程度上致残。

5. 迷走和舌咽功能障碍　迷走和舌咽功能障碍的发生率为 0~15.4%,主要是一过性的,表现为声音嘶哑、吞咽困难、吞咽困难和 / 或声带麻痹。这些症状多数在数天至数周内缓解,也有极个别病例为持久性。

6. 展神经麻痹　展神经麻痹是一种罕见的并发症,而在手术过程中甚至没有看到神经。当减压必须移位动脉硬化的扩张的椎动脉时容易出现展神经麻痹。复视大多数是短暂的,也可能是永久性的。在这种情况下,如果经过长时间的正视训练没有改善,复视仍然存在,那么可能需要斜视的手术矫正。

7. 梗死和出血　小脑和 / 或脑干梗死是最危

及生命的并发症,发生率 0~2.1%,是导致死亡的主要原因,估计概率为 0.1%。梗死可能与动脉手术损伤和 / 或急性或迟发性血管痉挛有关,或者是静脉闭塞或血栓形成的结果。

PICA 或 AICA 过度拉伸可能导致分支撕脱,尤其是到脑干的短穿支。血管移位带来血管扭曲或扭结的风险,从而导致血流量减少。对血管的频繁操作可能会产生急性血管收缩,局部应用罂粟碱是一种在几分钟内使痉挛逆转的有效工具。在对动脉壁进行频繁的操作或附近凝血的热量扩散后,可能会产生延迟性缺血。

CPA 手术中的静脉牺牲曾经被认为是无害的。然而,出血性梗死可归因于静脉牺牲。首先,在乳突后入路中,乙状窦循环的中断是高风险的,无论是由于乙状窦长时间回缩或由于止血原因而导致其受伤或由于其导静脉撕脱而阻塞。横窦对上矢状窦 (SSS) 的引流是不对称的,这是一种常见的情况,优势侧的乙状窦阻塞将产生严重的后果。此外,牺牲岩静脉,尤其是属于岩上静脉窦系统的静脉不能很好地耐受。无论何种形式的引流受损,都可能表现为脑肿胀和 / 或急性脑积水。如果出现以上情况,应决定开颅减压和 / 或临时脑室外引流作为紧急处理。

CPA 区血肿是一种特殊的并发症。多数是由于对手术部位的潜在出血控制不足而发生的。关颅之前,应使用温盐水冲洗,观察冲洗液是否清亮,以检查动脉循环的止血情况。请麻醉师使用呼吸机进行双侧颈静脉压迫和 / 或 Valsalva 动作以检查静脉止血情况。

小脑血肿可能与术中对小脑的牵拉有关,如果术中患者出现血压的剧烈波动,小脑出血的风险增加。远隔部位血肿是一种更加罕见的并发症,常见的有幕上硬膜下血肿。幕上的硬膜下血肿可能跟脑脊液释放速度过快导致脑组织塌陷、桥静脉撕裂有关。

基于以上风险,术后必须在恢复室观察患者,直到临床检查确认患者所有功能正常才能离开手术室。

8. 脑脊液漏 脑脊液渗漏是一种常见的并发症,发生率为 2.5%~10%,平均为 4.7%。临床表现是假性脑膜膨出或鼻漏。脑脊液漏可能导致继发性脑膜炎。避免脑脊液漏应将硬脑膜严密缝合,并有效封闭开发的乳突气房。浅层(肌肉 - 腱膜、皮下和皮肤)应紧密缝合,不留死腔,并在接下来的几天内保持伤口的适当加压。

9. 无菌性脑膜炎 不同的文献报道差距较大,发生率 0.4%~11%,无菌性脑膜炎最常见的表现为头痛,可伴有低热。一般不需特殊处理,对于持续时间长,症状明显的患者,可考虑腰穿治疗。

10. 切口不愈合 发生率极低,尚未有专门统计数据。切口不愈合主要与局部感染有关,术中乳突气房开放,气房封闭不严,或气房内塞入过多的骨蜡,导致局部感染迁延不愈。局部感染一般不重,无红肿热痛表现。常表现为切口的间断破溃、脓性分泌物排出,部分患者甚至有骨蜡排出。此类患者应早期行切口清创,完全清除切口内异物。

11. 偏侧肢体麻木、痛温觉减退或丧失 此类并发症少见,主要是由于血管损伤、血管痉挛导致,如果术中植入了过量的垫棉,对脑干造成挤压,也会导致此类并发症。

12. 术后低热 部分患者术后伴低热,个别患者低热可能持续数月。长期低热主要由于对手术材料的排斥反应引起。对于症状持续时间长的患者可口服小剂量激素治疗。

总体而言,MVD 并发症发生概率较低,但即使是轻微的干扰也可能影响生活的舒适度。尽管 MVD 是 HFS 的惟一治愈性治疗方法,但应严格考虑这些潜在并发症的发生。完善的术前评估、有效的术中监测、娴熟的手术操作能够减少并发症的发生。

(四) 小结与展望

MVD 手术作为治疗 HFS 的惟一有效方式,经过几十年的发展,已经成为一种成熟的术式,并发症发生率也大大降低。随着手术器械的发展,神经内镜提供了更好的照明和观察效果,必将得到进一步的应用。MVD 治疗 HFS 是一种针对非重要疾病的功能性手术,因此应尽其所能降低并发症发生率。为达到这一目的,完善的术前检查,熟练的手术操作,细致的术后管理都是不可或缺的条件。只有在细节上做到精益求精才能在疗效上更进一步。

(刘如恩 武广永 刘钰晔)

参考文献

[1] JANNETTA P J, ABBASY M, MAROON J C, et al. Etiology

and definitive microsurgical treatment of hemifacial spasm. Operative techniques and results in 47 patients ［J］. J Neurosurg, 1977, 47(3): 321-328.

［2］MULLER A R, JANNETTA P J. On the origin of synkinesis in hemifacial spasm: results of intracranial recordings ［J］. J Neurosurg, 1984, 61(3): 569-576.

［3］TANAKA A, TANAKA T, IRIE Y, et al. Elevation of the petrous bone caused by hyperplasia of the occipital bone presenting as hemifacial spasm: diagnostic values of magnetic resonance imaging and three-dimensional computed tomographic images in a bone anomaly ［J］. Neurosurgery, 1990, 27(6): 1004-1009.

［4］ER R G, WHISNANT J P. Hemifacial spasm in Rochester and Olmsted County, Minnesota, 1960 to 1984 ［J］. Arch Neurol, 1990, 47(11): 1233-1234.

［5］MURALI R, CHANDY M J, RAJSHEKHAR V. Neurovascular relationships of the root entry zone of lower cranial nerves: a microsurgical anatomic study in fresh cadavers ［J］. Br J Neurosurg, 1991, 5(4): 349-356.

［6］KUROKI A, ITAGAKI S, NAGAI O. Delayed facial palsy after microvascular decompression for hemifacial spasm ［J］. Facial Nerve Res, 1991, 11: 147-150.

［7］FLANDERS T M, BLUE R, ROBERTS S, et al. Fully endoscopic microvascular decompression for hemifacial spasm ［J］. J Neurosurg, 2018, 131(3): 813-819.

［8］PAYNER T D, TEW J M Jr. Recurrence of hemifacial spasm after microvascular decompression ［J］. Neurosurgery, 1996, 38(4): 686-690.

［9］KAMIGUCHI H, OHIRA T, OCHIAI M, et al. Computed tomographic analysis of hemifacial spasm: narrowing of the posterior fossa as a possible facilitating factor for neurovascular compression ［J］. J Neurol Neurosurg Psychiatry, 1997, 62(5): 532-534.

［10］GIRARD N, PONCET M, CACES F, et al. Three-dimensional MRI of hemifacial spasm with surgical correlation ［J］. Neuroradiology, 1997, 39(1): 46-51.

［11］LOVELY T J, GETCH C C, JANNETTA P J. Delayed facial weakness after microvascular decompression of cranial nerve Ⅶ［J］. Surg Neurol, 1998, 50(5): 449-452.

［12］DEFAZIO G, BERARDELLI A, ABBRUZZESE G, et al. Primary hemifacial spasm and arterial hypertension: a multicenter case-control study ［J］. Neurology, 2000, 54(5): 1198-1200.

［13］SANTOS-LASAOSA S, PASCUAL-MILLÁN L F, TEJERO-JUSTE C, et al. Parálisis facial periférica: etiología, diagnóstico y tratamiento ［Peripheral facial paralysis: etiology, diagnosis and treatment ］［J］. Rev Neurol, 2000, 30(11): 1048-1053.

［14］MOOIJ J J, MUSTAFA M K, VAN WEERDEN T W. Hemifacial spasm: intraoperative electromyographic monitoring as a guide for microvascular decompression ［J］. Neurosurgery, 2001, 49(6): 1365-1370.

［15］BADR-EL-DINE M, EL-GAREM H F, TALAAT A M, et al. Endoscopically assisted minimally invasive microvascular decompression of hemifacial spasm ［J］. Otol Neurotol, 2002, 23(2): 122-128.

［16］FUKUDA H, ISHIKAWA M, OKUMURA R. Demonstration of neurovascular compression in trigeminal neuralgia and hemifacial spasm with magnetic resonance imaging: comparison with surgical findings in 60 consecutive cases ［J］. Surg Neurol, 2003, 59(2): 93-99.

［17］FRANCO-VIDAL V, NGUYEN D Q, GUERIN J, et al. Delayed facial paralysis after vestibular schwannoma surgery: role of herpes viruses reactivation—our experience in eight cases ［J］. Otol Neurotol, 2004, 25(5): 805-810.

［18］TAN E K, CHAN L L. Clinico-radiologic correlation in unilateral and bilateral hemifacial spasm ［J］. J Neurol Sci, 2004, 222(1-2): 59-64.

［19］SINDOU M P. Microvascular decompression for primary hemifacial spasm. Importance of intraoperative neurophysiological monitoring ［J］. Acta Neurochir (Wien), 2005, 147(10): 1019-1026.

［20］SATOH T, ONODA K, DATE I. Fusion imaging of three-dimensional magnetic resonance cisternograms and angiograms for the assessment of microvascular decompression in patients with hemifacial spasms ［J］. J Neurosurg, 2007, 106(1): 82-89.

［21］STAMEY W, JANKOVIC J. The other Babinski sign in hemifacial spasm ［J］. Neurology, 2007, 69(4): 402-404.

［22］NAKAMURA T, OSAWA M, UCHIYAMA S, et al. Arterial hypertension in patients with left primary hemifacial spasm is associated with neurovascular compression of the left rostral ventrolateral medulla ［J］. Eur Neurol, 2007, 57(3): 150-155.

［23］DANNENBAUM M, LEGA B C, SUKI D, et al. Microvascular decompression for hemifacial spasm: long-term results from 114 operations performed without neurophysiological monitoring ［J］. J Neurosurg, 2008, 109(3): 410-415.

［24］FELÍCIO A C, GODEIRO-IOR CDE O, BORGES V, et al. Bilateral hemifacial spasm: a series of 10 patients with literature review ［J］. Parkinsonism Relat Disord, 2008, 14(2): 154-156.

［25］MERCIER P H, BRASSIER G, FOURNIER H D, et al. Vascular microanatomy of the pontomedullary ction, posterior inferior cerebellar arteries, and the lateral spinal arteries ［J］. Interv Neuroradiol, 2008, 14(1): 49-58.

［26］CAMPOS-BENITEZ M, KAUFMANN A M. Neurovascular compression findings in hemifacial spasm ［J］. J

Neurosurg,2008,109(3):416-420.

[27] FELÍCIO A C,GODEIRO DE,BORGES V,et al. Young onset Hemifacial Spasm in patients with Chiari type I malformation [J].Parkinsonism Relat Disord,2008,14(1):66-68.

[28] HAN I B,CHANG J H,CHANG J W,et al. Unusual causes and presentations of hemifacial spasm [J]. Neurosurgery, 2009,65(1):130-137.

[29] LAGALLA G,LOGULLO F,DI BELLA P,et al. Familial hemifacial spasm and determinants of late onset [J]. Neurol Sci,2010,31(1):17-22.

[30] KIM C H,KONG D S,LEE J A,et al. The potential value of the disappearance of the lateral spread response during microvascular decompression for predicting the clinical outcome of hemifacial spasms:a prospective study [J]. Neurosurgery,2010,67(6):1581-1587.

[31] LEE S H,RHEE B A,CHOI S K,et al. Cerebellopontine angle tumors causing hemifacial spasm:types,incidence, and mechanism in nine reported cases and literature review. Acta Neurochir(Wien),2010,152(11):1901-1908.

[32] YALTHO T C,JANKOVIC J. The many faces of hemifacial spasm:differential diagnosis of unilateral facial spasms [J]. Mov Disord,2011,26(9):1582-1592.

[33] GUCLU B,SINDOU M,MEYRONET D,et al. Cranial nerve vascular compression syndromes of the trigeminal, facial and vago-glossopharyngeal nerves:comparative anatomical study of the central myelin portion and transitional zone,correlations with incidences of corresponding hyperactive dysfunctional syndromes [J]. Acta Neurochir (Wien),2011,153(12):2365-2375.

[34] JO K W,KIM J W,KONG D S,et al. The patterns and risk factors of hearing loss following microvascular decompression for hemifacial spasm. Acta Neurochir (Wien),2011,153(5):1023-1030.

[35] GARCIA M,NARAGHI R,ZUMBRUNN T,et al. High-resolution 3D-constructive interference in steady-state MR imaging and 3D time-of-flight MR angiography in neurovascular compression:a comparison between 3T and 1.5T [J].AJNR Am J Neuroradiol,2012,33(7):1251-1256.

[36] SHAH A,NIKONOW T,THIRUMALA P,et al. Hearing outcomes following microvascular decompression for hemifacial spasm [J]. Clin Neurol Neurosurg,2012,114(6):673-677.

[37] KHOO H M,YOSHIMINE T,TAKI T. A "sling swing transposition" technique with pedicted dural flap for microvascular decompression in hemifacial spasm [J]. Neurosurgery,2012,71(1 Suppl Operative):25-30.

[38] IIJIMA K,HORIGUCHI K,YOSHIMOTO Y. Microvascular decompression of the root emerging zone for hemifacial spasm:evaluation by fusion magnetic resonance imaging and technical considerations [J]. Acta Neurochir(Wien), 2013,155(5):855-862.

[39] JO K W,KONG D S,PARK K. Microvascular decompression for hemifacial spasm:long-term outcome and prognostic factors,with emphasis on delayed cure [J]. Neurosurg Rev,2013,36(2):297-301.

[40] PEERAULLY T,TAN S F,FOOK-CHONG S M,et al. Headache in hemifacial spasm patients [J]. Acta Neurol Scand,2013,127(5):e24-27.

[41] FUKUNAGA A,SHIMIZU K,YAZAKI T,et al. A recommendation on the basis of long-term follow-up results of our microvascular decompression operation for hemifacial spasm [J]. Acta Neurochir(Wien),2013,155(9):1693-1697.

[42] PAWLOWSKI M,GESS B,EVERS S. The Babinski-2 sign in hemifacial spasm [J]. Mov Disord,2013,28(9):1298-1300.

[43] HALLETT M,ALBANESE A,DRESSLER D,et al. Evidence-based review and assessment of botulinum neurotoxin for the treatment of movement disorders [J]. Toxicon,2013,67:94-114.

[44] LING P Y,MENDELSON Z S,REDDY R K,et al. Reconstruction after retrosigmoid approaches using autologous fat graft-assisted Medpor Titan cranioplasty: assessment of postoperative cerebrospinal fluid leaks and headaches in 60 cases [J]. Acta Neurochir(Wien), 2014,156(10):1879-1888.

[45] SHIMIZU K,MATSUMOTO M,WADA A,et al. Lateral basal approach with a supine,no-retractor method for microvascular decompression for hemifacial spasm [J]. Acta Neurochir(Wien),2015,157(5):803-806.

[46] LEE M H,LEE H S,JEE T K,et al. Cerebellar retraction and hearing loss after microvascular decompression for hemifacial spasm [J]. Acta Neurochir(Wien),2015,157(2):337-343.

[47] SINDOU M,MAHMOUDI M,BRÎNZEU A. Hypertension of neurogenic origin:effect of microvascular decompression of the CN IX-X root entry/exit zone and ventrolateral medulla on blood pressure in a prospective series of 48 patients with hemifacial spasm associated with essential hypertension [J]. J Neurosurg,2015,123(6):1405-1413.

[48] LEE M H,JEE T K,LEE J A,et al. Postoperative complications of microvascular decompression for hemifacial spasm:lessons from experience of 2040 cases [J]. Neurosurg Rev,2016,39(1):151-158.

[49] YOSHINO M, ABHINAV K, YEH FC, et al. Visualization of Cranial Nerves Using High-Definition Fiber Tractography [J]. Neurosurgery, 2016, 79 (1): 146-165.

[50] TERASAKA S, ASAOKA K, YAMAGUCHI S, et al. A significant correlation between delayed cure after microvascular decompression and positive response to preoperative anticonvulsant therapy in patients with hemifacial spasm [J]. Neurosurg Rev, 2016, 39 (4): 607-613.

[51] BIGDER M G, KAUFMANN A M. Failed microvascular decompression surgery for hemifacial spasm due to persistent neurovascular compression: an analysis of reoperations [J]. J Neurosurg, 2016, 124 (1): 90-95.

[52] DEEP N L, GRAFFEO C S, COPELAND W R 3RD, et al. Teflon granulomas mimicking cerebellopontine angle tumors following microvascular decompression [J]. Laryngoscope, 2017, 127 (3): 715-719.

[53] AMAGASAKI K, KURITA N, WATANABE S, et al. Lower cranial nerve palsy after the infrafloccular approach in microvascular decompression for hemifacial spasm [J]. Surg Neurol Int, 2017, 8: 67.

[54] BARANY L, BAKSA G, PATONAY L, et al. Morphometry and microsurgical anatomy of Bochdalek's flower basket and the related structures of the cerebellopontine angle [J]. Acta Neurochir (Wien), 2017, 159 (8): 1539-1545.

[55] LIU J, ZHU C, LIU R, et al. Clinical Analysis of Patients with Ipsilateral Coexistence of Hemifacial Spasm and Trigeminal Neuralgia [J]. World Neurosurg, 2020, 138: e652-e658.

[56] LIU J, LI F, WU G, et al. Long-Term Retrospective Analysis of Re-do Microvascular decompression in Patients With Hemifacial Spasm [J]. Front Neurol, 2021, 12: 687945.

第二十一章 面神经麻痹

第一节 面神经解剖

面神经是混合神经。面神经运动纤维主要支配面部表情肌的自主运动和非自主运动。此外,面神经还支配镫骨肌、耳后肌、枕额肌枕腹、二腹肌后腹和茎突舌骨肌等肌肉运动。面神经还包括副交感神经和感觉神经纤维成分,支配腺体分泌及皮肤感觉,这部分神经又称为中间神经或 Wrisberg 神经。面神经从大脑运动皮质神经发出经脑干、脑池、颞骨、腮腺到达表情肌,全程走行较长,容易受到外伤、炎症、肿瘤的侵袭。根据损伤部位和病因的不同,面神经疾病在临床上表现不尽相同。

一、面部神核中枢纤维联系

面部肌肉运动的控制较为复杂,包括两种运动模式自主运动和非自主情绪控制运动。人类和灵长类传导路研究表明,大脑皮质至少存在 5 个运动投射区将运动纤维投射到脑桥的面神经核。这些皮质区域包括,①初级运动皮质(M1);②运动前区腹外侧部;③大脑半球内侧的辅助运动区(M2),主要控制面部自主控制;④位于大脑半球内侧吻部的(M3),和⑤大脑半球内侧扣带回尾侧的(M4)主要接收来自边缘系统的信息,对面部非自主情绪运动控制至关重要。双侧皮质运动纤维支配上面部的表情肌,而下面部表情肌由对侧运动皮质支配。因此,单侧中枢性面瘫时,双侧前额和闭眼功能保留,仅表现为对侧口角无力。这与周围性面瘫累及一侧表情肌无力、肌张力下降有所不同。中枢性(核上性)面瘫常伴有舌肌无力,以及面瘫侧手部运动功能障碍。这是因为在皮质和内囊中,控制上述运动的投射纤维关系密切,疾病时容易同时受累。控制自主运动的皮质 - 面神经核投射纤维和控制非自主运动的投射纤维在中枢通路可能存在不同。非自主运动的投射纤维可能来 M3、M4、下丘脑和苍白球,通过网状结构投射至面神经核最终控制表情肌运动。面神经核也接受来自其他脑干核团,感觉皮质的投射纤维。面神经非自主运动包括,强光眨眼反射、角膜反射、面部情绪的自发反射、镫骨肌反射。临床上,上运动神经元(核上)面瘫时,面部情绪反射通常不受累及(严重单侧脑损伤除外)。

二、面神经核

影响脑桥面神经运动核团和 / 或周围面神经的病变,通常同时影响一侧上、下面部表情肌肉运动。如果周围性面瘫起源于神经核团或纤维束,那么其邻近结构也会受累,往往合并其他症状,如面瘫一侧的凝视性麻痹 / 内斜视,对侧肢体偏瘫、共济运动失调和前庭小脑症状等。虽然中枢性面瘫的特征是额肌运动保留,然而额肌运动保留却不能除外不完全面神经核或面神经损伤,临床上应注意区分。

三、面神经周围纤维联系

面神经纤维从面神经核发出后绕展神经核,于四脑室底部形成面神经丘。面神经与前庭蜗神经在脑池伴行进入岩骨内听道。面神经纤维经过迷路段(前庭与耳蜗之间狭窄骨性通道),形成面神经第一个生理弯曲,膝状神经节恰位于此处。上泌涎核发出的神经纤维,为中间神经内的副交感神经成分,这些纤维到达膝状神经节后并不形成突触联系,一部分副交感神经节前纤维在离开膝状神经节后延续为岩浅大神经,随后与翼腭神经节中的神经元形成突触联系,其节后纤维通过从颧神经、泪腺神经交通支支配泪腺分泌。面神经主干折转向鼓室形成水平段，发出分支镫骨肌支，可紧张镫骨肌可减少外界噪声干扰。于外侧半规管前方折转向下形成乳突垂直段，最后经茎乳孔出颅。在垂直段，发出鼓索神经在颞下窝并入舌神经，其中一般内脏运动纤维支配下颌下腺和舌下腺的分泌，特殊内脏感觉纤维管理舌前三分之二的味觉。味觉纤维经面神经膝状神经节换元终止孤束核。面神经

中一般躯体感觉纤维分布于外耳道、耳廓皮肤，乳突和腭黏膜，经茎乳孔入颞骨乳突，可能与膝状神经节发生纤维联系并成为中间神经的一部分，终止于三叉神经脊束核。(图 21-1-1)

面神经特殊内脏运动纤维支配表情肌运动，在颅底经茎乳孔形成面神经主干，一般分为颞面干和颈面干，向前穿过腮腺分成五个末端分支颞支、颧支、颊支、下颌缘支和颈支(见图 1-26，图 21-1-2)。

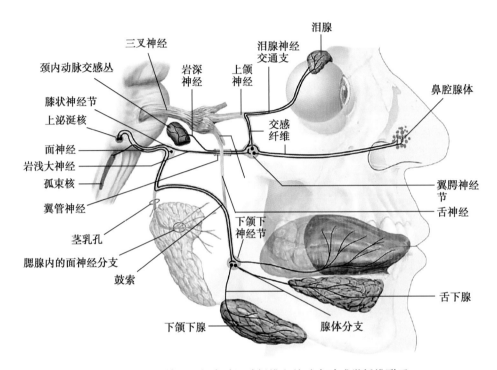

图 21-1-1   面神经一般内脏运动纤维和特殊内脏感觉纤维联系

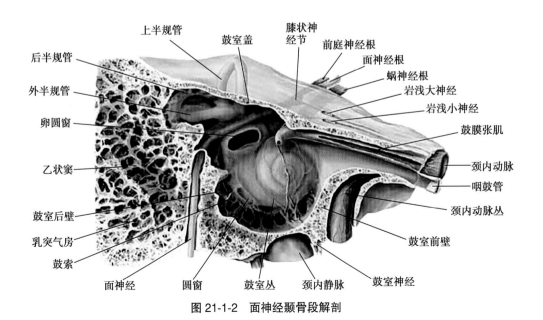

图 21-1-2   面神经颞骨段解剖

第二节　面神经麻痹疾病

一、特发性面神经麻痹（贝尔麻痹）

周围性面神经麻痹通常表现为下运动神经元病变，是面神经疾病最常见的病因。常见的临床症状是面神经受损一侧的面部表情肌无力；在少见的情况下，双侧面肌可能同时受累。急性特发性面神经麻痹（贝尔麻痹）是最常见的类型。

（一）概述

贝尔麻痹，以苏格兰外科医生和解剖学家Charles Bell 爵士命名，表现为快速进展的单侧面部无力或瘫痪。面肌无力常在 48 小时内发展至最为严重状态。其病因不明，在 3~6 个月内有一定的恢复。贝尔麻痹占周围性面瘫的 50%~70%，发病率约为 11.5~53.3/10 万人·年，没有性别或侧别差异，无明显季节性聚集。发病高峰集中在 30~60 岁之间。糖尿病、高血压和妊娠（晚期妊娠和产后2 周）是其危险因素。常见的伴发症状有同侧耳周或颈部疼痛（50%~60%）、味觉障碍（35%）、听觉异常（30%）。贝尔麻痹的初诊误诊率约为 1%~10.8%。对侧（交替性）复发性面神经麻痹通常是良性的，而同侧面神经麻痹（复发性麻痹）复发需要仔细寻找其他病因。还需要警惕面神经（神经鞘瘤）或颞骨和腮腺的肿瘤。Melkersson-Rosenthal 综合征伴复发性面瘫、舌裂和周期性唇裂或面部肿胀以及结节病需要注意进行鉴别。如果病史存在差异，有新的或进展的神经功能障碍，3~4 个月内无恢复迹象，贝尔麻痹的诊断应考虑予以重新评估。

（二）发病机制

贝尔麻痹的病因和发病机制尚不十分清楚，可能与单纯疱疹病毒 1 型或水痘带状疱疹再活化有关。贝尔麻痹患者的面神经鞘内液存在 1 型单纯疱疹病毒的 DNA，支持了病毒理论。在贝尔麻痹的减压手术中发现了面神经管内面神经水肿，MRI 上发现面神经造影增强（主要是内听道 / 迷路节段）可能是血 - 神经屏障的开放导致血管通透性增加和静脉充血的结果。

（三）药物治疗及预后

贝尔麻痹药物治疗基础是疱疹病毒引起的面神经炎症和水肿。在 2007 年和 2008 年发表两项大型 I 类随机对照多中心贝尔麻痹临床试验，美国耳鼻喉头颈外科学会于2014年发布临床指南建议，激素 10 日疗程，泼尼松龙 50mg 连续 10 天口服或在症状出现 72 小时内口服泼尼松龙（指南为泼尼松）60mg 连续 5 天，并在之后 5 天进行减量。2016 年发表在 Cochrane 系统评论数据库的文章也阐述了皮质类固醇的疗效，作者在文章中得出结论，随机对照试验证据表明，皮质类固醇治疗贝尔麻痹可显著获益。

贝尔麻痹病因治疗还包括对疱疹病毒感染的治疗，其中阿昔洛韦和伐昔洛韦使用最为广泛。贝尔麻痹治疗中，单纯使用抗病毒药物不能使患者显著获益，而联合使用激素治疗可显著改善患者预后。尽管也有研究认为联合用药疗效并不理想。美国耳鼻喉 - 头颈外科学会 2013 年发表的临床实践指南指南建议是，面神经麻痹患者可在 72 小时内接受联合药物治疗，同时需要注意平衡各种并发症和不良反应。

一般来说，轻度面神经麻痹、麻痹前两周内神经功能改善者恢复时间较短。面神经麻痹 8 周后，神经功能改善不佳者出现后遗症的风险较高。通常需要 9~12 个月神经功能恢复达到最大限度。在面神经麻痹严重的病例中，面肌联动在大约 3~4 个月后出现，并可能在面神经麻痹后 12 个月加重。复发性贝尔麻痹，在同侧或对侧面，发生率为 7%。大约 70% 的贝尔麻痹患者在不接受治疗的情况下，6 个月内能完全康复。其余的患者难免出现后遗症，如面肌功能不全、面肌挛缩和面肌联动。

大多数贝尔麻痹患者眼睑闭合不全，泪液分泌减少，需要尽快保护角膜免受干燥和磨损：每日至少 6~8 次润滑滴眼液，患者经常用手指封闭上眼睑，白天戴紧眼镜（太阳眼镜或运动眼镜），晚上涂眼膏，后眼睑交叉贴、贴片，严重者使用湿润室。如果患者出现眼部症状，如疼痛、刺激或瘙痒，应立即转介至眼科专科处理。

（四）手术治疗

面神经麻痹神经水肿较为常见，甚至在 30~120 天仍然存在，持续水肿可使神经损伤不能有效修复和恢复，造成面瘫症状延迟及后遗症出现。虽然贝尔麻痹早期使用激素药物治疗可明显缓解症状。然而，一些早期没有经过积极有效治疗，面瘫症状迁延的患者,较少有随机对照研究手术治疗的效果。尽管如此,Fisch 和 Gantz 建议使用中窝入路实现面神经全程减压。由于存在伦理限制尚没有大规模随机对照临床试验研究贝尔麻痹面神经减压手术效果。改良手术入路以及非开颅减压手术,如面神经次全程减压手术仍被认为可通过减轻面神经的水肿,而改善复发性面瘫患者的远期预后。回顾性研究表明,对于完全性面瘫的患者,进行减压手术是患者临床治疗的一个选项。

（五）并发症

严重贝尔麻痹的后遗症是持续性面肌无力、面肌挛缩和联合运动。严重麻痹的急性期,面部松弛,嘴角下垂,鼻唇皱褶不明显,眼睛睁大,眼球拉大。在 3~6 个月后开始的恢复期,面部肌肉挛缩,嘴角上拉(唇提肌缩短),鼻皱襞加深,眼圈缩小,眼轮匝肌收缩。面肌联动发生于面瘫后 3~6 个月,是面部某一区域在另一面部区域有意运动时产生的不自主运动。其发生机制一般认为是,受损的轴突发生异常再生,造成支配面肌的再生神经与其他肌肉存在共用同一神经现象。大约 15% 的贝尔麻痹患者出现轻度联动力,约 7% 的贝尔麻痹患者出现中度至重度联动力,常表现为口 - 眼联动。

二、Ramsay Hunt 综合征(耳周带状疱疹综合征)

Ramsay Hunt 综合征是一种急性周围性面神经麻痹,伴同侧外耳道、耳廓或口咽黏膜出现疱疹。大约 50%~75% 的患者伴有同侧前庭、耳蜗症状,如眩晕、感音性听力障碍,尤其是高频听力损害更为显著。Ramsay Hunt 综合征发病率约为 4/10 万人·年。耳周带状疱疹具有传染性,是成年人急性周围性面神经麻痹常见原因之一,约占周围性面神经麻痹病例的 5%~10%。其病因可能为潜伏于膝状神经节的水痘 - 带状疱疹病毒的复活对神经节的破坏继发神经肿胀。耳周带状疱疹诊断主要是通过患者的临床皮肤病损表现等进行确诊。大约 85% 的患者出现耳周疱疹。如无明确症状,也可进行皮肤病损组织的 PCR 分析、血清学、脑脊液检查协助诊断。面瘫可先于耳周疱疹出现,因此 Ramsay Hunt 综合征有时容易被误诊为贝尔麻痹。带状疱疹所致面瘫可伴多脑神经受累,则此类患者,即使进行及时治疗,临床症状依旧较严重。与贝尔麻痹

的临床症状相比较,Ramsay Hunt 综合征患者后遗症发生比例亦较高(50%)。与贝尔麻痹不同的是,伴有面神经麻痹的耳带状疱疹不会在两侧同时发生,复发也极为罕见。目前还缺乏大规模的前瞻性随机临床对照研究,但常规的治疗方法包括口服抗病毒药物伐昔洛韦(500mg,2/d,持续 1 周)和口服皮质类固醇,剂量与贝尔麻痹相同。在严重的情况下,口服伐昔洛韦可以取代静脉抗病毒药物。对于 60 岁或以上的人,接种水痘带状疱疹病毒疫苗可以降低患带状疱疹的风险。

三、莱姆病(神经系统螺旋体感染)

螺旋体感染最常见的表现是转移性红斑转移(25%~89%)、神经系统螺旋体病(16%~29%)和关节炎(3%~41%)。其他少见的临床表现包括慢性萎缩性肢端皮炎、淋巴细胞瘤和心肌炎。莱姆病是由蜱虫叮咬传播的伯氏螺旋体引起的中枢神经系统感染。螺旋体可通过组织、周围神经或通过血行播散直接侵入中枢神经系统。神经螺旋体病常表现为脑神经症状。周围性面瘫是其最常见的脑神经症状(约占 10%),损害伴有神经根性疼痛。由神经系统螺旋体引起的周围性面瘫在儿童中更为常见,在疾病流行地区和有移行性红斑病史的人群中,罹患风险增加。患者可能有发热、疲劳、乏力、神经根疼痛和头痛表现。神经根疼痛及头痛症状与贝尔麻痹患者中约 50% 患者出现的局部耳周疼痛有所不同。螺旋体流行地区周围性面瘫患者,在急性期和 4~6 周内应进行螺旋体抗体免疫球蛋白 IgG 和 IgM 抗体的血清学检测。对于有螺旋体感染症状的患者(尤其是儿童),应始终考虑进行脑脊液单核细胞增多和螺旋体抗体检查。治疗包括口服抗生素治疗;<8 岁儿童静脉注射头孢曲松 50~100mg/kg,每日 1 次,连续 10 天。除了抗生素外,还酌情使用皮质类固醇治疗周围性面瘫,但目前尚缺乏大样本随机对照研究予以验证。

四、结节病

结节病是一种病因不明的全身性肉芽肿性疾病,与其他肉芽肿性疾病结核和麻风病有相似之处。女性比男性更常见,高峰年龄在 20~40 岁之间。最常受累的器官是肺(占 85%),其次是淋巴结(65%)、肝脏、皮肤和眼睛。临床检查常发现多系统

受累,活检可发现非干酪样上皮样细胞肉芽肿,而细菌、分枝杆菌和真菌培养阴性,可支持结节病的诊断。大约 10% 结节病患者,神经系统受累,临床表现为周围神经病变或伴有多脑神经受损的颅底脑膜炎(很少为急性脑膜炎)。周围性面瘫是结节病最常见的神经表现,可单侧交替或复发,亦可同时发生于双侧。

结节病的放射学诊断可见肺门淋巴结肿大。淋巴结、皮肤、大脑、脑膜或肌肉活检显示非干酪样上皮样细胞肉芽肿强烈提示结节病的诊断。大多数(约 80%)活动性结节病患者血清血管紧张素转换酶(ACE)显著增高。脑脊液检查结果包括淋巴细胞增多(也可在伯氏菌病和病毒性疾病中发现)、蛋白质水平升高,有些患者血糖水平低。皮质类固醇是治疗神经结节病的一线药物。为了降低皮质类固醇的剂量,可以添加免疫抑制药物。

五、吉兰 - 巴雷综合征

吉兰 - 巴雷(Guillain-Barré)综合征是一种急性、亚急性炎性多神经根神经病。其特征是双侧肢体无力或瘫痪、反射、感觉异常、疼痛和自主神经功能障碍。大多数情况下,临床表现为脱髓鞘病理过程与一个相对短暂的恢复期。但在其严重患者中,存在继发性轴索损伤。Guillain-Barré 综合征的严重后遗症可见于约 20% 的患者。其起因是针对周围神经和神经根的自身免疫反应。罹患 Guillain-Barré 综合征,双侧面瘫很常见,约占所有患者的 50%,通常表现为双侧交替出现。Miller Fischer 综合征是一种共济失调、反射减退和眼肌麻痹的三联征,是 Guillain-Barré 综合征的变体,也可能出现面瘫。神经电生理学检查提示多局灶脱髓鞘 / 轴索损伤。脑脊液中蛋白质含量和白蛋白含量升高可协助诊断。

六、梅 - 罗(Melkersson-Rosenthal)综合征

Melkersson-Rosenthal 综合征是一种罕见的多系统疾病,其症状特点是三联征,即反复出现的口腔面部水肿(主要是上唇)、面神经麻痹和舌皱襞(深裂舌)。Melkersson-Rosenthal 综合征发病率约为 0.3/10 万人·年,其病因尚不清楚。典型的口、面部水肿的组织学表现为非干酪样肉芽肿浸润,与克罗恩病和结节病相似。Melkersson-Rosenthal 综合征影响所有年龄组,但发病最常见于成年患者。最常见的临床表现是舌皱,初始症状表现为水肿。面瘫大约出现在 30%~50% 的病例中,具有完整的三联征患者只占 20%~25%。面神经麻痹的发作通常伴有同侧口、面部肿胀。复发性(复发性或交替性)面神经麻痹,可出现双侧症状(双侧面瘫和双侧口面部水肿)。Melkersson-Rosenthal 综合征的药物治疗一般为对症治疗,主要应用非甾体抗炎药物和皮质类固醇药物治疗。也有报道认为口服抗菌剂有效。难治性口、面部肿胀可考虑采用整形手术治疗。面神经减压手术可预防面瘫症状的反复发作以及严重面部后遗症。

七、中耳炎

中耳炎、胆脂瘤合并周围性面瘫,约占全部周围性面瘫的 2%~3%。急性中耳炎是一种局限于中耳黏膜的感染,可并发急性周围性面神经麻痹。内耳还可能出现其他伴随的并发症,如感音神经性听力丧失和眩晕。患者如果存在先天性面神经管鼓室裂,中耳炎时更容易出现面神经麻痹。药物治疗,应考虑静脉抗生素治疗,急性鼓膜切开引流并进行细菌培养。急性乳突炎或骨膜下脓肿时可考虑乳突气房切除术。对于可疑的并发症(胆脂瘤、骨破坏、乙状窦血栓形成),须进行 CT 薄层扫描。

慢性中耳炎合并周围性面神经麻痹有两种形式:无胆脂瘤的慢性化脓性中耳炎和有胆脂瘤的慢性中耳炎。慢性中耳炎的周围性面瘫主要影响青少年和成人。慢性化脓性中耳炎伴鼓膜穿孔,面神经麻痹可表现为急性发作或缓慢进展。应根据中耳分泌物和血液细菌培养结果应用敏感抗生素治疗。CT 扫描评估颞骨骨破坏。当疾病进展,面部运动功能减退,需要行探查手术和面神经减压,清除病损组织。胆脂瘤通常是良性肿瘤,其灶性角化鳞状上皮主要位于中耳或乳突,可能侵蚀周围骨质。先天性胆脂瘤发生于儿童,而获得性胆脂瘤占大多数,主要发生于成人。周围性面瘫合并慢性中耳炎、胆脂瘤,需要采取与慢性化脓性中耳炎相同的治疗方法。MRI 检查,胆脂瘤表现为 DWI 信号减弱的特征。手术治疗包括面神经减压和胆脂瘤切除。

八、外伤性面神经麻痹

外伤性周围性面瘫的常见的原因是机动车事故,薄层 CT 检查可以发现骨折。根据与颞骨岩锥长轴的关系,颞骨骨折线被定义为纵向、斜向和横向。横向骨折约占总骨折的 10%,但其导致的面瘫占 40%~50%,而纵向骨折(占总骨折的 80%~90%)所致面瘫仅占 20%。骨折线穿过耳囊所致周围性面瘫(常伴有感音神经性听力损失)是未穿过耳囊骨折的两倍。由头部损伤引起的周围性面瘫常因患者意识障碍妨碍检查,如患者意识清醒伤后即时面瘫不难发现,而迟发性面瘫可在 4~5 天内发生。迟发性瘫痪的预后优于即时型面瘫,一般认为迟发性瘫痪应采用皮质类固醇保守治疗。即时面瘫的治疗取决于患者在颅脑损伤后的一般神经系统状况。对于预后不良的病例,最好在发病后 2 周内进行面神经探查减压手术。

面部损伤也造成面神经主干或其分支的损伤。这些损伤约占周围性面瘫的 1.5%。最常见的创伤是软组织的穿刺伤、撕裂伤、割伤和面部骨折。仔细检查单独的面神经分支非常重要,因为水肿和瘀伤可能掩盖面肌瘫痪。穿刺性神经损伤需要及时探查和识别切断的神经分支。与改道或移植相比,早期的神经修复具有更好的恢复效果。

九、医源性面神经损伤

医源性面神经损伤约占周围性面瘫的 3%。桥小脑角的前庭神经鞘瘤手术患者出现面神经损伤的风险较高。颞骨内或颞骨外面神经的任何部分为肿瘤包裹(如颞骨肿瘤、腮腺肿瘤和头颈部肿瘤)手术切除中,也会发生周围性面瘫。其他医源性面神经损伤的原因包括乳突手术、中耳手术、口腔手术、整容手术(面部提升)、神经外科和颞部活检手术等。如果术后发生意外性面瘫,神经是否完整尚不清楚,须进行面神经探查。

十、肿瘤

良性和恶性肿瘤约占周围性面神经麻痹的 5%。周围性面神经麻痹呈逐渐发病、波动性、反复性等特点,伴随面瘫侧听力丧失或同侧腮腺、耳部肿物者应考虑肿瘤的可能性。引起面瘫的良性肿瘤包括脑桥小脑角的前庭神经鞘瘤和颞骨内的面神经鞘瘤和面神经血管瘤。颞骨的恶性肿瘤包括鳞状细胞癌(原发或转移性)和基底细胞癌。腮腺区域的恶性肿瘤有黏液表皮样癌、腺样囊性癌、腺癌和鳞状细胞癌。恶性肿瘤伴随面瘫者,首先考虑手术切除肿瘤,而后再考虑面神经功能重建治疗。

传统观点认为,手术切除是治疗面神经鞘瘤的金标准。但随着新技术、新治疗方法发展,现在一般认为:①位于无骨质限制部位的肿瘤,大小稳定,面神经功能稳定≤H-B Ⅲ级,可予以观察;②有骨质限制部位肿瘤,肿瘤进行性增长,面神经功能进行性下降(H-B 分级为任何分级),伴有面神经电图进展,应进行面神经减压手术;③发生于桥小脑角或颅中窝无骨质限制部位的肿瘤,且肿瘤不断增大,面神经功能≤H-B Ⅲ级,可考虑立体定向放射治疗;④肿瘤增大,面神经功能≥Ⅳ级,或邻近部位结果受累,出现压迫症状者,立体定向放射治疗失败,建议手术切除 + 神经移植手术。

十一、新生儿周围性面瘫 / 先天性面神经麻痹

先天性面瘫的新生儿发生率为 1‰ ~2‰。由于预后和治疗方法的不同,因此区分创伤性和进展性面神经麻痹非常重要的。先天性创伤性瘫痪的自然恢复率约为 90%,而进展性面瘫通常不能改善。单侧先天性面瘫瘫痪最常见的原因是出生相关的创伤。初产妇、出生体重超过 3 500g、产程延长和产钳分娩都是造成创伤的危险因素。出生相关损伤的迹象,包括面部或颅骨撕裂伤或血肿以及乳突血肿和鼓室积血。如双侧面神经麻痹或颅骨缺损,提示存在先天性发育异常。除了病史和临床表现,CT 和 MRI 检查可以帮助鉴别创伤性(颅底骨折)和进展性面瘫。此外,先天性创伤性面瘫,与进展性面瘫不同,在出生时最初显示正常的神经电图和肌电图反应。

1. Möbius 综合征　先天性面瘫的病因可能是孤立的(非综合征)或与综合征有关。在 Möbius 综合征中,双侧面神经麻痹和单侧或双侧展神经麻痹是最典型的临床特征。其新生儿发生率约为 1/5 万新生儿。该病还可累及其他脑神经(特别是舌下神经),头、躯干(胸肌)和四肢(关节突和畸形足)的畸形也可能伴随脑神经缺损。Möbius 综合征中,面瘫的发病机制可能是由面神经核或周围神经病变引

起的。

2. 眼 - 耳 - 脊椎综合征　眼 - 耳 - 脊椎综合征是一种颅面发育疾病，与单侧的第一、二鳃弓发育异常有关。上、下颌骨发育不全、小耳畸形和异常小口裂是本病的临床特征。半面萎缩症患者除了面神经麻痹，还存在感音神经或传导性听力障碍。

3. 戈尔登哈尔（Goldenhar）综合征　Goldenhar综合征是眼 - 耳 - 脊椎综合征的变体，包括腭裂、脊椎异常和眼球外皮样瘤，以及上述的畸形。在10%~30%的病例中，症状影响两侧面部，右侧通常受累更严重。心脏缺陷，肾脏问题以及中枢神经系统异常可能出现在该综合征。

先天性单侧下唇麻痹，又称不对称哭脸，局限于面神经下颌骨分支支配的下唇降肌。在休息时，面部是对称的，但当哭或笑时，下唇下垂，朝向不受影响的一侧。先天性单侧下唇麻痹是先天性麻痹最常见的形式之一。有时这种类型可能与其他畸形相关，其中心脏病是最常见的。

第三节　面神经麻痹的评估

一、面神经功能评估量表

面神经功能障碍严重程度评估，目前应用最广泛的量表是 House-Brackmann 分级量表。1985年被美国耳鼻咽喉头颈外科学会采用后，是面神经整体功能的评估方法。该评估方法具有良好的稳定性和可靠性。H-B 分级量表多次修改，并用于测量面神经修复结果。H-B 分级量表没有对面部分区进行评价，因此对面部局部神经功能改善不敏感。这也限制了其在结果测量中的效用。然而，它的简单性和易用性，仍然最广泛使用的面部功能评价工具（表 21-3-1）。Sunnybrook 面部评分量表是一种基于面部分区的综合评分，用于评估静止状态下的面部对称性、自主面部运动时的对称性和联合运动时的对称性。它包括3个步骤：量化静止时眼睛、脸颊和口部的对称性；评估面部动作的5个层级；并评估面部表情中的联动。这几部分进行加权得分，并在连续的量表（0~100分）上产生综合分数（表21-3-2）。

注意到 H-B 分级量表的局限性，修订面神经分级量表 2.0（FNGS2.0）于 2006 年推出。该系统根据运动（1~6分）评估面部的四个区域，并解释联合运动（0~3分），然后将总分转换为 HBGS 分数（表 21-3-3）。

二、面神经体格检查

大多数周围面神经麻痹患者，表现为单侧面部表情肌运动障碍。一般要求患者完成一系列面部动作，包括：抬眉、闭眼、皱鼻、噘嘴、闭嘴微笑、大笑等。额部的肌肉包括额肌、降眉间肌、皱眉肌和降眉肌。需要评价双侧眉弓对称性和眉弓与眶上缘的关系。

1. 面部表情肌的评估　首先是对肌肉功能进行整体评估，然后从上到下逐个检查。"抬眉"评估额肌的运动。"闭目"评估轮匝肌运动，闭目时用力，之后再检查轻闭目，可以观察到肌张力较小时的闭目情况。需要观察眼睑闭合不全，角膜暴露的情

表 21-3-1　House-Brackmann 分级量表

分级	描述	大体情况	静息状态	额肌	眼	嘴	功能评价
I	正常	正常	正常	正常			100%
II	轻度异常	近距离仔细观察时会发现轻微的面肌无力，可有轻微的口眼联动	正常，对称	运动中度至良好	轻闭目完全闭合	轻微不对称	80%
III	中度异常	两侧差异明显但不影响外观；明显但不严重的联动、挛缩和/或面肌痉挛	正常，对称	运动轻微至中度	用力闭目完全闭合	最大用力轻微力弱	60%
IV	障碍	明显力弱和/或不对称面容	正常，对称	无运动	闭目留白	最大用力不对称	40%
V	严重障碍	运动不明显	不对称	无运动	闭目留白	轻微运动	20%
VI	完全瘫	无运动	不对称	无运动	无运动	无运动	0

表 21-3-2　SunneyBrook 面神经功能分级系统

参数	观察	得分
1. 面肌自由运动对称性		
抬眉	无运动到正常	0~5
闭眼	无运动到正常	0~5
开嘴微笑	无运动到正常	0~5
耸鼻	无运动到正常	0~5
噘嘴	无运动到正常	0~5
2. 减分项目（静态对称）		
眼睑	正常或闭合不全	0 或 −1
鼻唇沟	正常，存在变化或消失	0 或 −1 或 −2
嘴	正常或异常	0 或 −1
3. 减分项目（联动）		
抬眉	无，轻微，明显或严重	0，−1，−2 或 −3
闭眼	无，轻微，明显或严重	0，−1，−2 或 −3
开嘴微笑	无，轻微，明显或严重	0，−1，−2 或 −3
耸鼻	无，轻微，明显或严重	0，−1，−2 或 −3
噘嘴	无，轻微，明显或严重	0，−1，−2 或 −3

总得分 = 自由运动 ×4− 静态对称 ×5− 联动

表 21-3-3　面神经评估 2.0 版

得分	区域			
	眉毛	眼	鼻唇沟	嘴
1	正常	正常	正常	正常
2	轻度力弱，功能 >75%	轻度力弱，功能 >75%，轻闭目闭合完全	轻度力弱，功能 >75%	轻度力弱，功能 >75%
3	明显力弱，功能 >50%，静息对称	明显力弱，功能 >50%，用力闭目闭合完全	明显力弱，功能 >50%，静息对称	明显力弱，功能 >50%，静息对称
4	静息不对称，功能 <50%	静息不对称，功能 <50%，闭合不全	静息不对称，功能 <50%	静息不对称，功能 <50%
5	微小运动	微小运动	微小运动	微小运动
6	无运动	无运动	无运动	无运动

联动评分需要累加：无联动 =0，轻微联动 =1，明显联动 =2，毁容性联动 =3
面神经等级：Ⅰ(4)，Ⅱ(5~9)，Ⅲ(10~14)，Ⅳ(15~19)，Ⅴ(20~23)，Ⅵ(24)

况。"微笑"评估颧大肌运动，观察张嘴大笑和闭嘴微笑两种情况，注意肌无力及联动情况。"耸鼻"评估鼻肌的运动。"鼓腮"可用于检查联动。颈阔肌评估可通过下颌前移并拉紧颈部肌肉来实现。长期面瘫患者，可发现颈阔肌的异常收缩束。在完整评估面神经功能后，可得出面神经的功能分级。

2. 局部面神经麻痹　表现分为面神经一支或多支支配区域的局部麻痹。这种现象多见于创伤或医源性损伤。面神经额支麻痹患者很少出现眼睑闭合不全。面神经颞支功能损伤时，患者闭眼困难、鼻唇沟消失、嘴唇上抬有限。面神经颊支损伤表现较细微，患者拉下唇的能力下降，由于颊支的失支配，还可能咬伤颊黏膜。面神经下颌缘支损害时，患者笑时下拉嘴唇的能力受影响。先天性单侧下唇麻痹,是降口角肌发育不全所致,并非真正的面神经损伤,临床表现类似于面神经下颌缘支损伤需要注意分辨。面神经颈支麻痹的症状较轻微,患者很少主诉有功能障碍。

三、临床检查

1. 听力检查 面神经麻痹的患者应进行纯音测听和语音识别率检查,可以了解患者是否同时存在第八对脑神经的受累。此外还可以在手术和非手术治疗前获得基础听力的情况。

2. Shirmer 试验 评估岩浅大神经的功能,岩浅大神经是面神经,膝状神经节段发出支配泪腺的分泌。需将消毒的纸带放入睑结膜穹隆中,刺激泪液的分泌,5 分钟后,测量双眼的泪液分泌量,并测得泪液分泌量减少 25%,或长度小于 25mm 者为异常,提示膝状神经节近端病变。

3. 镫骨肌反射 检查面神经镫骨肌支的完整性。镫骨肌支从面神经乳突段发出,支配镫骨肌。双侧镫骨肌反射,可由同侧或对侧声刺激诱发,可通过声导抗检查进行评估。当声反射的振幅降低大于 50% 时,可认为异常,提示镫骨肌支近端神经的病变。

4. 味觉试验 鼓索神经在面神经经茎乳孔出颅点附近发出,之后穿过中耳和岩鼓裂,加入舌神经,支配舌前 2/3 的味觉,以及下颌下腺和舌下腺的分泌。味觉试验是刺激舌的不同部位,可定性比较神经功能。

四、面部电生理检查

1. 面神经电图(ENoG) 面神经电图又叫诱发性肌电图,是测量超强刺激诱发的神经动作电位。面神经电图检查时,需要将一个双极刺激电极放在茎乳孔附近,在鼻唇沟放置另一个记录电极。给予超强刺激后,记录诱发性复合肌肉运动电位的振幅和潜伏期。将病变侧面神经和正常侧面神经最大振幅进行比较,其结果用百分数表示。该百分数理论上反映的是面肌的失支配程度,而且以运动神经纤维的退变程度相关。当患侧的面神经电图振幅下降小于 30% 时,预测患者可以完全恢复;当振幅降低 70%~90% 时,完全恢复可能需要 2~8 个月,而且可能出现轻到中度的后遗症;当振幅下降大于 90% 时,恢复差,面部功能将中度或重度受限,而最大恢复时间也会延迟至 6~12 个月或更为迁延。

2. 肌电图 面神经肌电图需要把针极电极置于面肌中,记录自发和自主肌肉收缩所引起的动作电位。面神经损伤时,神经支配的自发运动单位减少,肌电图测量面肌运动单位的自发放电。在面神经麻痹急性期,自发运动单位在发病后持续存在 72 小时,尽管不能评估损伤的程度,但可提示部分运动神经元的完整。如果,此期间缺乏自发运动单位,提示预后差。不能重新获得神经支配的运动单位,静息膜电位变得不稳定,会自发去极化,产生正锐波和纤颤波。可出现在神经损伤 10~21 天。对于完全性面瘫和面肌电图变性大于 90% 的患者,肌电图是一种预测结局的重要工具,有时面肌电图变性大于 90%,可能是由于失用的神经纤维,非同步放电的结果。这种非同步放电阻碍了肌源性动作电位的叠加,导致其振幅降低或缺失。此时联合应用面肌电图和肌电图可识别面肌电图的假阳性,有较高的应用价值。

3. 瞬目反射 瞬目反射的传入和传出支,分别是三叉神经和面神经。对于健康人通过机械或电刺激眶上神经,可以诱导出该反射。在眼轮匝肌上的复合电位包括同侧单突触的早期反射(R1)和双侧多突触的晚期反射(R2、R2')。瞬目反射异常表现为健侧和患侧的 R1、R2、R2' 的振幅和潜伏期均有差异。与直接的面神经检测不同,瞬目反射还可以反映三叉神经脑桥、颅内段面神经的神经电生理状态。

第四节 手术治疗

(一)手术治疗适应证和禁忌证

面神经电图显示面神经变性 <90% 患者,通常预后可预期,面瘫逐渐可恢复至 H-B Ⅰ级或Ⅱ级,而面神经变性 >90% 时预后欠佳。面瘫发生 2 周内,面神经电图显示神经变性 >90% 时,只有 40%~50% 的患者能够恢复至 H-B Ⅰ级或Ⅱ级;因此为了防止面神经变性 90% 的面瘫进一步加重,Fisch 建议当患者面神经电图显示患侧神经变性达 90% 时需要进行面神经减压手术。禁忌证:患者面瘫症状进行性改善者;患者合并听力减退手术可能加重听力障碍者;乳突活动性感染者;静脉窦血肿形成者;患者一般状态不佳者,以上情况手术当审慎。

（二）颅中窝入路面神经减压手术

全身麻醉后,颞下入路开颅。颞肌筋膜可保留在皮瓣上。颞肌翻向面侧,切开颅骨,颅骨骨瓣中心位于颧弓根上方,骨窗范围为 4cm×5cm。显微镜下抬起颅中窝底硬脑膜,向前显露并电烧离断脑膜中动脉,向后显露岩嵴。剥离岩浅大神经周围硬膜,避免过度牵拉损伤膝状神经节及面神经。置入脑压板,远端置于岩骨嵴上牵开颅中窝底硬膜,显露出工作空间。辨认岩骨弓状隆起,可作为前半规管的参考标记,其与岩浅大神经之间夹角的角分线可视为内听道的参考线。使用磨钻对内听道进行轮廓化。需要磨除内耳门到垂直嵴的全部骨质。开放面神经迷路段骨质时需要十分注意避免损伤其前方的耳蜗底转和位于其后方的前庭。此部位距离通常小于 1mm。开放面神经迷路段骨管后,继续向远端开放膝状神经节周围骨质,开放上鼓室,注意避免损伤听小骨。面神经管可尽量向远端进行开放。面神经显露后,去游离的肌肉或脂肪修补硬膜缺损,取颅骨瓣内层修补上鼓室骨质。完善止血,留置引流减少死腔缝合皮肤(图 21-4-1)。

（三）经乳突上鼓室入路面神经次全程减压术

首先使用大号切割钻磨除乳突骨皮质。颞线是颅中窝底体表投影。钻头移动方向应与深部的重要解剖结构相平行而非垂直,避免滑钻误伤。高速旋转的钻头会产生大量的热量需要冲水降温,避免神经结构的热损伤。确认颅中窝底后向后确认乙状窦,通常由浅入深逐层磨除,钻头与预估乙状窦相平行,薄层骨板下乙状窦呈蓝色注意避免损伤。术腔形态通常呈碟形,避免深而窄的隧道。确认并开放鼓窦,识别内侧壁的外侧半规管。扩大鼓窦,避免磨钻碰触砧骨短脚,打磨砧骨扶壁。此为面神经的一个定位标志。二腹肌嵴是另一个定位

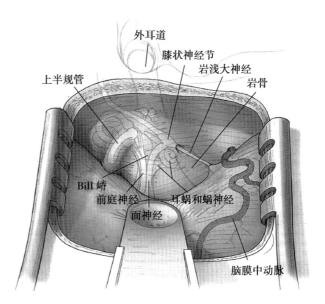

图 21-4-1   颅中窝面神经减压手术模式图

标志,进一步轮廓化二腹肌嵴。开放上鼓室,选用较小的磨钻,避免损伤听骨链。面神经乳突段需要用大号钻磨除骨质,平行神经方向,显露神经鞘膜后使用小号钻,磨除周边骨质,并开放面隐窝,此时钻头避免靠近外侧而损伤鼓环和鼓膜(图 21-4-2)。

（四）神经重建术

面神经虽然完整但损伤较久仍在 2 年以内,继续保守治疗功能恢复已难实现,通过重新吻合神经断端也较难实现,可考虑进行神经重建手术。常见的术式包括面神经 - 舌下神经吻合,面神经 - 咬肌神经吻合,面神经 - 副神经吻合等。功能磁共振和结构磁共振研究表明,解剖位置邻近的运动皮质能够替代面部运动区域的功能,并且能够发生神经纤维的结构重塑。理论上,支配面肌运动的功能区域与支配舌肌、咬肌、胸锁乳突肌等皮质运动功能区相邻近,投射纤维存在功能改建和替代的可能性。面肌运动,在神经重建后能够实现再支配,通过适当的学习锻炼可实现运动皮质功能重新分配(图 21-4-3)。

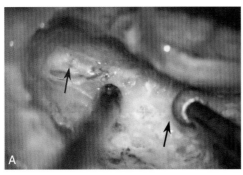

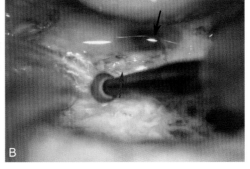

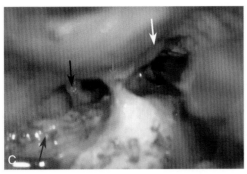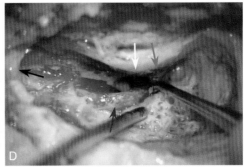

图 21-4-2　经乳突上鼓室入路面神经次全程减压术

A. 磨除面神经管茎乳孔附近骨质,红箭头示面神经;黑箭头示磨钻下方半规管表面;B. 进一步开放面神经管垂直段,红箭头示面神经;黑箭头示开放的面隐窝,其深部为中耳鼓室;C. 轻柔开放上鼓室骨壁,减压膝状神经节,白箭头为砧骨,锤砧关节位于深方,控制磨钻避免损伤;绿箭头为砧骨扶壁(后拱柱);黑箭头透过面隐窝可看到砧镫关节;红箭头为面神经,锥曲段骨管已经开放;D. 挂勺清理薄壁骨质进一步扩大面神经管的开放,可见红箭头面神经向外肿胀;黑箭头为二腹肌嵴;白箭头为砧镫关节;绿箭头为后拱柱。

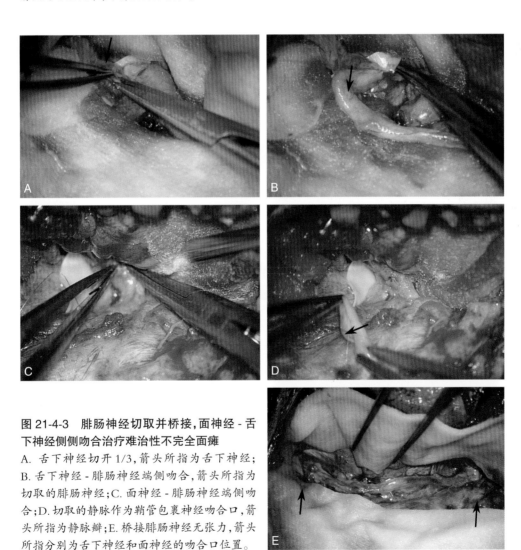

图 21-4-3　腓肠神经切取并桥接,面神经-舌下神经侧侧吻合治疗难治性不完全面瘫

A. 舌下神经切开 1/3,箭头所指为舌下神经;B. 舌下神经-腓肠神经端侧吻合,箭头所指为切取的腓肠神经;C. 面神经-腓肠神经端侧吻合;D. 切取的静脉作为鞘管包裹神经吻合口,箭头所指为静脉瓣;E. 桥接腓肠神经无张力,箭头所指分别为舌下神经和面神经的吻合口位置。

（伍刚）

参考文献

[1] MURI R M. Cortical control of facial expression [J]. J Comp Neurol, 2016, 524 (8): 1578-1585.

[2] REGINALD F, BAUGH G J B, LISA E ISHII, et al. Clinical practice guideline: Bell's Palsy executive summary [J]. Otolaryngol Head Neck Surg, 2013, 149 (5): 656-663.

[3] DE ALMEIDA J R, GUYATT G H, SUD S, et al. Management of Bell palsy: clinical practice guideline [J]. CMAJ, 2014, 186 (12): 917-922.

[4] SULLIVAN F, DALY F, GAGYOR I. Antiviral Agents Added to Corticosteroids for Early Treatment of Adults With Acute Idiopathic Facial Nerve Paralysis (Bell Palsy) [J]. JAMA, 2016, 316 (8): 874-875.

[5] De Almeida J R, Al Khabori M, Guyatt G H, et al. Combined corticosteroid and antiviral treatment for Bell palsy: a systematic review and meta-analysis [J]. JAMA, 2009, 302 (9): 985-993.

[6] PEITERSEN E. Bell's palsy: the spontaneous course of 2, 500 peripheral facial nerve palsies of different etiologies [J]. Acta Otolaryngol Suppl, 2002, (549): 4-30.

[7] TAKEMOTO N, HORII A, SAKATA Y, et al. Prognostic factors of peripheral facial palsy: multivariate analysis followed by receiver operating characteristic and Kaplan-Meier analyses [J]. Otol Neurotol, 2011, 32 (6): 1031-1036.

[8] BODENEZ C, BERNAT I, WILLER J C, et al. Facial nerve decompression for idiopathic Bell's palsy: report of 13 cases and literature review [J]. J Laryngol Otol, 2010, 124 (3): 272-278.

[9] FISCH U. Surgery for Bell's palsy [J]. Arch Otolaryngol, 1981, 107 (1): 1-11.

[10] GANTZ J R, GIDLEY G G. Surgical management of Bell's palsy [J]. Laryngoscope, 1999, 109 (8): 1177-1188.

[11] XING F, OUYANG Y, LI X. Total facial nerve decompression in severe idiopathic recurrent facial palsy: its long-term follow-up results [J]. Acta Otolaryngol, 2019, 139 (11): 1049-1051.

[12] SANG-YEON, LEE J S, YOUNG H M. Clinical Implication of Facial Nerve Decompression in Complete Bell's Palsy: A Systematic Review and Meta-Analysis [J]. Clin Exp Otorhinolaryngol, 2019, 12 (4): 348-359.

[13] Y J, H L. Ramsay Hunt syndrome [J]. J Dent Anesth Pain Med, 2018, 18 (6): 333-337.

[14] MH H, TA H. Etiology, diagnosis, and management of facial palsy: 2000 patients at a facial nerve [J]. CenterLaryngoscope, 2014, 124 (7): E283-293.

[15] BAKSHI S S. Melkersson-Rosenthal Syndrome [J]. J Allergy Clin Immunol Pract. 2017, 5 (2): 471-472.

[16] HOHMAN M H, HADLOCK T A. Etiology, diagnosis, and management of facial palsy: 2000 patients at a facial nerve center [J]. Laryngoscope, 2014, 124 (7): E283-293.

[17] REITZEN S D, BABB J S, LALWANI A K. Significance and reliability of the House-Brackmann grading system for regional facial nerve function [J]. Otolaryngol Head Neck Surg, 2009, 140 (2): 154-158.

[18] HU W L, ROSS B, NEDZELSKI J. Reliability of the Sunnybrook Facial Grading System by novice users [J]. J Otolaryngol, 2001, 30 (4): 208-211.

[19] VRABEC J T, BACKOUS D D, DJALILIAN H R, et al. Facial Nerve Grading System 2.0 [J]. Otolaryngol Head Neck Surg, 2009, 140 (4): 445-450.

第二十二章 顽固性耳鸣

第一节 基础知识

一、定义与流行病学

耳鸣（tinnitus）是指在没有相应外部声源的情况下的一种主观听觉感受。通常表现为单调、纯音性的，对患者的生活质量造成严重影响。据报道，人群中有 10%~15% 的人患有耳鸣，60 岁以上人群耳鸣患病率高达 30% 以上，其中 20% 的患者产生抑郁，甚至产生自杀的念想。部分患者的耳鸣病因复杂，发病机制不明，经过各种治疗均未能得到有效缓解称为顽固性耳鸣。

二、病因

耳鸣具有多种原因，常见的病因可分为听觉相关病因与非听觉相关病因两类。听觉相关病因包括外耳、中耳、内耳和耳蜗毛细胞损害等。外耳的两个组成部分是耳廓和外耳道，外耳道闭锁导致声音传递改变和外耳道炎症均可引起耳鸣。中耳是一个阻抗转换器，以下几种病变都可能引起耳鸣：急性中耳炎伴有发热、剧烈耳痛、传导性听力下降和耳溢液；慢性浆液黏液分泌性中耳炎；侵蚀中耳结构的中耳腔胆脂瘤；在镫骨周围有骨形成、阻碍镫骨运动的耳硬化症。由声损伤、耳毒性药物、衰老、梅尼埃病、耳蜗血液灌注改变和气压改变引起的耳蜗源性听力下降也可引起耳鸣。

非听觉相关病因包括血管异常压迫、肌阵挛（如镫骨肌阵挛）、鼻咽癌、脑动脉和静脉系统异常出现搏动性耳鸣、脑缺血性病变（动脉硬化，脑梗死）、全身性疾病（高血压，甲亢）和职业噪声暴露等。此外，部分耳鸣也可以归因于颈椎或颞下颌区域病变

（如有明显的头或颈外伤史）。医源性并发症同样是耳鸣的一大病因，耳冲洗、吸引器、局部麻醉注射、置管、牙科治疗、高压氧治疗和耳毒性滴耳液都能引起耳鸣，但可能性较小。

除此之外，许多耳鸣患者常未能发现明显的病因，没有特定的或可检查到的体征，故以上分类无法完全满足临床需要，其他可能的病因主要为精神心理性。精神心理性耳鸣常见为听像。听像（auditory imagery）是心理学原因引起的耳鸣，最常见为乐声或歌声，可能是平常的耳鸣声被想象转换为乐声，也可能发生于轻型精神病或精神紊乱而同时伴有耳鸣者。

三、病理生理机制

由于耳鸣是一种听觉主观感受，因而缺乏有效的客观评价方法，其病理生理机制至今尚未明了。在早期的研究中，由于观察到大多数耳鸣与各种内耳疾病相关，因此耳鸣被认为是在内耳或耳蜗神经中产生的。事实上，中枢神经系统在耳鸣的产生和感知中也具有重要的作用。听觉皮质重组是中枢理论的核心。最近系列脑功能成像的研究证明，听觉和非听觉中枢都参与其中并发挥着重要作用。例如有研究表明，耳鸣与额叶皮质、海马旁回、扣带回皮质和脑岛以及小脑等之间的脑网络联系增强相关。

一种理论认为，通常特定频率的声音对应相应的听觉皮质神经元，毛细胞损伤导致特定频率声觉传入减少，但对应神经元出现病理性神经可塑性改变，虽然可以对相近频率的传入做出反应，但相近频率的传入声信号被异常表达，主观感受为耳鸣。还有一种理论认为，由于外周听觉传导通路障碍，听觉中枢神经元失去声音刺激，来自皮质的抑

制减弱,自发放电增加,导致静息状态脑电波从 α 波(8~13Hz)到 θ 波(4~7Hz)转变的速度放缓,同时 γ 波(>30Hz)活动增加,这一理论被脑电图与脑磁图显示耳鸣患者颞叶持续性高频 γ 波活动所支持。不同的理论假设均在一定程度上解释了部分现象,但顽固性耳鸣的发生是一个复杂的结果,对耳鸣的发病机制的全面解释仍在不断探索之中。

第二节　临床表现

耳鸣主要分为两种类型,客观耳鸣和主观耳鸣,依据其声音又可分为搏动性耳鸣(pulsatile tinnitus, PT)和非搏动性耳鸣。客观耳鸣多为搏动性耳鸣,常被形容为与心跳一致的"呼呼"样声音,是由来自体内或传导到耳朵的声音引起的,可以通过听诊器进行检查。血流紊乱和肌肉收缩等均可引起客观耳鸣。主观耳鸣的声音则有多种形式,较常见的有风声样,铃声样,车轮声样等,只有患者本身可以感觉到,没有任何可察觉的疾病体征,也几乎没有可检测到的物理关联,其被认为是由脑神经的异常活动引起的,具体细节尚不清楚。严重的耳鸣常常伴有异常的声音感知,如听觉过敏和恐声,甚至出现焦虑、抑郁等心理疾病,在不同个体之间呈现差异较大的表现。

根据不同分类标准,各类耳鸣常出现不同的临床症状。间歇性(阵发性)耳鸣是非搏动性耳鸣的一种特殊形式,常伴有眩晕、头痛、视觉改变和意识障碍等临床表现,可分为主观和客观性间歇性耳鸣,分别提示不同的病因。客观性间歇性耳鸣常见于颚和中耳肌痉挛或颞下颌关节的改变,而主观间歇性耳鸣则比客观性更常见,常与脑桥小脑角疾病、听源性癫痫发作和癫痫、听幻觉、伴有基底预兆的偏头痛、脑脊液压力改变及无皮质或听觉系统功能障碍证据的幻想感觉有关。而搏动性耳鸣主要存在动脉性与心跳同步和静脉性与呼吸同步的耳鸣两种类型。其中,心脏同步性耳鸣占大多数,患者所听到的耳鸣声实际为动脉搏动声,这一类耳鸣常提示存在硬脑膜的动静脉畸形(arteriovenous malformation, AVM)、创伤后的颈动脉内膜剥脱、动静脉瘘、颈内动脉海绵窦瘘或颈内动脉狭窄,耳鸣常出现在患侧,一般在压迫同侧颈内或颈总动脉时消失;而呼吸同步的耳鸣较为少见,主要源于静脉

杂音,但是患者可能将因咽鼓管开放听到的自己的呼吸声感觉为耳鸣。

除以上分类以外,不同病因引起的耳鸣也存在不同临床表现。耳本身出现的疾病引起的耳鸣最常见的并发症为听力下降。当耳道堵塞或中耳受到创伤损害后,听力下降可突然发生,而由内耳血流疾病、耳蜗膜破裂、病毒感染或自身免疫性内耳疾病等引起的耳鸣常伴有突发性感音神经性听力下降,这一类耳鸣症状可随着听力的治疗与恢复而改善甚至消失。

此外,耳鸣还可能合并前庭神经功能障碍,临床表现主要包括间歇性眩晕、感音神经性听力下降等,常提示病因或许为梅尼埃病或前庭神经鞘膜瘤等。其中,由梅尼埃病引起的主观性耳鸣常见的并发症有:自发性反复发作的眩晕,眩晕可持续几分钟到几小时;波动性、缓慢进行性感音神经性听力下降,通常单侧,早期多为低频;耳胀满感、压力感或不适。典型的耳鸣为低频性,常描述为"嗡嗡声"或"咆哮声",但可随着疾病的进展而发展,出现高调成分。在疾病早期,耳鸣症状会在眩晕发作时恶化,发作后显著改善甚至消失,但长期发展下会导致永久性耳鸣,在眩晕发作间歇期持续存在,并导致患者出现焦虑症状。而前庭神经鞘膜瘤引起的耳鸣最常伴有非对称性感音神经性听力下降,纯音听力敏感性会在数年内缓慢进展性下降,且常常但不总是伴有单音节词语识别障碍。如果为微血管接触或压迫前庭耳蜗神经所致的耳鸣,还可以导致迷路功能低下,表现出步态不稳的症状。

对于特发性颅内高压(大脑假瘤)、症状性颅内高压和颅内低压、血管异常、外伤后综合征及基底先兆性偏头痛患者,头痛和耳鸣常常同时出现。特发性颅内高压耳鸣更多地被感知为心跳同步性杂音样声音,单侧出现并在压迫同侧颈内静脉后消失。症状性颅内高压患者的耳鸣通常为持续性和高频响声并间歇出现。血管异常的耳鸣多为阵发性。外伤后综合征患者除耳鸣与头痛外,还存在自主神经症状,如头晕、恶心、呕吐、直立反应以及体温调节问题,严重者还伴随不同程度的认知障碍。偏头痛患者的耳鸣可能与基底先兆一同发生,被认为是头痛的前驱症状。

在严重形式的耳鸣中,常伴有精神共患病,如抑郁、焦虑,最常见的是失眠,都与耳鸣具有高度相

关性。抑郁性症状的发生可能是患者对耳鸣的反应,长此以往可能导致耳鸣失代偿。而焦虑与耳鸣的痛苦程度相关。此外,耳鸣患者常常有睡眠障碍,有时即使成功治疗了耳鸣并进行了特殊的睡眠治疗之后,失眠仍可持续存在。与睡眠障碍一起发生的其他综合征有睡眠呼吸暂停和多动腿综合征,长期睡眠障碍还可能导致严重的健康问题。耳鸣伴发的精神症状会对患者整体生活质量造成损害,极端情况下,耳鸣导致的精神问题或许会引起自杀想法,从而危及生命。

第三节 辅助检查

一、影像学检查

高场强磁共振如 3D-FIESTA、三维时间飞跃磁共振血管成像(3D-TOFMRA)或磁共振仿真内镜技术能清晰地显示脑神经及周围血管的关系,常见的责任血管为小脑前下动脉,其次为小脑后下动脉,少数为椎动脉和周围静脉血管压迫。虽然有作者认为 MRI 检查对于发现血管压迫具有较好的敏感性与特异性,但也有不同意见,如有人认为术前 MRI 检查的目的并非为发现责任血管,而是为排除肿瘤等继发病变。

二、特殊检查

(一)专科检查

耳鸣可由耳的传导性结构的病变引起,因此应做相应耳科学检查。可通过鼓膜显微镜与鼻咽镜检查是否存在外耳道、鼓膜及咽鼓管的结构与功能障碍。对于客观耳鸣,则应做耳和颈部血管的听诊。若耳科学检查未发现可能的病变则应进行影像学检查,检测是否存在骨性结构变化。

(二)听力学检查

1. 脑干听觉诱发电位(brainstem auditory evoked potential,BAEP) 由利用声刺激诱发的在脑干产生的潜伏期在 10ms 以内的 7 个正波组成,分别代表听神经传导通路中不同的生物电位,在耳鸣的测试中常运用其相关的听性脑干反应(auditory brainstem response,ABR)。常通过采用最稳定的 Ⅰ、Ⅲ、Ⅴ波潜伏期,Ⅰ~Ⅲ、Ⅲ~Ⅴ、Ⅰ~Ⅴ波的峰间期以及两耳Ⅴ波峰潜伏期和Ⅰ~Ⅴ波峰间期差,判断听觉和脑干功能,并用Ⅴ波阈值判断中高频听阈。有研究发现,在耳鸣患者中可以记录到波Ⅱ降低,Ⅰ~Ⅲ波间期延长,提示听神经的传导速度降低,且 Ⅰ~Ⅲ间期延长与耳鸣的持续时间相关。

2. 纯音听阈测试(pure tone audiomerty) 是测试听敏度的标准化主观行为反应测试,是听力学诊断评估中最基本、最重要的测试,在耳鸣患者的听力评价中应首先进行。该测试通过使用纯音听力计,检测测试耳对一定范围内不同频率纯音的听阈,并绘制纯音听阈图。纯音为单一频率成分的声音。听阈(hearing threshold)是指在规定条件下多次给予声信号,受试者正确察觉次数达到 50% 或以上的最小声强值,听阈提高即听力下降。通过纯音听阈测定,可以明确耳鸣患者是否伴有听力损失及其类型(传导性、感音神经性或混合性)与程度,进行患者听觉阈值的评价和损伤定位。

纯音听阈测定包括气导听阈和骨导听阈测试,一般先测试气导,包含上升法和升降法两种手法。以横坐标示频率(Hz),纵坐标示强度(dB HL),运用特定符号将测试耳听阈记录在图中,连接相邻音频的气导听阈符号而不连接骨导听阈符号,即可绘制出纯音听阈图,根据图示的不同特点做出听敏度变化的初步判断。由于对音阈的感知存在高度不确定性,受试者提供的信息在可靠性和准确性方面通常是有限的;并且为得到有效结果,必须分别对双耳进行测定,测试过程中需对非测试耳进行有效屏蔽。综上,该测试的操作存在一定困难。

3. 镫骨肌反射测试 镫骨肌声反射(acoustic stapedius reflex)测试目前主要通过测试其反射阈来估计听敏度,是声导抗测试法的组成部分,为目前最常用的客观听力测试方法之一。镫骨反射阈即引起镫骨肌反射的最小刺激强度,通常为 70dB~100dB(SL)。声刺激在内耳转化为听神经冲动后,由蜗神经传至脑干耳蜗腹侧核,经同侧或交叉后从对侧上橄榄核传向两侧面神经核,再经面神经引起所支配的镫骨肌收缩,随后鼓膜松弛,称为镫骨肌声反射,可以作为中耳传音功能评价的指标。通过声导抗仪记录鼓膜顺应性的变化,其反射弧中任何一个环节受累都会影响结果的反射阈、振幅、潜伏期、衰减度等,根据反射的有无和变异,可以为很多疾病的诊断提供客观依据。在前庭神经鞘膜瘤导致的耳鸣患者中,镫骨肌反射测试常出现

反射缺失和 / 或延迟。

4. 耳鸣匹配试验 CIBA 基金会倡导:耳鸣的测试应当包括音调(pitch)、响度(loudness)、可掩蔽性(maskability)和残余抑制(residual inhibition)四个方面。耳鸣匹配分为音调的频率匹配(pitch matching)和响度匹配(loudness matching)两类。音调匹配首先进行,通过使患者在所听到的给出的两种声音中进行强迫性二选一的方法进行。试验一般使用纯音听力计进行给声,在与耳鸣响度最近似或一致的强度下,给两种纯音,每种纯音持续2秒,两者给声时间间隔为0,给声频率范围约在1 000~12 700Hz 内。从 1 000Hz 开始,10~20 感觉级开始给纯音,首先调整纯音强度,直到患者认为其与耳鸣声近似,再以倍频程方式改变频率,根据患者反应进行调整,直到找到最接近耳鸣声音调的频率,再让患者比较该频率周围的半频程,进一步校准音调。为保证测试的准确性,患者必须测试完以上提到的所有频率。为避免患者出现规律性的选择,每次给的两个纯音可以不规律地采用上升法或下降法随机给声。注意在进行正式测试之前,应当让患者明确音调的定义,并对试验过程进行熟悉和练习,确保试验能够顺利开展。一般将在测试耳的对侧给予刺激声,这样会更加便于患者将所给声音与测试耳耳鸣声进行比较,容易得到匹配结果。当音调匹配初步完成之后,应给出高于和低于匹配结果 1 个倍频程的刺激进行倍频混淆试验(octave confusion),再次验证结果的可靠性。

响度匹配比音调匹配的重复性更好,通常在音调匹配完成后进行。试验以确定的频率从阈值起给予刺激声,然后以 1dB 为步长,采用上升法逐步进行测试,直到匹配。当耳鸣音调和响度匹配均完成后,再使患者在同一频率和强度比较纯音和窄带噪声(narrow band noise,NBN),选择其中与耳鸣声更接近的一方。如果患者选择纯音,则匹配完成,结果可靠;若选择窄带噪声,则应进一步在相同强度下比较窄带噪声和宽带噪声(broad band noise,BBN),以患者最终选择的噪声为基础,以 1dB 为步长,寻找该噪声的阈值,调节刺激声强度直到接近耳鸣声大小,完成最终匹配。

除耳鸣匹配试验之外,还应测试耳鸣最小掩蔽级,有助于寻找耳鸣掩蔽音,在后续的治疗过程中加以应用,也可作为掩蔽治疗是否有效的判断指征。最小掩蔽级(minimum masking level,MML)指能够完全掩蔽患者耳鸣声的最小刺激声强值。如果患者为双耳耳鸣,则双耳同时给予白噪声,以 1dB 为步长,逐渐增加测试强度,直到双耳耳鸣声同时被掩蔽为止。若测试过程中,其中一耳耳鸣首先被掩蔽,则应继续增加另一耳测试强度,直到另一耳耳鸣声也被掩蔽为止。单耳耳鸣患者的试验方法与双耳相同,应选择的刺激耳与耳鸣匹配一样,为测试耳的对侧耳。通常,当掩蔽音停止后,耳鸣的掩蔽仍可持续一段时间,即耳鸣残余抑制,包括完全抑制、部分抑制和反跳三种现象,分别表现为耳鸣声完全消失、响度减小并逐渐恢复和耳鸣声不但没有减小或消失,反而增大的情况。耳鸣残余抑制也可不存在,其产生的机制尚不清楚。长时间的掩蔽可以使残余抑制现象积累,掩蔽时间越长,残余抑制持续时间越长,因此在耳鸣匹配试验过程中,应注意给声持续时间和间隔时间,以减少患者的听觉适应、疲劳与残余抑制。

(三)心理学检查

中至重度耳鸣患者通常合并精神或心理疾病,以抑郁和焦虑最为多见,对其生活质量造成损害。因此,应对患者进行心理、精神评价,通过治疗精神共患病减轻疾病负担。常通过问卷调查的方式对耳鸣的失用和障碍影响进行量化,将各种问卷的结果进行一个总体评估,确定患者的耳鸣严重程度。常见的问卷与量表有:耳鸣严重程度量表(TSS)、客观的耳鸣严重程度量表(STSS)、耳鸣调查问卷(TQ)、耳鸣障碍 / 支持量表(TH/SS)、耳鸣障碍调查问卷(THQ)、耳鸣障碍量表(THI)、耳鸣反应调查问卷(TRQ)、耳鸣严重程度指数、耳鸣障碍调查问卷(TBF-12)、耳鸣认知调查问卷(TCQ)、耳鸣应对模式调查问卷(TCSQ)等。对于得分高的患者和 Biesinger 分级Ⅲ、Ⅳ级患者,应进行进一步检查,如通过 MINI 国际神经精神访谈筛查焦虑性疾病等心理、精神疾病。

第四节 诊断

顽固性耳鸣可能是多种不同疾病的症状之一,伴有多种不同的共患病,需要全面的多学科检查对其进行诊断与评估。首先,通过详细的病史、耳鸣严重程度的评估、耳科临床检查及听觉功能的听力学测试得到基础诊断。详细的病史应当包括有关耳鸣病史和特点描述的信息、耳鸣情感结果、有可能引起耳鸣恶化或改善的因素、既往治疗经过和相关并发症,主要通过病史询问和一系列有价值的详细调查问卷获得。根据病史和问卷结果量化评分对耳鸣进行分级后,进行下一步临床耳科学评价。通过外耳视诊、血管听诊及耳镜和内镜检查,结合影像学结果,判断是否存在可以通过药物治疗或手术干预的客观病因。更明确的诊断需要听力学测试的结果支撑,纯音听阈测试及镫骨肌反射测试等可帮助确定是否存在听力下降及其类型,进行听觉阈值的评价和损伤定位,评估中耳、耳蜗等结构的功能是否存在障碍。耳鸣匹配试验则用来确定耳鸣的特点,如音调、响度等。然后,通过听觉脑干反应等听觉诱发电位测试对经过选择和分类的患者进行进一步诊断,评价听神经功能及阈值确定。最后对患者进行心理/精神评价,排除其是否存在潜在的精神共患病,并对表现出相关症状的患者进行引导和治疗。

在基础诊断过程中,如果结果提示某种病因或并发症的存在可能性,还需进行相应的检查进行排除或确定。诊断的相关检查选择和步骤应以临床特点为导向,如首先区分搏动性与非搏动性耳鸣,在非搏动性耳鸣中,鉴别伴有听力下降的急性耳鸣、阵发性耳鸣和慢性耳鸣等,依据症状和病因逐步推进。

第五节 治疗

目前对于耳鸣的治疗首先是病因治疗,如前庭蜗神经显微血管减压术治疗因血管压迫导致的顽固性耳鸣,这部分患者在病因解除以后可获得稳定的疗效。对于大多数病因不明的顽固性耳鸣治疗主要是对症治疗,包括音乐疗法、认知心理学疗法、药物以及中医治疗等。但这些治疗方法通常仅能缓解部分症状,并不能完全消除耳鸣。近年来,采用神经调控技术治疗顽固性耳鸣取得了一定的治疗效果,具有一定的应用前景。目前常用于治疗顽固性耳鸣的神经调控技术包括经颅磁刺激、经颅电刺激、迷走神经刺激、皮质电刺激、脑深部电刺激等。以上所有治疗的目的均为最大限度地降低耳鸣及其伴随症状,改善患者生活质量,以期达到彻底摆脱耳鸣的最终目标。

一、一般治疗

顽固性耳鸣的对症治疗往往针对耳鸣引起的不良心理反应,如失眠、焦虑、抑郁等,常见药物疗法、掩蔽疗法与习服疗法等。药物治疗包括两方面,分别为对因治疗与对症治疗,主要使用抗抑郁药、抗惊厥药、血管扩张药等。习服疗法(tinnitus retraining therapy,TRT)又称再训练疗法,根据扩大外界声音、打破耳鸣与不良情绪之间的关联与恶性循环以及增加听觉系统的滤过功能和中枢抑制力的治疗原则,使用个性化制订并定期进行指导和调整的治疗方案,达到使患者尽快适应并习惯耳鸣的主要目的,在耳鸣的临床治疗中被广泛应用。这一疗法主要适用于长期、严重的耳鸣;病因不明的特发性耳鸣(SIT);病因明确但久治不愈的顽固性耳鸣和病因治愈后的遗留耳鸣。主要方法包括耳鸣不全掩蔽(imcomplete masking)、松弛训练、注意力转移和心理咨询等,是一种联合疗法。此疗法的重点在于不全掩蔽,使用低强度宽带噪声掩蔽耳鸣,但音量应以恰好能听到为准,并不完全掩蔽耳鸣,仅在白天清醒状态下间断治疗,入睡后不再进行。这种方法有别于通常运用的使用与耳鸣音调一致的窄带噪声甚至纯音掩蔽耳鸣的方式,更适于对患者对耳鸣的适应与习惯。掩蔽疗法则是根据耳鸣匹配试验选出特定的掩蔽声,通过指导聆听掩蔽声的方法达到抑制或缓解耳鸣症状的治疗目的。为排除如精神紧张等影响传出神经系统功能的不利因素,掩蔽疗法通常与松弛疗法相结合使用。

常见的疗法还有认知行为疗法、中医药疗法等。认知行为疗法(CBT)注重对患者的观察和引导,通过心理分析、认知与行为矫正等治疗改善患者心理状况,并不能消除耳鸣声音本身。该方法有两个主要成分:认知重建和行为修正。治疗方案包括放松训练、认知重建、注意力控制、意象训练和困难情景训练。放松训练最常见的是渐进性肌肉放松(PMR),帮助患者降低肌肉张力,在察觉到紧张情绪后能极快得到放松。在放松状态下,可以培养习服,缓解焦虑和紧张,保持平静。认知重建主要针对患者对于耳鸣的错误观念和负面想法,用积极的建设性认知代替这些想法可以改变患者对待耳鸣的态度,达到心理治疗效果。注意力控制技术可以将患者的注意力转向其他方面,达到主观意义上的耳鸣"消失"。意向技术和行为技术使患者暴露于一系列他们倾向于回避的困难环境中,通过改变他们面对这些情景的态度,得到解决方案。中医药疗法则强调个体化治疗,注重整体调节,治疗方法较为简单、方便,易为接受,包括中药、针灸与按摩导引等,可以单独治疗,也可联合应用。

二、显微血管减压手术

显微血管减压手术(microvascular decompression,MVD)治疗耳鸣国内外报道均有较好疗效,但是MVD尚无明确的手术适应证。有作者认为针对耳鸣的手术指征一般包括:①内科保守治疗无效的单侧致残性耳鸣;②BAEPs异常;③MRI提示神经血管压迫(neurovascular compression,NVC)。术中采用侧卧位枕下乙状窦后入路,暴露乙状窦后缘,不需要暴露横窦。显微镜下抬起Luschka孔脉络丛上方的小脑绒球小结叶,探查前庭耳蜗神经全长,观察有无责任血管压迫、压迫方式和程度、神经局部蛛网膜有无增厚粘连等牵拉压迫神经的因素。充分松解蛛网膜,责任血管与神经完全分离后,在其间放置经修整撕成适当大小柔软有弹性的团絮状Teflon棉片保持两者不再密切接触。

不同的研究报道的MVD治疗顽固性耳鸣患者的效果不同。相对来说,术前影像学检查发现第八对脑神经存在血管压迫的患者MVD术后疗效明确。国内研究报道,MVD治疗顽固性耳鸣的有效缓解率可达80%~83.3%。但是在一项耳蜗前庭神经MVD术治疗耳鸣和眩晕的系统评价和荟萃分析中显示仅有28%的单纯耳鸣患者在MVD术后能获得完全缓解,62%的耳鸣合并眩晕患者MVD术后能获得完全缓解。不同研究的MVD减压效果不同,可能与术前手术适应证的选择不同。

三、神经调控治疗

1. 经颅磁刺激 经颅磁刺激(transcranial magnetic stimulation,TMS)是一种通过通电线圈释放磁脉冲,刺激大脑皮质,调节神经元膜电位,从而改变大脑功能的神经调控技术,已广泛应用于多种神经精神疾病的治疗,包括顽固性耳鸣。根据脉冲形式可分为单次脉冲和多次脉冲,耳鸣治疗通常使用重复多次脉冲刺激(repetitive TMS,rTMS)。磁脉冲频率不同,对皮质活动的调节作用也不同,低频刺激(1Hz)通常会使神经元活性降低,产生抑制作用;高频刺激(5~20Hz)会增加皮质的兴奋性,产生兴奋作用。Plewnia等人最早将rTMS应用于耳鸣治疗,采用10Hz的rTMS刺激患者左侧颞叶皮质能显著降低患者耳鸣。后来,有人提出将低频与高频刺激相结合刺激听觉皮质的方案,发现联合刺激治疗的患者耳鸣障碍指数(THI)改善更加明显。随着人们对非经典通路在耳鸣感知中的作用了解越来越深入,发现通过增加对额叶或前额叶皮质的刺激,可取得更好的治疗效果。比如,有研究将前额叶皮质的高频刺激与颞顶叶皮质的低频刺激相结合,并显示出比单独低频刺激颞顶皮质有更强的耳鸣抑制效果。

然而,这些低频或高频rTMS对耳鸣的抑制效果主要来自单一队列的研究。一项采用rTMS与"假刺激"的随机对照研究表明,rTMS对耳鸣的抑制效果并不明显。此外,尽管不少研究证实了rTMS对顽固性耳鸣的治疗效果,但是这种效果通常是短期的,远期效果不佳,因此不属于最佳治疗方法。但是,rTMS还可以作为一种定位方法,通过rTMS明确有效刺激部位后进一步进行永久性植入物刺激。

2. 经颅电刺激 经颅直流电刺激(transcranial direct current stimulation,tDCS)是指通过头皮电极施加较弱的恒定电流(1~2mA),穿过颅骨刺激大脑皮质从而改变中枢神经活动,治疗各种神经精神疾病。虽然微弱电流对神经刺激作用的具体机制仍在探究中,但是目前基本上肯定的是,经颅电刺激不是直接改变神经元电位峰值来影响神经元的放电。有学者认为可能是电流产生感应电场改变神经元突触递质释放速率,从而影响神经可塑性。

Fregni等人最先开始采用tDCS刺激颞顶叶皮质来抑制耳鸣,通过与高频(10Hz)rTMS的相比,他们发现tDCS可以获得与rTMS相同的耳鸣抑制效果。不同的皮质刺激部位产生的效果也并不相同,阳极置于左侧颞顶叶,阴极置于对侧额叶的tDCS可使40%的参与者耳鸣得到一过性抑制,而双额叶的tDCS可以抑制43%的参与者的耳鸣感觉和耳鸣带来的痛苦感受。tDCS抑制顽固性耳鸣的疗效通常有数分钟到数小时,与rTMS类似,长期治疗的效果依旧不理想。另外,tDCS的作用机制还未被完全了解,需要有对刺激部位和刺激参数进行优化的研究以提高 tDCS 治疗耳鸣的效果。

3. 迷走神经刺激 迷走神经刺激(vagus nerve stimulation,VNS)是通过外科手术将线圈植入到颈部迷走神经上,刺激迷走神经达到调节大脑皮质兴奋性的作用。VNS 治疗顽固性耳鸣的原理可能与调节听觉系统中病理性神经可塑性变化有关。经皮迷走神经刺激(tVNS)可以产生类似于植入式迷走神经刺激相同的治疗效果。因此,Suk W 等人通过刺激分布于耳道皮肤的迷走神经分支治疗顽固性耳鸣,由于其非侵入性,得到了更好的推广。tVNS 与音乐疗法结合治疗顽固性耳鸣的临床研究,患者均回应耳鸣响度下降及相关痛苦感受减小。但是 tVNS 也存在一些不良反应,如刺激部位刺痛、头晕、头痛、鼻咽炎、口咽疼痛等。VNS 与音乐疗法联合治疗耳鸣的有效性,为耳鸣患者提供了一种新的治疗方式的选择。

4. 皮质电刺激 皮质电刺激是指通过植入皮质电极刺激大脑皮质,从而改变大脑皮质电活动。根据电极放置的部位可分为硬膜外、硬膜下和脑白质三种类型。de Ridder 等人在 TMS 和功能磁共振(functional Magnetic Resonance Imaging,fMRI)导航的引导下对一例单侧顽固性耳鸣患者实施了初级听觉皮质电刺激,发表了第一例皮质电刺激有效抑制耳鸣的病例报道。此后,该团队报道了 12 名患有中度至重度顽固性耳鸣的研究,患者接受双电极的植入,一个电极位于硬膜内初级听皮质表面,另一个电极位于硬膜外次级听觉皮质表面。结果显示 10 例患者均得到了不同程度的耳鸣缓解。该团队后期对其中 1 例失效的患者进行了额叶皮质电刺激,该患者获得了持续 1 年以上的耳鸣缓解,同时也证实了耳鸣产生的机制不仅仅涉及经典的听觉通路,同时还涉及非经典通路。

Miocinovic 等通过 fMRI 引导,选择耳鸣时血氧水平最高的地方作为电极植入靶点,对 43 例 TMS 失效的顽固性耳鸣患者进行皮质电刺激治疗。最终有 23 例患者获得了耳鸣缓解,同时,发现间断爆发性刺激比强直性刺激对耳鸣的抑制效果更强。然而,目前关于皮质电刺激治疗耳鸣的研究较少,仍处于早期阶段。

5. 脑深部电刺激 脑深部刺激(deep brain stimulation,DBS)已成为治疗一系列难治性神经精

神疾病的有效选择,这些疾病包括震颤、肌张力障碍、帕金森病、慢性疼痛和强迫症等。DBS 抑制耳鸣的作用最先是在 DBS 治疗运动障碍患者中被发现的,7 例合并耳鸣的运动障碍患者接受了丘脑腹侧中间核 DBS 治疗,在随访中有 3 名患者报道当 DBS 打开后,耳鸣响度降低。还有一项研究发现,6 例帕金森病伴有耳鸣的患者接受了 DBS 手术,电极穿过或靠近尾状核神经元(LC 区)时,有 5 名患者的耳鸣响度降低。因此,作者推测尾状核 LC 区可能参与了耳鸣的感知。另外一个尾状核 LC 区梗死后耳鸣消失的个案似乎也印证了这一观点。一项回顾性研究探索了 DBS 对运动障碍疾病患者耳鸣的影响,结果表明 DBS 确实可以降低患者 THI,并且推断出刺激丘脑底核的效果最明显。

2018 年,Cheung 等人报道了第一项 DBS 治疗顽固性耳鸣的 I 期非随机临床试验结果。6 例患者双侧尾状核植入电极,经过 5~13 个月的调试和适应期,患者 TFI 和 THI 均有明显的下降。进一步分析发现,对于尾状核体部的刺激优于头部刺激,与上述回顾性研究结论相似。I 期临床试验的喜人结果,让人们对 II 期临床试验产生了极大的兴趣。但是,DBS 治疗顽固性耳鸣同样处于早期试验阶段,发现更有效的刺激靶点,以及明确最佳刺激参数是较为迫切的研究任务。

第六节 展望

神经调控技术为有效治疗顽固性耳鸣提供了一个新的选择。但是,在这些技术被推荐作为常规治疗之前,几乎都需要进一步的研究。耳鸣的临床异质性导致耳鸣的形式不同,其潜在的病理生理机制也不同。因此,区分不同类型的耳鸣及其相关的神经网络似乎是至关重要的,从而为使用不同的神经调控技术调节这些特定的脑区提供基础。目前研究的局限性主要是样本量小、缺乏足够对照、患者异质性以及长期随访等问题。

(熊南翔 蔡远坤 岳楚乔)

参考文献

[1] BAGULEY D,MCFERRAN D,HALL D. Tinnitus [J]. Lancet,2013,382(9904):1600-1607.

[2] 陈秀兰,秦兆冰,宋凡.耳鸣的特点与发病相关因素分

析[J].中国耳鼻咽喉头颈外科,2021,28(05):313-315.

[3] OOSTERLOO B C,DE FEIJTER M,CROLL P H,et al.Cross-sectional and Longitudinal Associations Between Tinnitus and Mental Health in a Population-Based Sample of Middle-aged and Elderly Persons[J].JAMA otolaryngology—head & neck surgery,2021,147(8):708-716.

[4] SEO J H,KANG J M,HWANG S H,et al.Relationship between tinnitus and suicidal behaviour in Korean men and women:a cross-sectional study[J].Clinical otolaryngology:official journal of ENT-UK;official journal of Netherlands Society for Oto-Rhino-Laryngology & Cervico-Facial Surgery,2016,41(3):222-227.

[5] 张宏杰,郝成栋,王兴华.顽固性耳鸣的治疗现状[J].中国误诊学杂志,2009,9(09):2031-2032.

[6] SALDANHA A D D,HILGENBERG P B,PINTO L M S,et al.Are temporomandibular disorders and tinnitus associated?[J].Cranio:the journal of craniomandibular practice,2012,30(3):166-171.

[7] LANGGUTH B,KREUZER P M,KLEINJUNG T,et al. Tinnitus:causes and clinical management[J].Lancet, 2013,12(9):920-930.

[8] ZHANG Q,ZHAO L,SHEN W,et al.Subjective tinnitus: lesion-induced pathological central homeostasis remodeling [J].Journal of otology,2021,16(4):266-272.

[9] 周晶莹,许铭,沈卫东.从中枢重塑阐述原发性耳鸣发病及治疗机制[J].中华耳科学杂志,2021,19(02):328-331.

[10] JAROSZYNSKI C,ATTYÉ A,JOB A,et al.Tracking white-matter brain modifications in chronic non-bothersome acoustic trauma tinnitus[J].NeuroImage,2021,31: 102696.

[11] CHEN Y,XIA W,CHEN H,et al.Tinnitus distress is linked to enhanced resting-state functional connectivity from the limbic system to the auditory cortex[J].Human brain mapping,2017,38(5):2384-2397.

[12] ADJAMIAN P,HALL D A,PALMER A R,et al. Neuroanatomical abnormalities in chronic tinnitus in the human brain[J].Neuroscience and biobehavioral reviews,2014,45:119-133.

[13] VIANNEY-RODRIGUES P,AUERBACH B D,SALVI R. Aberrant thalamocortical coherence in an animal model of tinnitus[J].Journal of neurophysiology,2019,121(3): 893-907.

[14] VANNESTE S,HEYNING P V D,RIDDER D D. Contralateral parahippocampal gamma-band activity determines noise-like tinnitus laterality:a region of interest analysis[J].Neuroscience,2011,199:481-490.

[15] VAN DER LOO E,GAIS S,CONGEDO M,et al.Tinnitus intensity dependent gamma oscillations of the contralateral auditory cortex[J].PloS one,2009,4(10):e7396.

[16] TEWFIK S.Phonocephalography.An objective diagnosis of tinnitus[J].The Journal of laryngology and otology, 1974,88(9):869-875.

[17] BRANSTETTER B F T,WEISSMAN J L.The radiologic evaluation of tinnitus[J].European radiology,2006,16 (12):2792-2802.

[18] BAKHOS D,MARX M,VILLENEUVE A,et al. Electrophysiological exploration of hearing[J].European annals of otorhinolaryngology,head and neck diseases, 2017,134(5):325-331.

[19] DOMARECKA E,OLZE H,SZCZEPEK A J. Auditory Brainstem Responses(ABR)of Rats during Experimentally Induced Tinnitus:Literature Review[J]. Brain sciences,2020,10(12).

[20] HOTH S,BALJIĆ I.Current audiological diagnostics[J]. GMS current topics in otorhinolaryngology,head and neck surgery,2017,16:c9.

[21] HENRY J A,ZAUGG T L,SCHECHTER M A.Clinical guide for audiologic tinnitus management I:Assessment [J].American journal of audiology,2005,14(1):21-48.

[22] 贺璐,王国鹏,译彭哲,等.耳鸣临床应用指南[J].听力学及言语疾病杂志,2015,2021(2):116-139.

[23] PETER N,KLEINJUNG T.Neuromodulation for tinnitus treatment:an overview of invasive and non-invasive techniques[J].Journal of Zhejiang University,2019,20 (2):116-130.

[24] 石鑫,买买江,姜磊,等.显微血管减压术治疗眩晕、耳鸣疗效分析[J].中国现代医学杂志,2013,23(08):85-89.

[25] VAN DEN BERGE M C,VAN DIJK J C,Posthumus I A,et al.Microvascular decompression of the cochleovestibular nerve for treatment of tinnitus and vertigo:a systematic review and meta-analysis of individual patient data[J].J Neurosurg,2017,127(3):588-601.

[26] LEFAUCHEUR J,ALEMAN A,BAEKEN C,et al. Evidence-based guidelines on the therapeutic use of repetitive transcranial magnetic stimulation(rTMS): An update(2014-2018)[J].Clinical neurophysiology: official journal of the International Federation of Clinical Neurophysiology,2020,131(2):474-528.

[27] ARAI N,OKABE S,FURUBAYASHI T,et al.Comparison between short train,monophasic and biphasic repetitive transcranial magnetic stimulation(rTMS)of the human motor cortex[J].Clin Neurophysiol.2005,116(3):605-613.

[28] SIEBNER H R,ROTHWELL J.Transcranial magnetic stimulation:new insights into representational cortical plasticity[J].Experimental brain research,2003,148(1):

1-16.

[29] 林伟,杨海弟,郑亿庆.重复经颅磁刺激治疗主观性耳鸣的研究进展[J].听力学及言语疾病杂志,2015,23(03):319-322.

[30] PLEWNIA C,BARTELS M,GERLOFF C. Transient suppression of tinnitus by transcranial magnetic stimulation [J]. Annals of neurology,2003,53(2):263-266.

[31] NOH T,KYONG J S,CHANG M Y,et al. Comparison of Treatment Outcomes Following Either Prefrontal Cortical-only or Dual-site Repetitive Transcranial Magnetic Stimulation in Chronic Tinnitus Patients:A Double-blind Randomized Study [J]. Otology & neurotology:official publication of the American Otological Society,American Neurotology Society[and]European Academy of Otology and Neurotology,2017,38(2):296-303.

[32] DE RIDDER D,SONG J,VANNESTE S. Frontal cortex TMS for tinnitus [J]. Brain stimulation,2013,6(3):355-362.

[33] LEHNER A,SCHECKLMANN M,POEPPL T B,et al. Efficacy and Safety of Repeated Courses of rTMS Treatment in Patients with Chronic Subjective Tinnitus[J]. BioMed research international,2015,2015:975808.

[34] LANDGREBE M,HAJAK G,WOLF S,et al. 1-Hz rTMS in the treatment of tinnitus:A sham-controlled,randomized multicenter trial [J]. Brain stimulation,2017,10(6):1112-1120.

[35] 贺璐,王国鹏,龚树生.解读美国《耳鸣临床应用指南》[J].中华耳科学杂志,2016,14(02):149-152.

[36] CHASE H W,BOUDEWYN M A,CARTER C S,et al. Transcranial direct current stimulation:a roadmap for research,from mechanism of action to clinical implementation [J]. Molecular psychiatry,2020,25(2):397-407.

[37] ESMAEILPOUR Z,MARANGOLO P,HAMPSTEAD B M,et al. Incomplete evidence that increasing current intensity of tDCS boosts outcomes [J]. Brain stimulation,2018,11(2):310-321.

[38] LIU A,VÖRÖSLAKOS M,KRONBERG G,et al. Immediate neurophysiological effects of transcranial electrical stimulation [J]. Nature communications,2018,9(1):5092.

[39] FREGNI F,MARCONDES R,BOGGIO P S,et al. Transient tinnitus suppression induced by repetitive transcranial magnetic stimulation and transcranial direct current stimulation [J]. European journal of neurology.2006,13(9):996-1001.

[40] GARIN P,GILAIN C,VAN DAMME J,et al. Short- and long-lasting tinnitus relief induced by transcranial direct current stimulation [J]. J Neurosurg,2011,258(11):

1940-1948.

[41] 张晨,李树峰.电、磁刺激在耳鸣治疗中的应用进展[J].中国眼耳鼻喉科杂志,2018,18(5):363-366.

[42] WANG Y,LI S,WANG D,et al. Transcutaneous Auricular Vagus Nerve Stimulation:From Concept to Application [J]. Neuroscience bulletin,2021,37(6):853-862.

[43] 李刚,张剑宁,李明.耳迷走神经刺激治疗耳鸣临床研究现状[J].中国听力语言康复科学杂志,2020,18(06):427-431.

[44] TYLER R,CACACE A,STOCKING C,et al. Vagus Nerve Stimulation Paired with Tones for the Treatment of Tinnitus:A Prospective Randomized Double-blind Controlled Pilot Study in Humans [J]. Scientific reports,2017,7(1):11960.

[45] HEIN E,NOWAK M,KIESS O,et al. Auricular transcutaneous electrical nerve stimulation in depressed patients:a randomized controlled pilot study [J]. Journal of neural transmission(Vienna,Austria:1996),2013,120(5):821-827.

[46] SUK W C,KIM S J,CHANG D S,et al. Characteristics of Stimulus Intensity in Transcutaneous Vagus Nerve Stimulation for Chronic Tinnitus [J]. The journal of international advanced otology,2018,14(2):267-272.

[47] LEHTIMÄKI J,HYVÄRINEN P,YLIKOSKI M,et al. Transcutaneous vagus nerve stimulation in tinnitus:a pilot study [J]. Acta oto-laryngologica,2013,133(4):378-382.

[48] SHIM H J,KWAK M Y,AN Y,et al. Feasibility and Safety of Transcutaneous Vagus Nerve Stimulation Paired with Notched Music Therapy for the Treatment of Chronic Tinnitus[J]. Journal of audiology & otology,2015,19(3):159-167.

[49] REDGRAVE J,DAY D,LEUNG H,et al. Safety and tolerability of Transcutaneous Vagus Nerve stimulation in humans:a systematic review [J]. Brain stimulation,2018,11(6):1225-1238.

[50] DE RIDDER D,DE MULDER G,VERSTRAETEN E,et al. Auditory cortex stimulation for tinnitus [J]. Acta neurochirurgica. Supplement,2007,97(Pt 2):451-462.

[51] DE RIDDER D,DE MULDER G,WALSH V,et al. Magnetic and electrical stimulation of the auditory cortex for intractable tinnitus [J]. J Neurosurg,2004:100(3):560-564.

[52] DE RIDDER D,DE MULDER G,VERSTRAETEN E,et al. Primary and secondary auditory cortex stimulation for intractable tinnitus [J]. Journal for oto-rhino-laryngology and its related specialties,2006,68(1):48-54,54-55.

[53] DE RIDDER D,VANNESTE S,PLAZIER M,et al. Dorsolateral prefrontal cortex transcranial magnetic

stimulation and electrode implant for intractable tinnitus [J]. World Neurosurg,2012,77(5-6):778-84.

[54] DE RIDDER D,VANNESTE S,KOVACS S,et al. Transcranial magnetic stimulation and extradural electrodes implanted on secondary auditory cortex for tinnitus suppression [J]. J Neurosurg,2011,114(4): 903-911.

[55] MIOCINOVIC S,SOMAYAJULA S,CHITNIS S,et al. History,applications,and mechanisms of deep brain stimulation [J]. JAMA neurology,2013,70(2):163-171.

[56] RAMMO R,ALI R,PABANEY A,et al. Surgical Neurom-odulation of Tinnitus:A Review of Current Therapies and Future Applications [J]. Neuromodulation:journal of the International Neuromodulation Society,2019,22(4):380-387.

[57] SHI Y,BURCHIEL K J,ANDERSON V C,et al. Deep brain stimulation effects in patients with tinnitus [J]. Otolaryngol Head Neck Surg,2009,141(2):285-7.

[58] CHEUNG S W,LARSON P S. Tinnitus modulation by deep brain stimulation in locus of caudate neurons (area LC) [J]. Neuroscience,2010,169(4):1768-1778.

[59] LARSON P S,CHEUNG S W. A stroke of silence: tinnitus suppression following placement of a deep brain stimulation electrode with infarction in area LC [J]. J Neurosurg,2013,118(1):192-4.

[60] SMIT J V,JANSSEN M L F,ENGELHARD M,et al. The impact of deep brain stimulation on tinnitus [J]. Surgical neurology international,2016,7(Suppl 35):S848-S854.

[61] CHEUNG S W,RACINE C A,HENDERSON-SABES J, et al. Phase I trial of caudate deep brain stimulation for treatment-resistant tinnitus [J]. J Neurosurg,2019,24: 1-10.

[62] PEREZ P L,WANG S S,HEATH S,et al. Human caudate nucleus subdivisions in tinnitus modulation [J]. J Neurosurg,2019,132(3):705-711.

第二十三章 中间神经痛

第一节 基础知识

一、概述

中间神经痛（intermediate nerve neuralgia, INN），又称膝状神经痛或 Hunt 神经痛，临床上罕见。1909 年 Clark 和 Taylor 首次报道本病，国内鲜有报道，国外报道亦甚少。INN 的典型表现为中间神经分布区的电击样疼痛，常以"阵发性耳痛"就诊。本病的病因及发病机制尚不明确，目前治疗方法尚无标准化方案可循，主要包括药物治疗和显微外科或神经内镜手术治疗。

二、流行病学和分类

全世界对中间神经痛病例仅有少数个案报道，多为单侧，极少有双侧中间神经痛的病例报道。目前尚无准确的流行病学资料，也未发现家族遗传特征以及种族、地区差异。

中间神经痛可分为两种类型：①以耳痛为主的耳型，常始发于耳内或耳前，呈间歇性、阵发性或持续性剧烈疼痛，并可放射至同侧面部、舌外侧及咽部。②边界不清的面部疼痛，持续时间达数小时。发作时常伴有同侧鼻黏膜充血及流泪，有时可出现味觉及听觉改变。

三、病因及病理生理机制

面神经是混合性神经，其本身相当于运动根，中间神经近似感觉根（所不同的是内含副交感纤维），中间神经痛的发病机制目前尚未完全明了，主要有两种假说：

一种假说认为疼痛是由于带状疱疹病毒感染引起，如 Hunt 认为本病是由水痘 - 带状疱疹病毒引发的面神经膝状神经节的疱疹性炎症所引起，该病毒只有一种血清型，人类是惟一的自然宿主。带状疱疹是病毒性疾病，待炎症波及膝状神经节，甚至内耳神经即能引起疼痛症状，个别病例的炎症波及更广，甚至借脑脊液而扩散（脑脊液中淋巴细胞增多）。发病前带状疱疹病毒潜伏在脊髓神经的神经元中，当某些诱因（如受凉、疲劳、病灶感染等），使机体免疫力降低时，潜伏病毒趋于再活动状态。带状疱疹病毒在皮肤形成疱疹病变的同时就已侵犯面神经膝状神经节，累及感觉与运动神经纤维。由于耳蜗 - 前庭神经与膝状神经节邻近，具有共同神经鞘，所以炎症亦可波及前庭蜗神经、前庭神经。颅底骨折、动脉瘤、感染等邻近病灶而使该神经节及其感觉纤维受损也可引起中间神经痛。

另一种假说认为颅内血管压迫中间神经，导致神经出脑干区的脱髓鞘改变继而神经纤维间假性突触形成是中间神经痛可能的病因。责任血管通常是小脑前下动脉，也有可能是小脑后下动脉、静脉袢或粗大的内听动脉。

由于本病的相关文献较少，因此目前关于该病的流行病学、病因学以及治疗效果的资料仍缺乏权威统一的认识。

第二节 临床特点及诊断

一、症状及体征

中间神经痛的疼痛部位通常位于耳深部，有间断发作特征，常常可被外耳道后壁的机械刺激或颞下颌关节的运动诱发，但是诱发区并不总是存在。疼痛可能有不同的发作形式，包括持续的、阵发性的,甚至是持续疼痛与阵发性疼痛的组合。疼痛的性质有钝痛、刺痛和电击痛,伴流泪症状在文献中很常见,但也不一定存在。其他伴随症状包括听力丧失、面瘫、眩晕、耳鸣、面部潮红和多汗,以及感觉超敏等。

二、辅助检查

当遇到疑似中间神经痛的患者时,为了明确诊断首先必须行 MRI 桥小脑角区薄扫检查,可以明确压迫第Ⅶ、Ⅷ对脑神经的血管袢;由于中间神经过于纤细,即使高分辨率的 MRI 也无法显示,所以只能根据 MRI 图像上第Ⅶ、Ⅷ对脑神经与血管的关系来估计中间神经是否受到血管压迫。

其他的检查包括纯音测定、脑干听觉诱发电位、前庭功能检查等有助于排除肿瘤等其他疾病引发的耳痛。

三、诊断及鉴别诊断

(一) 诊断

因为没有明确的影像学指征或者其他辅助检查可明确诊断中间神经痛,中间神经痛像其他脑神经疾病一样主要靠特定的临床症状来确定诊断。也有学者认为中间神经痛的确诊只能通过手术探查证实中间神经出脑干区被血管压迫,且血管减压或中间神经切断后疼痛明显减轻或消失来证实。

中间神经痛的临床表现多样,但其主要特征表现为单侧与耳相关的阵发性疼痛,疼痛可位于外耳道、耳廓、耳后区域,甚至软腭,有时放射到颞部或者下颌角。疼痛可能被外耳道感觉触发或者颞下颌关节活动等机械刺激触发,疼痛可伴有流泪、味觉、唾液分泌异常。

(二) 鉴别诊断

为了明确诊断,须排除其他非神经痛性耳痛,包括:外耳的炎症或中耳炎;耳廓、外耳道、颞骨、鼻咽部位的恶性肿瘤;牙科疾病;颞下颌关节疾病;血管病变;鼻咽部和喉部病变引起的疼痛;桥小脑角的占位性病变;以及茎突过长综合征等。因此拟诊断中间神经痛的病例必须进行详细的神经内科、口腔科和耳鼻喉科检查。

与其他的神经痛的鉴别诊断也很重要。耳的感觉由第Ⅴ、Ⅶ、Ⅸ、Ⅹ等脑神经,以及第二和第三颈神经支配,所以中间神经痛与其他的面部相关的

神经痛部位重叠并不罕见,而最可能的鉴别诊断是三叉神经痛和舌咽神经痛,其与中间神经痛疼痛特征非常相似,鉴别时应注意疼痛的部位的分布及诱发因素。中间神经痛患者说话、洗脸及吞咽不会诱发耳部发作性疼痛,可作为与三叉神经痛和舌咽神经痛鉴别的依据。特别是深耳痛伴有间歇性面部或咽部疼痛发作时,须与非典型三叉神经痛或舌咽神经痛鉴别。鉴别的重要手段是丁卡因试验,如果扁桃体窝处喷洒丁卡因后疼痛消失,则支持舌咽神经痛的诊断,或高对比度 MRI T2 加权序列(如 CISS和 FIESTA)发现明显的神经血管压迫时,也可支持舌咽神经痛诊断,但不是确诊的可靠的证据。

MRI 桥小脑角区薄扫、纯音测定、脑干听觉诱发电位、前庭功能检查等可以排除其他疾病引起的耳痛。只有在充分排除其他诊断的前提下,才能诊断中间神经痛。

第三节　治疗方法

一、内科治疗

中间神经痛首选的治疗是内科治疗,手术只作为顽固性患者的选择。通常使用的药物是卡马西平、加巴喷丁、拉莫三嗪。因为这些药物抑制神经系统不同部位的兴奋,所以联合用药可能对那些使用单药治疗无效的患者有益。药物治疗之外的另一个选择是疼痛区域神经阻滞。

二、外科治疗

在药物保守治疗无效,或药物不耐受、过敏、副作用明显等情况下,与患者充分沟通后可以考虑选择手术治疗。有部分学者选用"膝状神经节切除术"治疗中间神经痛,但干眼症及面瘫等并发症发生率较高。目前最常见的两种手术方式是:中间神经脑池段切断术和神经入脑干区显微血管减压术。文献报道只有 1/3 的中间神经痛患者术中可发现血管压迫,最常见的血管为小脑前下动脉,其次为小脑后下动脉。在这部分病例中,单纯行神经减压术也可以达到疼痛缓解的效果,但目前绝大多数学者倾向于采用乙状窦后入路中间神经脑池段减压加切断术以保证疗效。术中应常规行神经电生理监测以保护前庭蜗神经功能。无论术中有无发现血

管压迫,术后疗效无明显差异。

（一）手术相关解剖

中间神经的命名来源于其位于面神经和前庭蜗神经之间,1977 年 Heinrich August Wrisberg 将之命名为"面神经的中间支",因此中间神经也被称为 Wrisberg 神经,其中副交感神经纤维支配泪腺、鼻腔和软腭的腺体,并传入来自舌和外耳及鼻腔的皮肤区域的感觉。它走行在面神经的运动根旁,被认为是面神经的一部分,通常由 1~3 根神经干构成,但在某些情况下,它可由多达 6 个细根组成。

中间神经包含来源于 3 个不同核团的纤维:①来自上泌涎核的副交感纤维;②来自延髓味觉中枢(孤束核上极)的感觉纤维;③来自三叉神经脊束背部的皮肤感觉纤维。副交感分泌神经节后纤维分布到泪腺,颌下腺,鼻腔及部分口腔腺体。特殊感觉纤维传递来自舌的前 2/3、口底、部分上颚等处的味觉感受器的神经冲动,经鼓索到孤束核。皮肤表面的传入纤维传递来自位于耳廓外耳、耳朵后

面、外耳道后壁、和鼓膜外层等处的感觉接收器的神经冲动。

（二）手术过程

中间神经脑池段切断术的手术入路与面肌痉挛显微血管减压术相同。患者取健侧卧位,耳后枕下切口,乙状窦后开骨窗直径约 2cm 前缘达乙状窦后缘,切开硬脑膜,显微镜下释放脑脊液至小脑塌陷,探查患侧小脑脑桥角区。脑神经周围的局部蛛网膜尽量广泛彻底地锐性分离,可减少手术操作中对前庭蜗神经的牵拉,从而降低听力损失的风险,不使用自动牵开器,对需要暴露的部位进行间断牵拉。首先显露前庭蜗神经,在前庭蜗神经与其腹内侧的面神经之间显露中间神经根丝,通常为 1~3 根,再确认责任血管压迫中间神经的部位(图 23-3-1),行神经减压并切断中间神经,也可单独推移固定责任血管或单纯切断中间神经(图 23-3-2)。因为中间神经痛、三叉神经痛、舌咽神经痛等疼痛综合征中有疼痛区域的重叠,如果术前对诊断有所疑虑就

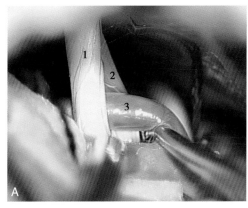
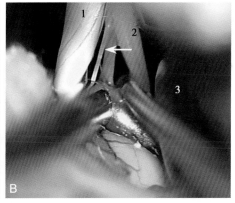

图 23-3-1 中间神经显微血管减压术

显微镜下探查可见:1. 前庭蜗神经,2. 面神经,3. 小脑前下动脉,→中间神经。

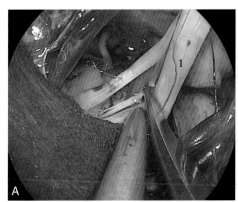
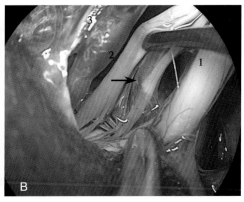

图 23-3-2 中间神经内镜下血管减压术

神经内镜探查可见:1 前庭蜗神经,2 面神经,3 小脑前下动脉,→ 中间神经。

需要同时探查三叉神经和舌咽神经。也有作者建议即使对术前明确诊断中间神经痛的患者也要对舌咽神经、迷走神经进行探查和减压。硬膜水密缝合，预防脑脊液切口漏和鼻漏，乳突气房用骨蜡严密封闭，颅骨采用修补材料修补，肌肉皮肤按解剖层次逐层缝合。

（三）围手术期处理

中间神经痛手术操作涉及脑干及面神经、前庭蜗神经等多组重要脑神经，解剖关系紧密且复杂，极易引发听力障碍等严重的并发症，所以手术前应进行全面详尽的影像学评估和完善的术前准备。手术需要在全身麻醉下进行，一般的术前准备参照常规的全身麻醉围手术期处理原则。头颅 MRI 后颅凹薄层扫描检查有助于术前了解神经与血管的关系，为手术提供参考。

中间神经手术操作对前庭蜗神经和面神经有一定的移位和骚扰，术后需要重点观察听力情况以及面部肌肉运动情况。如果术中同时探查了三叉神经和舌咽迷走神经，也需要观察面部感觉和吞咽发音等有无异常。而术后术侧舌前 2/3、口腔底部、上颚等处的味觉变化一般不会引发明显的不适感。

（四）手术并发症

文献报道的中间神经切断并发症包括泪液、唾液分泌障碍，味觉减退，眩晕等，但往往短期可恢复，只要精细轻柔操作，术后一般不会出现耳聋及面瘫。如果手术适应证选择恰当，那么绝大多数患者的疼痛都会得到缓解。虽然文献报道初次手术效果不好的病例再次手术大部分可达到满意效果，但仍强烈建议只对症状特别严重并其他治疗无效的患者才能考虑重复手术，在手术前对患者进行充分细致的交流并确定患者对手术预期有理性的态度。

第四节　小结

中间神经痛是一种罕见的面部神经痛，具有间断发作、疼痛位于耳深部的特点，常被外耳道后壁的感觉或颞下颌关节运动等机械刺激诱发。中间神经痛的疼痛部位与三叉神经痛和舌咽神经痛常有重叠，需通过详细的耳鼻喉专科检查检查，耳、颞下颌关节、鼻咽的影像学检查进行鉴别。临床上应特别注意防止漏诊、误诊。

对于内科保守治疗效果不佳的患者，乙状窦后入路中间神经脑池段减压及切断术是目前最佳治疗方法，可以在显微镜下或神经内镜下进行。术中要平行于第Ⅶ、Ⅷ对脑神经方向对小脑进行牵拉，牵拉应该遵循最小化原则。广泛的锐性蛛网膜分离以及小脑动态牵拉有利于小脑的牵开并减少脑神经损伤。这些手术策略可保证充分的暴露并对脑神经进行安全的探查。如果怀疑合并三叉神经痛或舌咽神经痛，术中应对第Ⅴ~Ⅹ对脑神经脑池段全程均进行广泛充分探查和减压。

（陈国强）

参考文献

[1] CLIFTON W，GREWAL S，LUNDY L，et al. Clinical implications of nervus intermedius variants in patients with geniculate neuralgia：Let anatomy be the guide［J］. Clinical anatomy，2020，33：1056-1061.

[2] PERIS-CELDA M，OUSHY S，PERRY A，et al. Nervus intermedius and the surgical management of geniculate neuralgia［J］. J Neurosurg，2018，131：343-351.

[3] ROBBLEE J H. A pain in the ear：Two case reports of nervus intermedius neuralgia and narrative review［J］. J Headache Pain，2021，61：414-421.

[4] WATANABE K，TUBBS R S，SATOH S，et al. Isolated Deep Ear Canal Pain：Possible Role of Auricular Branch of Vagus Nerve-Case Illustrations with Cadaveric Correlation［J］. World Neurosurg，2016，96：293-301.

[5] TUBBS R，STECK D，MORTAZAVI M，et al. The nervus intermedius：a review of its anatomy，function，pathology，and role in neurosurgery［J］. World Neurosurg，2013，79：763-767.

[6] SONG，Z. Endoscopy during neurotomy of the nervus intermedius for nervus intermedius neuralgia：a case report［J］. Ann Transl Med，2021，9（2）：179-179.

第二十四章 舌咽神经痛

第一节 临床表现及诊断

一、概述

舌咽神经痛（glossopharyngeal neuralgia）是一种罕见病，表现为舌咽神经分布区（咽后壁、舌根部、扁桃体区和软腭等部位）的阵发性剧烈疼痛，多为单侧，可放射至外耳道深部、下颌角深部等迷走神经耳咽支分布区，故亦有人称之为迷走舌咽神经痛（vasoglossopharyngeal neuralgia）。早在 1910 年，Weisenberg 首次描述了一位因桥小脑角肿瘤刺激引起舌咽神经痛患者的症状。Harris 于 1921 年根据他对两名患者的观察，成为第一位将这些症状定义为"舌咽神经痛"的医生。1927 年，对舌咽神经痛的认识和治疗取得了两项重大进展，其中包括 Doyle 发表的 18 名患者的病例系列和 Dandy 进行的第一次成功的舌咽神经痛颅内切除术。由于舌咽神经痛常因吞咽、咳嗽或说话等日常动作而诱发，给患者造成巨大痛苦，严重影响其正常生活和工作。尽管文献上提到某些舌咽神经痛患者可出现因自主神经反射性冲动抑制而导致心血管并发症如短暂心动过缓、心跳停搏、血流动力学不稳定甚至晕厥而导致生命危险等情况，但从笔者经治的上百例病例中并未发现这种情况。舌咽神经痛初起应该药物治疗；对于症状持续，严重影响生活且药物治疗无效者需要手术！

二、病因、流行病学和病理生理

舌咽神经痛的病因可分为原发性和继发性两大类。继发性舌咽神经痛病因可以被影像学检查发现，如舌咽迷走神经邻近部位的解剖结构异常、肿瘤或炎性病变所造成，包括 Chiari 畸形、伊格尔综合征（Eagle's syndrome）、茎突舌骨韧带钙化、颅内肿瘤或鼻咽癌等。影像学检查阴性的所谓原发性舌咽神经痛过去认为病因不明，但目前倾向于认为舌咽迷走神经根部血管的搏动性刺激有关。具体发病机制类似于三叉神经痛，神经异位动作电位形成以及局部神经脱髓鞘，导致传入冲动发生交叉传导和级联放大。这些刺激因素还包括舌咽迷走神经根部局部蛛网膜炎症粘连，脉络丛钙化或继发于多发性硬化（MS）的神经脱髓鞘改变。

舌咽神经痛是一种罕见病，它占所有类型脑神经痛的 0.2%~1.3%，发病率约为 0.7/10 万人，男女无差异，随着年龄的增长而增加，好发年龄 40~70 岁，约 50% 以上患者年龄在 50 岁以上，大多为单侧发病，左侧常见，左右之比约为 3∶2。双侧发病极为罕见。

舌咽神经是感觉运动混合性神经，自延髓橄榄后沟前出脑，与迷走神经和副神经同出颈静脉孔，在孔内神经干上有膨大的上神经节，出孔时又形成一稍大的下神经节。出颅后先在颈内动、静脉间下降，然后呈弓形向前，经舌骨舌肌内侧达舌根。其中躯体运动纤维自疑核发出支配茎突咽肌和软腭肌，对吞咽至关重要；内脏运动纤维自下泌涎核发出在耳神经节换元后支配腮腺分泌；躯体感觉纤维主要分布于耳后皮肤，在上神经节换元后入脑干三叉神经脊束核；内脏感觉纤维分布于舌根、软腭、扁桃体、咽及咽鼓管、鼓室、中耳、颈动脉窦及小球等处，在下神经节换元后入孤束核，并投射至高级中枢，与舌咽神经痛发作关系最为密切。

三、临床表现

舌咽神经痛以 40~70 岁中老年发病多见，疼痛发作没有前驱表现,类似于三叉神经痛发作的性质,为阵发性,撕裂般剧痛。疼痛可以自发性,或因舌咽、迷走神经分布区皮肤、黏膜碰触激惹而诱发,如因饮水、进食、咳嗽、说话等日常动作诱发。疼痛位于咽后壁、舌后 1/3 的黏膜、扁桃体窝、鼻咽部、软腭的下面、腭垂等部位,可向耳周,外耳道及下颌区深部放射。突发突止,历时数秒到数分钟不等。每天发作次数从几次至上百次不等,密集发作可以有数小时或数天的间隙期。疼痛性质呈尖锐刺痛、电击或撕裂样,偶可伴烧灼感。起病时发作间期较长,随着病情的发展,发作次数增加,间歇时间逐渐缩短,偶可持续性疼痛。个别舌咽神经痛患者可伴心动过缓、心律不齐等表现。严重的心律失常可引起低血压甚至有心脏停搏,后者可导致昏厥或抽搐,可能是由于舌咽神经近端发生假突触联系,舌咽神经躯体感觉和运动纤维冲动兴奋窦神经,反射性引起迷走神经功能亢进所致。心电图检查可以显示房性期前收缩,交界心率或非特异性 T 波改变。

四、辅助检查

CT 和 MRI 检查有助于舌咽神经痛的病因诊断。颅底和鼻咽部的 CT 成像常可明确细长骨化的茎突,常规 MRI 有利于排除肿瘤等明显占位性病因。磁共振断层血管成像(magnetic resonance tomographic angiography,MRTA)检查,可清晰显示桥小脑角池内血管压迫舌咽神经征象,对发现神经血管压迫起重要的作用。联合应用 3D-TOF 和 FIESTA 序列使神经和血管在同一扫描状态下以不同的高、低、等信号方式同时显示,借此可明确舌咽神经血管压迫情况及血管的来源。最常见的责任血管是小脑后下动脉,其次是椎动脉和小脑前下动脉。

五、诊断与鉴别诊断

(一)诊断

通过仔细询问病史和相关脑神经及神经体征的检查,辅助 CT 和 MRI 检查,舌咽神经痛诊断一般不难确立。国际疼痛学会(ICHD-3)提出以下诊断标准:

A. 阵发性疼痛位于单侧舌咽神经分布区且符合标准 B;

B. 疼痛符合以下所有特征:①持续数秒到 2 分钟;②疼痛强度剧烈;③疼痛类型电击样、刀割样、针刺样;④可由吞咽、咳嗽、说话或哈欠诱发。

C. 不符合其他 ICHD Ⅲ 疾病的诊断标准。

影像或术中发现存在明确血管压迫的被定义为典型性舌咽神经痛,有明确肿瘤、感染或炎症引起的称为继发性舌咽神经痛。

(二)鉴别诊断

1. 三叉神经痛 舌咽神经痛最常被误诊断为是三叉神经痛,因为两者具有类似的疼痛特征。部分三叉神经痛患者疼痛部位位于舌缘,而舌咽神经痛发生在舌根、咽后壁。喷涂表面麻醉剂(丁卡因等)溶液可阻止扳机点疼痛发作。

2. 中间神经痛 疼痛通常局限于耳前区,扳机点位于耳屏(tragus),耳前区皮肤。呈间歇性、阵发性或持续性剧烈疼痛,可扩散到面部深层结构,诊断明确的中间神经痛可通过微血管减压术来治疗。

3. 茎突综合征(Eagle 综合征) 疼痛位于咽喉一侧,可牵涉至面部或耳后区域。常因茎突过长、茎突舌骨韧带钙化压迫颅外段的舌咽神经引起。五官科医生可以通过经口扁桃体窝手术治疗。

4. 颞下颌关节紊乱综合征 主要临床表现为关节局部酸胀或疼痛、关节弹响和下颌运动障碍。张口受限并可诱发疼痛加重。体征上可有轻重不等的颞下颌关节压痛,张口常受限。关节薛氏位 X 线片可发现关节间隙和骨质改变。

第二节 舌咽神经痛的治疗

一、内科治疗

同三叉神经痛的治疗相似,舌咽神经痛通常对药物治疗有效,首选卡马西平或奥卡西平。卡马西平起始剂量为 200mg/d,单次给药(缓释),或分两次给药(速释片)。根据需要以 200mg/d 逐渐增加剂量,建议分次服用缓释片,最大剂量不超过 1 200mg/d。国际疼痛研究协会(IASP)推荐的其他神经性疼痛药物如下:

加巴喷丁(100~500mg/d,分 1~4 次服用);度洛西汀(20~90mg/d,分 1~2 次服用);丙戊酸钠(200~1 000mg/d,分 1~2 次服用);氯硝西泮(0.5~8mg/d,

分 1~2 次服用);拉莫三嗪(50~500mg/d,分 1~2 次服用);巴氯芬(10~80mg/d,分 1~4 次服用);苯妥英(200~600mg/d,分 1~3 次服用);普瑞巴林(75~500mg/d,分 1~2 次服用);托吡酯(50~1 000mg/d,分 1~2 次服用)。

这些药物一般应以低剂量开始,并根据其有效性、耐受性和副作用根据需要进行调整。将两种或两种以上具有不同作用机制的药物结合使用,有助于在避免副作用的同时更好地缓解疼痛。短期服用阿片类药物可用于治疗顽固性疼痛。长期服药时要注意副作用的产生,如肝肾功能损害,白细胞、血小板低下等。育龄妇女孕期要考虑到药物的致畸作用。患者疾病后期往往因出现副作用和药效下降而停药,大多数患者需要寻求外科治疗。

二、外科治疗

舌咽神经痛手术历史上主要有 3 种方法,分别为舌咽神经微血管减压术(microvascular decompression,MVD)、经脑神经根切断术(intracranial rhizotomy)、经皮穿刺舌咽神经射频热凝损毁术(percutaneous radiofrequency thermocoagulation,PRF)。随着医学进步、临床经验积累和疗效客观评价,目前后二种治疗方法已近淘汰。外科手段治疗以达到疼痛治愈为目的而尽可能不增加新的神经功能缺损。手术治疗的选择应根据患者年龄、全身情况能否耐受、神经系统检查、术者经验及手术风险等因素综合考虑来决定。继发性舌咽神经痛应尽早明确病因后对因治疗。

(一) 舌咽神经微血管减压术

与三叉神经痛一样,Jannetta 认为典型舌咽神经痛病因也是由小血管压迫舌咽神经和迷走神经根 REZ 区所致,基于此理论行舌咽神经神经微血管减压术,以涤纶棉或 Teflon 垫片将神经与责任血管隔开,解除责任血管对神经压迫刺激,取得疼痛的缓解。现已逐渐被世界各国神经外科医师认可,是目前惟一针对病因治疗的非毁损性手术,有效率高、并发症少且可同时保留舌咽神经正常功能的治疗方法,随着现代微创外科及神经内镜的发展,MVD 已成为典型性舌咽神经痛的首选外科治疗方法。

MVD 虽然是微创手术,但也是一个开颅手术,仍然存在一定手术风险。需要有经验的医生或在其指导下开展,可以大大提高疗效,减少并发症。应严格掌握手术适应证,包括:①确诊为典型性舌咽神经痛;②经药物治疗疼痛控制差,或不能耐受药物副作用,严重影响生活和工作者;③无心、肺、肝、肾等重要脏器功能损伤及凝血功能障碍;④能够耐受全身麻醉患者(注:高龄并非手术禁忌证);⑤长期服用阿司匹林、氯吡格雷(波立维)等抗血小板药物史者,术前检测即使凝血功能正常,也需停药 10 天以上才能手术;⑥MRTA 检查明确患侧有血管压迫者。特别是血管重建有助于了解责任血管的来源及走向,对术中寻找责任血管有指导作用。

手术方法:①采用气管插管全身麻醉;②手术体位:取侧卧位,患侧向上,上身抬高约 10°,头部自然下垂,使患侧乳突位于头部最高水平。一般不需要使用三钉头架,患侧肩部用肩带轻拉固定,使颈肩角 >100°,便于镜下操作;③耳后发际内乳突旁做一长约 4cm 的直切口;④枕乳缝后的枕骨钻孔,形成骨瓣直径约 2cm。外侧要暴露乙状窦后缘;下缘要达下项线水平;⑤"C"形切开硬膜,悬吊于邻近组织;⑥显微镜下剪开蛛网膜,缓慢释放脑脊液,使小脑自然塌陷;⑦无脑压板"零牵拉"下暴露小脑延髓池,锐性剪开蛛网膜显露舌咽及面听,如岩下静脉妨碍显露,可电凝切断,部分患者脉络丛较为发达,亦可电凝,避免神经热损伤;⑧暴露颈静脉孔,舌咽神经位于最上位,上毗邻面听神经,下方为束状迷走神经,常为 2~5 支,较舌咽神经更为纤细,舌咽神经和迷走神经在颈静脉孔区常有一硬膜反褶相隔。再下方为副神经,锐性剪开后组脑神经周围的蛛网膜,打开小脑与后组脑神经裂隙,直达舌咽迷走神经出脑干部位。如遇发达的脉络丛可以电灼缩小。仔细辨认"责任血管",最常见袢状走行的小脑后下动脉和椎动脉分支。可位于舌咽迷走神经出脑段的腹侧或背侧,亦可穿行其间;⑨若探查发现压迫血管为动脉则以减压材料涤纶棉或 Teflon 棉垫隔开,但要注意避免产生占位效应或加压效果(图 24-2-1)。手术不需要切断舌咽神经和迷走神经根丝,相反必须尽可能避免后组脑神经的损伤。任何电灼热传导或不当牵拉均可对后组脑神经功能产生影响。内镜具有抵近观察的优势,避免遗漏细小压迫血管,如发现压迫血管为小静脉则将

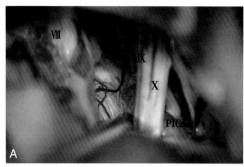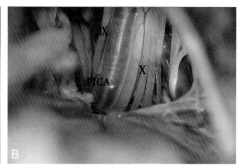

图 24-2-1 舌咽神经痛的血管压迫。小脑后下动脉压迫舌咽迷走神经出脑段的腹侧。
A：小脑后下动脉走行于舌咽迷走神经出脑段的腹侧；B：小脑后下动脉自舌咽迷走神经出脑段
腹侧走行后与舌咽及迷走神经并行走行。

其与神经分开后电凝切断，动脉和静脉共同压迫者亦不少见；⑩关颅前切记在不牵拉小脑半球后观察血管是否又移位重新对神经构成压迫；反复冲洗术野，未见出血和垫片脱落后，严密缝合硬脑膜切口，还原骨瓣，分层缝合肌肉、皮下及皮肤切口。

与三叉神经痛相比，舌咽神经痛 MVD 手术后疼痛缓解率更高。文献报道 MVD 术后疼痛立即缓解率可达 90%~98%，远期有效率仍可达 85%~90%。根据笔者一组 68 例舌咽神经痛 MVD 手术经验，术后疼痛缓解率 BNI Ⅰ级 94.1%，BNI Ⅱ级 4.4%，总有效率 98.5%。术后 3 年以上随访，复发 1 例。神经内镜下 MVD 手术，与传统显微镜相比，视野更加广阔，可以抵近观察，但本身存在一定盲区，脑池狭小患者并不适用。同时，还存在手术学习曲线的问题。应用神经内镜就能提高手术疗效是个伪命题。

目前研究并不认为 MVD 术中需要切断舌咽神经或迷走神经根丝来提高术后疼痛缓解率。虽然早期文献把舌咽神经根切断或舌咽神经 MVD+迷走神经根丝切断作为经典式介绍，但从我们的经验来看，完全不需要切断神经，同样能取得满意疗效。舌咽神经痛 MVD 同时还要切断迷走神经根丝是术者对 MVD 有效性缺乏自信缘故。除了徒增声嘶吞咽呛咳等并发症之外，并不能提高疗效，故应予摒弃。

手术无效或疗效不佳大多与术者经验不足有关。未解剖到位，未充分显露舌咽迷走神经根部周围及其结构，遗漏责任血管或静脉压迫处理不当等均与手术无效密切相关。术前诊断不确切，也是术后效果不佳的原因之一。

手术并发症主要有暂时性或持久性声嘶或吞咽困难、脑脊液漏、颅内感染、出血、术后暂时性高血压等，导致面、听神经功能障碍者少见。近年来，笔者在一组 13 例舌咽神经痛 MVD 术中采用舌咽迷走神经电生理监护技术，应用气管插管电极记录迷走神经肌电图，应用患者软腭针电极引出记录舌咽神经肌电图，以出现单个爆发肌电反应为警示，避免手术操作对舌咽迷走神经的损伤，可以明显减少后组脑神经并发症。

（二）经颅舌咽神经根及迷走神经上部根丝切断术（Intracranial rhizotomy）

这是早期舌咽神经痛的外科治疗方法。Adson 在 1922 年就尝试行经颅舌咽神经根切断来治疗舌咽神经痛。此后的一些研究发现，单纯切断舌咽神经术后疼痛仍易复发。而在术中同时切断相邻与舌咽神经有交通的迷走神经上部根丝则能提高手术疗效。20 世纪 20-70 年代，经颅舌咽神经根及迷走神经上部根丝切断术是外科治疗舌咽神经痛的基本术式，目前已被 MVD 手术所取代，罕有单独应用报道。

手术入路及方法基本上同 MVD 手术。术中对舌咽神经及迷走神经的牵拉必须轻柔。以免引起剧烈的心血管反应。在舌咽神经进入颈静脉孔前 6~8mm 处切断，同时建议切断迷走神经部分根丝。至于应该切断几根迷走神经根丝尚无定论。有人推荐切断迷走神经近端 1/8~1/6 的根丝，但应避免切除较粗的根丝。治疗舌咽神经痛手术是常规行舌咽神经和部分迷走神经根丝切断还是完全行 MVD 手术仍有争议。近年来，学者普遍认为 MVD 术中行切断舌咽神经并不能显著提高术后疼痛缓解率，反而有可能增加手术相关并发症。长期疼痛缓解率大于 85%，声嘶、吞咽困难等并发症发生率

>10%，通常这些症状和体征较轻，随着时间推移大多有所改善。

（三）经皮穿刺颈静脉孔舌咽神经射频热凝术（percutaneous radiofrequency thermocoagulation，PRF）

1977 年 Arias 首先提出经皮穿刺颈静脉孔舌咽神经射频热凝术治疗舌咽神经痛。舌咽神经射频热凝术操作一般在局麻或应用短效静脉麻醉剂下进行。手术同三叉神经经皮穿刺方法，穿刺点位于口角外侧 2.5cm，矢状位上穿刺颈静脉孔的方向与穿刺卵圆孔的方向呈向下 14 度夹角。在 CT 辅助下，颈静脉孔位于颞下颌关节后方，枕髁的前方，鞍底以下 27~33mm。穿刺后舌咽神经的电生理定位可用 1ms 矩形脉冲波电刺激，频率 10~75Hz，电压强度 100~300mV 或用射频加热到 40℃ 的低温刺激会引起咽喉部或耳部的疼痛发作，这说明电极位置准确。更大电流的刺激会引起咳嗽和胸锁乳突肌收缩。射频电极的加温宜从 60℃ 开始，持续 90 秒，然后每次提高 5℃ 重复加温，直至咽后壁及扁桃体窝不再有疼痛感。操作过程中必须监测心率血压，因为邻近迷走神经或窦神经的刺激或破坏会引起严重的低血压或高血压，心动过缓、昏厥甚至心脏停搏。

由于舌咽神经颈静脉孔穿刺舌咽神经干的射频热电凝在操作上较三叉神经痛射频热电凝更困难，术后声音嘶哑、声带麻痹和吞咽困难等并发症发生率较高，因此一般仅应用于肿瘤等继发性舌咽神经痛或年迈、全身状况较差的患者。Song 报道了 117 例 PRF 舌咽神经痛患者，术后疼痛立即缓解率 82.1%，平均随访 6.1 年，术后 1 年为 75.9%，术后 5 年为 54%，并发症主要包括吞咽困难、舌根及咽部麻木、声嘶、味觉异常等，症状均在术后 3 月消失。由于迷走神经分支往往参与舌咽神经痛的发病机制，而射频热凝术难以选择性破坏迷走神经分支，故疗效亦不如直视下手术来得确切，主要适用于年龄较大，无法耐受全身麻醉和开颅手术的患者。

（卫永旭　蔡瑜　赵卫国）

参考文献

[1] BLUMENFELD A，NIKOLSKAYA G. Glossopharyngeal neuralgia [J]. Curr Pain Headache Rep，2013，17（7）：343.

[2] TEIXEIRA M J，DE SIQUEIRA S R，BOR-SENG-SHU E. Glossopharyngeal neuralgia：neurosurgical treatment and differential diagnosis [J]. Acta Neurochir（Wien），2008，150（5）：471-475.

[3] KATUSIC S，WILLIAMS D B，BEARD C M，et al. Epidemiology and clinical features of idiopathic trigeminal neuralgia and glossopharyngeal neuralgia：similarities and differences，Rochester，Minnesota，1945-1984 [J]. Neuroepidemiology，1991，10（5-6）：276-281.

[4] WALKER H K. Cranial Nerves IX and X：The Glossopharyngeal and Vagus Nerves. In：Walker HK，Hall WD，Hurst JW，editors. Clinical Methods：The History，Physical，and Laboratory Examinations [M]. 3rd ed. Boston：Butterworths，1990.

[5] MURTAGH R D，CARACCIOLO J T，FERNANDEZ G. CT findings associated with Eagle syndrome [J]. AJNR Am J Neuroradiol，2001，22（7）：1401-1402.

[6] DWORKIN R H，BACKONJA M，ROWBOTHAM M C，et al. Advances in neuropathic pain：diagnosis，mechanisms，and treatment recommendations [J]. Arch Neurol，2003，60（11）：1524-1534.

[7] BEAN-LIJEWSKI J D. Glossopharyngeal nerve block for pain relief after pediatric tonsillectomy：retrospective analysis and two cases of life-threatening upper airway obstruction from an interrupted trial [J]. Anesth Analg，1997，84（6）：1232-1238.

[8] RAO S. Glossopharyngeal Nerve Block：The Premolar Approach [J]. Craniomaxillofac Trauma Reconstr，2018，11（4）：331-332.

[9] REY-DIOS R，COHEN-GADOL A A. Current neurosurgical management of glossopharyngeal neuralgia and technical nuances for microvascular decompression surgery [J]. Neurosurg Focus，2013，34（3）：E8.

[10] XIONG N X，ZHAO H Y，ZHANG F C，et al. Vagoglossopharyngeal neuralgia treated by microvascular decompression and glossopharyngeal rhizotomy：clinical results of 21 cases [J]. Stereotact Funct Neurosurg，2012，90（1）：45-50.

[11] EllAS J，KUNIYOSHI R，CARLONI W V，et al. Glossopharyngeal neuralgia associated with cardiac syncope [J]. Arq Bras Cardiol，2002，78（5）：510-519.

[12] DWORKIN R H，O'CONNOR A B，BACKONJA M，et al. Pharmacologic management of neuropathic pain：evidence-based recommendations [J]. Pain，2007，132（3）：237-251.

[13] FINNERUP N B，ATTAL N，HAROUTOUNIAN S，et al. Pharmacotherapy for neuropathic pain in adults：a systematic review and meta-analysis [J]. Lancet Neurol，2015，14（2）：162-173.

［14］BURCHIEL K J. Glossopharyngeal neuralgia. Editorial ［J］. J Neurosurg, 2011, 115: 934-935.

［15］Song L P, He L L, Pei Q, et al. CT-guided percutaneous radiofrequency thermocoagulation for glossopharyngeal neuralgia: A retrospective clinical study of 117 cases ［J］. J Clinical Neurology and Neurosurgery, 2019, 178: 42-45.

［16］Andrea F, Giuseppe M, Angelo F. Treatments of glossopharyngeal neuralgia: towards standard procedures ［J］. Neurol Sci, 2017, 38: S51-S55.

［17］Kim M K, Park J S, Ahn Y H. Microvascular decompression for glossopharyngeal neuralgia: clinical analyses of 30 cases ［J］. J Korean Neurosurg Soc, 2017, 60: 738-748.

［18］WANG X P, TANG Y Z, ZENG Y J, et al. Long-term outcomes of percutaneous radiofrequency thermocoagulation for glossopharyngeal neuralgia: a retrospective observational study ［J］. Medicine (Baltimore), 2016, 95: e5530.

［19］PATEL A, KASSAM A, HOROWITZ M, et al. Microvascular decompression in the management of glossopharyngeal neuralgia: analysis of 217 cases ［J］. Neurosurgery, 2002, 50: 705-711.

第二十五章　迷走神经功能障碍

第一节　概述

迷走神经（vagus nerve，VN）属于混合神经，在脑表面位于延髓后沟的上部，自颈静脉孔出颅。包含的运动纤维分别发自迷走神经运动背核和疑核，前者发出的纤维分布到迷走神经丛的自主神经节，支配内脏器官和血管的平滑肌细胞，以及肺、心脏、胃肠道、胰腺、肝脏等组织中的内分泌和外分泌细胞（图25-1-1）；后者发出的纤维止于咽部和喉部的横纹肌。包含的感觉纤维有：起自颈静脉神经节细胞的纤维，其中枢突止于三叉神经脊髓束核，周围突分布到外耳的皮肤；发自结状神经节细胞的纤维，其中枢突止于孤束核的迷走后部（也称孤束旁核），周围突分布到咽、喉、气管、食管及胸腹腔内脏的上皮质；起自结状神经节细胞的纤维，中枢突止于孤束核，周围突止于会厌和舌后1/3味蕾。

颈静脉神经节和结状神经节均为迷走神经干上的膨大部分。

VN是人体最长的脑神经，它不仅调节肠道生理，还参与控制心血管、呼吸、免疫和内分泌系统。迷走神经参与许多代谢稳态所必需的功能，包括肝脏葡萄糖的产生，胰腺内分泌和外分泌，以及代谢感知。神经由大约80%的感觉纤维组成。目前，它在调节食欲和肥胖中的作用已经被越来越多的人认识到，它涉及中枢和外周机制之间的复杂相互作用，包括传入和传出VN纤维。同样，越来越多的人认识到，迷走神经与免疫系统传递信息，也就是说，外周炎症被迷走传入神经检测到，并整合到脑干，影响食欲、情绪和疾病行为，最终产生一种迷走神经传出信号，调节免疫反应。这种"强大广泛的保护装置"在机体内稳态中起着至关重要的作用，目前正被研究作为多种疾病的治疗手段。心脏的心肌细胞和传导系统都受迷走神经支配。特别是心房、窦房结（sinoatrial node，SAN）、房室结（atrioventricular node，AVN）、心室肌和心室传导系统均受迷走神经节后传出神经纤维支配。迷走神经兴奋后节后神经末梢释放乙酰胆碱，使心率减慢（图25-1-2）。

副交感神经系统对胃、肠和胰腺功能提供兴奋性和抑制性控制，胃和上消化道接受特别密集的副交感神经支配，副交感神经的密度随着穿过肠的远

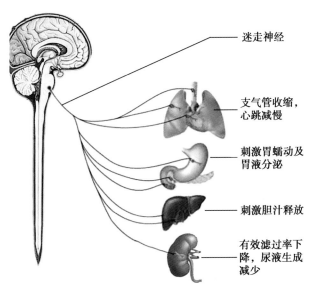

图 25-1-1　迷走神经副交感成分支配效应器

迷走神经是副交感自主神经系统的主要传出通道，始于脑干中两个核内的细胞、迷走神经背核和疑核。这些细胞的轴突投射到各个器官，与位于或非常接近这些器官的副交感神经节中的神经节细胞形成突触。来自神经节细胞的神经节后轴突支配肺（促进支气管收缩），心脏（减慢心率，降低心脏收缩力），肺和全身血管（血管扩张和血压降低），胃（促进蠕动和胃分泌），肝脏和胰腺（复杂的代谢作用），脾脏（节前轴突与脾神经相互作用，促进抗炎作用），肾脏（影响血管张力和滤过率）。

支气管收缩，心跳减慢

刺激胃蠕动及胃液分泌

刺激胆汁释放

有效滤过率下降，尿液生成减少

迷走神经

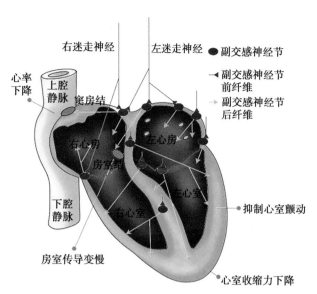

图 25-1-2 心脏的迷走神经支配

蓝色显示两条心脏迷走神经节前纤维（左 / 右迷走神经），在心脏内（心外膜、心房和室间隔）的副交感神经节上形成突触；绿色显示副交感神经节神经元将神经节后轴突投射到心脏的心肌细胞及心电传导系统，激活窦房结（SAN）：可引起心率降低（负变时作用）；激活房室结（AVN），可引起房室传导减慢（负向旋流作用）；激活左、右心室壁及传导系统：可引起心室收缩力降低（负性肌力作用），抑制心室颤动（ventricular fibrillation，VF）。SVC：上腔静脉；IVC：下腔静脉；RA/LA，右、左心房；PV，肺静脉。

端而降低。支配胃肠道和胰腺的副交感神经由 VN 提供。迷走神经是一种混合的感觉 - 运动神经，根据种类不同，它含有大约 70%~80% 的感觉纤维。这些假单极感觉神经元的细胞体位于双节神经节（VN 的下神经节）。迷走神经传入中枢末梢通过孤束（TS）进入脑干，迷走神经的传出末梢胃前支和胃后支以及肝支支配胃，迷走支支配十二指肠。

第二节 迷走神经功能障碍的诊断

迷走神经功能障碍的病因有肿瘤、感染、创伤、梗死等，高脂饮食和肥胖会损害迷走神经的可塑性。迷走神经受损时，主要造成软腭和咽喉肌的麻痹，产生吞咽困难、声音嘶哑、说话不清、有鼻音等现象，有时还有心动过速的表现。

实验研究表明，在人类和动物模型中，迷走神经传入对胃肠道神经肽的反应能力因肥胖或高脂肪饮食而受到损害。例如，胆囊收缩素增加迷走神经传入活动的作用在肥胖的啮齿动物和人类中都减少了。同样，在进食高脂肪食物的大鼠中，迷走

神经传入神经元的亚群在嗜食症开始时变得瘦素抵抗。在饮食诱导的肥胖小鼠中，迷走神经传入的机械敏感性降低。另一项研究表明，胃饥饿素对迷走神经传入放电的抑制作用已经丧失，表明迷走神经传入神经的广泛失调。从而会导致胃瘫痪。

一、血管迷走性晕厥

血管迷走性晕厥（vasovagal syncope，VVS）由自主神经反射异常（迷走神经活性升高及交感神经活性下降）引起的心动过缓和 / 或周围血管舒张反应所导致，以体循环低血压、脑灌注减低而出现意识丧失为特征，多呈自限性，是最常见的晕厥类型。

（一）VVS 具有以下临床特点

1. 多有明显诱因，如直立位或坐位 30 秒以上、情绪刺激、疼痛、医疗操作或晕血；

2. 典型症状为出汗、皮肤发热、恶心、脸色苍白；

3. 发作与低血压和 / 或心动过缓有关；

4. 意识恢复后常伴疲劳感。

（二）VVS 诊断

临床诊断主要依靠初始评估和进一步检查，前者包括病史采集、体格检查及目击者观察，后者主要包括直立倾斜试验和长程心电监测。

直立倾斜试验分为基础倾斜试验和硝酸甘油药物激发试验，基础倾斜试验阴性者接受硝酸甘油药物激发试验。在进行检查之前，患者保持空腹 4 小时，签署知情同意书，平卧休息至少 10 分钟并记录基础血压和心率。行基础试验时，试验床在 10 秒内升至最大角度 70°，监测患者血压与心率变化的峰值，若出现阳性反应则停止试验。若直立倾斜状态持续 45 分钟后，基础试验仍未出现阳性反应，患者继续行硝酸甘油药物激发试验。在直立倾斜的状态下，患者舌下含服硝酸甘油 300~400μg，监测患者血压与心率的变化。患者在检查过程中出现晕厥或接近晕厥症状（濒临知觉丧失、严重头晕、虚弱无力、黑蒙、听力遥远或丧失、恶心、面色苍白、大汗、维持自主体位困难等症状之一项或几项），同时伴有以下情况之一者，为倾斜试验阳性：①血压下降标准为收缩压≤80mmHg（1mmHg=0.133kPa）和（或）舒张压≤50mmHg，或平均动脉压下降≥25%；②心动过缓（以下表现之一：心率 <50 次 / 分，交界区心率持续 10 秒，窦性停搏≥3 秒，心率下降超过倾斜位最大心率的 30%）。如患者在体位变成直立

位 3 分钟内,患者收缩压下降 >20mmHg 或舒张压下降 >10mmHg,则判断为体位性低血压。

二、呃逆

呃逆又称作打嗝,几乎每个人都发生过,由膈肌和其他呼吸肌突发的不自主强有力痉挛性收缩引起,继而出现声门突然关闭而终止,伴发短促而有特征性的"呃、呃"声,发作频率一般为每分钟 4~60 次。短时间呃逆大多可以自行缓解或通过物理方法终止,持续时间超过 48 小时的呃逆被称为顽固性或持续性呃逆,多提示患者存在持续的器质性病变。呃逆的发生涉及包含传入神经、中枢、传出神经的反射弧,目前已被广泛认可。该反射弧的传入神经包括迷走神经、膈神经或交感神经纤维(T6~T12 水平发出),反射中枢包括 C3~C5 脊髓、延髓呼吸中枢附近、脑干网状结构和下丘脑,传出神经为膈神经,一般引起单侧膈肌收缩,偶有双侧膈肌收缩。

第三节 迷走神经功能障碍的治疗

一、VVS 的治疗

VVS 的治疗包括健康教育、物理训练、药物治疗及非药物治疗(心脏起搏治疗、心脏神经节消融)。健康教育及生活方式改变是 VVS 治疗的前提和基础。VVS 发作前常有明显诱因及典型的前驱症状,且通常预后较好。详细告知患者及家属 VVS 的良性预后及临床特点,以便在日常生活中避免诱发因素、早期识别前驱症状,可有效减少晕厥复发次数,并能减轻患者及家属的心理负担。物理训练通常采取肢体加压动作,即通过交叉双腿、紧握双手和紧绷上肢使双腿或双上肢肌肉做等长收缩。可以作为血管迷走性晕厥患者一线治疗方法。接受健康教育和物理治疗后仍反复发作的 VVS 患者可试用药物治疗,主要包括盐酸米多君、氟氢可的松和 β 受体阻滞剂。部分 VVS 的发生与心动过缓和/或心脏停搏有关,因此,心脏起搏治疗在心脏抑制型 VVS 患者中的应用也受到越来越多的关注,但其疗效仍存争议。自主神经系统功能失调是 VVS 发生的重要机制,一系列研究结果表明,选择性消融心房神经节丛可以有效抑制迷走神经反射,有望

成为 VVS 的治疗手段之一。

二、呃逆的治疗

(一)神经干扰或刺激

方法包括:①干扰迷走神经传入,如用力伸舌,用勺刺激腭垂或咽部,吞咽粗砂糖,咀嚼柠檬,吸入刺激气体(如氨类化合物)以及喝水等;②刺激迷走神经,如 Valsalva 动作(堵鼻鼓气法)、颈动脉按摩、眶上按压、刺激鼓膜和直肠按摩等;③干扰膈神经的传导,如有节律地叩击第 5 颈椎,在膈神经经过的皮肤表面放置冰块、电刺激膈神经或者局部注射普鲁卡因等;④干扰正常呼吸如打喷嚏、咳嗽、屏气、过度换气、突然疼痛刺激或惊吓等。

(二)中医针灸治疗

包括毫针针刺、指针、穴位注射、头针体针结合、电针、灸法、耳针、穴位埋线等方法。针刺治疗呃逆的机制尚不完全清楚,可能因为其能影响呃逆中枢的神经递质,如去甲肾上腺素、5-羟色胺、GABA 等的生成和分泌,从而抑制呃逆。

(三)药物疗法

主要分为以下几种:①作用于特殊受体的药物,如多巴胺受体拮抗剂多潘立酮、甲氧氯普胺等;②GABA_B 受体激动剂,常用的药物为巴氯芬,可抑制兴奋性氨基酸的释放,被认为是治疗脑梗死引起的顽固性呃逆疗效最好且不良反应较小的药物;③抗精神病药,如氯丙嗪、氟哌啶醇等;④抗癫痫药,如丙戊酸钠、加巴喷丁、卡马西平等;⑤钙离子拮抗剂,如硝苯地平、尼莫地平等,其作用机制尚不十分清楚,可能与其能阻断中枢和周围神经 L 型 Ca^{2+} 通道以及血管扩张作用有关;⑥抑酸药,如奥美拉唑等;⑦中枢兴奋药,如哌甲酯等,可用于具有颅内压和血压增高而一时又找不出原因的脑疝患者的呃逆,其机制可能是通过内脏神经的调节作用或使膈神经过度兴奋而抑制呃逆;⑧麻醉药物,如利多卡因、丙泊酚等。

(四)手术治疗

膈神经是呃逆反射的重要传出通路,阻断膈神经的传导可以终止呃逆。

1. 膈神经阻滞术 临床上常采用单侧或双侧膈神经阻滞术来治疗顽固性呃逆,具体方法为膈神经定位后应用射频脉冲电流损伤膈神经或应用布比卡因对膈神经进行阻滞,可使呃逆得到迅速

控制。但直接对膈神经进行阻滞或损伤后可能导致膈肌功能永久丧失,如喉返神经同时被阻滞,可导致呼吸困难而发生意外,因此选择此类手术应慎重。

2. 迷走神经刺激术　迷走神经电刺激(vagus nerve stimulation,VNS)是指用一种可植入装置刺激迷走神经的治疗方法,即通过外科手术将螺旋电极缠绕于颈部内迷走神经上,将刺激装置埋在胸前,调整装置参数与模式,使刺激器自动刺激迷走神经达到治疗目的。主要应用于难治性癫痫和持续性、复发性抑郁,此外,VNS对记忆功能障碍、脑外伤、脑缺血、心律失常、炎症性肠病的改善作用也得到越来越多的关注和研究。然而,这些治疗作用机制还不明晰。

具体手术方法:手术患者行气管插管、全身麻醉,术前给予抗生素。取仰卧位,肩部垫高,头向右旋15°,暴露左侧颈部。在胸骨与下颌骨之间约1/2处,从胸锁乳突肌到近中线处取横切口,局部麻醉剂浸润后切开。用剪刀将颈阔肌横行充分分离,钝性向下分离至颈动脉鞘,锐性打开颈动脉鞘。迷走神经大约在甲状软骨水平位于颈动脉的深处和外侧,颈静脉深处和内侧。然后,在胸部锁骨下方1cm处行5cm的横切口,向下方游离胸大肌浅筋膜层下方,形成囊袋。囊袋完成后,使用隧道装置从颈部切口由皮下通至胸部切口,将电极导线穿过隧道,将螺旋电极缠绕在迷走神经,连接导线的刺激器端于刺激器。多余的导线盘绕在刺激器后面,刺激器置于囊袋中。联通设备进行通讯测试,可吸收缝线缝合切口。

VNS的并发症除了感染和出血外,还有声音嘶哑、头痛、咳嗽和吞咽困难。感染是严重的风险,通常需要取出整套系统并长期使用抗生素治疗。声音嘶哑是最常见的并发症,是由左侧喉返神经和喉上神经引起的左侧声带张力减弱所致。

(向晖)

参考文献

[1] ALTSCHULER S M,ESCARDO J,LYNN R B. The Central Organization of the vagus nerve innervating the colon of the rat [J]. Gastroenterol,1993,104(2):502-509.

[2] BERTHOUD H R,CARLSON N R,POWLEY T L. Topography of efferent vagal innervation of the rat gastrointestinal tract [J]. Am J Physiol,1991,260(1-2):200-207.

[3] ANDRESEN M C,YANG M Y. Non-NMDA receptors mediate sensory afferent synaptic transmission in medial nucleus tractus solitarius [J]. Am J Physiol,1990,259(2):1307-1311.

[4] COVASA M,GRAHN J,RITTER R C. High fat maintenance diet attenuates hindbrain neuronal response to CCK [J]. Regul Pept,2000,86(1-3):83-88.

[5] DALY D M,PARK S J,VALINSKY W C,et al. Impaired intestinal afferent nerve satiety signalling and vagal afferent excitability in diet induced obesity in the mouse [J]. J Physiol,2011,589(Pt 11):2857-2870.

[6] LITTLE T J,HOROWITZ M,FEINLE-BISSET C. Modulation by high-fat diets of gastrointestinal function and hormones associated with the regulation of energy intake:implications for the pathophysiology of obesity [J]. Am J Clin Nutr,2007,86(3):531-541.

[7] DE LARTIGUE G,BARBIER D E,ESPERO E,et al. Diet-induced obesity leads to the development of leptin resistance in vagal afferent neurons [J]. Am J Physiol Endocrinol Meta,. 2011,301(1):187-195.

[8] KENTISH,S. Diet-induced adaptation of vagal afferent function [J]. J Physiol,2012,590(1):209-221.

[9] NAZNIN,F. Diet-induced obesity causes peripheral and central ghrelin resistance by promoting inflammation [J]. J Endocrinol,2015,226(1):81-92.

[10] FENTON A M,HAMMILL S C,REA R F,et al. Vasovagal syncope [J]. Ann Intern Med,2000,133(9):714-725.

[11] SHEN W K,SHELDON R S,BENDITT D G,et al. ACC/AHA/HRS Guideline for the Evaluation and Management of Patients With Syncope:A Report of the American College of Cardiology/American Heart Association Task Force on Clinical Practice Guidelines and the Heart Rhythm Society [J]. Circulation,2017,136(5):e60-e122.

[12] SHELDON R S,GRUBB B P,OLSHANSKY B,et al. Heart rhythm society expert consensus statement on the diagnosis and treatment of postural tachycardia syndrome,inappropriate sinus tachycardia,and vasovagal syncope [J]. Heart Rhythm,2015,12(6):e41-63.

[13] 中国心脏联盟晕厥学会直立倾斜试验专家组. 直立倾斜试验标准操作流程中国专家推荐意见[J]. 中国循环杂志,2016,31(8):807-808.

[14] FRIEDMAN N L. Hiccups:a treatment review [J]. Pharmacotherapy,1996,16(6):986-995.

[15] PACHON J C,PACHON E I,CUNHA PACHON M Z,et al. Catheter ablation of severe neurally meditated reflex (neurocardiogenic or vasovagal)syncope:cardioneuroablation long-term results [J]. Europace,2011,13(9):1231-1242.

［16］SUN W,ZHENG L,QIAO Y,et al. Catheter Ablation as a Treatment for Vasovagal Syncope：Long-Term Outcome of Endocardial Autonomic Modification of the Left Atrium ［J］.J Am Heart Assoc,2016,5(7):e00347.

［17］R E B E C C H I M,D E R U V O E,S T R A N O S,et al. Ganglionated plexi ablation in right atrium to treat cardioinhibitory neurocardiogenic syncope ［J］.J Interv Card Electrophysiol,2012,34(3):231-235.

［18］孙剑.顽固性呃逆与脑血管病[J].医学信息,2013,26 (3):312-313.

［19］王莉珍,秦杨鹏,姜蕾,等.近10年呃逆针灸治疗概况 ［J］.中医药临床杂志,2011,23(9):840-841.

［20］MADANAGOPOLAN N. Metoclopramide in hiccup ［J］. Curr Med Res Opin,1975,3(6):371-374.

［21］RAMÍREZ F C,GRAHAM D Y. Treatment of intractable hiccup with baclofen：results of a double-blind randomized,

controlled,crossover study ［J］.Am J Gastroenterol, 1992,87(12):1789-1791.

［22］FRIEDGOOD C E,RIPSTEIN C B. Chlorpromazine (thorazine) in the treatment of intractable hiccups ［J］.J Am Med Assoc,1955,157(4):309-310.

［23］KANG K N,PARK I K,SUH J H,et al. Ultrasound-guided pulsed radiofrequency lesioning of the phrenic nerve in a patient with intractable hiccup ［J］.Korean J Pain,2010, 23(3):198-201.

［24］KUUSNIEMI K,PYYLAMPI V. Phrenic nerve block with ultrasound guidance for treatment of hiccups：a case report ［J］.Med Case Reports,2011,5(1):493.

［25］KLINKENBERG S,AALBERSMW,VLES J H,et al. Vagus nerve stimulation in children with intractable epilepsy：a randomized controlled trial ［J］.Dev Med Child Neurol,2012,54(9):855-861.

第二十六章 神经源性高血压

第一节 病因和临床表现、诊断和鉴别诊断

高血压一直是威胁人类健康的重要疾病,近年来其发病率有着逐年上升的趋势。早期高血压可通过生活方式的调节或联合应用小剂量降压药控制,但许多患者逐渐需要 2 种以上药物才可将血压控制在目标范围。临床上将高血压分为原发性高血压和继发性高血压两种类型。原发性高血压是一种以体循环动脉压升高为主要临床表现但其病因尚未明确的疾病。而继发性高血压则是有明确引起血压升高的病因,约占高血压的 5%。神经源性高血压是一类以交感活性增强为特征的高血压。目前其发病机制及诊断治疗方式仍未完全阐明,因此,仍未将其明确归类于继发性高血压。在神经外科研究者发表的相关文献中,神经源性高血压是指由于异常的血管袢压迫腹外侧延髓或第Ⅸ/ Ⅹ对神经根出脑干区(root entry/exit zone,REZ)而引起的高血压。这一学说是 20 世纪 70 年代 Jannetta 等提出的,并提出显微血管减压术是这类神经源性高血压有效的治疗手段。鉴于目前有关 MVD 治疗高血压的疗效和安全性方面的证据仍不充足,因此该方法仍处于临床研究阶段。

一、病因

由于过程复杂,血压的神经调控现在尚未完全阐明。目前主要观点认为,血压调控的中枢主要位于腹外侧延髓。延髓腹外侧核含有 C1 肾上腺素细胞群,其在调节心血管功能及血压方面起着重要作用。C1 细胞群发出纤维投射到脊髓的中间外侧柱,后者再发出纤维通过交感神经支配肾上腺髓质、心

脏和血管来调节心血管活动,最终影响血压。延髓腹外侧有尾端(caudal ventrolateral medulla,CVLM)和头端(rostral ventrolateral medulla,RVLM)两个不同区域。在 CVLM 的神经元接受压力感受器传入的冲动转而控制 RVLM,从 CVLM 到 RVLM 的投射是抑制性的,其活性缺乏可以引起高血压。因此,压迫血管的波动性刺激作用于头端 C1 细胞群,使其活性升高,从而引起血管紧张,血压升高。

外周血压主要通过主动脉弓的压力感受器和颈动脉体的化学感受器两个系统传导。主动脉弓内的压力感受器的神经冲动经第Ⅸ/ Ⅹ对脑神经传入,并终止于脑干的孤束核。左心房和左心室的机械压力感受器的传入冲动也经左侧第Ⅹ对脑神经传入孤束核。而孤束核内神经元再发出纤维投射到延髓腹外侧的 C1 细胞群,传递抑制信号以调节降低血压。因此当血管波动性压迫第Ⅸ/ Ⅹ对脑神经 REZ 则有可能减少这种抑制而引起高血压。

二、临床表现

1. 症状 神经源性高血压与原发性高血压相似,大多数起病缓慢,缺乏特殊临床表现。常见症状有头晕、头痛、颈项板紧、疲劳、心悸等,也可出现视力模糊、鼻出血等较重症状,高血压引起的头痛在血压下降后多可消失。患者还可以出现受累器官的症状,如胸闷、气短、心绞痛、多尿等。部分患者可伴有脑干其他部位压迫症状,如面肌痉挛、三叉神经痛或舌咽神经痛等。

2. 体征 体征一般较少。与其他类型的高血压相似,周围血管搏动、血管杂音、心脏杂音等是重点检查的项目。部分患者听诊可闻及颈部、背部两侧肋脊角、上腹部脐两侧、腰部肋脊处的血管杂音。心脏听诊可有主动脉瓣区第二心音亢进、轻微收缩

期杂音或偶有收缩早期喀喇音。合并面肌痉挛患者可见颜面部抽搐，合并三叉神经痛患者伴有颜面部间断性疼痛，伴舌咽神经痛患者则有咽部间断性疼痛。另外，发现下述体征需要排除继发性高血压，例如腰部肿块提示多囊肾或嗜铬细胞瘤；股动脉搏动延迟出现或缺如，下肢血压明显低于上肢，提示主动脉缩窄；向心性肥胖、紫纹与多毛，提示皮质醇增多症。

3. 血压测量

(1) 诊室血压的测量：诊室血压由医护人员在标准条件下按统一规范进行测量。使用通过国际标准方案认证（ESH、BHS 和 AAMI）的上臂式医用电子血压计。测量时要求受试者安静休息至少 5 分钟后开始测量坐位上臂血压，上臂应置于心脏水平。推荐使用经过验证的上臂式医用电子血压计，使用标准规格的袖带（气囊长 22~26cm、宽 12cm），肥胖者或臂围大者(>32cm)应使用大规格气囊袖带。首诊时应测量两上臂血压，以血压读数较高的一侧作为测量的上臂。测量血压时，应相隔 1~2 分钟重复测量，取 2 次读数的平均值记录。如果 2 次收缩压(systolic blood pressure, SBP)和舒张压(diastolic blood pressure, DBP)读数相差 5mmHg 以上，应再次测量，取 3 次读数的平均值记录。在测量血压的同时，应测定脉率。

(2) 动态血压监测(ambulatory blood pressure monitoring, ABPM)：使用自动血压测量仪器，测量次数多，无测量者误差，避免白大衣效应，可以测量夜间睡眠期间血压，鉴别白大衣高血压和检测隐蔽性高血压，诊断单纯性夜间高血压。①使用经过国际标准方案认证的动态血压监测仪，并定期校准。②通常白天每 15~20 分钟测量 1 次，晚上睡眠期间每 30 分钟测量 1 次。应确保整个 24 小时期间血压有效监测，每个小时至少有 1 个血压读数；有效血压读数应达到总监测次数的 70% 以上，计算白天血压的读数≥20 个，计算夜间血压的读数≥7 个。③动态血压监测指标：24 小时、白天（清醒活动）夜间（睡眠）SBP 和 DBP 平均值根据动态血压监测数值

(3) 家庭血压监测(home blood pressure monitoring, HBPM)：由患者自行测量，也可由家庭成员协助完成，又称自测血压或家庭血压测量。可用于评估手术前后降压治疗效果和长时血压变异。随着血压

遥测技术和设备的进展，基于互联网的家庭血压远程监测和管理可望成为未来血压管理新模式，但还需要更多的研究提供依据。可以鉴别白大衣高血压、隐蔽性高血压和难治性高血压。家庭血压监测需要选择合适的血压测量仪器，并对患者进行血压自我测量知识技能和方案的指导。①使用经过国际标准方案认证的上臂式家用自动电子血压计，不推荐腕式血压计、手指血压计、水银柱血压计进行家庭血压监测；②测量方案：建议患者每天早晨和晚上测量血压，每次测 2~3 遍，取平均值；③详细记录每次测量血压的日期、时间以及所有血压读数，而不是只记录平均值。应尽可能向医生提供完整的血压记录；④精神高度焦虑患者，不建议家庭自测血压

4. 血压分类 SBP<120mmHg 和 DBP<80mmHg 为正常血压，SBP120mmH~139mmHg 和（或）DBP 80mmH~89mmHg 为血压正常高值。高血压定义为：在未使用降压药物的情况下，非同日 3 次测量诊室血压，SBP≥140mmHg 和（或）DBP≥90mmHg。SBP≥140mmHg 而 DBP<90mmHg 为单纯收缩期高血压。患者既往有高血压史，目前正在使用降压药物，血压虽然低于 140/90mmHg，仍应诊断为高血压。

高血压分级按照 WHO 分级标准，收缩压或舒张压满足 140~159/90~99mmHg 为 1 级高血压，160~179/100~109mmHg 为 2 级高血压，180/110mmHg 以上为 3 级高血压。ABPM 的高血压诊断标准为：平均 SBP/DBP 24h≥130/80mmHg；白天≥135/85mmHg，夜间≥120/70mmHg。HBPM 的高血压诊断标准为≥135/85mmHg，与诊室血压的 140/90mmHg 相对应。

三、实验室检查

术前实验室检查主要是为了评估患者的身体一般状况、评估交感水平、排除继发性高血压以及对高血压并发症的检查等。包括入院常规检查：血生化（血钾、钠、空腹血糖、血脂、尿酸和肌酐）、血常规、凝血分析、感染检查（乙肝、丙肝、梅毒、HIV 等）、尿液分析（尿蛋白、尿糖和尿沉渣镜检）、心电图、超声心动图、胸片等。

血压相关检查：血浆肾素活性或肾素浓度、血和尿醛固酮、血和尿皮质醇、血游离甲氧基肾上腺

素及甲氧基去甲肾上腺素、血或尿儿茶酚胺等。对怀疑继发性高血压患者,根据需要可以选择以下检查项目以排除:肾动脉超声和造影、肾和肾上腺超声、CT 或 MRI、肾上腺静脉采血以及睡眠呼吸监测等。对有并发症的高血压患者,进行相应的心功能肾功能和认知功能等检查。

1. 影像学检查　神经源性高血压手术之前必须进行影像学评估,尤其是 MRI 检查(图 26-1-1)。MRI 检查的意义在于明确可能导致神经源性高血压的颅内病变,如肿瘤、脑血管畸形(AVM)、颅底畸形等。另外,MRI 检查的重要意义还在于明确与 RVLM 存在解剖接触的血管,甚至显示出血管的类别、粗细以及对 RVLM 的压迫程度。尤其是 3D-TOF、FIESTA 或者 CISS 序列应为 MVD 手术前常规的检查。神经源性高血压典型的影像表现为椎动脉在 RVLM 区域发出小脑后下动脉,并对脑干造成严重压迫。但必须指出的是,MRI 检查显示的血管并不一定是真正的责任血管。需要结合患者的电生理检查以及实验室检查结果。

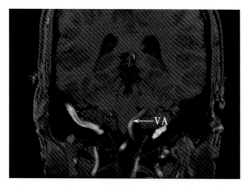

图 26-1-1　延髓腹外侧头端受压
头颅 MR 显示左侧延髓腹外侧头端存在血管压迫,延髓受压变形。VA:椎动脉。

2. 电生理检查　术前电生理评估有助于神经源性高血压的鉴别诊断以及了解术前面听神经功能水平。主要包括肌肉交感神经电位测量、听觉脑干诱发电位以及面肌电图等。

肌肉交感神经电位测量主要在术前评估交感神经功能是否亢进。首先由 Vallbo 等提出,他通过将直径为 0.2mm 的钨电极插入骨骼肌上的神经纤维中,来测定腓神经或桡神经等多单位的交感神经节后纤维的动作电位,通过检测交感神经的动作电位来评估其兴奋性的高低。目前认为肌肉交感神经电位基本上能反映整体交感神经活动的变化,并

且国内外学者在研究交感神经兴奋时,运用肌肉交感神经电位得到了较稳定的结果。但也有学者在实验室中发现体内和体表的交感神经活性的水平并不完全一致,认为肌肉交感神经电位测量的意义离反映真正的交感神经活性还有相当的距离。肌肉交感神经电位检测目前尚未广泛应用于临床。

听觉脑干诱发电位可反映整个听觉传导通路功能,主要观察 Ⅰ、Ⅲ、Ⅴ 波,潜伏期延长说明神经传导障碍。由于出现的各波发生源比较明确,因此对疾病的定位有一定价值,也可结合纯音测听综合评估术前的前庭蜗神经功能。面肌电图主要在术前反应面肌功能。由于 RVLM 解剖位置靠近面听神经根,术前应评估患者面听神经功能,对于有损害患者,手术需要谨慎。

第二节　手术治疗

一、手术适应证

神经源性高血压的手术适应证包括:①高血压诊断明确,诊室血压收缩压高于 140mmHg 且舒张压高于 90mmHg;②难治性高血压(定义为在改善生活方式基础上应用了可耐受的足够剂量且合理的 3 种降压药物(包括一种噻嗪类利尿剂)至少治疗 4 周后,血压值仍在目标水平之上)、出现严重高血压并发症或患者手术意愿强烈;③MRI 显示 RVLM 存在血管压迫(图 26-2-1)。

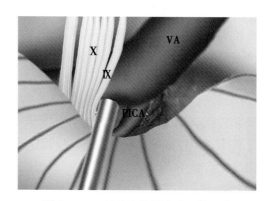

图 26-2-1　延髓腹外侧头端血管压迫
迂曲扩张的椎动脉对延髓腹外侧头端造成压迫。VA:椎动脉;PICA:小脑后下动脉;Ⅸ:舌咽神经;Ⅹ:迷走神经。

二、手术禁忌证

神经源性高血压手术禁忌证包括:①同一般全

身麻醉开颅手术禁忌证;②严重血液系统疾病或重要器官功能障碍(心、肺、肾脏或肝脏)患者;③高龄患者选择 MVD 手术应慎重。

三、手术过程

1. 麻醉　采用气管插管静吸复合麻醉。除麻醉诱导阶段,术中应控制肌松药物的使用量,以避免干扰神经电生理监测。术中应控制补液总量。

2. 体位　取侧卧位。健侧向上,头部下垂 15° 并向健侧旋转 10°,颈部稍前屈,使患侧乳突隆起处于最高位置。腋下垫入柔软方垫,避免下方上肢受压。肩带向尾端牵拉同侧肩部维持头部过伸位,但应避免过度牵拉损伤臂丛神经。

3. 开颅　取发际内斜切口,以乳突根部二腹肌沟顶点为标志点,切口与耳眦线成 60° 夹角,切口标志点以上部分和以下部分比例为 1:3(见图 18-2-11),切口的长度根据患者体型变化。钻孔前要充分暴露好重要的骨性标志,如二腹肌沟。骨窗直径 1.5~2cm,骨窗不需要暴露横窦与乙状窦的夹角,向前向二腹肌沟顶点的方向暴露乙状窦的后缘。骨窗形成过程中应严密封堵气房,防止冲洗液和血液流入。以乙状窦为底边"⊥"状切开硬膜,并进行悬吊。

4. 术中操作　缓慢释放脑脊液,以增大操作空间,并避免释放过快引起硬膜下出血。待颅内压下降后,自后组脑神经尾端向头端锐性分离蛛网膜,使小脑与后组脑神经完全分离,全程探查舌咽、迷走神经、延髓腹外侧及面神经 REZ。探查延髓腹外侧,判明责任血管后,将血管游离,将适当大小的 Teflon 棉放置在责任血管和延髓之间(图 26-2-2)。术中须对蛛网膜进行充分松解,避免牵拉脑神经。术中应实时进行脑干听觉诱发电位监测及面神经电生理监测,避免操作时损伤面听神经。术毕用温盐水缓慢彻底冲洗术野,明确无出血后开始关颅,严密缝合硬脑膜,关闭硬脑膜前反复注入温盐水,排出气体,必要时可使用人工脑膜和生物胶封闭,采用自体骨瓣回纳、人工颅骨替代或金属颅骨板固定等方法修补颅骨缺损,逐层关闭切口。应紧密缝合硬脑膜、肌肉及筋膜以避免脑脊液漏。

四、术后管理

术后通过多参数心电监护仪对血压、脉搏、呼

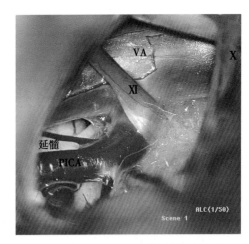

图 26-2-2　术中所见延髓腹外侧头端的血管压迫
椎动脉纡曲扩张,张力高,延髓明显受压。VA:椎动脉;PICA:小脑后下动脉;X:迷走神经;XI:副神经。

吸、血氧饱和度实行 24 小时连续监测,密切观察意识、瞳孔的变化。全面观察患者生命体征、意识、有无面瘫、声音嘶哑、呛咳和呕吐。常规 24 小时内复查头颅 CT。发生术后低颅内压时,应取平卧位或头低足高位,伴随恶心呕吐者,头偏向一侧,避免误吸并积极对症处理。术后发生面瘫,应注意角膜及口腔护理。如出现饮水呛咳和吞咽功能障碍,应避免误吸。如出现脑脊液漏时,应采取平卧位头高 30°,禁忌鼻腔耳道的堵塞、冲洗和滴药等,并积极查明原因妥善处理。

由于术后禁食水,若患者血压较高,应静脉使用降压药。术后 3 天内停用静脉降压药,改为口服降压药,药物种类及剂量与术前保持不变。患者可根据血压情况及心内科医生建议酌情调整降压药。

五、疗效评价

根据血压控制水平,分为治愈、有效和无效 3 个预后级别。治愈定义为:收缩压和舒张压均降至正常范围(≤140/90mmHg),且停止服用降压药物。有效定义为:收缩压降至正常范围,舒张压不变或降低,降压药种类和剂量不变或减量;或收缩压降低≥20mmHg 但未降至正常范围,舒张压不变或降低,降压药种类和剂量不变。不满足上述条件认为无效。对于无效和部分缓解的患者,需要继续辅以药物降压。

六、并发症防治

1. 脑神经功能障碍　脑神经功能障碍主要为

声音嘶哑、饮水呛咳、面瘫、耳鸣、听力障碍，少数患者可出现面部麻木、复视等。脑神经功能障碍可分为急性和迟发性两种，急性脑神经功能障碍发生在手术后的3天之内，手术3天以后出现的脑神经功能障碍是迟发性脑神经功能障碍，绝大多数迟发性脑神经功能障碍发生在术后一个月之内。迟发性面瘫一般发生在术后1个月之内，应给予激素冲击治疗，同时可以辅助应用神经营养性药物。

为减少脑神经功能障碍并发症的发生，术中应尽量避免电凝灼烧脑神经表面及周围穿支血管。避免牵拉脑神经，减少对脑神经的直接刺激以避免其滋养血管发生痉挛。充分解剖脑神经周围蛛网膜，减少术中对脑神经的牵拉。常规术中电生理监测。手术当天即开始使用扩血管药物、激素和神经营养药物。

2. 小脑或脑干损伤　小脑或脑干损伤包括梗死或出血，脑干损伤往往可造成比较严重的功能障碍。避免小脑损伤的关键在于减少牵拉时间、降低牵拉强度。骨窗尽量靠近乙状窦，避免使用脑压板，逐渐打开小脑脑桥池缓慢充分放出脑脊液后再探查桥小脑角等措施可最大限度减少术中对小脑半球的牵拉，尽量避免电凝灼烧小脑、脑干表面血管。

如果术后出现麻醉停止后长时间不能清醒或者清醒后又出现意识障碍，呼吸深慢甚至骤停，氧饱和度明显下降、瞳孔散大、光反射减弱或消失，均应考虑小脑或脑干梗死、肿胀及出血的可能，应及时行头颅CT扫描。

3. 脑脊液漏　严密缝合硬脑膜是防止脑脊液漏的关键；对于硬脑膜无法严密缝合者，可取肌肉筋膜进行修补，同时应用生物胶将人工硬脑膜与硬脑膜贴敷完全；用骨蜡严密封闭开放的气房；严密缝合肌肉、筋膜、皮下组织、皮肤，不留死腔。

4. 低颅压综合征　可能原因是术中长时间暴露手术部位，释放大量脑脊液，术后脑脊液分泌减少等所致。常表现为头痛、头晕、恶心及非喷射状呕吐，同时血压偏低、脉率加快，放低头位后症状可缓解。术中在缝合硬脑膜时应尽量于硬脑膜下注满生理盐水，排出空气。术后取平卧位，避免过早起床。

5. 其他并发症　MVD手术应严格规范操作，避免感染、伤口愈合不良、平衡障碍、切口疼痛、远

隔部位血肿、椎动脉损伤等并发症的发生。部分患者术后出现眩晕，多数在术后活动时发现，症状轻重不一，重者影响活动，可逐渐减轻，多在1~2周内缓解，少数患者可持续1个月以上，但不影响活动。

第三节　研究进展

一、解剖学研究

经过研究者们的大量实验，从生理、解剖、动物实验等方面阐述了神经源性高血压的理论基础。Naraghi等检查了24例原发性高血压患者，10例肾性高血压患者和21例血压正常对照患者的颅后窝神经血管关系。在尸体解剖期间通过人工灌注血管和显微外科手术研究确定了脑干和脑神经根部进入区的血管关系。结果显示所有原发性高血压患者左侧腹外侧区有明确的神经血管压迫，作者认为，实验结果支持了Jannetta关于原发性高血压腹外侧区延髓神经血管压迫的假说。Rusu等解剖了20例成人脑干，将责任血管分为3个层次。最表面的血管层为该区域的主要供血动脉，包括小脑前下动脉（AICA），小脑后下动脉（PICA）和椎动脉（VA）。第二层为上述动脉发出的穿支动脉。而第三层则为该区域的静脉丛。这种将血管分层的方法强调了除了AICA，PICA和VA以外的其他血管在血管压迫型神经源性高血压发病过程中的重要性。

1. 影像学检查方法及磁共振序列　虽然目前神经源性高血压的临床和基础研究进展均较为缓慢，但由于影像学检查的安全性以及病例来源的广泛性，因此影像学研究有目前有大量的报道。早期磁共振检查尚未在临床广泛应用，因此有研究者对高血压患者进行脑血管造影检查。作者通过在尸体上进行Ⅸ/Ⅹ神经定位，然后根据定位结果在患者中进行脑血管造影。结果显示了RVLM及Ⅸ/Ⅹ神经REZ区域的压迫与高血压发病的相关性，并且提出小脑后下动脉是最常见的责任血管，其次是椎动脉。

目前，MRI是发现血管压迫神经的最广泛应用的检查方式。常用的序列如3D-TOF（three-dimensional time-of-flight）和3D-CISS（3D constructive interference in steady-state sequence）等是基于3.0T

的 MR，可以较为清晰显示血管与神经的关系。Schmitz 也曾提出 3D-CISS 联合 3D-FISP（3D free induction with steady precession）MRI 的诊断方法。目前已经有高场强磁共振 DTI 序列用于其他类型神经源性高血压的研究，但对于血管压迫型神经源性高血压目前尚无应用。

2. MR 能否作为血管压迫型神经源性高血压的诊断标准　有很多研究者将非高血压患者与高血压患者的影像学检查结果进行比较，然而对于影像学显示血管压迫和高血压的关系却存在争议。有研究者认为 MR 显示血管对于 RVLM 及Ⅸ/Ⅹ神经 REZ 的压迫与高血压的形成具有相关性。最早 Naraghi 等发表在柳叶刀上的一篇文章比较了 24 例原发性高血压患者与 14 例继发性高血压患者和 14 例正常血压志愿者的 MR 检查结果，显示原发性高血压患者中 RVLM 受到迂曲血管压迫的比例更高（分别是 83%、14% 和 7%）。之后，Akimura 等研究结果也显示压迫与高血压发病相关，并提出 3D-FLASH（3-D fast low-angle shot）序列可用于诊断神经源性高血压。之后的研究也有很多支持该结论。

而有些研究者却认为影像学显示有压迫与高血压并不存在相关性。Watters 将 120 例成人分为两组，高血压组和正常血压组各 60 人，对其进行了头颅 MR 扫描。结果显示两组压迫发生率分别为 57% 和 55%，无显著差异。因此，不能认为 RVLM 区域的压迫和高血压发病有关。Akimura 等也得出相似结论。但是，在最近一篇 meta 分析中，作者综合了 14 篇既往研究，结果显示 RVLM 区域的压迫与高血压的发病确实存在统计学关联。由此可见，目前虽然有较多的影像学研究结果，但尚未形成一致结论。这可能有以下几个方面的原因，首先可能是影像学发展的局限性所致，目前的 MR 为 3.0T，层厚多为 1mm，因此并不能完全准确呈现压迫情况。其次，有时责任血管并非周围较大的动脉，而有可能是穿支动脉或者静脉，这些在影像学上不容易显示。再次，目前缺乏对于压迫部位和压迫情况的准确定义，因此影像阅片人员的主观性较大。

3. 面肌痉挛、三叉神经痛与血管压迫型神经源性高血压发病的关系　有些研究者研究了面肌痉挛和高血压发病的关系。Leong 等发表的一篇 meta 分析，综合了之前的影像学研究，结果显示面肌痉挛和高血压有明显相关性，面肌痉挛患者合并高血压的比例较正常人更高。但随后，Rudzinska 等的研究又得出了相反的结论。Sandell 等回顾了既往手术患者中面肌痉挛和三叉神经痛合并高血压的病例，并与 HUNT3 数据对比，发现面肌痉挛患者中高血压发病率增加，而三叉神经痛患者则不增加。目前，对于面肌痉挛是否与高血压发病相关仍无定论。而三叉神经痛与高血压的关系目前证据更为不足。从致病机制来说，面肌痉挛、三叉神经痛与神经源性高血压的发病均为异常血管对脑干的压迫，尤其是面肌痉挛和神经源性高血压致病区域较为接近，因此可能会有伴随发病的可能。其次，面肌痉挛、三叉神经痛患者伴随的焦虑紧张情绪也可能与高血压有关。但目前尚无确切结论。

二、基础实验的研究现状

1. 血管压迫型神经源性高血压动物模型的建立　早在 1846 年，Alexander 等发现刺激腹外侧延髓可引起血压升高。之后，Dittmar 等就发现切断脑桥延髓交界尾端可引起血压降低。在 Jannetta 等提出血管压迫导致神经源性高血压后，其设计了相应的动物模型以进行进一步研究。他们将两个相互连通的球囊分别置于主动脉和压迫于犬 RVLM 及Ⅸ/Ⅹ REZ 区域，将主动脉血管的搏动传递到该区域，从而模拟血管压迫情况，结果显示，实验组全部发展为高血压，而且在压迫去除后血压可恢复正常。由于该模型需要开颅手术，难度较大，且术后对于动物活动有所限制，不宜长期研究，因此难以得到推广。Morimoto 等通过将 ECG 信号转化成机械压迫，作用于大鼠 RVLM 及相关区域，从而模拟血管压迫。该模型虽然也可模拟压迫信号，但是需要体外仪器，难以进行长期试验。

2. 血管压迫 RVLM 引起高血压的机制　Armstrong 等通过免疫组织化学定位发现大鼠延髓髓质肾上腺素 / 去甲肾上腺素细胞的存在。Reis 等发现 C1 肾上腺素神经元即延髓头端腹外侧髓质的血管舒缩神经元，介导由动脉压力感受器和其他传入神经引起的血管舒缩反应。Guyenet 等也发现 RVLM 的 C1 细胞能引起高血压。Kido 等研究了 ANG Ⅱ 在 RVLM 压迫引起高血压的过程中所起的作用。结果显示，在 RVLM 被压迫时，Ang Ⅱ可通过 AT1 受体激活 RVLM 神经元引起交感活性增强和血压升高。Morimoto 等在进一步研究中发现,通过搏动性压迫大鼠 RVLM 及 Ⅸ/ Ⅹ REZ 区域,无论压迫左侧还是右侧,都会引起血压升高。这是通过激活谷氨酸受体实现的。在其另一篇文章中,作者认为血管压迫 RVLM 后通过一氧化氮 - 环 GMP 途径和 c-fos 表达相关物质引起高血压。

目前有大量研究探索 RVLM 压迫后交感神经张力变化。Morimoto 等在研究中发现,大鼠 RVLM 压迫后血压、血浆肾上腺素和去甲肾上腺素水平、交感张力等均升高。而这些效应通过静脉内注射六甲铵或 RVLM 内注射红藻氨酸消除,表明 RVLM 的搏动性压迫是通过增强交感神经张力增高来升高血压。Mauricio 等通过肌肉交感活性监测(muscle sympathetic nerve activity,MSNA)显示有 RVLM 压迫患者静息状态交感活性明显增高。可乐定是一种 alpha2 adrenergic agonist,可以减少中枢交感传出,因此服用可乐定有效是神经源性高血压的特征。研究者发现,在服用可乐定后,有 RVLM 压迫者的血压降低幅度明显大于无 RVLM 压迫者。Aota 等认为,钙拮抗剂 cilnidipine 对于 RVLM 压迫的高血压患者降压效果更好,可能也是通过降低交感活性。Morise 等通过 agc-adjusted low-frequency power spectral density(A-PSD)评估交感神经张力,也证明了血管压迫可能通过交感张力增高引起高血压。

根据目前研究结果,血管压迫延髓后 ANG Ⅱ 通过 AT1 型受体激活 C1 肾上腺素能神经元,刺激 Glu 释放。Glu 激活下游神经元,并通过一氧化氮 - 环 GMP 途径和 c-fos 表达相关物质,引起交感神经兴奋,血压升高。这些与其他类型的神经源性高血压是一致的。

Shusterman 等发现,术中刺激 RVLM 区域可引起血压和心率以及心律的改变。Patel 等也发现,电刺激橄榄后沟下 1/3 会引起血压和心率变化。刺激左侧和右侧 RVLM 区血压和心率变化相似。而且在刺激消除后 1 个月血压效应能维持。Pereira 等也认为电刺激导水管周围灰质可以降低血压。这些研究结果也提出了 MVD 手术之外的治疗方式,即脑干区域电刺激。

三、小结

高血压的治疗一直以来备受关注,部分高血压多药联合仍无法降至正常水平。其根本原因是高血压的发病机制未完全明确。血管压迫型神经源性高血压的提出是高血压病因研究的重要补充。目对于该类型的神经源性高血压的研究虽然取得较大进展,但仍有很多值得研究的问题。MR 作为该类型高血压的诊断仍存在争议,因此需要更加清晰的成像方式和更加准确的评价方法。用于基础实验的动物模型仍然需要复杂操作,更加简便的动物模型的制备非常必要。血管压迫引起高血压的信号转导通路已有一定研究,但其具体机制尚未完全阐明。

显微血管减压术是治疗高血压的有效方式。对于有腹外侧延髓压迫的面肌痉挛合并高血压的患者,在进行面神经显微血管减压术的同时进行 RVLM 的减压,患者收缩压和舒张压较术前均可有明显改善。减压治疗高血压有效患者和无效患者相比,往往年龄较小,责任血管为椎动脉和小脑后下动脉压迫,而且其去甲肾上腺素水平较高。

在将来的研究中,可以进一步明确患者的筛选标准,以评估适合进行显微血管减压术的神经源性高血压患者。

(刘如恩 宋海栋)

参考文献

[1] PERKOVIC V,HUXLEY R,WU Y,et al. The burden of blood pressure-related disease:a neglected priority for global health [J]. Hypertension,2007,50(6):991-997.

[2] JOFFRES M,FALASCHETTI E,GILLESPIE C,et al. Hypertension prevalence,awareness,treatment and control in national surveys from England,the USA and Canada,and correlation with stroke and ischaemic heart disease mortality:a cross-sectional study [J]. BMJ Open,2013,3(8):e003423.

[3] MANN S J. Neurogenic hypertension:pathophysiology,diagnosis and management [J]. International Journal of Cardiology,1991,265(11):1462.

[4] JANNETTA P J,SEGAL R,WOLFSON S R,et al. Neurogenic hypertension:etiology and surgical treatment. Ⅱ. Observations in an experimental nonhuman primate model [J]. Ann Surg,1985,202(2):253-261.

[5] JANNETTA P J,GENDELL H M. Clinical observations on etiology of essential hypertension [J]. Surg Forum,1979,30:431-432.

[6] SEGAL R,GENDELL H M,CANFIELD D,et al. Cardiovascular response to pulsatile pressure applied to

ventrolateral medulla [J]. Surg Forum,1979,30:433-435.

[7] GUYENET P G. The sympathetic control of blood pressure [J]. Nat Rev Neurosci,2006,7(5):335-346.

[8] REIS D J,GRANATA A R,JOH T H,et al. Brain stem catecholamine mechanisms in tonic and reflex control of blood pressure [J]. Hypertension,1984,6(2):7-15.

[9] ROSS C A,RUGGIERO D A,JOH T H,et al. Rostral ventrolateral medulla:selective projections to the thoracic autonomic cell column from the region containing C1 adrenaline neurons [J]. J Comp Neurol,1984,228(2):168-185.

第二十七章 脊髓拴系综合征与马尾综合征

脊髓拴系综合征是各种先天性或后天性病变引起的圆锥位置低或在椎管内不能移动，从而引起进行性神经损害综合征，包括背痛、腿痛、足下肢肌力下降、反射和感觉丧失、髋腿部变形、走路姿势改变等不同程度的肢体感觉运动障碍，以及二便功能障碍。马尾综合征是各种先天性或后天性因素引起腰骶椎管绝对或相对狭窄，使马尾神经受压而产生一系列神经功能障碍的表现。由此可见，脊髓拴系综合征和马尾综合征是累及腰骶髓和腰骶神经根的两种临床综合征，患者多表现为双下肢感觉和运动障碍、二便功能障碍、性功能障碍、双下肢畸形以及皮肤神经营养不良性溃疡，如能及时明确诊断并积极手术治疗，有助于预防神经功能障碍的进行性发展，也有助于改善患者的神经功能。

第一节 脊髓拴系综合征

脊髓拴系综合征(tethered cord syndrome, TCS)又称脊髓圆锥拴系征、终丝综合征、低位脊髓征，是由各种先天性病变或后天性因素使脊髓受牵拉、脊髓圆锥在椎管内的移动受到束缚，造成脊髓圆锥出现缺血、缺氧、神经组织变性甚至坏死等病理和病理生理学改变，进而引起下肢感觉障碍(如腰腿痛、下肢感觉异常)、运动功能障碍(如下肢肌力下降、反射异常和肌萎缩)或畸形(如髋关节、踝关节变形、马蹄形高弓内翻足)、二便功能障碍和性功能障碍、皮肤神经营养不良性顽固性溃疡等神经损害的临床综合征。脊髓拴系综合征最常见的解剖病理改变为圆锥位置低(低于腰1~2间隙)、终丝增粗、纤维束或硬膜内脂肪瘤，但脊髓拴系综合征亦可不伴有脊髓圆锥低位。

一、历史概述

早在 1910 年，有人提出脊髓脊膜膨出引起的脊髓牵张可导致神经功能障碍，随后报道显示骶部脂肪瘤和显性脊柱裂可引起的脊髓牵张，Garceau 等则认为这类患者的神经功能缺损归结于脊髓终丝紧张或脊髓脊膜膨出。1940 年，神经病理学家 Lichtenstein 首次提出脊髓拴系可导致截瘫以及脑干和小脑从枕骨大孔疝出。Hoffman 等认为可逆性病变发生于腰骶部至终丝节段，并于 1957 年提出脊髓拴系的概念。1976 年，Hoffman 等首次使用了"脊髓拴系综合征"的术语，他报道了 31 名脊髓拴系综合征所致的大小便失禁和下肢运动感觉功能缺失的患者在切除了增粗的脊髓终丝后症状获得缓解。1981 年，Yamada 等报道了脊髓拴系患者的术前氧化代谢损伤和术后损伤恢复情况，阐述了拴系松解术可以提高氧化代谢并改善神经功能。1987 年，McLone 等提出脊髓拴系综合征是一类有明确科学依据的临床实体疾病，"脊髓拴系综合征(TCS)"这一术语获得日益广泛的接受与应用。

在脊髓拴系综合征(tethered cord syndrome)中"tether"(拴系)一词蕴含着"拉绳的力量越大，绳就越紧张"之义。简言之，脊髓拴系综合征是一种非自然的、非缓解的、非正常的状态，是脊髓尾端被非弹性组织牵拉而造成的神经功能障碍。这种功能障碍会因脊髓牵张力增加而加重，比如在患儿在青春期快速生长发育或应力性脊髓屈曲和伸展等情况下可造成脊髓张力增高和损伤加重。与非弹性终丝不同，位于脊髓背侧的脊髓脊膜膨出或脂肪瘤型脊髓脊膜膨出患者的神经功能缺损除了非弹性牵拉外，还有局部压迫和缺血、神经发生不全等因素所致。

二、解剖基础

脊髓位于椎管中央，呈前后稍扁的圆柱形体，通过其被膜借齿状韧带悬吊并固定于椎管中，与脊柱的弯曲一致。脊髓上端在枕大孔处与延髓相连，脊髓下端在腰膨大以下急骤变细，呈圆锥状，称脊髓圆锥。圆锥向下延续为一根细丝，称终丝。终丝可分为两段：上段长约15cm悬浮于蛛网膜下隙内，为内终丝；下段长约5cm，与软脊膜融合，下端附着骶5或尾1的内后面骨膜，为外终丝。正常的终丝是由圆锥尾部细胞退化和软脊膜共同形成的结缔组织样细丝，为非神经纤维的条索样组织（图27-1-1），有稳定、锚固脊髓的作用。

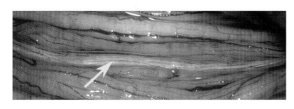

图27-1-1 终丝和马尾

术中腰段硬脊膜囊后位观，显示终丝和马尾。正常的终丝（箭头）位于马尾神经中央，呈银白色，多较马尾神经细，无明显张力。微红色的马尾神经在终丝两侧呈纵行排列，与终丝平行下降。马尾神经沿硬膜侧后缘排列，近侧节段的马尾神经居前外侧，远端的马尾神经居后内侧。

在胚胎3个月以内，脊髓占据椎管全长，脊髓各节分别与相应的椎骨平行，各脊神经几乎成直角由其相应的椎间孔走出。从胚胎的第4个月起，脊髓的生长速度比脊柱迟缓，加之脊髓上端与延髓相连，位置固定，造成使脊髓节段的位置由上向下逐渐高于相应的椎骨。至出生时，脊髓下端到达第3腰椎。随着年龄的增长，脊髓下端逐渐相对上移，至成人则达第1腰椎下缘，仅占椎管的上2/3。

正常的终丝纤细（成人直径小于2mm）具有弹性，能允许脊髓缓慢上升。如终丝发育异常（终丝增粗、脂肪变等），使终丝变粗变短、弹力变差，则可阻止脊髓上升，并牵拉脊髓，使其位置低于正常，并导致一系列的神经功能障碍，称为脊髓拴系综合征。

三、病因与分类

（一）按形成原因分类

脊髓拴系综合征按形成的原因可分为原发性

脊髓拴系综合征和继发性脊髓拴系综合征。

1. 原发性脊髓拴系综合征 也称先天性脊髓拴系综合征，为神经管发育畸形的一种主要类型，常见于脊柱裂患者，约20%脊柱裂患者可合并TCS，患者常合并骶尾部皮肤异常（图27-1-2、图27-1-3），其他脊髓和脊柱末端的先天发育异常包括脊膜膨出（图27-1-4）、终丝脂肪瘤（图27-1-5）、骶尾部硬脊膜内外脂肪瘤（图27-1-6、图27-1-7）、潜毛窦（图27-1-2）、脊髓终丝紧张（图27-1-3）、脊髓纵裂畸形（图27-1-8）等均可导致脊髓拴系，发病率依次为脊髓脊膜膨出、终丝增粗、脊髓纵裂、神经管肠源性囊肿和皮样囊肿。原发性脊髓拴系综合征是脊髓拴系综合征的主要类型。

2. 继发性脊髓拴系综合征 多为脊髓脊膜膨出缝合术后瘢痕、脊髓脊柱畸形手术后局部粘连、皮样囊肿、粘连性蛛网膜炎等所致，也可见于硬膜下肿瘤、感染、骶尾部钝性损伤等手术后所致。

（二）按解剖学特性分类

Yamada和Won基于脊髓尾端的解剖学特性的病理生理分析将脊髓拴系综合征分为3类。

1. 第1类为典型TCS，患者的神经系统症状

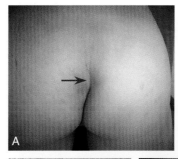
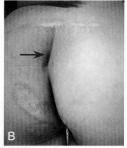
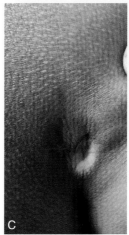
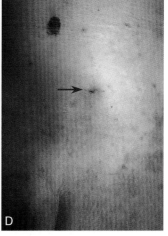

图27-1-2 脊髓拴系患者体表异常

A. 臀沟偏斜；B. 臀沟上方沟状凹陷；C. 臀沟侧方皮肤小凹；D. 臀沟侧上方皮肤陷窝（潜毛窦）。

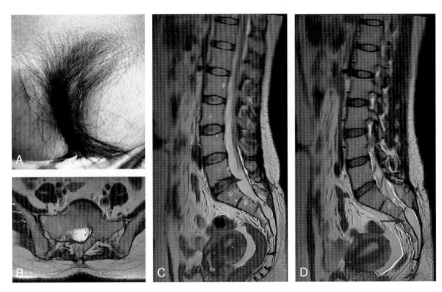

图 27-1-3 脊髓拴系患者骶尾部体表异常和影像学表现

A. 脊髓拴系患者骶尾部的多毛症;B. 腰骶椎 MRI 轴位显示增粗的终丝紧贴于背侧硬脊膜囊;C. 腰骶椎 MRI 矢状位显示脊髓圆锥低位、增粗的终丝紧贴于背侧硬脊膜囊;D. 腰骶椎 MRI 矢状位显示骶管囊肿。

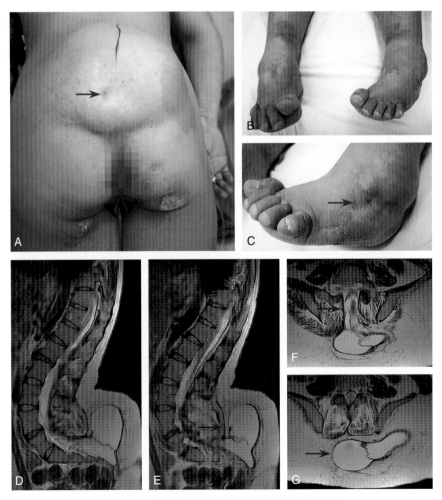

图 27-1-4 脊髓拴系患者体表异常和影像学表现

A. 脊髓拴系患者腰骶部肿块(脊膜膨出)、皮肤凹陷(潜毛窦)(红箭头)和皮肤瘢痕;B. 脊髓拴系患者马蹄内翻足畸形;C. 脊髓拴系患者马蹄内翻足畸形和足外侧皮肤瘢痕;D、E. 腰骶椎矢状位 MRI 显示脊柱侧凸、脊柱裂、脊膜膨出;F、G. 腰骶椎轴位 MRI 显示硬脊膜囊于脊柱裂部位向外膨出。

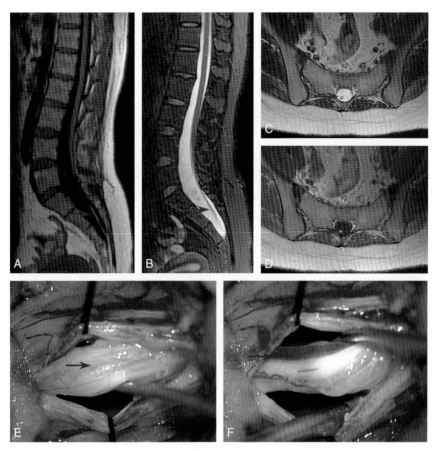

图 27-1-5　单纯终丝增粗、终丝脂肪变型脊髓拴系影像学表现和术中所见

A. 术前腰骶椎 MRI T1 矢状位；B. T2 矢状位；C、D. T2 轴位和 T1 轴位增强像可见增粗、脂肪变的终丝处于绷直的紧张状态，造成脊髓拴系；E. 术中背侧视图显示脂肪变终丝；F. 腹侧视图显示终丝腹侧静脉，可作为确认终丝的标志之一。

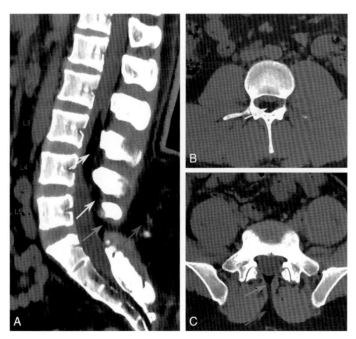

图 27-1-6　与皮下脂肪瘤相连的脊髓圆锥脂肪瘤型脊髓拴系的影像学表现

A. 术前腰骶椎 CT 矢状位；B、C. L3 节段轴位和 L5 节段轴位，显示在椎管内脊髓背侧的脂肪瘤（黄色箭头）通过 L5 椎板下缘部分骨质缺如处（绿色箭头）通过脂肪索带与皮下脂肪瘤相连（蓝色）。

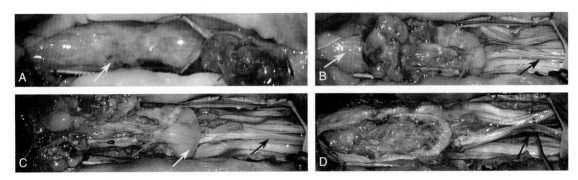

图 27-1-7　与皮下脂肪瘤相连的脊髓圆锥脂肪瘤型脊髓拴系的术中表现

术中可见椎管内脊髓背侧的脂肪瘤（黄色箭头）通过 L5 椎板下缘硬膜缺的脂肪索带（绿色箭头）与硬膜外及皮下脂肪瘤（蓝色箭头）相连。紫色箭头所示为正常粗细、无明显脂肪变的终丝（与图 27-1-4 脂肪变且增粗的终丝形成鲜明对比）（与图 27-1-6 为同一患者）

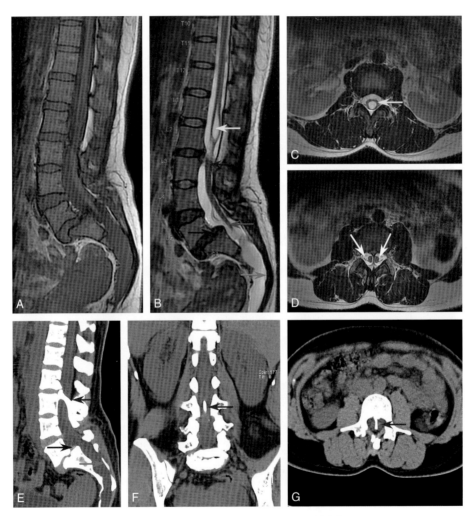

图 27-1-8　脊髓拴系综合征（骨性脊髓纵裂畸形）

A、B. 腰骶椎磁共振成像矢状位 T1 图和 T2 图，可见 L2~L3 椎间盘至 L3 椎板间斜向走行的骨性脊髓纵裂畸形（Ⅰ型脊髓纵裂）（红色箭头所示）；脊髓纵裂上方，L1~L2 椎体水平的脊髓空洞（黄色箭头所示）；L5~S1 腰椎滑脱（紫色箭头所示）；S2 以下巨大的骶管囊肿（绿色箭头所示）；C、D. 磁共振成像轴位 T2 加权像图可见脊髓纵裂上方 L1~L2 椎体水平的脊髓空洞（图 C，黄色箭头所示）、脊髓骨性纵裂（图 D，红色箭头所示）和双干脊髓（图 D，两个白色箭头所示）；E~G. 腰骶椎 CT 成像图显示 L2~L3 椎间盘至 L3 椎板间斜向走行的骨性脊髓纵裂畸形（Ⅰ型脊髓纵裂）（红色箭头所示）、腰骶椎滑脱（紫色箭头所示）、S2 以下巨大的骶管囊肿（绿色箭头所示）引起 S2 以下各节段骶骨椎体后缘骨质吸收。

和体征是限制脊髓运动的尾端锚定结构所致,如非弹性的脊髓终丝、尾端脂肪瘤或脂肪脊髓脊膜膨出(lipomyelomeningocele,LMMC)或脊髓脊膜膨出(myelomeningocele,MMC)。

2. 第2类是与典型TCS患者有相似的症状和体征,但其症状和体征与拴系部位以上巨大的髓脊膜膨出、广泛性的背侧或移行性脂肪脊髓脊膜膨出或脊髓脊膜膨出术后广泛性纤维粘连(类别2A)所致的局部脊髓压迫或缺血有关,或与同时存在的神经发生不全有关。严格来讲,这部分患者不属于真正的TCS。只有当一部分的症状体征提示与上述损伤相符,TCS才能作为其部分诊断(2B类)。

3. 第3类患者为典型的胸腰椎MMC,表现出由于腰骶部脊髓神经元功能缺损导致的完全性截瘫和大小便失禁。

该分类对于手术后患者转归评估具有一定的指导意义。在手术松解后,1类的患者预后良好,疼痛的缓解和神经功能的改善均非常明显。2B类患者预期也很好,与类别1的患者的症状改善类似。2A类患者疼痛缓解较好,神经功能障碍的进展也逐渐稳定,但几乎没有任何神经功能改善。3类患者没有任何可以预期的神经功能改善,也没有手术治疗的适应证。除了神经源性膀胱功能重建(参见第三十三章),难以通过脊髓拴系松解手术逆转数年间歇性导管插入术患者的大小便失禁症状。

(三)根据引起脊髓拴系病因进行分类

Swift等认为,原发性脊髓拴系综合征致病因素由高到低依次为脂肪脊髓脊膜膨出、终丝增厚、脊髓纵裂、神经管肠源性囊肿、皮样囊肿,继发性脊髓拴系综合征可继发于蛛网膜炎、钝性损伤或脊髓脊膜膨出缝合术后。国内有学者将脊髓拴系综合征等分为终丝粗大型、脂肪瘤型、术后瘢痕粘连型、椎管内肿瘤致脊髓拴系及混合型五种类型。另有文献报道,脊髓拴系综合征以终丝增厚、脂肪浸润、硬膜内脂肪瘤、脂肪脊膜膨出致拴系等类型最多见。

四、病理生理与发病机制

在正常人的椎管内,脊髓的头端与延髓相连,侧方借齿状韧带悬吊于硬脊膜,尾端借终丝固定于椎管,周围浸润于有缓冲作用的脑脊液中。上述多重保护结构使脊髓可自由地悬挂于椎管内,能随日常活动自由地弯曲和运动。在生长发育过程中,脊柱的生长速度较脊髓快,使脊髓末端相对于脊椎管下端逐渐升高。

正常脊髓发育分为头区、移行区和尾区3个区域,由移行区形成脊髓腰骶段。在胚胎早期,脊髓占据椎管全长,脊柱与脊髓节段相互对应,脊髓各节分别与相应的椎骨平行,各脊神经几乎成直角由相应的椎间孔发出。在胚胎第9周后,由于脊柱生长速度较脊髓快,脊髓末端开始上升,马尾和终丝开始发育。此时腰骶髓相对于同序的脊柱节段向头端移动,连于脊髓的腰骶神经被拉长并形成马尾,终丝也相应地拉长。一般在胚胎第9~17周脊髓上升最快,圆锥自尾骨中段上升至L4水平,此后上升变缓。足月时圆锥末端达到L3水平,出生后60天达到L1~L2椎间隙或L2椎体水平,成人终丝远端一般附着于S5或C1内后面的骨膜。在上述复杂的脊髓和脊柱发育过程中,发育异常或错误常导致脊髓末端受到牵拉,引起脊髓拴系。

在胚胎神经管闭合过程中,如形成皮肤的外胚层组织与形成神经管的外胚层组织过早分离,在神经襞两旁的中胚层组织便进入神经管内部并演变成脂肪组织、纤维组织、平滑肌和横纹肌组织等。由于这些胚胎发育异常使脊髓上升受限,加之脊柱不断生长,脊髓被牵拉、缺血和变性,即可形成较为复杂的腰骶脂肪瘤型脊髓拴系(见图27-1-6、图27-1-7)。

终丝是由圆锥尾部细胞退化和软脊膜共同形成的结缔组织样细丝,附着于第一尾椎骨膜的背侧,对脊髓起固定作用。在胚胎发育过程中,由于终丝纤细且有弹性,能允许脊髓缓慢上升。如终丝因脂肪组织异常增生等因素造成终丝增粗、弹性下降(见图27-1-5)甚至脂肪瘤包裹终丝等情况,即可阻止脊髓上升,牵拉脊髓圆锥,使其位置低于正常并导致一系列的神经功能障碍。由此可见,低位脊髓圆锥是诊断脊髓拴系综合征的有力依据,但正常位置的脊髓圆锥患者也可能有脊髓拴系的存在。例如,一些患者在磁共振检查中可见终丝绷直并紧贴于硬脊膜囊后壁,术中均可发现终丝张力过高,在切断终丝后患者的神经系统功能即可得到明显好转。综上所述,脊髓圆锥受牵拉是脊髓拴系综合征的主要发病机制,低位脊髓圆锥只是牵拉的结果。

由于大部分脊髓拴系综合征患者可合并显性

或隐性脊柱裂,极少见没有脊柱裂的脊髓拴系,故有人提出脊髓拴系综合征可能是先天性脊柱裂的一种病理形式,也是引起相关神经损害的最常见病理机制。除了上述腰骶髓脂肪瘤和终丝病变外,包括脊柱裂在内的各种脊髓和脊柱末端先天性发育异常均可影响脊髓圆锥的位置及活动度并引起脊髓拴系,如脊膜膨出(见图27-1-4)、脊髓脊膜膨出、脊髓圆锥畸胎瘤或皮样囊肿、脊髓裂畸形(如骨性或纤维性纵裂)(见图27-1-8)、皮肤窦道、坚固的纤维血管束、粘连的终丝及马尾神经、脊髓手术后脊髓与硬脊膜粘连、终池部位的蛛网膜囊肿等。

无论是成人还是幼儿脊髓拴系综合征,其发病基础均为脊髓圆锥受各种结构的牵拉有关。脊髓和脊柱的上述不等速发育主要见于胚胎期、幼儿期及青春期,故脊髓拴系综合征患者多在上述3个时期发病。除拴系较为严重的患者在出生时或儿童时期得以明确诊断外,成人脊髓拴系综合征患者虽然也有脊髓圆锥受牵拉的因素存在,但在生长发育过程中因异常结构的牵拉与脊髓功能之间刚好达到临界平衡,故在持续性牵拉因素存在的情况下仍能安全度过以上3个时期而不发病或仅表现为轻微的非进行性损害(如高弓足畸形等)。然而,由于处于临界点的持续牵拉的存在,一旦出现劳累或外伤等诱发因素,任何程度的牵拉加重即可造成脊髓圆锥一过性或进行性缺血、缺氧和细胞线粒体氧代谢受损,从而打破上述脆弱的临界平衡状态,引发脊髓功能障碍相关的症状。因此,成人病例发病前多有明显诱因,根据致病机制可分为:①对已经紧张的终丝的一过性牵拉,如在交通事故中被后方汽车追尾、突然举重、反复弯腰的劳作、泌尿科或妇产科的截石位检查、性交、分娩等情况下突然出现症状;②在终丝紧张基础上合并相对性椎管狭窄,如在腰椎滑脱、腰椎管狭窄时出现症状加重(图27-1-6);③高空坠落或滑冰、滑雪时臀部着地使脊髓受到惯性牵拉。有些患者可同时存在上述三种机制。

脊髓拴系综合征除了形态学上改变外,脊髓神经组织的代谢及病理生理也会有影响,其单位组织的血流量较正常低,而手术切断终丝后,单位组织的血流量明显改善。脊髓圆锥神经组织远端的微循环的变化可能是脊髓拴系综合征产生神经功能障碍的重要机制。对脊髓拴系综合征患者的躯体感觉诱发电位监测发现,节段性躯体感觉诱发电位的异常(电位幅度减小或缺如,而峰间电位正常)主要是位于腰骶部。研究脊髓受牵拉的动物实验显示,脊髓圆锥受牵拉时,还原型细胞色素a1、a3增加,同时电位出现降低或消失;牵拉力越大,还原型细胞色素a1、a3增加越明显,脊髓电位也越低;解除脊髓牵拉后,代谢率和脊髓电位均明显升高,提示脊髓受到牵拉后在一定程度范围内其损害是可逆的。

五、临床表现

脊髓拴系综合征以原发性脊髓拴系综合征为主,常见于先天性脊柱裂患者。就发病年龄而言,多见于新生儿和儿童,成人较少见。在临床表现方面,因症状出现时间的早晚、各种症状组合的不同,以及合并先天性畸形的种类不同,患者可出现各种不同的临床表现,可能首诊于儿科、皮肤科、骨科、泌尿外科、妇产科、男科和神经科等各个临床科室。总体而言,儿童脊髓拴系综合征以腰骶皮肤异常、脂肪瘤和脊膜膨出类型为主,主要为遗尿、尿失禁及足和下肢畸形多见。成人则以终丝增粗和脂肪瘤多见,突出的症状是疼痛,常表现为下肢疼痛和下肢感觉运动障碍,膀胱和直肠功能障碍则以便秘和尿频、尿急多见。近年来随着磁共振检查在腰腿痛患者病因诊断中的广泛应用,成年脊髓拴系综合征诊断的比例有所升高。

具体而言,脊髓拴系综合征患者主要有以下表现:

患者可出现皮肤异常、运动或感觉障碍、排便和/或排尿功能障碍、性功能障碍、骨骼畸形等多种表现,部分典型患儿在围生期检查中发现和出生后因骶尾部皮肤异常(见图27-1-1、图27-1-2、图27-1-4)进一步检查时得以明确诊断。

1. 皮肤异常 先天性脊髓拴系综合征患者半数以上患者伴有皮肤异常(见图27-1-1、图27-1-2、图27-1-4),多见于后背部中线部位,脊柱附近,尤以腰骶部多见。常见的皮肤异常包括皮肤凹陷、皮肤窦道、皮肤斑点、皮肤痣、皮肤血管瘤、多毛症、皮赘、皮下脂肪瘤、皮肤色素沉着、臀沟偏斜、肛门闭锁等,均提示存在脊柱裂、潜毛窦、脊膜膨出等,可能合并脊髓拴系。儿童患者90%有皮下肿块,50%有皮肤窦道、脊膜膨出、血管瘤和多毛症。约1/3患者皮下脂肪瘤偏侧生长,另一侧为脊膜膨出。

这些皮肤改变在成人很少见。部分严重的脊髓拴系综合征患者还可造成下肢远端发绀、皮肤神经营养不良性顽固性溃疡等,如臀部和足部溃疡(见图27-1-4)。

2. 疼痛和感觉异常　主要表现为下肢、会阴部和腰背部的感觉异常和疼痛,以疼痛为最常见症状。患者多表现为难以描述的疼痛及不适,可呈放射性,但无明确的皮节分布特点。儿童患者的疼痛常位于腰骶部或难以定位,可向下肢放射;成人疼痛范围较为广泛,可位于肛门直肠深部、臀中部、尾部、会阴部、下肢和腰背部,可单侧或双侧,疼痛可呈触电样,很少隐痛,常因久坐和躯体向前屈曲而加重,很少因咳嗽、喷嚏和扭曲而加重。直腿抬高试验阳性,故需与椎间盘突出症的疼痛相鉴别。腰骶部受到打击也可引起剧烈的放电样疼痛,伴短暂下肢无力。患者的感觉障碍较为少见,主要表现为下肢及会阴部的皮肤感觉麻木或感觉减退。

3. 运动障碍　约3/4的患者有不同程度的运动障碍,主要表现为进行性下肢无力和行走困难,可累及单侧或双侧,以双侧为主但多不对称。患者常有行走异常、下肢肌张力升高和腱反射亢进,可合并脊柱侧凸、弓形足畸形,一侧下肢可因失用性肌萎缩而出现肢体变细等。

4. 膀胱、直肠功能障碍和性功能障碍　有统计显示,脊髓拴系综合征患者合并排尿功能碍者达35%,在儿童的先天性脊髓拴系综合征患者中该比例更高。脊髓拴系综合征患儿可以仅表现为遗尿,尤其是无表达能力、查体不合作的婴幼儿更是如此。对于5~6岁的儿童每月尿床2次以上或6岁以上的儿童每月尿床1次以上可诊断为遗尿症,应警惕脊髓拴系的可能性。患儿常同时出现膀胱和直肠功能障碍,如遗尿、尿频、尿急、尿潴留、便秘、大便次数增多,严重者可出现完全性尿失禁和大便失禁。男性脊髓拴系综合征患者可因脊髓圆锥部位缺血、缺氧累及勃起和射精中枢而出现勃起功能障碍和/或射精障碍。

5. 骨骼、肌肉和神经系统发育异常　主要见于较为严重的脊髓拴系综合征患者,如显性脊柱裂、隐性脊柱裂,脊柱侧凸、前凸或后凸畸形,蝴蝶椎、半椎体、椎体融合等椎体畸形,椎间孔和肋骨发育畸形,骶骨常发育不全、骶管扩大、骶管囊肿,高弓足、马蹄内翻足、下肢发育不全等下肢畸形。部分患者还可合并扁平颅底、Chiari畸形、脊髓空洞症、脊髓脊膜膨出、脊髓裂畸形、脑积水、脑瘫或脑发育不全等。

6. 其他系统发育异常　如唇裂、腭裂、肛门闭锁等。

7. 以下成人脊髓拴系综合征的临床特点有助于与相关疾病鉴别

(1)患者以腰背和/或下肢疼痛为最常见症状,且其中高达75%的患者曾被诊断为"难治性背痛"或者手术难治性背痛综合征。以下特征的疼痛有助于明确成人脊髓拴系综合征的诊断:

1)疼痛的部位和性质:多位于腰背和/或下肢,常表现为持续性肌肉深部的局限性后背疼痛、双侧或单侧腿部疼痛,疼痛发作并不局限于某一皮节区,有时疼痛范围可波及臀部、腹股沟区、会阴或肛周;疼痛性质为电击样痛或肌肉痉挛、牵拉或撕裂样疼痛,可伴有灼烧感。部分患者的疼痛可延展到胸背部肌肉,但很少到颈部肌肉,推测与背部纵行肌肉群(如竖脊肌、胸最长肌、胸棘肌浅层、多裂肌、胸半棘肌等)广泛的反射性收缩有关,或由脊髓多突触神经连接的同步等长收缩诱发。

2)疼痛的诱因:患者常在较为明显的诱因下出现疼痛等症状,常因活动或强迫体位改变加剧,腰骶部屈伸活动时加重尤为明显,可能与活动时拉直了前凸的腰骶椎、拉长了椎管、拉紧了被无弹性终丝拴住的脊髓有关。如在运动或交通事故中的髋关节被迫向前屈曲、突然举重、向上猛踢腿、反复弯腰的劳作、泌尿科或妇产科的截石位检查、性交、分娩等,可能与这些情况下处于紧张状态的终丝造成的一过性脊髓牵拉有关,腰椎滑脱、腰椎管狭窄、椎管内肿瘤等相对性椎管狭窄,以及或坠落或滑倒时臀部着地造成的脊髓牵拉也与患者症状加重有关。

3)疼痛的姿势:Yamada等曾描述了3种可以使患者疼痛症状加重的姿势变化,称之为"3B"姿势,即:不能以佛像姿势(Buddha)盘腿而坐;轻度弯腰(Bending)困难(如拖地或在水池旁洗盘子或刷牙);站立时不能在腰部水平抱小孩(Baby)或同等重量轻的物品(<2.3kg)。这些动作使腰骶椎前凸变直,并使拴系的脊髓受到牵拉。疼痛因此常常在久坐、用力、长期卧床时加重,因为腰椎曲度变直使脊髓压力增加。此外,平躺、在椅子上懒散地瘫坐姿

势也可能使患者疼痛加剧,这5种姿势性疼痛有助于患者与其他疾病相鉴别。

(2) 成人脊髓拴系综合征的运动感觉系统的症状和体征以进行性下肢乏力、感觉异常和步履艰难为主,运动障碍通常不对称,包括下肢肌肉萎缩,感觉系统变化可能会影响下腰椎及骶椎区域,患者在行走时可有下肢麻木,但通无皮节分布规律。

(3) 有统计显示,约35%的成人脊髓拴系综合征患者出现肠道或膀胱功能障碍,也有报道显示高达80%的患者可有排尿困难,如尿流变细、急迫性尿失禁、充溢性尿失禁、尿潴留等,患者膀胱功能障碍包括无抑制性收缩的痉挛性小容量膀胱、低张力的大容量膀胱以及频繁的尿路感染,尿动力学研究有助于揭示低膀胱容量、充溢性尿失禁、逼尿肌括约肌协同失调或膀胱痉挛的原因。约10%~30%的患者可有大便失禁,仅有3%患者主诉性功能障碍(例如性交困难、逆行射精),但实际数字可能远高于统计数字。

(4) 患者常有生理压力(应激)耐受降低,如:①最远步行距离逐月逐年缩短,无法跑步;行进中常因疼痛和/或下肢乏力而止步,较长距离步行后可出现腿麻和憋尿等症状;②可耐受的开车或乘车距离缩短,特别是在崎岖不平的路段,常出现背痛和下肢痛;③无法忍受站直或坐直,久站或久坐后常有后背痛、腿痛或后背紧张感加重。

(5) 常见体征包括①脊柱侧凸和严重的腰骶前凸;②足或腿畸形,如高弓足或锤状趾;③趾长伸肌肌力减弱;④脚趾或足跟着地时踝关节不稳,常伴腓骨长肌肌力减弱;⑤足背、肛周和腹股沟区刺痛等浅感觉减退,下肢不对称性浅感觉减退;⑥肛门括约肌松弛;⑦下肢肌肉无力或萎缩,双下肢不对称;⑧下肢深肌腱反射减退;⑨直腿抬高试验疼痛不加重;⑩排尿后残余尿量大于35ml。

(6) 以下阴性症状有助于脊髓拴系综合征的诊断:①无明显下肢放射痛;②咳嗽和擤鼻涕等不会使疼痛加重;③多无明显椎旁后背肌肉痉挛;④无腰骶椎局部触痛。

六、辅助检查

1. X线片检查 脊柱X线片可发现腰骶椎弓未愈所致的脊柱裂,对临床可疑脊髓拴系的患儿可行脊柱全长的X线片检查。脊柱X线片如发现

先天性椎管狭窄、椎体前后径短小、椎弓根间距增宽(常提示脊髓纵裂)、椎体畸形(如蝴蝶椎、半椎体、椎体融合)、局部椎板增厚、椎板融合、棘突分叉、脊髓骨性纵裂的骨嵴、脊柱侧凸、骶骨常发育不全、骶管扩大等骨性结构异常,多提示有先天性脊柱发育异常,有脊髓拴系可能,有必要完善进一步检查。

2. CT和CT脊髓造影检查 CT检查能更好地显示上述X线片检查所见的骨性结构异常外,还可进一步明确骨性纵隔在椎管中的位置(图27-1-6),亦可发现椎管内脂肪瘤等病变(图27-1-8)。CT和CT脊髓造影相结合,能很好地显示圆锥低位、终丝增厚、脂肪浸润、脊髓纵裂、神经根走行异常、脊髓位置不对称、脊髓偏背侧等异常,还可发现由俯卧位改仰卧位脊髓移动度减低(正常>5mm),但其诊断的敏感性及可靠性不及MRI,故仅于较复杂的病例或不适合MRI诊断者。

3. MRI检查 MRI应作为脊髓拴系综合征的首选检查,可准确显示硬膜内脂肪瘤与腰骶部脂肪瘤的关系、脊髓骨性或纤维性纵裂、脊髓双干、脊髓空洞、脊髓圆锥低位以及伴发的Arnold-Chiari畸形等异常,并可在矢状面、冠状面及横截面准确定位圆锥终止点,患者常有脊髓延长、脊髓圆锥低位,且可伴发骶尾部脂肪瘤、终丝脂肪浸润和终丝增粗(直径>2mm为异常)、终丝位置异常(即使脊髓圆锥位置和终丝粗细正常,但绷直的终丝沿着腰骶前凸凹面走行,常紧贴于硬脊膜囊后壁)等信息,还可发现拴系束带及椎管外相应结构的病理状态,有利于指导手术及术后评价(见图27-1-3~图27-1-8),但对骨质结构的异常不如CT清晰。此外,有研究显示,骶尾部蛛网膜下腔扩张与脊髓拴系综合征有一定相关性。另有报道显示,MRI运动成像可显示僵直的无弹性终丝和自由活动马尾的对比,有助于明确诊断。

4. 骶尾部超声检查 对于胎儿及1岁以内的儿童,因其椎管后部结构尚未完全成熟和骨化,由于其棘突椎板未完全骨化,声波能进入椎管内部结构和脊髓圆锥,并可根据脊髓的搏动情况来判断术后是否有再拴系。

5. 神经电生理检查 可判断术前的脊髓功能状态、术中情况变化、术后神经功能恢复情况。脊髓拴系综合征患者常有骶反射潜伏期缩短、胫后神

经的感觉诱发电位降低或阴性等。

6. 泌尿系超声和膀胱功能检查 综合征患者的膀胱功能检查常可发现括约肌-逼尿肌共济失调、膀胱内压升高(痉挛性)或降低(低张性)、膀胱残余尿量改变等泌尿系超声和尿流动力学检查异常,有助于评估泌尿系受累程度和脊髓神经功能受损情况。

七、诊断与鉴别诊断

(一)诊断

根据上述典型的病史、临床表现和辅助检查,脊髓拴系综合征的诊断并不困难。具体而言,其主要诊断依据可概括为:①疼痛范围广泛,不能用单一根神经损害来解释者;②如上所述,成人在出现症状前多有较为明确的诱因;③膀胱和直肠功能障碍,常有反复的尿路感染,男性患者可有性功能障碍;④感觉运动障碍进行性加重;⑤部分患者可有既往腰骶部先天性畸形手术病史,或椎管内肿瘤切除术等病史;⑥X线片可见脊柱裂等骨质异常,CT可见骨质异常和椎管内脂肪瘤等表现,MRI可发现脊髓圆锥位置异常、终丝增粗、椎管内脂肪瘤等异常表现;⑦电生理监测可显示躯体感觉诱发电位和肌电异常。

由于本病早期病情进展较为隐匿,患者常无明显症状或从轻微症状到出现典型症状时常难以逆转,故临床上对以下表现者应提高警惕:①腰骶部皮肤多毛、皮赘、异常色素沉着、皮肤血管瘤、皮肤窦道或皮下肿块、臀沟偏斜等表现;②足和腿不对称,下肢无力;③隐性脊柱裂;④原因不明的尿失禁或反复尿路感染等临床表现,特别是儿童患者;⑤儿童遗尿症,即5~6岁的儿童每月尿床2次以上或6岁以上的儿童每月尿床1次以上。对于有上述表现者,均应尽早完善腰骶椎MRI检查,明确有无脊髓拴系综合征。

(二)鉴别诊断

1. 成人与儿童脊髓拴系综合征的鉴别 除发病年龄外,成人髓拴系综合征的临床表现与幼儿有所不同(表27-1-1)。儿童脊髓拴系综合征最常见的症状是进行性运动功能障碍、反射亢进、Barbinski征(+)、畸形,大小便功能障碍,但疼痛不常见。而成人腰背疼痛和麻木是最常见症状,大多数患者无明显行走困难、肌萎缩、肢体短缩或踝畸形。

表 27-1-1 成人与儿童脊髓拴系综合征的鉴别

鉴别因素	成人 TCS	小儿 TCS
发病年龄	>18 岁	出生时至青春期前
发病诱因	多有明确诱因	少见
脊柱裂类型	隐性多见	多为显性,也有隐性
拴系程度	相对轻	重
肢体畸形	轻	重
主要表现	疼痛、麻木、尿失禁	进行性下肢运动障碍、下肢发育不良或畸形、二便失禁
术后再拴系率	低	高

2. 儿童脊髓拴系综合征多为原发性脊髓拴系综合征,除在围生期超声和/或MRI检查已经确诊,或在出生后因骶尾部皮肤异常而高度疑诊的患者外,在临床上主要需与泌尿系感染、脊髓灰质炎、急性感染性多发性神经炎、脑性瘫痪、脑炎等可引起相似症状的疾病相鉴别。

(1)泌尿系感染:脊髓拴系综合征患儿常有反复的泌尿系统感染,当患儿常出现泌尿系感染时,需通过详细的体格检查、腰骶椎MRI检查和尿动力学检查等加以评估。

(2)脊髓灰质炎:多发于5岁以下儿童,常有急性感染症状,如发热、咽痛、全身酸痛、僵硬,在发热后3~4天出现受累脊髓节段的广泛或局限的弛缓性瘫痪,但下肢感觉及大小便多正常。

(3)急性感染性多发性神经炎:多呈急性或亚急性起病,表现为对称性弛缓性肢体瘫痪、腱反射消失和周围感觉异常,尿潴留或失禁多为短暂性。

(4)婴儿脑性瘫痪:多因先天疾患或产伤等原因所致,患儿在出生后1年内即可出现双侧性运动麻痹等神经症状,CT和/或MRI检查可显示脑组织有软化灶。

(5)脑炎、脑膜炎:患儿多有发热、头痛等全身感染症状,脑膜刺激征呈阳性。脑脊液细胞数及蛋白质含量增多,但糖和氯化物减少。

3. 成人脊髓拴系综合征需要与以下疾病相鉴别

(1)硬膜外病变:椎间盘突出、椎间盘感染、侧隐窝综合征、腰椎管狭窄、硬膜外瘢痕以及硬膜外恶性肿瘤等,其中鉴别重点是腰椎间盘突出症(表27-1-2),以下阴性症状有助于明确成人脊髓拴系综

表 27-1-2 脊髓拴系综合征与椎间盘突出症的鉴别诊断

	椎间盘突出症	脊髓拴系综合征
疼痛放射	沿脊神经皮节分布放射	向各部位放射,如内侧、外侧、前方、后方
腹股沟或直肠疼痛	罕见	常见
咳嗽、打喷嚏诱发	疼痛加重	无明显影响
3 "B" 姿势	对疼痛无影响	100% 会使疼痛加重
平卧于硬板床	疼痛缓解	疼痛加重
运动障碍	局限于 1~2 皮节范围	广泛分布,无皮节分布特征
双下肢及会阴感觉减退	罕见	常见
膀胱直肠功能障碍	罕见(除非中央型突出)	常见
直腿抬高	疼痛加重	对疼痛无影响
脊柱旁肌痉挛	常见	罕见
合并畸形	无特异性畸形	脊柱侧凸;高弓足;双下肢不等长;双足不等大

合征的诊断:①无明显下肢放射痛;②咳嗽和擤鼻涕等不会使疼痛加重;③多无明显椎旁后背肌肉痉挛;④无腰骶椎局部触痛。

(2) 硬膜内髓外病变:如神经鞘瘤、神经纤维瘤、表皮样囊肿、血管母细胞瘤、炎性肉芽肿、粘连性脊髓蛛网膜炎等病变均可能引起腰骶痛(参见本章第二节),需与脊髓拴系综合征鉴别。

(3) 髓内病变:如脊髓圆锥皮样囊肿、畸胎瘤、室管膜瘤、脊髓圆锥空洞症、多发性硬化症、脊髓灰质炎等也可出现类似症状。

(4) 脊柱畸形:如腰骶椎不稳或脊柱滑脱、腰椎小关节综合征或骨关节强直、腰骶筋膜炎等。

(5) 其他病变:如腰骶椎肌肉痉挛、纤维肌痛、Guillain-Barré 综合征、糖尿病或中毒引起的周围神经病变。

八、治疗

手术是目前治疗脊髓拴系综合征的惟一有效手段,手术的主要目的是控制病情进展,改善神经系统刺激性或不完全性损害相关的症状和体征,但不能缓解神经系统结构性和毁损性病变所致的神经功能障碍。一般来说,出现大小便失禁提示预后不良,手术难以显著改善患者的大小便功能障碍、下肢和足部畸形,但可使腰背部及下肢疼痛、不完全性下肢肌力减退得到改善。患者的下肢和足部畸形可通过矫形手术进行治疗。患者的神经源性膀胱可通过神经功能重建加以改善。因此,对大小便功能尚正常、腰骶部皮肤改变或下肢感觉及运动障碍发现的脊髓拴系综合征患者,应及早进行系统的检查、评估和手术治疗;对于已经出现大小便功能障碍的患者,则应结合其全身情况及相关检查情况合理地制订手术方案。

(一) 手术原则和指征

脊髓拴系综合征是由于脊柱、脊髓的先天性畸形和椎管内外肿瘤及脊髓脊膜膨出致脊髓和圆锥受牵拉,脊髓圆锥缺血引发的综合征。成人和儿童脊髓拴系综合征的手术指征应通过患者的症状、体征和影像学检查等全面评估确定,必要时还需要结合神经电生理监测。

一般而言,对于有症状、诊断明确而又无手术禁忌证的脊髓拴系综合征,都应手术治疗。临床上表现为大、小便功能障碍、下肢无力、行走困难是手术的绝对适应证。对于合并有脊髓脂肪瘤的脊髓拴系综合征,宜在无症状时手术。对有隐性脊柱裂应定期追踪观察,一旦出现脊髓拴系症状应立即手术。对于脊膜膨出和脊髓脊膜膨出修补术后、脊髓拴系松解术后的患者,如随访中发现再拴系,可考虑再次手术治疗。对于腰骶神经根肿瘤术后或其他硬脊膜内病变术后的患者,如发生继发性脊髓拴系并引起症状,亦应考虑手术处理。以往对于无临床症状的脊髓拴系综合征,是否要手术存在争议,但目前多主张进行预防性手术,因为症状出现的时间不可预期,而且常在轻微外伤等情况下出现严重的不可逆性神经功能损害。

就影像学标准而言,脊髓圆锥脂肪瘤、单独或混合存在的脂肪脊髓脊膜膨出、腰骶部脂肪瘤,椎管内肿瘤(畸胎瘤、皮样囊肿、脂肪瘤、室管膜瘤等),引起拴系的皮肤窦道,脊髓骨性或纤维性纵裂,增粗(直径 >2mm 为异常)、紧张、或脂肪浸润的终丝,神经管肠源性囊肿,脊膜膨出修补术后所致的圆锥低位和再拴系,都是较为明确的手术指征。此外,对于具有典型的脊髓拴系综合征症状,但无上述明确脊髓拴系影像学表现者,尚需仔细甄别可能存在脊髓拴系症状的间接影像学征象:腰骶部蛛网膜下腔扩张;脊髓圆锥后移;终丝紧张、终丝绷直状态,其走行紧贴于硬脊膜囊后壁;MRI运动成像显示僵直的无弹性终丝与自由活动马尾形成鲜明对比。必要时需全面评估,以确定手术治疗策略。

(二) 手术时机

由于脊髓拴系综合征患者的神经功能损害具有不可逆性,为防止已出现的症状进一步加重和出现新的症状,一般在诊断明确后提倡尽早手术。儿童脊髓拴系综合征,一经确诊,即应手术治疗。成人脊髓拴系综合征在诊断明确后亦应尽早手术。对于大部分患者而言,治疗越早,症状恢复也越好,一般出现症状 2 年内的手术预后较好。当有膀胱和直肠功能异常时更应尽早手术,以防病情进展、出现尿便失禁。对于成人脊髓拴系综合征手术时机,以往尚存争议,近来多倾向于尽早手术处理,以便通过释放脊髓内过多的压力,以逆转或预防神经损伤以及脊椎或足部畸形的进展。

(三) 手术理念

因脊髓拴系综合征患者的病情各不相同,且因先天发育异常,多有解剖结构变异,故其手术具有一定的风险性和复杂性,手术治疗过程中需注意:①坚持精准、微创理念,严格在显微镜下仔细操作;②术中沿正常解剖边界向异常发育部位逐步分离,有助于妥善保护重要神经结构;③在神经电生理监测下手术,有助于降低神经损伤风险;④切断终丝前的术中拉伸试验是非常重要的步骤,有助于在终丝切断前确认其弹性,但在拉伸试验时需注意保护终丝近端的脊髓;⑤充分松解、梳理马尾,解除粘连带,游离、切断拴系的终丝,彻底冲洗术腔积血至完全澄清,仔细修复脊髓蛛网膜下腔,扩大修补硬脊膜腔,有助于减少再粘连、蛛网膜炎和术后再拴系;⑥尽可能去除引起拴系的病因各种病因,如增粗的终丝、脊髓骶尾部脂肪瘤、脊髓纵裂畸形等,充分解

除脊髓受牵拉和受压,改善脊髓圆锥的血液循环;⑦根据患者病情,决定一期或二期矫正合并的下肢畸形;⑧最大限度地保护神经功能。

(四) 手术操作

1. 麻醉和手术切口 患者一般以气管内插管全身麻醉,取俯卧位,腰骶椎轻度屈曲。根据 MRI 或 CT 影像学结果确定切口位置,必要时需辅助术中 C 形臂机透视定位。沿椎旁肌肉附着于椎板处仔细分离,分离范围应控制在中线到小关节范围。椎板切开或椎板切除术部位一般选择在脊髓圆锥与终丝交界处,或椎管内外脂肪瘤沟通节段,对于单纯性增粗和脂肪浸润的终丝亦可考虑在 L5~S1 间隙做微创切口。

2. 分离和显露技巧 对于开放性脊柱裂、椎管内外脂肪瘤沟通性脂肪瘤患者,在行椎板切除时,需从解剖结构相对正常的边界向开放性脊柱裂部位逐步分离,有助于辨认解剖结构,防止误伤重要神经结构。在充分显露硬脊膜后,亦应从相对正常的硬脊膜囊部位做硬膜切口,边延长切口边分离粘连。在分离过程中,需特别注意仔细分离蛛网膜粘连带,对于辨认有困难者需在电生理监测后切开。

3. 粗大终丝拴系的处理 对于单纯终丝增粗的脊髓拴系,切断增粗紧张的终丝即可有效解除拴系,正确辨认终丝与马尾神经及圆锥是手术的关键(表 27-1-3)。脊髓拴系综合征患者的终丝一般位于椎管正后方,其直径一般较马尾神经粗大(直径多 >2mm,图 27-1-5E、F),无脊髓拴系者的正常终丝多较马尾神经细小(见图 27-1-1)。无脂肪浸润的终丝多呈银白或蓝白色(见图 27-1-7B~D),有脂肪浸润者呈淡黄色(见图 27-1-5E、F)。此外,终丝腹侧可见终丝静脉,终丝多有纵行条纹。马尾神经多位于终丝两侧,呈对称分布,多呈粉红色,表面有迂曲血管,其在近椎间孔处呈"虾须"状向上折返后由椎间孔穿出。此外,打开硬脊膜后,通常可见马尾神经在脑脊液里随脉搏同步游动,而脊髓拴系综合征患者的终丝张力较高,一般在沿中线打开硬脊膜囊后即可发现绷紧的终丝紧贴硬膜囊后壁(图 27-1-5E、F),紧紧地拴住脊髓圆锥,再结合上述特征能够较容易地与周围马尾神经分辨,必要时通过术中神经电生理监测加以识别。此时还可通过两把镊子往相反方向牵拉(头侧的镊子向头侧牵拉,尾侧的

镊子往尾侧牵拉)进行终丝牵拉试验进一步证实脊髓拴系。脊髓拴系患者的纤维化或纤维脂化的终丝几乎不能延长,其牵拉延长度<10%,而正常终丝一般至少能牵拉原长度的50%。

表 27-1-3　马尾与终丝的鉴别

	终丝	马尾
数量	仅有1根	多根
位置	多居于中间位置;脊髓拴系时可能偏后,紧贴椎管后壁	位于两侧;左右多对称
止点	向后方止于骶2或3节段的骶管背侧	向硬脊膜囊侧前方走行,穿出椎间孔或骶孔
条纹	仅有纤维纵行	可见横行条纹
颜色	银白色纤维;脂肪型终丝呈黄色、有光泽	粉红色
血管	走行直,腹侧有较粗静脉	细、迂曲血管
粗细	正常时较马尾细;脊髓拴系者较马尾粗(直径多>2mm)	两侧粗细对称
作用	对脊髓起固定作用	传递神经冲动
电生理	刺激时无反应	有神经冲动肌肉收缩(诱发肌电)

脊髓圆锥有时与粗大的终丝难以区别,一般通过 MRI 矢状位与轴位扫描相结合可以较明确地辨认脊髓圆锥末端。术中如因终丝过于粗大而难以辨认,一是可以通过辨认最低的双侧尾神经根发出部位进行辨认脊髓圆锥末端,二是可以通过神经电生理监测下使用刺激电极加以识别,从而有效地防止误伤神经组织。一般在切断终丝后,即可见脊髓圆锥上升 1~2cm。如行微创切口,建议在完全切断终丝前通过双极电凝彻底止血,以免切断终丝后断端缩进显露范围之外,造成止血困难。

4. 椎管内肿瘤相关拴系的处理　椎管内肿瘤是造成脊髓拴系的另一常见原因,骶尾部脂肪瘤、脂肪脊膜膨出、畸胎瘤、皮样囊肿、室管膜瘤、表皮样囊肿等较常见(参见本章第二节)。脂肪瘤常与脊髓圆锥边界不清,部分脂肪瘤可包绕马尾神经,造成难以剥离,此时可使用超声吸引器吸除脂肪瘤至脊髓圆锥与脂肪瘤交界面处的"白膜"即可,而不宜强行切除肿瘤。在切除肿瘤过程中,应尽可能在显微镜下轻柔、仔细地操作,注意向头端牵拉,以

避免向尾端过度牵拉加重脊髓圆锥缺血、缺氧。这是因为脊髓拴系综合征患者脊髓圆锥所受的牵引力本已达到或超过临界状态,任何附加的牵拉都可能造成严重的神经损害。如脂肪瘤与神经粘连过于紧密,难以彻底分离时,可考虑残留部分肿瘤,只要充分解除粘连和拴系束带即可,不能以牺牲马尾神经片面追求肿瘤全切。此外,在切除过程中,应注意使用低功率双极电凝止血,且止血时应充分冲洗,以减轻热损伤。

5. 脊髓裂相关拴系的处理　脊髓分裂畸形(split cord malformation,SCMs)也称脊髓纵裂畸形或双干脊髓,可分为两种类型,其主要区别为:①硬脊膜囊为1个或2个;②分裂脊髓的组织为骨组织或纤维组织。Ⅰ型脊髓纵裂畸形为硬脊膜内的纤维束将两侧的半脊髓分隔,但两侧的半脊髓同处于一个硬脊膜囊内。Ⅱ型脊髓纵裂畸形为硬脊膜外的骨性或软骨性纵隔将相应节段的硬脊膜囊分隔成两个独立腔室,骨性纵隔常与背侧神经弓融合。在脊髓裂节段,两侧的半脊髓都有各自单独的硬脊膜囊。

在处理脊髓纵裂时,一般需同时显露脊髓纵裂上位及下位的正常椎板,必要时需一并切除其上下位椎板或适当切除上位椎板的下缘和下位椎板的上缘,以便充分显露。然后小心切除脊髓纵裂所在节段的椎板,直至显露脊髓纵裂的细长骨突与椎板连接处,多可见双侧硬脊膜囊之间的细长骨突以宽基底附着处于无椎间盘的上下两节椎体之间。可用尖细的咬骨钳咬除部分骨突,对于操作空间受限的位置深在的骨突,不可强行将咬骨钳深入两侧的半脊髓之间,以免加重脊髓损伤。此时可用金刚砂头的高速显微磨钻磨除骨突,直至正常椎体。在咬除和磨除骨突的过程中,常可见骨突中央的动脉血管汹涌出血,可使用骨蜡封闭以控制出血。然后梭形切除骨突两侧的硬脊膜囊,切断两侧的半脊髓与纵隔侧硬膜袖的纤维束带,切除骨性纵隔两侧的硬脊膜囊直至硬膜腹侧。妥善保护两侧脊髓,进一步磨除骨性纵隔根部附着处。腹侧硬脊膜间断缝合后以硬脊膜修复材料进行硬膜囊重建,然后进行背侧硬脊膜囊重建,恢复硬膜完整性。Ⅰ型脊髓裂之纵隔为纤维性,位于同一硬膜囊内,手术只需自中线切开硬膜、分离纵隔与半脊髓粘连、切除纵隔即可。

九、预后

影响预后的脊髓拴系综合征根本因素是患者本身病变的情况和进展程度。具体而言,脊髓拴系综合征患者手术预后主要与患者的年龄、病程、合并其他先天性畸形情况、术前神经功能障碍程度、手术操作情况等有关,只有在尚无明显症状或只有可逆性的轻微症状时手术才可能完全治愈脊髓拴系综合征。即使手术治疗效果良好,患者也需要在较长时间内定期复查,以便了解有无再拴系发生。术后多数患者术后症状会有不同程度的改善,小部分患者仅是病情进展得到控制,还有少数患者术后神经功能障碍会进行性加重。一般而言,患者术后症状改善的排序依次为:疼痛缓解或消失、运动功能恢复、排尿和排便功能恢复、骨骼肌肉畸形停止加重和自行矫正。成人脊髓拴系综合征术后双下肢疼痛容易缓解,甚至部分患者在麻醉清醒后即诉下肢疼痛获得明显改善,术后数周内下肢运动功能恢复良好,但下肢远端和马鞍区麻木以及二便功能障碍恢复较差,可能与圆锥长期受牵拉、缺血变性有关。从影像学角度分析,仅约 1/3 患者脊髓圆锥有不同程度的上升,故术后圆锥位置的高低不能作为拴系是否解除的依据。

总之,脊髓拴系综合征是需要神经外科、泌尿外科、矫形骨科、康复科、整形外科等多学科共同协作治疗的疾病。参与治疗的医生应对此疾病有正确的认识,术前需要有完善的影像学检查和尿动力学检查,术中需要精良的显微设备、娴熟的手术操作技术、术中电生理监护等技术和设施,在有效解除脊髓拴系的同时避免继发性神经损害。在脊髓拴系解除后,还需要神经外科与泌尿外科医生协作,针对患者的神经源性膀胱制订合理的神经重建方案;由矫形骨科和康复科医生对患者的下肢功能障碍进行妥善治疗;由整形外科医生对神经营养不良性顽固性溃疡等进行相应处理。由此可见,有效而系统的及时治疗有助于使脊髓拴系综合征患者获得最大限度恢复。

第二节　马尾综合征

马尾是由 L2 及以下的腰神经根、全部骶神经根和尾神经根组成,在椎管内的行程较长。脊髓圆锥以下不同节段的硬脊膜内外各种病变因累及的马尾神经根的数量和范围不同,故马尾综合征可出现多样化的临床表现,患者可有类似于腰膨大(腰膨大上段 L1~L2、腰膨大下段 L3~S2)和/或脊髓圆锥(S3~S5)病变的症状。具体而言,马尾神经根是构成腰丛和骶丛的主要神经根,司下肢感觉和运动、排便、排尿和性功能,故马尾综合征可表现为一侧或两侧下肢感觉和运动障碍以及排便和排尿功能障碍、性功能障碍和下肢自主神经功能障碍等多样化的表现。然而,由于脊髓圆锥病变与马尾病变的部位和病变性质有所不同,其临床表现也有所差异(表 27-2-1)。

表 27-2-1　马尾病变与脊髓圆病变的表现

	脊髓圆锥病变	马尾病变
神经根痛	少见,不剧烈;双侧对称;位于会阴部及股部	常见且严重;可单侧或不对称;位于会阴部、股部和小腿
运动障碍	对称,不显著,可有肌颤	不对称,明显,可伴肌萎缩
感觉障碍	马鞍状分布,双侧对称,可有感觉分离	单侧或不对称,各种感觉均受累,无感觉分离
反射异常	仅肛门反射消失	膝、踝反射均消失
直肠和膀胱症状	发生早且明显,可伴有性功能障碍	发生晚,且不明显

一、马尾神经的组成与排列

马尾神经由位于腰骶膨大下端及脊髓圆锥和终丝周围的脊神经组成。由脊髓发出的 31 对脊神经将脊髓分为 31 节:颈髓 8 节,胸髓 12 节,腰髓 5 节,骶髓 5 节,尾髓 1 节。在胚胎 3 个月以内,脊髓占据椎管全长,脊髓各节分别与相应的椎骨平行,各脊神经几乎成直角由其相应的椎间孔走出。从胚胎的第 4 个月起,脊髓的生长速度比脊柱迟缓,使脊髓节段的位置由上向下逐渐高于相应的椎骨。至出生时,脊髓下端到达第 3 腰椎。随着年龄的增长,脊髓下端缓慢上移,至成人达第 1 腰椎下缘,仅占椎管的上 2/3。脊髓位置升高使相应的脊神经自脊髓的起点至相应椎间孔的距离逐渐延长,在成人的 L1 以下已无脊髓组织,只有出椎间孔前的腰骶神经根,这些神经根围绕在终丝周围,称为马尾。因此,马尾神经位于脊髓圆锥以下,由 L2 及以下的腰神经根和全部骶神经根构成。

每一节段的马尾神经由3条后根神经束和1条前根组成。两侧的马尾神经沿硬膜囊侧后缘呈纵行排列,与终丝平行下降(图27-2-1)。马尾神经的排列有一定规律性,近侧节段的马尾神经居前外侧,远端的马尾神经居后内侧。马尾神经达到相应的椎间孔时,前、后根神经束逐渐靠拢,向外下斜行。前根位于前内侧,后根位于后外侧,3条后根汇合成束与前根一同穿经蛛网膜及硬膜形成的袖孔出硬膜囊,进入硬脊膜套袖内。

二、马尾神经的结构与神经卡压

在蛛网膜下腔中,马尾神经浸泡在脑脊液中,各条马尾神经根之间有蛛网膜形成的小梁相互联结,既可保证马尾神经作为整体随屈伸发生移位,又能有效避免马尾神经根之间发生相互碰撞而影响功能。在每条马尾神经接近硬膜囊侧缘的4~6mm部位,蛛网膜可形成膜样、条索样或网眼状韧带,将马尾神经固定于硬膜囊侧缘。

上述韧带的生理功能为固定马尾神经,但在侧隐窝狭窄或椎间盘突出等病理情况下,硬膜囊受到侧方压迫时,其内的马尾神经因韧带的固定作用难以自由移位,从而受到压迫并出现症状。巨大的后外侧椎间盘突出常可压迫同侧下一节段的神经根或下两个节段的双侧神经根而产生相应的双神经根症状。由于两侧马尾神经与硬膜囊前壁之间有较大的空间,所以中央型椎间盘突出多不会压迫马尾神经,只有巨大中央型突出引起明显椎管狭窄时才有可能压迫马尾神经并引起相应的症状和体征。除压迫性病变外,神经鞘瘤、神经纤维瘤等常产生载瘤神经根的刺激性症状,而转移瘤等恶性肿瘤多以神经根破坏性的麻木症状为主。此外,邻近马尾神经的炎性病变也可引起马尾综合征。

三、椎管内马尾神经病变的临床表现

马尾在腰椎管内的行程较长,在椎管内不同节段受累,其临床症状也上有所不同。

1. 上部马尾综合征(L2以下)　①运动障碍:下肢及会阴部下运动单位瘫痪;膝反射、跟腱反射、跖反射和肛门反射均消失,但提睾反射及下腹壁反射均正常;②感觉障碍:下肢及会阴部感觉缺失,根痛明显,多从腹股沟扩散到整个下肢以及会阴部、臀部、肛门、骶骨部等;③自主神经功能障碍,发生尿便潴留和性功能障碍(图27-2-2)。

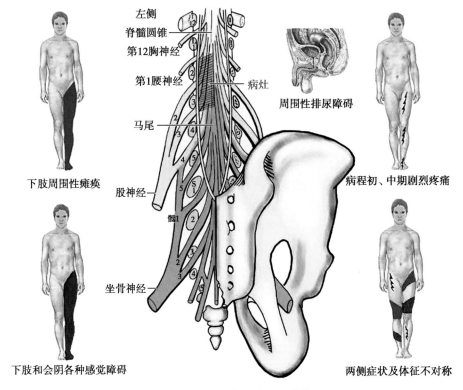

图 27-2-1　马尾综合征的解剖学基础

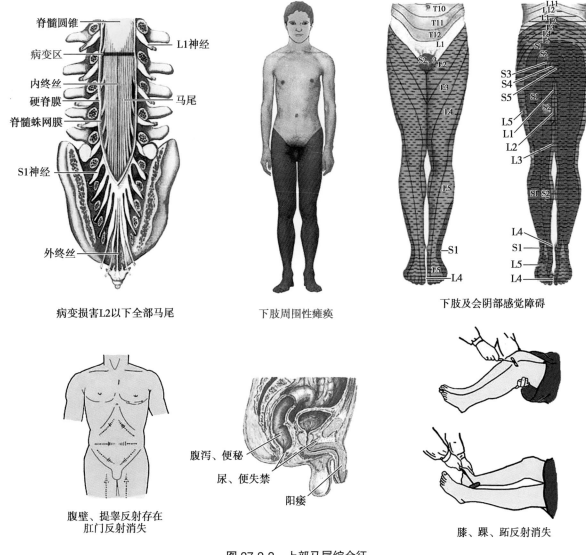

脊髓圆锥　　　　　　　　　L1神经
病变区
内终丝
硬脊膜　　　　　　　　　　马尾
脊髓蛛网膜
S1神经
外终丝

病变损害L2以下全部马尾　　下肢周围性瘫痪　　下肢及会阴部感觉障碍

腹泻、便秘
尿、便失禁
阳痿

腹壁、提睾反射存在
肛门反射消失

膝、踝、跖反射消失

图 27-2-2　上部马尾综合征

2. 中部马尾综合征（腰5以下）　①运动障碍：以坐骨神经支配的肌肉瘫痪为主，小腿屈曲以及足的运动受累，大腿内转和小腿伸展不受影响，患者难以起立步行；跟腱反射、跖反射和肛门反射消失，但下腹壁反射、提睾反射和膝反射均正常。②感觉障碍：臀部、大腿及小腿后侧感觉缺失，沿坐骨神经走行的放射性根痛。③自主神经功能障碍：膀胱、直肠以及性功能障碍（图 27-2-3）。

3. 下部马尾综合征（骶3以下）　①运动障碍：会阴部肌肉瘫痪，但下肢肌肉活动正常，患者可起立步行；肛门反射消失，下腹壁反射、提睾反射、膝反射、跟腱反射及跖反射均正常；②感觉障碍：臀部内侧、肛门部、会阴部的"马鞍区"神经根痛或感觉缺失；③自主神经功能障碍：膀胱、直肠及性功能障

碍（图 27-2-4）。

四、加入腰丛的马尾神经与病变表现

由于腰丛主要由 L1、L2、L3 神经前支的全部和 L4 神经前支的一部分构成，约半数人尚有肋下神经参与，L1 及部分 T12 脊神经前支主要形成髂腹下神经、髂腹股沟神经和生殖股神经并支配腹横肌及腹内、外斜肌，马尾神经中的 L2~L4 加入腰丛并主要参与了腰丛的股外侧皮神经、股神经和闭孔神经构成，这些加入腰丛的马尾神经分布和支配情况如下：

1. 股外侧皮神经（L2~L3）　股外侧皮神经主要分布于大腿外侧皮肤，刺激性病变累及构成该神经的马尾神经时可出现相应区域的刺痛感、蚁走

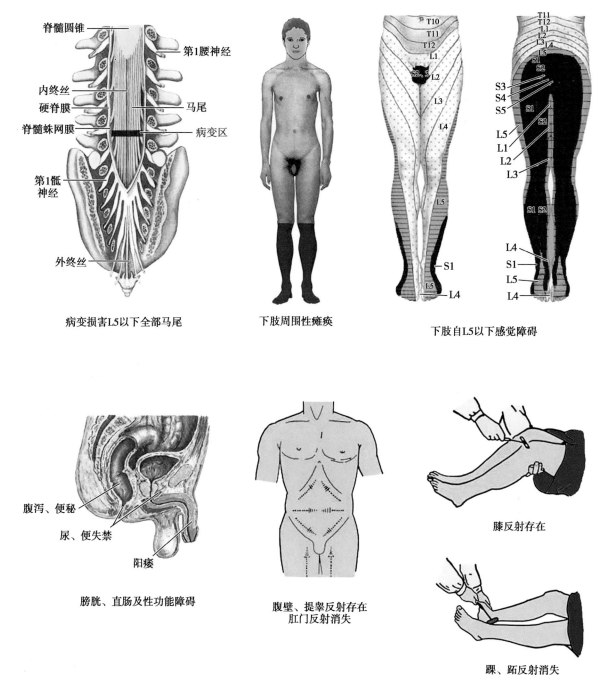

病变损害L5以下全部马尾　　　　下肢周围性瘫痪

下肢自L5以下感觉障碍

膀胱、直肠及性功能障碍　　　腹壁、提睾反射存在　　　膝反射存在
　　　　　　　　　　　　　　　肛门反射消失　　　　　　踝、跖反射消失

图 27-2-3　中部马尾综合征

感、烧灼感等感觉异常,破坏性病变累及此神经时出现该区域感觉减退或丧失,主要以触觉与温度觉障碍为主,压迫觉基本完好。

2. 股神经(L2~L4)　股神经为腰丛的最大分支,其肌支支配髂腰肌(腰大肌、髂肌)、缝匠肌和股四头肌;皮支分布于大腿直到膝关节内侧的皮肤(内侧支)和分布于大腿前面直到髌骨的皮肤(外侧支);皮支中细长的隐神经分布于膝内侧和髌骨前面的皮肤及小腿内侧、前后面、足内缘直至足趾基

底部皮肤。

当 L2~L4 马尾神经病变使该神经受累时,患者主要表现为屈膝、伸膝障碍和大腿前群肌肉萎缩、膝反射消失,患者走路时呈假跨阈步态,并常用手固定患侧下肢。在感觉障碍方面,刺激性病变常引起股神经痛,尤以患者上抬伸直的下肢时大腿前面与腹股沟部出现疼痛常见(Wassermann 征),亦可出现大腿前肌群的自发性疼痛;破坏性病变常引起大腿的前面和内侧面、小腿的内缘和足部直达踇趾基

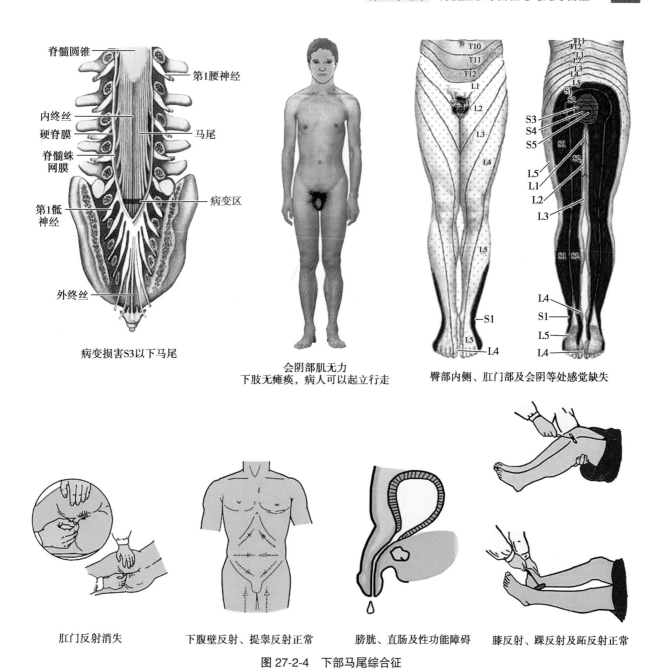

病变损害S3以下马尾

会阴部肌无力
下肢无瘫痪，病人可以起立行走

臀部内侧、肛门部及会阴等处感觉缺失

肛门反射消失

下腹壁反射、提睾反射正常

膀胱、直肠及性功能障碍

膝反射、踝反射及跖反射正常

图 27-2-4 下部马尾综合征

底的感觉麻木或感觉迟钝。

3. 闭孔神经(L2~L4) 闭孔神经前支分布于长收肌、股薄肌和耻骨肌，其终支即股内侧皮支，分布于大腿内侧面中部的小块皮肤；后支分布于短收肌、大收肌和闭孔外肌，并有分支穿大收肌到膝关节。由于闭孔神经分布的肌肉主要作用是大腿内收，当闭孔神经病损时表现为大腿内收肌群瘫痪和萎缩，使大腿内收无力或不能内收，外展无力(因闭孔外肌瘫痪)，足稍外展，患足不能放至健足上，双下肢不能交叉。此时患者虽能行走，但患侧下肢外斜。患者可有大腿内侧面中部小块皮肤感觉障碍，

但一般感觉症状不明显。

五、加入骶丛的马尾神经与病变表现

骶丛由腰骶干(由第四腰神经前支的一部分和第五腰神经前支合成)、全部骶神经和尾神经的前支组成，其分支分布于盆壁、臀部、会阴部、股后部以及小腿和足的肌肉和皮肤，大致可分长、短两类分支。

(一) 骶丛短分支

1. 骶丛短分支的肌支 骶丛短分支的肌支主要支配梨状肌、闭孔内肌、孖肌、股方肌、肛提肌和

尾骨肌。

2. 臀上神经(L4~L5、S1)　臀上神经支配臀中、小肌和阔筋膜张肌，其中臀中肌和臀小肌主要为髋关节外展与内旋的肌肉，该神经损伤时大腿外展无力，呈外旋位，步行困难，以患侧下肢站立时，骨盆向健侧倾斜，当双侧臀中肌和臀小肌麻痹时则站立不稳，步行时摇晃呈鸭步。

3. 臀下神经(L5、S1~S2)　臀下神经支配臀大肌，此肌收缩使大腿伸直及稍外旋，该神经神经损伤时伸大腿无力，从坐位起立、跑步、跳跃或上楼梯均很困难，如果仅一侧麻痹，则臀部不对称。

4. 阴部神经(S3~S4)　阴部神经包括肛门神经、会阴神经、阴茎(阴蒂)神经等分支，主要分布于肛门、会阴和外生殖器(阴囊、大阴唇、阴茎、阴蒂、龟头等)周围的皮肤以及肛门外括约肌、部分肛提肌和全部会阴肌。S3~S4马尾神经受损可引起阴部神经功能障碍，患者可出现肛门外括约肌和会阴肌(包括尿道膜部括约肌)瘫痪，导致不完全性大、小便失禁，里急后重和排尿困难等症状；亦可出现会阴、肛门、阴囊、阴茎或阴道等部位疼痛、麻木或感觉过敏等症状。

5. 尾骨神经(S4~S5、尾神经)　尾骨神经较为细小，主要分布于尾骨部的皮肤，受累时可出现尾骨上部有疼痛和压痛。

(二) 骶丛的长分支

1. 股后皮神经(S1~S3)　股后皮神经分布于大腿后面、腘窝和臀下部的皮肤，该神经的刺激性病变或不全损伤可产生疼痛；该神经的完全性损伤则出现分布区的麻木或感觉缺失。

2. 坐骨神经(L4~L5、S1~S3)　坐骨神经为全身最长、最粗的神经，其主要分支和分布如下。

(1) 胫神经(L4~L5、S1~S3)：支配全部小腿后群肌和足底肌、小腿后面和足底的皮肤，其具体分支和支配如下。

1) 胫神经肌支：在腘窝处发出的肌支分布于腓肠肌(膝关节与踝关节屈曲)、跖肌、腘肌(小腿屈曲和小腿内收)和比目鱼肌(足跖屈)等，在小腿部发出肌支分布于胫骨后肌(内收并提起足的内缘、屈足)、趾长屈肌(第二至第五趾末节屈曲)和姆长屈肌(姆趾屈曲)。

2) 腓肠内侧皮神经：与腓总神经的腓肠外侧皮神经分支吻合成腓肠神经，分布于小腿下部后外侧面的皮肤，以及足背和小趾外侧面的皮肤。

3) 足底内侧神经：肌支支配姆短屈肌(姆趾屈曲)、姆展肌(姆趾外展并能使第一趾节屈曲)、趾短屈肌(第二至第五趾中趾节屈曲)和第二蚓状肌；皮支分布于内侧3个半足趾及足底内侧部的皮肤。

4) 足底外侧神经：肌支支配除足底内侧神经支配以外的全部足肌，如跖方肌(足趾屈曲)、小趾展肌(小趾外展并屈曲)、姆收肌(姆趾内收并屈曲)、小趾屈肌(小趾屈曲并外展)、小趾对跖肌(内收并向下牵引小趾)、第三、四蚓状肌(第一趾节屈曲，中趾节与末趾节伸直)、3个骨间掌侧肌和四个骨间背侧肌(基底趾节屈曲，同时伸直中趾节和末趾节，外展和内收足趾)；皮支分布于外侧一个半足趾及足底外侧部的皮肤。

累及构成胫神经的马尾神经损害时，在运动障碍方面主要表现为小腿肌瘫痪萎缩、足不能跖屈和内翻，呈仰趾外翻足；足趾不能跖屈和收展，也不能以足趾站立，步行困难费力以及足弓加深；跟腱反射消失。在感觉障碍方面，主要表现为小腿的后面(小腿内侧皮神经)、足外侧缘(足背外侧皮神经)、跟外侧部(足跟外侧支与 足跟内侧支)、足和足趾跖面(第一至第五跖趾总神经)等部位烧灼性神经痛、感觉迟钝或感觉缺失。此外，还可有足部血管舒缩、发汗、水肿、变色、发冷、趾甲变形或足部的营养性溃疡等自主神经功能障碍表现。

(2) 腓总神经(L4~L5、S1~S2)：分布于小腿肌前群、外侧群和足背肌以及小腿外侧面和足背的皮肤，其主要分支如下：

1) 腓肠外侧皮神经：与胫神经的腓肠内侧皮神经分支吻合成腓肠神经，分布于小腿外侧面的皮肤。

2) 腓深神经：支配胫骨前肌(足伸直、足内收和抬举足内缘)、趾长伸肌(第二至第五趾伸直与伸足、足外展与旋前)以及姆长伸肌(伸姆趾、伸足及足内收)等胫前肌群，以及第一、二趾相邻的背面皮肤、趾短伸肌(第二至第四趾伸直和向外分开)、姆短伸肌(伸姆趾并稍向外侧分开)。

3) 腓浅神经：肌支支配腓骨长、短肌(足外展并提举足外缘使足屈曲)，终支分布于小腿外侧面下部和足背、趾背大部分(第一、二趾背相对面皮肤和小趾外侧缘皮肤除外)的皮肤。

累及构成腓总神经的马尾神经损害时，在运动障碍方面因小腿肌前群(足背屈和伸趾)和小腿肌外侧群(足背屈和外翻)肌肉瘫痪,出现足不能背屈而下垂,各趾不能伸直,足不能外翻而呈内翻位,即所谓马蹄内翻足(见图 27-1-4C)。由于足下垂,患者步行时必须用力提高病肢,髋、膝关节高度屈曲而呈"跨阈步态"。在感觉障碍方面,主要表现为小腿前外侧(小腿外侧皮神经)、足背与第一趾间(足背内侧皮神经与足背中间皮神经、跗背外侧神经和第二趾背内侧神经)神经根性疼痛或感觉减退。

(3) 坐骨神经干的分支:主要分布于髋关节、半腱肌、半膜肌、股二头肌和大收肌,当构成坐骨神经的全部马尾神经损伤时,可出现胫神经和腓总神经损伤的全部运动和感觉障碍,以及膝关节不能屈曲和旋内、旋外(大腿后群肌肉瘫痪)、足和足趾完全丧失运动(小腿肌和足肌瘫痪),患者不能用足尖或足跟站立,但尚能步行,跟腱反射和跖反射消失,除内侧面(隐神经支配)以外的小腿和足的感觉缺失。

(4) 坐骨神经痛:构成坐骨神经的马尾神经或椎管外的坐骨神经病变均可引起沿坐骨神经通路及其分布区发生的疼痛,以下肢痛伴有腰痛为主要特征,疼痛往往从腰部沿臀部、大腿后侧、小腿外侧至足跟足背处,呈持续性、烧灼或针刺样疼痛,夜间尤甚;患者常采取各种特殊的减轻疼痛症状的姿势:如卧床时取健侧侧卧,患侧髋、膝关节微屈;由仰卧坐起时,患侧膝关节屈曲的保护性反射性姿势;坐下时,健侧臀部着力、臀部向健侧倾斜;站立时身体略向健侧倾斜,着力于健侧,患侧下肢髋、膝关节处微屈,脊柱侧凸向患侧;俯拾物件时,患侧膝关节屈曲。

对坐骨神经痛患者进行查体时常可发现沿坐骨神经分布区的压痛点,如腰旁点(L4~L5 腰椎、S1 旁 2cm 处)、骶髂点(骶髂关节处)、臀点(梨状肌压痛点,相当于环跳穴)、股后点(相当于承扶穴)、胭窝点(相当于委中穴)、腓点(腓骨小头下方)、腓肠点(腓肠肌中点)、外踝点(踝关节,外侧)、跖点(足底中央相当于涌泉穴)等。此外,牵拉坐骨神经的试验,如 Bekhterev 试验、Lasegue 试验(直腿抬高试验试验)、Bragard 试验、Kernig 征、颈胸试验等都可诱发或加重疼痛,表现出阳性体征。

构成坐骨神经的马尾神经在椎管内或根管处受到各种病变刺激或者压迫时引起的疼痛或痛觉减退,称为根性坐骨神经痛。患者的病程多较长,

且随着反复发作病情日益加重,常于外伤、紧张的体力劳动或受凉后发病。体积较大的马尾神经鞘瘤(图 27-2-5、图 27-2-6)可累及或压迫多条神经根并造成局部脑脊液循环梗阻,患者常有腰骶部及腿部的过电样疼痛,疼痛自腰部一侧向臀部、大腿后面、小腿外侧和足背放射,严重时表现为持续性疼痛基础有阵发性加重,咳嗽、打喷嚏、用力大便、体位改变、搬抬重物等腹部加压的活动可使疼痛加剧。查体时患者腰椎的正常前凸曲度消失,脊柱多向患侧弯曲;在腰部棘突旁压痛明显,并由局部向患侧下肢放射;椎旁肌肉紧张,弯腰动作明显受限;病程久者还可有臀部和小腿肌肉萎缩和松弛。

六、马尾综合征的常见病变

1. 神经鞘瘤与神经纤维瘤 神经鞘瘤和神经纤维瘤是最常见的马尾神经肿瘤,其病理性质多为良性,少有恶变。单发肿瘤一般为圆形或椭圆形、包膜完整、表面光滑或稍呈结节状。神经鞘瘤起源于施万细胞,多单发,易于切除;多发者常见于神经纤维瘤病患者。神经纤维瘤由施万细胞和成纤维细胞两者组成,单发少见,肿瘤中常含有神经纤维,如全切除肿瘤可致载瘤神经功能障碍;多发神经纤维瘤即是神经纤维瘤病。肿瘤的形态有 3 种类型:①囊肿性:呈单发或多发囊肿,囊内含草黄色或棕褐色液体或血块,囊壁或间隔内见半透明肿瘤组织(见图 27-2-5);②实质性:呈粉红色或灰白色透明,有时散在黄色斑块或漩涡状结构(见图 27-2-6);③坏死性:呈囊实性,实性成分中有局部坏死,切面混浊、暗黑的坏死组织,系出血坏死所致(图 27-2-7)。按组织病理学结构可将神经鞘瘤分为细胞型、丛状型和黑色素型等 3 种类型。肿瘤的血管丰富,常有管腔扩张、管壁纤维增厚和玻璃样变性,可伴有血栓形成或出血坏死,尚可见许多泡沫细胞和吞噬含铁血黄素的巨噬细胞。

马尾神经的神经鞘瘤和神经纤维瘤患者病程多较长,呈慢性起病,偶因肿瘤囊变或出血而急性起病或病情突然加剧。临床多以马尾神经根受刺激所致的根性疼痛首发起病,可呈钝痛、锐痛或过电样痛,部位比较固定,可累及一根或多根神经根。疼痛与体位关系密切,历时短暂,由数秒到数分钟不等,平卧时疼痛明显,以致有患者夜间难以入睡、呈强迫坐位。咳嗽、打喷嚏、大便等使胸、腹腔压力

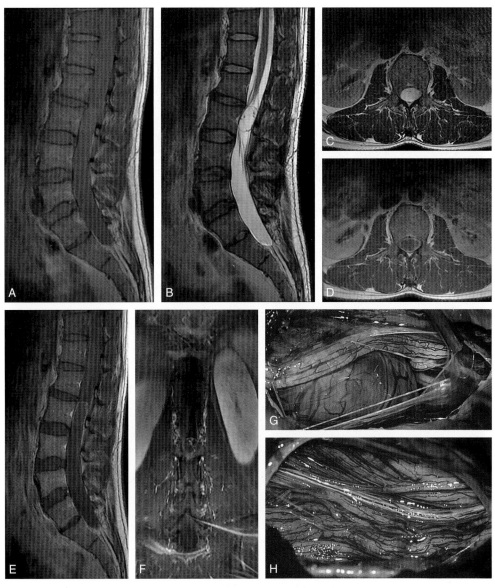

图 27-2-5 L3 椎体水平囊变的神经鞘瘤

腰椎 MRI 显示 L3 椎体水平占位性病变，T1（A）加权像矢状位呈等信号，T2 加权像矢状位（B）和轴位（C）呈高信号，T1 增强像轴位（D）、矢状位（E）和冠状位扫描（F）可见病变外壁及内部分隔呈明显强化，内可见小结节强化。术中（G、H）可见病变呈囊性，病变腹侧及背侧马尾神经根明显受压、移位、充血、水肿。

突然增加的动作可引起疼痛加剧，出现剧烈的锐痛、切割痛，或撕裂样疼痛。部分患者表现为感觉异常和障碍，如发麻、酸胀感、阴冷感、蚁走感，以及痛觉、触觉和温度觉减退或消失。疼痛严重时可出现局部肌肉或肌群活动受限。随病情进展，患者可渐出现马尾神经根性的运动功能障碍，表现为特定肌肉或肌群的无力、瘫痪。肿瘤明显增大时可累及多条马尾神经根，出现括约肌功能障碍，表现为尿潴留、排尿不尽或尿失禁，大便秘结、排便费力、排便间隔时间延长，男性患者可出现性功能障碍。

马尾神经的神经鞘瘤和神经纤维瘤在影像学检查方面，脊柱 X 线片主要为肿瘤压迫所致椎管扩大、椎体和椎板及椎弓根骨质吸收、椎弓根间距增宽、椎间孔的扩大等间接征象；CT 检查可见椎管或椎间孔扩大，椎弓根骨质破坏吸收，圆形或类圆形、呈等或略高密度的肿块，多呈中度强化。MRI 检查能直观地显示肿瘤的精确部位。肿瘤在 T1 加权图像上多呈等或略高于脊髓的信号，边缘较光滑，在 T2 加权图像上多呈高信号。增强扫描可见肿瘤明显强化，边界清晰，肿瘤实质部分、囊壁和分隔明显

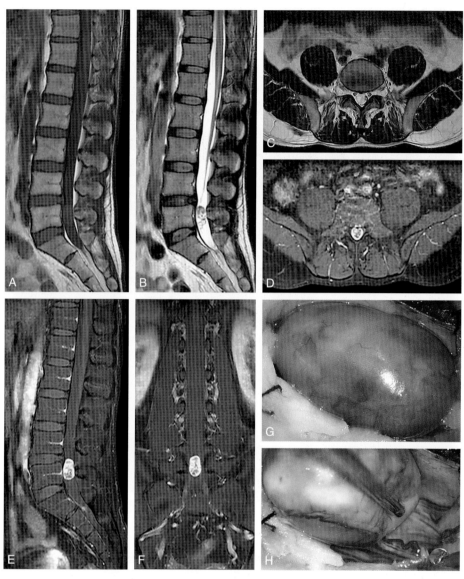

图 27-2-6 L5 椎体水平实性成分为主的神经鞘瘤

腰椎 MRI 显示 L5 椎体水平占位性病变,T1(A)加权像矢状位呈稍高信号,T2 加权像矢状位(B)和轴位(C)呈高信号为主的混杂信号,T1 增强像轴位(D)、矢状位(E)和冠状位扫描(F)可见病变呈明显强化,内部可见小灶性非强化区。术中可见病变呈实性(G),载瘤神经根位于病变腹侧(H),邻近肿瘤部位神经根营养血管明显迂曲、扩张。

强化,因出血、坏死区和囊液部位无强化可呈不均匀强化(见图 27-2-5、见图 27-2-6)。神经鞘瘤与神经纤维瘤有时在 MRI 上不容易区分,合并囊变、出血、坏死的良性神经鞘瘤与恶性神经鞘瘤或神经纤维肉瘤容易混淆。在影像学检查中,形态不规则的串珠状肿瘤多为神经纤维瘤(图 27-2-7)。

马尾神经的神经鞘瘤和神经纤维瘤多数是良性肿瘤,如能完全切除,预后良好。手术原则应为在保留神经功能的基础上,尽可能全切肿瘤。手术大多采用背正中入路,常规切开皮肤、肌肉,打开相应节段的椎板,基本可以满足切除背外侧肿瘤的需

要。充分显露肿瘤后,应先处理肿瘤与脊髓表面的蛛网膜,使肿瘤与脊髓圆锥、马尾神经根处于游离状态。在分离过程中,应注意识别载瘤神经与受压变扁、贴附在肿瘤表面的神经,处理好肿瘤表面的蛛网膜,多能将贴附在肿瘤表面的神经分离,从而避免误伤;当肿瘤体积较大、分离困难时,可以先瘤内分块切除缩小肿瘤体积,再行分离、游离肿瘤。小部分神经鞘瘤肿瘤游离后可以找到载瘤神经,并将肿瘤自载瘤神经上分离出来,但大部分神经鞘瘤和几乎全部神经纤维瘤都难以与载瘤神经分离。如经神经电生理监测证实载瘤神经为单个感觉根

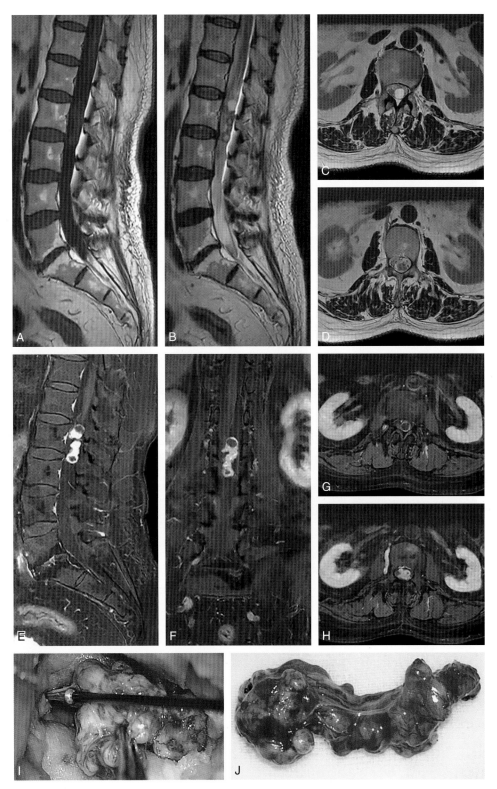

图 27-2-7 L2~L3 椎体水平串珠状囊实性神经纤维瘤

腰椎 MRI 显示腰 2-3 椎体水平"海马状"占位性病变，(A) T1 加权像矢状位呈稍低信号为主的混杂信号，(B) T2 加权像矢状位呈高低混杂信号、(C)(D) 腰 2 椎体上部和中下部轴位分别显示高信号的囊性部分和低信号的实性部分；(E) T1 加权像矢状位、(F) 冠状位和 (G、H) 轴位增强扫描可见病变中段呈明显强化，头、尾两侧可见小灶性非强化的坏死区。(I) 术中见载瘤神经根呈肿瘤化，难以与肿瘤分离，神经电生理刺激电极检测证实载瘤神经根为感觉根后将载瘤神经根与肿瘤一并切除；(J) 手术标本可见肿瘤呈不规则的多结节分叶状。

（约占 90%），通常可将其切断、连同肿瘤一并切除；如果载瘤神经支配下肢或肛门括约肌的运动根时，应尽量保留，难以保留者如有条件可在切除肿瘤后行神经端 - 端吻合修复。

2. 脊髓圆锥脂肪瘤、腰骶椎管内外脂肪瘤和脊髓拴系（参见本章第一节）

3. 椎管内转移肿瘤　椎管内转移性肿瘤的真正发病率尚无准确的临床资料，有时甚至原发灶不明。马尾神经是椎管内髓外硬膜下转移瘤的好发部位之一。椎管内转移癌多来自肺癌、肾癌、乳腺癌、甲状腺癌和前列腺癌和淋巴和血液系统肿瘤（如淋巴瘤、白血病和淋巴网状细胞瘤等）。男性患者原发灶主要为肺癌、肾癌，女性患者原发灶多为乳腺癌。椎管内转移瘤的转移途径主要有：经动脉播散、经椎静脉系统播散、经蛛网膜下腔播散、经淋巴系统播散、邻近的病灶直接侵入椎管。

对于有恶性肿瘤病史并出现进行性加重的马尾综合征的患者，应考虑马尾转移瘤的可能，但有些患者无明确肿瘤病史，缺乏典型表现。脊柱 X 线片和 CT 可发现伴发的骨质破坏，增强 MRI 检查为首选影像学检查，能清晰地显示转移性肿瘤的部位、范围及马尾神经受累情况，大部分转移瘤可有不同程度强化，部分呈多发性病变（图 27-2-8）。对于疼痛剧烈且经各种非手术疗法无效、马尾神经的单发转移癌、部位邻近且适合切除的多发转移癌可考虑手术切除，术中使用神经电生理监测有助于保护重要运动根，术后可酌情放疗、化疗和靶向治疗等全身治疗。

4. 毛细血管瘤和血管母细胞瘤　马尾神经的毛细血管瘤病并不常见，以神经根痛为主要表现，在 MRI 上多呈圆形，有明显强化（图 27-2-9），影像学上似神经鞘瘤、神经纤维瘤或血管母细胞瘤。血管母细胞瘤多发生于髓内，发生于马尾神经根的血管母细胞瘤并不常见。马尾神经的血管母细胞瘤亦多以神经根痛起病，在 MRI 上病灶多呈圆形，有明显的均一强化，在 T2 成像上常可见肿瘤周围异常的血管流空（图 27-2-10），有助于与神经纤维瘤、神经鞘瘤和毛细血管瘤相鉴别。这两类肿瘤的治疗方法为手术切除，如肿瘤与神经根难以分离，经术中神经电生理监测证实为感觉根者可考虑将神经根与病变一并切除。

5. 表皮样囊肿、皮样囊肿和畸胎瘤　表皮样囊肿、皮样囊肿和畸胎瘤属于椎管内先天性胚层异位性肿瘤，均由胚胎发育期残存的细胞异位发展而成。胚胎发育 3~5 周时，神经管脱离外胚叶而关闭，其时遗留在神经管的胚胎上皮细胞，是表皮样囊肿（epidermoid cyst）、皮样囊肿（dermoid cyst）和畸胎瘤（teratoma）的起源细胞。表皮样囊肿、皮样囊肿由皮肤外胚层形成，表皮样囊肿仅含表皮和脱屑；皮样囊肿除表皮及其脱屑外，尚有真皮及皮肤附件如汗腺、皮肤腺、毛囊等；畸胎瘤则含有 3 个以上胚层结构。此类肿瘤占全部椎管内肿瘤的 10%~20%，男性稍多于女性；发病多在 20 岁前，少数则在老年；好发于圆锥马尾部，大多位于髓外硬膜下，部分位于脊髓髓内。

这类先天性肿瘤具有发病年龄较轻、病程长、可有缓解期、腰腿疼痛多见、大小便障碍多见、但运动系统损害不典型的特点，有时可合并其他先天性畸形，如脊柱裂和内脏畸形等。X 线片常可见较大范围明显的椎管腔增宽，病变部位的椎弓根变窄，椎弓根间距加宽，椎体后缘内凹。CT 上表皮样囊肿呈低密度灶，皮样囊肿囊壁呈等密度、囊内容物为低密度，畸胎瘤呈高低混合密度，增强除表皮样囊肿外，囊壁多有强化。在 MRI 上，在 T1WI 上，表皮样囊肿呈均匀的等信号或略低、略高信号或低高混合信号，皮样囊肿呈均匀等或略低信号或高低混合信号；畸胎瘤为等或混杂信号。在 T2WI 上，这类肿瘤多为高或稍高混杂信号。增强 MRI 上，表皮样囊肿无强化；皮样囊肿通常也无强化，但有时可见包膜轻度强化（图 27-2-11）；畸胎瘤则存在不均匀强化。

手术治疗表皮样囊肿、皮样囊肿和畸胎瘤的惟一有效方法。术中应彻底清除囊肿内容物和尽可能地切除囊肿壁，但对于脊髓圆锥或神经根粘连过紧的部分囊壁不宜勉强全切除，以免损伤神经组织。术中应注意勿使囊内容物流入蛛网膜下腔。对肿瘤复发症状加重者，可再次手术治疗。

6. 骶管囊肿（参见第二十八章相关内容）

7. 脓肿和炎性肉芽肿　椎管内脓肿和炎性肉芽肿可发生于硬脊膜外间隙、硬脊膜下间隙或脊髓内，其中硬脊膜外脓肿最为常见，硬脊膜下脓肿和脊髓内脓肿极为罕见。发生于硬脊膜下者主要由化脓性硬脊膜炎和化脓性软脊膜炎所致，脓性渗出聚集在硬脊膜下形成脓肿。感染主要来源于血

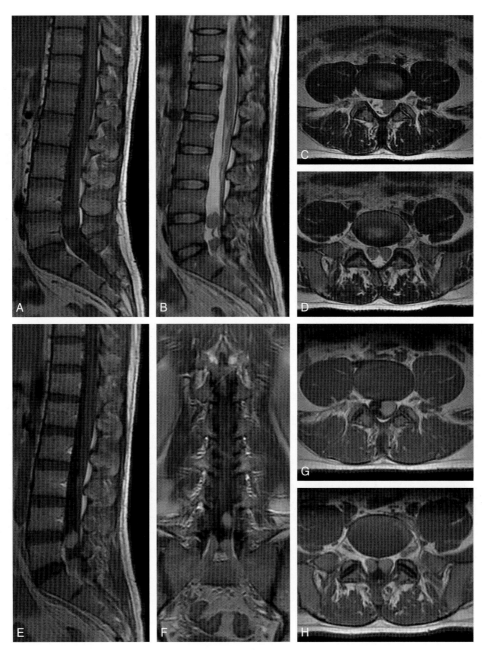

图 27-2-8　L4~L5 椎间隙与 L5~S1 椎间隙水平多发性转移瘤

腰椎 MRI 显示 L4~L5 椎间隙与 L5~S1 椎间隙水平多发性占位,(A)T1 加权像矢状位、(B)T2 加权像矢状位和(C、D)轴位显示病变均呈等信号(E)T1 加权矢状位、(F)冠状位、(G)L4~L5 椎间隙轴位、(H)L5~S1 椎间隙轴位扫描可见病变呈明显强化,无囊变及坏死区。术后病理证实为急性髓系白血病椎管内转移。

行或邻近病灶的直接播散(如先天性藏毛窦或腰穿),但有时很难找到原发感染灶。致病菌多为金黄色葡萄球菌、脑膜炎双球菌、链球菌、革兰阴性杆菌等。

临床表现以腰背痛为主,部分患者可伴有发热,病情进展后可出现感觉、运动及括约肌功能障碍,但椎旁叩痛或压痛不明显。CT 和 MRI 可显示脓肿的范围及硬脊膜囊的变化。在增强 MRI,炎性

肉芽肿多为明显的实性强化,脓肿壁成囊状强化,脓腔和坏死区无强化,肉芽肿与脓肿同时存在者可表现为囊实性强化(图 27-2-12)。

一旦诊断为或疑诊硬脊膜下脓肿并经影像证实有占位效应后,应立即手术。术中常可见病变与周围马尾神经根广泛粘连,神经根明显充血、水肿。切除肉芽肿和引流脓肿过程中应以棉片妥善保护脊髓蛛网膜下腔,如有蛛网膜粘连增厚、炎性肉芽

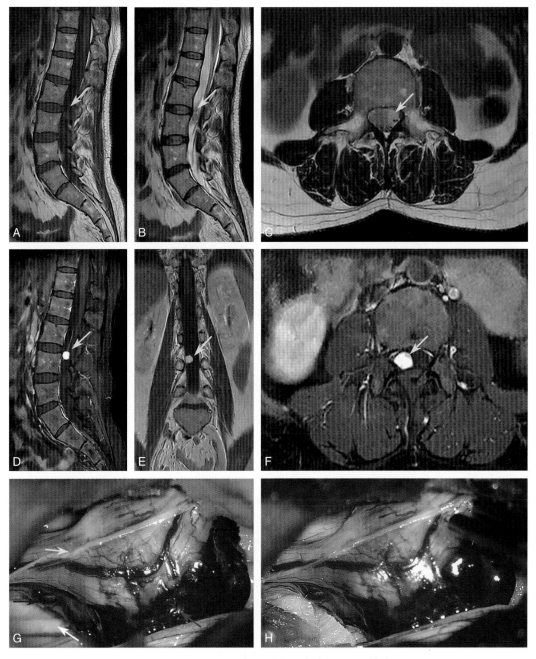

图 27-2-9　L4~L5 椎间隙水平分叶状毛细血管瘤

腰椎 MRI 显示 L3~L4 椎间隙水平占位性病变，T1（A）加权像矢状位、T2 加权像矢状位（B）和轴位（C）均呈等信号，T1 增强像轴位（D）、矢状位（E）和冠状位扫描（F）可见病变呈明显强化。术中可见病变由异常迂曲扩张的血管团组成（蓝色箭头）及肿瘤供血动脉（红色箭头），肿瘤所在的背侧感觉根受压变薄（黄色箭头），运动根受压向腹侧移位（白色箭头）。术中电生理刺激电极检查证实载瘤神经根为感觉根（G、H）。术后病理证实为分叶状毛细血管瘤。

肿广泛与马尾神经粘连严重者,不可过多地强行剥离,以免加重神经损伤。术后局部用抗生素生理盐水反复冲洗,切口逐层缝合并放置引流管 5~7d,同时全身应用抗生素。

8. 椎间盘突出、滑膜囊肿和腰椎管狭窄　腰椎间盘突出症是引起马尾神经综合征的常见原因之一,大多可通过典型的临床表现和影像学检查明确诊断。腰椎棘突叩痛及椎旁压痛常可提示病变节段,查体时常可发现相应神经根支配区的感觉、肌力、反射可有减退:如 L4~L5 椎间盘突出下肢伸肌力减弱,但膝、踝反射正常,L5~S1 椎间盘突出则

膝反射正常,踝反射消失或减退;L3~L4 椎间盘突出则膝反射消失、踝反射正常。此外,受累神经支配区还可有皮肤温度低或少汗、趾甲变薄而无光泽等自主神经受损营养障碍的表现。对于症状典型、经影像学证实、经正规非手术治疗无效的患者,如马尾神经受累症状严重,可考虑手术治疗。值得提醒的是,有时脱出的髓核在影像学表现上可能酷似肿瘤,病变很小也可能引起明显的神经根手受压和神经根痛(图 27-2-13),有时容易漏诊。另有一些小关节滑囊囊肿亦可压迫马尾神经,引起典型的神经根痛表现,微创手术处理即可获得满意缓解。

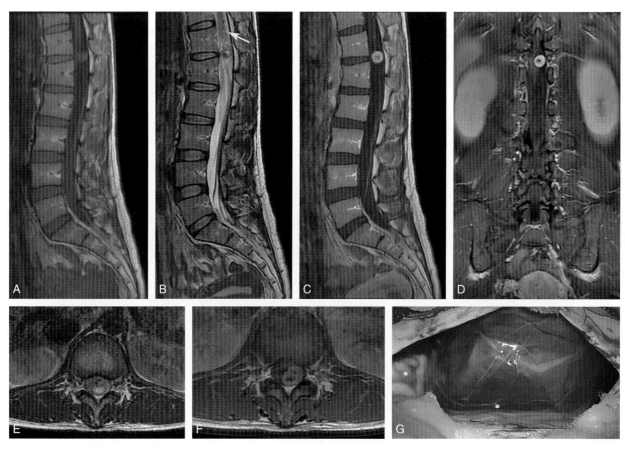

图 27-2-10　T12~L1 椎间隙水平血管母细胞瘤

腰椎 MRI 显示 T12~L1 椎体水平占位性病变,T1(A)加权像矢状位呈等信号,T2 加权像矢状位(B)和轴位(E)扫描呈高低混杂信号,病变近端可见明显迂曲扩张的血管流空影(黄箭头)。T1 增强像矢状位(C)和冠状位扫描(D)和轴位(F)扫描可见病变呈明显强。术中(G)见病变血供异常丰富,呈红色。术后病理证实为血管母细胞瘤。

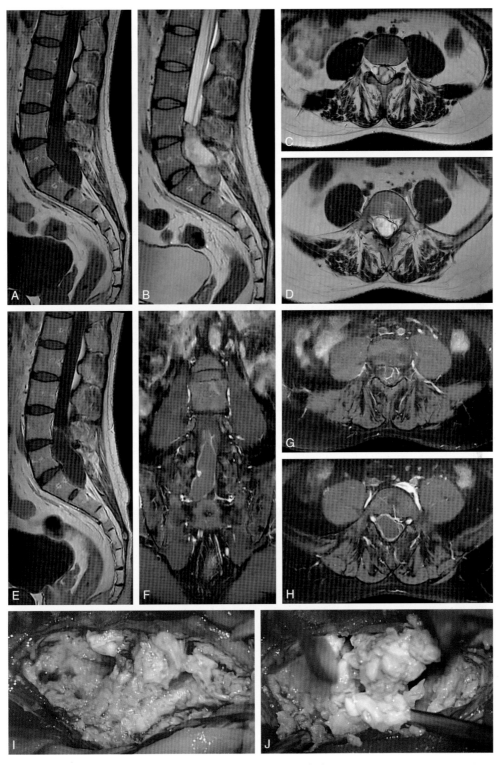

图 27-2-11 L4~S1 皮样囊肿

腰椎 MRI 显示 L4~S1 椎管内占位性病变,T1(A)加权像矢状位显示病变呈低信号,T2 加权像矢状位(B)和轴位(C、D)显示病变呈高信号为主的混杂信号,T1 增强像轴位矢状位(E)、冠状位(F)和轴位(G、H)可见囊壁及内部分隔明显强化;术中(I、J)可见病变囊内为白色豆腐渣样分泌物。

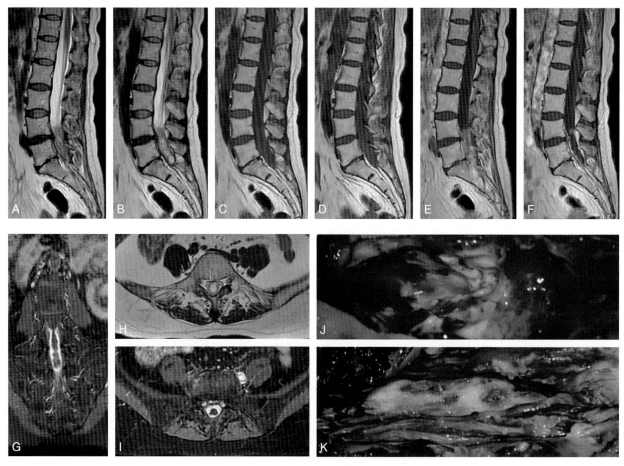

图 27-2-12　L4~S1 炎性肉芽肿

腰椎 MRI 显示 L4~S1 占位性病变,在 T2(A、B)加权像矢状位呈等高混杂信号的囊实性病变,T1 加权像矢状位(C、D)呈低信号,T1 增强像矢状位(E、F)、冠状位扫描(G)和轴位(H、I)扫描可见病变实性部分及囊壁明显强化,囊内容物无强化;术中(J)可见病变为内含脓血性分泌物的肉芽组织,切除病变后可见周围马尾神经根明显充血、水肿(K)。

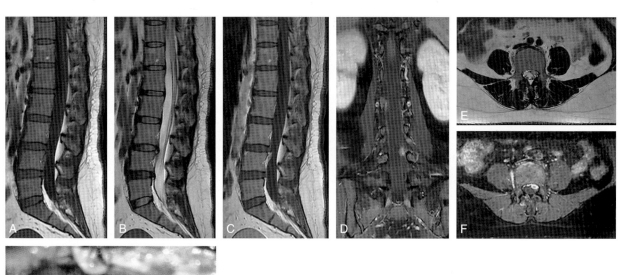

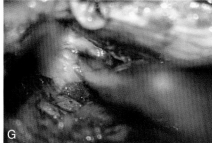

图 27-2-13　L4~L5 椎间隙硬脊膜外的游离髓核

腰椎 MRI 显示 L3~L4 和 L4~L5 椎间盘轻度后突,硬膜囊略受压;L4 椎体上缘水平左侧椎管内见长椭圆结节状异常信号,边缘光整,边界清晰,T1 加权像(A、C)呈等信号,T2 加权像(B、E)呈稍高信号,增强扫描(D、F)可见边缘明显强化;术中(G)证实为游离的髓核。

（范存刚）

参考文献

［1］ COPP A J，ADZICK N S，CHITTY L S，et al. Spina bifida ［J］. Nat Rev Dis Primers，2015，1：15007.

［2］ FERREIRA FURTADO L M，DA COSTA VAL FILHO J A，DANTAS F，et al. Tethered

［3］ Cord Syndrome After Myelomeningocele Repair：A Literature Update ［J］. Cureus，2020，12（10）：e10949.

［4］ BLOUNT J P，BOWMAN R，DIAS M S，et al. Neurosurgery guidelines for the care of people with spina bifida ［J］. J Pediatr Rehabil Med，2020，13（4）：467-477.

［5］ CUOCO J A，KLEIN B J，BUSCH C M，et al. Neurosurgical Management of Lateral Meningocele Syndrome：A Clinical Update for the Pediatric Neurosurgeon ［J］. Pediatr Neurosurg，2020，55（1）：2-11.

［6］ MELLER C，COVINI D，AIELLO H，et al. Update on prenatal diagnosis and fetal surgery for myelomeningocele ［J］. Arch Argent Pediatr，2021，119（3）：e215-e228.

［7］ CHEN C P. Syndromes，disorders and maternal risk factors associated with neural tube defects（Ⅴ）［J］. Taiwan J Obstet Gynecol，2008，47（3）：259-266.

［8］ SALIH M A，MURSHID W R，SEIDAHMED M Z. Epidemiology，prenatal management，and prevention of neural tube defects ［J］. Saudi Med J，2014，35 Suppl 1（Suppl 1）：S15-28.

［9］ AWAD R A. Neurogenic bowel dysfunction in patients with spinal cord injury，myelomeningocele，multiple sclerosis and Parkinson's disease ［J］. World J Gastroenterol，2011，17（46）：5035-5048.

［10］ GREENE N D，COPP A J. Neural tube defects ［J］. Annu Rev Neurosci，2014，37：221-242.

［11］ AVAGLIANO L，MASSA V，GEORGE T M，et al. Overview on neural tube defects：From development to physical characteristics ［J］. Birth Defects Res，2019，111（19）：1455-1467.

［12］ ATTA C A，FIEST K M，FROLKIS A D，et al. Global Birth Prevalence of Spina Bifida by Folic Acid Fortification Status：A Systematic Review and Meta-Analysis ［J］. Am J Public Health，2016，106（1）：e24-34.

［13］ VALENTINI L G，SELVAGGIO G，VISINTINI S，et al. Tethered cord：natural history，surgical outcome and risk for Chiari malformation 1（CM1）：a review of 110 detethering ［J］. Neurol Sci，2011，32 Suppl 3（Suppl 3）：S353-356.

［14］ LONG B，KOYFMAN A，GOTTLIEB M. Evaluation and management of cauda equina syndrome in the emergency department ［J］. Am J Emerg Med，2020，38（1）：143-148.

［15］ TODD N V，DICKSON R A. Standards of care in cauda equina syndrome ［J］. Br J Neurosurg. 2016，30（5）：518-522.

［16］ KURIS E O，MCDONALD C L，PALUMBO M A，et al. Evaluation and Management of Cauda Equina Syndrome ［J］. Am J Med，2021，134（12）：1483-1489.

［17］ WILL J S，BURY D C，MILLER J A. Mechanical Low Back Pain ［J］. Am Fam Physician，2018，98（7）：421-428.

［18］ TODD N V. Guidelines for cauda equina syndrome. Red flags and white flags. Systematic review and implications for triage ［J］. Br J Neurosurg，2017，31（3）：336-339.

［19］ ALSHAHWANI A A，BOKTOR J，ELBAHI A，et al. A Systematic Review of the Value of a Bladder Scan in Cauda Equina Syndrome Diagnosis ［J］. Cureus，2021，13（4）：e14441.

［20］ WALTON A，MECKLOSKY J，CARR C，et al. Cauda Equina Syndrome Secondary to Diffuse Infiltration of the Cauda Equina by Acute Myeloid Leukemia：Case Report and Literature Review ［J］. Neurosurg，2020，134：439-442.

［21］ GOLOB A L，WIPF J E. Low back pain ［J］. Med Clin North Am，2014，98（3）：405-428.

［22］ BROUWERS E，VAN D E MEENT H，CURT A，et al. Definitions of traumatic conus medullaris and cauda equina syndrome：a systematic literature review ［J］. Spinal Cord，2017，55（10）：886-890.

［23］ LORUSSO S. Disorders of the Cauda Equina ［J］. Continuum（Minneap Minn），2021，27（1）：205-224.

［24］ KINKADE S. Evaluation and treatment of acute low back pain ［J］. Am Fam Physician，2007，75（8）：1181-8.

［25］ FRASER S，ROBERTS L，MURPHY E. Cauda equina syndrome：a literature review of its definition and clinical presentation ［J］. Arch Phys Med Rehabil，2009，90（11）：1964-1968.

［26］ 徐启武. 脊髓脊柱外科学［M］. 上海：上海科学技术出版社，2009.

［27］ 芮德源，陈立杰. 临床神经解剖学［M］. 北京：人民卫生出版社，2007.

［28］ 杜心如，张西峰，崔新刚. 脊柱外科临床解剖学［M］. 2版. 济南：山东科学技术出版社，2020.

［29］ 朱家恺，罗永湘，陈统一. 现代周围神经外科学［M］. 上海：上海科学技术出版社，2007.

［30］ YAMADA S. Tethered Cord Syndrome in Children and Adults ［M］. 2nd. Thieme，2010.

［31］ NETTER F. 奈特人体神经解剖彩色图谱［M］. 张卫光，译. 北京：人民卫生出版社，2006.

［32］ FROTSCHER，MICHAEL，BAEHR，et al. Topical Diagnosis in Neurology：Anatomy，Physiology，Signs，Symptoms ［M］. 2005.

[33] KRAMES E S. The role of the dorsal root ganglion in the development of neuropathic pain [J]. Pain Med,2014, 15:1669-1685.

[34] CAIRNS B E,ARENDT-NIELSEN L,SACERDOTE P. Perspectives in Pain Research 2014:Neuroinflammation and glial cell activation:The cause of transition from acute to chronic pain? [J]. Scand J Pain,2015,6:3-6.

第二十八章 神经根袖囊肿

神经根袖囊肿（perineural cyst）又称神经束膜囊肿、神经根鞘囊肿、神经根鞘膜囊肿、Talov 囊肿（Talov cyst），是发生在脊神经根的神经束膜和神经内膜之间、其内充满脑脊液的囊性病变。这类囊肿好发于脊神经后根（感觉根）近神经节处，尤以骶管多见。神经根袖囊肿可无明显症状，仅在神经影像学检查时意外发现，也可因囊肿内脑脊液静水压增高和/或囊肿体积进行性增大对囊内神经和囊壁周围神经产生压迫而出现相关症状。

第一节 概述

神经根袖囊肿是一种独特的硬膜外脊膜囊肿，通常认为是脊神经背根神经节近端神经束膜与神经内膜之间的脑脊液间隙扩大所致，可发生于脊神经的任何节段，但以骶管常见。较大的神经根袖囊肿可引起邻近脊神经根受压，出现神经根病表现，严重时还可有椎管骨质吸收和椎管腔扩大。

一、历史回顾

神经根袖囊肿是最常见的硬膜外脊膜囊肿。在 1902 年，Marburg 首次报道了骶管内的囊性病变。1938 年，Tarlov 于加拿大蒙特利尔神经研究所（Montreal Neurological Institute，MNI）在 30 例成人尸体标本中研究终丝解剖时意外发现其中 5 例骶神经或尾神经后根的硬膜外段的神经根袖囊肿。虽然当时作者推测该囊肿有可能成为某些患者坐骨神经痛的潜在病因，但并未对这类囊肿的临床意义引起足够重视，直到他在 1948 手术探查中再次发现了这类囊肿。当时 Tarlov 对一名坐骨神经痛患者进行手术过程中，在 L5~S1 间隙及 L4~L5 间隙探查均未找到突出的椎间盘和神经根受压迹象，再

次仔细检查术野时发现硬膜外脂肪从骶骨后弓下方挤出，因此去除硬膜外脂肪并切除部分骶骨后弓上缘，进一步探查发现了位于硬膜囊缘外侧和骶 2 神经根内侧的囊肿，Tarlov 遂切除了个该囊肿。术后 24 小时内，患者的坐骨痛以及下肢的运动和感觉异常几乎完全消失，术后 1 周时几乎已无任何症状和体征。由此，作者认为骶神经后根的神经根袖囊肿是除椎间盘突出外引起坐骨神经痛的另一病因，建议对术中探查未发现椎间盘突出的坐骨神经痛患者应切除骶骨后弓，探查是否有骶神经根束膜囊肿。Rexed 在 1947 年对 17 例尸体标本 44 个节段的脊髓和脊神经根进行研究中发现，有 8 例在脊神经根进入椎间孔处可见蛛网膜增生伴囊肿形成。在 1956 年，Strully 指出，在腰痛的原因中骶管囊肿是"最不易被怀疑、最常被忽视和很少治疗的"。此后，虽有骶神经根袖囊肿、骶管囊肿引起神经根性疼痛的散在报道，但在数十年的时间中关于骶神经根袖囊肿与患者症状的相关性一直存在争议。近年来关于神经根袖囊肿报道日渐增多，其中不乏在接受了神经根袖囊肿手术治疗后症状和体征获得显著改善的报道。随着磁共振检查在腰腿痛患者中的广泛应用，显著提高了神经根袖囊肿的诊断能力，显微神经外科技术和术中电生理监测手段的其与症状的相关性也日益得到学界的广泛关注。

二、流行病学

关于神经根袖囊肿的发生率尚缺乏确切统计学资料，大型回顾性影像学研究显示的囊肿患病率从 1.5%~13.2% 不等，以往研究报道的人群患病率介于 0.07%~16.6% 之间（表 28-1-1）。1938 年，Tarlov 首次报道在 30 具成人尸体标本中发现 5 具

表 28-1-1 已发表研究中囊肿的患病率

研究时间排序	研究人群	患病率/%	国家	作者及报道时间
1	3 128	9	波兰	Kozlowski P, 2021
2	1 486	0.07	印度	Kanna RM, 2017
3	1 100	12	法国	Kuhn FP, 2017
4	842	8.9	波兰	Burdan F, 2013
5	1 268	2.1	韩国	Park HJ, 2011
6	2 669	1.7	韩国	Joo J, 2010
7	3 535	1.5	澳大利亚	Langdown AJ, 2005
8	500	4.6	美国	Paulsen RD, 1994
9	30（尸体解剖）	16.6	美国	Tarlov, 1938

骶神经根袖囊肿在女性患者还可引起持续性性兴奋症候群（persistent genital arousal disorder, PGAD），又称持续性性兴奋综合征，甚至有报道显示 PGAD 人群中骶神经根袖囊肿的患病率高达 66.7%，远高于一般人群。因此，对于有此类症状的女性患者，应及时进行腰骶椎 MRI 检查，以明确诊断。

有骶神经或尾神经后根硬膜外段的神经根袖囊肿，其报道也是迄今为止最高的百分比（16.6%），但该研究是基于尸体解剖的研究，而非临床研究。就普通人群中的发病情况而言，以往认为神经根袖囊肿较为罕见，临床研究多以个案和小宗病例报道为主，但近来研究显示本病并非罕见。一项对连续500 名背痛患者进行腰骶部 MRI 检查的研究发现，其中 5% 有一个或多个脊膜囊肿。

新近一项欧洲大宗病例的影像学研究对症状性退行性椎间盘疾病患者中偶然发现的脊神经根袖囊肿（spinal perineural cyst）进行了评估。基于磁共振成像数据的回顾性分析显示：①在 3 128 人脊柱 MRI 检查中有 286 人发现了脊神经根袖囊肿，患病率为 9%；②神经根袖囊肿的患者中，多数（>98%）同时有患椎间盘病变，且大部分椎间盘病变（96%）与囊肿位于同一水平；③就神经根袖囊肿的发生部位而言，以骶段（女性 16.16%，男性 7.91%）多见，其次是胸段（女 6.34%，男性 2.22%）、颈段（女性 2.55%，男性 1.32%）和腰段（女性 1.43%，男性 0.72%）；④就神经根袖囊肿的具体脊柱节段而言，S2（133例，46.5%）、S1（43 例，15.0%）、S3（18 例，6.2%）、S2和 S3（11 例，3.8%）以及颈 7（10 例，3.4%）依次为发生率的前五位，其他脊柱节段的占比均低于 3%。⑤就性别差异而言，女性（218/2 060 例；10.58%）较男性（68/1 068 例；6.37%）更常见。⑥就囊肿个数而言，以单发性囊肿多见（176 例，占 61.5%），多发性囊肿占 38.5%（110 例）；女性多发性囊肿比例

（43.6%）高于男性（22.1%）。⑦患者的平均年龄为54.8 岁，女性为 54.1 岁，男性为 57.2 岁。⑧囊肿平均直径 11.72mm，其囊肿体积有从头端向尾端逐渐增大的趋势，但囊肿体积与患者性别和年龄无关。

目前关于神经根袖囊肿女性高发的具体原因尚不清楚，有人推测可能与性别相关的遗传差异对硬脊膜和脊神经根的神经束膜组织胶原结构的影响有关。一项对背痛/腰痛患者的 MRI 研究显示，70% 的神经根袖囊肿患者为女性，另有研究显示症状性神经根袖囊肿的患者女性占比更是高达 75%。一项关于神经病理性疼痛患者的脊神经根和背根神经节的灌注和通透性的前瞻性体内研究表明，与男性相比，女性背根神经节的通透性和间质渗漏明显增加。由此可见，女性脊神经背根神经节的神经束膜和神经内膜之间潜在腔隙内更易发生脑脊液渗漏，从而形成神经根袖囊肿。因此，女性背根神经节的感觉纤维和神经元可能更容易受到机械压力或有毒物质的影响，从而出现慢性神经病理性疼痛。

三、病理与病生理

Tarlov 根据组织学标准将神经根袖囊肿与其他类型的脊膜囊肿相区别，将神经根袖囊肿定义为神经束膜与神经内膜之间的神经束膜扩张，以 S2 或 S3 脊神经的背根神经节近端多见。由此可见，神经根袖囊肿实为膨大的脊神经根鞘，故亦称神经根鞘囊肿。囊肿所在的脊神经根的神经纤维可能会沿

囊肿内壁走行,故囊肿壁常含有神经束膜、神经内膜、神经纤维、神经节细胞和纤维结缔组织等成分,这也是神经根袖囊肿与其他类型的硬膜外脊膜囊肿(如脊膜憩室)(参见第二节)的区别,后者通常不含神经根纤维成分(图28-1-1)。此外,神经根袖囊肿壁的显微镜检显示囊肿壁内常含有因受压而发生退行性变的轴突和受损的髓鞘。

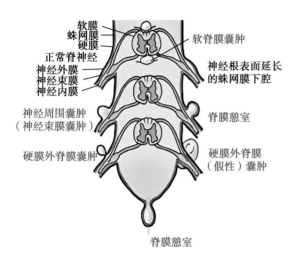

图 28-1-1　硬脊膜囊肿示意图

神经根袖囊肿可单发,也可多发,可见于椎管内任何节段的脊神经根。以往研究认为直径在1.5cm以内的神经根袖囊肿不易引起症状,但笔者的临床观察发现,某些骨性空间狭小部位(如骶前孔处和骶管下段等)体积较小的高张力性神经根袖囊肿也可对周围神经形成明显压迫并引起症状。在神经根袖囊肿进行性增大过程中,常可引起邻近脊神经根受压所致的神经根病症状。例如,S3神经根袖囊肿可导致同侧S2和S4神经根的症状性受压迫,如果囊肿体积足够大时可跨过中线并压迫对侧神经根,从而产生对侧症状。走行于囊肿内的神经根纤维也可在囊内静水压增高的作用下发生拉伸和神经纤维改变并引起相应的神经功能障碍。在囊肿长期搏动性冲击的作用下,不仅可通过刺激骨膜引起疼痛,还可导致骶骨骨质吸收和重塑,骶管腔扩大,甚至可经骶前孔蔓延至盆腔,形成盆腔的巨大囊肿,对盆腔器官造成压迫。这类体积较大的神经根袖囊肿以缔组织疾病患者[如埃勒斯-当洛斯(Ehlers-Danlos综合征)和马方(Marfan)综合征]患者多见。此外,不含神经根的骶管内硬脊膜憩室也常形成体积巨大伴明显骨质吸收的囊肿(参见本章第二节)。

四、脊膜囊肿的命名与分类

神经根袖囊肿是硬膜外间隙的充满脑脊液的囊状病变,形成于背根神经节的神经根鞘内,其囊肿壁由神经束膜和神经组织组成,属于椎管内囊肿(intraspinal meningeal cysts)的一类,临床上较为常见。

与神经根袖囊肿多样化的名称相似,椎管内脊膜囊肿的分类和命名目前也尚无统一规范。Spiller于1903年首次描述了硬膜内脊髓蛛网膜囊肿;Enderle于1932年描述了骶管内隐性脊膜膨出;EIlsberg于1934年提出"硬膜外囊肿"的概念;Tarlov于1938和1948年分别报道了尸体解剖和坐骨神经痛手术中所见的神经根袖囊肿,亦有一些学者将脊膜囊肿称为Rexed囊肿、神经根憩室、脊髓脊膜囊肿和囊性神经鞘膨大等。

目前比较常用的椎管内脊膜囊肿分型为Goyal分型(表28-1-2)和Nabors分型(表28-1-3),以Nabors分型最为常用。Nabors将脊膜囊肿分为3种不同类型:①Ⅰ型,不含脊神经根纤维的硬膜外囊肿;②Ⅱ型,含脊神经根纤维的硬膜外囊肿(即神经根袖囊肿);③Ⅲ型,脊膜内囊肿。Goyal将椎管内囊肿分为神经束膜囊肿、脊神经根袖膨大、硬膜内蛛网膜囊肿、硬膜外蛛网膜囊肿和创伤性神经根囊肿5型类型。这两种分型在本质上并无显著差异。无论采用何种分型或分类系统,神经根袖囊肿最终诊断需要根据组织病理学检查确定,其特征是囊肿壁和/或囊肿腔内有脊神经根纤维,故属于Nabors分型的Ⅱ型。

表 28-1-2　Goyal 椎管内囊肿分型

名称	同义词	定义
神经束膜囊肿	Tarlov囊肿、Rexed囊肿、骶管囊肿	在神经节处神经根鞘内形成的病理性囊肿
脊神经根袖膨大	脊膜憩室、囊性神经鞘膨大、骶管内隐性脊腹膨出等	神经根近端至神经节蛛网膜下扩大
硬膜内蛛网膜囊肿	软脊膜囊肿、椎管内蛛网膜炎	硬膜内蛛网膜袋突起
硬膜外蛛网膜囊肿	蛛网膜囊肿、蛛网膜憩室	蛛网膜通过硬膜缺陷突出
创伤性神经根囊肿	脊膜假性囊肿、神经根袖脊膜膨出	神经根撕裂、软脊膜裂伤或医源损伤性脑脊液积聚

表 28-1-3　Nabors 椎管内脊膜囊肿分型

分型	描述
Ⅰ型	不含有脊神经根纤维的硬膜外脊膜囊肿
ⅠA 型	硬膜外脊膜囊肿（又称硬膜外蛛网膜囊肿）
ⅠB 型	骶管脊膜膨出（又称隐性骶管脊膜膨出）
Ⅱ型	含有脊神经根纤维的硬膜外囊肿（又称 Tarlov 神经束膜囊肿或脊神经根憩室）
Ⅲ型	脊髓硬膜内脊膜囊肿（又称硬膜内脊膜囊肿）

五、病因与发病机制

神经根袖囊肿的病因尚不完全清楚,但目前已提出了几种假说,也有可能是多种机制共同作用下形成的。一般认为神经根袖囊肿是硬脊膜和周围神经鞘之间过渡区的硬脊膜小缺损的基础上,在椎管内脑脊液静水压增加和脑脊液随脉压的搏动性冲击共同作用,通过“球阀机制”(ball valve)引起神经束膜进行性扩张而逐渐形成的。

1. 硬脊膜缺损形成　硬脊膜缺损的形成可能为先天性因素(如 Ehlers-Danlos 综合征和 Marfan 综合征患者的结缔组织薄弱)所致,也可能与局部缺血、出血、炎症、创伤、蛛网膜细胞过度增殖的退

行性变或淋巴管栓塞有关。Tarlov 认为囊肿的形成与外伤、缺血性变性、炎症或蛛网膜下腔出血等有关。例如,一些症状性神经根袖囊肿(图 28-1-2A~C)患者有臀部着力的骶骨外伤史,术中常可见囊肿内有含铁血黄素或囊肿壁营养不良钙化等陈旧性微出血征象(图 28-1-2D、E),提示创伤后含铁血黄素沉积引起的神经束膜和神经外膜静脉引流中断可能为神经根袖囊肿的形成原因。

2. 脑脊液静水压梯度和脑脊液随脉压的搏动性冲击　椎管内脑脊液静水压梯度和脑脊液随脉压的搏动性冲击是可能是神经根鞘扩张的主要动力。有学者认为,脊神经根鞘与硬脊膜囊相通,扩张的神经根鞘所形成的囊肿常与蛛网膜下腔之间形成微交通,故脊髓造影也可显示脑脊液在神经根鞘内流动。从仰卧位到直立或坐姿的改变可引起脑脊液向尾侧移位,使硬脊膜囊内的脑脊液容量增加。由于静水压柱的高度差,在椎管内出现头-尾压力梯度。神经根鞘因先天性薄弱或创伤、炎症等形成薄弱区,在上述双重压力的作用下使更多的脑脊液离开硬膜囊进入神经根袖,从而导致其发生进行性增大和扩张。这一机制与血压升高时逐渐损

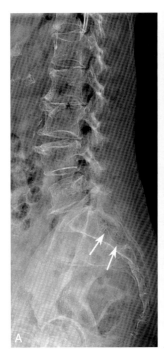
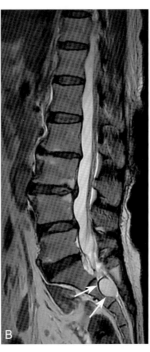
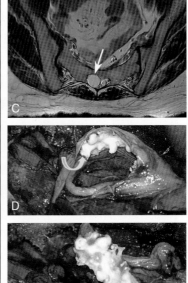
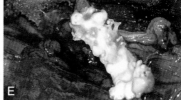

图 28-1-2　骶 2 骶管囊肿

A. 腰椎 X 线片侧位显示 S2 椎体受压吸收呈弧形内陷(白色箭头);腰骶椎 MRI 矢状位(B)及轴位(C)像显示 S2 囊肿及骨质吸收(白色箭头);B. 示囊肿前上缘低信号区为钙化灶,与术中所见(D、E)相符;D. 术中见钙化灶贴附于囊肿内壁,于囊颈处对囊内神经根形成卡压(黄色弧形箭头);E. 切除的钙化灶。

害血管内壁形成血管瘤的机制类似。随着脑脊液压力升高,也会造成神经轴突损害,引起相关症状。

根据该理论,脊柱下端神经根袖囊肿的发生率增高且囊肿体积常较头端囊肿体积大可能也与头-尾侧静水压梯度有关。在多发性囊肿患者的神经影像学检查时,体积最大的囊肿多位于骶神经根,而胸神经根和颈神经根的囊肿体积则较小。此外,神经根袖囊肿患者常在久站或久坐后出现症状加重,考虑与静水压梯度也有一定关联。

3. 球阀机制 有研究者提出,"球阀机制"在神经根袖囊肿的形成及发展中具有重要作用。神经束膜和神经内膜之间存在潜在、封闭的神经束膜下腔,通常神经束膜下腔与蛛网膜下腔不相通。当脑脊液的静水压增高时,如咳嗽、站立、腹压增高、动脉搏动以及做 Valsalva 动作等,可促使脑脊液流至神经束膜与神经内膜之间的潜在腔隙。由于神经束膜下腔与蛛网膜下腔之间的不自由相通,长时间会在交界处形成一个单向活瓣(阀门),限制脑脊液回流至蛛网膜下腔,进而逐渐囊肿形成。在单向活瓣形成后,脑脊液能够更容易、更顺畅地进入囊内,但反流回硬脊膜囊的蛛网膜下腔则十分困难,通过"球阀机制"造成神经根袖囊肿内充满的脑脊液量增多和囊肿逐渐扩大。在此基础上,一方面由于囊内的静水压高于硬脊膜的蛛网膜下腔,对囊内的神经根产生损害并引起症状;另一方面随着囊肿扩大对囊壁周围的神经根形成进行性压迫,从而引起相关症状。

也有研究者认为,神经根袖囊肿形成初期总是与硬脊膜囊内的蛛网膜下腔相通,随着病情进展,背根神经周围的蛛网膜颗粒增生和脂肪积聚,导致囊颈变窄,最终在囊颈处形成一个单向瓣膜系统,允许脑脊液进入囊肿,但向硬脊膜囊内的反流却明显受限。因瓣膜结构使脑脊液不能自由流动,导致囊内压进行性增高,超过硬脊膜囊内压力,即形成囊颈处有瓣膜的非交通性神经根袖囊肿。由于非交通性神经根袖囊肿通过球阀机制造成囊内液体进行性增多和压力增高,随时间推移不仅囊肿本身的体积逐渐扩大,还可使囊肿周围神经结构受压程度加重、受累神经根数量增多、患者神经根受累症状日益加重;同时亦可侵蚀骶骨,导致骨膜的感受器敏感性增强、疼痛纤维受刺激引起症状,以及骶骨吸收、骶管腔扩大、骶骨椎体呈花边样内陷,严重

者可造成骶骨不连续和骶骨不全性骨折。如果患者囊内的脑脊液始终与硬脊膜囊内的脑脊液自由相通,其囊内压力基本等同于硬脊膜囊压力,即为交通性神经根袖囊肿,这类患者的症状较轻,甚至没有症状。由此可见,"球阀机制"不仅是囊肿形成的重要原因,还是有瓣膜的非交通性神经根袖囊肿导致患者症状进行性加重的重要原因,而无瓣膜的交通性囊肿(即脑脊液可以自由进出的囊肿)则不太容易引起症状或者症状较为轻微(表 28-1-4)。

表 28-1-4 有瓣膜(非交通)和无瓣膜(交通性)
神经根袖囊肿对比

Tarlov 囊肿	有瓣膜(非交通)囊肿	无瓣膜(交通性)囊肿
囊肿体积	通常较大(>10mm)	通常比瓣膜囊肿小
患者症状发作情况	无疼痛间隔时间长	起病年龄较小
平均发病年龄	40 岁以上	10~20 岁
病情进展速度	快速进展	缓慢进展
感觉症状(疼痛和感觉异常/麻木)	常见	常见
运动症状(肌肉无力)	常见	偶尔
马尾综合征	急性	慢性
发病情况	罕见	常见
文献中报道	常见	罕见
临床表现	易诊断	常被忽视
手术干预	疼痛剧烈和/或出现运动功能障碍者建议手术	可能无效

4. 蛛网膜下腔顺应性改变与病理性脑脊液循环 有研究认为,由于蛛网膜下腔缺乏顺应性,以及在病理性脑脊液动力系统中无法代偿脑脊液体积的增加,促进了包括神经根袖囊肿在内的各类脊膜囊肿的发生。基于该理论,有学者将神经根袖囊肿所致的放射性痛视为特发性颅内压增高的一种常见但被低估的症状,他们发现一些患者的神经根袖扩张在颅内压增高缓解后可立即消失。还有学者报道通过腰椎穿刺脑脊液外引流或服用乙酰唑胺减少脑脊液分泌的方式来降低脑脊液的静水压可以减轻骶神经根袖囊肿的症状,有时还可使囊肿体积缩小。此外,较大的囊肿可作为脑脊液压力的缓冲系统,初期可能有助于阻止囊内静水压的进一步增加,

这可以解释为何患者在年龄较大时才出现明显症状,同时也有助于解释为何体积较大的神经根袖囊肿患者在长时间直立位时会出现低颅压性头痛。

5. 遗传性因素　遗传性因素也可能是神经根袖囊肿发病机制的因素之一,其依据主要包括:①神经根袖囊肿具有明显的性别差异,大多数症状性神经根袖囊肿患者为女性,推测可能与性别相关的遗传差异对硬脊膜和脊神经根的神经束膜组织胶原结构的影响有关;②近来有一些关于家族性神经根袖囊肿的报道,支持遗传因素在本病发生中的作用;③某些遗传性软组织疾病的患者神经根袖囊肿的发病率增高,如过度活动型 Ehlers-Danlos 综合征和 Marfan 综合征患者,其结缔组织较为脆弱,神经根袖更容易扩张并形成神经根袖囊肿。

6. 脊神经后根的解剖结构特征　神经解剖结构特征在神经根袖囊肿的发生中具有重要作用。神经根袖囊肿常见于脊神经的背根神经节附近,可能与脊神经背根神经节的血液 - 神经界面的通透性较脊神经前根高有关。当脊神经背根的根袖附近脑脊液静水压增加时,脑脊液即可在神经束膜(包裹神经束的结缔组织)和神经内膜(包裹轴突的内皮衬里)之间发生泄漏(见图 28-1-1B)。另有研究显示,神经根袖囊肿女性高发可能也与女性脊神经背根神经节的通透性和间质渗漏较男性明显增加有关,因此女性患者的神经束膜和神经内膜之间潜在腔隙内更易形成脑脊液积聚和神经根袖囊肿形成。

六、临床表现

神经根袖囊肿可见于任何有脊神经根的部位。以往认为大部分神经根袖囊肿患者可能无明显症状,症状性神经根袖囊肿仅占 1% 左右。随着对该病认识深入,症状性神经根袖囊肿的报道日益增多。神经根袖囊肿可见于颈、胸、腰等椎管各节段,但症状性神经根袖囊肿仍以骶管常见。多数患者以神经根病的相关症状为主,不具特异性,易与椎间盘突出症或其他椎管病变相混淆。常见症状包括 S2~S5 皮节区的下腰部、臀部、骶尾部、会阴区和外生殖器等部位疼痛和麻木、腿部无力、神经源性跛行、尿频、尿急、便秘、肠道和膀胱功能障碍,勃起困难等性功能障碍,这些症状可突然出现或慢性进行性加重。咳嗽、久站、久坐和体位改变常使患者症状加重,交通性神经根袖囊肿患者在平卧休息后症状多可明显缓解,有瓣膜的非交通性神经根袖囊肿患者由于脑脊液流出受限,平躺休息后疼痛缓解不明显或需要更长时间才能获得有效改善。

近来有研究者使用 "Tarlov cysts（Tarlov 囊肿）""perineural cysts（神经根袖囊肿）"和 "sacral cysts（骶管囊肿）"等检索词对检索出的 224 篇相关论文进行分析显示,绝大部分论文以骶神经根袖囊肿为主,仅有 14 篇报道了颈神经根袖囊肿,21 篇报道了胸神经根袖囊肿。在这些论文累计报道的 565 名患者中,女性患者(423 例,占 75%)明显多于男性(142 例,25%),平均发病年龄为 48.2 ± 13.9 岁,病程为 4.2 ± 5.9 年。不同部位的神经根袖囊肿因神经支配区不同,出现的症状也有所差异(表 28-1-5),其中骶神经根袖囊肿的常见症状以臀部、会阴和下肢的疼痛和麻木以膀胱、直肠和性功能障碍为主(表 28-1-6)。部分患者在症状出现前可有一定的诱发因素,如外伤史、举重史、久站、久坐、长时间走路和 Valsalva 动作等(表 28-1-7)。

表 28-1-5　不同节段神经根袖囊肿的常见症状

神经根	神经的主要支配区	常见症状
S2、S3 和 S4	感觉神经:会阴、阴蒂、阴茎、阴道、阴囊 自主神经:膀胱逼尿肌、降结肠、横结肠、直肠、尿道内括约肌、肛门内括约肌; 运动神经:尿道外括约肌,肛门外括约肌 骨盆疼痛	骨盆疼痛; 会阴疼痛和感觉异常; 阴道疼痛、性交痛 / 性交不快; 睾丸或阴茎疼痛、前列腺痛; (妊娠期)骨盆不稳症状 神经源性膀胱症状:尿潴留、尿等待、Valsalva 动作排尿、尿频、尿急、膀胱疼痛、急迫性尿失禁、压力性尿失禁; 神经源性肠道症状:便秘,交替腹泻;肠痉挛;排便次数增多;便急;腹胀;假性排便急促、大便失禁;刺痛;肛门括约肌压力增加或痉挛; 勃起功能障碍、逆行射精; 女性性快感缺乏症、持续性性兴奋综合征

续表

神经根	神经的主要支配区	常见症状
S2	感觉神经：会阴、腿部后内侧、足底； 运动神经：足部固有肌	足部疼痛、痉挛和感觉异常； 足部固有肌萎缩
L5、S1	感觉神经：腿后侧（S1），腿外侧，第一和第五脚趾（L5），足背侧； 运动神经：臀大肌和小腿肌（S1），臀中肌、足和趾伸肌（L5）	腰骶部疼痛； 梨状肌和大转子区疼痛； 腿和脚疼痛和/或感觉异常；腿部痉挛/力弱； 神经源性跛行：行走时疼痛，行走速度明显慢于发病前，上坡行走时疼痛加剧； 足背屈无力；罕见的足下垂（L5）； 足跖屈无力（S1）；
L1~L4	下肢	腿部感觉异常和疼痛； 伸膝或伸髋无力
T1~T12	胸部和上腹部	感觉异常和上腰部疼痛； 肋间神经痛
C1~C7	颈部和上肢	颈痛与斜方肌痛 手臂和手部的疼痛和感觉异常

表 28-1-6 骶神经根袖囊肿的常见症状

症状分类	常见症状	占百分比 /%
腰、臀、会阴和下肢疼痛	腰痛	31
	臀部疼痛	9
	骶骨痛	12
	尾骨痛	10
	会阴痛	7
	骨盆疼痛	2
	腹股沟痛	2
	髋关节外侧痛	1
	腿痛	35
	脚痛	2
会阴和下肢感觉异常	会阴感觉异常	2
	腿感觉异常	5
	足感觉异常	3
	腿部肌肉痉挛	2
下肢运动异常	不自主性足趾运动	0.2
	行走困难	1
	马尾综合征	1
	头痛	2
膀胱/尿道功能异常	尿路感染	0.2
	膀胱功能障碍	9
	尿失禁	13

症状分类	常见症状	占百分比 /%
肠道 / 肛门功能异常	腹部疼痛	1
	肠功能障碍	7
	大便失禁	4
	大便急迫	0.2
	肛门疼痛	1
性功能障碍	性交痛 / 生殖器疼痛	12
	持续性生殖器觉醒综合征	2
	勃起障碍	0.2
	阴茎痛	0.2
神经系统查体异常	腿 / 脚 / 会阴感觉异常	11
	肛周感觉丧失	1
	腿 / 脚无力	11
	异常的踝关节痉挛	2

表 28-1-7　神经根袖囊肿出现症状或症状加重的常见诱因

诱发因素	占百分比 /%
先前外伤后出现症状	10
用力举重史	2
站立可使疼痛加重	7
坐立可使疼痛加重	4
走路可使疼痛或跛行加重	8
Valsalva 可使疼痛 / 跛行加重	6

　　骶神经根袖囊肿患者常主诉有严重的坐姿障碍，取坐位十至二十分钟即需起身活动，常需使用软垫或枕头来缓解骶尾部不适。有些患者甚至形象地描述为"坐在岩石上"的感觉，在寻求舒适姿势的过程中因难以找到合适的坐姿而不断地调整坐姿，从一侧臀部着力转为另一侧臀部着力，很难从事开车、长时间参加会议或伏案工作，甚至难以参加诸如吃饭、看电影或加宗教仪式等非工作性的日常活动和社会活动，严重影响工作和生活质量，常导致失业、抑郁、离婚或心理疾患。

　　骶神经根袖囊肿还可引起一种特殊症状，即持续性性兴奋综合征、持续性生殖器觉醒障碍、持续的生殖器唤起疾患或持续的性唤起障碍。这类症状主要见于女性，是指患者在没有性欲或性幻想的情况下持续出现非意愿的生殖器感觉以及即将达到性高潮的状态，即在缺乏有意识的性欲感觉的情况下过度和持续的性唤起，其性唤起并不能通过普通的性高潮体验得以缓解。虽然 PGAD 的病因有多种，但骶神经根袖囊肿为常见病因之一。有报道显示，在接受腰骶椎 MRI 检查的 PGAD 患者中，骶神经根袖囊肿的患病率高达 66.7%，远高于一般人群，故对病因不明的女性 PGAD 患者应行腰骶椎 MRI 检查以明确否患有骶神经根袖囊肿。先天性骶神经根袖囊肿患者的 PGAD 可始于婴儿早期，这种令人不快的性高潮般的感觉常使患者非常尴尬，诱发内疚、焦虑和抑郁，严重者会导致患者对排尿、排便和性高潮的意识混乱，并伴有骨盆、臀部、会阴、外生殖器和下肢的放电样疼痛、麻木或痛觉过敏，有时还伴有慢性紧张性头痛。更值得一提的是，患者在出现此类症状后羞于就诊，或被长期诊断为精神类疾患，而未得到完善的检查和正规治疗，对患者的日常工作和生活造成极大困扰。

　　由于背根神经节内含有感觉轴突和神经元，当其受刺激时可能会出现疼痛和感觉异常，如为非交通性囊肿患者可能会在较短的时间内（如数周或数月）出现进行性加重的剧烈疼痛，还可能压迫脊神经前根导致足底下垂（L5）、跖屈乏力（S1）和括约肌功能障碍（S3、S4）等运动功能障碍或下肢肌张力增高、肌痉挛等症状，甚至累及囊肿邻近的上下节段和对侧神经根，出现多神经根病表现。囊肿亦可刺激骨膜引起疼痛，或侵蚀骶管骨质并造成骨质吸收和重塑，使骶管扩大，甚至由骶前孔突入盆腔，引起盆腔症状。

虽然有人认为直径 <1.5cm 的骶神经根袖囊肿一般不会引起症状，但就笔者临床随访资料而言，位于较狭小的骨性空间的骶神经根袖囊肿，如骶管下段(S3~S4 节段)、骶前孔或骶后孔等部位者也可引起较为严重的疼痛和感觉异常、直肠和膀胱症状以及性功能障碍。

七、诊断

(一)充分认识神经根袖囊肿的诊断误区

症状性神经根袖囊肿的准确诊断需要患者、神经影像学专家和临床医生充分认识到神经根袖囊肿不仅可以引起症状，甚至可能引起严重影响患者日常工作和生活的致残性症状。从笔者的诊疗经验来看，部分症状性骶神经根袖囊肿患者未得到明确诊断和治疗，长期受骶尾部和下肢疼痛困扰，严重者只能卧床休息方能缓解疼痛。一个常见的诊断误区是临床医生常认为神经根袖囊肿是先天性病变，不会引起症状，甚至在邻近神经明显受压并出现典型症状的情况下仍错误地认为患者的症状并非神经根袖囊肿所致，使许多症状性神经根袖囊肿患者未能及时明确诊断，在多个临床科室反复转诊，接受麻醉类药物、神经调节药物、局部封闭、理疗或植入止痛泵等方案对症治疗，甚至进行了腰椎融合、骶髂关节固定、尾骨切除、各种妇科手术、阑尾切除术、膀胱手术、直肠和肛门手术以及梨状肌松解术等手术仍未能获得症状改善。因此，应充分认识症状性骶管囊肿可能出现的症状，以便及时明确诊断。

近来有研究者对已发表的神经根袖囊肿的大量文献进行回顾性分析，归纳出常见的诊断误区，对神经根袖囊肿的诊断有重要借鉴意义：①传统观点认为神经根袖囊肿是无症状的，但并没有明确的科学证据。实际上部分患者的骶尾部及下肢疼痛与神经根袖囊肿有明确相关性，在手术处理囊肿后获得显著改善甚至症状完全消失。有报道显示，腰背痛患者行腰骶部 MRI 检查时约有 1.5%~13% 可发现神经根袖囊肿，其患病率随年龄增长而增高。MRI 检查所见的神经根袖囊肿约 25% 已引起症状，非症状性囊肿也可能在随访中出现症状。另有研究者报道，在 17 例会阴疼痛患者中有 13 例(75%)发现了骶神经根袖囊肿，18 例持续性生殖器唤起

障碍患者中有 12 例(66.7%)发现了神经根袖囊肿。因此，应充分认识到神经根袖囊肿可以引起慢性神经根痛为主的多样化症状(见表 28-1-5、表 28-1-6)。②目前普遍认为，即使在 MRI 发现神经根袖囊肿，也很难将其确定为患者疼痛的原因。由于神经根袖囊肿多邻近背根神经节，故多以疼痛等感觉症状为主，如伴有骶尾部麻木、肠道和膀胱括约肌症状、跟腱反射(S1)减弱或缺失、足背屈(L5)或跖屈(S1)力弱等症状和体征则更支持神经根袖囊肿的诊断。③在大多数坐骨神经痛患者腰骶椎 MRI 检查时常关注于腰椎，未包括骶骨的轴位或冠状位序列，肌电图检查通常也不包括骶神经根支配的肌节，忽略了骶神经根袖囊肿相关部位检查。④放射科医生习惯性认为神经根袖囊肿与临床无关，未报道 MRI 见到的神经根袖囊肿。⑤基于传统观点，习惯性地认为 MRI 上所见的腰骶椎退行性变是患者腰痛和 / 或坐骨神经痛的原因，认为神经根袖囊肿不会引起症状。⑥并非只有大型的神经根袖囊肿才可引起症状，小型囊肿也可成为患者疼痛的责任病变，有时影像学表现似乎与患者症状之间缺乏直接相关性。这是因为患者的疼痛不仅可由囊壁对周围多条神经根压迫引起，也可因囊肿内较高的静水压对囊内神经压迫所致，从而使囊肿引起双条神经根分布区的疼痛或感觉异常。⑦一般认为囊肿切除后，随着神经压迫得到缓解，患者的症状能得到有效改善。然而，在部分患者中，如果脑脊液静水压未得到有效缓解，患者的症状仍可能会复发。⑧患者常认为会阴和生殖器疼痛、膀胱和肠道括约肌功能障碍、性功能障碍等症状与腰痛和下肢痛、腰骶部疼痛无关，而在诊疗中医生也忽略了相关症状的询问。⑨将长期未能确诊的、"无法解释"的疼痛归因于抑郁症，使患者无法久站或久坐、难以从事职业和社交生活的痛苦被家人、朋友和医生低估，进一步加重了患者的抑郁状态。⑩骶管囊肿症状的认知存在性别偏见，常将女性患者的非典型症状(如持续性性兴奋综合征等)归因于心理因素。

(二)避免漏诊和误诊的有效策略

神经根袖囊肿病程进展较为缓慢，临床症状有时比较轻，有时症状不典型，也有些患者的症状与腰椎间盘突出等疾病有相似之处。基于上述分析，为有效地避免神经根袖囊肿(特别是骶神经根袖囊肿)漏诊，关键在于认识本病的特点，在疾病诊疗过

程中重视以下环节:①从病程角度分析,神经根袖囊肿为良性病变,生长缓慢,病程较长,症状可有中间缓解期;②从常见症状分析的角度,将骶神经根袖囊肿作为下腰痛和坐骨神经痛的常见病因之一,列入相关症状的鉴别诊断;③从症状特征深入探究的角度,应注重会阴和生殖器疼痛或感觉减退、尿频或便秘等膀胱和肠道括约肌功能障碍、性功能障碍、性交痛、腰骶部疼痛或麻木、持续性性兴奋综合征等病史的询问,有助于与相关疾病鉴别;④在临床神经系统查体中,注意左右两侧对比,特别是跟腱反射缺失、踝关节运动的肌力下降、肛门反射减弱或消失等骶神经支配区症状和体征的辨认;⑤因神经根袖囊肿为膨胀性病变,体积较大的神经根袖囊肿在脊柱 X 线片和 CT 等检查中常可见病变区椎管腔扩大或囊肿累及的椎间孔扩大,椎弓根变薄,椎弓根间距加宽,应注重相关影像学特征的识别;⑥腰骶椎 MRI 常可明确神经根袖囊肿的诊断,但需注意引起疼痛的神经根可能源自囊肿内的神经根,亦可能源自囊肿压迫的周围神经根,从而将患者的症状与影像学所见相关联;⑦对疑诊为骶神经根袖囊肿的患者,及时行尿动力学检查有助于明确诊断;⑧有统计显示,约 70% 有早期充盈感,33% 有逼尿肌不自主收缩,33% 有尿道不稳定,33% 有压力性尿失禁;⑨电生理测试有助于明确受累神经(特别是 L5 和骶神经根),常可显示针刺肌电图 F 波延迟、H 反射延迟、肛门反射延迟和神经源性异常;⑩腰穿释放脑脊液可通过降低脑脊液静水压使部分患者的症状获得暂时性缓解,可作为诊断性试验。

（三）重视临床特征的甄别

应充分了解神经根袖囊肿可能出现的症状,通过仔细询问病史,详细的神经系统体格检查,根据神经根袖囊肿特征性的症状、体征、诱因、症状加重和缓解的因素等(见表 28-1-5~ 表 28-1-7)全面了解患者的临床表现(参见本节临床表现相关内容),不仅有助于明确诊断,还可与相关疾病的鉴别。

（四）神经影像学

神经影像学检查对于本病的诊断具有重要价值,主要检查方法包括 X 线片、CT 扫描和 MRI,影像结果常可相互补充。此外,椎管造影等传统检查也有助于本病诊断。

1. X 线片检查　X 线片检查发现神经根袖囊肿阳性率较低,但腰骶椎 X 线片是临床腰腿痛患者的常规初筛检查。如囊肿体积较小,X 线片检查不易发现异常。如果患者的病史较长、囊肿体积较大,常可发现不同程度的椎管骨质破坏。以常见的骶神经根袖囊肿为例,多患者多有骶骨受侵蚀表现,X 线片检查常见骶骨椎体后缘骨质侵蚀,出现压迹、部分缺损或呈扇状花边样,骶管腔扩大,骶管后壁变薄或部分缺损,尤以 S1~S3 最明显(图 28-1-2A)。有时还可发现合并的腰骶部先天性畸形,如隐性脊柱裂、脊髓纵裂、脊柱滑脱和脊柱后凸等先天性或退行性脊柱病变。

2. CT 检查　CT 较 X 线片可以更清晰地显示骨质改变和椎管内占位性病变。骶神经根袖囊肿患者的 CT 特征性表现有:骶管腔扩大,骶骨骨质侵蚀,其周边呈扇形分叶状改变,边缘清晰、锐利;扩大的骶管腔区可见一光滑的囊性低密度影,其密度均匀一致,CT 值与脑脊液一致,无钙化。CT 检查,特别是 CT 平扫、骨窗和 CT 增强扫描相结合,有助于与骶尾部脊索瘤等其他病变相鉴别。

3. MRI 检查　MRI 因具有分辨率高、无骨伪影、无创伤、无放射性、安全可靠、多维成像(冠、矢、轴位)以及软组织分辨率高等优点,是诊断神经根袖囊肿的金标准,也是研究囊肿与脊髓、神经、血管和周围骨质结构关系和以及制订手术计划的重要方法,是目前诊断神经根袖囊肿的最佳检查,阳性率可达 100%。MRI 检查一般应包括 T1、T2 及质子密度加权像等。MRI 检查常可发现囊肿所在部位、形态、大小、毗邻关系及伴随病变,有助于定位和定性诊断,必要时还需增强 MRI 检查,以便于与椎管内其他占位病变(如囊性肿瘤)相鉴别。

神经根袖囊肿特征性表现为硬脊膜囊一侧单发性或多发性囊性病变,多呈圆形、椭圆形、纺锤形和水滴样,边缘光滑、清晰。囊肿内部在 T1 加权像上呈低信号,在 T2 加权像上呈高信号,信号强度均匀,与脑脊液信号一致或略有差异,增强扫描囊内及囊壁均无强化。囊肿颈部可有少许脂肪沉积,与囊内的低 T1 高 T2 信号形成对比。在 T2 加权像上,常可见到囊肿壁内神经根(图 28-1-3)。

MRI 有助于区分神经根袖囊肿和其他类型的脊膜囊肿。Nabors 分型的 3 种类型椎管内脊膜囊肿分别呈长条状囊袋形、卵圆形和不规则形等,囊液信号均与脑脊液信号相似,即 T1WI 呈低信号,

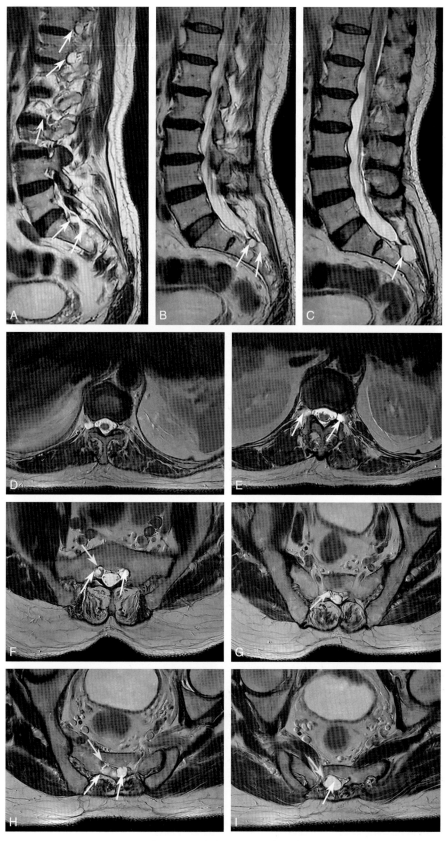

图 28-1-3 多发性神经根袖囊肿

A~C. 胸腰椎 MRI 矢状位 T2 加权像显示 T11~T12、T12~L1、L5~S1、S1~S2、S2~S3 间隙
和 S2 椎体水平多发性神经根袖囊肿（白色箭头）；轴位 T2 加权像 T11~T12 间隙（D）、
T12~L1 间隙（E）、L5~S1 间隙（F）、S1~S2 间隙（G）、S2 椎体（H）和 S2~S3 间隙（I）单侧或
双侧神经根袖囊肿（白色箭头）；部分囊肿壁可见神经根（黄色箭头）。

T2W1 呈高信号。IA 型即硬膜外脊膜囊肿(又称硬膜外蛛网膜囊肿)常位于中下段胸椎脊髓背侧或颈胸交界处,并致脊髓受压、硬膜外脂肪推移。IB 型即骶管脊膜膨出(又称隐性骶管脊髓脊膜膨出),为位于骶管内、其内不含神经根的囊肿。与神经根袖囊肿多位于椎管内一侧不同,这类囊肿多位于椎管中央,起源于脊髓囊末端,而不是单个神经根袖。与硬脊膜囊之间常有脂肪相隔,多沿椎管长轴生长,体积较大者可见骶管腔扩大、骶骨侵蚀、骶骨体后壁呈扇形花边样骨质吸收,有时可见神经孔亦可受侵蚀而扩张,部分囊肿可自骶前孔或骶后孔向外突出(图 28-1-4、图 28-1-5),甚至延伸至腹膜后和盆

腔内。Ⅱ 型为含有神经根纤维的硬脊膜囊肿,即典型的神经根袖囊肿,多位于硬脊膜囊侧方,囊内有神经根存在(见图 28-1-3)。组织病理学检查时,其囊壁常含有神经纤维(图 28-1-6A),而 IB 型在组织病理学检查时其囊壁常不含神经纤维,为单纯性囊肿(图 28-1-6B)。Ⅲ 型即脊髓硬脊膜内脊膜囊肿(又称硬脊膜内脊膜囊肿),其直接征象是脊髓受压,受压脊髓周围为脑脊液信号。

4. 脊髓造影　以往常用脊髓造影来诊断神经根性囊肿,造影剂可进入囊肿,在椎管内或椎旁形成囊袋状充盈。脊髓造影可以显示囊肿与和蛛网膜下腔交通处的漏口,鞘内注射造影剂后延迟充盈

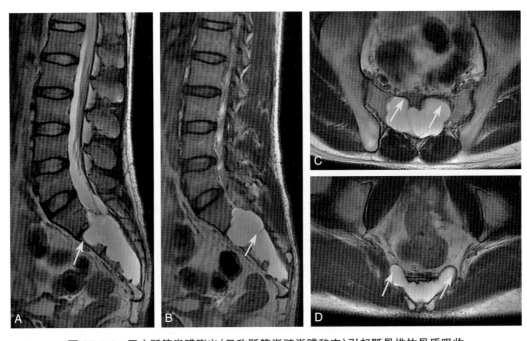

图 28-1-4　巨大骶管脊膜膨出(又称骶管脊髓脊膜憩室)引起骶骨椎体骨质吸收

A. 腰骶椎 MRI 矢状位成像显示 S1~S5 巨大骶管囊肿引起骶管明显扩大,S2~S5 椎体后缘不同程度吸收,形成“花边样”改变(箭头);B. 并可见骶管囊肿内部分隔(箭头);C. 腰骶椎 MRI 轴位成像显示骶骨椎体已大部吸收(箭头);D. 囊肿经骶前孔突向盆腔(本例与图 28-1-3 为同一患者)。

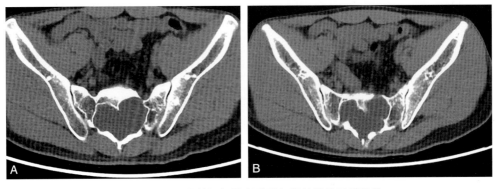

图 28-1-5　巨大神经根袖囊肿引起骶骨椎体骨质吸收

A、B. 腰骶椎 CT 轴位显示骶骨椎体部分吸收,呈“花边样”改变。

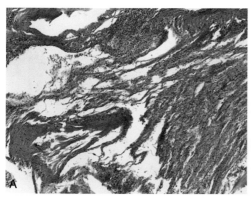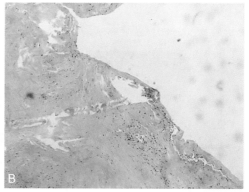

图 28-1-6 不同类型椎管内脊膜囊肿的组织学分析

A. 神经根袖囊肿:骶管内纤维囊壁样组织,未见明确衬覆上皮,囊壁可见神经纤维及神经节细胞成分,免疫组织化学染色结果:S-100(局灶 +),Sox-10(局灶 +),CD34(局灶 +),SMA(局灶 +),Ki-67(5%+),符合骶神经根袖囊肿;B. 送检纤维囊壁样组织,未见明确上皮被覆,符合单纯性囊肿。

还有助于确定更可能产生症状的"非交通性囊肿"。然而脊髓造影作为一种侵袭性成像方式,目前该检查已很少使用。

5. 神经电生理学检查 症状性神经根袖囊肿常引起相应神经损伤,出现相应的为神经电生理改变。一项对 30 例症状性神经根袖囊肿患者的研究中,几乎所有神经根袖囊肿患者都有多个腰椎和骶椎肌节同时出现双侧肌电图异常。累及 S1 神经根的囊肿常有霍夫曼反射(H- 反射)延迟,该反射与查体的跟腱反射相一致。累及 S3 和 S4 神经根的囊肿常有这些神经支配的肛门反射延迟,患者可有轻度至中度大便失禁是神经根袖囊肿患者的常见症状。由于神经根袖囊肿主要影响感觉神经所在的背根神经和背根神经节,故更多的患者表现为骶神经前根(运动支)所支配的肛门括约肌肌张力正常,但后根(感觉支)支配的周围肛门皮肤的敏感性降低。

八、鉴别诊断

神经根袖囊肿根据典型的详细的病史、典型的症状、细致的神经系统查体,结合神经影像学(特别是 MRI)和神经电生理评估,多可明确诊断。在鉴别诊断方面,主要应与以下疾病相鉴别。

1. 神经鞘瘤与神经纤维瘤 神经鞘瘤和神经纤维瘤是椎管内常见的良性肿瘤,可呈多发或单发,单发者多为偶发性病变,多发者常见于神经纤维瘤病患者。在症状上以神经根痛等神经根病变为主,与神经根袖囊肿的症状有相似之处。在影像学上,这类肿瘤可呈囊性、实性或囊实性,但增强扫

描分别可呈囊壁强化、不均匀强化或均匀强化(见图 27-2-5~27-2-7),而神经根袖囊无论单发抑或多发,均为大小不等的囊性肿物、MRI 增强扫描囊壁无强化。

2. 肠源性囊肿 肠源性囊肿常位于脊髓腹侧,多位于颈胸段,好发于青少年。在 MRI T1 成像上囊内信号均匀一致,在 T2 成像上类似于或稍高于脑脊液信号,增强扫描囊壁一般无强化或轻度强化。在 MRI 轴位或矢状位成像上,其特征性表现为囊肿部分或大部分镶嵌入脊髓中,呈"脊髓嵌入征"。组织病理学检查显示囊壁由单层柱状上皮细胞构成,囊液呈乳白色或淡黄色,蛋白质含量高(见图 28-1-7)。

3. 硬脊膜夹层 硬脊膜夹层多位于脊髓背侧,颈胸交界处多见,好发于中青年,患者在发病前可有外伤史。这类病变形态与硬脊膜外蛛网膜囊肿相似,但并非完全位于硬脊膜外,而是位于两层硬脊膜之间(图 28-1-8)。

4. 脊髓粘连性蛛网膜炎伴囊肿和脊髓空洞 患者发病前多有椎管内感染、手术或蛛网膜下腔出血等病史,病程多较长。在 MRI 检查时多可见椎管腔内弥漫性占位伴多发分隔,脊髓明显移位伴脊髓空洞(图 28-1-9)。

5. 椎管狭窄症 椎管或神经孔狭窄可能与神经根袖囊肿出相似的神经根性分布区疼痛和麻木等症状,但颈椎和胸椎管狭窄常伴有肌张力高、Babinski 和 Hoffman 征在内的长束征阳性、腹部反射消失等,而腰椎管狭窄症患者常描述为腰部疼痛,疼痛的位置更高,高分辨率 CT 和 MRI 多可明

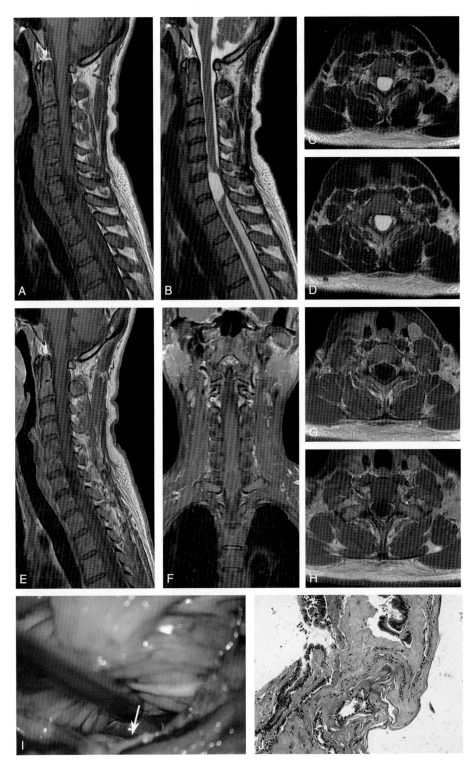

图 28-1-7　颈胸交界处肠源性囊肿

颈椎 MRI 矢状位 T1(A)和 T2(B)及轴位 T2(C、D)扫描显示 C7~T1 水平髓外硬膜下囊状长 T1 长 T2 信号,边界清楚,脊髓明显受压;增强 MRI 矢状位(E)、冠状位(F)和轴位(G、H)显示病变无明显强化;术中可见脊髓腹侧淡黄色囊性占位(I)(白色箭头);术后病理(J)显示囊壁被覆单层黏液柱状上皮,符合肠源性囊肿。

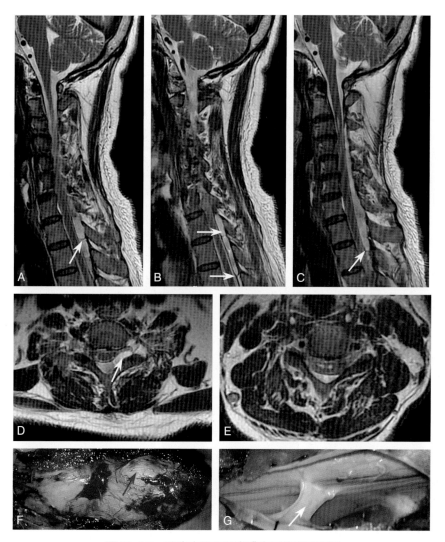

图 28-1-8　颈胸交界处硬脊膜夹层伴脊髓空洞

颈椎 MRIT2 加权矢状位成像（A~C）显示自 C3 水平至扫描下界椎管后方硬膜下见囊状长 T1 长 T2 信号，脊髓受压向腹侧移位，囊内可见分隔（箭头）；C2 下缘至 C5 上缘水平脊髓内见条状长 T2 信号，考虑脊髓空洞。轴位 T2 成像（D、E）显示囊肿向椎间孔处延伸（D），脊髓内可见长 T2 信号之脊髓空洞（E）。术中可见囊肿向外膨隆（F）（箭头），部分位于内外层硬脊膜之间，切开外层硬脊膜可见自内层硬脊膜向外层硬脊膜延伸之齿状韧带（G）（箭头）。

确诊断。

　　6. 与骶神经根袖囊肿的鉴别诊断参见本章第二节。

九、治疗

　　神经根袖囊肿的治疗主要有随访观察、保守治疗、微创介入治疗和显微神经外科手术治疗等策略。由于部分神经根袖囊肿是偶然发现的无症状性囊肿，故需要仔细评估临床和放射学结果之间的相关性，在决定治疗策略前应仔细分析患者可能面临的 3 种情形：①患者的症状为其他病变（如椎间盘突出、腰椎管狭窄）引起，与神经根袖囊肿无关；②其他病变（如脊髓拴系、脊髓纵裂畸形）可能为引起症状的主要病变，但神经根袖囊肿可能是症状的次要原因；③神经根袖囊肿是惟一可以解释症状的病变。对于无症状的神经根袖囊肿以随访观察为主，对于有症状的神经根袖囊肿，视病情轻重和患者意愿选择保守治疗、介入治疗和手术干预 3 种方式。

　　1. 随访观察　对无症状、仅在神经影像学检查时意外发现的神经根袖囊肿，特别是体积较小的囊肿患者，不需要急于干预，可以定期临床随访观

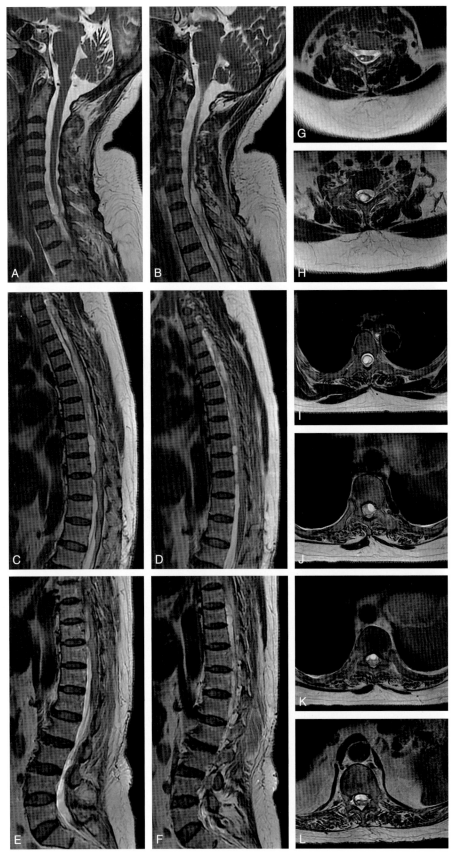

图 28-1-9　脊髓粘连性蛛网膜炎伴囊肿和脊髓空洞

颈（A、B）、胸（C、D）、腰椎（E、F）MRI T2 加权矢状位成像显示脊髓腹侧囊性占位伴局部
分隔形成，脊髓受压向后侧移位，颈胸髓可见髓内空洞形成。G~L 显示不同节段 MRI T2
加权轴位成像显示脊髓空洞形态及脊髓腹侧囊肿。

察。笔者临床随访患者中发现,大部分神经根袖囊肿的体积保持相对稳定,一般每 1~2 年复查一次磁共振即可。如果患者无明确相关症状,随访期内囊肿亦无明显增大,可将复查的间隔周期逐步延长至 3~5 年。

2. 保守治疗 主要用于症状轻微、偶尔出现症状的患者,特别是临床症状间断发作且未明显影响患者工作和生活者。保守治疗的主要治疗方法包括止痛药、非甾体抗炎药、神经营养药物(如维生素 B_1 和甲钴胺)及物理疗法(如红外线烤灯理疗、针灸等)。部分患者对药物反应好、耐受好,一段时间内症状缓解较为满意。此外,改变工作和生活习惯,避免久坐、久站、过于负重的工作,也可使部分患者的症状减轻,在症状明显时,采取卧床休息,特别是俯卧位休息,多能使患者的症状获得明显改善。

3. 微创介入治疗 神经根袖囊肿的微创介入治疗主要包括在 CT 引导下经皮单纯囊肿穿刺抽吸和抽吸后注射纤维蛋白胶两种方式。

(1) 单纯囊肿穿刺抽吸术:Paulsen 等学者曾于 1994 年报道单纯囊肿穿刺抽吸术用于治疗神经根袖囊肿,术后患者的神经症状常可迅速缓解。然而,由于神经根袖囊肿内的抽吸液通常可由神经根近端与脊膜囊蛛网膜下腔之间的交通迅速地由椎管内脑脊液补充,囊肿很快出现再次充盈,患者症状也常在短期内复发。因此,目前单纯囊肿穿刺抽吸术主要作为一种诊断性治疗手段,经穿刺抽吸后症状获得明显缓解的患者,其手术治疗效果一般较好。此外,还有学者报道,单纯囊肿穿刺不仅复发率高,还有部分患者出现症状明显加重,推可能与囊肿壁出血或神经根损伤有关。

(2) CT 引导下经皮穿刺抽吸术 + 纤维蛋白胶注射:Patel 等学者曾于 1997 年首次报道该方法,认为该法的长期疗效较好。随后,Murphy 等采用双针抽吸和注胶治疗 213 例骶管囊肿患者,随访 3~6 年后症状改善良好率达 74%。作者提出注入纤维蛋白胶可使囊壁纤维化、促进囊壁增生、阻滞脑脊液流入的作用,从而达到长期改善症状的效果。该法虽然具有操作简单、创伤小、短期内症状不易复发等优点,但也存在穿刺损伤神经、漏胶导致无菌性脑脊膜炎,导致症状改善不理想和并发症等不足。更重要的是,部分症状改善不理想的患者在进行二

次手术时,由于纤维蛋白胶或其他基质注入神经根袖囊肿后刺激纤维组织增生和瘢痕形成,导致囊肿内的神经根的识别、分离和保护更加困难,甚至造成术中误伤神经根,使再次手术风险增高并影响术后疗效。此外,也有患者因注射纤维蛋白胶后导致囊肿内的神经发生变性,引起相应神经支配区进行性加重的神经功能障碍者。因此,目前多建议将该法用于不愿接受手术治疗以及全身情况难以耐受全身麻醉手术,但囊肿体积较大,症状比较明显的患者。

4. 显微神经外科手术治疗 显微神经外科手术是目前神经根袖囊肿的主要手术治疗策略。

(1) 手术指征:目前关于手术指征尚无统一标准,多根据患者的症状、查体和影像学检查结果之间的相关性选择手术患者。笔者建议通过仔细地询问病史、严格的神经系统查体和规范的神经系统检查,在证实影像学所见的神经根袖囊囊肿部位与患者临床症状和体征相符的基础上,如果患者症状影响日常工作和生活,通过保守治疗效果欠佳,或经微创介入治疗效果不理想或治疗后复发,均应考虑手术治疗。有研究者认为神经根袖囊肿的大小是决定其是否有症状的一个重要因素,提出直径 >1.5cm 的神经根袖囊肿手术效果较为理想,但根据笔者经验,囊肿大小并非决定患者症状与手术与否的关键因素。例如,位于 S3~S4 节段的骶管腔较狭小的部位,或者位于神经孔处的神经根袖囊肿,也可能对邻近神经造成明显压迫或因囊内静水压过高而引起症状。如果患者症状明确且与囊肿部位相符,亦可考虑手术治疗。

(2) 显微神经外科手术操作方法:目前多采用囊壁部分切除 + 神经根袖套成形术,需在显微镜下及神经电生理监测下完成,手术成功的关键是在不损伤囊内和囊壁周围神经根的基础上消除症状性神经根袖囊肿。术中电生理监测是神经根袖囊肿手术的重要组成部分。在显露和分离囊肿的过程中,电生理监测可帮助外科医生识别特定的神经根,并反馈神经根对术中操作的耐受性,有助于评估整个囊肿切除手术过程中神受累神经根的状态,为外科医生提供评估囊肿治疗前后的神经功能基线。

一般需根据术前定位或术中 X 线片定位确定手术切口。患者取俯卧位,常规消毒、铺巾后,根据

标记切口切开皮肤及皮下,必要时留取少许皮下脂肪备用(也有术者另取臀部切口切取脂肪)。应根据术前研读 X 线片和 CT 检查,对于合并隐性脊柱裂或因体积较大的囊肿对骨质侵蚀造成骶骨椎板吸收和骶骨后弓不完整的患者,在切开和剥离棘突旁肌肉等软组织时应避免误伤囊肿、硬脊膜或神经根。充分显露骶管后壁后,使用超声骨刀、显微磨钻或铣刀切开椎板,对于体积较小的囊肿亦可行椎板开窗。仔细探查并分离囊肿与周围神经根粘连,注意妥善保护囊肿周围神经根和可能出现的骶管内粗大引流静脉(图 28-1-10)。对于曾行穿刺引流或穿刺+纤维蛋白胶注射的患者,囊壁常与神经根粘连紧密,实在难以剥离者则不强行剥离。在充分显露后,适当低功率电凝能使囊肿壁回缩,便于神经袖套重建。然后切开囊壁,辨认神经根及脑脊液漏口位置,切除部分囊壁,折叠缝合剩余囊壁以缩小或封闭漏口并重建神经根袖套。对于有神经纤维束附着或神经纤维参与囊壁构成的部分应予以保留并修剪成合适的形状后行神经根袖套重建。囊肿与硬脊膜囊的交通孔的处理可根据术者习惯在漏口处填塞肢体肌肉片或脂肪块,严密缝合漏口,但也不应缝合过紧,以免引起医源性神经卡压。缝合完毕后,将患者体位调至头高臀低位,确认无脑脊液漏后,对于神经袖套薄弱的患者,可以人工硬膜加固神经袖套,再酌情以自体脂肪、肌肉或人工材料及纤维蛋白胶填塞囊肿的残腔,以减少术后脑脊液漏和囊肿复发。

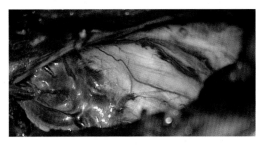

图 28-1-10 S1~S2 和 S2~S3 多发性神经根袖囊肿
术中可见骶管囊肿壁大量迂曲扩张的静脉丛。

术后一般需根据情况决定是放置引流管,并根据引流量情况早期拔除。骶管囊肿开放术后应采取俯卧位或侧卧位、避免仰卧位,头部不高于伤口,以利伤口愈合、防止脑脊液漏。术后卧床 1~2 周可下床活动。出院后应强调患者要改变生活习惯,避

免久坐久站,减少跑跳等剧烈运动。对症状缓解不显著者建议再次药物治疗,仍然不能缓解者可考虑改变手术方式治疗。

5. 其他术式 有自体脂肪或肌肉-纤维蛋白胶囊肿显微填塞术、囊肿分流术、钛夹夹闭囊肿、球囊辅助瘘管封堵术等术式。

第二节 骶管囊肿

骶管囊肿是骶管内囊性病变的总称,包括神经根袖囊肿(神经束膜囊肿)和脊膜憩室(又称骶管脊膜膨出、隐性骶管脊膜膨出或外终丝囊肿)等多种类型。骶神经根袖囊肿是最常见的神经根袖囊肿,也是骶管囊肿最常见的类型。与骶神经根袖囊肿不同,骶管脊膜憩室的腔内不含有神经根,仅由内含脑脊液的硬脊膜囊末端向外膨出形成,但由于此类囊肿的体积常较大,亦可由囊壁搏动性冲击对构成骶丛的多条骶神经根形成压迫,从而引起相关运动、感觉和自主神经功能障碍。骶管囊肿发病率较高,是临床的常见疾病。尽管大部分骶管囊肿没有明显的临床症状,但部分患者存在足以影响其生活、工作的不适表现,称为症状性骶管囊肿,必要时需要通过外科手术进行治疗。

一、解剖基础

(一)骶丛的组成与支配

骶管囊肿以骶神经受累为主,体积较大的囊肿可累及下位腰神经根,故骶管囊肿的神经损害以骶丛(由 L4~L5 以及全部骶神经和尾神经构成)的神经损害为主要表现,其神经功能评估以骶丛评估为主。

骶丛位于盆腔内,在骶骨及梨状肌前面,分支分布于盆壁、臀部、会阴、股后部、小腿和足。骶丛除直接发出许多短小的肌支支配梨状肌、孖肌、闭孔内肌、股方肌和尾骨肌外,还发出以下分支臀上神经、臀下神经和阴部神经等短分支,以及股后皮神经和坐骨神经等长分支,这些神经分支对皮肤和肌肉的支配参见第二十七章第二节"加入骶丛的马尾神经与病变表现"相关内容。

骶丛神经分支可能由一条或多条骶神经根构成。当某一条骶神经根发生病变时,可造成对应皮节的感觉异常,对应骨节的深层组织疼痛,对应肌

节的肌肉功能障碍和肌肉疼痛,以及对应内脏功能障碍和/或疼痛。掌握这些神经根的皮节和骨节分布、肌肉与内脏的支配,对于骶神经根囊肿的神经定位具有重要意义(表28-2-1)。当然,由于骶神经根有一定的交叉支配,故仅有一条神经根受累有时也不一定会出很严重的症状。

(二)骶丛的肌节评估

由同一条脊神经根支配的一组肌肉称为肌节。一条神经根的损伤往往引起受支配肌肉的不全麻痹,因此在检查时要使肌肉等长抵抗收缩5秒以上,以使肌肉力量充分表现,最好能同时测量双侧以便于对比。因为下肢的重量和施加于脊柱的力量很大,对髋关节和膝关节相关的运动肌群很难

同时双侧测量,只能两侧分别进行。腰骶神经构成的腰骶丛经短分支和长分支支配下肢肌肉,在髋关节、膝关节、踝关节和距跗关节运动中发挥重要作用(表28-2-2~ 表28-2-4),与骶神经根支配肌肉运动功能相关的主要检查如下:

1. 长伸肌(腓深神经) 长伸肌起自胫骨、腓骨上段和骨间膜,止于踇趾末节趾骨近端,其主要作用是踇趾背曲,由L4~L5(主要是L5)神经根经依次经骶丛、坐骨神经、腓总神经和腓深神经支配。

检查:检查长伸肌时,嘱患者坐于检查台边缘,检查者一手握住跟骨并抬起患者足部,嘱患者背屈足趾,检查者用拇指触及踇长伸肌,另一只手拇指置于患者第一趾甲床上,余四指握住前足,然后向

表 28-2-1　构成骶丛的神经根对应的皮节、肌节、骨节

神经根	皮节	肌节	骨节
L4	臀部内侧、大腿外侧、小腿内侧、足背、踇趾	胫骨前肌、踇伸肌	胫骨内侧、股骨外侧、耻骨下支
L5	臀部、大腿后外侧、小腿外侧、足背、足底内侧、第1~3趾	踇伸肌、臀中肌、足背伸肌、腘绳肌	第1足骨、腓骨、部分胫骨、坐骨结节
L1	臀部、大腿和小腿后部	腘绳肌、小腿三头肌、臀肌、腓骨肌	骶髂关节、股骨后侧、胫骨后侧、中间足骨
L2	臀部、大腿和小腿后部	腘绳肌、小腿三头肌、臀肌	第5足骨
L3	腹股沟区、大腿至膝内侧	无	无
L4	会阴部、生殖器、骶骨尾部	膀胱、直肠	无

表 28-2-2　髋关节运动与肌肉、神经、腰骶神经丛和腰骶神经根的对应关系

运动方向	参加运动的肌肉	神经支配	起源的神经丛与神经根
屈曲	髂腰肌	腰丛肌支	腰丛(L1~L3,部分 L4)
	股直肌,缝匠肌	股神经	腰丛(L2~L4)
	耻骨肌	闭孔神经	腰丛(L2~L4)
	阔筋膜张肌	臀上神经	骶丛(L4~L5、S1)
伸展	臀大肌	臀下神经	骶丛(L5、S1~S2)
	股二头肌,半腱肌,半膜肌	坐骨神经	骶丛(L4~L5、S1~S3)
外展	臀中、小肌,阔筋膜张肌	臀上神经	骶丛(L4~L5、S1)
内收	长收肌,短收肌,大收肌,股薄肌,耻骨肌	闭孔神经	腰丛(L2~L4)
旋内	臀中、小肌(前部),阔筋膜张肌	臀上神经	骶丛(L4~L5、S1)
旋外	臀中、小肌(后部)	臀上神经	骶丛(L4~L5、S1)
	臀大肌	臀下神经	骶丛(L5、S1~S2)
	梨状肌,股方肌,闭孔内、外肌	骶丛肌支	骶丛
	髂腰肌	骶丛肌支	骶丛
	股神经		腰丛(L2~L4)

表 28-2-3 膝关节运动与肌肉、神经、腰骶神经丛和腰骶神经根的对应关系

运动方向	参加运动的肌肉	神经支配	起源的神经丛与神经根
伸展	股四头肌	股神经	腰丛(L2~L4)
屈曲	缝匠肌	股神经	腰丛(L2~L4)
	股薄肌	闭孔神经	腰丛(L2~L4)
	半腱肌,半膜肌,股二头肌	坐骨神经	骶丛(L4~L5、S1~S3)
	腘肌,腓肠肌	胫神经	骶丛(L4~L5、S1~S3)
旋内	半腱肌,半膜肌	坐骨神经	骶丛(L4~L5、S1~S3)
	腘肌,腓肠肌外侧头	胫神经	骶丛(L4~L5、S1~S3)
	股薄肌	闭孔神经	腰丛(L2~L4)
	缝匠肌	股神经	腰丛(L2~L4)
旋外	股二头肌	坐骨神经	骶丛(L4~L5、S1~S3)
	腓肠肌内侧头	胫神经	骶丛(L4~L5、S1~S3)

表 28-2-4 足关节(踝关节、距跗关节)运动与肌肉、神经、腰骶神经丛和腰骶神经根的对应关系

运动方向	参加运动的肌肉	神经支配	起源的神经丛与神经根
跖屈	小腿三头肌,趾长屈肌,跗长屈肌,胫骨后肌	胫神经	骶丛(L4~L5、S1~S3)
	腓骨长,短肌	腓浅神经	骶丛(L4~L5,S1~S2)
背屈	胫骨前肌,跗长伸肌,趾长伸肌	腓深神经	骶丛(l4~L5,S1~S2)
外翻	腓骨长,短肌	腓浅神经	骶丛(L4~L5、S1~S2)
内翻	胫骨前肌	腓深神经	骶丛(L4~L5,S1~S2)
	胫骨后肌,长屈肌,趾长屈肌	胫神经	骶丛(L4~L5、S1~S3)

下拉脚趾以对抗该背屈动作。除了 L4~L5 神经根相关病变外,趾骨骨折或其他近期损伤也会导致拇长伸肌肌力明显下降。

2. 臀中肌(臀上神经) 臀中肌起自髂骨外面,止于股骨大转子;其作用是使大腿外展和内旋;主要由 L4~L5 和骶 1 神经根(主要是 L5)经骶丛的臀上神经支配。

检查:嘱患者侧卧位。检查者一手固定患者骨盆,嘱其外展大腿一当大腿外展完全后,检查者另一手在其膝关节水平大腿外侧施加阻力。为避免屈髋时其他肌肉的代偿作用,检查时应确保髋关节处于中立位。

3. 腓骨长肌和腓骨短肌(腓浅神经) 腓骨长肌和腓骨短肌起自腓骨,分别止于第一和第五跖骨底,其作用使踝和足外翻,使足跖屈,由 L5 和 S1 神经根(主要是 S1)经骶丛的腓浅神经支配。

检查:腓骨长、短肌在功能上可以一起检查。徒手检查腓骨肌时,嘱患者坐于检查台边缘。检查

者一手握住患者跟骨并固定踝关节,嘱患者足跖屈外翻,检查者用另一只手在患者第五趾处,用手掌推第五骨头和体部以对抗跖屈外翻动作,避免对足趾施力。

4. 腓肠肌 - 比目鱼肌(胫神经) 腓肠肌以二头分别起自股骨的内、外上踝,比目鱼肌起自胫腓骨上段,三头合并止于跟骨结节,作用是提足跟、屈小腿、固定踝关节,防止身体前倾,由 L5、S1 和 S2 神经根(主要是 S1 和 S2)经骶丛发出的胫神经支配。

检查:由于腓肠肌 - 比目鱼肌的力量远大于检查者的上臂和前臂的力量,徒手肌肉检查该肌群并非好的选择,可嘱患者用足趾走行,如存在严重肌力减退则患者无法完成该动作。如检查正常,嘱患者仅用单足前足跳跃,迫使腓肠肌群支撑 2.5 倍体重。如患者跳跃时平足着地或不能完成该动作,则存在腓肠肌群肌力减退。对于高龄或腰痛患者可嘱患者单腿站立并尝试连续 5 次踮起脚尖,如果不能完成则提示腓肠肌群肌力减弱。

5. 臀大肌(臀下神经)　臀大肌起自髂骨外面和骶骨后面,止于股骨上段,其功能为使大腿后伸和外旋,由 L4~L5 和 S1~S2 神经根(主要是 S1)经骶丛的臀下神经支配。

检查:检查臀大肌功能,可嘱患者不用手帮忙从坐位站起。嘱患者俯卧于检查台,髋部屈曲,小腿悬空,可更精确地检查臀大肌肌力。屈曲膝关节放松腘绳肌可消除其对臀大肌的协同作用。检查者用前臂置于患者髂嵴上以固定骨盆,用手触及臀大肌,了解有无肌萎缩。嘱患者后伸髋关节,于膝关节上方大腿后侧施加压力,触诊臀大肌张力。

(三)骶丛相关的反射评估

1. 跟腱反射(踝反射)　跟腱反射是由小腿三头肌介导的深反射,由骶1神经根经骶丛发出的分支支配,S1神经根完全性损伤时跟腱反射消失。为检查跟腱反射,嘱患者坐于检查台边缘,小腿悬空,足部轻微背屈以轻度拉伸跟腱。检查者拇指和其余四指触诊跟腱两侧凹陷软组织以定位跟腱,用叩诊锤的平头敲击跟腱以引发突然的不自主地跖屈。当跟腱被敲击时,嘱患者紧握双手并尝试分开(或将双手握紧)可增强反射。

2. 肛门浅反射　肛门反射主要由 S2~S4 神经支配。检查肛门反射时,触摸肛周皮肤,肛门括约肌(S2~S4)应反射性收缩。

(四)骶丛的皮节评估

皮节是每个脊髓节段的感觉神经根支配的皮肤区域。当感觉神经根受到刺激时常会出现其皮节分布区的锐痛、刺痛或痛觉过敏,当神经破坏性损伤时可有相应神经支配区域的麻木或感觉消失(表 28-2-5)。

表 28-2-5　骶丛相关皮节评估

神经根	皮节	检查关键部位
L4	臀部内侧部分、股外侧、小腿内侧、足背、踇趾	内踝
L5	臀部、腰背部、股外侧、小腿外侧、足背、足底以及第一、二、三趾的内侧部分	足背二至三跖趾关节
S1	臀部、股后部、小腿远端侧	第五跖趾关节
S2	臀部、股后部、小腿远端	腘窝中部
S3	腹股沟、股内侧直到膝关节	坐骨结节
S4	骶尾部及会阴部	会阴

二、骶管囊肿分型

(一)根据囊肿内是否含有神经根分为 2 型

1. 神经根袖囊肿　又称 Tarlov 神经束膜囊肿或脊神经根憩室,其囊内含骶神经根,相当于 Nabors 椎管内脊膜囊肿分型的 II 型(见图 28-1-3、图 28-2-1、图 28-2-2)。

2. 骶管脊膜膨出　又称隐性骶管脊膜膨出、骶部脊膜憩室、骶内脊膜膨出、外终丝囊肿,囊内不含神经根,相当于 Nabors 椎管内脊膜囊肿分型的 IB 型(见图 28-1-4、图 28-2-3)。此型与骶神经根袖囊肿的主要区别在于前者起源于脊髓囊的远端,囊肿体积多较大,常位于椎管中央,多伴有更显著的骶椎体骨质吸收和骶管重塑(见图 28-1-5),临床上多有骶尾部外伤史,以中青年男性好发,常伴有多条骶神经根症状。

(二)根据囊肿的位置分型

1. 椎管内型　指囊肿起源于硬脊膜囊,其主体完全位于椎管腔内。下方,在椎管内生长,造成椎管腔改变,发病率约占 SEC 的 72%(见图 28-1-3、图 28-2-1、图 28-2-2)。

2. 椎管外型　指囊肿起源于神经根的硬脊膜袖处,囊肿的主体通过椎间孔或骶前孔向椎管外生长,突入腹膜后或盆腔。其中突向盆腔、位于骶骨椎体前方的囊肿又称骶前囊肿。

3. 混合型　指囊肿部分位于骶管腔内,部分由椎间孔或骶前孔向椎管外生长(见图 28-1-4)。

(三)根据囊肿的数量分型

1. 单发囊肿　指椎管内仅有单个囊肿,其囊内可含有神经根或不含神经根。根据笔者经验,外终丝囊肿多为体积较大的单发囊肿,中青年男性体积较大的单发骶管囊肿多为外终丝囊肿(见图 28-1-4、图 28-2-3)。

2. 多发囊肿　指椎管内含有多个囊肿,常为神经根袖囊肿,可发生于同侧不同节段的神经根(如 S1 和 S2;S2 和 S3,S1、S2 和 S3 等不同组合)(见图 28-1-3),亦可发生在不同侧的不同节段,也可发生在不同侧的同一节段(可形成"镜像"囊肿)(见图 28-2-2)。

三、诊断

(一)症状

骶神经根袖囊肿的临床表现参见本章第一节,

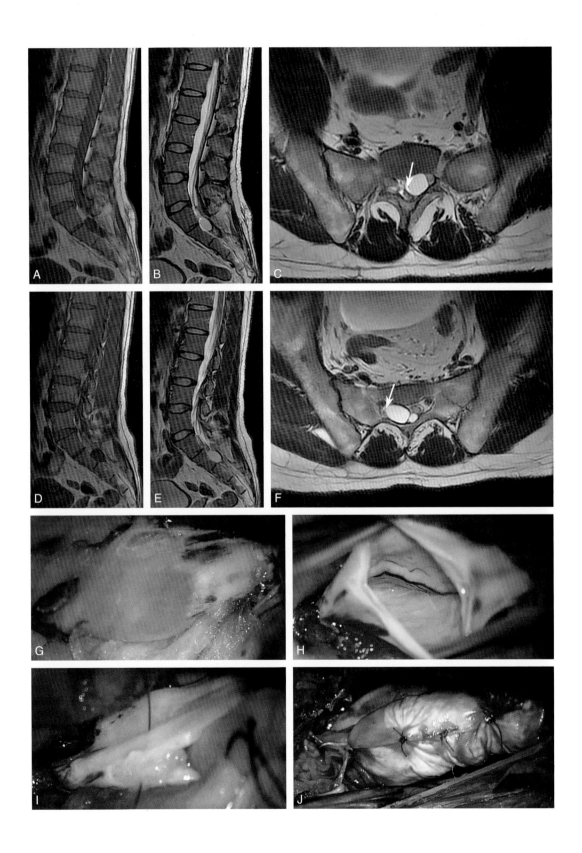

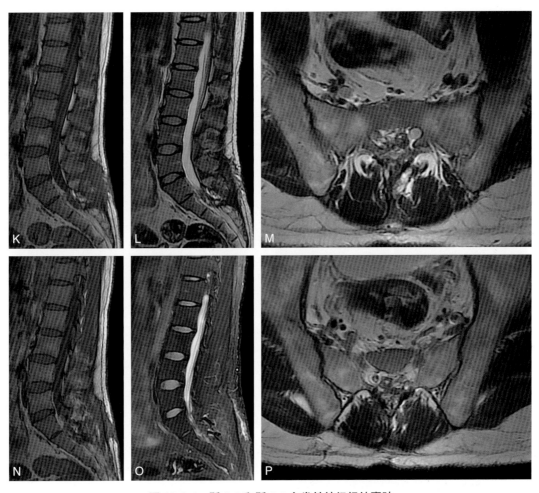

图 28-2-1　骶 1-2 和骶 2-3 多发性神经根袖囊肿

腰骶椎 MRI T1 加权矢状位（A、D）、T2 加权矢状位（B、E）和 T2 加权轴位（C、F）显示 S1~S2 椎管内多发
性神经根袖囊肿。S1~S2 神经根袖囊肿偏左侧，在 T1 加权像上呈低信号（A）、T2 加权像（B、C）上呈高信
号，其内容物与脑脊液信号一致，囊内可见等信号的 S1 神经根（C，白色箭头）；S2~S3 神经根袖囊肿偏右侧，
在 T1（D）和 T2 加权像（E、F）囊内容物与脑脊液信号一致，紧贴囊肿壁可见等信号的 S2 神经根（C，白
色箭头）；术中去除骶管后壁，可见半透明状的囊肿（G）。打开囊肿壁可见其内走行的骶神经根（H）；去除
部分囊壁，于囊颈处以自体脂肪封堵囊肿与硬脊膜囊交通处的漏口（I），神经袖套重建后以人工硬脊膜加
固（J），术后腰骶椎 MRI T1 加权矢状位（K、N）、T2 加权矢状位（L、O）和 T2 加权轴位（M、P）显示 S1~S2
和 S2~S3 神经根袖囊肿均已完全消失。

骶管的外终丝囊肿由于仍以骶神经根受累为主，故
其症状与骶神经根袖囊肿相似，常引起坐骨神经、
臀中皮神经、臀下皮神经、股后皮神经、阴部神经等
骶神经根分支受累相关的刺激性与损害性症状，如
臀部、会阴区、外生殖器、下肢后部和外侧、足外侧
的感觉和运动功能障碍，大小便功能障碍和性功能
障碍等。

　　在骶管囊肿的各种症状中，尤以臀部、会阴区、
腰骶部和下肢疼痛常见，可见于 90% 以上的症状
性骶管囊肿患者，且多与体位改变关系密切。症状
多发生在久站或久坐后，亦可发生在站起和坐下

等变位动态过程中，还有部分患者出现久坐或者
长时间平躺后疼痛加重的症状，咳嗽、打喷嚏、用
力排便和做 Valsalva 动作时也可有所加重，平躺
休息后常能明显缓解，取臀部高位、头低位的俯卧
位时症状缓解更明显。此特点可与腰椎间盘突出
症、腰椎管狭窄症及椎管内肿瘤相鉴别。（如疼痛、
麻木、乏力）

　　部分患者可有不同程度的运动功能障碍，多
以第三、四、五趾肌力减退或足跖屈无力为主，但不
会引起肢体完全瘫痪。感觉障碍以会阴部马鞍区、
臀部、大腿外侧、小腿后外侧、足跟部及足外侧感觉

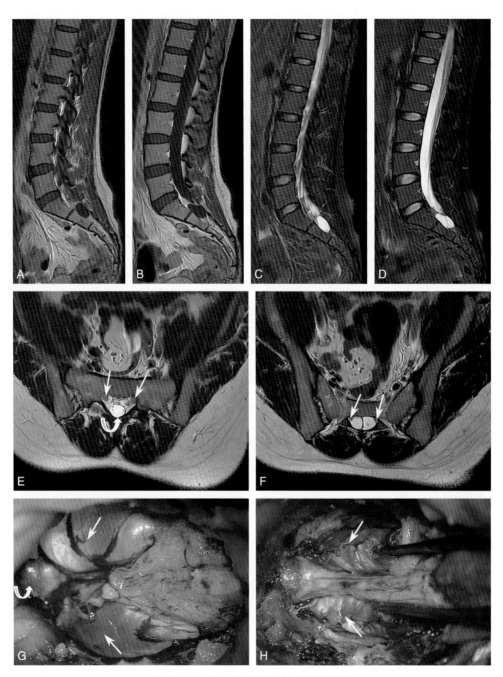

图 28-2-2　S1~S2 多发性神经根袖囊肿

腰骶椎 MRI T1 和 T2 加权矢状位成像显示 S1~S2 左侧（A、C）和右侧（B、D）神经根袖囊肿；囊肿在 T1 加权像上（A、B）呈低信号（A），在 T2 加权像（B、C）上呈高信号，其内容物与脑脊液信号一致；腰骶椎 MRI T2 加权轴位成像显示骶管中央的硬脊膜囊末端（E，白色弧形箭头）及两侧骶神经根（E，白色直箭头）；在硬脊膜囊下外方，左、右两侧各有一枚神经根袖囊肿，囊肿内均可见神经根，均紧贴于囊肿内壁，居于腹外侧（F，白色直箭头）；术中可见硬脊膜囊（G，白色弧形箭头）外下方的左、右两侧各有一枚神经根袖囊肿于硬脊膜囊两侧呈镜像排列（E，白色直箭头）；对两侧囊肿行神经袖套重建、人工硬脊膜加固（H，白色直箭头）后囊肿消失，骶管充分减压。

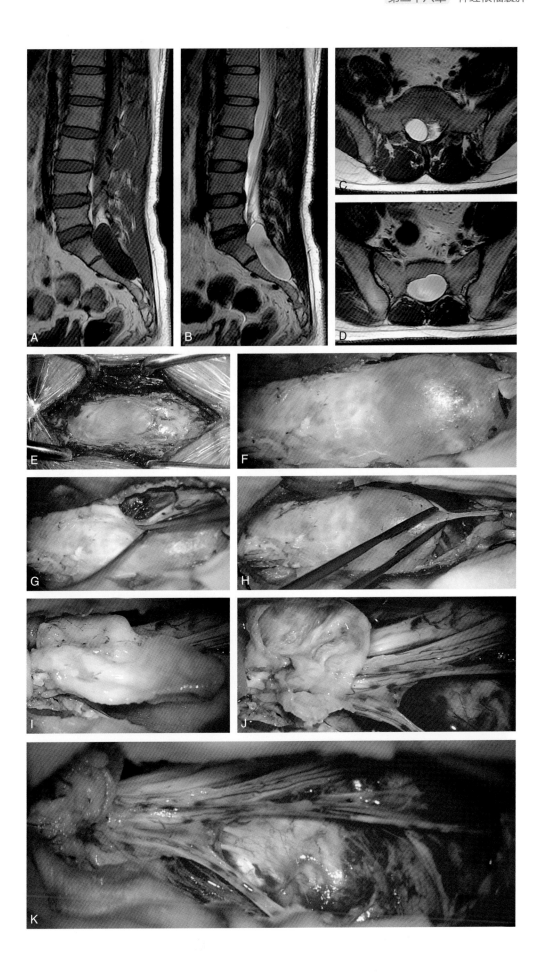

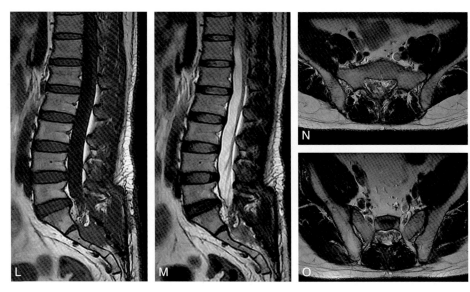

图 28-2-3　S1~S3 巨大终丝囊肿

腰骶椎 MRI T1 加权矢状位(A)、T2 加权矢状位(B)和轴位成像(C、D)显示 S1~S3 巨大单发性囊肿,骶管腔明显扩大,S1~S3 骶骨椎体部分吸收,呈弧形内陷;囊肿在 T1 加权像上(A)呈低信号,在 T2 加权像(B)上呈高信号,其内容物与脑脊液信号一致;术中影像显示骶部正中切口切开骶管后壁,可见透明的骶管囊肿(E、F);沿囊肿周边分离囊壁与周围神经根粘连(G、H),于囊肿末端中央可见外终丝;低功率双极电凝囊肿壁使之皱缩(I),切除大部分囊肿壁后可见囊肿腹侧受压水肿的骶神经根(J),于囊颈末端结扎囊肿切除囊肿,可见水肿的骶神经根和腹侧受压、部分吸收内陷的骶骨椎(K);术后腰骶椎 MRI T1 加权矢状位(L)、T2 加权矢状位(M)和轴位成像(N、O)显示囊肿已全切除,未见囊肿显影。

过敏、感觉减退或消失多见。尿道或肛门括约肌障碍和生殖系统症状以便秘、尿频、尿急、排尿控制困难、里急后重感和男性勃起功能障碍为主,部分患者可有外生殖器疼痛、持续的生殖器唤起障碍、尿潴留和尿便失禁等症状。

(二) 体征

在体格检查时,骶管囊肿患者常有腰骶部叩痛,骶尾部、会阴部以及下肢后部感觉减弱,肛门括约肌松弛,下肢肌力下降或肌张力增高,肛周反射、踝反射减弱,甚至有间歇性跛行、足下垂等体征。

(三) 影像学检查

1. X 线片检查　如前所述,骶管囊肿体积较大者可见骶骨侵蚀、骶椎椎管扩大、骶椎椎体后缘有凹陷(见图 28-1-2A),严重者可有骶椎骨质中断现象。

2. CT 检查　骶管囊肿表现为骶管内低密度影,增强无强化;还可见骶椎体骨质破坏,椎体后缘凹陷性压迹、椎板变薄、骶管不规则不对称性扩大等椎管形态学改变(见图 28-1-5)。有时可见合并脊柱裂、脊柱侧凸、脊柱滑脱和脊髓骨性纵裂等。

3. MRI 检查　MRI 为骶神经根囊肿诊断和鉴别诊断的首选检查方法,具有可多方位成像,软组织分辨率高等优点,多显示为 S1~S3 节段的卵圆形、单发或多发、边界清晰的囊性占位,囊内容物信号与脑脊液相似,T1 加权成像呈均匀低信号、T2 加权成像呈均匀高信号,增强扫描囊壁无强化。高场强的 MRI 能显示神经根与囊肿的关系,神经根 MRI 扫描及重建能更准确地判定囊肿内是否有神经根走行、分布。骶神经根袖囊肿多偏于一侧,可向骶前孔生长,其内多可见神经根(见图 28-1-3、图 28-2-1、图 28-2-2)。外终丝囊肿多位于骶管中央,体积较大,其内无神经根,骶管腔扩大和骨质侵蚀较为明显(见图 28-1-4、图 28-1-5、图 28-2-3)。

4. 椎管造影　目前已很少使用,非交通性骶管囊肿可表现为"延迟显影"和"延迟消退"。

(四) 神经电生理检查

神经电生理检查既可用于骶管囊肿的辅助诊断,又可用于术中监测,提高手术治疗的安全性。神经电生理检查时常可见受累骶神经传导速度减慢、波幅降低等表现;肌电图提示骶神经支配肌肉如肛周肌、腘绳肌、腓肠肌、内侧趾屈肌等呈现异常的失神经肌电活动。

（五）尿动力学检查

骶管囊肿累及 S2~S4 神经根者常可见逼尿肌不稳定波、逼尿肌压力降低、最大尿流率降低、排尿时间延长及残余尿量增多等表现。

四、鉴别诊断

骶管囊肿并非全有症状，症状性骶管囊肿仅占全部骶管囊肿的一小部分，另外一些是神经影像学检查时意外发现的。无论是骶神经根袖囊肿还是外终丝囊肿，仅有临床症状、体征与影像学表现、神经电生理、尿动力学等辅助检查结果相符合时，才可确诊为症状性骶管囊肿。对于有骶尾部和下肢疼痛的患者，需注意与腰椎间盘突出症、腰椎管狭窄、腰椎体滑脱、腰肌劳损、脊髓拴系、马尾神经综合征、骶管内神经病变（参见第二十七章相关内容）等腰骶椎疾病相鉴别，对于以会阴、直肠和肛门症状为主的患者尚需与盆腔、泌尿系统、妇科系统等相关疾病进行鉴别诊断。

症状性骶管囊肿在症状和体征方面的特点有助于与其他疾病相鉴别（可参见本章第一节中骶神经根袖囊肿的诊断误区相关内容，避免误诊和漏诊的基本策略）：①症状的部位局限于骶神经支配的臀部、马鞍区、下肢后外侧和足外侧等区域；②症状的性质具有咳嗽、用力、久坐、久站及 Valsalva 动作时会加重，平躺后减轻的特点；③直肠、泌尿和生殖系统症状较为突出。

具体而言，骶管囊肿需重点鉴别的疾病如下：

1. 脊髓拴系综合征　骶管囊肿与脊髓拴系综合征在症状学方面有相似之处，二者鉴别有一定困难：①脊髓拴系综合征也可以腰背或骶骨区域疼痛和麻木、腰骶部皮肤疼痛、直肠和膀胱功能障碍以及性功能障碍等为主要表现；②脊髓拴系综合征也可在脊柱创伤、臀部着地的外伤后发病；③Marfan 或 Ehlers-Danlos 综合征等结缔组织疾病患者和某些先天发育异常患者可能同时患有骶管囊肿和脊髓拴系综合征（见图 27-1-8）。因此，对于此类患者进行仔细的神经影像学十分重要，以下特点常提示脊髓拴系综合征：①骶尾部有多毛、皮赘、色素沉着、臀沟偏斜等体表异常；②伴发扁平足或高弓足、遗尿和脊柱侧凸等；③症状常因"3B"征加重，而不太容易受直立姿势的影响；④腰和骶神经支配肌肉的肌无力、肌萎缩较为突出，常有双侧肢体不对称；

⑤严重的患者可见下肢神经营养不良性顽固性皮肤溃疡；⑥腰椎 CT 常见隐性脊柱裂；⑦腰椎 MRI 常见骶尾部脂肪瘤，特别是轴位 T1 加权 MRI 中常可见增粗的脂性终丝，以及脊髓圆锥低位或伴发圆锥空洞症、脂肪型脊膜膨出、硬脊膜扩张伴硬脊膜下降至骶骨下段、腰椎前凸消失等。此外，亦有部分患者可同时合并脊髓拴系和骶管囊肿（见图 27-1-8）。

2. 腰椎管狭窄和隐匿性腰椎滑脱　腰椎管狭窄或隐匿性腰椎滑脱可能与骶管囊肿可能有相似的神经根性分布区疼痛、麻木和泌尿系统等症状，但患者的症状以下位腰神经受累为主，疼痛多位于腰部和下肢，而骶管囊患者的疼痛多位于直肠皱襞上方的骶骨区域内及其下方，且具有上述的症状发作和缓解的特征，加之高分辨率 CT 和 MRI 检查所见，多可明确诊断。

3. 神经鞘瘤和神经纤维瘤　神经鞘瘤和神经纤维瘤可产生类似于神经根袖囊肿的神经根型症状，囊变的肿瘤在影像学上也可表现为骶管内偏于一侧的囊性占位性病变伴骨侵蚀和椎间孔扩张，但这类囊性病变在增强扫描时囊壁多有明显强化（见图 27-2-8），而上述两类骶管囊肿在磁共振成像的所有序列上均具有类似于脑脊液的信号，偶可因囊肿内出血、停滞状态脑脊液蛋白质含量增高或脑脊液流动等出现与椎管内脑脊液不同的信号，但在增强扫描时囊壁无强化。

4. 累及骶神经根的其他占位性病变　如表皮样囊肿（见图 27-2-11）、骶管内炎性肉芽肿（见图 27-2-11）等在临床表现和影像学方面均可与骶管囊肿相似，但增强扫描多有不同程度强化（参见第二十七章 马尾综合征）。

五、治疗

（一）治疗原则

骶管囊肿的治疗原则与神经根袖囊肿基本相同（参见本章第一节）：对于偶然腰骶管 MRI 检查发现的、无症状的小骶管囊肿不需要特殊治疗，只需定期随访即可；对于囊肿体积较小、症状发作不频繁且较为轻微的患者，以对症治疗、理疗和营养神经药物治疗为主；对于囊肿体积较大、症状发作频繁，影响日常工作和生活者，应考虑手术治疗。

（二）手术策略

在手术策略方面，CT 引导下经皮穿刺抽液虽可暂时缓解神经根、脊髓的刺激及受压症状,但易于复发;在穿刺基础上注入适量的人工医用生物蛋白胶容易引起囊内神经根与周围组织粘连,变囊性压迫为实性压迫,因此不推荐使用上述两种所谓的"微创"治疗。对于症状性骶管囊肿,无论是骶神经根袖囊肿还是骶管脊膜憩室,如因囊肿扩大压迫周围骶丛神经并引起明确临床症状,均以神经外科手术为最有效的治疗措施。

(三) 手术指征

1. 腰骶部、臀部、会阴部、大腿后侧疼痛,长期保守治疗无效。

2. 伴有下肢神经功能障碍或间歇性跛行者;伴有大小便障碍者。

3. 累及 1 个以上椎体节段或直径大于 1.5cm 的骶管囊肿。

4. 囊肿较大,骨性结构压迫明显,合并骶骨骨质破坏者。

5. 伴有骶前或椎管外巨大囊肿或混合型骶管囊肿者。

此外,位于椎间孔、骶前孔以及骶管下段的骶管囊肿,有时体积虽小,但因囊肿所处的空间有限、神经根受压症状明显,与骶管囊肿所在的节段相符合,亦可考虑手术治疗。

(四) 手术方法

1. 骶神经根袖囊肿 骶神经根袖囊肿手术方法同其他部位的神经根袖囊肿(可参见本章第一节),需强调尽可能在术中电生理监测下进行手术,有助可提高手术治疗的安全性。

2. 骶管脊膜憩室 骶管脊膜憩室体积常较大,造成骶管扩大、骨质侵蚀,囊壁表面常有多条骶神经根,部分神经根可能明显受压、变薄,甚至部分变性,特别是 S3~S4 神经根常非常细小。因此,在分离囊肿壁过程中应特别注意仔细识别囊壁表面的骶神经根。由囊肿内不含有神经根,在囊肿充分游离后,可在囊肿与硬脊膜囊交通口处双重缝扎即可。如硬脊膜囊末端薄弱,亦可使用少许自体脂肪、筋膜或人工硬膜予以加固。在加固过程中,尽可能少使用医用胶,以免术后神经根粘连引起新发症状。

(五) 骶神经根的保护策略

由于骶管囊肿与骶神经根关系密切,这些神经根不但支配臀部、骶尾部、会阴区和下肢的感觉和运动功能,S2~S4 神经还支配膀胱、尿道和肛门括约肌以及外生殖器,术中一旦损伤可能导致患者术后出现大小便及性功能障碍等严重后果。因此,手术必须高度重视骶神经根的保护,以下几个细节处理有利于减少神经损伤:①术前和术中借助 X 线片及 CT 扫描精确定位,细致规划手术,避免过度切除椎板误伤神经根;②对于 X 线片或 CT 显示存在隐性脊柱裂和骶管后壁不全的患者,在分离棘突旁软组织时避免误入骶管,造成神经损伤;③部分患者神经根位于囊肿背侧,在行椎板切除或椎板切开前可以神经剥离子于椎板下方轻柔地适当游离,以免掀开椎板过程中造成损伤;④椎板壁菲薄者分离椎旁肌肉时应避免使用电刀,或降低电刀功率,边分离、变冷却,以防止热损伤其下方的神经;⑤打开椎板后,即应全程在显微镜下进行分离囊肿,以更清晰地辨认紧贴于囊肿壁的神经根,尤其应注意保护受压变薄、变细甚至部分变性的 S2~S4 神经根;⑥充分认识术中神经电生理监测的重要作用:当诱发电位波幅下降 50% 以上或潜伏期延长 10% 以上、肌电图连续记录肌肉静息电活动或出现高频爆发的电活动波形时,提示术中相应监测神经受到机械刺激,需及时采取措施以避免或逆转神经损伤;在切除囊壁前可用刺激电极探测囊肿壁,以免误伤变薄并贴附于囊肿壁的神经根;关注囊肿漏口缝扎前后的电生理变化,以免因漏口狭窄造成神经根损伤。

(六) 术后管理

术后一般可采用俯卧位,有助于伤口愈合。对于局部软组织薄弱的患者,必要时可行伤口压沙袋加压,以防止皮下积液及脑脊液漏,但应定期检视伤口,以免加压后局部伤口缺血、坏死。术后局部伤口红外灯理疗,有助于促进伤口愈合。如患者术后发生伤口脑脊液漏,可考虑行腰大池引流,以降低脑脊液压力、促进伤口愈合;亦可口服乙酰唑胺,以减少脑脊液的生成。关于术后激素的使用目前尚无公认方案,有学者推荐短时应用地塞米松、甲泼尼龙等有利于防止蛛网膜或马尾神经粘连及蛛网膜炎。

(范存刚)

参考文献

[1] HENDERSON FC SR, AUSTIN C, BENZEL E, et al. Neurological and spinal manifestations of the Ehlers-Danlos

syndromes [J]. Am J Med Genet C Semin Med Genet, 2017,175(1):195-211.

[2] MITRA R,KIRPALANI D,WEDEMEYER M. Conservative management of perineural cysts [J]. Spine (Phila Pa 1976). 2008,33(16):E565-568.

[3] ELKINS N,HUNT J,SCOTT K M. Neurogenic Pelvic Pain [J]. Phys Med Rehabil Clin N Am,2017,28(3):551-569.

[4] ELSAWAF A,AWAD T E,FESAL S S. Surgical excision of symptomatic sacral perineurial Tarlov cyst:case series and review of the literature [J]. Eur Spine J,2016,25(11):3385-3392.

[5] PATERAKIS K,BROTIS A,BAKOPOULOU M,et al. A Giant Tarlov Cyst Presenting with Hydronephrosis in a Patient with Marfan Syndrome:A Case Report and Review of the Literature [J]. World Neurosurg,2019,126:581-587.

[6] SHARMA M,SIRDESHPANDE P,UGILIWENEZA B,et al. A systematic comparative outcome analysis of surgical versus percutaneous techniques in the management of symptomatic sacral perineural (Tarlov) cysts:a meta-analysis [J]. J Neurosurg Spine,2019:1-12.

[7] EUN J,OH Y. Symptomatic perineural cyst after spontaneous subarachnoid hemorrhage:A case report [J]. Medicine (Baltimore),2021,100(16):e25587.

[8] KOZŁOWSKI P,KALINOWSKI P,KOZŁOWSKA M,et al. Spinal Perineural Cysts among European Patients [J]. J Neurol Surg A Cent Eur Neurosurg,2021,82(5):463-467.

[9] JEONG S,NAHM F S,LEE J S,et al. Epiduroscopic decompression of a symptomatic perineural cyst:A case report [J]. Medicine(Baltimore),2019,98(44):e17564.

[10] TELFEIAN A E,DOBERSTEIN C,OYELESE A A,et al. A Transforaminal Endoscopic Approach for Treatment of a Lumbar Perineural Cyst:Technical Note [J]. World Neurosurg,2019,127:85-91.

[11] SUGAWARA T,HIGASHIYAMA N,TAMURA S,et al. Novel wrapping surgery for symptomatic sacral perineural cysts [J]. J Neurosurg Spine,2021:1-8.

[12] YANG A I,MCSHANE B J,WELCH W C. Growth of a Sacral Perineural (Tarlov) Cyst:Clinical Images [J]. World Neurosurg,2018,119:400-401.

[13] LEE J,KIM K,KIM S. Treatment of a symptomatic cervical perineural cyst with ultrasound-guided cervical selective nerve root block:A case report [J]. Medicine (Baltimore),2018,97(37):e12412.

[14] GALARZA M,CHABAN G,GAZZERI R,et al. Functional recovery following resection of large Tarlov cyst malformation:a multicentre longitudinal cohort study [J]. Acta Neurochir(Wien),2021,163(10):2769-2776.

[15] SUN P,XU W,YE Y,et al. Neglected Tarlov cysts:a case of a Tarlov cyst with spermatorrhea [J]. Eur J Med Res,2021,26(1):44.

[16] HULENS M,BRUYNINCKX F,DANKAERTS W,et al. High Prevalence of Perineural Cysts in Patients with Fibromyalgia and Chronic Fatigue Syndrome [J]. Pain Med,2021,22(4):883-890.

[17] YANG A I,RINEHART C D,MCSHANE B J,et al. Growth of Lumbosacral Perineural (Tarlov) Cysts:A Natural History Analysis [J]. Neurosurgery,2020,86(1):88-92.

[18] KIKUCHI M,TAKAI K,ISOO A,et al. Myelographic CT, A Check-Valve Mechanism,and Microsurgical Treatment of Sacral Perineural Tarlov Cysts [J]. World Neurosurg, 2020,136:e322-e327.

[19] JAIN M,SAHU N K,NAIK S,et al. Symptomatic Tarlov cyst in cervical spine [J]. BMJ Case Rep,2018,11(1):e228051.

[20] KLEPINOWSKI T,ORBIK W,SAGAN L. Global incidence of spinal perineural Tarlov's cysts and their morphological characteristics:a meta-analysis of 13,266 subjects [J]. Surg Radiol Anat,2021,43(6):855-863.

[21] AKAHORI S,NISHIMURA Y,EGUCHI K,et al. Spontaneous Rupture of a Huge Presacral Tarlov Cyst Leading to Dramatic Neurologic Recovery [J]. World Neurosurg,2021,145:306-310.

[22] FLETCHER-SANDERSJÖÖ A,MIRZA S,BURSTRÖM G,et al. Management of perineural (Tarlov) cysts:a population-based cohort study and algorithm for the selection of surgical candidates [J]. Acta Neurochir (Wien),2019,161(9):1909-1915.

[23] TOKGÖZ M A,KILIÇASLAN Ö F,PARLAK A E. Multiple perineural cysts in the cervical,thoracic,and lumbar vertebrae of a mature individual [J]. Jt Dis Relat Surg,2021,32(1):262-266.

[24] ZHANG B,DOU Q,FENG P,et al. Percutaneous Endoscopic Treatment for a Symptomatic Sacral Tarlov Cyst [J]. World Neurosurg,2018,116:390-393.

[25] PALAMAR D,MISIRLIOGLU T O,AKGUN K. An Uncommon Cause of Upper Limb Pain:Cervical Perineural (Tarlov) Cyst Chain [J]. Am J Phys Med Rehabil,2018, 97(10):e98-e99.

[26] TSITSOPOULOS P P,MARKLUND N,SALCI K,et al. Management of symptomatic sacral perineural cysts with microsurgery and a vascularized fasciocutaneous flap [J]. J Spine Surg,2018,4(3):602-609.

[27] WANG B,PU F,WU Q,et al. Presacral Tarlov Cyst as an Unusual Cause of Abdominal Pain:New Case and Literature Review [J]. World Neurosurg,2018,110:79-84.

[28] YOSHIOKA F,SHIMOKAWA S,MASUOKA J,et al. Elimination of the check-valve mechanism of the sacral

Tarlov cyst using a rotation flap technique in a pediatric patient:technical note[J]. Childs Nerv Syst,2021,37(5):1741-1745.

[29] BHATIA V,BALAINI N,SINGH P. Carpal tunnel syndrome or C8/T1 radiculoneuropathy due to perinural cyst:A diagnostic conundrum [J]. Indian J Radiol Imaging,2020,30(4):510-512.

[30] MEDANI K,LAWANDY S,SCHROT R,et al. Surgical management of symptomatic Tarlov cysts:cyst fenestration and nerve root imbrication-a single institutional experience [J]. J Spine Surg,2019,5(4):496-503.

[31] ALJUBOORI Z,YASEEN A,SIMPSON J,et al. Surgical Excision of a Symptomatic Thoracic Nerve Root Perineural Cyst Resulting in Complete Resolution of Symptoms:A Case Report [J]. Cureus,2017,9(6):e1343.

[32] DALLAGIACOMA S,FLORA G,FERRONE S,et al. Tarlov's cyst as an underestimated cause of persistent genital arousal disorder:a case report and review [J]. Neurol Sci,2020,41(11):3337-3339.

[33] LIM V M,KHANNA R,KALINKIN O,et al. Evaluating the discordant relationship between Tarlov cysts and symptoms of pudendal neuralgia [J]. Am J Obstet Gynecol,2020,222(1):70e1-70.

[34] WALSH P J,WALTER W R,BURKE C J,et al. Percutaneous Ultrasound-Guided Intervention for Upper Extremity Neural and Perineural Abnormalities:A Retrospective Review of 242 Cases [J]. AJR Am J Roentgenol,2019,212(3):73-82.

[35] HASOON J,BERGER A A,URITS I,et al. Spinal cord stimulation for the treatment of chronic pelvic pain after Tarlov cyst surgery in a 66-year-old woman:A case report [J]. Case Rep Womens Health,2020,25:e00171.

[36] BAKER M,WILSON M,WALLACH S. Urogenital symptoms in women with Tarlov cysts [J]. J Obstet Gynaecol Res,2018,44(9):1817-1823.

[37] HULENS M,DANKAERTS W,RASSCHAERT R,et al. Hydrocephalus associated with multiple Tarlov cysts [J]. Med Hypotheses,2019,130:109293.

[38] OAKLANDER A L,SHARMA S,KESSLER K,et al. Persistent genital arousal disorder:a special sense neuropathy [J]. Pain Rep,2020,5(1):e801.

[39] HULENS M,RASSCHAERT R,BRUYNINCKX F,et al. Symptomatic Tarlov cysts are often overlooked:ten reasons why-a narrative review [J]. Eur Spine J,2019,28(10):2237-2248.

[40] LANTZ J M,YAMADA K A,HAH R J. Tarlov Cysts in a Woman with Lumbar Pain [J]. J Orthop Sports Phys Ther,2018,48(2):121.

[41] HUANG Y,ZHU T,LIN H,et al. Symptomatic Tarlov Cysts:Surgical Treatment by Subcutaneous Infusion Port [J]. World Neurosurg,2018,113:e722-e726.

[42] ZHU H,SHEN L,CHEN Z,et al. Giant Tarlov Cysts with Rare Pelvic Extension:Report of 3 Cases and Literature Review [J]. World Neurosurg,2020,139:505-511.

[43] KAMEDA-SMITH M M,FATHALLA Z,IBRAHIM N,et al. A systematic review of the efficacy of surgical intervention in the management of symptomatic Tarlov cysts:a meta-analysis [J]. Br J Neurosurg,2021:1-12.

[44] DAYMENT B J,INGHAM CLARK O D. Letter to the Editor. Surgical and percutaneous methods for the treatment of Tarlov cysts [J]. J Neurosurg Spine,2019,32(2):332-333.

[45] JIANG W,HU Z,HAO J. Management of Symptomatic Tarlov Cysts:A Retrospective Observational Study [J]. Pain Physician,2017,20(5):E653-E660.

[46] NKWEREM S P,ITO K,ICHINOSE S,et al. Resection and imbrication of symptomatic sacral Tarlov cysts:A case report and review of the literature [J]. Surg Neurol Int,2018,9:180.

[47] HULENS M,BRUYNINCKX F,THAL D R,et al. Large- and Small-Fiber Neuropathy in Patients with Tarlov Cysts [J]. J Pain Res,2022,15:193-202.

[48] KARTI D T,KARTI O,Celebisoy N. A rare cause of Horner's syndrome:cervicothoracic spinal root cysts [J]. Neurol Sci,2019,40(6):1311-1314.

[49] DOWSETT L E,CLEMENT F,COWARD S,et al. Effectiveness of Surgical Treatment for Tarlov Cysts:A Systematic Review of Published Literature [J]. Clin Spine Surg,2018,31(9):377-384.

[50] YAMAGAMI K,SHONO T,IIHARA K. Multiple Sacral Perineurial Cysts Presented Symptoms Triggered by Nonaneurysmal Perimesencephalic Subarachnoid Hemorrhage [J]. NMC Case Rep J,2019,6(2):57-60.

[51] HULENS M,RASSCHAERT R,VANSANT G,et al. The link between idiopathic intracranial hypertension, fibromyalgia,and chronic fatigue syndrome:exploration of a shared pathophysiology [J]. J Pain Res,2018,11:3129-3140.

[52] HULENS M A,DANKAERTS W,RASSCHAERT R, et al. Can patients with symptomatic Tarlov cysts be differentiated from patients with specific low back pain based on comprehensive history taking? [J]. Acta Neurochir(Wien),2018,160(4):839-844.

[53] KLEIB A S,SALIHY S M,HAMDI H,et al. A Rare Cause of Thoracic Spinal Cord Compression by Multiple Large Tarlov Cysts [J]. Korean J Neurotrauma,2018,14(1):35-38.

[54] KLEKAMP J. A New Classification for Pathologies of Spinal Meninges,Part 1:Dural Cysts,Dissections,and Ectasias[J]. Neurosurgery,2017,81(1):29-44.

［55］KIM S K,LEE B H,SONG M B,et al. A novel technique for managing symptomatic spinal cysts using epiduroscopic neural laser decompression：technical note and preliminary results［J］.J Orthop Surg Res,2018,13(1)：136.

［56］PROSS S E,SHARON J D,LIM M,et al. Spontaneous Intracranial Hypotension after Vestibular Schwannoma Resection Due to an Unexpected Pathology：Tarlov Cysts［J］.Cureus,2017,9(5)：e1261.

［57］徐启武.脊髓脊柱外科学［M］.上海：上海科学技术出版社,2009.

［58］王振宇.脊髓肿瘤外科学［M］.北京：北京大学医学出版社,2012,229-235.

［59］芮德源,陈立杰.临床神经解剖学［M］.北京：人民卫生出版社,2007.

［60］杜心如,张西峰,崔新刚.脊柱外科临床解剖学［M］.2版.济南：山东科学技术出版社,2020.

［61］中华医学会神经外科学分会.骶管囊肿诊治专家共识［J］.中华神经外科杂志,2019,04：325-329.

［62］徐高磊.脊神经功能评估与解剖学分析［M］.郑州：郑州大学出版社,2020.

［63］李万里,陈其昕,陈维善.骨科神经病学［M］.北京：北京科学技术出版社,2019.

［64］MURPHY K,OAKLANDER A L,ELIAS G,et al. Treatment of 213 Patients with Symptomatic Tarlov Cysts by CT-Guided Percutaneous Injection of Fibrin Sealant［J］.AJNR Am J Neuroradiol,2016,37(2)：373-379.

［65］尚爱加,张远征,乔广宇,等.显微手术治疗骶神经根袖囊肿［J］.临床神经外科杂志,2012,9(3)：143-145.

［66］史良,乔京元,阎涛,等.显微手术治疗症状性骶管内囊肿［J］.中国脊柱脊髓杂志,2015,25(1)：90-91.

［67］MURPHY K J,NUSSBAUM D A,SCHNUPP S,et al. Tarloy cysts：an overlooked clinical problem［J］.Semin Musculoskelet Radiol,2011,15(2)：163-167.

［68］MUMMANENI P V,PITTS L H,MCCORMACK B M,et al. Microsurgical treatment of symptomatic sacral Tarlov cysts［J］.Neurosurgery,2000,47(1)：74-78,discussion 78-79.

［69］SLIPMAN C W,BHAT A L,BHAGIA S M,et al. Abdominal pain secondary to a sacral perineural cyst［J］.Spine J,2003,3(4)：317-320.

［70］SINGH P K,SINGH V K,AZAM A,et al. Tarlov cyst and infertility［J］.J Spinal Cord Med,2009,32(2)：191-197.

［71］PENA E,LLANERO M. Painful legs and moving toes syndrome associated with a sacral Tarlov cyst［J］.Parkinsonism Relat Disord,2011,17(8)：645-646.

［72］JUNG K T,LEE H Y,LIM K J. Clinical experience of symptomatic sacral perineural cyst［J］.Korean J Pain,2012,25(3)：191-194.

［73］MITRA R,KIRPALANI D,WEDEMEYER M. Conservative management of perineural cysts［J］.Spine (Phila Pa 1976),2008,33(16)：E565-568.

［74］林江凯,叶信珍,夏永智,等.症状性神经根袖囊肿的发病机制与显微手术治疗(附20例分析)［J］.中国微侵袭神经外科杂志,2008,13(9)：406-408.

［75］贾贵军,吉宏明,张刚利,等.显微荷包缝合及带蒂脂肪填塞治疗症状性骶管囊肿的初步探讨［J］.中华神经外科杂志,2014,30(7)：690-693.

［76］POTTS M B,MCGRATH M H,CHIN C T,et al. Microsurgical Fenestration and Paraspinal Muscle Pedicle Flaps for the Treatment of Symptomatic Sacral Tarlov Cysts［J］.World Neurosurg,2016,86：233-242.

［77］BURKE J F,THAWANI J P,BERGER I,et al. Microsurgical treatment of sacral perineural (Tarlov) cysts：case series and review of the literature［J］.J Neurosurg Spine,2016,24(5)：700-707.

［78］刘彬,王振宇,谢京城,等.显微手术治疗骶管囊肿43例临床分析［J］.中国微创外科杂志,2017,17(12)：1104-1108.

［79］文泽贤,储卫华,叶信珍,等.显微填塞治疗症状性骶管囊肿的长期疗效［J］.中国微侵袭神经外科杂志,2017,22(4)：172-175.

第二十九章 上肢神经卡压综合征

第一节　腕管综合征

一、概述

腕管综合征（carpal tunnel Syndrome，CTS）是一种最常见的周围神经卡压性综合征。1854年，James Paget首次进行了描述，任何原因造成腕管内压力增高，正中神经在腕管处持续受到压迫，产生相应的症状和体征，称为腕管综合征。据估计其发病率约125/10万人·年。1933年，Learmoth首次对腕管综合征进行了正中神经减压术。1996年，Phalen对腕管综合征的临床表现、诊断、检查及手术进行了系统的研究。

二、腕管的解剖

腕管是由腕骨及纤维构成的不规则鞘管，掌侧为腕横韧带（又称腕掌侧屈肌支持带），桡侧、尺侧及背侧均为腕骨及其表面覆盖的纤维组织和骨间韧带。9条肌腱（4条指浅屈肌腱、4条指深屈肌腱及拇长屈肌腱）和正中神经穿过腕管（图29-1-1）。

腕横韧带是前臂深筋膜深层在腕部的延续，止于腕部远端腕横纹，在远端腕横纹移行为鱼际、小鱼际间的筋膜和掌腱膜。正中神经是惟一通过腕管的神经组织，位于掌长肌腱、掌短肌及腕横韧带的深层，经常存在4种解剖学变异。

第Ⅰ型：运动返支的变异，通常情况下运动返支（也称正中神经鱼际支），在腕横韧带远端，由正中神经桡侧发出，转向后绕行支配鱼际肌。也有从韧带下或穿过韧带或从正中神经尺侧缘发出。认识这些变异对防止损伤该神经、减少手术并发症非常重要。

第Ⅱ型：副正中神经，从腕管的远侧发出。

第Ⅲ型：双正中神经，正中神经被正中动脉或异常肌肉分开。

第Ⅳ型：从腕管近侧即发出一条副正中神经。

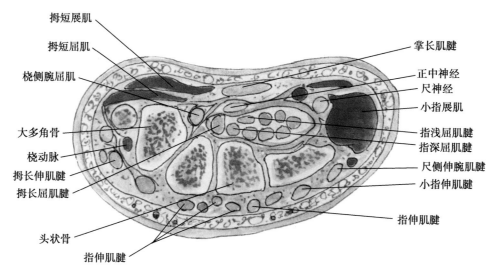

图29-1-1　腕管的横断面解剖图

三、病因及相关疾病

任何导致腕管内压力增加,压力持续超过40mmHg,均可影响神经组织的静脉回流,引起神经内膜、外膜水肿和组织渗透压降低,轴索的轴浆运输速度下降,神经内物质交换障碍,刺激结缔组织反应增生,压迫使轴索断裂和变性,以及腕管内屈肌腱滑膜增厚及纤维化,是导致 CTS 的常见原因。

(一) 外源性压迫

腕管表面皮肤瘢痕、皮下肿瘤。

(二) 腕管腔狭小

1. 腕部骨折、脱位。

2. 腕管内腱鞘囊肿、神经鞘瘤等。

3. 风湿性疾病 由于风湿性疾病,腕管处的滑膜过度增生,导致正中神经受压。

4. 长期慢性损伤 如键盘手,长期手部固定而重复的动作,也可引起 CTS。

5. 糖尿病 在糖尿病患者中,糖尿病本身可以导致周围神经病变,加上 CTS 的综合因素,据统计在 CTS 患者中,约 15% 的患者患有糖尿病。

6. 其他 妊娠、甲状腺功能亢进、甲状腺功能减退,少数不明原因,均可引起 CTS。

四、临床表现及诊断

(一) 典型症状

正中神经感觉支配区的疼痛,感觉异常(包括拇指、手指、中指和环指桡侧的掌侧面),夜间、清晨或握掌后加重,腕部活动后减轻。长期压迫,可见鱼际肌萎缩、无力。

(二) 体征

1. 两点辨别觉减退。

2. 蒂内尔(Tinel)征阳性 在腕横纹处轻叩腕部正中神经,出现正中神经分别区刺痛,即 Tinel 征阳性,但有(45%~65%)的假阳性。

3. Phalen 试验阳性 患者屈肘,前臂上举,双腕屈曲 90°,60 秒内出现正中神经刺激症状,即 phalen 试验阳性。

4. 正中神经压迫试验阳性 在腕横韧带处压迫正中神经,产生正中神经支配区感觉异常,即为阳性。

5. 联合试验 Phalen 试验与正中神经压迫试验,正中神经刺激症状更易引出,对 CTS 诊断更有帮助。

(三) 辅助检查

1. 电生理检查 刺激电极安放在腕横韧带处,于拇短展肌及小指展肌处分别安置记录电极,以记录正中神经及尺神经的传导速度和波幅,正中神经与尺神经的传导时间比值大于 0.4~0.5,对 CTS 具有诊断价值。或正中神经远端感觉潜伏期 3.5ms,远端运动潜伏期≥4.5ms,均提示正中神经受压。

2. 腕部磁共振扫描(MRI) MRI 可以排除腕管内占位,以及肌腱、韧带情况,DTI、DTT 或成像重建正中神经及分支,可以观察纤维束的走行情况,对了解解剖变异有重要意义。

3. X 线片 可以明确有无骨折及畸形。

4. 超声诊断 应用高频超声检查,可以发现 CTS 的原因,如副肌、屈指肌腱鞘炎、腕管内腱鞘囊肿、脂肪瘤、痛风石、神经鞘瘤、错构瘤、永存正中动脉栓塞等。

超声检查时,在旋前方肌近端、腕管近端、内部、远端四个水平用描迹法测量正中神经的横截面积:若任何节段横截面积 12mm² 或正中神经宽/高>3 时,高度提示 CTS(图 29-1-2~图 29-1-3)。

5. 腕管测压 静止时腕管内压大于 2kPa 或手指屈曲时大于 18kPa 时,可诊断为 CTS。

(四) 诊断和鉴别诊断

1. 诊断 CTS 的诊断通过典型的正中神经分布区的疼痛,感觉异常、"夜间痛"等临床症状及体征,结合电生理、超声等检查,可以明确诊断。

2. 鉴别诊断 CTS 需要与颅内肿瘤、颈椎病、颈椎管内肿瘤、臂丛神经肿瘤、肘管综合征等引起的手部症状与体征进行鉴别。

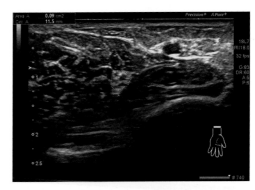

图 29-1-2 腕管超声

腕管近端正中神经肿胀,横截面积 0.23cm²。

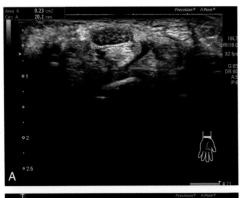

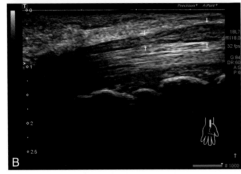

图 29-1-3 前臂超声

A. 旋前方肌近端水平正中神经横截面积 0.09cm²；B. 正中神经长轴图示近端正中神经肿胀。

五、治疗

(一) 保守治疗

对于轻度 CTS 患者,可以采取保守治疗,针灸、理疗、非甾体抗炎药、维生素 B6、利尿剂对这类患者有效,妊娠合并 CTS 为自限性疾病不需手术。小夹板类支具固定(将腕关节背伸 20°~30° 位置),对"夜间痛"有助于缓解症状。类固醇激素腕管内注射有效,但应注定防止穿刺损伤正中神经。

(二) 手术治疗

1. 开放式腕管松解术

(1) 适应证 ①保守治疗 3 个月以上无效;②重度 CTS 或合并腕尺管综合征(Guyon 综合征);③电生理检查明确诊断者。

(2) 麻醉 常规采用臂丛阻滞麻醉。

(3) 手术方式 切口位于手掌部,长约 3cm,靠近大小鱼际间沟尺侧 5mm,避免损伤正中神经掌皮支以及避免在正中神经上方直接暴露,防止术后瘢痕粘连。切开皮肤后分离皮下脂肪至掌腱膜,在腕横韧带尺侧切开,松解范围远端至大、小鱼际肌间及其筋膜之间的 V 型腱性交叉。近端切开腕横韧带,对于有严重鱼际肌萎缩及无力者,需行正中神

经运动支减压;否则没有必要,以防止损伤运动支。松解完成后分层缝合皮下、皮肤,14 天拆线。

(4) 术后管理 术后 48 小时内抬高手部,夜间佩带腕部支具。鼓励患者轻微活动手指及腕部。3 个月内不要进行手部剧烈运动。

2. 内镜下腕管综合征松解术

(1) 适应证 ①CTS 保守治疗 3 个月无效者;②有瘢痕体质者;③长期血液透析者;④不愿行开放手术者。

(2) 禁忌证 ①CTS 松解术后翻修者;②CTS 合并 Guyon 综合征者;③严重鱼际肌萎缩伴无力者;④合并腕管肿瘤、畸形、骨折、屈肌腱腱膜肥厚者。

(3) 手术方式 有 Okutsu 法、Ageei 法和 Chow 法。

六、并发症

CTS 松解术的常见并发症有:①韧带减压不充分,术后症状不改善;②术后瘢痕形成,导致复发;③正中神经运动返支损伤,导致鱼际肌萎缩;④屈肌肌腱损伤;⑤反射性交感性营养障碍;⑥手部血管损伤;⑦伤口感染。

(舒毓高)

第二节 肘管综合征

一、概述

肘管综合征(cubital tunnel syndrome,CuTS)是尺神经在肘部及其周围受到卡压而引起尺神经进行性损害的一系列临床症状和体征,其发病率仅次于腕管综合征的周围神经卡压性疾病。1878 年,Panas 首先描述了尺神经在肘部受压与尺神经麻痹的因果关系。Feinde 和 Stratford 在 1958 年提出了"肘管"及"肘管综合征"的概念。

历史上许多作者对肘管综合征的手术方式作出了贡献,包括尺神经皮下前移术、尺神经肌肉内前移术、尺神经肌下前移术、肱骨内上髁切除术,特别是 Lowe 等在 2001 年提出的尺神经经肌前移术,受到越来越多的关注。

二、肘管的解剖

肘管,是肘关节处肱骨内上髁和尺骨鹰嘴之间

的一个骨性纤维通道,内有尺神经通过(图29-2-1),尺神经经过尺侧腕屈肌的两个头进入前臂,在肱骨内上髁远端1.6cm处发出,支配尺侧腕屈肌的运动支。

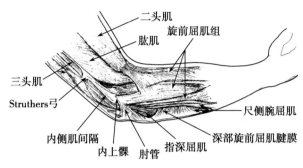

图29-2-1 肘管及邻近解剖模式图

（图中标注：二头肌、旋前屈肌组、肱肌、三头肌、Struthers弓、内侧肌间隔、内上髁、肘管、指深屈肌、尺侧腕屈肌、深部旋前屈肌腱膜）

三、病因及相关疾病

(一) 尺神经在肘部的卡压原因

尺神经在肘部有5个常见的卡压点(图29-2-1)。

1. Struther弓,位于肱骨内上髁近端8cm处,此处为尺神经在肘部卡压的最高点。

2. 内侧肌间隔为卡压的第二个部位。

3. 尺侧腕屈肌两头的Osborme弓形韧带是卡压的第3个部位。

4. 尺神经穿过旋前屈肌腱腱膜处,为第4个卡压点。

5. 在尺神经前移术后,尺侧腕屈肌的深部韧带成为第5个卡压点。

(二) 常见病因及疾病

尺神经在肘部的活动度很大,肱骨内上髁肘肌变异、肘部骨折、占位性病变、滑膜炎、关节炎、肘部异常血管、瘢痕形成等,是CuTS的常见病因。

四、临床表现及诊断

(一) 临床表现

1. **症状** 小指、环指麻木、刺痛,前臂内侧及肘部疼痛或酸痛,手臂肌力减弱,不能完成精细动作,后期出现手内肌萎缩。

2. **体征** ①Tinel征阳性;②肘部屈曲加压试验阳性。

检查方法:肘部屈曲,腕部和前臂置于中间位置,在肘管处压迫尺神经,1分钟内在尺神经分布区内出现与患者相同的主诉症状,即为阳性。

(二) 肘管综合征的分级(表29-2-1)

表29-2-1 肘管综合征的分级

分级	项目	临床表现	
轻度	感觉	间断感觉异常	振动觉过敏
	运动	主观的无力	笨拙或协同动作差
	检查	肘部屈曲加压试验,Tinel征	或二者均阳性
中度	感觉	间断感觉异常	振动觉正常或减退
	运动	测定可发现夹力或握力减弱	
	检查	屈肘试验,Tinel征或二者均阳性	手指交叉试验可能异常
重度	感觉	持续感觉异常	振动觉减退、两点辨别觉异常
	运动	测定可发现夹力或握力减弱、肌肉萎缩	
	检查	屈肘试验阳性,Tinel征阳性	或二者均阳性,手指交叉试验一般异常

摘自《尤曼斯神经外科学》第5版第4卷3122.

(三) 辅助检查

1. **电生理检查** 包括运动与感觉两个部分,跨肘部的运动传导速度测定,若低于40m/s时提示需要手术,20m/s~30m/s之间尽早手术低于20m/s要尽快手术。

2. **MRI** 可以排除肘部肿瘤、滑膜增厚、异常结构等。

3. **X线片** 可以排除肘部骨折

4. **超声诊断** 应用高频超声,可以发现CuTS的病因,如尺神经半脱位、腱鞘炎肿、骨赘、滑膜炎、副肌等。

CuTS的典型超声表现为:肘管内成近端尺神经肿胀使用描述法测量尺神经横截面积,当肘管处测量值≥10mm^2、肘管内尺神经横截面积大于其他节段面的1.5倍时,应高度怀疑CuTS(图29-2-2,图29-2-3)。

五、诊断及鉴别诊断

(一) 诊断

典型的临床症状与体征,结合电生理,超声等,

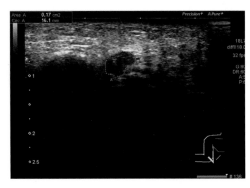

图 29-2-2　肘部尺神经超声图

肘关节骨折史,小指、环指麻木,肘管处尺神经横截断面最大面积 0.17cm²,尺神经肿胀。

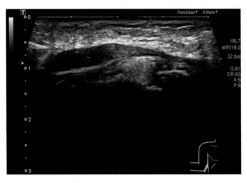

图 29-2-3　肘部尺神经超声图

肘管处尺神经长轴,可见尺神经明显肿胀。

可以作出 CuTS 的诊断。

（二）鉴别诊断

应与臂丛神经肿瘤、颈椎病、Cuyon 管综合征、颈椎管内肿瘤等鉴别。

六、治疗

（一）非手术治疗

尽量避免加重尺神经卡压的姿势,夜间保持伸肘位,减少屈肘动作,理疗,针灸,非甾体抗炎药物等有一定帮助。

（二）手术治疗

1. 手术指征　保守治疗 3 个月无效,电生理尺神经传导速度 <40m/s,伴纤颤,是手术治疗指征。

2. 手术方法　CuTS 的手术术式很多,一直存在争论。内镜手术因减压不彻底,容易损伤神经,目前开展得不多。开放手术术式包括单纯减压术,内上髁切除术,皮下前移术,肌下前移术,肌内前移术,经肌前移术,各种术式均有优缺点。相对而言,经肌前移术有更多优点:减压充分,不会造成尺神经张力过高。

CuTS 经肌前移术的简单步骤（图 29-2-4~ 图 29-2-9）。术后 24 小时拔除引流管,3 天拆除夹板固定装置,鼓励早期活动手部、腕部、肘部、肩部。

七、并发症

手术并发症主要包括:①伤口感染、血肿、切口延迟愈合;②前臂内侧皮神经损伤;③尺神经损伤;④瘢痕形成粘连;⑤遗漏松解部位,症状无缓解。

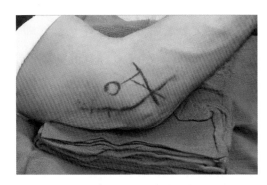

图 29-2-4　皮肤切口

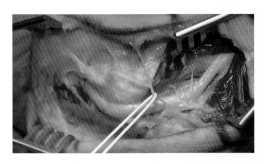

图 29-2-5　显露肘管内正中神经,保护前臂内侧皮神经

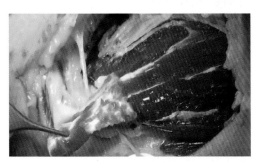

图 29-2-6　分离肌筋膜

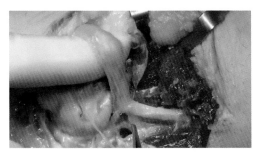

图 29-2-7　进一步松解尺神经

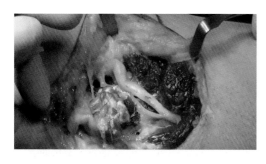

图 29-2-8 将游离、减压好的尺神经前一致肱骨内上髁前方

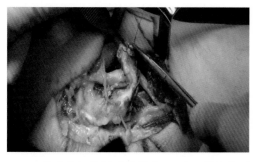

图 29-2-9 将分离好的肌腱膜缝合,固定尺神经与肱骨内上髁前方,防止尺神经滑脱,注意筋膜管道要宽松至少能容纳两指通过

(舒毓高)

第三节 胸廓出口综合征

胸廓出口综合征(thoracic outlet syndrome)是指一组由神经、血管束的一支或多支在离开颈椎走行至腋窝时被卡压而引起的疾病症候群。胸廓出口区域解剖复杂,臂丛和锁骨下血管有多个潜在的受压部位。根据压迫部位的不同,此类病症也被称为肋锁骨综合征、前斜角肌综合征、颈肋综合征、第一胸肋综合征、胸小肌综合征等。尽管神经、血管源性胸廓出口综合征通常同时存在,但神经源性胸廓出口综合征为主。神经性胸廓出口综合征(>90%)应与动脉性胸廓出口综合征(<1%)和静脉性胸廓出口综合征(3%)相区分。

一、胸廓出口的解剖

胸廓出口位于肩和胸部区域,锁骨下血管与臂丛神经,横过第一肋骨上的斜角间隙并在锁骨下进入腋窝。胸廓出口的边界,第一肋骨的上表面和前、中斜角肌。锁骨下动脉起源于右侧的头臂动脉(直接起自主动脉)。锁骨下静脉受惊上肢远端静脉血,并与颈内静脉汇入上腔静脉。臂丛由 C5、C6、C7、C8 颈神经根的前支和 T1 的大部分构成。上述

颈神经根出椎间孔后,在椎动脉后方水平向外侧走行。在中斜角肌外侧边缘,相结合形成臂丛的上、中、下干。锁骨下动脉和神经丛的三支主干穿过第一肋骨、前、中斜角肌围成的间隙。在这个水平,臂丛位于动脉的后、侧方。

在第一肋骨外侧边缘,锁骨中 1/3 略高于后方,臂丛主干分为前和后两部分,锁骨下动脉逐渐移行为腋动脉。臂丛的分支继续在锁骨下,向下延伸到腋窝和腋动脉并行。当穿过锁骨下方时,两个分支再次连接,形成后、内侧和外侧干。

胸小肌起于第 3 至第 5 肋骨,附着于肩胛骨的喙突。手臂的神经血管束于胸小肌下方通过。臂丛神经三干在胸小肌外侧缘形成臂丛的终支(见图 1-1-5)。

二、胸廓出口综合征的卡压机制

神经血管束受压,导致胸廓出口综合征的常见部位有 3 个位置:斜角肌间隙、肋锁间隙、胸小肌间隙(或喙突下间隙)。而临床实践中,胸廓出口综合征最常见的卡压位置是斜角肌间隙。神经源性胸廓出口综合征常见原因是机动车交通事故。乘员在冲击力作用下,安全带束缚了胸部运动,而头部和颈部突然进行加速和减速运动,造成臂丛神经卡压于上述结构。来自外伤性的神经源性胸廓出口综合征患者中女性更常见,是男性患者的 2 倍(图 29-3-1)。

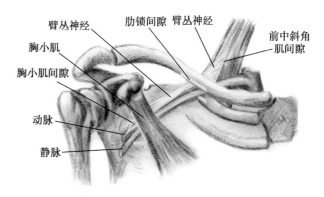

图 29-3-1 胸廓出口综合征示意图

1. 斜角间隙的卡压综合征 可缘于颈肋的存在。颈肋影像检出率为 0.5%~0.7%。70% 的患者是双侧的,女性的发病率是男性的两倍。颈肋通常以纤维附着于第一肋骨斜角肌结节。卡压可发生于颈肋下方、前斜角肌前方和中斜角肌后方,神经

血管束常被其卡压。虽然颈肋与胸廓出口综合征关系密切，但单纯颈肋存在并不能作为确定诊断依据。然而，颈肋存在可造成潜在胸廓出口综合征症状更为严重，可表现为 C8~T1 分布肌肉失神经支配。

胸廓出口综合征多为临床诊断，可无医学影像学或电生理的诊断结果。然而，如果症状严重，保守治疗无效，则应考虑手术会诊、颈椎 X 线片检查是否存在颈肋，电生理检查可以鉴别肘管综合征、腕管综合征和颈神经根疾病等。

2. 肋锁间隙卡压　也被称为肋锁综合征，多由于肩向后下移位引起，可能与第一肋骨异常、锁骨骨折史或锁骨下肌肥大有关。随着年龄的增长和功能退化，肩带下降也会产生类似的临床综合征。

3. 胸小肌压迫　是由手臂外展引起的，也称为过度外展综合征。它是由上肢置于极端外展位引起的。当神经血管束通过胸小肌深面的喙突下方时，在第一肋前方的锁骨后间隙发生卡压。胸小肌喙突止点的卡压是胸廓出口综合征的第二大常见原因。这可能在一些职业场景中相对常见，如患者需要反复地进行上臂前伸或过头运动。

三、胸廓出口综合征的主要临床表现

胸廓出口综合征患者会表现为颈、肩、手臂疼痛和感觉异常，以及枕部头痛，常见于 20 岁到 40 岁之间，女性比男性更常见。根据被压迫的结构不同，临床表现会呈现差别。大多数患者有某种外伤史，而存在颈肋的患者可能没有明确外伤史。

1. 神经源性胸廓出口综合征　占 90%~97%，这种类型的胸廓出口综合征主要是由 C8~T1 远端神经根或臂神经丛下干近端纤维受卡压而引起，症状主要集中在尺神经的分布区域。这些患者可表现为手臂无力、疲劳、麻木和臂丛后内侧束分布区域的感觉刺痛，由于存在交叉的神经纤维，可有五指麻木表现。也可能出现手部的鱼际肌萎缩或骨间肌萎缩，但临床上较为少见。这些患者的主诉可能是颈部、肩部或手臂疼痛，以及枕部头痛。梳理头发、睡眠时手臂过头顶、搬运重物、反复进行手臂高举过顶运动可加重症状。常可发现受累肢体有轻微的 C8~T1 分布性运动无力和较明显的感觉改变。

2. 静脉性胸廓出口综合征　是由于锁骨下静脉或腋窝静脉在肋、锁骨间隙受到压迫而引起的，在 2%~4% 的患者中可见。这种情况可能是由于体位的原因造成锁骨和第一胸椎或颈肋之间的静脉位置受压。体位压迫症状可出现在手臂反复过顶运动时，受累手臂表现为水肿和无力。这些限制性结构的反复摩擦挤压可造成锁骨下静脉中血栓形成，也称为 Paget-Schroetter 病。一旦形成血栓，受累上肢出现发绀或水肿，同时伴有肩部和胸壁侧静脉扩张。血栓形成的患者有发生肺栓塞风险。

3. 动脉性胸廓出口综合征　极为罕见的，但症状最严重。它是由于锁骨下动脉在斜角间隙受压，也可能由于骨骼变异（颈肋压迫）所致。患者常表现为在长时间上臂过顶运动时出现肢体疲劳、间歇性疼痛，感觉异常。受累肢体可出现冰冷且苍白，无力，脉搏减弱。在病症晚期，可能发展为上肢远端结构缺血性损害。

四、胸廓出口综合征的体格检查

胸廓出口综合征的体格检查应包括颈椎、肩部和神经肌肉检查。还包括，Adson 征，随着头部旋转桡动脉脉搏减弱。神经源性胸廓出口综合征，可进行上肢紧张试验。该检查让患者双侧手臂外展 90°，手腕向两侧伸展 90°。然后将颈部向对侧侧屈，使头部尽可能靠近对侧肩膀。阳性表现为患者症状加重。臂外旋紧张试验，臂外展 90°，屈肘 90°，臂尽量外旋。外旋紧张加强试验在臂外旋紧张基础上，头向对侧旋转。以上试验都可以有效测试神经源性胸廓出口综合征。

神经源性胸廓出口综合征的其他重要体征，包括前斜角肌和 / 或胸小肌的触诊疼痛和痉挛。此外，臂丛下干受压的典型表现经常出现受累肌肉无力，如拇短展肌、小指展肌、骨间肌、指屈肌和指伸肌无力等。神经源性胸小肌综合征，症状多发生在肩膀和手臂，胸小肌触诊有压痛。肌无力通常出现在手内肌群，而前臂肌群（如指屈肌和伸肌）并不明显。病情严重者，可检查到握力下降。但在一般胸廓出口综合征患者中，双侧的握力测试差异往往可以忽略不计。当握力存在差异时，可以进行病情追踪随访也可作为临床改善的衡量标准。

五、胸廓出口综合征的诊断与鉴别诊断

为了明确患者的主诉症状，可通过诊断性注射

和局部麻醉来明确疼痛性质。例如,斜角肌阻滞、肩峰下阻滞、腕管阻滞和/或颈椎硬膜外阻滞等。颈椎 MRI 特别是冠状位也可以提供必要的鉴别诊断信息。体格检查如前所述,可通过上肢紧张试验进行检查。

胸廓出口综合征的诊断是基于病史和体格检查。

胸廓出口综合征的鉴别诊断应包括:颈椎放散性神经病变、颈椎小关节炎、颈椎肿瘤、复杂区域疼痛综合征、肩关节滑囊炎、盂肱关节不稳、肩袖损伤、其他周围神经压迫(肘管和腕管综合征)、风湿病、周围神经肿瘤、肺尖肿瘤、多发性硬化、糖尿病和血管疾病。

动脉型胸廓出口综合征,无明确外伤史,几乎总与颈肋有关。剧烈疼痛常由血栓引起的,常见于患侧手臂桡侧脉搏消失。

静脉型胸廓出口综合征,可能有手臂过度运动的病史。体格检查可发现手臂肿胀,浅表静脉扩张,发绀。疼痛可能并不显著。

在外伤患者中,尤其是挥鞭样损伤患者,鉴别诊断可能是具有挑战性的。诊断医生经常需要梳理出患者是否有严重的肩部问题、颈部问题以及伴随腕管或肘管综合征、胸廓出口综合征,或这些问题的相应组合。

六、胸廓出口综合征的治疗

(一)对因治疗

导致胸廓出口综合征的因素包括颈肋骨,前、中斜角肌肥大或痉挛,较高的第一肋,随年龄增长肩带的退化,大而下垂的乳房、任何潜在纤维束带以及神经血管束周围生长的肿瘤压迫均可能造成神经卡压。

从保守的角度来看,物理治疗是治疗神经源性胸廓出口综合征主要手段。任何治疗计划的重点也应该制订家庭训练计划。目标是肩胛骨稳定、斜角肌/胸肌小伸展、姿势再训练和神经滑动练习。

(二)药物注射及手术治疗

前斜角肌麻醉阻滞可以减弱肌肉力量,并减少胸廓出口臂丛的压迫。如果使用麻醉剂阻断有效,则可以使用肉毒杆菌毒素对斜角肌进行治疗。

使用肉毒杆菌毒素进行前斜角肌注射已成为治疗神经源性胸廓出口综合征的常见方法。当这种治疗效果欠佳时,可以考虑手术干预。手术的主要目标是开放胸廓出口的空间。常见的术式包括斜角肌切除术、胸小肌肌腱切开术和第一肋骨切除术等。

(伍刚)

第四节　其他上肢神经卡压综合征

一、肩胛上神经卡压

肩胛上神经(suprascapular nerve)是一混合神经,起源于臂丛的上干。当其卡压后,可出现肩部疼痛和无力。肩胛上神经有两个主要的卡压部位,临床表现因压迫部位而异。肩胛上切迹近端肩胛上神经卡压,患者主诉肩部后外侧疼痛和无力。冈盂切迹处肩胛上神经远端的夹闭卡压疼痛相对少见。

(一)局部解剖

肩胛上神经起源于 C5 和 C6 神经根的纤维,也可起自 C4 神经根。它自臂丛上干发出后,穿过颈后三角,在喙锁韧带和斜方肌深面,向后通过肩胛上切迹。肩胛横韧带包裹着肩胛上切迹的上部,该韧带可增厚甚至骨化造成神经压迫。肩胛上动脉和肩胛上静脉通常穿过肩胛上韧带上方,其分支可伴行神经。进入冈上窝神经在冈上肌深面支配该肌肉。肩胛上神经与胸外侧神经一起向肩关节提供感觉支配。肩胛上神经向外侧经过一个纤维-骨管(冈盂切迹或冈下切迹),进入冈下窝支配冈下肌。肩关节的深层感觉纤维位于冈盂韧带近端(图 29-4-1)。

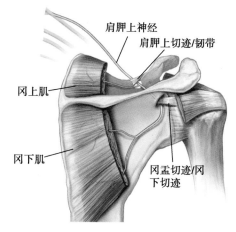

图 29-4-1　肩胛上神经卡压模式图

(二) 临床表现

肩胛上神经卡压时,当肩胛上切迹受压可出现明显的肩痛。肩部后外侧和肩胛骨区域钝痛,可放射到同侧肩、手臂或颈部。这种情况主要见于运动员或反复做过头顶运动的人(如:举重、棒球、网球、游泳、木工)。可因外伤诱发,如手臂内旋举起重物;也可表现肩部无力或易疲劳,特别手臂外展和外旋位。肩胛骨的任何向前运动都可能引起疼痛,包括前臂过胸动作。患者还可能发展为"冻肩"(粘连性关节囊炎),主要是由于疼痛患者不愿活动肩关节。

远端的冈盂切迹卡压,患者会出现冈下肌的孤立性萎缩和无力。在这种情况下,基本无疼痛症状,因为此部位无肩关节感觉纤维。上臂神经炎也可引起肩胛上神经病变,但乏力并不局限于冈上肌和冈下肌。

(三) 体格检查

冈上肌或冈下肌萎缩,冈下肌萎缩相对容易发现,因为斜方肌可以遮挡冈上肌。肩胛上切迹压痛点检查,检查者将一只手放在患者患肩,四指放于锁骨上,沿着肩胛冈外侧 1/3 用拇指按压。然后,向下和向外侧移动拇指,按压冈盂切迹,评估以上部位是否存在潜在的神经卡压。与未受累侧相比,前臂外展、外旋 20°~30° 可观察到肌肉无力。将患侧手臂抬高至 90°,并在胸前用力内收手臂,可紧张冈盂韧带,至神经压迫,症状明显复现。

(四) 鉴别诊断

电生理检查、磁共振成像或高分辨率超声检查有助于明确诊断。X 线片可显示异常的肩胛上切迹。电生理检查可以显示去神经支配的改变,如远端运动神经传导潜伏期增加和去神经支配的征象(自发肌电增加、正的锐波、纤颤、多相电位活动、诱发电位幅值降低和运动单位电位募集)。如果冈上肌正常,冈下肌失神经支配,病变位于冈盂切迹。磁共振检查可发现冈下肌萎缩、肿瘤或囊肿等。

(五) 治疗

肩胛上神经卡压的常见因素是过度使用肩袖肌肉。因为该神经支配前臂外展和外旋的肌肉,过度使用这些肌肉,特别是冈上肌,会导致肌肉痉挛,进而使肩胛上神经在肩胛上切迹的卡压。限制活动和伸展运动(包括仰卧位内旋和轴向伸展)有助于缓解神经卡压;加强运动训练包括肩的内收和外旋。

肩胛上神经注射有多种方法,包括超声引导、CT 引导等。射频消融,使用脉冲射频消融或热射频消融肩胛上神经被证实是安全有效的获得长期疼痛缓解的方法。对于严重肌肉萎缩、无力或顽固性疼痛且保守治疗失败的患者,可以考虑肩胛上神经手术减压。术式包括,开放式手术入路进行肩胛上切迹或冈盂切迹减压。关节镜手术也可为肩胛上神经进行减压术。

二、桡神经深支卡压

桡神经深支卡压可导致两种不同的临床症状。骨间后神经综合征(posterior interosseous nerve syndrome,PINS)是一种定义明确但罕见的神经麻痹,累及部分腕伸肌和全部指伸肌,而桡管综合征(radial tunnel syndrome,RTS)是一有争议的、反复疼痛性疾病,一般无严重运动神经功能障碍。

(一) 局部解剖

桡神经起源于臂丛后束,起自 C5~T1,环绕肱骨,然后穿过外上髁附近的肱桡关节,向下进入前臂。注意桡管综合征患者不累及桡浅神经。桡神经主干随后分为桡神经浅感觉支和桡深神经。桡管的定义尚不统一,多数专家主张将桡管的近端边界定义为桡深神经跨过肱桡关节的点,恰位于桡神经浅支与深支分叉的远端(见图 1-1-6)。

桡管的远端定义较为宽泛,有的将其定位于为旋后肌的近端,不包括旋后肌附着全程,称之为 Frohse 弓;也有将旋后肌附着全程囊括其中,定位于旋后肌远端边缘。多数学者认为骨间后神经起始于桡神经主干的分叉处(与桡神经深支同义),但也有一些学者认为骨间后神经应是旋后肌远端边缘之后神经。这些解剖学上的区别可能没有太多的临床意义,但容易让人对肘部附近桡神经卡压解剖位置的混淆。

(二) 神经卡压

由桡神经深支受压引起的"桡管综合征"实际上有几个潜在的病因。最常见的压迫部位是旋后肌浅表部分(Frohse 弓)近端边缘,特别是前臂旋前位时。体位的改变增加了桡管内的压力,旋后肌边缘为坚硬纤维组织时就更为明显。压迫机制还包括肢体活动本身所产生的应力,例如,投掷物品;或继发性的解剖变化,如旋后肌肉肥大或损伤,以及重复的牵引应力。

其他潜在卡压部位有：①在肘以上，桡神经可被肱三头肌外侧头或长头内的纤维弓压迫；②起自环状韧带和桡骨头的纤维带；③桡动脉回返动脉将骨间后神经压迫于桡骨颈；④桡短伸肌的边缘；⑤旋后肌远端边缘。

其他较少的情况由于神经节或脂肪瘤引起压迫和包绕，这可能会导致明确骨间后神经综合征，并伴有明显的肢体无力和电生理异常(图 29-4-2)。

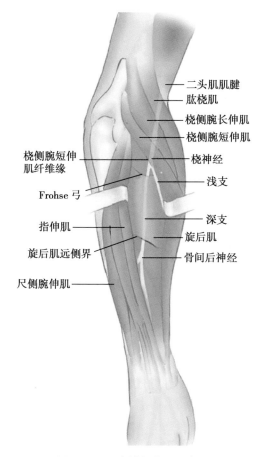

二头肌肌腱
肱桡肌
桡侧腕长伸肌
桡侧腕短伸肌
桡侧腕短伸肌纤维缘
桡神经
Frohse 弓
浅支
指伸肌
深支
旋后肌
旋后肌远侧界
骨间后神经
尺侧腕伸肌

图 29-4-2　桡神经卡压示意图

（三）临床表现

在外伤情况下，骨间后神经综合征患者通常在神经支配的肌肉逐渐出现无力，手指伸展比手腕伸展受影响更大。可有疼痛症状，但运动症状更为突出。桡管综合征患者表现为前臂外侧伸肌近端深部疼痛，仅位于外上髁远端。最初的症状通常是疲劳和精细活动受限，而非疼痛。需要注意，尺神经和正中神经较桡神经更容易出现压迫。

疼痛发作通常是隐袭，常在优势侧，可向近端或远端放散，常在夜间出现。疼痛在使用前臂外侧伸肌时加重(如敲击键盘或举重物)。一般来说，没有明显的感觉异常或麻木，除非伴有腕管综合征。

（四）体格检查

1. 桡管综合征　桡管综合征的病史和体格检查常是非特异性的。临床上可表现为，桡骨头远端约 3~6cm 处的疼痛和压痛。然而，在实际操作中，检查人员最容易在尺骨近端背侧和伸肌群之间的交界处按压患者旋前的前臂，伸肌群包括肱桡肌和腕伸肌。无症状者，在该区域按压可能有轻微压痛，需要比较受累侧和未受累侧的压痛，来判断相关症状。

此外，患者可能存在外上髁炎(网球肘)，应比较外上髁与桡管之间的触诊结果。事实上，桡管综合征一直被称为"难治性网球肘"，这是由于这两种疾病在病史和体格检查上极易混淆。牵张桡神经的体位(如前臂旋前、肘关节伸展、腕关节屈曲)可作为刺激试验来诱发加重症状。但是，这种体位也会加重外上髁炎的症状。

桡管综合征患者进行抵抗性伸腕，只有轻微的疼痛；相反，外上髁炎患者通常会引起剧烈的疼痛。桡管综合征可能是"双重卡压"结果之一，即使缺少相应症状，也应对近端的颈部和肩部进行检查，并对上肢力量进行评估，排除其他诊断。

2. 骨间后神经综合征　由于桡侧腕长伸肌功能保持完整，与近端桡神经麻痹患者相比，骨间后神经综合征患者的腕伸肌无力更为轻微。典型的表现是由于尺侧腕伸肌无力导致手指伸展减少，尤其是第四和第五指，当试图伸展手腕时，手部桡向偏移，通常伸指无力，且不伴疼痛。

在神经系统检查中，排除近端桡神经病变：①肱三头肌的完整力量：患者从最初屈曲位置伸展肘部，检查三头肌的力量；②测试患者屈肘，同时模拟拿水杯，以最大限度地发挥肱桡肌的力量，测试肱桡肌功能保留；③检测腕伸肌部分强度，证实腕长伸肌功能保留。

（五）鉴别诊断

造成前臂和肘部疼痛的原因还包括如下原因，外侧上髁炎、颈神经根病、肩撞击综合征、胸廓出口综合征、肘管综合征等应根据病史处理。如果疼痛向肩部和颈部近端延伸，且在头顶活动或颈部活动时加重，则在鉴别诊断时考虑颈椎和/或肩部情况；如患者肘关节屈曲症状增加，如打电话动作，也应考虑肘管综合征。

（六）治疗

1. 封闭治疗　患者取仰卧位或坐卧位，前臂旋前前伸，旋后肌的近端和远端边界可显现，以桡骨头作为参考点。消毒后，在最大压痛点，注射利多卡因与曲安奈德混合液，可改善患者临床症状。

2. 外科处置　目前还没有手术或非手术干预治疗这两种综合征的对照试验报道。有研究认为桡管手术减压可能对桡管综合征患者有效，对骨间后神经卡压综合征患者减压呈现一定疗效趋势。如果患者对诊断性封闭注射反应良好，则桡管手术效果良好。由于骨间后神经卡压可能导致永久性神经损伤，如果患者3个月症状仍未改善，应进考虑进行手术松解。

三、桡神经浅支卡压

桡神经浅支卡压（superficial radial nerve entrapment）是前臂和拇指疼痛的一个常被忽视的原因，类似于 de Quervain 腱鞘炎、拇指退行性关节炎、腕管综合征和复杂区域疼痛综合征（complex regional pain syndrome，CRPS）。它也被称为感觉异常手痛，以及手铐或腕表神经痛。

（一）临床解剖

桡神经起源于臂丛的后束，它经过肱骨周围在肘部分为浅支和深支。桡神经浅支在肱桡肌和桡侧腕伸肌之间穿行，在桡侧前臂远端浅出，穿过拇长伸肌肌腱，经过桡骨背侧结节（Lister's 结节）和伸肌支持带，到达拇指和手背侧。桡神经、正中神经和尺神经共同提供手部感觉（见图 1-1-6）。

（二）卡压机制

桡神经浅支的卡压可能是由于活动造成肱桡肌的痉挛或肥大，例如锤击或使用鼠标。在桡骨茎突近端约9cm处，在桡骨嵴和桡侧腕长伸肌之间的浅表处可发生桡神经浅支的卡压。前臂旋后，肱桡肌和桡侧腕长伸肌肌腱平行；旋前运动使二者扭转，外侧桡侧腕长伸肌肌位于肱桡肌深面，缩窄了神经通过区域。腕尺侧屈曲、过度旋前和其他牵张神经的动作可加重了上述的压迫。

（三）临床症状

桡神经浅支卡压常主诉腕关节桡侧疼痛和拇指疼痛，这种疼痛可能导致拇指无力和握力下降，特别是尺腕屈曲和前臂过度旋前时，疼痛加重。桡神经浅支卡压引起的疼痛，常伴休息疼痛，夜间痛不明显。桡神经浅支卡压常可引起或表现为复杂区域疼痛综合征，肿胀、感觉过敏、异位疼痛和运动疼痛。这些症状最初见于拇指或手背桡侧，但可蔓延至整只手和前臂。患者经常用手套或绷带保护手不受刺激。桡神经浅支卡压和后骨间神经卡压可能同时存在。在糖尿病等全身性神经病变的情况下，桡神经浅支卡压可伴随正中神经和尺神经的卡压，会造成"手套状"的疼痛和/或麻木。

（四）体格检查

叩击前臂中距桡骨茎突近9cm处的桡神经浅支可重现患者的症状（Tinel 征）。当患者握拳时，许多患者的症状会加重，并且检查者提供强迫尺侧偏移（Finkelstein 试验阳性）。患者也可能因疼痛而减少握力。

（五）鉴别诊断

近端桡侧神经痛、颈神经根病、和桡骨茎突狭窄性腱鞘炎是腕背桡侧疼痛需要鉴别的疾病。患有桡骨茎突狭窄性腱鞘炎的患者会感到桡侧茎突有压痛。颈神经根病患者可能有近端肌肉无力和相关的颈部和肩部疼痛。

（六）治疗

1. 诱因的识别与处理　摘掉紧固的手表或首饰、戴上夹板、改变工作环境、服用消炎药，这些都是治疗的一线方法。桡神经浅支的所有分支均位于桡骨茎突、Lister 结节和桡神经浅支从肱桡肌下方出口形成的等腰三角形的径向一半。避免在该区域进行手术以免损伤神经。

2. 药物注射治疗　前臂的桡神经浅支，非常浅表，使用糖皮质激素和少量局麻药注射到组织中足够深，以避免类固醇皮肤萎缩，同时注意不损伤神经。

3. 手术治疗　对于症状顽固的病例，应考虑手术探查和松解。如有必要，应明确诊断桡神经浅支受压，手术应包括所有受压结构的神经松解和必要时显微外科神经松解。

（伍刚）

参考文献

[1] AKELMAN E.Carpal tunnel syndrome [M]. In：Berger R A，Weiss A P，eds. Hand Surgery. VOL1. Philadelphia：Lippincott Williams & Wilkins，2004：867-885.

［2］STEVENS J C，SUN S，REARD C M，et al. Carpul tunnel syndrome in Rochester，Minnesota，1961 to 1980 ［J］. Neurology，1988，38（1）：134-138.

［3］LOUIS D S，GREENE T L，NOELLERT R C. Complications of carpal tunnel surgery ［J］. J Neurosurg，1985，62（3）：352-356.

［4］PHALEN G S. The carpal tunnel syndome：seventeen years'experience in diagnosis and treatment of six hundred fifty-four hands ［J］.J Bone Joint Surg Am，1966：48（2）：211-228.

［5］LANZ U.Anatomical variations of the median nerve in the carpal tunnel ［J］. J Hand Surg Am，1977，2（1）：44-53.

［6］谢振军.腕管综合征诊断和治疗进展［J］.中华实用诊断与治疗杂志，2017，31（11）：1041-1045.

［7］SOLTANI A M，BEST M J，FRANCIS C S，et al. Trends in the surgical treatment of cubital tunnel syndrome：an analysis of the national survey of ambulatory Surgery database ［J］. J Hand Surg Am，2013，38（8）：1551-1556.

［8］PANAS P：Sur une cause Peu Connue de paralysie du nerf cubital ［M］. Arch Gen Med 5（ser7），1878.

［9］FEINDEL W，STRATFORD J. Cubital tunnel compression in tardy ulnar palsy ［J］. Can Med Assoe J，1958，78（5）：351-353.

［10］LOWE J，NOVAK C B，MACKINNON S E. Current approach to cubital tunnel Syndrome ［J］. Neurosurg Clin N Am，2001，12（2）：267-284.

［11］MACKINNON S E，NOVAK C B. Compression nearopathies//Wolf S W，Hotchkiss R N，Pederson W C，Kozin S H，eds，Green's Operative Hand Surgery. 6th ed ［M］. Philadelhpia，PA：Elsevier Churchill Livingstone，2011：977-1014.

［12］易传军，朱庆棠，陈山林，等.周围神经外科［M］.济南：山东科学技术出版社，2021：310-320.

［13］王任直.尤曼斯神经外科学［M］.北京：北京人民卫生出版社，2009：3115-3134.

［14］KUSCHNER S H，EBRAMZADEH E，JOHNSON D，et al. Tinel's sign and Phalen's test in carpal tunnel syndrome ［J］. Orthopedics，1992，15（11）：1297-1302.

［15］LAHA R K，DUJOVNY M. DECASTRO S C. Entrapment of median nerve by supracondylar process of the humerus：Case report ［J］. J Neurosurg，1977，46（2）；252-255.

［16］MACKINNON S E，NOVAK C B. Compression neuropathies//GREEN D P，HOTCHKISS R N，PEDERSON W C，WOLFE S W，eds. Green's Operative hand Surgery. Vol 1 ［M］. Philadelphia：Elsevier，2005：999-1045.

［17］WATCHMAKER G P，WEBER D，MACKINNON S E. Avoidance of transection of the palmar cutaneous branch of the median nerve in carpal funnel release ［J］. J Hand Surg Am 1996，21（4）：644-650.

［18］易传军，朱庆棠，陈山林，等.周围神经外科［M］.济南：山东科学技术出版社，2021：249-296.

［19］张亚卓，邸虎.内镜神经外科学［M］.北京：人民卫生出版，2012：346-354.

［20］OHMAN J W，THOMPSON R W. Thoracic Outlet Syndrome in the Overhead Athlete：Diagnosis and Treatment Recommendations ［J］. Curr Rev Musculoskelet Med，2020，13（4）：457-471.

［21］SANDERS R J，HAMMOND S L，RAO N M. Diagnosis of thoracic outlet syndrome ［J］. J Vasc Surg，2007，46（3）：601-604.

［22］COTTIER C，ADLER R，VORKAUF H，et al. Pressured pattern or type A behavior in patients with peripheral arteriovascular disease：controlled retrospective exploratory study ［J］. Psychosom Med，1983，45（3）：187-193.

［23］MIAN A，CHAUDHRY I，HUANG R，et al. Brachial plexus anesthesia：A review of the relevant anatomy，complications，and anatomical variations ［J］. Clin Anat，2014，27（2）：210-221.

［24］HAGAN R R，RICCI J A，EBERLIN K R. Novel Surgical Approach for Decompression of the Scalene Triangle in Neurogenic Thoracic Outlet Syndrome ［J］. J Reconstr Microsurg，2018，34（5）：315-320.

［25］JAYARAJ A，DUNCAN A A，KALRA M，et al. Outcomes of Transaxillary Approach to Cervical and First-Rib Resection for Neurogenic Thoracic Outlet Syndrome ［J］. Ann Vasc Surg，2018，51：147-149.

［26］SHAPIRO B E，PRESTON D C. Entrapment and compressive neuropathies ［J］. Med Clin North Am，2009，93（2）：285-315，vii.

［27］LIVESON J A，BRONSON M J，POLLACK M A. Suprascapular nerve lesions at the spinoglenoid notch：report of three cases and review of the literature ［J］. J Neurol Neurosurg Psychiatry，1991，54（3）：241-243.

［28］GOFELD M，RESTREPO-GARCES C E，THEODORE B R，et al. Pulsed radiofrequency of suprascapular nerve for chronic shoulder pain：a randomized double-blind active placebo-controlled study ［J］. Pain Pract，2013，13（2）：96-103.

［29］EHRLICH W，DELLON A L，MACKINNON S E. Classical article：Cheiralgia paresthetica（entrapment of the radial nerve）. A translation in condensed form of Robert Wartenberg's original article published in 1932 ［J］. J Hand Surg Am，1986，11（2）：196-199.

［30］CLAVERT P，LUTZ J C，ADAM P，et al. Frohse's arcade is not the exclusive compression site of the radial nerve in its tunnel ［J］. Orthop Traumatol Surg Res，2009，95（2）：114-118.

［31］OZKAN M,BACAKOGLU A K,GUL O,et al. Anatomic study of posterior interosseous nerve in the arcade of Frohse［J］. J Shoulder Elbow Surg,1999,8(6):617-620.

［32］KEEFE D T,LINTNER D M. Nerve injuries in the throwing elbow［J］. Clin Sports Med,2004,23(4):723-742.

［33］TOSUN N,TUNCAY I,AKPINAR F. Entrapment of the sensory branch of the radial nerve(Wartenberg's syndrome):an unusual cause［J］. Tohoku J Exp Med,2001,193(3):251-254.

［34］ALI A M,EL-ALFY B,ATTIA H. Is there a safe zone to avoid superficial radial nerve injury with Kirschner wire fixation in the treatment of distal radius? A cadaveric study［J］. J Clin Orthop Trauma,2014,5(4):240-244.

第三十章 下肢神经卡压综合征

第一节 股外侧皮神经卡压综合征

股外侧皮神经（lateral femoral cutaneous nerve，LFCN）是较容易受到压迫的下肢感觉神经。它起自腰骶神经丛开始，穿过腹股沟韧带下的腹膜后，进入大腿皮下组织。股外侧皮神经卡压（感觉异常性股痛）又称 Bernhardt-Roth 综合征，是一种发生在大腿前外侧的感觉异常、疼痛或两者兼有的临床综合征。非创伤性感觉异常性股痛，发生率为 3.4~4.3/10 万人·年。股外侧皮神经卡压综合征与腕管综合征、妊娠、高体重指数和糖尿病显著相关。糖尿病患者感觉异常性股痛发生率是非糖尿病患者的 7 倍，男性更为常见。

一、局部解剖

股外侧皮神经解剖学最显著的方面是其变异性较大，特别是从骨盆过渡到大腿。股外侧皮神经起源于 L2 和 L3，是腰丛的一部分，然后在腰肌浅部和深层之间和髂肌表面的两层筋膜之间斜行。从髂耻束穿过腱膜筋膜隧道，到达腹股沟韧带下，或在髂前上棘通过其最外侧部分。它在旋髂深血管下走行并进入大腿。在此部位，股外侧皮神经变异走行很常见。可进入大腿缝匠肌表面或缝匠肌内；也可越过髂嵴外侧和髂嵴后方。该位置特别容易受到紧身衣或腰带的压迫。股外侧皮神经通常分为两个分支：一个较小的后分支支配大转子区域感觉，一个较大的前分支支配大腿前外侧至膝关节感觉。

此外，股外侧皮神经骨盆分成多达五个分支。任一分支的卡压也能导致典型的感觉异常性股痛。股外侧皮神经的解剖变异对确定卡压的位置和病因、治疗症状以及在手术过程中保护神经有重要意义（见图 1-1-13，见图 1-1-14）。

二、卡压机制

股外侧皮神经在腹膜后或骨盆的走行路径中，任何位置受到压迫或损伤都可造成症状。髂耻束是位于髂筋膜前界和腹横肌、腹横筋膜交界处的致密结缔组织区域。股外侧皮神经总是位于髂耻束深部并与之并行。髂耻束近端假性神经瘤的存在是该区股外侧皮神经卡压的线索。当神经从骨盆移行至股部时，走行角度发生偏转，使其容易受到卡压和损伤。这个角度随着运动和髋部伸展而增加，但在截石位髋关节屈曲和外展不会增加股外侧皮神经的张力。肥胖、妊娠、腹水、紧身服装、安全带、背带、直接创伤、腿部长度变化、脊柱侧凸和肌肉痉挛会加重骨盆和大腿之间神经卡压（图 30-1-1）。

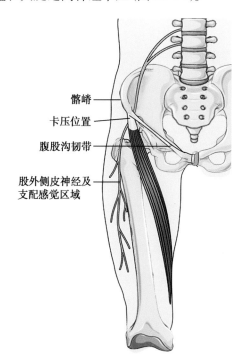

髂嵴
卡压位置
腹股沟韧带
股外侧皮神经及支配感觉区域

图 30-1-1 股外侧皮神经卡压模式图

三、临床表现

股外侧皮神经卡压综合征典型表现为亚急性发作的大腿前外侧烧灼痛、感觉异常（感觉异常和感觉减退）或两者兼有。疼痛可位于髋关节前部至外侧、大腿前部和外侧以及远端至膝关节前部的任何位置。患者也表现分为感觉寒冷、深层肌肉疼痛。长时间站立和行走会加重疼痛，坐位常可使疼痛减轻。此外，当患者试图改变步态和身体活动以减轻症状时，可能会出现继发性髋关节、膝关节和小腿疼痛。股外侧皮神经因为不包含运动纤维成分，其卡压症状局限于感觉改变。

四、体格检查

股外侧皮神经分布的变异，感觉异常可能只出现在大腿外侧。站立、平躺或伸直臀部均可引发疼痛；坐姿或侧方压迫骨盆可以缓解症状。其余下肢神经系统检查，特别是直腿抬高、深肌腱反射，及运动肌力正常。髋关节、背部或骶髂关节检查正常。最可靠的体征是髂前上棘的压痛。

五、辅助检查

在病史和体格检查中发现股外侧皮神经卡压特征性表现的患者，常不需要进一步髋关节和骨盆X线片检查。然而，当临床表现不明确时，应进行腰椎的X线片检查，以排除椎体滑脱、椎管狭窄或椎间盘疾病。MRI可用于检测股外侧皮神经走行区域的占位性病变，以及临床上和电生理检查不能确诊的神经病变。

躯体感觉诱发电位（SSEP）可收集股外侧皮神经刺激后，头皮上的电信号，用来确认股外侧皮神经病变的诊断。因为没有运动神经纤维成分，肌电图（EMG）在股外侧皮神经卡压综合征诊断中缺少直接诊断价值。然而，肌电图和神经传导检查有时，可有助于排除神经根病或腰丛病。

六、诊断与鉴别诊断

大多数股外侧皮神经为特发、症状较为典型。其危险因素包括，平均体重指数（BMI）较高、糖尿病。股外侧皮神经卡压综合征，平均诊断年龄为50岁，男性和女性发病率相似。其他相关风险因素包括：腰部束紧的腰带、腹股沟韧带外侧附近的瘢痕

组织、酒精和铅中毒，以及妊娠等。创伤（如髂前上棘的撕脱骨折、机动车事故后的安全带损伤）、盆腔和腹膜后肿瘤以及腿部长度差异也增加了发病风险。

感觉异常性股痛随体位变化而变化，包括行走或站立。长时间的髋和大腿伸展，长时间站立或长距离步行和骑车，可使神经伸展加剧疼痛。局部或区域手术损伤是感觉异常性股痛的另一个重要原因。

股外侧皮神经卡压症需要与以下疾病相鉴别：

1. 血管炎和缺血或梗死引起的疾病　其发病过程通常是急性的，伴有疼痛，通常自限性的；发病会在6周后消退，可能只需要对症治疗。而卡压综合征常起病缓慢，逐渐进展，并持续存在，多不需要干预。

2. 其他腹部、下背部、骨盆或臀部的疾病　由于骨盆内股外侧皮神经受压或损伤，感觉异常性股痛可能是严重疾病的一种外在临床表现，如：盆腔肿块、慢性阑尾炎、血管瘤、子宫肌瘤、盲肠肿瘤、腹膜后脂肪纤维肉瘤、髂骨骨膜炎和腹膜后手术牵拉等。上述症状应引起重视。

3. 腰椎神经根病　该病变也会引起腿部麻木，但其较少局限于股外侧皮神经支配区域，并常出现背部疼痛。但是，周围神经刺激引起的疼痛通常会出现牵涉痛，因此感觉异常性股痛的疼痛可能转至臀区，出现于腰椎神经根病变相似的临床表现，临床上容易误诊。

七、治疗

（一）药物治疗

当确定了影响因素后，可以针对性治疗，以降低腹股沟以上的压力，如减轻体重，许多妊娠妇女在分娩后症状缓解或改善。改变生活方式，减少使用束紧腰带或束腰衣物；治疗糖尿病，避免过度饮酒和铅中毒等。如果症状是由于腹腔内肿瘤或肌肉骨骼病理改变引起的，那么治疗目标是这些潜在的病因。

大多数患者通过止痛及抗炎药物获得满意的疼痛缓解。其他治疗神经性疼痛的药物也可考虑。虽然这是一种良性疾病，经常有自发缓解，症状复发也很常见。

对于保守治疗但症状持续1~2个月以上的患

者,可以药物注射治疗。在注射局麻药和激素后,在改善疼痛和感觉异常症状同时,也协助诊断。药物注射的方法,包括传统的标记引导、透视引导和超声引导方法等。

小部分症状顽固,药物注射治疗效果不佳者,可考虑神经冷冻松解、射频损伤、化学或外科神经松解、周围神经或脊髓刺激、手术减压处理。然而,任何一种神经消融技术(冷冻神经消融除外)和外科神经横断术都存在显著临床副作用,即神经支配区域的持续麻木和疼痛,应审慎选择。

(二)手术治疗

对于症状严重患者,其他措施效果不佳,建议手术治疗,手术指征如下:

1. 症状持续时间小于 1 年的成人患者可考虑进行简单减压手术。

2. 如果上述患者症状持续或复发,酌情考虑手术离断神经。

3. 症状时间超过 1 年的成人患者,其他治疗方案无效,手术意愿强烈者可考虑行神经离断术。

通过切断腹股沟韧带,对神经进行减压,可在保留感觉功能的同时,为一些患者提供长期的缓解。然而存在复发风险。

第二节　坐骨神经近端卡压综合征

小腿、足部和踝部疼痛可能是由坐骨神经卡压引起的,常被误诊或忽视。坐骨神经有很多潜在的区域被坚韧的纤维组织包绕存在卡压可能。本节的重点讨论坐骨神经近端卡压。

一、局部解剖

坐骨神经(sciatic nerve,SN)是骶神经丛最大的分支,也是人体最大的神经。其中,79% 的患者,骶神经丛 L4-S3 腹侧分支汇集而成,穿过骨盆,经坐骨大孔进入臀区,然后在梨状肌下缘下行。此位置解剖变异较多。坐骨神经主干、过早分支胫神经、腓总神经或二者,可穿行梨状肌其中或位于其上。坐骨神经在大转子和坐骨结节之间穿行,深入臀大肌和股方肌后方。然后神经在坐骨棘周围转弯向下。在大腿近端,坐骨神经向腘绳肌后方和大收肌前方延伸。

在远端,坐骨神经分为腓总神经和胫神经。尽管分叉通常发生在腘窝上方,有 75% 的分叉发生在离腘窝折痕 8 厘米内,25% 的分叉发生在离腘窝折痕更近的地方。坐骨神经支配大腿后部肌群运动(半腱肌、半膜肌和股二头肌),并负责膝盖以下的大部分感觉和运动功能(见图 1-1-13,见图 1-1-15)。

二、卡压机制

坐骨神经的病变是下肢常见的神经疼痛之一。常见的坐骨神经卡压发生在梨状肌水平。梨状肌卡压在女性中更为常见。坐骨神经的腓总神经段更容易损伤,因为其纤维较浅,有较少的支撑结缔组织,并固定于两点之间(坐骨孔和腓骨头),而胫神经段仅固定于坐骨孔活动度较大。

坐骨神经卡压的潜在原因有多种,包括外伤性、缩窄性、缺血性、肿瘤性和医源性等。运动员,特别是参加高强度运动的运动员,可能会出现大腿后筋膜室过度使用综合征、部分腘绳肌撕裂或完全性腘绳肌撕脱,这些都可能出现筋膜室综合征。大腿后部的压力升高会使坐骨神经受到明显的压迫。当检查患者坐骨神经受压时,需要注意髋臼骨折和 / 或脱位的可能性。

坐骨神经近端卡压最常见的医源性原因发生在全髋关节置换术后。坐骨神经周围异位骨化也是术后坐骨神经卡压的原因之一。成熟钙化的异位骨在髋关节周围形成,并延伸到坐骨神经周围,导致坐骨分布疼痛和肌肉无力。

坐骨近端神经卡压疾病,还包括盆腔病变(如浸润性子宫内膜异位症)、转移性肿瘤或肿瘤放射治疗瘢痕。

梨状肌异常也是坐骨神经卡压的原因之一。梨状肌肥厚,继发于极端腰椎前凸或髋关节屈曲畸形,导致步态异常。肥大的梨状肌可引起坐骨大孔收缩,从而压迫坐骨神经(图 30-2-1)。

三、临床表现

坐骨神经近端卡压会导致腿部疼痛。坐骨近端神经卡压的患者临床表现为 3 个临床阶段。在 Ⅰ 期,患者会主诉静息性腿痛和坐骨神经分布感觉异常或感觉障碍,夜间症状更严重;Ⅱ 期,患者出现下肢无力和坐骨神经分布区感觉麻木;Ⅲ 期,患者症状包括主诉持续性疼痛、肌肉萎缩和感觉丧失。

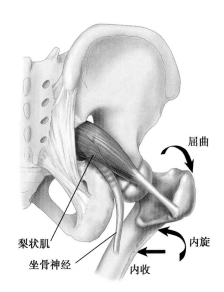

图 30-2-1　坐骨神经卡压模式图
股骨 3 个轴向运动可加重神经卡压造成症状加重。

屈曲

内旋

内收

梨状肌

坐骨神经

患者也可表现为剧烈的腰痛、臀部疼痛，偶有从臀部至腘窝至足的钝痛。其他常见症状包括长时间坐着或向对侧弯腰时疼痛。

四、体格检查

坐骨神经卡压常用的检查是直腿抬高试验产生拉塞格征（Lasègue sign），如果在直腿被动屈髋关节 30°~70° 之间再次出现坐骨神经分布的疼痛，则认为该征为阳性。90% 的坐骨神经痛患者中，该检测是阳性的；值得注意的是，而该征阳性的患者中，大约 75% 的人没有坐骨神经痛。

有必要对髋关节和腰椎进行全面检查，同时对下肢进行神经学检查。检查髋关节和腰椎时，应检查骶髂关节的运动范围、触诊骶髂关节和筋膜紧张征象，以排除其他病因，包括椎间盘突出、关节突关节病、骶髂关节功能障碍或梨状肌综合征。

坐骨神经近端卡压时，梨状肌或梨状肌远端有压痛。如果存在骶髂关节病变，在髂后上棘处的后髂嵴内侧会有压痛。

五、诊断与鉴别诊断

结合患者病史，典型症状和体格检查基本可进行临床诊断。如果患者主诉腿部疼痛、无力和／或感觉障碍，特别是神经根分布，则必须排除腰椎病变、髋关节病变，以及腘绳肌腱病变等。

坐骨神经卡压发生在分叉之前，那么定位卡压

部位就很重要，因为近端和远端神经压迫都可能出现类似的结果，包括足下垂等。电生理检查可以帮助区分近端沿坐骨神经本身或远端沿腓总神经或胫神经分支的卡压。如果检查结果表明坐骨近端神经卡压是患者症状的原因，则必须进一步明确卡压性质，包括创伤性、压迫性、缺血性、肿瘤性和医源性原因等。

如果患者有坐骨神经近端卡压的迹象，观察患者的步态可以帮助解释病因。如果坐骨神经在坐骨大孔处受到刺激，患者可通过改变步态以缓解神经性症状。由于髋关节的外旋，使患侧的脚向外指向，从而减少了梨状肌的伸展（因此也减少了坐骨神经的卡压）。梨状肌卡压与腰椎向前凸出发生率升高有关；髋关节的代偿性屈曲使髋关节旋转肌绷紧，将坐骨神经拉向坐骨。

术后血肿压迫坐骨神经可导致持续症状。虽然血肿逐渐吸收可缓解神经压迫，但有时必须手术清除血肿才能缓解症状。髋关节手术后，局部瘢痕血肿也可能发展为成熟异位骨，导致坐骨神经卡压，需要手术切除。而相对梨状肌压迫，坐骨神经会引起持续的疼痛。

六、治疗

多种病因造成的坐骨神经近端卡压常需要手术干预。为了诊断和改善临床症状，可试行坐骨神经近端阻滞。

根据病因，手术治疗可缓解坐骨神经近端卡压。髋臼骨折者，那么手术固定可以减轻神经压迫。大腿后筋膜室综合征，则需要行筋膜切开术。盆腔内病变，可采用腹腔镜治疗浸润性子宫内膜异位症，以减轻骶神经丛的血管压迫。如果肿瘤或转移物浸润神经，则可能需要进行盆腔肿瘤切除。在任何髋关节手术中，患者发生异位骨化的可能性都应予以重视。一旦出现这种情况，需要手术切除异位骨，特别是当异位骨压迫坐骨神经时。如果诊断为梨状肌综合征，保守治疗包括物理治疗、抗炎药物治疗和梨状肌注射均未能缓解症状，则需要通过手术松解近端坐骨神经。

手术方式采用经臀入路时，臀下动脉与坐骨神经的距离较近，瘢痕粘连可造成二者辨识不清，因此存在危及生命的动脉损伤、血肿形成和局部出血的风险。前方入路，因存在股动脉、股深动脉和股

神经的阻碍,有血管或神经及其分支损伤的风险。

第三节 股神经卡压综合征

股神经(femoral nerve,FN)是混合神经包括运动和感觉神经纤维,由 L2-L4 神经根组成,是腰神经丛最大的分支。股神经走行区域可存在多个潜在卡压区域,因此出现神经卡压的原因较为复杂。

一、局部解剖

股神经是一种混合运动和感觉神经,起源于腰丛(L2~L4),是腰丛最大的分支。股神经为除阔筋膜张肌外,大腿前群肌肉提供运动神经支配。从腰丛发出后,在骨盆下方通过髂筋膜室,髂筋膜室被腰肌和髂肌所包围,并被髂筋膜所覆盖。股神经然后靠近髂外动脉,髂外动脉位于其前内侧。当这两个结构下行出骨盆时,股神经向髂肌和腰肌提供运动支配。

在大腿近端,股神经、髂腰肌和髂血管在由髂筋膜形成的纤维肌管(股 - 髂筋膜室)中行走,神经与血管由髂筋膜隔开。股神经下降到腹股沟韧带下,发出耻骨肌支。股神经向下继续进入股三角,位于股动脉外侧(从内侧向外侧排列为股静脉、股动脉和股神经)。股神经在腹股沟韧带下方 4cm 处分成前后段。前分支通过股前外侧皮神经支配缝匠肌,然后分出股内侧和股中间皮神经,为膝盖以上的大腿前提供感觉神经支配。后分支支配股四头肌(股直肌、股外侧肌、股中间肌和股内侧肌),其终支为隐神经。隐神经接收来自膝关节内侧和前方、小腿内侧一直到足内侧弓和大脚趾、膝关节内侧和前部皮肤的感觉信息。由于腰肌和髂肌的神经支配可能来自腰丛或股神经,股神经的卡压可能导致髋关节屈肌无力(见图 1-1-13)。

二、神经卡压机制

股神经有多个潜在的卡压部位。最常见的两个部位是髂筋膜室和腹股沟韧带。大多数股神经卡压发生在髂腰肌筋膜室损伤后,髂腰肌撕裂或血肿可压迫股神经。当股神经通过腹股沟韧带下方时,可被卡压在骨盆上。该通道由髂耻弓和腹股沟韧带以及髂骨和髂腰肌背侧所包围(图 30-3-1)。

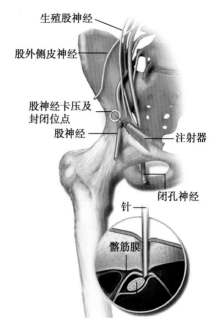

图 30-3-1 股神经卡压及药物封闭模式图

三、临床表现

股神经是下肢前方最大的神经,支配大腿前部感觉和肌肉运动。股神经是混合神经,其卡压可使髂窝、腹股沟区、大腿前、小腿内侧和足部以及蹒趾出现感觉麻木和感觉异常。股神经卡压或神经病变的患者可出现同侧膝关节无力或行走时屈曲,容易发生跌倒。严重的股神经病变可导致股四头肌无力和萎缩。患者可以通过保持膝关节的超伸姿势,在水平面自由行走;但当攀登楼梯时,患肢无法用力,难以上楼;而下楼梯时,患侧肢体需先迈步,尔后再交替下楼,症状或病史具有相对特异性。

股神经卡压综合征急性发作时常见症状包括突然发作的严重腹股沟区和大腿的疼痛,髋关节屈曲挛缩伴大腿外侧旋转,以及髌骨反射消失。如果是由血肿引起的,在髂窝内可扪及肿块。

四、体格检查

股神经卡压患者报道腹股沟韧带有压痛,除非卡压部位发生在更近的位置。慢性神经卡压患者,检查时可发现大腿前部肌肉松弛或萎缩。感觉减退可出现在大腿前方、小腿内侧、足内侧或大脚趾等。髋关节屈曲时疼痛可诱发,髋关节外旋以缓解疼痛。患者髋关节屈曲无力,膝关节伸展无力,股四头肌腱反射减退或消失。

五、诊断与鉴别诊断

股神经卡压的诊断主要取决于病史和体格检查,并可辅以电生理检查、磁共振成像或高分辨率超声检查。鉴别诊断包括近端腰丛神经病变、L4神经根疾病、子宫内膜异位症、糖尿病神经根病(神经丛病)、急性腹膜后血肿、髂肌化脓性肌炎、转移性瘤或原发肿瘤和髂血管假性动脉瘤等。

腰椎旁肌、股内收肌针肌电图可协助诊断,腰肌肌电图异常提示股神经、腰丛或L2、L3神经根受累。

许多因素可能导致股神经综合征卡压综合征的发展。在腹股沟疝修补术、骨盆手术、髋关节手术、子宫切除术、肾移植、心导管插入术、主动脉内球囊泵放置或动脉旁路手术后,腹股沟区域的神经容易发生损伤;无论是否采用持续截石位,长时间的分娩都会将股神经压在腹股沟韧带上造成缺血卡压;腹部或骨盆手术中使用的大型自固定牵开器可以直接压迫神经;股动脉导管插入术也可以直接压迫神经,即使无血肿形成;股神经损伤也可由髋部或骨盆骨折、枪伤、撕裂伤或髂血管假性动脉瘤引起。

六、治疗

(一)局部药物注射治疗

患者取仰卧位。同侧腿外展10°~20°,腹股沟韧带下方。进针的位置在股动脉搏动外侧约1cm处。针头侧方向45°角向大腿推进。临床医生可能会注意到针刺入阔筋膜时阻力的细微变化,当针尖接近股神经时,患者可能会诉感觉异常。可注射糖皮质激素和少量局麻药(见图30-3-1)。

(二)神经消融手术

由于股神经存在大量运动神经纤维成分和这种手术会导致受累肢体的更加虚弱无力,故常不选择进行神经消融手术。

(三)手术治疗

在股神经卡压严重的情况下,可以手术减压股神经。当发现明确的神经卡压部位或疾病原因时,应考虑手术减压或治疗原发疾病。

第四节 其他下肢神经卡压综合征

一、臀上神经卡压

臀上神经(superior cluneal nerve)卡压的患者可表现为向臀区放散的严重下腰部疼痛,如慢性疼痛或麻木定位于受累神经的感觉分布。它起于髂嵴内侧,辐射至同侧臀部及大腿后侧。腰骶部X线片、CT或MRI检查均无其他病理改变。

臀神经一般分为三组:臀上神经、臀内侧神经、臀下神经。臀上神经由T12~L3背支的外侧皮支组成。进一步划分为3个分支:内侧分支、中间分支和外侧分支。内侧臀上神经穿过深筋膜,并在距中线约7cm处穿过髂后嵴。在这此处神经走行浅表,通过由胸腰椎筋膜和髂后上棘形成的坚硬骨筋膜间隙。神经卡压常发生在这些部位。臀上皮神经支配臀区上三分之二至大转子的皮肤感觉(见图1-1-15,图30-4-1)。

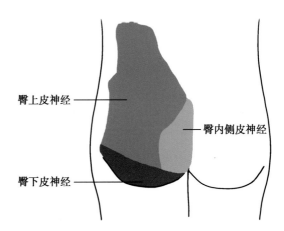

图 30-4-1 左侧臀部神经感觉支配区域示意图

神经卡压病变通常是由多种类型的神经损伤(包括牵拉、摩擦和反复压迫)共同作用所造成的。在机械力的作用下,周围组织的局部水肿或粘连,影响了神经纤维在上述坚韧位置的正常滑动,神经发生卡压而出现临床症状。在臀上神经卡压病变中,病变发展的解剖和功能基础是坚硬的筋膜缘对神经的机械应力,以及髋关节屈曲时臀大肌和皮肤的大范围伸展位移。臀上皮神经卡压的区域位于髂嵴,当它穿过腰方肌时,距中线约7cm。在腰方肌痉挛或高张力时可发生神经卡压,引起臀部、腿部及足部的牵涉性疼痛,临床表现为神经根病(假坐骨神经痛)。

体格检查应首先检查整个背部,以排除其他潜在的疼痛原因。臀上神经支配区域疼痛可能与腰椎疾患(如关节突综合征等)或骶髂关节症状相混淆。扪及压迫中线外侧约6~7cm的髂骨区域皮肤,可再现卡压症状。此压痛点可引起疼痛,疼痛从下背部放射至大腿后方,与臀上神经的分布一致。同侧过伸、向对侧侧弯曲和腰部旋转也可引起疼痛。同时完全屈曲同侧髋关节和膝关节作为诱发刺激试验。

臀上神经卡压病变的诊断主要基于病史和体格检查,并通过诊断性注射确诊。诊断要点:①单侧下背及髂嵴和臀部痛;②髂后嵴上有压痛点,距中线约7cm;③通过触诊重现背部和腿部疼痛;④通过注射封闭缓解症状。

治疗可考虑局部激素＋局麻药物封闭治疗。如注射治疗不能长时间缓解症状,可考虑神经射频消融、髂嵴上缘和胸腰椎筋膜之间手术松解。

二、臀下神经卡压

臀下神经(inferior cluneal nerve)卡压患者的疼痛位于臀部、尾部及内侧,以及大腿后上部,包括阴囊或大阴唇。这些疼痛超出了坐骨神经的范围,需要予以注意。

臀下神经起源于股后皮神经的下段。这条神经由S1、S2和S3的感觉分支组成,与坐骨神经和阴部神经平行穿过坐骨切迹。在到达臀下区后,股后皮神经产生了臀下支和会阴支,臀下神经达臀大肌的下边缘,走在它前面,然后绕行,在肌肉后面有一个弯转的走行。臀下神经为臀部下端、肛门外侧区(但不包括肛门)、大阴唇外侧区(但不包括小阴唇和阴道)提供皮肤神经支配(图30-4-1)。

臀下神经会阴支位于坐骨下通往会阴的通道处,以及坐骨棘和梨状肌水平两处容易出现神经卡压。触诊时可引起非放射性疼痛,随着坐骨切迹深度受压而增加。触诊坐骨与大转子之间的臀大肌下缘,与臀下神经的分布相对应的下臀部感觉过敏和感觉减退。在坐骨最下方稍外侧有压痛。臀下神经卡压须与坐骨神经、股后皮神经引起的疼痛相区分,这些疼痛是由梨状肌和闭孔内肌的反射性收缩引起的,并导致神经干的"刺激"症状。

治疗可考虑局部激素＋局麻药物封闭治疗。如注射治疗不能长时间缓解症状,可考虑神经射频消融、经臀入路减压手术治疗。

三、股后皮神经卡压

股后皮神经(posterior femoral cutaneous nerve, PFCN)卡压是一种不常见的、潜在的、容易忽视的腰痛以及大腿后外侧疼痛和麻木的病因。股后皮神经为大腿后部和会阴区提供感觉,孤立的股后皮神经卡压较为罕见。股后皮神经损伤最常见的原因是肌内注射或压力损伤,如膝关节手术中大腿压力袖带压迫。股后皮神经卡压神经病变,患者表现为大腿内侧及后方疼痛。

股后皮神经是一单纯感觉神经。它起源于骶神经S2、S3的前支和骶神经S1~S3的后支。股后皮神经从臀大肌下出骨盆,伴臀下动脉,穿过梨状肌下坐骨孔,沿坐骨神经内侧向下至臀部和大腿。在臀大肌深处,股后皮神经发出臀下神经和会阴支。臀下神经提供臀部下部的皮肤神经支配,会阴支支配会阴外侧、大腿内侧近端、阴囊后外侧/大阴唇和部分阴茎/阴蒂。会阴支向内侧走行,位于骶结节韧带附着于坐骨结节下方约4cm处,平行于坐骨支。神经的其余部分从臀大肌下缘向下延伸,分支管理大腿后部感觉(见图1-1-15,图30-4-2)。

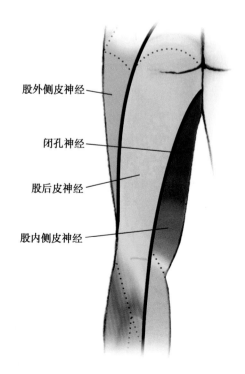

股外侧皮神经

闭孔神经

股后皮神经

股内侧皮神经

图30-4-2　股部皮神经支配区域示意图

股后皮神经与坐骨神经相邻。与坐骨神经类似，它可能被梨状肌压迫或被长时间的止血带损伤。坐骨孔被梨状肌分成两部分（梨状上孔和梨状下孔）。股后皮神经通过下孔到达骨盆背侧，靠近坐骨结节。当长时间坐在椅子边缘时，坐骨结节处可出现神经压迫。

股后皮神经可能与坐骨神经和"梨状肌综合征"的许多症状相似。梨状肌综合征表现为臀区疼痛，类似 PFCN 神经病变。然而，在梨状肌综合征中，疼痛可由髋关节的旋转和屈曲加剧，沿着大腿后部神经的体表投影触诊时常有压痛。

股后皮神经卡压的因素包括：①臀部注射引起的医源性创伤；②长时间骑自行车或骑车对坐骨区造成的压力；③长时间坐位；④解剖变异；⑤吸烟；⑥糖尿病；⑦肥胖等。

治疗应首先考虑去除诱因。下肢手术时，应密切监测止血带的时间和压力，以防止长时间神经缺血缺氧。避免长时间骑自行车或久坐对坐骨区的压迫。这对于存在基础疾病风险或高危人群（如糖尿病、循环不良和吸烟）更有意义，因为该类人群罹患周围神经损伤风险更高。过度运动而导致臀区压迫，应注意使用软垫预防神经肌肉的挤压损伤。

药物治疗可考虑局部激素＋局麻药物封闭治疗。如注射治疗不能长时间缓解症状，可考虑神经射频消融及筋膜松解手术等。

四、近端隐神经卡压

隐神经（saphenous nerve，SN）是一种单纯感觉神经。当该神经受到损伤或受到压迫时，它不仅会在该神经的分布中产生典型的神经性疼痛，还可能导致皮肤异位痛和复杂区域疼痛综合征。随着老年患者的增加和全关节置换术的相关增加，髌下隐神经病变将更多地被视为涉及膝关节的手术并发症。

近端隐神经卡压可引起下肢的疼痛，如腹股沟区，大腿中部内侧，膝盖内侧到大脚趾。髌下隐神经卡压患者的疼痛模式，常对临床医生没有帮助，因为疼痛定位性不佳，患者主诉有灼烧感、刺痛和敏感。他们走路时双腿僵硬，以避免膝盖弯曲。关节可红、热、肿，形似感染，活动时有伴有疼痛和异位痛。

隐神经由来自 L3 和 L4 神经根的感觉纤维组成，从腹股沟韧带下方不远处的股神经分支，在股三角内伴股动脉外侧下行入收肌管，在收肌管下端穿大收肌腱板，行于缝匠肌和股薄肌之间。在膝关节内侧穿深筋膜，伴大隐静脉下行，分支分布于髌骨下方、小腿内侧和足内侧缘的皮肤（见图 1-1-14）。

近端隐神经卡压位置，从近端到远端，包括腹股沟韧带、大腿近端、内收肌管和隐神经髌下支。隐神经卡压的病理生理学可能包括急性压迫或慢性间歇性压迫，以及创伤后或手术后瘢痕形成。

体格检查和诊断性药物注射是临床诊断隐神经和隐神经髌下分支卡压的基础。沿神经走行触诊患者可出现压痛。局部压力增加，可加重感觉症状（Hoffman-Tinel's 征），往往提示病变部位。在隐神经离开内收肌管处，股骨内侧髁上方约 4 指宽处施加压力，常导致疼痛向近端和远端放射。如果隐神经髌下支受伤或卡压，胫骨内侧突起远端凹陷处的压力可能会重现症状。症状可随着髋关节过伸和外旋（股骨拉伸试验）而加重。反射和其他运动功能测试正常。正常运动功能的存在是隐神经卡压和腰神经根病变之间的一个关键区别。

治疗应首先应该考虑去除诱因，包括减肥，减轻慢性组织水肿，调整可能导致局部神经刺激的紧身衣服。通过治疗膝内翻和伴随的胫骨内部扭转来减少机械应力也会减少神经的应力。通过适当的伸展运动，将神经从炎症瘢痕或其他附着物中解放出来，从而减少神经性疼痛。

隐神经或隐神经髌下分支卡压可考虑使用激素及局麻药物封闭治疗。注射剂量需精确控制，大剂量局麻药经大腿中部或胫骨前组织扩散会影响诊断及治疗效果。还可以考虑感觉神经的射频消融、脊髓电刺激等治疗方式。注射治疗常见的并发症是皮肤萎缩。近端隐神经的大剂量神经阻滞可能导致股四头肌无力，使患者有跌倒的危险。

内收肌管处隐神经卡压对注射治疗有效，但疗效不能长期维持时可考虑进行内收肌管减压手术治疗。任何神经的不完全射频消融引起感觉障碍和神经性疼痛，可考虑进行手术治疗。

五、远端隐神经卡压

踝关节处的隐神经称为浅隐神经或远端隐神经，其卡压是足和踝关节比较常见的卡压综合征。远端隐神经卡压，患者表现沿着小腿前内侧和踝关节典型的神经性疼痛症状,通常在跖趾关节近端有烧灼感、刺痛感和疼痛感,沿着隐神经分布。从膝关节内侧到足部可出现皮肤感觉减退。远端隐神经卡压影响到踝关节内侧和脚跟的感觉,可能首先表现为"足痛"。

隐神经在膝关节远端皮下,并在大隐静脉旁延伸至踝关节。它发出的皮支到腿的内侧和前远端,然后通常在内踝上方的皮支支配足的背外侧、内侧感觉。隐神经有多个部位的卡压,包括远端内侧胫骨和内踝。鞋子、紧鞋带、弹性绷带、袜子、皮带和其他来源的重复性损伤可影响远端隐神经功能。踝关节附近的隐神经损伤可由手术造成。隐神经远端功能异常也可能与腿部或足部的结构和功能异常、神经节囊肿、腿部的各种畸形、骨骼和关节异常、肿瘤、腱鞘炎或肥厚肌肉有关。

沿隐神经远端任何部位触诊的压痛是诊断的关键。隐神经卡压患者肢体运动功能正常,这与腰椎神经根病变相鉴别——腰椎神经根病变患者可能伴有相关的运动、感觉和深部肌腱反射改变。然而,长期疼痛的患者可能会因失用性萎缩,而出现肌肉萎缩。最常见的临床卡压发生在踝关节内侧的伸肌支持带水平。小腿内侧和踝关节疼痛常容易误诊。与神经根病变不同,隐神经卡压通常无明显肌肉无力。而血管性跛行的患者,查体可发现异常的血管搏动。有胫骨纤维炎的患者,MRI 检查可见骨膜改变。

紧绷的下肢支具或石膏、紧绷的高帮鞋和创伤(如骨折或手术)可导致远端隐神经卡压。调整紧袜或其他鞋类将减少局部神经刺激。糖尿病患者或周围血管病的患者罹患神经卡压风险较高。

治疗可考虑局部激素 + 局麻药物封闭治疗。如注射治疗不能长时间缓解症状,可考虑神经射频消融、手术减压手术。

(伍刚)

参考文献

[1] PARISI T J, MANDREKAR J, DYCK P J, et al. Meralgia paresthetica: relation to obesity, advanced age, and diabetes mellitus [J]. Neurology, 2011, 77 (16): 1538-1542.

[2] VAN SLOBBE A M, BOHNEN A M, BERNSEN R M, et al. Incidence rates and determinants in meralgia paresthetica in general practice [J]. J Neurol, 2004, 251 (3): 294-297.

[3] CRAIG A. Entrapment neuropathies of the lower extremity [J]. PM R, 2013, 5 (5 Suppl): S31-S40.

[4] MCCLUSKEY L F, WEBB L B. Compression and entrapment neuropathies of the lower extremity [J]. Clin Podiatr Med Surg, 1999, 16 (1): 97-125.

[5] DE RIDDER V A, DE LANGE S, POPTA J V. Anatomical variations of the lateral femoral cutaneous nerve and the consequences for surgery [J]. J Orthop Trauma, 1999, 13 (3): 207-211.

[6] DIAS FILHO L C, VALENCA M M, Guimaraes Filho F A, et al. Lateral femoral cutaneous neuralgia: an anatomical insight [J]. Clin Anat, 2003, 16 (4): 309-316.

[7] ASZMANN O C, DELLON E S, DELLON A L. Anatomical course of the lateral femoral cutaneous nerve and its susceptibility to compression and injury [J]. Plast Reconstr Surg, 1997, 100 (3): 600-604.

[8] VINIK A, MEHRABYAN A, COLEN L, et al. Focal entrapment neuropathies in diabetes [J]. Diabetes Care, 2004, 27 (7): 1783-1788.

[9] DUMITRU D, MARQUIS S. Posterior femoral cutaneous nerve neuropathy and somatosensory evoked potentials [J]. Arch Phys Med Rehabil, 1988, 69 (1): 44-45.

[10] MACGREGOR K, GERLACH S, MELLOR R, et al. Cutaneous stimulation from patella tape causes a differential increase in vasti muscle activity in people with patellofemoral pain [J]. J Orthop Res, 2005, 23 (2): 351-358.

[11] NAHABEDIAN M Y, DELLON A L. Meralgia paresthetica: etiology, diagnosis, and outcome of surgical decompression [J]. Ann Plast Surg, 1995, 35 (6): 590-594.

[12] VAN EERTEN P V, POLDER T W, BROERE C A. Operative treatment of meralgia paresthetica: transection versus neurolysis [J]. Neurosurgery, 1995, 37 (1): 63-65.

[13] MARTIN R, MARTIN H D, KIVLAN B R. Nerve Entrapment in the Hip Region: Current Concepts Review [J]. Int J Sports Phys Ther, 2017, 12 (7): 1163-1173.

[14] KAPLAN J L, CHALLENOR Y. Posttraumatic osseous tunnel formation causing sciatic nerve entrapment [J]. Arch Phys Med Rehabil, 1993, 74 (5): 552-554.

[15] TRESCOT A M. Cryoanalgesia in interventional pain management [J]. Pain Physician, 2003, 6 (3): 345-360.

[16] SALEH H A, EL-FARK M M, ABDEL-HAMID G A. Anatomical variation of sciatic nerve division in the popliteal fossa and its implication in popliteal nerve blockade [J]. Folia Morphol (Warsz), 2009, 68 (4): 256-259.

[17] SCHWEMMER U, MARKUS C K, GREIM C A, et al. Sonographic imaging of the sciatic nerve and its division in the popliteal fossa in children [J]. Paediatr Anaesth, 2004, 14 (12): 1005-1008.

[18] FASSLER P R, SWIONTKOWSKI M F, KILROY A W,

et al. Injury of the sciatic nerve associated with acetabular fracture [J]. J Bone Joint Surg Am,1993,75(8):1157-1166.

[19] CRISCI C,BAKER M K,WOOD M B,et al.Trochanteric sciatic neuropathy [J]. Neurology,1989,39(11):1539-1541.

[20] ZIFKO U. Sciatic neuropathy [J]. Neurology,1995,45(7):1429-1430.

[21] BUSIS N A. Femoral and obturator neuropathies [J]. Neurol Clin,1999,17(3):633-653.

[22] KASHUK K. Proximal peripheral nerve entrapment syndromes in the lower extremity [J]. J Am Podiatry Assoc,1977,67(8):529-544.

[23] BELTRAN L S,BENCARDINO J,GHAZIKHANIAN V, et al.Entrapment neuropathies III:lower limb [J]. Semin Musculoskelet Radiol,2010,14(5):501-511.

[24] GARWOOD E R,DUARTE A,BENCARDINO J T. MR Imaging of Entrapment Neuropathies of the Lower Extremity [J]. Radiol Clin North Am,2018,56(6):997-1012.

[25] FRYMOYER J W,HOWE J,KUHLMANN D. The long-term effects of spinal fusion on the sacroiliac joints and ilium [J]. Clin Orthop Relat Res,1978,134:196-201.

[26] KURTZ S,ONG K,LAU E,ET AL. Projections of primary and revision hip and knee arthroplasty in the United States from 2005 to 2030 [J]. J Bone Joint Surg Am,2007,89(4):780-785.

[27] DE BARROS L M,DE OLIVEIRA A J M,SANTOS A S,et al. Peripheral nerve entrapments-rare causes of a common condition:case series [J]. Autops Case Rep,2020,10(2):e2020153.

第三十一章 上肢神经损伤

第一节 臂丛神经损伤

一、总论

臂丛神经损伤多由强力过度牵拉上肢造成,其他原因包括头颈部过度弯向对侧或强力下压肩部(如重物撞击或产伤)等间接原因,以及颈部、锁骨上窝或腋窝的刺伤、挫伤及第一肋骨骨折等直接原因。

二、臂丛神经解剖

(一)臂丛神经的组成及走行

臂丛神经由 C5~C8 神经以及 T1 的前支组成。由 C5、C6 组成上干,C7 独立成中干,C8、T1 组成下干,每干都分为前后股。上干和中干的前股组成外侧束,下干前股组成内侧束,上中下干的后股组成后束。各束在喙突平面分成上肢的主要神经支。

臂丛外侧束发出肌皮神经及正中神经外侧根;臂丛内侧束的内侧面分出上臂内侧皮神经,前臂内侧皮神经和尺神经,内侧束的外侧面发出正中神经内侧根。臂丛后侧束的内侧面分出胸背神经和肩胛下神经。外侧面分出腋神经。臂丛后侧束的向下延伸部分,为桡神经。正中神经内外两根分别行走在腋神经的内外侧 2~3cm 后,在腋动脉前方组成正中神经主干(图 31-1-1)。

臂丛各神经根发出后走行于前中斜角肌间隙,下干位于第 1 肋骨表面,横跨第一肋。每干的长度平均约 1cm,其分出前后股处一般位于肋锁间隙,臂丛神经与锁骨下动静脉以及锁骨下肌共同通过肋锁间隙。各股均位于锁骨平面,长约 1cm,之后分为内外侧及后束,束的长度约 3cm。通过肋锁间隙后臂丛各束及其分支即进入腋部,进入腋部首先

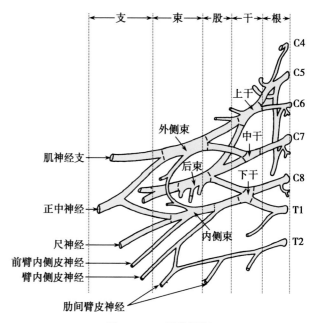

图 31-1-1　臂丛解剖

通过胸小肌间隙,该间隙由胸小肌在第三至第五肋肌肉起点及在喙突止点与胸壁所构成的间隙。之后臂丛即进入腋窝。

(二)臂丛分支

1. 臂丛神经根的分支

(1)肩胛背神经:为 C5 神经根的分支,分支部位较高,支配提肩胛肌。由于提肩胛肌尚受 C3、C4 神经根支配,因此 C5 神经根自椎孔处断伤也不影响提肩胛肌功能。

(2)膈神经支:膈神经主要由颈丛(C2~C4)发出,C5 神经根常发出细支参加膈神经组成。

(3)胸长神经:为 C5~C7 神经根分支,支配前锯肌。一般认为 C5~C7 神经根自椎孔断裂,会产生胸长神经损伤,前锯肌麻痹;由于肩胛骨下角失去支持稳定力量,而出现翼状肩胛。但复旦大学附属华山医院 284 例 C5~C7 根性撕脱伤(椎孔内断伤)无

413

1 例发生翼状肩胛。认为前锯肌除主要接受胸长神经支配外,还受部分肋间神经支配,臂丛 C5~C7 损伤时,不但损伤了胸长神经,同时伴有上肢肌瘫痪,减轻了肩胛骨脊柱缘向后翘起的力量,因而在臂丛根性损伤中不出现翼状肩胛。

(4) 斜角肌肌支及颈长肌肌支:为 C5~C8 神经根分支,支配邻近的肌肉。由于颈椎间盘突出压迫或刺激这些肌支可引起斜角肌痉挛,致斜角肌间隙狭窄及第 1 肋抬高,故颈椎病的患者临床可同时出现臂丛神经血管受压的症状。

2. 臂丛神经干的分支

(1) 肩胛上神经:是上干的分支,其纤维主要来自 C5,支配冈上下肌。冈上下肌是否萎缩可作为鉴别 C5、C6 与上干损伤的重要定位依据。冈上下肌正常者为干以下损伤而有肌萎缩者为根性损伤。

(2) 锁骨下肌支:常由上干的前股发出。胸廓出口综合征臂丛神经血管受压在手术时应将此神经支切断,锁骨下肌的萎缩有利于肋锁间隙的增宽。

3. 臂丛神经束的分支

(1) 胸前外侧神经:主要由 C5~C7 外侧束纤维组成,支配胸大肌锁骨部。

(2) 胸前内侧神经:主要由 C7~T1 内侧束纤维组成,在腋动静脉之间前行,经胸小肌进入胸大肌胸肋部,常发出 1~2 细支与胸前外侧神经交通。胸大肌有无萎缩是鉴别锁骨上下臂丛神经损伤的重要依据,胸大肌萎缩意味着臂丛损伤平面在束以上。其中锁骨部胸大肌萎缩,表示上干或 C5~C6 根损伤;胸肋部胸大肌萎缩,表示下干或 C6~T1 损伤,损伤位于锁骨以上。而胸大肌正常者表示臂丛损伤部位在束支部,损伤位于锁骨以下。

(3) 上肩胛下神经:支配肩胛下肌。

(4) 胸背神经:支配背阔肌,背阔肌有无萎缩是鉴别臂丛锁骨上下损伤的又一重要依据,当背阔肌健存则提示臂丛在锁骨以下损伤。在各类损伤中是否合并中干损伤,主要依据是检查背阔肌有无萎缩。有背阔肌萎缩者表示合并有中干损伤。

(5) 下肩胛下神经:支配肩胛下肌和大圆肌。

4. 臂丛神经终末支

(1) 腋神经:由 C5~C6 神经根纤维组成,于喙突水平从后束上缘发出,经上干后支进入后束上缘。腋神经在腋动脉后方、肩胛下肌前方下行,经四边孔后发出分支支配小圆肌,并经三角肌后缘分出皮支与肌支进入三角肌,支配三角肌及肩外侧皮肤。

(2) 桡神经:由 C5~T1 神经根纤维组成,是后束的延续,行于腋动脉之后,肩胛下肌、大圆肌、背阔肌之前,在背阔肌下缘自腋部沿桡神经沟进入上臂。肱三头肌功能完全丧失提示全臂丛神经损伤或桡神经在腋部肱三头肌分支以上部位完全性损伤。

(3) 肌皮神经:由 C5~C6 神经根纤维组成,沿上干前支进入外侧束,是外侧束外侧的终末支,在喙突下发出喙肱肌肌支,由肱二头肌内侧进入该肌。但肌皮神经发出部位常有变异。

(4) 正中神经:外侧根由外侧束发出,由 C5~C7 神经根纤维组成,是外侧束内侧的终末支,主要支配旋前圆肌及桡侧腕屈肌,多数纤维传导手部感觉。外侧根下行 2~3cm 后,在腋动脉前面与内侧根合并为正中神经主干。内侧根由内侧束发出,由 C8~T1 神经纤维组成,是内侧束外侧的终末支,主要支配掌长肌、全部屈指肌、鱼际肌群以及桡侧两块蚓状肌,此外,有少量感觉纤维传导手部感觉。在重建手术时,若重建手部感觉功能应以外侧根为主,若重建运动神功能应以内侧根为主。

(5) 尺神经:由 C8~T1 神经根纤维组成,沿肱动脉的内侧下降,支配尺侧屈腕肌、屈指深肌尺侧半及小鱼际肌群、全部骨间肌、尺侧两块蚓状肌、拇内收肌及拇短屈肌尺侧半。

(6) 臂内侧皮神经:由 C8~T1 神经纤维组成,沿腋动脉、肱动脉的内侧下降,传导臂内侧皮肤感觉。由于臂内侧皮肤尚接受来自 T2 的肋臂神经支配,故即使臂丛完全损伤,臂内侧皮肤感觉仍然存在。

(7) 前臂内侧皮神经:由 C8~T1 神经纤维组成,于腋动脉及肱动脉内侧下降,传导前臂内侧皮肤感觉。该神经支配区无其他神经代偿,在神经通道上又无骨纤维结构,因此该神经支配区感觉异常常提示其起始部 C8~T1 神经纤维在第 1 肋处受压。

(三) 臂丛神经的交感纤维

臂丛神经内的交感神经纤维是从椎旁神经链发出的节后纤维,神经根在出椎间孔后即接受椎旁的交感神经节的灰交通支。

C5~C6 由颈中神经节供应;C7~C8 由颈下神经节供应,T1 接受相应神经节。一般每个神经根接受 2~3 个交通支。但 C8 和 T1 接受交感神经纤维较多,约占 60%。因此,正中神经,尺神经及桡浅神经,含感觉神经纤维较多,损伤后容易出现交感神经紊乱。这些感觉神经纤维加入臂丛后分布在神经干周围,沿神经外膜、束膜及内膜进入末梢。

瞳孔开大肌交感神经通道:在脊髓下颈上胸段平面的灰质侧角处,存在睫状交感神经脊髓中枢,其行经脊髓前根(主要是 C8~T3)进入颈胸交界处 C7 与 T1 组成星状神经节,并上行至上交感神经节。由此发出交感神经节后纤维止于瞳孔扩大肌,眼睑提肌,眼球后脂肪组织及同侧颜面部汗腺。因此 C8、T1 损伤时,由于交感神经瞳孔线路的受损而出现瞳孔缩小,眼睑下垂,眼球内陷,及半侧面部无汗,称 Horner 综合征,常提示椎孔内节前损伤。

(四)臂丛神经的变异

臂丛变异较多,国人报道占 7%~16%,常伴有先天性颈肋、第七颈椎横突过长或斜角肌束带。常见变异有:

1. 上移型臂丛　C4 神经根参加臂丛组成。

2. 下移型臂丛　T2 神经根参加臂丛组成。

3. 双干型　即 C5、C6、C7 组成上干,C8、T1 组成下干。

4. 双束型　内外侧束合成前束和后束,有前束发出肌皮神经正中神经及尺神经,后束发出桡神经及腋神经。

5. 分支变异　如肌皮神经分支变异有缺如型,交通型,混合型。

6. 走行变异　臂丛不由前中斜角肌间隙中发出,而在中后斜角肌间行走,或穿过前、中、后斜角肌肌腹间后,再组成臂丛神经。

7. 周径变异　通常 C7、C8 最粗,变异时可发生 C5、C6 最粗或 T1 特细或特粗型。

(五)臂丛的血液供应

臂丛神经的血液供应主要来自锁骨下动脉及其分支。神经根的血供主要来自椎动脉。神经干的血供来自颈横动脉及上肋间动脉。神经束的血供来自锁骨下动脉、腋动脉和肩胛上动脉。由于颈肩部的血管网有大量的相互吻合,因此,任何一组动脉的阻断都不会造成臂丛神经的缺血损伤。

三、臂丛神经损伤的发病机制及病理类型

(一)发病机制

臂丛神经损伤包括直接损伤和间接损伤。直接损伤包括挤压伤、砸伤、切割伤、手术误伤等,受伤过程明确,病理过程直观。间接损伤常见有两种情况:一类为对撞性损伤,如车祸中高速运动的头部或肩部被撞击;快速降落的重物砸伤颈肩部,或是胎儿分娩时暴力使其头与肩部牵拉等。此种情况下,头部与肩部相对分离,导致臂丛神经受到过度牵拉,从而造成其自椎管内丝状结构至椎孔外神经根撕脱、神经断裂或神经轴束断裂,常引起臂丛神经上干损伤。若暴力较重或持续时间较长则可累及中干,严重时可累及整个臂丛神经。另一类为水平或向上的肢体受到持续性牵拉,如患肢被皮带或运输带卷入等情况下,常可造成臂丛神经下干根性损伤,若暴力严重或持续存在,则造成中干甚至全臂丛根撕脱性损伤。当上臂在身体侧方,暴力持续向下牵引时,肢体又同时内旋致使腋神经和桡神经张力增加而撕裂。当上臂外展 90° 再外旋,肌皮神经受到牵拉而撕裂。因此,随着肢体位置、所受暴力的方向以及持续时间的不同,可造成不同部位的神经撕脱断裂或挫伤。除直接暴力或间接暴力外,临床还常见混合暴力伤,如肩关节脱位或骨折,臂丛神经不仅受到牵拉,而且还可受到脱位的肱骨头或骨折片的直接压迫或损伤。

(二)臂丛神经损伤病理类型

临床上能够准确地判断臂丛神经损伤的病理特点,对于损伤的诊断、治疗方法的选择以及预后的估计具有重要意义。目前神经损伤的病理分类和分度仍然按照 Seddon 提出的 3 种类型。

1. 神经失用　神经传导功能障碍为暂时性的生理阻断,神经纤维不出现明显的解剖和形态上的改变,远段神经纤维不出现退行性变,神经的传导功能一般可于数日到数周内自行恢复。

2. 轴突断裂　轴突在鞘内发生断裂,神经鞘膜完整,远段神经纤维发生退行性变,经过一段时间后可自行恢复。

3. 神经断裂　神经束或神经干完全断裂,或为瘢痕组织分隔,需通过手术进行神经吻合,吻合后可完全或部分恢复功能。

(三)Sunderland 提出了神经损伤的五度分类法

Ⅰ度损伤:主要表现在神经膜血供或离子交换暂时性损伤而出现暂时性神经传导功能中断,而神经纤维及其胞体与末梢器官之间的连续性及其结

构仍然保持完整,神经损伤的远段不出现沃勒变性,对电刺激的反应正常或稍减慢。神经功能一般于3~4周内获得完全恢复。

Ⅱ度损伤:主要表现为轴突中断,即轴突在损伤处发生变性和坏死,但轴突周围的结构仍保持完整,损伤的轴突远段出现沃勒变性,但不损伤神经。由于轴突中断,出现神经暂时性传导功能障碍,神经支配区的感觉消失,运动肌麻痹甚至萎缩。由于近端神经轴索可延原神经内膜管再生,故神经可自行恢复,预后良好,其恢复时间取决于轴突从损伤处至支配区感觉和运动末梢器官的距离,一般以每天1mm的再生速度向远段生长。

Ⅲ度损伤:其病理特征不仅包括轴突断裂,损伤神经纤维的远段顺向变性而且神经内膜管遭到损伤,不完整。而神经束的连续性仍保持完整。由于神经束内损伤,造成神经束内部出血,水肿,血流受阻,缺血造成神经束内蛋白质渗出,纤维瘢痕形成,影响神经再生和恢复。因此,神经虽可再生恢复,但恢复常不完全。

Ⅳ度损伤:神经束遭到严重的破坏或发生广泛的断裂,神经外膜有时亦受到影响,但神经干的连续性仍保持完整。神经损伤处由于神经纤维的缺血变性和坏死,大量蛋白质渗出,细胞浸润,结缔组织的增生最后变成以结缔组织代替的索条,近端与局部残存的施万细胞和再生轴突可以形成神经瘤。损伤神经的远段仍发生沃勒变性。由于神经束被破坏的程度比Ⅲ度损伤更为严重,再生轴突的数量相应地大大减少,再生轴突在神经束内可以自由进入束的间隙,以致许多再生轴突缺失或停止生长,结果只有很少的轴突能达到神经末梢区域,形成有用的连接。其支配区的运动肌功能和感觉,交感神经功能基本丧失。因此需要进行手术,切除瘢痕段神经,进行神经修复。

Ⅴ度损伤:整个神经干完全断裂,断裂的两端完全分离,或仅以细小的纤维化组织组成的瘢痕索条相连。其结果是损伤神经所支配的运动肌,感觉和交感神经的功能完全丧失。需通过手术修复。

四、臂丛神经损伤分类及临床表现

臂丛神经不同部位损伤后的临床表现不同,定位症状的差异有助于临床中对损伤部位作出准确的诊断。臂丛神经损伤首先应该分为节前损伤和节后损伤,节后损伤又根据损伤部位的不同分为臂丛神经根损伤、臂丛神经干损伤、臂丛神经束损伤以及全臂丛神经损伤。节前损伤性质往往比较严重,常伴有昏迷史或多发性骨折,往往有灼性神经痛。查体多有耸肩活动受限、斜方肌萎缩、Horner征阳性,脊髓造影可见椎间孔处有袖口样突出,CT、MRI可见椎间孔处有脑脊液漏。肌电图检查显示感觉神经活动电位正常(SNAP)而躯体感觉诱发电位消失(SEP)。节后损伤的损伤性质一般较轻,少数会伴有昏迷或多发性骨折,少见灼性神经痛。查体耸肩正常,斜方肌正,Horner征阴性。肌电图检查感觉神经活动电位及躯体感觉诱发电位均异常。

1. 节前损伤

(1) C5~C6节前损伤:临床表现为肩胛上神经、腋神经和肌皮神经麻痹,肩不能上举外展,肘关节不能屈曲,并出现斜方肌萎缩,不能耸肩。肌电生理检查,在刺激拇指、腕部正中神经时,可测出正中神经的感觉活动电位,但在头皮处测不出躯体感觉诱发电位。

(2) C8~T1节前损伤:临床主要表现为正中神经和尺神经麻痹,Horner征阳性。电生理检查,在刺激小指和腕部尺神经时,可测出尺神经的感觉神经活动电位,但在头皮处测不出躯体感觉诱发电位。

(3) 全臂丛节前损伤:为C5~T1损伤,临床表现为上述两组症状及检查情况的综合。

2. 臂丛神经根损伤　由于上肢的周围神经都来自两个或两个以上臂丛的神经根,因此理论上单一神经根损伤甚至断裂可不出现相应的临床症状及体征。只有相邻两神经根同时损伤时才可见临床症状与体征,这种现象称单根代偿现象与双根组合现象。为了叙述方便,将臂丛神经根分为上臂丛及下臂丛。上臂丛包括C5~C7神经根;下臂丛包括C8~T1神经根。

(1) 上臂丛神经损伤(Erb-Duchenne麻痹):上臂丛损伤比较多见,为C5~C6神经根在厄氏点(位于肩胛上神经近侧,胸长神经和肩胛背神经远侧)处损伤所致。上臂丛神经根损伤时,腋神经、肌皮神经、肩胛上、下、背神经出现麻痹,桡神经与正中神经部分麻痹,因此,三角肌、肱二头肌、肱肌、肩胛下肌、大圆肌、冈上肌、冈下肌,胸大肌锁骨头、桡侧腕伸肌、旋前圆肌、肱桡肌、旋后肌出现瘫痪或部分瘫痪。在临床上主要表现为肩关节不能外展与上举,肘关节不能屈曲,腕关节虽能屈伸但肌力减弱。上肢背侧感觉大部缺失,拇指感觉减退,2~5 手指、手部及前臂内侧感觉完全正常。查体可以发现肩部肌肉萎缩,其中以冈上、下肌和三角肌为著,上臂肌肉萎缩以肱二头肌为著。长期损伤会出现"侍者手"畸形:腕部屈曲旋前,手指屈曲,伸肘、肩内旋(类似于索要小费动作)。

(2) 下臂丛神经根损伤(Klumpke 麻痹):下臂丛神经根损伤时,尺神经前臂及臂内侧皮神经正中神经内侧根出现麻痹,正中神经外侧根与桡神经出现部分麻痹,因此,尺侧腕屈肌,1~5 指屈肌,大小鱼际肌群,全部蚓状肌、骨间肌出现瘫痪,而肱三头肌与指伸肌出现部分麻痹。临床主要表现为手的功能丧失或发生严重障碍,肩、肘、腕关节活动尚好,患侧常出现 Horner 征。检查时可发现手内部肌全部萎缩,其中以骨间肌为著,有爪形手、扁平手畸形,手指不能屈伸或有严重障碍,拇指不能掌侧外展。前臂及手部尺侧皮肤感觉缺失,臂内侧皮肤感觉也可能缺失。可出现"爪形手"畸形。

3. 臂丛神经干损伤

(1) 上干损伤:腋神经、肌皮神经与肩胛上神经出现麻痹,桡神经与正中神经出现部分麻痹。其临床症状和体征与上臂丛损伤相似。

(2) 中干损伤:臂丛神经中干由 C7 神经单独构成,其独立损伤临床上极为少见。若单独损伤除短暂时期(一般为 2 周)伸肌群肌力有影响外,无明显临床症状与体征。

(3) 下干损伤:尺神经、正中神经内侧根、臂内侧皮神经与前臂内侧皮神经出现麻痹;正中神经外侧根与桡神经出现部分麻痹。其临床症状和体征与下臂丛损伤相似。

4. 臂丛神经束损伤 臂丛神经束损伤可出现相应的临床表现,根据臂丛神经的结构可以作出明确的诊断。

(1) 臂丛神经外侧束损伤:损伤后出现肌皮神经、正中神经外侧根与胸前外侧神经麻痹。临床主要表现为肘关节不能屈曲,或虽在肱桡肌的代偿下能屈曲,但肱二头肌瘫痪;前臂能在旋前方肌的作用下旋转,但旋前圆肌瘫痪;桡侧腕屈肌瘫痪。前臂桡侧感觉缺失。

(2) 臂丛神经内侧束损伤:损伤后出现尺神经、正中神经内侧根与胸前内侧神经麻痹,临床主要表现为手指不能屈伸,拇指不能掌侧外展,不能对掌、对指,这是由于手内在肌与指屈肌全部瘫痪。感觉缺失主要限于上肢内侧及手部尺侧。

(3) 臂丛神经后束损伤:临床表现为肩胛下神经所支配的肩胛下肌与大圆肌、胸背神经支配的背阔肌、腋神经支配的三角肌和小圆肌以及桡神经支配的上臂与前臂背面的伸肌群出现瘫痪。

5. 全臂丛神经损伤 全臂丛神经损伤早期时,整个上肢呈迟缓性麻痹,各关节不能主动运动,但被动运动正常。由于斜方肌功能存在,耸肩运动依然存在。上肢感觉除上臂内侧尚有部分区域存在外,其余全部丧失。上肢腱反射全部消失,皮温略降低,肢体远端肿胀,可出现霍纳综合征。晚期将出现上肢肌肉萎缩,各关节常因关节囊挛缩而致被动运动受限。

五、臂丛神经损伤的诊断

对于臂丛神经损伤,虽然有电生理检查和影像学检查等辅助诊断方式,但是临床诊断对于定位和损伤性质的确定都极为重要。因此,在临床工作中应全面准确地检查上肢的每一个关节、每一根神经、每一块肌肉,进行综合的判断分析。要特别注意一个关节的运动有多种动力类型。例如拇指指间关节的屈曲功能的动力类型有:①主管肌拇长屈肌的屈曲功能;②拇长伸肌伸拇活动后反弹屈曲活动;③通过腕关节伸屈改变拇长屈肌张力的裤栅活动,或称代偿功能。因此,在检查拇长屈肌时检查者应将患拇固定在桡侧外展及掌指关节伸直位,并稳定腕关节,此时的拇指间关节的屈曲才是拇长屈肌的功能。

在对患肢进行详细全面地检查后,可以对于神经损伤位置有一个初步判断。对于臂丛神经损伤的临床诊断需要按照下述的思路进行明确。

1. 首先应判断是否存在臂丛神经损伤 有下列情况之一则应考虑臂丛神经损伤:①上肢五大神经(腋神经、肌皮神经、正中神经、桡神经和尺神经)中任何两支的联合损伤(同一平面的切割伤除外);②手部三大神经(正中神经、桡神经和尺神经)中任何一根损伤,合并肩关节或肘关节功能障碍;③手部三大神经中任何一根合并前臂内侧皮神经损伤(非切割伤)。

2. 如果合并臂丛神经损伤,则需进一步判断臂丛神经损伤的部位 临床上胸大肌锁骨部(C5、C6)、背阔肌(C7)、胸大肌胸肋部(C8、T1)三块肌肉功能存在,表示臂丛损伤在锁骨以下,伤及臂丛束或分支;如果上述 3 块肌肉出现萎缩,表示损伤在锁骨以上,伤及臂丛干、根部。

3. 臂丛神经损伤部位的进一步定位 在确定损伤部位与锁骨关系后,需要进一步确定损伤平面在锁骨上的根或者干损伤,锁骨下的束或分支损伤。临床往往根据上肢五大神经进行组合诊断。

(1) 腋神经:损伤后表现为三角肌萎缩,肩关节外展受限。单纯腋神经损伤,则其损伤平面在支以下;腋神经合并桡神经损伤,其损伤平面在后侧束;腋神经合并肌皮神经损伤,其损伤平面在上干;腋神经合并正中神经损伤,其损伤平面在 C5 根部。

(2) 肌皮神经:损伤表现为肱二头肌萎缩,肘关节屈曲受限;单纯肌皮神经损伤,其损伤平面在支以下;肌皮神经合并腋神经损伤,其损伤平面在上干;肌皮神经合并正中神经损伤,其损伤平面在外侧束;肌皮神经合并桡神经损伤,其损伤平面在 C6 神经根。

(3) 桡神经:损伤表现为肱三头肌、肱桡肌及伸腕、伸拇、伸指肌萎缩及功能受限。单纯桡神经损伤,其损伤平面在支以下;桡神经合并腋神经损伤,其损伤平面生后侧束;桡神经合并肌皮神经损伤,其损伤平面在 C6 神经根;桡神经合并正中神经损伤,其损伤平面在 C8 神经根。

(4) 正中神经:损伤表现为屈腕及屈指肌、鱼际肌萎缩,拇指及手指屈曲及拇首对掌功能受限,1~3 指感觉障碍。单纯正中神经损伤,其损伤平面在支以下;正中神经合并肌皮神经损伤,其损伤平面在外侧束;正中神经合并桡神经损伤,其损伤平面在 C8 神经根;正中神经合并尺神经损伤,其损伤平面在下干或内侧束。

(5) 尺神经:损伤表现为尺侧腕屈肌萎缩,小鱼际肌、手内在肌、拇内收肌萎缩,手指内收外展受限,指间关节伸直受限,手精细功能受限,4~5 指感觉障碍。单纯尺神经损伤,其损伤平面在支以下;尺神经合并正中神经损伤,其损伤平面在厂干或内侧束;尺神经合并桡神经损伤,其损伤平面在 T1 神经根。

六、臂丛神经损伤的电生理诊断

电生理诊断在臂丛神经损伤的诊断中起到非常重要的作用。其对臂丛神经损伤的范围、部位、性质与程度均有重要价值。

所测肌肉出现失神经电位提示神经损伤。一般如果无法测出神经传导速度,相应神经根或其分支支配肌群 EMG 检查有大量自发电活动,无运动单位,刺激无复合肌肉动作电位(CMAP),自发电位(MNCV)测不出,提示神经完全断伤;神经传导速度减慢在 50% 以上为神经大部损伤;传导速度减慢 50% 以下,提示部分损伤;传导速度在 30% 以下,提示神经粘连压迫;传导速度正常,提示功能性障碍或运动神经元病变。根据损伤神经的电生理检查结果以及臂丛神经的解剖,可对损伤部位和程度进行确切诊断。

神经损伤一般于 3 周后显著变性,此时肌电图检查,发现去神经纤维颤动电位。所以肌电图检查应在损伤 3 周进行,隔 3 个月复查,观察有无神经功能复原。

七、臂丛神经损伤的影像学诊断

影像学检查主要包括常规 X 线片、脊髓造影、CT、CT 脊髓造影、MRI、MR 造影。其中以 CT、CTM、MR、MR 脊髓造影显示效果较好,而 X 线片和脊髓造影则较差。

1. X 线片 仅显示局部骨折表现,包括肋骨、横突、锁骨、上肢等部位的骨折。

2. 脊髓造影 可显示脊膜撕裂所致的神经根袖消失脊膜损伤所致的囊腔则表现为椭圆形、圆柱形或不规则行囊袋影,囊袋与脊膜腔之间可见细线影,囊袋内神经根消失。脊髓造影可以对有无神经根撕脱及损伤位置,提供有价值的信息。椎间孔处造影剂外溢,沿受累的神经根方向形成一个充满造影剂的圆形小囊;或形成一长条形的囊向腋窝延伸;或病变处脊髓旁碘柱外缘变直、凹陷或正常的线状透光影消失表示有神经根鞘膜囊破裂及神经根撕脱,往往预后较差。

3. CT 可显示骨折情况,硬膜囊受压变形,椎间孔低密度等。

4. CTM 可显示脊膜破裂所致的囊状影,呈类圆形、长条形、鹿角形高密度影,有时可见高密度影沿神经根向外延伸,甚至到椎间肌间隙内。节前损伤可显示神经根走行异常、神经根连续性中断或神经根缺如等征,也可通过脊髓移位、脊髓变形、"黑线"影等间接反映。

5. MRI 能清晰地显示脊髓局部、臂丛神经根及周围肌肉血管等结构,创伤性脊膜膨出和椎管内囊状脑脊液集聚在 T1 像上为低信号,T2 像上为高信号。

6. MRM 可清晰显示神经根袖,神经根等组织,对黑线征、脊髓移位、神经根损伤等情况亦可清晰显示。

八、臂丛神经损伤的治疗

(一)非手术治疗

对常见的牵拉性臂丛节后损伤,早期(3 个月内)以保守治疗为主,应用神经营养药物(维生素 B_1、B_6、B_{12}、甲钴胺等),对损伤部进行理疗,如电刺激超短波红外线、磁疗等,患肢进行功能锻炼,防治关节囊挛缩。保守治疗期间要注意对疼痛的治疗,防治肿胀以及积极的康复治疗。

(二)手术治疗

1. 开放性损伤 臂丛神经损伤多为闭合性,开放性损伤较少,如果合并有周围重要组织的损伤是探查修复的指征。对于锐器损伤,可以考虑一期修复神经。但是其他类型的损伤往往伴有撕脱伤或者挤压伤,神经损伤范围大,早期无法明确损伤范围。损伤 3 周后,损伤部位瘢痕形成,可切除损伤处神经,并进行神经移植术以修复缺损部位。

2. 闭合性损伤 闭合性损伤可先予保守治疗,对患者进行随访观察,随后进行临床检查和肌电图研究。如果 3 个月后临床上或电生理上没有肌肉功能恢复的迹象,则需要手术重建。臂丛损伤优先修复顺序:①屈肘功能恢复;②肩外展功能恢复;③前臂及手内侧感觉功能恢复。具体手术方法如下。

(1)锁骨上臂丛神经探查术:可显露臂丛神经根、干部。显露步骤为切开皮肤及颈阔肌,结扎切断颈外静脉,切断并两头牵开肩胛舌骨肌,切开斜角肌前脂肪层,结扎切断颈横血管。

(2)锁骨下臂丛神经探查术:可显露锁骨下臂丛(束)支部。取胸臂皮肤切口,上至锁骨中点,下至臂上端。显露步骤为切开皮肤、皮下组织,沿胸

大肌、三角肌间隙进入,保护好头静脉,沿胸大肌下缘横行切开腋筋膜,锁胸筋膜,牵开或切断胸小肌,分开神经表面脂肪层。

(3)锁骨部臂丛神经探查术:可显露锁骨后的臂丛。采用锁、胸皮肤切口,长度以锁骨为中心,上下各延长 7cm 切开皮肤、皮下组织,沿锁骨方向分离周围软组织,切开锁骨骨膜,并紧贴锁骨行骨膜—厂剥离,锯断锁骨,切开锁骨下骨膜和锁骨下肌。

(三)手术处理

神经松解可以消除或减轻周围组织瘢痕对神经的卡压,也可以直接评估神经束的情况。如果臂丛连续性存在,但被周围组织压迫粘连,可在去除压迫粘连因素的同时行显微镜下神经鞘切开,以进行神经内外的减压。如果神经断裂或神经瘤巨大,术中需充分显露两断端,切除瘢痕或神经瘤,之后在无张力下行鞘膜缝合或多股神经移植。如果椎孔处神经根断裂则需行神经移位术。

1. 神经移植 如果神经损伤、断裂、神经瘤切除造成神经缺损,或神经移位时供体神经离受体神经距离过远,则应进行神经移植。切除神经损伤远、近端的瘢痕组织,直到健康的、未损伤的神经束是手术成功的关键。臂丛神经损伤重建中,最常用的移位神经供体是臂内侧皮神经以及腓肠神经。对于 6cm 以内的神经缺损移植效果非常好。

2. 神经移位 臂丛神经根性撕脱伤无法通过神经移植进行重建,只能进行神经移位进行修复。轴突数量多、靠近靶肌肉并且具有协同功能的运动神经是最佳的供体神经。臂丛撕脱性损伤,临床中较多见,常用的神经移位术入下。

(1)肋间神经移位术:可用于恢复肌皮神经、正中神经等功能,采用两根以上的间神经与受区神经相接,其中以肌皮神经恢复最好。

(2)副神经移位术:副神经移位到肌皮神经可有助于恢复屈肘功能。而移位于肩胛上神经,可以恢复冈上、冈下肌。后者可能相对更可靠,因为两者解剖位置更加接近。

(3)颈丛神经移位术:颈丛神经运动支与麻痹神经运动支缝接以治疗臂丛神经根性撕脱伤。但由于颈丛神经运动支因长度不够,常需要联合神经移植以桥接缺损。

(4)膈神经移位术:将膈神经移位到肌皮神经,

以恢复屈肘功能。术前需要评估患者呼吸功能,对于呼吸功能正常的患者,单侧膈神经切断后可能并不会明显影响呼吸功能。但婴幼儿不可同时施行膈神经、肋间神经移位。

（5）正中、尺神经束支移位术:部分正中神经或尺神经束支移位与肌皮神经肱二头肌支吻接,以恢复屈肘功能。

第二节　其他上肢神经损伤

一、桡神经损伤

（一）桡神经解剖

桡神经为臂丛神经终末支之一,起自臂丛后束的神经纤维 C5~C8 及 T1。桡神经在腋窝位于腋动脉后方,肩胛下肌、大圆肌、背阔肌肌腱的前方。桡神经在上臂位于肱骨的内侧、肱动脉的后面肱三头肌长头的前面。桡神经和肱深动脉一同通过肱三头肌长头与内侧头之间,在肱三头肌外侧头覆盖下到达肱骨后方的桡神经螺旋形沟,并伴随着动脉在桡神经沟内一同向外下行进（图 31-2-1）。

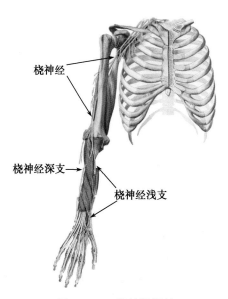

图 31-2-1　桡神经解剖

在桡神经沟内,开始桡神经仅借肱三头肌内侧头的一些肌纤维与肱骨相隔,然后行于肱三头肌外侧头深面,沿肱骨后面的桡神经沟,在肱骨肌管（由肱骨、肱三头肌内侧头和外侧头所构成）内绕着肱骨呈螺旋形行走于骨表面达肱骨外侧缘。然后穿出外侧肌间隔,进入臂前间隔和肱肌外侧部的前

面。在桡神经绕肱骨外侧缘处,神经恰好位于三角肌止点下方,在此神经位置较浅。然后进入肱肌与肱桡肌之间的肘前外侧沟。于肘前外侧沟内,有肱深动脉的分支——桡侧副动脉与神经伴行。神经继续在肱肌表面下降,其外侧依次与肱桡肌、桡侧伸腕长肌、桡侧伸腕短肌相邻。随后桡神经离开肱肌,穿过肘关节囊,达旋后肌。在该部桡神经分成两个终支,即骨间背神经和桡神经浅支。

骨间背神经为深支,是单纯的运动支。在肱桡肌深面斜向下,穿过旋后肌纤维深浅二头之间,绕过桡骨外侧以后,在前臂背面下降。行于伸侧肌群深浅两层之间,与骨间背侧动脉伴行。在前臂下端,通过拇长伸肌的深面,位于骨间膜上。深支在前臂先后发出肌支到桡侧腕短伸肌、旋后肌、指伸肌、小指伸肌、尺侧伸腕肌、拇长展肌、拇长、短伸肌、示指伸肌。

浅支在肱桡肌覆盖下沿前臂前外侧面下降,在旋后肌、旋前圆肌、指浅屈肌,拇长屈肌上。大部分通路有桡动脉伴行,在桡动脉外侧。在前臂的下 1/3 桡骨茎突上方 5cm 处,神经离开动脉,在肱桡肌腱深面斜向背侧,穿过深筋膜后分布到腕背和手背外侧面以及桡侧两个半或一个半手指背侧皮肤。

（二）损伤病因及临床表现

桡神经损伤多见于肱骨干中下 1/3 骨折或桡骨上 1/3 骨折,桡神经被骨折端刺伤或嵌入骨折两端之间,或被骨痂绞窄致伤。桡骨头脱位可引起桡神经深支麻痹。此外可见于刀刺伤、枪伤、内固定物卡压伤及手术损伤。

桡神经损伤后根据损伤部位的不同而出现不同的功能障碍。损伤在肩部时（如使用拐杖而造成的压迫,即所谓的拐杖麻痹）,伸肘、伸腕、伸指肌均麻痹,肱三头肌反射消失。桡神经在上臂损伤后,因支配肱三头肌的肌支早已发出,故而该肌不受影响,出现腕下垂,拇指及各手指均下垂,不能伸掌指关节,前臂不能旋后,有旋前畸形,拇指内收畸形。拇指失去外展作用后,不能稳定掌指关节,拇指功能严重障碍。因尺侧腕伸肌与桡侧腕长伸肌瘫痪,腕部向两侧活动困难。前臂背侧肌肉明显萎缩。桡神经在前臂损伤多为骨间背神经损伤,感觉及肱三头肌、肘后肌、桡侧腕长伸肌均不受影响。

桡神经损伤后典型的畸形是"垂腕"。即当前臂旋前肘关节屈曲时手悬于屈曲位。桡神经损伤后，首先应进行相关肌肉的检查。①肱三头肌：检查者手托肘关节前面，患者尺骨鹰嘴向上，令患者主动伸肘。由于肱三头肌肌支是由不同平面分出，神经在不同平面损伤时可出现三头肌不同部分的瘫痪，因此在检查肱三头肌功能时，应分别检查其各个头的功能情况。②肱桡肌：肱桡肌起于肱骨外上髁，止于桡骨粗隆。检查时，患者前臂置于中立位（注意旋后位查不出肱桡肌的功能），令其屈肘，即可见到或触到肱桡肌肌腹的收缩。③桡侧伸腕长短肌及尺侧伸腕肌：患者握拳，前臂旋前（目的是抵消伸指总肌的干扰）做伸脱动作。如果能中立位伸腕时，表示三条伸髋肌均正常。伸腕桡偏时，表示尺侧伸腕肌肌力不良，伸腕时尺偏，表示桡侧伸腕长肌肌力不足。尺侧伸腕肌较难触摸。当该肌肌力不足，需要使用触摸方法检查时，应将手指置于尺骨茎突的外下方仔细触摸。④旋后肌：患者伸直肘关节（目的：消除肱二头肌旋后作用干扰）。作抗阻力旋后运动。可及旋后肌肌腹收缩。⑤伸指总肌：将患手置于握拳伸腕位，检查者手指放于被检查者近节指骨远端，令其伸指。⑥伸拇长肌：检查者固定患手拇指掌指关节，令患者伸拇。或检查者将手指置于患者鼻烟窝内侧界处，令患者伸拇。此时可及伸拇长肌腱收缩。⑦伸拇短肌：检查者将手指置于患者鼻烟窝外侧界处，令患者伸拇。此时检查者可及患者伸拇短肌腱收缩。⑧外展拇长肌：检查者以手指抵于第一掌骨基底部桡侧，令患者外展拇指即可触及此腱收缩。

（三）桡神经损伤的治疗

在开放性桡神经损伤中，如果伴有桡神经功能障碍，则应该立即手术探查，在探查骨折和创口的同时对桡神经进行检查。桡神经可以受肱骨压迫或被骨折端切割。如果桡神经断裂，可早期进行直接神经缝合。神经横断伤的平面距离运动终板越近，一期修复的效果越好。手术需要考虑患者的损伤的程度、缺损的长度、并发损伤、手术距损伤时间等。即使在开放性损伤中，牵拉伤也更为常见，但在手术选择中则应视其为闭合伤。

在闭合性桡神经损伤中，桡神经多为受到持续的牵拉或压迫而损伤，多数情况需做手术松解，去除压迫因素。在怀疑桡神经完全断离时，即使创口是闭合性的也要立即手术探查（如看到明显的骨折

移位、高速度伤）。如果考虑桡神经未完全断裂，则可观察3个月。观察期间需要进行夹板固定，进行手部理疗，并且进行持续的功能锻炼。如果3个月内没有临床或者肌电图证据表明神经再生，则应进行手术探查。手术方法包括桡神经松解术、神经移位、神经移植和肌腱移位。

1. 桡神经松解术

（1）上臂桡神经的显露：自三角肌后缘起，沿肱三头肌长头与外侧头间沟向下切开，至上臂中部转向前外侧，终于肱肌与肱桡肌间沟。

（2）肘部及前臂上部桡神经的显露：以肘关节为中心，沿肱桡肌内侧前缘作10~12cm的切口。

（3）桡神经深支（骨间背神经）的显露：起自肱骨外上髁前面，呈弧形向后下方，沿桡侧腕短伸肌与指总伸肌之间向下切开，长8~10cm。

2. 神经移位　神经移位多用于臂丛神经损伤，在桡神经损伤中近年来也有越来越多的应用。正中神经是神经移位非常好的供体，因为其解剖变异较小，与桡神经靠近，而且移位后能端端吻合而无须神经移植。

3. 肌腱移位　桡神经损伤后如神经缺损过多不能进行修复，或虽进行神经修复但功能仍未恢复，可转移前臂屈肌腱重建伸腕、伸拇和伸指功能。常用的方法是：将旋前圆肌转移至桡侧腕长伸肌腱及拇长展肌，以恢复伸腕及外展拇功能；尺侧腕屈肌腱转移至指总伸肌腱和示指、小指固有伸肌腱，以恢复伸指，桡侧腕屈肌腱或掌长肌腱转移至拇长伸肌腱以恢复伸拇指功能。

二、尺神经损伤

（一）尺神经解剖

尺神经由C8与T1神经根的纤维构成，是臂丛内侧束的主要延续支。在腋窝，尺神经位于腋动脉与静脉之间，并在前臂内侧皮神经后方。在臂的上端位于肱动脉的内侧、肱三头肌前方。在上臂中1/3，尺神经穿过内侧肌间隔，在肱三头肌内侧头与肌间隔之间走行，与尺侧上副动脉伴行向下，经肘后内侧沟和肘管至前臂。在前臂，尺神经位于尺侧腕屈肌深层及指深屈肌表面，至前臂中部开始与尺动脉伴行。尺神经在前臂远侧较为表浅，位于尺动脉内侧、豌豆骨外侧、腕横韧带浅面，在腕部绕过豌豆骨桡侧与钩骨的钩部之间进入手掌（图31-2-2）。

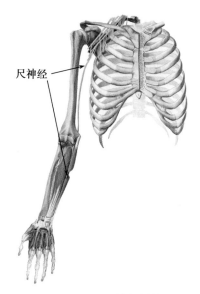

尺神经

图 31-2-2　尺神经解剖

尺神经在腋窝和上臂无分支,在前臂上端分出关节支到肘关节。肌支到尺侧腕屈肌(一般 2~4 支,一般于肱骨内上髁上 1cm 至肱骨内上髁下 4cm 范围内发出)和指深屈肌的环指和小指部分(肱骨内上髁下 4cm 发出)。尺神经主要支配手部的内在肌。其主干在豆状骨和钩状骨之间分为深浅两支。浅支包括指掌侧固有神经(分布于第五指掌侧的尺侧缘)和指掌侧总神经(分布于环指与小指掌侧的相对缘,并转至背侧,分布于该两指中节和末节背侧的皮肤)。深支与尺动脉的深支伴行。经小指展肌与小指短屈肌之间穿小指对掌肌,与掌深弓的经过一致,形成神经弓。此弓在掌深弓的近侧,在指屈肌腱及其腱鞘的深侧。自此弓的起始处,发出支配小鱼际的肌支,即小指展肌、小指短屈肌和小指对掌肌。在弓经过中发支至背侧四块骨间肌及掌侧三块骨间肌,第三、四蚓状肌。终末支分布于拇收肌和拇短屈肌深头。并发关节支至腕关节。尺神经在手部的肌支包括小鱼际支(支配小指外展肌、屈小指肌和小指对掌肌)、骨间肌肌支(支配全部骨间肌)、蚓状肌肌支(第三、四蚓状肌)和拇内收肌肌支。皮支包括尺神经掌支和手背支。

（二）损伤病因及临床表现

尺神经高位损伤通常是由于臂丛神经损伤累及该神经,在上臂、肘部、前臂和腕部多为切割伤、刺伤、枪弹伤或肘部骨折造成,也可见于靠近肘管处的骨质增生、畸形造成的创伤性尺神经炎引起。挤压伤最常见,为直接暴力致伤,其神经损伤往往

严重,常伴有神经缺损。牵拉伤如肘部肱骨内髁骨折,前臂尺桡骨双骨折,腕掌骨骨折都可直接牵拉尺神经致伤。腕部及肘部切割伤较常见。

尺神经损伤后,由于受伤部位不同,麻痹的肌肉不同,所产生的畸形也不同。肌力检查比较可靠的有尺侧腕屈肌,环、小指指深屈肌、小指展肌及第一背侧骨间肌。

尺神经在肘上损伤时,前臂尺侧腕屈肌和指深屈肌尺侧半瘫痪。尺侧屈腕肌麻痹后,由于桡侧屈腕肌和掌长肌的作用,屈腕功能障碍不明显。但患者对抗阻力屈腕时,尺侧屈腕肌腱的收缩无法触及。指深屈肌可以借助对抗阻力时屈曲末节指间关节进行检查,但由于前臂部肌纤维的连带关系,有时中指屈曲也可带动环指屈曲,如将环指、小指及其他手指的近侧指关节固定于伸直位,再令患者屈曲环指或小指末节时,将发现其肌力明显减弱或消失。手内肌广泛瘫痪,小鱼际萎缩,掌骨间明显凹陷。由于小鱼际肌、第三、四蚓状肌和所有骨间肌发生麻痹,环指和小指因受正常的屈、伸指肌的牵拉,造成掌指关节过伸、指间关节屈曲,呈现典型的爪形手畸形,如果尺神经损伤在肘关节水平以上,因环指和小指的指深屈肌也发生麻痹,手部爪形畸形也较轻。

Froment 征阳性:在正常情况下,当拇指与示指做相捏动作时,因手部内、外在肌的协同作用下,拇指掌指关节稳定,指间关节略屈曲,与示指指腹相捏时呈"O"形。当尺神经损伤后,由于拇收肌、拇短屈肌深头和第 1 背侧骨间肌麻痹,使拇指屈掌指关节力量减弱,此时再做拇、示指用力相捏动作时,拇指会出现掌指关节过伸,指间关节过度屈曲的现象,即 Froment 征阳性。

夹纸试验:①骨间肌测试:让患者环指和小指夹一张纸,手指必须完全伸直,夹紧纸并予以逐渐加强的对抗力,若所以夹持纸片很易抽出,该试验为阳性;②测试拇收肌(omen 试验)要求患者由拇指和示指侧面捏紧张纸,检查者试图将纸抽出,如果患者拇收肌麻痹就会出现拇指在指间关节处弯曲,与健侧相比更易察觉。

肌电图检查有助于确定诊断。神经传导与肌电图检查在诊断尺神经病变时可以定位损伤部位,评估尺神经病变的严重程度和进展情况。

（三）尺神经损伤的治疗

手内在肌绝大多数由尺神经支配,尺神经损伤

后引起手内在肌麻痹,将严重地影响手的灵巧性,但由于这些肌肉体积小,其在神经再生过程中容易萎缩和纤维性变化,而不易恢复,因此尺神经损伤后修复效果往往较差,尤其是高位损伤。

对于闭合性尺神经损伤可先行保守治疗3个月。包括理疗,局部按摩;电针刺激;自我"意念性"训练以及神经营养治疗。开放性损伤或闭合但经保守治疗无效者,应手术探查。

尺神经的显露:①上臂尺神经的显露:仰卧体位,患肢手掌向上。手术切口:起自肱骨内上髁稍后,向上直线延伸至需要的长度。之后切开深筋膜,在内侧肌间隔之后,肱三头肌沟内可游离出尺神经,其与尺侧上副动脉伴行。②肘部尺神经的显露:此显露可用于肘部尺神经松解术、吻合术及创伤性尺神经炎神经移位术等。体位同前。手术切口:以肱骨内上锻与尺骨鹰嘴突间的尺神经沟为中心,做长6~8cm的切口,向上沿肱三头肌内缘、向下沿尺侧腕屈肌外缘延伸。切开深筋膜,牵开皮肤和深筋膜,尺神经在肘上位于内侧肌间隔之后。切开上髁与鹰嘴突间的深筋膜,其深部即为尺神经。

尺神经移位术:在肘部显露出尺神经后,切开内上髁前面的深筋膜,将已游离的尺神经转移至内上髁前面,屈曲约70°位,指间关节完全伸直位,分别将各腱条与各指的伸指肌腱侧束,在适当张力下缝合固定,缝合各手指切口。术后用石膏托固定于上述位置3~4周,然后去除固定,开始功能训练。骨间掌侧神经修复尺神经深支:尺神经深、浅之间自然分束无损伤分离可达6~7cm,能与其最接近的旋前方肌肌支直接吻合,这种方法可以使相同功能束准确对位,有利于再生,使手内在肌短时间内重新获得神经支配。

在晚期,尺神经失去了修复的时机或虽经手术修复,其运动肌功能恢复不理想,可以根据不同的情况选择不同的功能重建手术。常用重建方式如:示指,小指固有伸肌腱转移重建骨间肌功能;移植掌长肌腱重建第1背侧骨间肌功能以及小指展肌转移重建小指内收功能等。

三、正中神经损伤

(一)正中神经解剖

正中神经为C5~C8和T1脊髓节段相连的神经纤维所组成,主要来自C7~C8及T1神经纤维。

其由臂丛神经外侧束、内侧束组成,外侧头自外侧束沿肱动脉外侧下行;内侧头自内侧束斜越肱动脉的前方与外侧头汇合形成正中神经。正中神经在腋窝位于腋动脉外侧,在大圆肌下缘下行。然后从前方跨过肱动脉,沿其内侧走行于肱肌和内侧肌间隔之间。在肘关节,正中神经走行于肱二头肌腱膜下方,后者向尺侧呈扇形散开并跨越肘窝。通常从旋前圆肌浅头(肱骨头)和深头(尺骨头)之间穿过,有时也可能在浅、深两头的深层穿过。此时,正中神经与正中动脉伴行于正中沟。在前臂上2/3位于指浅屈肌和指深屈肌之间。至前臂的下1/3处,正中神经浅出,并立即转至指浅屈肌腱的尺侧缘。在前臂,骨间掌侧动脉的正中支与正中神经伴行,之后,于腕横韧带与屈指肌腱之间进入腕管。在腕横韧带的远侧,于掌腱膜深面入手掌。在腕管的远侧缘,正中神经有多条分支,包括支配拇指双侧和示指桡侧的指固有神经,以及第二、第三指总神经。鱼际肌支又称返支,其在屈肌支持带远侧缘从正中神经的桡侧发出,折返后支配拇短展肌、拇对掌肌和拇短屈肌的浅头。另外,正中神经在感觉神经束组间可能形成一些细小的神经丛(图31-2-3)。

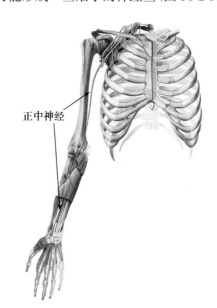

正中神经

图31-2-3 正中神经解剖

正中神经在臂部分支极少,仅有极细的肱动脉支及肘关节支。在肘窝分支至肘关节,在前臂分出肌支支配旋前圆肌、桡侧腕屈肌、掌长肌、指浅屈肌及示、中指指深屈肌和旋前方肌。关节支至近侧桡尺关节、远侧桡尺关节、桡腕关节和腕骨间关节。皮支分布于鱼际区、掌中央部及皮肤。其终末支支配鱼际及桡侧两条蚓状肌。终末皮支分布到拇指、示指和中指达指端。

(二) 损伤病因和临床表现

正中神经损伤以牵拉伤最常见，大部分是手臂被卷入机器所致。其次为挤压伤，以前臂部骨折或瘢痕挛缩为主，常伴严重广泛软组织损伤。另外有切割伤，如日常生活或工作中发生的玻璃割伤、刀伤，或在前臂手术时误伤。其他少见的原因包括枪弹伤、药物误注入神经干内致伤以及缺血性挛缩等。

不同损伤位置的表现不同。正中神经在肘部以上受伤害时，受其支配之旋前圆肌、旋前方肌、桡侧腕屈肌、指浅屈肌指深屈肌桡侧半、拇长屈肌、掌长肌皆可瘫痪。在手部鱼际及第一、第二蚓状肌亦瘫痪。故拇指和示指不能屈曲，握拳时拇指和示指仍伸直。有的中指能部分屈曲。在感觉方面，手桡侧 3 个半手指的皮肤感觉减退，实体感觉缺失，单一神经支配区的示指末节，其浅、深感觉均缺失。手部尚有营养改变、指骨萎缩、指腹萎缩、指端变细而尖。自主神经功能紊乱主要表现为相应区皮肤发冷、皮肤干燥、不出汗，指甲起嵴变脆。

腕部正中神经损伤 3 个鱼际肌即拇对掌肌、拇短展肌及拇短屈肌浅头瘫痪，故呈现拇指不能做掌侧外展，鱼际肌萎缩形成猿手畸形。掌侧拇指、示指、中指及环指桡侧半，在背侧示指、中指远节感觉丧失。单一神经支配区的示指末节其浅、深感觉缺失。手部皮肤、指甲均有显著营养改变，指骨萎缩，指端变得小而尖。

(三) 正中神经损伤的治疗

正中神经是手部运动和感觉的重要神经，支配着手部屈侧大部分运动肌功能和手部大部分区域的感觉功能。因此，无论任何水平正中神经损伤，均应积极恢复功能。

闭合性损伤正中神经损伤轻微，肌肉与感觉障碍以减退为主，无主要运动功能障碍，一般采用非手术治疗多可恢复，3 个月后如有部分功能恢复，可继续保守治疗。如 3 个月后，仍无恢复征象，则应手术探查。

正中神经的显露：前臂及掌部正中神经的显露：手部切口起自近侧掌纹，沿鱼际基底至腕横纹。向两侧牵开皮瓣，在掌部切开掌腱膜，在前臂于掌长肌与桡侧腕屈肌之间逐层显露。肘部正中神经

的显露：取 "S" 形切口，由肱二头肌内侧向下，沿肘屈纹向外，再沿肱桡肌前缘向下至需要的长度。切开浅筋膜，显露肱二头肌腱，沿其内缘切开深筋膜及肱二头肌腱膜，正中神经在肱动、静脉的尺侧。上臂上部正中神经的显露：切口起自胸大肌下缘沿喙肱肌二头肌内侧缘向远侧切开，显露喙肱肌、肱二头肌，将其向外牵开，将肱三头肌内侧头向内牵开。切开神经血管束的鞘膜。可见肱动脉前外侧的正中神经。

对于 8 小时内的开放性损伤，且创面污染不严重，可在清创后对断裂的神经进行一期缝合。若受伤已超过 8 小时，或伤口污染严重，则在简单清创后，将神经断端用丝线拉近固定，预防断端回缩，同时将神经置于肌肉之间，以减少瘢痕粘连。待伤口愈合后三周，再进行神经缝合术。如伤口化脓，则应推迟神经吻合术，但手术一般不应超过 3 个月。

如果在神经修复后功能恢复不理想，可采用对掌肌成形术及其他肌腱转移术，以改善屈拇、屈指拇对掌功能。

（武广永　宋海栋）

参考文献

[1] GUILLAIN G, COUTELLEMONT R.L'action du musclecourt supinateur dans la paralysie du nerf radial [J]. Presse Med, 1905, 10:50-52.

[2] GRIGORESCO M.LORDANESCO C.Un cas rare de paralysie partielle du nerf radial [J]. Rev Neurol (Paris), 1931, 2:102-104.

[3] WOLTMAN H W, LEARMONTH J R.Progressive paralysis of the neryus interosseous dorsalis [J]. Brain, 1934, 57(1):25-31.

[4] OSBOMNE G V.The surgical treatment of tardy ulnar neuritis [J]. J Bone Joint Surg B, 1957, 39:782.

[5] SUNDERLAND S.Nerves and Nerve injuries [M]. Edinburgh, Scotland: E S Livingstone, 1968:816-828.

[6] DELLON A L.Musculotendinous variations about the medial humeral epicondyle [J]. J Hand Surg [Br], 1986, 11(2):175-181.

[7] 顾玉东.臂丛神经根性撕脱的显微外科治疗[J].中华显微外科杂志, 1987, 10(3):132.

[8] O'DRISCOLL S W, HORII E, CARMICHAEL S W, et al.The cubital tunnel and ulnar neuropathy [J]. J Bone Joint Surg Br, 1991, 73(4):613-617.

[9] 顾玉东.手外科手术学[M].上海:上海医科大学出版社, 1999, 537-568.

［10］王澍寰．手外科学［M］．2版．北京：人民卫生出版社，1999，385-406.

［11］TERZIS J K，PAPAKONSTANTINOU K C.The surgical treatment of brachial plexus injuries in adults［J］. Plast Reconstr Surg，2000，106（5）：1097-1122；quiz1123-1124.

［12］TUNG T H，WEBER R V，MACKINNON S E.Nerve transfers for the upper and lower extremities［J］. Oper Tech Orthop，2004，14（3）：213-222.

［13］KLINE D G. Surgical repair of brachial plexus injury［J］. J Neurosurg，2004，01（3）：361-363；discussion 363-364.

［14］顾玉东．臂丛神经损伤研究的方向［J］.中华手外科杂志，2008，24（3）：129.

［15］YOON J S，WALKER F O，CARTWRIGHT M S.Ulnar neuropathy with normal electrodiagnosis and abnormal nerve ultrasound［J］. Arch Phys Med Rehabil，2010，91（2）：318-320.

［16］CORONEOS C J，VOINESKOS S H，CORONEOS M K，et al. Primary Nerve Repair for Obstetrical Brachial Plexus Injury：A Meta-Analysis［J］. Plast Reconstr Surg，2015，136（4）：765-779.

第三十二章　下肢神经损伤

第一节　坐骨神经损伤

一、坐骨神经解剖

坐骨神经由 L4~L5 神经根和 S1~S3 神经根组成,其总干和终支延伸于整个下肢,为人体最粗大的神经。由于坐骨神经的纤维来源于脊柱的腹侧(也称为前部,具有运动功能)和后部区域(也称为背部,具有感觉功能),因此,坐骨神经既可以支配腿部肌肉的运动,又可将感觉信息从腿部传递到脊柱。坐骨神经从骶丛的顶部发出,呈扁平状,之后经坐骨大孔穿出骨盆。坐骨神经一般自梨状肌下孔穿至臀部,但少数情况下坐骨神经分成两股,一股穿梨状肌,另一股出梨状肌下孔;也有坐骨神经总干穿梨状肌或分成多股出骨盆者。进入臀部后,位于闭孔内肌,上下孖肌和股方肌的表面,臀大肌深面。在此,坐骨神经与内侧的臀下动脉、股后侧皮神经相邻。神经在坐骨结节下方斜行穿过股二头肌长头行于大收肌与股二头长头之间。在大腿后部,坐骨神经可以简单以坐骨结节到大转子顶点的连线来进行定位。之后神经继续沿大腿中线下降,位于内收大肌表面,与股骨干关系密切。坐骨神经通过股部时,发出 4 个运动支支配半腱肌和半膜肌(该二肌均使小腿屈曲并稍内旋)、股二头肌(使小腿屈曲并外旋)及大收肌的屈部。于腘窝上角分为内侧的胫神经和外侧的腓总神经。胫神经位于内后侧,腓总神经位于前外侧(图 32-1-1)。

坐骨神经分支点的变异很大,其分成终支的部位可以在骶丛至膝关节之间的任何地方。常见部位为大腿中段,较少见的于大腿近侧,甚至盆腔内即以两终支形式发出。更少见情况为腘窝处分支。

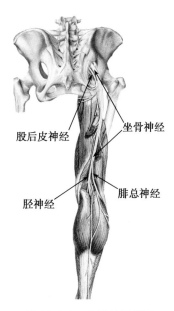

图 32-1-1　坐骨神经解剖

（标注：股后皮神经、坐骨神经、胫神经、腓总神经）

二、坐骨神经损伤病因和临床表现

(一) 病因

坐骨神经损伤多由股部或臀部火器伤引起,髋关节脱位特别是后脱位、髋臼骨折、骨盆骨折以及臀部药物注射亦可造成坐骨神经损伤。

药物注射性损伤特别是注射青霉素,是导致坐骨神经损伤常见的病因,又称医源性坐骨神经损伤,好发于儿童,其损伤原因与注射部位不当直接损伤或药物剂量太大刺激坐骨神经有关。症状可在坐骨神经损伤后突然或数小时开始出现。

髋关节置换术坐骨神经损伤发生率为 0.5%~2.0%。坐骨神经损伤是全髋关节置换术的并发症之一,发生率约 0.2%~2.8%,翻修后发生率为 1.7%~7.6%。手术后,少数情况下,螺钉、钢丝断裂或骨水泥等压迫坐骨神经神经,可能导致坐骨神经损伤,去除压迫后可能恢复。

（二）临床表现

由于损伤的部位不同以及坐骨神经的解剖变异,坐骨神经损伤的临床表现是多样的。当坐骨神经在高位完全断裂时,由于半膜肌、半腱肌和股二头肌的麻痹,膝关节不能屈曲,又由于股四头肌的拮抗作用,膝关节呈强直状态,走路时,患者仍可行走。但行走呈跨越步态,膝关节伸直曳行。足与足趾的运动全部丧失。跟腱及跖反射消失。坐骨神经高位损伤合并股后皮神经损伤时,感觉丧失或过敏位于大腿的后方,小腿外侧及足的全部感觉丧失。如在股部中下段损伤,因腘绳肌肌支已大部发出,只表现膝以下肌肉全部瘫痪,而膝关节屈曲无障碍。感觉障碍位于小腿的后外侧、足背、足趾和足跖部,而且足部的位置觉、振动觉也常缺失。坐骨神经损伤往往伴有明显的血管舒缩及营养障碍,足发绀(下垂时更明显),皮肤变薄,肢体发凉,跖面皮肤角化过度,有时发生不易治愈的营养不良性溃疡。当坐骨神经发生不全损害时,常有灼性神经痛发生。

坐骨神经损伤后,下肢远端的肌力减弱。跟腱反射和足跖反射明显减弱或消失。坐骨神经干损伤后,沿坐骨神经走行的径路有特殊的压痛点,分别为:①臀部的坐骨结节和大转子连线的中点;②腘窝(胫神经);③腓骨头后面(腓总神经);④足内踝后面(足跖内侧神经)。

肌电图检查有助于明确是否存在坐骨神经损伤,更重要的是,其可以提供神经损伤部位以及损伤程度信息。典型的神经电生理表现为患侧神经传导速度减慢,波幅下降,F波或H反射潜伏期延长;躯体感觉诱发电位潜伏期延长,波幅下降,波间期延长;坐骨神经支配肌肉的肌电图检查多为失神经电位,而健侧正常。

三、坐骨神经损伤的治疗

坐骨神经损伤与局部解剖关系密切,尤其是臀部坐骨神经损伤,其治疗往往难度较大。治疗应根据损伤情况,采取相应的治疗方法。

在大多数情况下,坐骨神经损伤后使用非甾体抗炎药(NSAIDS)、阿片类药物和肌松药并不能缓解症状。然而,通过使用甲泼尼龙进行经骶神经阻滞可以有效地治疗神经病理性疼痛、运动和感觉障碍。此外,最近的一项研究表明,静脉和口服甲泼尼龙也有效。

坐骨神经损伤应根据临床病史、临床检查和检查结果针对每位患者进行个体化治疗。对于传导障碍、神经失用,可进行保守治疗;对于出现沃勒氏变性伴纤维化,由于恢复缓慢且不能完全恢复,需要进行神经松解术,术后采用高压氧治疗,可有效促进损伤坐骨神经再生修复。对于切割伤等锐器伤,应一期吻合。如为髋关节脱位或骨盆骨折所致的坐骨神经损伤,早期应复位减压,解除压迫,观察1~3个月后,根据恢复情况,再决定是否探查神经;如为火器伤,早期只做清创术,待伤口愈合后3~4周,再行探查修复术。所有坐骨神经松解术或修复术后,应使膝关节屈曲且使髋关节过伸,这样才能使神经缝合处不受很大张力。术后固定在上述位置6~8周。

显露臀部及股上部坐骨神经时患者取俯卧体位。首先自髂后上棘下外4~5cm处斜向下外切开,经股骨大粗隆内侧约2cm处呈弧形向内至臀皱襞远侧中点处,再沿股后正中线向下切开至需要的长度。之后切开臀筋膜,分开臀大肌直至股骨大粗隆处,再纵行切开股部筋膜至臀皱襞处。切断臀大肌外侧附丽于髂胫束及股骨的腱性纤维,将臀大肌连同其神经血管翻起,便可以显露坐骨神经及梨状肌。必要时切断梨状肌,以显露坐骨神经在梨状肌深面的部分。可用咬骨钳咬除部分骶骨或髂骨,显露坐骨神经出骨盆处。

显露股部坐骨神经时患者取俯卧体位。沿股后正中线切开皮肤,之后切开深筋膜,此时应注意保护股后皮神经。沿股二头肌与半腱肌之间分离,并向两侧牵开,继续向深部分离。向外侧牵开股二头肌,向内侧牵开半腱肌与半膜肌,分离神经周围的脂肪,便可显露坐骨神经。

晚期足踝部功能重建可改善肢体功能。足畸形患者可以选择跟腱延长、截骨术和关节囊切开术。对于坐骨神经损伤,如为部分损伤,术后恢复尚可;如为完全损伤,预后可能很差。

第二节 胫神经损伤

一、胫神经解剖

胫神经起源于L4~S3神经根,是坐骨神经终末分支之一,自腘窝上角由坐骨神经分出,沿大腿中线从腘窝的上角走行到下角,在上部胫神经位置较浅,仅仅被腘窝顶部的筋膜覆盖随着下行,神经逐渐进入深层,于腓肠肌两头间进入比目鱼肌腱弓下深面。在腘窝,胫神经位于腘血管的表面(或后方),开始神经位于动脉外侧,然后由外向内穿过腘血管。在腘窝,胫神经发出如下分支:①肌支起源于腘窝的远端,供应腓肠肌、比目鱼肌、跖肌和腘肌的内侧和外侧头。腘神经穿过腘肌,向下外侧走行,绕腘肌下缘供应腘深面。该神经还供应胫后肌、胫腓上关节、胫骨、小腿骨间膜和胫腓下关节。②胫神经从腘窝中部发出一支皮神经,称为腓肠内侧神经。供应小腿后部下半部分的皮肤和脚的外侧缘,直至小趾趾尖。③3个关节支发自腘窝上部:膝上内侧神经(位于股骨内侧髁表面),膝中神经(穿过膝关节后囊以供应位于股骨髁间切迹的结构)和膝下神经(沿腘骨上缘延伸至胫骨内侧髁)。

在腘窝下角,胫神经穿过比目鱼肌腱弓进入小腿后部。在腿部,它向下内侧走行,到达脚踝的后内侧,内踝与跟骨内侧结节中间。之后分为足底内侧神经和足底外侧神经支配足部。在踝部神经和血管的关系逐渐发生变化,其从上至下先后位于血管的内侧后面及外侧。胫神经发出几个分支来支配小腿后部:①肌支支配胫骨后肌、趾长屈肌、拇长屈肌和比目鱼肌深部。②皮支:跟骨内侧神经穿过屈肌支持带,分布于背部和脚跟下表面的皮肤。③关节支支配踝关节。

在足部,神经终末分为内侧和外侧足底支。跖内侧神经是胫神经较大的终末支。在拇外展肌和趾短屈肌之间走行,之后行于屈拇短肌和趾短屈肌之间。最后分成内外终支。其分布类似于正中神经。皮支发出四个趾支,分布于内侧足底和内侧3个半脚趾。每个指支发出一个背支,为背部的甲床提供供应。关节支支配中跗关节和跖跗关节。外侧终支最后分成趾总神经到第一、二和第三趾间隙。依次发出支配关节,第一、二蚓状肌和足底内侧,拇趾跖侧皮肤和甲床的分支。内侧终支在大趾跖跗关节后面穿过跖筋膜形成跖内侧趾神经到拇趾,支配足内侧皮肤和屈拇短肌。跖外侧神经是胫神经较小的终末支,其同跖外侧动脉伴行行于趾短屈肌外侧,然后进入外展小趾肌和趾短屈肌间,直到第五跖骨的底部,并分为浅支和深支。其分布类

似于手部尺神经的分布。神经主干支配趾副屈肌和小趾外展肌,也分布于脚底的皮肤。浅支分为内侧支和外侧支。外侧支支配小趾屈肌、第三和第四骨间肌,并分布于脚趾外侧的皮肤。内侧支与跖内侧神经沟通,为第四趾间皮肤提供营养。深终支支配其余骨间肌、拇内收肌和外侧3个蚓状肌。关节支支配跖跗关节和中跗关节(图32-2-1)。

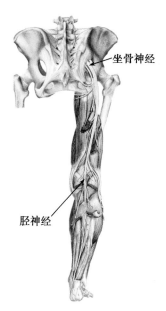

图 32-2-1 胫神经解剖

二、损伤病因和临床表现

胫神经损伤常由股骨髁上骨折及膝关节脱位导致,也可由牵拉伤、切割伤、挤压伤以及枪弹伤等外伤,有时还可由药物导致。

股骨髁上骨折是指发生在股骨内上髁以及股骨外上髁上方不超过5cm处的骨折,骨折可引起胫神经损伤。膝关节脱位多数是由于暴力导致,胫骨向上端移位,移位后可能会伤及胫神经,导致胫神经损伤。胫腓骨干骨折尤其是胫腓骨双骨折可引起胫骨及软组织的损伤,进而骨折断端可能会伤及胫神经导致胫神经损伤,也可直接由暴力导致胫神经损伤。小腿肌肉的损伤,尤其是腓肠肌以及比目鱼肌的损伤较为严重时,会伤及深部结构,导致胫神经损伤。此类小腿肌肉损伤导致胫神经损伤时,多数是由于严重的外伤,可同时伴有出血。少见原因例如胫骨上肿瘤生成,因其生长会大量吸收营养物质,导致胫神经的营养不足;同时,肿瘤生长会压迫胫神经,导致其损伤。职业因素例如足球运动

员、跳远、跳高运动员、赛车手等,由于长期的腿部活动而容易受到胫骨以及股骨的伤害,导致胫神经受到损伤。药物因素例如局麻药也可引起胫神经损伤。

胫神经支配小腿后部及足底肌肉,瘫痪后足不能跖屈和内翻,由于拮抗的作用,足处于背屈位,出现仰趾外翻畸形,行走时足跟离地困难,不能快走,不能用足尖站立。当患者坐下以足尖着地时,不能抬起足跟,跟腱反射多消失。足内肌瘫痪引起弓状足和爪状趾畸形。感觉丧失区为小腿后外侧、足外侧缘、足跟及各趾的跖侧和背侧,故称为拖鞋式瘫痪区。当损伤水平较低时感觉障碍仅在足跖部。胫神经部分损害可引起灼性神经痛,位于小腿之后面并向足跖中部放射。常伴血管舒缩及营养障碍,足底常有溃疡,足部易受外伤、冻伤和烫伤,严重影响功能,常因溃疡不能走路。

检查时需要对损伤病因的关注,注意观察患者胫骨及股骨髁上部位有无肿胀、是否出现畸形等,是否存在骨擦音或骨擦感,以区别膝关节脱位。嘱患者伸膝,检查有无膝关节脱位。X 线片检查及 CT 检查可确定有无外伤导致的胫骨骨折、股骨髁上骨折以及膝关节脱位等。MRI 检查对软组织的分辨率较高,可检测有无小腿肌肉的损伤,均主要用于鉴别诊断。

三、治疗

胫神经损伤大多数情况不能完全恢复,但是治疗上需要尽可能减轻疼痛和损伤。治疗时主要可以通过手术治疗以及保守治疗,治疗原则为最大限度上保证胫神经的恢复以及功能的正常。

根据病情的严重程度以及体征和症状,多数情况通常可以不经手术治疗。可采用以下措施:止痛、消肿、冰敷、服用非甾体抗炎药、休息(避免跑步或进行高冲击性运动)、足部支具以及定制矫形器等。

如果胫神经损伤严重且无法通过上述非手术治疗方法解决,则可能需要进行手术治疗。根据损伤情况,作神经松解、减压或缝合术,一般效果较好。足底感觉很重要,即使有部分恢复亦有助于改进足的功能和防治溃疡。

腘窝部股神经的显露:患者取俯卧位,切口由腘窝内上方(半腱肌、半膜肌处)向下,沿腘窝皮肤皱纹转向外下,至腘窝外下方腓肠肌外侧头处,再向下。稍游离皮肤后向两侧牵开,于小隐静脉汇入腘静脉处纵行切开深筋膜,必要时结扎小隐静脉。在切口上部沿股二头肌与半腱肌、半膜肌之间分开,在下部沿腓肠肌内外侧头之间分开,分别向两侧牵开,即可于静脉外后侧显示胫神经。

小腿部股神经的显露:患者取仰卧位,患肢外旋位。以患部为中心,沿腓肠肌内缘纵向切开,视需要可向上下延长。将切口前侧的大隐静脉及隐神经一并向前牵开,沿腓肠肌内缘切开致密的深筋膜。向后牵开腓肠肌,显露深面的比目鱼肌后,再沿其内缘切开。向后牵开比目鱼肌与腓肠肌,显露血管神经束。胫后动脉在内侧,胫后静脉紧贴动脉深面,胫神经在动脉外侧。小心剪开血管神经鞘,分离显露胫后神经。

第三节　腓神经损伤

一、腓神经解剖

(一)腓总神经

腓总神经起源于 L4~S2 神经根,是坐骨神经较小的终末支,分布于小腿后外侧和膝关节。在股部下 1/3,腘窝上角,由坐骨神经分出。腓总神经沿股二头肌内侧缘延伸至腘窝外侧角,然后绕腓骨颈穿入腓骨长肌。在膝关节分为两个终末支:腓浅神经和腓深神经,分别支配小腿外侧和前部的肌肉。

腓总神经在分叉前在腘窝发出数个分支,分别为:皮支(腓肠外侧皮神经,供应小腿外侧上 2/3 的皮肤;腓肠交通支,走行在小腿的后外侧,与腓肠神经交通)、关节支(膝上外侧神经,伴随同名动脉,位于股骨外侧髁上方;膝下外侧神经,伴随同名动脉,位于腓骨头部正上方;膝返神经,起源于腓总神经的分叉处;然后与胫前返动脉一起上升至膝关节前部,支配膝关节和胫前肌)以及运动支(来自腓总神经,即支配股二头肌短头的神经)(图 32-3-1)。

(二)腓深神经

腓深神经是腓总神经的终末支之一。起始于腓骨和腓骨长肌上部之间的腓总神经分叉处,穿过胫骨前肌间隔及趾长伸肌,于趾长伸肌和胫骨前肌之间下降,之后沿骨间膜前侧,于胫前动脉旁,沿着动脉伴行下降。腓深神经在小腿上部位于胫前动

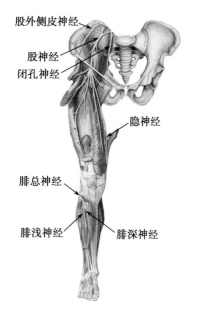

股外侧皮神经
股神经
闭孔神经
隐神经
腓总神经
腓浅神经
腓深神经

图 32-3-1 腓神经解剖

脉外侧,至小腿中部改行于胫前动脉前面,介于蹬长伸肌和胫骨前肌之间。到小腿下部时,神经又回至动脉外侧,介于蹬长伸肌和趾长伸肌之间。然后于踝关节前部分为外侧和内侧终末支。在腿部,腓深神经分出肌支支配腿部的四块肌肉:胫骨前肌、拇长伸肌、趾长伸肌和腓骨肌。

腓深神经在踝关节处分为内侧和外侧终末支。内侧终末支走行于足背部,伴随足背动脉走行,在第一趾间隙分为两条趾背神经,分布于大脚趾和第二脚趾的相邻侧,与腓浅神经的内侧背皮支相通。在腓深神经分叉前,向第一趾间隙发出一个骨间支,支配大脚趾的跖趾关节。外侧终末支绕过跗骨,位于趾短伸肌外侧深面,并支配该肌。然后分成 2~4 支分支至其余趾间隙,支配中跗关节、跖趾关节和第二背侧骨间肌。

(三) 腓浅神经

腓浅神经也是腓总神经发出的分支之一,是小腿外侧间隔的主要神经。从腓骨颈外侧发出后穿过腓骨肌,在腓骨长、短肌间下行,行至腓骨短肌前缘,在深筋膜下进入腓骨短肌和趾长肌间沟。在小腿中下 1/3 的交界处,穿固有筋膜至浅筋膜层内下降,分为足背内侧皮神经和足背中间皮神经。腓浅神经支配腓骨长肌和腓骨短肌以及小腿前外侧的皮肤及足背的大部分。

腓浅神经在小腿上发出腓骨长肌和腓骨短肌的肌支、小腿外侧下 1/3 和足背大部分皮肤的皮支(由隐神经、腓肠神经和腓深神经分布区域除外)以

及足底内侧和外侧神经(足底表面)。在足部,足背内侧背皮神经穿过脚踝,分为两条趾背神经,一支分布于大脚趾内侧,另一支分布于第二脚趾和第三脚趾的相邻侧。足背中间背皮神经分为两条趾背神经,分别分布于第三和第四、第四和第五脚趾的相邻侧。另外,足背内侧背皮神经通过交通支与隐神经和腓深神经沟通,足背中间背皮神经与腓肠神经沟通。

二、损伤病因和临床表现

腓总神经是坐骨神经的分支,由于位置表浅,在下肢神经损伤中最多见。尤其是在胫骨颈部,在骨的表面,周围软组织少,移动性差,易在该处受损如夹板、石膏压伤及手术误伤。膝关带损伤合并腓总神经亦非罕见,危重患者长期卧床,下肢在外旋位也可引起腓总神经压伤。另外,腓骨小头或腓骨颈骨折、腘窝后方切割伤、胫腓关节后脱位以及撞击、挤夹、压迫、冷冻、电击、放射性伤火器伤等外界因素都可以引起腓总神经损伤。也可见于代谢障碍(如糖尿病)、结缔组织疾病(如结节性多动脉炎)以及神经鞘瘤或神经囊肿压迫等。

腓总神经损伤后,由于小腿伸肌群的胫前肌、蹬长伸肌、蹬短伸肌、趾长伸肌、趾短伸肌和腓骨长短肌瘫痪,患者不能伸足、提足及扬趾和伸足外缘。由于拮抗肌收缩,出现患足下垂内翻,呈"马蹄内翻"状。患者坐位以足跟着地时,不能抬起足的前部,即不能完成用足打拍子的动作。走路时,高举其足,当落下时,足尖下垂,接着整个足跖着地。肌萎缩仅见于小腿前外侧,跟腱反射也可保存。腓总神经感觉支分布区域感觉消失,主要位于小腿外侧和足背,包括第1、第2趾间。由于失神经支配,足背部易受外伤、冻伤和烫伤。

电生理检查:患侧腓总神经传导速度减慢,波幅下降,F 波或 H 反射潜伏期延长;SEP 潜伏期延长,波幅下降,波间期延长。腓总神经支配肌肉的肌电检查多为失神经电位,而健侧正常。

超声检查能确切显示腓总神经,能为临床提供腓总神经病理状况的形态学资料,可为手术治疗方案提供参考依据。

三、治疗

腓总神经损伤的预防非常重要,如上石膏或夹

板前在腓骨头后加用衬垫保护,腘窝或腓骨头处手术时应防止腓总神经损伤。

治疗腓总神经损伤有手术和非手术两种选择。非手术治疗包括踝足矫形器和物理治疗。踝足矫形器可用于不需要手术或在手术恢复期间的足部下垂的患者。其主要作用在于在摆动阶段帮助脚趾背屈,并在站立期间提供脚踝的内侧或外侧稳定性。近年来,踝足矫形器得到一定发展,能够为患者站立提供更大的支持力,并且更轻、更舒适。腓总神经损伤的物理治疗包括拉伸、肌力训练、本体感觉和平衡练习。还可能包括冰敷、理疗等。

腓总神经损伤的手术适应证包括损伤加重、3个月内无改善或者开放性损伤伴神经撕裂。腓总神经损伤应尽早治疗,多数可通过神经直接吻合进行修复,如果缺损过大,可考虑选用自体腓肠神经移植修复。临床治疗表明,伤后 3 个月以内手术的效果最好。开放性撕裂伤应在 72 小时内进行探查和外科修复。闭合性腓总神经尽管有自行恢复的可能,但也应尽早手术探查,行松解术、吻合术或神经移植术。感觉障碍不在负重区可不进行干预。

腘窝部腓总神经的显露:患者取俯卧位,患肢稍垫高。切口自股后腓骨头上约 8cm 处,沿股二头肌内缘,向下外经腓骨头后方,转向腓骨颈前下,长约 12cm。在股二头肌内侧深部游离出腓总神经,用橡皮条轻轻牵引,继续向远侧游离,至腓骨头后外稍下。必要时在此处分离出腓神经浅支与深支。

小腿部腓深神经的显露:患者取仰卧位。沿胫骨前肌外缘切开,其部位及长度视需要而定。沿切口线切开深筋膜,于胫骨前肌与拇长伸肌之间分离,显露胫前动脉。静脉紧贴于动脉旁,腓深神经位于动脉外侧。

第四节 其他神经损伤

一、股神经损伤

股神经为腰丛中最大一支,由 L2~L4 神经根后股组成,部分变异可来自 L1 或 L5 神经根,从腰大肌外侧缘穿出,在髂筋膜后面沿髂肌前面下降。在腰大肌内汇合之前,神经根发出腰大肌和髂肌分支。汇合后股神经髂筋膜包裹着股神经和髂外动脉、股神经继续向腹股沟韧带方向走行,发出额外

的小分支支配髂肌和腰大肌,经腹股沟韧带下方穿行,发出分支支配耻骨肌,然后在股动脉外侧进入股三角,并借部分腰大肌纤维同股动脉分开。股神经的前面为形成股三角顶部的髂肌和阔筋膜。在腹股沟韧带下 4cm 处股神经分为前后两股。前股支配缝匠肌,并发出股内侧和股中间皮神经,支配大腿前侧皮肤感觉;后股发出隐神经,支配膝关节前、内侧皮肤感觉和小腿内侧皮肤感觉。此外,后股也发出运动支支配股四头肌。

股神经常因下腹部穿透伤而损伤(小肠也可能同时被损伤)。下腹部手术时亦可损伤股神经。由于髂动脉和股神经相互靠近,因此可能同时受损。也可能由血友病、抗凝治疗或创伤引起的腹壁血肿引起。骨盆骨折时股神经分支可能被挫伤或拉伤。另外,在俯卧位手术中,也有可能过度压迫股神经而导致损伤。

股神经损伤时患者经常有大腿前面肌肉明显萎缩。通常能够在重力作用下稍微伸展膝盖。由于腓肠肌、阔筋膜张肌、股薄肌和臀大肌有助于稳定肢体,患者能够在平地上站立并行走,但上坡或上楼则有困难。大腿前侧和由隐神经分布的皮肤区域有不同程度的感觉减退。在股神经附近插入针状电极进行股神经电刺激有助于诊断。肌电图和神经传导速度等电生理检查也是非常必要的。根据典型的症状和体征,股神经损伤的诊断并不困难。但由于常常合并有骨折和血管损伤,以及局部肿胀、疼痛和伤肢功能障碍等,导致伤后往往不能立刻做出诊断。因此,对这类伤员必须仔细检查伤口严密观察肢体(特别是末梢的运动)情况,并将观察得来的现象加以分析,区分哪些是骨折和血管损伤的体征,哪些是神经损伤的体征,方能及时做出正确的诊断。

股神经损伤治疗的一般原则与其他神经的治疗原则相同。如果神经损伤轻微,可进行保守治疗。对相对严重的股神经损伤,应采取积极修复的治疗态度。直接缝合的结果常常满意但临床中适合直接缝合的病例常常很少。当神经缺损不能直接缝合时,应采用神经移植的方法予以修复。皮肤切口从髂前上棘开始,平行于腹股沟韧带,然后在大腿内侧 1/3 处转而向下。切开后,牵开缝匠肌,切开阔筋膜,露出股动脉和静脉。分离动脉外侧的髂筋膜即可显示股神经。股神经修复的效果往往比

较好。多数行神经松解术甚至进行神经移植的患者,股四头肌功能达到或超过 3 级。

二、隐神经损伤

隐神经是股神经最大的终末支,为单纯的感觉神经。股神经在腹股沟韧带以远发出隐神经,走行于股四头肌内,与股动脉一起走行在缝匠肌深面的 Hunter 管(起源于股三角顶点,远端为收肌腱裂孔,大收肌和长收肌构成收肌管的底部,股内侧肌为其前外侧缘,顶部为股内侧肌、缝匠肌和收肌的筋膜。)隐神经行于缝匠肌和股薄肌之间,在此发出髌下支,支配髌骨前面的感觉。然后在膝上 10cm 左右、缝匠肌和股薄肌之间穿过缝匠肌和股薄肌肌腱之间的阔筋膜。然后,伴随大隐静脉沿着小腿的胫侧。在胫骨内侧缘后下降,于小腿下 1/3 处分为两个分支:一支继续径直走行至踝关节,另一支与大隐静脉一起跨过内踝前方,直到跗趾胫侧,与腓浅神经的内侧支相沟通。

由于隐神经和大隐静脉毗邻,大隐静脉剥脱术或隐神经走行区的矫形手术可能导致大隐神经损伤,导致小腿内侧皮肤感觉丧失。在搭桥手术中取大隐静脉、经股动脉造影术或者膝关节镜放置套筒的过程中,隐神经也可受损。一些罕见的病因包括膝关节周围的神经鞘瘤或脂肪瘤等压迫神经。

隐神经损伤患者通常表现为膝部或腿部内侧的疼痛。在行走时,尤其是上楼时,或膝盖完全伸直的状态下站立都会使疼痛加重,而休息可以使症状缓解。

体格检查可以发现隐神经支配分布的感觉异常。而运动功能的检查一般正常。电生理检查在隐神经损伤中尚未得到广泛应用。可通过在刺激足内侧的同时记录膝或大腿内侧的感觉神经动作电位进行检查。如果怀疑软组织肿块引起神经压迫性损伤可行 MRI 检查。使用局麻药进行神经阻滞可以帮助诊断。

非手术治疗主要包括休息,避免引起疼痛的体位和活动,可以使用阿米替林、卡马西平、苯妥英钠、加巴喷丁、普瑞巴林等药物对症治疗,严重时可以进行局部封闭治疗。如果保守治疗失败,则需要手术干预。神经鞘瘤或其他相关肿瘤引起者可行肿物切除。常见的手术方式包括神经松解术或者隐神经切断术。在行神经切断术前可使用利多卡因进行神经阻滞,以使患者适应切除术后的感觉。

三、闭孔神经损伤

闭孔神经由 L2~L4 神经根前支的前股在腰大肌内汇合而成,其主要成分来自于 L3,是腰丛中惟一一条穿过骨盆而不支配任何骨盆结构的运动神经。在骶髂关节水平于髂总血管内侧深面穿出,沿腰大肌内侧走行,跨过骨盆上口,沿小骨盆外侧缘进入闭孔,分为前支和后支。闭孔神经前支在闭孔外肌和短收肌前方、耻骨肌和长收肌深面向下走行,在闭孔远端发出运动支支配短收肌、长收肌和股薄肌。前支还发出关节支支配髋关节以及股动脉支分布于股动脉下部。在长收肌下缘有分支与隐神经、股内侧皮神经的分支吻合于缝匠肌下方加入缝匠肌下丛。后支穿过闭孔外肌并发出运动支支配此肌,随后走行于短收肌和大收肌之间并支配这些肌肉,终末支为止于膝关节的感觉神经。另有关节支分布于膝关节囊,交叉韧带及附近结构。

闭孔神经损伤不常见,闭孔神经损伤可因脊髓腰丛的病变或盆腔内肿瘤压迫所致。也常见于妊娠妇女,由于子宫压迫或难产而使闭孔神经损伤。其他原因包括创伤和骨盆骨折、血肿、分娩创伤或肌纤维压迫引起。另外,医源性损伤也常见。

患者多出现感觉和运动的混合障碍。表现为内收肌瘫痪大腿不能内收,双下肢交叉困难,大腿旋外无力。患者可主诉疼痛从大腿内侧延伸到膝盖,但很少延伸到髋关节。典型的 Howship-Romberg 征表现为大腿内侧疼痛在屈髋时缓解,而在伸髋或髋关节内旋转时疼痛加剧。慢性严重的闭孔神经损伤可能表现为内收肌萎缩和足外旋。

目前尚没有评估闭孔神经传导速度的研究。当怀疑闭孔神经损伤时,可借助内收肌肌电图进行诊断。如内收肌群有失神经表现,而邻近的其他肌肉或股四头肌都没有相似表现,则可以确诊。MRI可用于发现内收肌群萎缩,或者神经附近的占位;CT 或骨盆 X 射线检查可发现闭孔神经区域的骨折或血肿,从而提示神经损伤的可能。

如果闭孔神经损伤较轻,且主要是感觉障碍而非内收肌无力,则可保守治疗。拉伸、按摩或电刺激髋屈肌和大腿内收肌有助于缓解疼痛。患有慢性闭孔神经病变引起的疼痛，使用加巴喷丁或三环类抗抑郁药等常规用药治疗神经痛的药物也可以缓解其症状。对于神经严重损伤的病例，尽管闭孔神经位置深在，损伤后修复比较困难，仍应积极予以治疗。由于闭孔神经以运动纤维为主，神经行程较短，直接吻合或神经移植吻合后神经恢复较满意。

在耻骨结节远端、长收肌外侧缘，平行于腹股沟皮肤褶皱做一3cm长斜形切口。仔细分离皮下组织，找到大隐静脉，用橡皮条牵拉至外侧。显露内收肌和耻骨肌筋膜，沿内收肌外缘打开筋膜，分开内收肌和耻骨肌肌间隙。在此间隙内可见闭孔神经前支走行于短收肌表面的致密筋膜上。该方法可以进一步进行闭孔神经减压，但如果修复神经损伤则需要更加广泛地显露，最好采用经腹膜入路，从而进行神经吻合。如果神经缺损，则需要进行神经移植，通常利用腓肠神经作为移植物。闭孔神经修复后需要注意神经瘤的形成，其可导致闭孔神经分布区域的疼痛和感觉异常。

（武广永　宋海栋）

参考文献

[1] KRISHNA, GARG. "Popliteal fossa (Chapter 6)". BD Chaurasia's Human Anatomy (Regional and Applied Dissection and Clinical) Volume 2-Lower limb, abdomen, and pelvis [M]. 5th ed.India：CBS Publishers and Distributors Pvt Ltd, 2010.

[2] KRISHNA, GARG. "Front, lateral, and medial sides of leg and dorsum of foot (Chapter 8)". BD Chaurasia's Human Anatomy (Regional and Applied Dissection and Clinical) Volume 2 - Lower limb, abdomen, and pelvis [M]. 5th ed.India：CBS Publishers and Distributors Pvt Ltd, 2010.

[3] GRAY H；LEWIS W H. Anatomy of the human body [M]. Philadelphia：Lea & Febiger, 2018：965.

[4] KRISHNA, GARG. "Front of the thigh (Chapter 3)". BD Chaurasia's Human Anatomy (Regional and Applied Dissection and Clinical) Volume 2-Lower limb, abdomen, and pelvis [M]. 5th ed.India：CBS Publishers and Distributors Pvt Ltd, 2010.

[5] CANDIDO K D, BENZON H T, et al. "Chapter 76-Lumbar Plexus, Femoral, Lateral Femoral Cutaneous, Obturator, Saphenous, and Fascia Iliaca Blocks", Essentials of Pain Medicine and Regional Anesthesia [M]. 2nd ed.Philadelphia：Churchill Livingstone, 2021.

第三十三章 前庭神经相关眩晕疾病

第一节 基础知识

一、前庭神经解剖学特点

人类第Ⅷ对脑神经由 4 个独立的神经组成，包括前庭上神经，前庭下神经，后壶腹神经，蜗神经（图 33-1-1），这些神经和面神经及中间神经共同在内听道走行。内听道被垂直的镰形嵴分为上下两部分，面神经、前庭上神经以及中间神经位于上部分，前庭下神经和蜗神经位于下部分。前庭神经节（vestibular ganglion）位于内听道的底，前庭上神经节和前庭下神经节中大的细胞支配壶腹嵴以及囊斑的中心区域，小的细胞支配外周区域，前庭上神经支配水平半规管、前半规管和椭圆囊囊斑，前庭下神经支配后半规管壶腹嵴和球囊囊斑。

前庭上下神经行走于两个不同的骨性通道，前庭上神经走行的骨性通道长度是前庭下神经的 7 倍，且其走行的骨性通道有更多的骨棘突，空间较前庭下神经相对狭窄，所以前庭上神经肿胀后更易出现压迫受损及缺血坏死改变；此外，前庭上神经

比前庭下神经长 2.4mm，且前庭上神经与面神经、耳蜗神经有更多的交通支。前庭神经与蜗神经一起经内听道进入颅内，进入脑桥尾端，终止于脑桥及延髓内的前庭核。一小部分纤维经小脑下脚直接入小脑，终止于小脑绒球及小结。1936 年最早报道桥小脑角区第Ⅷ对脑神经中前庭神经与蜗神经的精确定位，其后的研究证明面神经、前庭上下神经、蜗神经和中间神经在桥小脑角区向内听道走行的过程中，存在神经吻合，神经融合，神经扭转的独特现象，从上向下观，面神经在走行过程中，存在向下移位，由内听道底向脑干方向观察，面神经围绕前庭蜗神经纵轴有轻度旋转。

前庭面神经吻合（即 Rasmussen 氏束）存在于内听道近内听道底处，前庭下神经与蜗神经在内听道内也有吻合支存在，类似的吻合在面神经和蜗神经间尚未见到。中间神经由桥小脑角发出后走行于前庭蜗神经和面神经之间，于内听道内侧一半范围内与面神经相融合。前庭下神经除在横嵴附近与前庭上神经发生上下融合外，还与蜗神经发生融合。

二、前庭生理

前庭系统有 5 个独立的末梢器官，包括三对感受旋转加速度的半规管和两对感受线性加速度的耳石器官。3 个半规管互相垂直排列，一侧的任何一个半规管和另外两个几乎成直角排列。每个半规管对平行于半规管平面的旋转运动最敏感，双侧半规管成对排列，当一侧产生兴奋反应时，另一侧产生抑制反应，半规管的这种推 - 拉反应是前庭生理的基础。耳石器官感受线性加速度，感受器官包括位于囊斑上的一层毛细胞，囊斑上方为一层凝胶膜，一些微小碳酸钙的结晶，也就是耳石位于凝胶

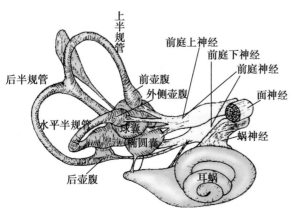

图 33-1-1　前庭蜗神经解剖示意图

层的表面。球囊位于迷路球状隐窝的内侧板,囊斑位于垂直方向,因此当头直立时,重力将球囊囊斑向下拉。椭圆囊则位于球囊上方的椭圆囊隐窝,囊斑和水平半规管基本在一个平面。

5个前庭末梢感受器将神经冲动传递至前庭神经,前庭传入神经在静息状态下有一定的基础放电率,哺乳动物的前庭神经基础放电率在50~100次/秒,基础放电率的存在提供了前庭神经的双向性,一个方向的头部运动引起兴奋反应,另一个方向则会引起抑制反应,一侧迷路功能的丧失并不表示会丧失感知一半的头部运动。兴奋刺激放电率可以提高到300~400次/秒,但是抑制刺激放电率不能低于0,这种抑制切断可以通过高频高速头部运动对前庭功能病变进行定侧。根据机体的平衡需求,前庭神经核接收并分析来自半规管及耳石器官的神经冲动,通过不同通路进行投射,前庭眼动通路,接收来自前庭神经核的冲动传入,调节眼球的位置以维持视物清晰度;前庭脊髓通路,维持姿势与步态的稳定;前庭网状与自主神经通路,使人体发生如面色苍白、出汗、恶心及呕吐等反应;前庭皮质通路,可以感知空间定位。前庭末梢感受器,前庭神经及前庭神经核受损最常见的症状为眩晕及眼球震颤。常见的前庭神经病变引起眩晕的疾病包括前庭神经炎,前庭阵发病,及前庭神经鞘瘤,本章主要介绍前庭神经炎及前庭阵发病。

第二节 前庭神经炎

一、概述

前庭神经炎(vestibular neuritis,VN)是指一侧前庭神经急性损害后出现的,临床表现为急性、持续性眩晕,伴恶心、呕吐和不稳,易向患侧倾倒等症状的一种急性前庭综合征,是临床常见的急性外周性眩晕疾病。既往该病有多种命名,包括前庭神经炎、前庭神经元炎、病毒性迷路神经炎、急性单侧前庭功能减退或急性单侧周围前庭神经病等,基于病理学及影像学研究证据,2020年中国医师协会神经内科医师分会眩晕专业委员会发布了《前庭神经炎诊治多学科专家共识》,建议统一使用"前庭神经炎"的诊断名称,不再使用前庭神经元炎和其他名称,未明确诊断前可先纳入急性前庭综合征的诊断范畴。

二、流行病学和分类

在外周前庭疾病中,VN发病率仅次于良性阵发性位置性眩晕(benign paroxysmal positional vertigo,BPPV)和梅尼埃病。本病国内尚无人群发病率报道,来自日本和欧洲的数据显示VN的发病率为3.5/10万~15.5/10万,男女发病率基本一致,30~60岁多发,无明确的好发季节。一项长达20年的随访研究结果显示,仅1.9%的VN患者在第一次发病的29~39个月后对侧再次发生VN,也就是说VN具有较低的复发率。由于目前的流行病学数据较少,对该疾病的认识不足,以及可能存在的研究选择偏倚等原因,此病的临床发病率可能被低估。

临床上将VN分成3个亚型:Ⅰ型(前庭下神经炎)、Ⅱ型(前庭上神经炎)、Ⅲ型(全前庭神经炎),临床上前庭上神经炎最常见(55%~100%),同时累及前庭上、下神经次之(15%~30%),仅累及前庭下神经最少(3.7%~15.0%),这和前面讲到的两个神经解剖的差异有关。

三、病因及病理生理机制

VN确切的病因尚不明确,全身或局部循环障碍和病毒感染是目前广为接受的可能的病因。由于VN常表现为急性起病,且伴有心脑血管疾病危险因素,推测认为发生于迷路动脉前庭支的血栓与VN有关,但病理学研究未能发现血栓证据。迄今为止,更多的研究证据支持VN的发病与病毒感染相关。虽然VN发病前期或同期可出现病毒感染的症状,但患者血清病毒抗体检测结果、临床症状或体征均局限于前庭系统,因此并不支持系统性病毒感染假说。其他可能的发病机制包括自身免疫学说和前庭微循环障碍学说。但无论是病毒感染还是局部微循环障碍均会引起前庭神经肿胀,而肿胀的前庭神经受周围骨壁压迫,导致最终的损害。现有证据多提示VN是由潜伏于前庭神经节的HSV-1再激活引起,炎性反应及继发的骨性通道对肿胀的前庭神经的压迫损害是VN最可能的发病机制。前庭上下神经所属的骨性通道的解剖学差异及其他因素导致了前庭上神经更易受累。当前庭神经受损时,来自于半规管、球囊和椭圆囊的加减速运动信号及平衡信号不能正常传递,临床就会出现眩晕、眼震、姿势不稳等症状。

四、症状及体征

（一）临床症状

大部分 VN 患者为单相病程,急性或亚急性起病,眩晕、不稳等症状一般在 24 小时内发展至高峰。8.6%~24.0% 的患者在急性眩晕发作前数小时或数日出现前驱的头晕不适感,前驱头晕不适常表现为非旋转性头晕,可伴恶心和不稳。参考 2020 年中国《前庭神经炎诊治多学科专家共识》,将 VN 的临床自然病程分为急性期和恢复期。

1. 急性期　急性眩晕起病 14 天内,或床旁检查仍存在向健侧的自发性眼震。急性期临床出现持续且严重的眩晕,患者常明确描述为“视物旋转”,伴恶心、呕吐及不稳感,站立时易向患侧倾倒,不伴听力下降及其他脑干小脑症状,头部活动眩晕加重。急性期患者常会选择健侧耳向下、闭目侧躺、保持头部不动等姿势以减轻眩晕症状,眩晕症状一般数天后逐渐缓解。

2. 恢复期　急性眩晕起病超过 14 天且床旁检查未发现自发性眼震。恢复期患者眩晕症状消失,此时患者多描述为非旋转性头晕、不稳和 / 或头部运动后的短暂眩晕,此阶段患者通常可独立站立行走,部分患者会出现行走时向一侧的偏斜,偏斜方向与前庭代偿状态相关。

（二）体征

1. 急性期　常见的前庭上神经炎患者出现单向水平略带扭转向上的自发性眼震,全前庭神经炎患者自发性眼震为水平扭转性,常无向上成分,快相指向健侧,改变凝视方向时眼震符合亚历山大定律。水平方向摇头、乳突或前额部震动、过度通气均可使眼震幅度增强。床旁水平甩头试验在向患侧甩头时,可观察到明显的纠正性扫视眼动;向健侧水平甩头时,常无或出现轻微的纠正扫视。床旁甩头试验简单易行,其诊断准确度较高,已被临床广泛接受。需要关注当病变部位比较局限或纠正性扫视仅出现在头动过程中时(即隐性扫视),床旁甩头试验可表现为正常。半数患者闭目直立试验或闭目原地踏步试验会出现向患侧的倾倒或偏斜,过指试验闭目时可偏向患侧。患者坐位或站立时可伴有头部向患侧倾,少部分可能出现患侧眼

位低、健侧眼位高(垂直反向偏斜)在内的眼偏斜(ocular tilt reaction,OTR)三主征。

2. 恢复期　床旁体格检查无自发性眼震,部分患者可出现水平摇头试验阳性,即水平摇头试验后出现与刺激平面相符合的水平略带扭转眼震,眼震快相朝向健侧,眼震在数十秒内逐渐衰减,部分患者可出现方向反转向患侧的眼震。30% 的患者在起病 1 年后,床旁甩头试验仍可表现为阳性。闭目直立试验或闭目原地踏步试验仍可出现向一侧的偏斜,但偏斜方向不固定。

五、辅助检查

大部分 VN 在急性期经过详细的病史询问及床旁体格检查,可初步明确诊断,但仍需进行一定的辅助检查排除诊断,包括如下:

1. 血液指标检查　进行常规的血液检查,包括血常规、肝肾功能、血糖、血脂、电解质筛查贫血或电解质代谢紊乱等。

2. 影像学检查　常规头颅 MRI 检查主要在于排除中枢结构性病变,值得注意的是 MRI 弥散加权成像对 48 小时内发生的脑干或小脑的微小梗死灶存在 12%~20% 的假阴性率,急性期密切观察病情变化尤为重要。在条件允许时,可进行多模式脑部功能影像学检查,有助于评估中枢代偿情况,为预后评估提供依据。

3. 前庭功能检测　包括视频眼震电图、视频头脉冲检查(vHIT)及前庭诱发肌源性电位检查(vestibular evoked myogenic potential,VEMP)。

4. 听力学评价　纯音测听、声导抗显示未见明显异常。

六、诊断及鉴别诊断

（一）诊断

参考 2020 年《前庭神经炎诊治多学科专家共识》,共识中建议 VN 的诊断标准如下:

1. 急性、首次、持续性眩晕发作,伴恶心、呕吐和姿势不稳。

2. 无听力下降及其他局灶性神经系统症状和 / 或体征。

3. 单向水平为主略带扭转的自发性眼震,伴或不伴轻微上跳成分,眼震符合亚历山大定律,患侧甩头试验阳性。

4. 相关辅助检查提示单侧前庭神经功能减弱，如患侧 vHIT 增益降低伴纠正性扫视，患侧双温试验反应降低，患侧 VEMP 异常，患侧 OTR 等，纯音听阈检测示听力正常（或明确听力损害与本次疾病无关）。

5. 除外其他疾病，必要时进行头颅影像学检查。

（二）鉴别诊断

1. 小脑后下动脉梗死 小脑后下动脉外侧支梗死时表现为延髓背外侧综合征，临床除眩晕症状外，尚有言语含糊、交叉感觉障碍、小脑共济失调、Horner 征等症状，鉴别不难。小脑后下动脉内侧支梗死时病变不累及脑干，仅累及以小脑蚓部为主的前庭小脑区域，常仅表现为孤立性头晕 / 眩晕，而不出现其他脑干体征，此时临床表现极其类似 VN，故又称其为假性前庭神经炎（pseudo-vestibular neuritis）。床旁查体及头颅磁共振扫描弥散加权（MRI-DWI）序列发现新发梗死可明确诊断。

2. 小脑前下动脉梗死 小脑前下动脉发出 3 个分支：脑干支（至脑桥背外侧）、内听动脉（至耳蜗前庭末梢）和小脑支（至绒球周边区域）。少部分小脑前下动脉梗死的患者在起病时仅有单侧听力下降和眩晕症状，并不出现小脑和脑干受累的症状和 / 或体征，其临床表现与迷路炎类似，故又称为假性迷路炎（pseudo-labyrinthitis），鉴别诊断时需要注意，密切观察症状体征变化和头颅 MRI-DWI 检查有助于早期诊断。

3. 伴眩晕的突发性耳聋 表现为 72 小时内突然发生的无明显原因的感音神经性聋，约 30% 的突聋患者伴有头晕眩晕，突聋与眩晕发生的先后顺序可有不同，急性前庭综合征患者，纯音听阈测定是必做检查，以利于两者鉴别。

4. 迷路炎 无论浆液性、急性化脓性或其他感染性迷路炎，多伴有耳痛、耳聋、耳鸣、耳瘘或耳闷胀感的病史。听力检查显示多为传导性听力损失，少数呈感音性或混合性听力损失甚至全聋。纯音听阈测定、声导抗和颞骨 CT 有助于鉴别。

5. 前庭性偏头痛 30% 的前庭性偏头痛患者发作持续时间可能超 24 小时，易与 VN 混淆，前庭性偏头痛发作时的单侧前庭功能减退多为暂时性，可快速、完全缓解，而 VN 的前庭功能损害持续时间长，仅部分恢复或不恢复。其次，前庭性偏头痛

多表现为反复发作性病程，而 VN 基本为单相病程，反复出现时基本可排除 VN 诊断。

七、治疗方法

参考 2020 年《前庭神经炎诊治多学科专家共识》，推荐 VN 的治疗包括：药物治疗、前庭康复治疗和患者教育，三种治疗贯穿急性期和恢复期全程。

1. 药物治疗：VN 患者急性期出现明显的恶心、呕吐和眩晕症状，可短暂应用前庭抑制剂如异丙嗪、地西泮等药物，但此类药物会延迟中枢代偿的建立，不建议长期使用，原则上不超过 3d。抗病毒和糖皮质激素类药物的应用一直有争议。抗病毒治疗与安慰剂治疗效果等同，不推荐。糖皮质激素类药物的疗效也依然存在争论，但急性期推荐短期小剂量糖皮质激素治疗，恢复期患者不推荐激素治疗。恢复期建议使用促进前庭代偿的药物。

2. 前庭康复治疗 前庭康复治疗（vestibular rehabilitation treatment，VRT）属于眩晕的特殊治疗。2016 年美国物理治疗协会发布了首个基于循证证据的前庭康复临床实践指南，指出 VRT 对急性单侧前庭功能障碍或仍有症状的慢性单侧前庭功能障碍的患者可显著获益，为强烈推荐级别。建议 VN 患者尽早开始个性化的前庭康复训练，越早进行康复干预，前庭功能恢复的越快越完全。前庭康复应该贯穿急性期及恢复期。训练应遵循循序渐进，量力而行的原则，嘱患者在能耐受的情况下进行最大限度的训练。近年来联合虚拟现实技术及生物反馈治疗的前庭康复方法有较好的应用前景。

3. 患者教育 医生应当在确诊当时即向患者讲明该疾病的良性转归，对患者予以心理疏导，缓解紧张焦虑情绪。VN 预后良好，复发率低，眩晕、恶心、呕吐和步态不稳等症状在发病一至数天后显著改善，并在随后数周内逐渐恢复正常。症状的改善更多是中枢代偿的结果，而不是患侧前庭功能恢复所致。急性期后 30%~50% 的患者会持续存在头晕不适、不平衡感及即将跌倒感等后遗症状，表现为持续性姿势 - 知觉性头晕（persistent postural-perceptual dizziness，PPPD），与外周病变是否恢复无关，可能与患者的焦虑状态、人格特质、视觉依赖等因素相关。因此，应早期评估是否存在与预后不良相关的视觉依赖和 / 或心理疾患，而不必过多强调双温试验和 vHIT 等检查结果在长期预后评价中的

价值。通过尽早评估并及时给予针对性治疗,采取包括对慢性头晕治疗有效的前庭康复和心理干预,将有助于预防 VN 患者继发 PPPD。

八、小结

前庭神经炎是常见的累及前庭周围系统的急性前庭综合征之一,可能与潜伏于前庭神经节的病毒再激活导致前庭功能受损有关,典型表现为不伴听力下降的、持续数日的急性眩晕、恶心、呕吐、振动幻视以及身体不稳感等,一般呈自限病程。部分患者可能出现慢性前庭综合征的表现,值得关注。

第三节　前庭阵发病

一、概述

前庭阵发病(vestibular paroxysmia,VP)的主要症状是短暂发作的旋转性或非旋转性眩晕。美国匹兹堡大学医学院神经外科的 Jannetta 等在 1975 年首先报道了血管压迫第Ⅷ对脑神经能够诱发眩晕,1984 年曾将之称为失能性位置性眩晕(disabling positional vertigo),1986 年他们采用微血管减压术治疗该病,获得成功。Brandt 等于 1994 年首次提出 VP 的概念来取代失能性位置性眩晕,并初步提出了其诊断标准,2008 年对 1994 年版 VP 诊断标准进行了修订并发表在 Neurology 上,这一诊断标准一直使用到最近,2016 年,巴拉尼协会提出新的诊断标准。我国尚未发布自己的 VP 诊断标准。

二、流行病学

目前尚无公开发表的有关 VP 的大规模流行病学研究资料,但推测 VP 是罕见疾病,人群中发生率可能小于万分之五。在德国的一个三级医疗中心 17 000 例眩晕和头晕患者中,VP 病例占到 4%。一些研究显示,该病男女发病率无显著差异,发病年龄为 25 岁 ~77 岁。儿童中也有与成人 VP 相似的疾病发生,但远期预后好,随着年龄增长,可以自发消失。尚无遗传因素在 VP 发病中起作用的流行病学证据。

三、病因及病理生理机制

前庭阵发病病因不明,多数学者认为其发病机制与三叉神经痛和面肌痉挛相似,为周围血管压迫前庭蜗神经出现神经脱髓鞘改变,形成假突触,导致神经冲动的传导异常或产生异常冲动,进而导致前庭神经及蜗神经的功能失调而出现听力减退,耳鸣和眩晕等。责任血管最常见的为小脑前下动脉。文献报道,神经血管交互压迫现象在正常人群中约有 21.4%,而发生 VP 人数却很少;磁共振检查发现前庭蜗神经周围有神经血管交互压迫的患者中,仅有 25%~35% 的患者有受压神经病变的临床表现,此现象的原因目前尚不清楚,多数学者认为前庭阵发病的发病部位在脑神经的转换区,此区是中枢神经系统髓鞘向周围神经髓鞘的过渡区(又称 Obersteiner-Redlich zone),血管压迫此区就会产生一系列压迫症状。也有学者认为血管压迫可发生于脑神经走行的任何一个部位,发生在脑神经的中枢部位与 VP 发病相关,因为此区的髓鞘为中枢神经系统髓鞘,由少突胶质细胞构成,其髓鞘厚度固定,神经缺乏神经内膜、束膜和外膜,导致此区较脑神经的周围部脆弱,抗压性差,此区的血管压迫会导致 VP。Kuroki 等认为神经的早期轻微受损是发病的另外一个因素,在此基础上若有血管的压迫,会导致症状出现。

四、症状及体征

(一)症状

常见的诱因有头位转动,体位转动,其他的诱发因素包括驾车、身体抖动、深呼吸、压力感、体力活动、乘电梯、看电视及专注某些事情。部分患者只在静息时自发发作,所以也将静息状态列入到诱发因素中。

VP 以眩晕为最主要表现,表现为视物旋转、自身旋转或自身摇晃感,常持续数秒钟至数分钟,每天可发作数次,或每月发作数次。最常见的伴随症状为姿势或步态不稳,其他伴随症状有恶心或呕吐,单侧耳鸣,单侧耳胀或耳周麻木感,轻微头痛或头胀,头部针刺感,单侧听觉减退,少见伴随症状如视物模糊、虚弱感、恐惧感、困惑感、腹泻等。然而,多数患者(63%)发作时仅有单一症状,表现为眩晕或眩晕伴不稳。

(二)体征

因患者发作症状持续时间短暂,多为数秒钟,故发作期间的体格检查难以操作,大部分报道的体格检查结果多在发作间期进行,神经系统检查多无阳性体征,部分患者可有单耳听觉减退,Fukuda 试验(闭目踏步试验),闭目难立征等阳性。

五、辅助检查

大约 50% 的 VP 患者在发作间隙期进行前庭或听力检查能发现单侧轻到中度的功能下降。仅通过实验室检查一般不能鉴定出受累神经侧别。如果 VP 发作时伴有刻板的单侧听力下降症状,并且实验室检查显示有同侧前庭及听力缺陷,才可能确定出受累神经侧别。文献中报道的辅助检查如下,均未列入巴拉尼协会诊断标准中。

1. MRI 表现 发现 95% 的患者存在第Ⅷ对脑神经受到血管压迫,MRI 诊断 VP 的敏感性可达 100%,但特异性仅为 65%。责任血管多为小脑前下动脉,小脑后下动脉、椎动脉、基底动脉和颞骨岩静脉少见,有椎基底动脉扩张症致病的报道。压迫类型多以责任血管压迫前庭蜗神经局部和形成血管祥环绕神经产生压迫。

2. 脑干听觉诱发电位 Hüfner 等报道了 32 例前庭阵发病患者中脑干听觉诱发电位(BAEP)异常率达 86%。国内文献报道,VP 患者 BAEP 异常率高达 78.4%,以Ⅰ~Ⅲ波峰间期延长为主。Ⅰ~Ⅲ波峰间期延长或其耳间差延长均提示蜗神经受累;且病程越长,Ⅰ~Ⅲ波峰间期及其耳间差延长越明显,蜗神经损害越不可逆。

3. 3 分钟过度换气试验 70% 的 VP 患者在过度换气试验中可诱发眼震,25.5% 诱发出短暂眩晕发作。

4. 眼震电图(electronystagmogram,ENG) VP 患者异常率为 62.1%;前庭诱发肌源性电位示异常率为 55%;临床报道电测听发现听觉减退从 46.7%~85% 不等;冷热水试验 10% 的患者可出现前庭功能过度敏感反应。

六、诊断及鉴别诊断

(一)诊断

2016 年巴拉尼(Barany)协会发布的 VP 诊断标准如下:

1. 肯定的 VP(下述每一条件都需要满足) ①至少有 10 次自发的旋转或非旋转性眩晕发作;②发作持续时间小于 1 分钟;③症状刻板;④卡马西平/奥卡西平治疗有效;⑤不能用其他诊断更好地解释。

2. 可能的 VP(下述每一条件都需要满足) ①至少有 5 次旋转或非旋转性眩晕发作;②发作持续时间小于 5 分钟;③眩晕发作为自发性或由一定头位诱发;④症状刻板;⑤不能用其他诊断更好地解释。

3. 肯定的与可能的 VP 诊断标准的区别 ①眩晕发作次数:肯定的 VP 其发作次数必须达到 10 次,可能的 VP 眩晕发作达 5 次即可;②眩晕发作条件:肯定的 VP 其眩晕发作为自发性,可能的 VP 的眩晕发作可以是自发性也可以是诱发性,诱发因素包括左、右转头或过度换气;③眩晕发作持续时间:肯定的 VP 发作时间须短于 1 分钟,而可能的 VP 眩晕发作时间则短于 5 分钟即可。

(二)鉴别诊断

1. BPPV 为一种相对于重力方向的头位变化所诱发的、以反复发作的短暂性眩晕和特征性眼球震颤为表现的外周性前庭疾病,常具有自限性,易复发,诊断通过位置试验诱发出典型眼震确诊,可以与 VP 鉴别。

2. 前庭性偏头痛(VM) 前庭性偏头痛,在发作期对运动敏感,头位或体位变动也可以引起短暂的眩晕,但该病时程是 5 分钟 ~72 小时,既往或目前有偏头痛史,多数发作伴有偏头痛其他症状。根据该病发作时间相对长、偏头痛史和偏头痛表现症状,可以与 VP 鉴别。

3. 梅尼埃病 梅尼埃病是一种原因不明的、以膜迷路积水为主要病理特征的内耳病,临床表现为发作性眩晕、波动性听力下降、耳鸣和(或)耳闷胀感。该病发病持续时间为 20 分钟 ~12 小时,并且有低中频感音性听力损失。晚期梅尼埃患者可出现耳石危象(前庭跌倒发作),这种突然性跌倒通常不伴眩晕,而且多在已知患有梅尼埃病的患者身上出现。该病只在站立位时出现,而 VP 可以在任何体位下发作;且该病有典型的梅尼埃发作史,可以和 VP 鉴别。

4. 外淋巴瘘和前半规管裂 其核心症状是压力变化引起的眩晕发作,如咳嗽、加压、擤鼻涕、飞机起飞或周围有大的声响,伴有周围环境运动幻觉(视觉振荡),且姿势或步态不稳,可伴或不伴听力异常。发作时程可持续数秒至数天,也可在头位变动

（如过屈）时或在登山、飞行等改变高度的过程中出现。根据其眩晕诱发条件的多元性，可与 VP 鉴别。

5. 具有前庭先兆的癫痫　前庭先兆可以表现为短暂的眩晕和眼震发作。若前庭先兆伴有额外症状，即形成非孤立性前庭先兆，非孤立性前庭先兆远远多于孤立性前庭先兆。孤立性前庭先兆很罕见。前庭先兆主要见于颞叶癫痫。孤立性前庭先兆通常持续数秒，较长时间的前庭先兆也有报道。主要根据脑电图和神经影像与 VP 鉴别。

6. 惊恐发作　惊恐发作 DSM-5 诊断标准包括：不连续的恐惧或不舒服时程，具有 4 项突然出现并数分钟内达高峰的下列症状：感觉头晕，不稳，头轻或虚脱，恶心或腹部疼痛，心悸，或心跳逐渐加快，出汗，颤抖，气短，感觉窒息，胸痛或不适，脱离现实感或失去人格感，失去控制或精神错乱，濒死感，感觉异常，寒冷或潮热。惊恐发作的持续时间通常比 VP 发作时间长。询问患者症状的出现顺序，有助于与 VP 相鉴别。

七、药物治疗

试验性低剂量卡马西平（每天 200~800mg）或奥卡西平（每天 300~900mg）通常有效。阳性反应支持诊断。对于确定诊断需要的精准剂量还需要进一步研究。对于不能耐受上述药物的患者，可以用其他钠通道阻断剂替代，如苯妥英钠或丙戊酸钠，然而关于苯妥英钠或丙戊酸钠目前尚无研究资料可供借鉴。Russell 等报道，低剂量的加巴喷丁（600mg/d）对 VP 取得较好控制效果，并建议老年患者应用。陈瑛等对国内 20 例 VP 患者应用卡马西平每日平均剂量 300mg，亦取得较好效果，推测由于种族和体重原因，应用低于国外剂量的药物达到理想效果。拉莫三嗪、巴氯芬和托吡酯等药物治疗效果尚缺乏临床证据。

八、手术治疗

微血管减压术（microvascular decompression，MVD）对于内科治疗无效的顽固性前庭阵发病患者或不能耐受卡马西平等药物不良反应（或者对这类药物过敏）的患者可采取手术治疗。已发表的文献中手术方式多采取经乙状窦后入路脑神经微血管减压术。术前的磁共振检查可帮助判断神经血管走行及压迫位置，评估手术风险及手术难度。文献报道术后眩晕的缓解率为 75%~100%，耳鸣的缓解率为 27.8%~100%，尽管一些报道显示手术治疗 VP 部分获得了成功，但是选择微血管减压手术还应慎重，该项手术只适合于不能耐受上述药物治疗的 VP 患者。

九、小结

前庭阵发病是以反复发作短暂性眩晕为主要表现的临床相对少见疾病，发病机制与血管邻近压迫前庭蜗神经有关，典型病史和对卡马西平有效对诊断此病有重要意义，内科治疗无效或不适时可选择手术治疗。

（余力生　马鑫）

参考文献

[1] 李斐, 鞠奕, 张甦琳, 等. 前庭神经炎诊治多学科专家共识[J]. 中华老年医学杂志, 2020, 39(09):985-994.

[2] 中华耳鼻咽喉头颈外科杂志编辑委员会. 突发性聋诊断和治疗指南(2015)[J]. 中华耳鼻咽喉头颈外科杂志, 2015, 50(6):443-447.

[3] HALL C D, HERDMAN S J, WHITNEY S L, et al. Vestibular rehabilitation for peripheral vestibular hypofunction: an evidence-based clinical practice guideline [J]. J Neurol Phys Ther, 2016, 40(2):1-32.

[4] STRUPP M, LOPEZ-ESCAMEZ J A, KIM J S, et al. Vestibular paroxysmia: Diagnostic criteria [J]. J Vestib Res, 2016; 26(5-6):409-415.

[5] 姜树军, 单希征. 巴拉尼协会前庭阵发症诊断标准解读[J]. 北京医学, 2017, 39(8):3.

[6] 中华耳鼻咽喉头颈外科杂志编辑委员会, 中华医学会耳鼻咽喉头颈外科学分会. 良性阵发性位置性眩晕诊断和治疗指南(2017)[J]. 中华耳鼻咽喉头颈外科杂志, 2017, 52(3):173-177.

[7] 中国卒中学会卒中与眩晕分会, 中国医师协会神经内科医师分会眩晕专业委员会. 前庭性偏头痛诊疗多学科专家共识[J]. 中华内科杂志, 2019, 58(2):6.

第三十四章 手 汗 症

第一节 概述

手汗症,又称原发性手汗症(primary palmar hyperhidrosis),是以双手发作性出汗,形成明显汗珠或汗滴,造成有手参与的工作、生活及社交受到严重困扰的一种先天性疾患。

广义上讲,多汗症按是否有基础病因分为原发性多汗症和继发性多汗症,又按病症范围分为全身性多汗症和局部性多汗症。原发性多汗症病因不清,可能与先天性遗传素质有关。继发性多汗症常继发于一些神经、内分泌或其他系统疾病。手汗症属于原发性多汗症中的局部性多汗症。1920年,Kotzareff首次报道开胸交感神经切除术成功治疗手汗症。由于开胸创伤大,此后手术入路历经多种改良。1992年,Landreneau首次报道电视胸腔镜下的胸交感神经切除术治疗手汗症。迄今,胸交感神经切断术仍是手汗症治疗惟一有持久疗效的方法。胸腔镜技术的应用极大降低了手术创伤,使该技术在国际上广泛开展。

一、流行病学

目前,关于手汗症的流行病学研究仍很少。2015年,一项中国原发性手汗症的流行病学调查结果显示,手汗症的患病率为2.08%。女性青少年患病率略高于男性(2.29%vs1.94%)。沿海地区手汗症患病率高于内陆地区(2.81%vs1.53%)。起病高峰年龄为7~15岁,占手汗症人群的97.3%。25.4%的手汗症患者有家族史。

临床表现以手掌多汗,同时合并足底多汗为主,部分患者同时合并有腋窝多汗。

二、生理及应用解剖

汗腺是人体最主要的皮肤附属组织之一,包括两种类型:一种是外分泌腺(eccrine gland),分布于全身各处,并且在手足的分布最为密集,其分泌的汗液除含有大量的水之外,还含有钠、钾、氯、乳酸盐和尿素,主要作用是通过汗液排泌调节体温。手汗症患者的多汗症状就是由这种汗腺过度分泌引起的。该类汗腺的分泌由胆碱能的交感神经支配。另一种是顶浆分泌腺(apocrine gland),仅存在于腋窝、乳晕和外生殖区,又称顶泌汗腺。其分泌的液体为较稠的乳状物,其中含有水、蛋白质、碳水化合物和脂类,分泌物被细菌分解后产生特别的气味。分泌过盛而致气味过浓时,即引起腋臭,又称狐臭。这种汗腺分泌受性激素影响较大,目前对其生理作用尚未确知。

交感神经的节前神经元胞体位于脊髓中间外侧核,节前纤维在脊神经前根中出椎间孔,后离开脊神经,经白交通支进入相应节段的交感神经链。交感神经链(又称交感干)位于脊柱两旁,肋骨头附近。交感神经链由神经节、节间束纤维以及灰白交通支构成。在上胸段,神经节多位于相应肋间隙水平,即T3神经节位于第3、4肋间隙。到达交感神经链的节前神经纤维有3种去向:①与相应节段的节后神经元形成突触连接;②在神经链中上行或下行,与不同节段的节后神经元形成突触连接;③穿过交感神经链,形成内脏大神经和内脏小神经,到椎前神经节,与椎前节内的神经元形成突触连接。

从交感干神经节(又称椎旁神经节)发出的节后神经纤维也有三种去向:①进入到相应节段的脊神经,随脊神经分布于头、颈、躯干、四肢的血管、汗腺和立毛肌。这些由交感神经节发出再加入到脊神经中的神经纤维称为灰交通支;②攀附动脉走行,形成植物性神经丛,由丛分支至所支配的器官;③形成交感神经的分支直接到达所支配的器官。

颈段脊髓没有交感节前神经元。支配头面、颈部及上肢的交感神经来源于脊髓上胸段(T1~T5),节前纤维进入相应节段的交感神经链之后,沿链内上升至星状神经节及颈神经节换元,发出节后纤维到达以上靶器官。其中,支配手掌汗腺的交感神经来源于脊髓的T2~T5节段,具体尚不完全清楚。从临床手术效果看,T2至T5段脊髓可能都有支配手掌的交感节前神经元(图34-1-1)。

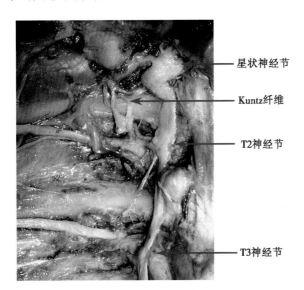

星状神经节

Kuntz纤维

T2神经节

T3神经节

图 34-1-1 胸交感神经局部应用解剖

第二节 临床表现

手汗症常见于少年及青年人,一般于8~12岁起病,30岁以前症状最为明显,部分患者40岁以后症状自行减轻,也有部分患者症状持续终生。男女患病率接近。临床就诊的以15~30岁患者居多,表现为双手发作性出汗伴皮温减低,轻者手掌潮湿,重者形成明显汗珠,甚至汗如滴水(图34-2-1、图34-2-2),每次发作持续5~30分钟,每日发作次数不等,睡眠状态下无发作。发作间期手掌完全干燥无汗。绝大多数手汗症患者同时合并有足多汗,约30%的患者同时合并腋窝多汗。少数患者有手脱皮和皮疹。

由于手掌湿淋淋,所有需要手参与的工作、学习及日常生活均受到明显影响,涉及诸多方面。比如,写字握笔时打滑,汗水常打湿稿纸,尤其在考试中影响最著;开车、敲键盘、弹琴、理发、电焊或精密仪器维修等职业劳动均因手湿而难以胜任;由于手掌湿冷,汗水滴淋,患者在社交场合不敢同人握手,羞于同恋人牵手。患者的学业、工作、生活、社交和婚恋等均因此而受到显著影响。由此引发一系列压抑、消沉和自卑情绪,部分患者因此产生社交恐

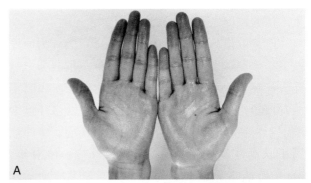

A

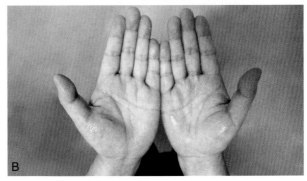

B

图 34-2-1 中度手汗症

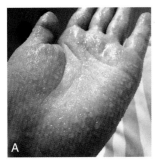

A

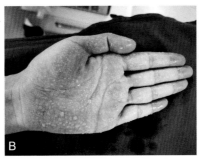

B

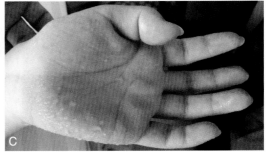

C

图 34-2-2 重度手汗症

惧和病耻感,严重者引起抑郁状态或焦虑状态,即便手汗症治愈后仍不能改善,需心理及精神专科医生配合治疗;部分手汗症患者合并有人格障碍,可能与自幼手汗困扰造成的人格发育受影响有关。

第三节 诊断与鉴别诊断

手汗症的诊断主要依据典型的临床表现,目前尚无确凿的诊断标准。患者病史符合上述特点,症状严重,且影响到日常生活、工作和学习,患者因此而苦恼,并有强烈的求治需求时,即可诊断为手汗症。临床上需要与其他基础疾病,如甲亢、糖尿病、结核等引起的继发性多汗相鉴别。后者常表现为全身多汗,而原发性手汗症患者没有明显躯体多汗。对于可疑由基础疾病引起者,应行相应检查进一步明确。

第四节 治疗

一、药物治疗

手汗症目前尚无理想的药物疗法。临床尝试过的药物有局部外用氯化铝、明矾、甲醛、乌洛托品,口服抗胆碱药等,均无持久疗效,且有明显副作用。也有尝试用电离子透入疗法,以及手掌皮内注射肉毒素法,可明显改善多汗症状,但停止治疗数周或数月后症状又恢复,无法取得持久疗效。目前,有一些有苗头的新药,处在研究的探索期。

二、手术治疗

胸腔镜交感神经切断术是目前手汗症治疗惟一有持久疗效的方法。手术适应证为形成明显汗珠或汗滴,严重影响患者日常生活,患者因此苦恼并有强烈治疗愿望的中重度手汗症。禁忌证包括:既往有胸膜炎,尤其是结核性胸膜炎,或有开胸史,可疑有严重胸腔粘连者,以及合并其他胸腔手术禁忌者;合并心动过缓,或其他严重心律失常者;合并有精神疾患,或明显人格障碍者。

传统的术式是交感神经切除术(sympathectomy),即切除特定的一段交感神经链,由于副作用大,已被淘汰。目前采用的是在一个特定肋骨表面切断神经链的交感神经切断术(sympathicotomy)。按照最新的国内外手汗症诊疗指南和专家共识,手汗症治疗适宜的手术方式是 R3 或 R4 切断术,即在第 3 或第 4 肋骨表面切断胸交感神经链(R 代表肋骨),以往也称之为 T3 或 T4 切断术(T 代表胸交感神经节)。用 R 代替 T4,主要是让表述更加明确,方便交流。R3 切断术和 R4 切断术都是国际公认的治疗手汗症的有效方法,二者效果略有区别,主要体现在术后代偿性躯体多汗这一副作用上。前者代偿性多汗的发生率和严重程度明显高于后者,部分患者会因此而产生新的苦恼,甚至后悔手术,目前对此尚没有有效疗法。在手汗症改善的效果上,R3 切断术后手掌更为干燥,个别患者因手掌过干而感觉不适;R4 切断术后有约半数患者手掌在高温或紧张时仍会有少量出汗,接近于正常人的状态,多数患者对此满意,个别效果不佳。近年来有多项针对 R3 切断术与 R4 切断术的对照研究,结果均显示 R4 切断术患者满意度更高,是手汗症治疗的优选术式,也是目前临床应用最多的术式。对于手掌干燥程度有更高要求,对代偿性多汗能够理解并接受的患者,也可以根据其个性化要求,选择 R3 切断术。合并有腋汗者,需同时加做 T5 切断。手术对手多汗改善的有效率在 95%~100%,腋窝多汗改善的有效率约 80%~90%,足多汗改善不明显。

手术采用全身麻醉,单腔气管插管或喉罩辅助通气,患者取 45° 半坐仰卧位,双上臂外展固定。切口通常选择在腋中线第 3 肋间,切开一个长约 1cm 小切口,切开胸膜前嘱麻醉医生临时停止通气,胸腔镜置入胸腔后,沿同一切口插入电凝钩,后根据神经显露情况以及操作的受干扰程度,可采用低潮气量通气或正常通气。辨认胸交感神经链之后,在第 3 或第 4 肋骨表面电凝切断神经链,后适当点灼神经上下断端,使其分开 5mm 以上,再沿肋骨表面向外延长切开约 2cm,以切断可能存在的侧支纤维。术毕留置临时胸引管接水封碗,嘱咐麻醉医生充分鼓肺排气后迅速拔除,皮肤切口可采用医用胶黏合(图 34-4-1~ 图 34-4-3)。先行右侧手术,同法完成左侧手术。

三、并发症

代偿性多汗(compensatory hyperhidrosis,CH)是胸交感神经切断术后最常见的副作用,发生率 30%~100%。目前机制尚不明确。表现为前胸、后

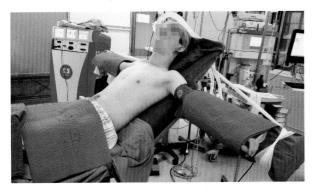

图 34-4-1　交感神经切断术手术体位

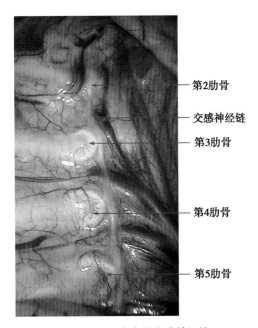

第2肋骨

交感神经链

第3肋骨

第4肋骨

第5肋骨

图 34-4-2　术中见交感神经链

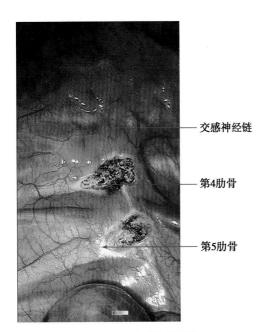

交感神经链

第4肋骨

第5肋骨

图 34-4-3　交感神经切断

背等躯体出汗较前增加,症状严重程度因人而异,轻者耐受良好,或可以忽略,严重者可经常湿透衣服,令患者苦恼,影响患者的生活质量以及对手术的满意度,个别特别严重的甚至后悔手术。在过去几十年,随着对术式的不断改良优化,将神经切断位置由 R2 降到 R3,再到 R4,这一副作用的发生率和严重程已明显减小,但仍未能完全避免。对此,术前应向患者及家属重点强调。

与手术操作相关的并发症包括术中麻醉意外、心脑血管意外、肺损伤、肋间血管损伤,术后血胸、气胸、皮下气肿、肺部感染、切口感染或愈合不良、胸部疼痛等,是该手术潜在的并发症。罕见报道术中心搏骤停、术后心动过缓,可能与手术对交感神经的干扰有关,需要警惕。

四、小结

手汗症是一种好发于年轻人,严重影响患者有手参与的日常工作生活的先天性疾患。目前病因尚不清楚。主要临床表现为手掌过度出汗,甚至会形成水珠滴下。汗腺分泌受交感神经支配。胸腔镜胸交感神经切断术是迄今治疗手汗症惟一有持久的方法。手术创伤小、安全性高,有效率接近100%,是目前该病治疗最常用的方法。需要注意的是部分患者术后可能会出现代偿性躯体多汗这一副作用。目前,对于手汗症的诊断及疗效评价都以主观量表为主,尚无有效而公认的客观评价方法。对此,未来值得进一步探索。

(刘彦国)

参考文献

[1] 刘彦国,王俊.从交感链切除术简史看外科微创化艰辛历程[J].中华医史杂志,2004,34(1):43-45.

[2] LAI F C,TU Y R,LI Y P,et al. Nationwide epidemiological survey of primary palmar hyperhidrosis in the People's Republic of China[J]. Clin Auton Res,2015,25(2):105-108.

[3] 刘彦国,石献忠,王俊.上胸段交感神经链切断手术的应用解剖研究[J].中华胸心血管外科杂志,2005,21(2):75-77.

[4] 刘彦国,石献忠,梁海鹏,等.星状神经节的应用解剖及其与 Horner 综合征关系的探讨[J].中国临床解剖学杂志,2006,24(1):67-69.

[5] CERFOLIO R J,DE CAMPOS J R,BRYANT A S,et al. The Society of Thoracic Surgeons expert consensus for the

surgical treatment of hyperhidrosis［J］. Ann Thorac Surg, 2011,91(5):1642-1648.

［6］ MORENO BALSALOBRE R, MORENO MATA N, RAMOS IZQUIERDO R, et al. Guidelines on surgery of the thoracic sympathetic nervous system［J］. Arch Bronconeumo, 2011,47(2):94-102.

［7］ 涂远荣, 刘彦国. 中国手汗症微创治疗临床指南(2021年版)［J］. 中国胸心血管外科临床杂志,2021,28(10): 1133-1139.

［8］ LIU Y, YANG J, LIU J, et al. Surgical treatment of primary palmar hyperhidrosis: a prospective randomized study comparing T3 and T4 sympathicotomy［J］. Eur J Cardiothorac Surg, 2009, 35(3): 398-402.

［9］ TURHAN K, CAKAN A, CAGIRICI U. Preserving T2 in thoracic sympathicotomy for palmar hyperhidrosis: less tissue trauma, same effectiveness［J］. Thorac Cardiovasc Surg, 2011, 59(6): 353-356.

［10］ MAHDY T, YOUSSEF T, ELMONEM H A, et al. T4 Sympathectomy for Palmar Hyperhidrosis: Looking for the Right Operation［J］. Surgery, 2008, 143(6): 784-789.

［11］ ISHY A, DE CAMPOS J R, WOLOSKER N, et al. Objective Evaluation of Patients With Palmar Hyperhidrosis Submitted to Two Levels of Sympathectomy: T3 and T4［J］. Interact Cardiovasc Thorac Surg, 2011, 12(4): 545-548.

［12］ ABD ELLATIF M E, HADIDI A E, MUSA A M, et al. Optimal Level of Sympathectomy for Primary Palmar Hyperhidrosis: T3 Versus T4 in a Retrospective Cohort Study［J］. Int J Surg, 2014, 12(8): 778-782.

第三十五章 神经源性膀胱及其功能重建

神经源性膀胱(neurogenic bladder,NBD)是由中枢或周围神经系统病变或损伤引起、以膀胱的贮尿和/或排尿功能障碍为主要表现的一大类疾病。神经源性膀胱以泌尿系统症状为主要表现,以周围神经调控或神经重建为主要治疗策略的疾病,在疾病的诊断、评估和治疗过程中,常需泌尿外科与神经外科等学科的协同合作。

第一节 膀胱和尿道的功能解剖与生理

膀胱和尿道的肌肉包括构成膀胱壁的膀胱逼尿肌和位于尿道内口周围(即膀胱与尿道连接处)的尿道内括约肌等平滑肌,以及位于尿道膜部(即尿道穿过尿生殖膈处)的尿道外括约肌等横纹肌。膀胱和尿道受位于脑干和大脑皮质(旁中央小叶)的高级中枢、位于脊髓的低级排尿中枢(骶髓的副交感排尿中枢、胸腰髓的交感中枢、骶髓前角阴部神经中枢)以及由低位中枢发出的内脏运动神经(交感神经和副交感神经)、躯体运动神经和感觉神经等周围神经支配。由此可见,膀胱的贮尿和排尿功能是在中枢和周围神经支配下,由膀胱和尿道肌肉协同完成的复杂反射活动。

一、概述

神经源性膀胱(简称神经膀胱)是指各种原因造成的神经病变或损害引起的膀胱和/或尿道的排尿和/或贮尿功能障碍。由于神经源性膀胱常同时伴有尿道功能障碍以及膀胱尿道功能的协同异常,故亦称神经源性膀胱尿道功能障碍。此外,国际尿控学会也曾用神经源性排尿功能障碍。

根据神经损伤的部位,神经源性膀胱可表现为不同类型的膀胱和/或尿道功能障碍,其中以脊髓损伤后的膀胱功能障碍最为常见。由于脊髓是控制膀胱逼尿肌和尿道内括约肌与外括约肌功能活动的初级(低级)排尿神经中枢,当脊髓初级(低级)排尿中枢或其神经传导通路受损时,常造成损伤平面以下的内脏器官失去高级中枢的调节与支配,引起神经性器官功能紊乱,以脊髓终末支配的盆底器官(膀胱尿道、直肠肛门和生殖器)功能障碍最为常见。脊髓损伤所致的神经源性膀胱如未得到及时治疗,常可引起反复泌尿系感染和慢性肾衰竭,是脊髓损伤患者晚期死亡的主要原因之一。由此可见,及时和合理地进行神经源性膀胱管理和治疗,重建膀胱功能,对于改善患者的临床预后具有重要意义。

二、膀胱和尿道的肌肉与神经

(一)膀胱和尿道的肌肉

膀胱为贮尿的肌性器官。构成膀胱壁的平滑肌为膀胱逼尿肌,在膀胱与尿道连接处(即尿道内口周围)的平滑肌组成尿道内括约肌,在尿道膜部(即尿道穿过尿生殖膈处)的横纹肌为尿道外括约肌。构成膀胱壁的膀胱逼尿肌和尿道内口周围的尿道内括约肌均为平滑肌,主要由内脏运动神经支配;构成尿道外口的尿道外括约肌为横纹肌,接受躯体运动神经支配(表35-1-1)。

(二)膀胱和尿道的神经支配

膀胱的神经支配包括内脏运动神经、躯体运动神经和感觉神经,其中内脏运动神经包括交感神经和副交感神经。一般来说,支配膀胱的神经主要为副交感神经,而交感神经发挥辅助协调作用。膀胱逼尿肌主要由副交感纤维组成的盆神经支配;尿道外括约肌受主要由含躯体神经成分的阴部神经支

表 35-1-1　膀胱和尿道的主要肌肉与神经支配

肌肉类型	主要肌肉	位置	主要的神经支配	主要功能
平滑肌	膀胱逼尿肌	膀胱壁的平滑肌	内脏运动神经（交感和副交感神经）	反射性排尿/贮尿
	尿道内括约肌	膀胱与尿道连接处（尿道内口周围）的平滑肌	内脏运动神经（交感和副交感神经）	反射性排尿/贮尿
横纹肌	尿道外括约肌	尿道膜部（尿道穿过尿生殖膈处）的横纹肌	躯体运动神经	自主性排尿/贮尿

配，能够受自主意识控制；交感神经主要支配膀胱三角区和尿道内括约肌。在支配膀胱的 S2~S4 各对脊神经中，以 S3 神经对膀胱的影响最大，但切断单侧骶神经一般不会影响排尿反射。

1. 交感神经　支配膀胱和尿道的交感神经节前纤维起自 T11~L2（也有认为起自 L1~L2 或 T11~L3）节段脊髓侧角的交感神经核，经脊神经前根、白交通支和交感干神经节（腰部椎旁节）至腹主动脉丛、上腹下丛（骶前神经丛）、腹下神经丛和下腹下丛（盆神经丛），到达下腹下神经节。在此形成突触，交换神经元后，由此发出的节后纤维经膀胱丛沿膀胱的血管支配膀胱平滑肌。交感神经对膀胱收缩发挥抑制作用，使膀胱逼尿肌松弛，尿道内括约肌收缩，从而使膀胱贮存尿液。交感神经纤维经骶前神经与围绕直肠侧壁的盆神经丛到达膀胱壁。在紧张、情绪激动及不适合排尿的情况下，交感神经兴奋，可使膀胱平滑肌松弛，尿道括约肌收缩，从而推迟排尿或抑制排尿。

交感神经发出至膀胱和尿道的纤维在腹腔和盆腔形成许多神经丛。具体而言，发出交感神经纤维的上腹下丛（骶前神经丛）位于第 5 腰椎椎体与骶骨岬的前面，在腹主动脉末端及其分叉处由来源于腹主动脉丛、肠系膜下丛及腰神经节的第 3、4 内脏神经组成，一般不形成较大的神经干。上腹下丛（骶前神经丛）向下分成左、右腹下神经丛，连接下腹下丛（盆神经丛）。盆神经的副交感神经纤维也经下腹下丛上行，加入上腹下丛。

2. 副交感神经　支配膀胱和尿道的副交感神经节前纤维发自 S2~S4 节段脊髓侧角的副交感核，经 S2~S4 脊神经前根和盆内脏神经，通过盆神经丛入膀胱丛，与膀胱壁旁及膀胱壁内的神经元形成突触，交换神经元后的节后纤维直接分布到膀胱逼尿肌和尿道内括约肌。副交感神经兴奋时使膀胱逼尿肌收缩、尿道内括约肌开放，从而引起膀胱排尿。

副交感神经的骶髓侧角低级排尿中枢通过皮质脊髓束接受高级排尿中枢的控制。

3. 躯体运动神经　躯体运动神经起源于 S2~S4 节段脊髓前角运动神经元，其发出轴突发出的 S2~S4 脊神经前根组成阴部神经，其传出纤维至尿道外括约肌和协助排尿的尿道海绵体肌，可随意控制尿道外括约肌的舒缩。在排尿时，阴部神经使尿道外括约肌松弛以排出尿液；排尿完毕时，使尿道外括约肌收缩并协助尿道内括约肌收缩，关闭膀胱出口，以贮存尿液。由于躯体运动神经（阴部神经）支配的尿道外括约肌和尿道海绵体肌为横纹肌，为随意肌，故可随意控制排尿。

4. 感觉神经　在膀胱的外膜和肌层内有膀胱感觉终末装置，由此发出的内脏感觉神经传入纤维以"搭便车"的形式沿盆神经和腹下神经传入脊髓。膀胱的触觉、痛觉及充盈觉主要由盆内脏神经传导。沿交感神经传入的感觉纤维主要传导膀胱的充盈感觉和痛觉。沿副交感神经传入的感觉纤维主要传导膀胱的本体感觉及温痛觉，经脊髓丘脑侧束上行传导，将排尿意识和胀满感经薄束上传。沿阴部神经走行的传入纤维传达尿道前列腺部的感觉（表 35-1-2）。

三、膀胱的贮尿和排尿

（一）膀胱贮尿与排尿的神经感知

膀胱的主要功能是贮尿，其容量为 300~500ml，最大可至 800ml。膀胱的排尿和贮尿是互相矛盾的两个过程，既互为依存，又在一定程度上相互转化。在神经系统管理下，当膀胱贮存的尿液达到一定量时就会产生尿意，使膀胱平滑肌收缩，尿道括约肌松弛，尿液排出体外。

在正常情况下，膀胱平滑肌在副交感神经的支配下处于轻度收缩状态，膀胱内贮存少量尿液，膀胱内压维持在 10cmH_2O 以下。随着膀胱内尿量

表 35-1-2 支配膀胱和尿道的主要神经及其功能

神经类型	主要神经	起止和走行	主要功能
内脏运动神经	交感神经	起自 T11~L2(或 T11~L3,或 L1~L2)脊髓侧角的交感神经核,经腹主动脉丛、(上)腹下丛(骶前丛)、腹下神经和下腹下丛(盆神经丛)到达膀胱	膀胱逼尿肌弛缓,尿道内括约肌收缩,引起贮尿
	副交感神经	起自 S2~D4 脊髓侧角副交感核,经盆神经丛入膀胱	膀胱逼尿肌收缩,尿道内括约肌开放,引起排尿
躯体运动神经	阴部神经	起源于 S2~S4 脊髓前角运动神经元,支配尿道外括约肌	随意控制外括约肌的舒缩
感觉神经	膀胱的内脏感觉神经纤维	随盆内脏神经进入骶髓后角的副交感中枢	传导膀胱壁的膨胀感和部分痛觉,传导尿意
		随交感神经进入胸腰髓的交感中枢	传导痛觉
		随阴部神经走行	传导尿道前列腺部的感觉

增加,膀胱内压也逐渐增高,因膀胱壁具有适应能力,压力调解处于相对平衡状态。当膀胱内尿量达400~500ml 时,膀胱内压才明显升高并产生尿意。如果贮存尿液达 500~700ml,膀胱会产生胀痛感,甚至腹前壁、会阴及阴茎等部位的皮肤也会有疼痛感,这是因为该区域的皮肤和膀胱为同一脊节段相连的神经所支配。此时常难以抑制排尿反射,迫切需要排尿。

(二)膀胱排尿反射

膀胱的排尿功能为脑干和皮质高级中枢、脊髓低级中枢、内脏运动神经、躯体运动神经以及感觉神经共同协调下的复杂反射活动。由于膀胱逼尿肌具有一定的伸缩性,使膀胱内压在一定范围内保持不变。膀胱充盈时,膀胱平滑肌纤维被拉张。当尿量增加到 300~400ml 时,膀胱内压就显著升高,膀胱壁内的压力感受器受到刺激,冲动沿传入纤维经盆神经的感觉纤维至脊髓的排尿中枢以后,一部分终止于膀胱的下运动神经元,其他则沿薄束传达到脑干的排尿中枢及大脑皮质的排尿意识控制中枢。

当膀胱充盈到一定程度后,如果大脑皮质及脑干排尿中枢不发放抑制性冲动,则膀胱壁压力感受器经盆神经感觉纤维传入骶髓的冲动可兴奋骶髓的副交感排尿中枢并抑制胸腰髓的交感中枢,使其发放冲动经盆内脏神经的传出纤维到达膀胱后,引起逼尿肌收缩和尿道内括约肌开放,尿液就排出体外。尿液经过后尿道时,刺激后尿道的感受器,冲动经盆神经传入骶髓前角的阴部神经中枢,反射性抑制阴部神经,使尿道外括约肌松弛,尿道开放,

尿液随增高的膀胱内压排出。在排尿末期,可通过阴部神经支配的尿道海绵体肌收缩,将残存于尿道的尿液排出。排尿时,除膀胱内压增高外,腹肌收缩及屏气可增加腹压,协助排尿。由于躯体运动神经(阴部神经)支配的尿道外括约肌及尿道海绵体肌是随意肌,故可随意控制排尿。老年人尿道外括约肌及尿道海绵体肌功能下降,最后几滴尿难以排净,在排尿完毕后仍有少量尿液溢出。

膀胱的排尿反射可以简单地概括为:来自膀胱的感觉冲动入脊髓后,不仅能至脊髓排尿反射中枢,而且还能经脊髓后索(膨胀感觉)和脊髓丘脑侧束(痛觉)上传,最后到达大脑皮质的最高排尿中枢(旁中央小叶),再由旁中央小叶发出下行纤维(经锥体束)至脊髓的两侧排尿中枢。在正常情况下,大脑皮质的高级排尿中枢对脊髓的低级排尿中枢主要起抑制作用,所以当膀胱内尿量增多,已引起尿意,但如果客观情况不允许,大脑皮质即发出冲动,经下行纤维至脊髓低级中枢,抑制骶髓的副交感中枢,并兴奋骶髓前角的运动神经元和腰髓的交感中枢,使逼尿肌松弛,尿道内、外括约肌紧缩,抑制排尿反射;若情况允许,则皮质对低级中枢的作用相反,即能引起排尿。因此,尽管排尿是反射性的,但它经常受到大脑皮质的影响,完全可以随意控制排尿。

(三)膀胱排尿的神经调控

膀胱排尿低级中枢位于脊髓,受位于脑干和大脑皮质旁中央小叶的高级中枢控制和调节。由高级中枢发出的下行纤维经交叉和不交叉的锥体系和锥体外系下行至脊髓的膀胱排尿低级中枢,对排

尿发挥易化和抑制作用。膀胱的痛温觉经脊髓丘脑束传导,膀胱的压觉(张力觉)经薄束传导至脑干及大脑皮质。

正常情况下,虽然支配膀胱的下运动神经元不断接受本体感觉器传导的冲动,但在高级排尿中枢抑制作用下,下运动神经元并不发出相应的反应冲动,不产生排尿动作和意识,使贮尿过程顺利进行。如果上运动神经元发出冲动,则启动排尿程序,在中枢控制下随时排尿。当膀胱排尿开始后,膀胱内压下降,即使膀胱内压力刺激逐渐降至维持排尿反射所需阈值以下,在脑干排尿中枢作用下仍可维持和促进膀胱逼尿肌继续收缩和尿道内括约肌松弛,使膀胱继续排空。脑干的排尿中枢也可使排尿反射受抑制,使膀胱有一定程度的充盈。

大脑皮质的膀胱功能区通过感知膀胱充盈程度、排尿时的轻度烧灼感、膀胱过度膨胀和痉挛引起的疼痛对脊髓排尿中枢进行控制,完成意识性排尿。在大脑皮质调节下,阴部神经支配的尿道外括约肌和尿道海绵体肌可辅助完成意识性排尿过程。婴儿由于大脑皮质和锥体束发育不健全,对脊髓排尿中枢抑制力较弱,有尿时即通过脊髓排尿中枢反射性地排尿,不能随意控制排尿,容易遗尿,排尿次数也较多。2~3岁以后,随年龄增长神经系统发育成熟,对脊髓排尿中枢的抑制力逐渐增强,从而实现意识性控制排尿。如果由于某些原因,排尿高级中枢对低级中枢的抑制力未能达到正常程度,在睡眠中即可发生遗尿。对于临床上存在遗尿症(国际诊断标准:5~6岁儿童每月尿床2次以上者,6岁以上儿童每月尿床1次以上应诊断为遗尿症)的患儿,则应警惕神经系统病变(如脊髓拴系综合征)的可能性,应尽快完善神经系统检查和评估。

第二节　神经源性膀胱的病因与分类

膀胱排尿反射的低级中枢位于骶髓,完成反射性排尿;高级中枢位于脑干和大脑皮质,对低级中枢起易化和抑制作用,实现意识性排尿。在骶髓以上发生损伤时,由于骶髓排尿中枢失去了高级中枢的控制,形成反射性排尿,表现为不能随意控制排尿,在尿液积存到一定量时,出现突然的逼尿肌收缩,发生排尿。此时,由于尿道括约肌及盆底肌不能协同松弛,从而产生功能性的排尿梗阻,造成逼尿肌括约肌协同失调。脊髓损伤的平面越高,这种协同失调的发生率越高。当圆锥或骶神经根完全性损伤后,由于排尿中枢或其传出支受损而失去排尿反射,则产生尿潴留。

一、神经源性膀胱的病因

所有可能影响贮尿与排尿神经调控的疾病都有可能造成膀胱和尿道功能障碍,具体而言包括中枢神经系统疾患和周围神经疾患。

(一)中枢神经系统疾病

1. 脑部疾患　脑出血、脑梗死、脑挫裂伤、脑肿瘤、正常压力性脑积水、脑瘫、多发性硬化等,可累及排尿高级中枢,导致膀胱尿道功能障碍。

2. 脊髓疾患　脊髓损伤、脊椎结核、椎间盘突出、脊柱和椎管的原发性或转移性肿瘤、颈椎病、椎管狭窄、脊柱滑脱、脊髓动脉栓塞、脊髓血管畸形、硬脊膜动静脉瘘、脊髓拴系综合征、脊髓脊膜膨出、脊髓空洞、脊髓灰质炎、横贯性脊髓炎、多发性硬化症等,可直接或间接损伤脊髓,或压迫脊髓和/或其供血和引流的动静脉,造成脊髓供血不全或引流障碍,继发脊髓代谢障碍、神经元变性和脊髓损害,引起膀胱尿道功能障碍。

(二)外周神经系统因素

糖尿病、酗酒、药物滥用所致的神经病变,卟啉病、结节病等较罕见的神经病变,可累及控制排尿的神经,造成相应的功能障碍。

(三)感染性疾病

获得性免疫缺陷综合征、急性感染性多发性神经根炎、带状疱疹、人T淋巴细胞病毒感染、莱姆病、脊髓灰质炎、梅毒及结核病等,均可累及控制排尿的神经并造成贮尿和/或排尿功能障碍。

(四)医源性因素

脊柱和脊髓手术、根治性盆腔手术(如直肠癌根治术、根治性全子宫切除术和前列腺癌根治术)、区域脊髓麻醉等,可累及控制排尿的神经,造成永久性或一过性贮尿和/或排尿功能障碍。

(五)其他因素

Hinman综合征(非神经性神经源性膀胱)、重症肌无力、系统性红斑狼疮及家族性淀粉样变性多发性神经病变等。

二、神经源性膀胱的分类

膀胱反射弧的结构比较复杂而广泛,上起大脑皮质的旁中央小叶,下抵支配膀胱的各条神经,而神经系统的不同部位对膀胱反射均有其各自的影响。因此,从大脑皮质到脊髓和周围神经的不同部位病变,可引起不同类型的神经源性膀胱功能障碍。目前临床上常用的神经源性膀胱功能障碍有多种分类系统。理想应以尿动力学结果为基础,体现相应的神经系统病变,反映临床症状与转归。临床最常用的分类系统有 Bors-Comarr 分类、Hald-Bradley 分类、Lapides 分类、Krane-Siroky 尿动力学分类和国际尿控学分类等,现简要介绍如下。

(一) Bors-Comarr 分类

Bors-Comarr 分类分类系统主要基于外伤性脊髓损伤患者的临床表现(表 35-2-1),仅适用于脊髓损伤所致的神经源性排尿功能障碍。具体而言,该分类系统神经损伤病灶的解剖部位、神经损伤病灶损伤的严重程度(如完全性或不完全性)和下尿路功能(平衡或非平衡)3 个基本要素。

上运动神经元损伤指骶上脊髓损伤,而下运动

表 35-2-1 Bors-Comarr 分类

Bors-Comarr 分类
感觉神经元病变
不完全性,平衡
完全性,不平衡
运动神经元病变
平衡
不平衡
感觉 - 运动神经元病变
上运动神经元病变
完全性,平衡
完全性,不平衡
不完全性,平衡
不完全性,不平衡
下运动神经元病变
完全性,平衡
完全性,不平衡
不完全性,平衡
不完全性,不平衡
混合性病变
上运动神经元,下内脏运动神经元
下体神经运动神经元,上内脏运动神经元
正常体神经运动神经元,下内脏运动神经元

神经元损伤指骶髓或骶髓神经根的损伤;脊髓是否完全损伤取决于详尽的神经系统查体和影像学检查;非平衡下尿路功能指上运动神经元损伤患者残余尿量大于其膀胱容量的 20% 或下运动神经元患者残余尿量大于其膀胱容量的 10%。脊髓损伤患者残余尿量增多常提示可能存在逼尿肌括约肌协同失调所致的下尿路梗阻或逼尿肌反射低下。

该分类系统主要用于脊髓休克期已结束的脊髓损伤所致的排尿功能障碍,但很难适用于多发神经系统病灶所致的神经源性排尿功能障碍和其他非神经源性排尿功能障碍。由于长期膀胱慢性炎症、过度充盈或神经再分布所致的下尿路充盈、储尿和排尿功能的改变也不适宜采用神经损伤水平进行分类。虽然平衡和非平衡对理解下尿路排尿功能状态有一定帮助,但仅以残余尿量为标准的平衡概念忽略了储尿、排尿过程中上尿路是否有损害,也未能考虑相应的症状对患者生活质量的影响。

(二) Hald-Bradley 分类

1982 年,Hald 和 Bradley 根据神经病变部位,将神经源性膀胱分为脊髓上病变、骶髓上病变、骶髓下病变、周围自主神经病变和肌肉病变 5 类。这是基于神经系统病变解剖定位的一种简单的排尿功能障碍分类,其缺点是常难以准确确定病变部位与功能异常的关系。

脊髓上病变所致的排尿障碍常表现为膀胱过度活动,但无逼尿肌括约肌协同失调。骶上病变类似于 Bors-Comarr 分类的上运动神经元病变,骶下病变则类似于下运动神经元病变。周围自主神经病变多由糖尿病所致,表现为膀胱感觉减退甚至缺失,残余尿逐渐增多,逼尿肌收缩力逐渐消失。肌肉病变可发生在逼尿肌本身,也可为尿道平滑肌或横纹肌括约肌。病变的类型取决于受损肌肉的功能。周围自主神经病变最常见的原因是长期下尿路梗阻所致的逼尿肌失代偿现象。

(三) Lapides 分类

1970 年,Lapides 根据神经损害后的感觉和运动功能改变,将神经源性膀胱分为感觉障碍性神经源性膀胱、运动麻痹性神经源性膀胱、无抑制性神经源性膀胱、反射性神经源性膀胱和自主性神经源性膀胱 5 类。该分类改良于 1939 年神经科 McLellan 医生提出的排尿功能障碍分类系统,是目

前最为人们所熟悉的分类系统。该系统分类简洁，同时描述了很多神经源性排尿功能障碍的临床和尿动力学表现，便于理解和记忆成为泌尿外科、神经内科和神经外科等诊断和治疗神经源性膀胱最常用的分类系统。然而，也并非所有患者都能采用该系统进行适当分类，该分类系统也仅适合神经源性膀胱的诊断。

1. 无抑制性神经源性膀胱　无抑制性神经源性膀胱简称无抑制膀胱，病变部位在两侧大脑半球的旁中央小叶或其下行的锥体束(皮质脊髓束)。常见于上矢状窦附近的脑膜瘤、上矢状窦血栓形成、脑出血、脑栓塞、多发性硬化、跨胼胝体生长的胶质瘤、多发性脑转移瘤或淋巴瘤、帕金森病、正常压力性脑积水、脑部或脊髓脱髓鞘病等疾病。

由于大脑皮质与脊髓中枢的联系是双侧性的，故仅一侧大脑皮质病变时膀胱仍能维持正常功能。正常条件下，大脑皮质的高级排尿中枢对骶髓低级排尿中枢有兴奋和抑制两方面的作用，但以抑制作用为主。随着尿量增多，膀胱容量逐渐增大，但自膀胱传入脊髓的感觉冲动不达到一定强度并不能引起骶髓前角运动神经元的兴奋，因其经常受到来自高级排尿中枢的抑制作用。当大脑半球旁中央小叶或其下行锥体束有病变时，就丧失对骶髓的正常抑制作用，此时仅有少量尿液即能引起排尿，一旦产生尿意，就会立即排尿。患者多表现为尿急、不能随意控制排尿，常出现排尿突然而失禁。患者膀胱容量小，每次尿量少而次数增多，但膀胱感觉(如膨胀感等)、排尿的力量和尿线都正常，无残余尿。患者临床上以尿频、尿急和急迫性尿失禁为主要特征。尿动力学表现为膀胱感觉正常，充盈期反复出现无抑制收缩(即充盈期出现期相性收缩并不能被患者所抑制而致急迫性尿失禁)。尿失禁前患者常有尿急感，一般无明显残余尿，除非同时存在逼尿肌括约肌协同失调。如果损伤不完全，患者可部分随意识控制排尿，一旦出现尿急时，就必须排尿，无法控制。脊髓损伤比较广泛的患者，在排尿开始和终止时均有困难，表现为尿频、尿急、尿失禁，但尿流好，无残余尿。

2. 感觉缺失性神经源性膀胱　感觉缺失性神经源性膀胱也称无张力性膀胱(感觉缺失型)是膀胱至脊髓的感觉神经纤维或至大脑皮质的排尿反射传入径路(脊髓丘脑束及薄束受损)被切断所致

的膀胱功能障碍。由于膀胱本体感觉及痛觉传导受阻，虽然支配膀胱运动的神经正常，但因患者排尿感觉消失而丧失正常排尿功能。病变部位多在脊髓后根和后索，可见于多发性硬化、脊髓空洞症、脊髓结核、S2~S4脊髓节段损伤或马尾神经损伤、糖尿病和恶性贫血等疾病。病变初期出现膀胱感觉减低，膀胱过度扩张，继而导致逼尿肌收缩力减弱。随着病变造成排尿反射的传入径路的完全性中断，尽管尿量增多，膀胱已很膨胀，但来自膀胱的感觉冲动仍不能传到大脑皮质的高级中枢而引起尿意，所以膀胱感觉消失；但发自皮质高级中枢的抑制性冲动仍能到达脊髓，因而膀胱逼尿肌被过度伸长而丧失收缩力，膀胱壁变得菲薄甚至完全失去张力，继发尿潴留。此时膀胱高度充盈，容量明显增大(可达1 000ml)，尿液不能排出，造成大量残余尿。这类患者表现为膀胱感觉消失，排尿极度无力，只能慢慢溢出，故又称溢出性尿失禁、充盈性尿失禁或假性尿失禁。由于有大量残余尿存在，常可发生继发感染。

3. 运动麻痹性神经源性膀胱　运动麻痹性神经源性膀胱的病变部位在排尿反射的传出径路上，多由于脊髓的运动神经或下运动神经元受损所致，常见于脊髓灰质炎、多发性神经根炎，以及盆底根治性手术和严重的盆底外伤等造成支配膀胱的副交感运动神经受损。虽然感觉冲动的传入径路正常，其冲动仍能传入中枢并引起尿意，但由于支配膀胱逼尿肌的传出神经麻痹，逼尿肌缺乏收缩力，不能将尿排净。这类患者的症状除膀胱感觉正常(能感到膨胀感)外，其余症状基本和感觉缺失性神经源性膀胱相同，即尿潴留和溢出性尿失禁，膀胱容量大，有大量残余尿，排尿无力，因而也是无张力性膀胱，但属运动麻痹型。尿动力学常表现为充盈期储尿功能正常，最大膀胱容积时不能启动排尿反射。病情进展将导致逼尿肌收缩功能丧失，膀胱容积明显增加，逼尿肌反射低下和大量残余尿量。

4. 反射性神经源性膀胱　反射性神经源性膀胱简称反射性膀胱，为脑干和骶髓之间病变或损伤在渡过脊髓休克期之后的膀胱尿道功能状态，常见于颈、胸、腰段脊髓(骶2脊髓节段以上水平)的横断性外伤、感染或肿瘤等。病变中断了脊髓低级排尿中枢与大脑高级中枢间的联系，使膀胱的排尿功能只受脊髓反射弧的影响，故称为反射性膀胱。病变初期,由于脊髓处于休克期,一切反射都消失,排尿反射也不例外,因而出现尿滞留。脊髓休克期以后则表现为反射性神经源性膀胱,其病理生理特征为膀胱感觉消失,膀胱充盈早期即出现无抑制收缩而造成尿失禁。临床表现为膀胱容量小,无残余尿,膀胱张力亢进,并出现周期性排尿。患者在尿蓄积至一定量时(比正常时容量少)引起一次反射性排尿,排尿突然而不可控制。这是因为感觉冲动不能上传到大脑皮质,使患者失去膀胱的感觉(如痛觉和胀满感等),造成膀胱感觉模糊或消失,无明显尿意;只有膀胱充盈时,腹部可能有一种极其含糊的排尿预感,但这种预感往往不一定出现,所以排尿突然而失禁(间歇性尿失禁),患者不能自主地启动和终止排尿。此类排尿功能障碍类似于Bors-Comarr分类系统的上运动神经元损伤,患者常伴有膀胱逼尿肌(平滑肌)-尿道外括约肌(横纹肌)协同失调。由于协助排尿的肌肉瘫痪,患者排尿力量明显不足,可有一定的残余尿。临床上反射性膀胱可通过按摩腹部,定期夹闭尿管,定时开放尿管排尿来逐渐形成,这是脊髓损伤后常见的排尿方式,需经过训练才能形成。反射性膀胱由于有完整的反射弧,所以可以通过某一扳机点来触发排尿,如掐捏大腿内侧,按压腹部等方法。

5. 自动性神经源性膀胱 自动性神经源性膀胱简称自动膀胱或自律性膀胱,病变多位于骶髓(S2~S4节段)、骶神经根和盆腔神经,常见于脊髓圆锥部的外伤、感染或肿瘤以及脊髓膜膨出和马尾肿瘤等,使膀胱反射弧的完整性受损。由于膀胱失去了脊髓排尿低级中枢的直接控制,使膀胱处于失去神经支配状态,膀胱既没有任何感觉,又不受运动神经的支配,但在膀胱周围的膀胱神经丛或膀胱壁内的节后神经元(和/或膀胱平滑肌的收缩性和自律性)仍能使部分逼尿肌完成收缩和舒张,以完成排尿动作,即所谓自动反射,因而称为自动膀胱。然而,由于膀胱逼尿肌的收缩力不足,排尿无力,需用腹肌甚或以手压腹以帮助排尿;加之膀胱协调性丧失,尿道内、外括约肌功能障碍,膀胱贮尿和排尿功能明显下降,常有多量残余尿。由此可见,自动膀胱的张力较无张力性膀胱强,膀胱容量小于无张力性膀胱,残余尿多于反射性膀胱而少于无张力性膀胱。患者还常伴有马鞍区感觉消失、尿道及肛门括约肌障碍,患者不能形成反射性排尿,膀胱内压

可因括约肌功能障碍而过高,过量的尿液会导致无张力膀胱。此类排尿功能障碍类似于Bors-Comarr分类系统的下运动神经元损伤,如脊髓休克期表现。尿动力学表现为低张力大容量膀胱,逼尿肌反射低下或不能。在长期慢性炎症或去神经化和去中枢化所致的神经形态和神经药理机制的改变,最终可导致膀胱顺应性的减低。

(四)Krane-Siroky分类(尿动力学分类)

1984年,Krane和Siroky依据排尿功能障碍患者的尿动力学异常进行分类,将神经源性膀胱分为逼尿肌反射亢进和逼尿肌无反射两大类,并根据尿道括约肌功能进一步分为数种亚型。

逼尿肌反射亢进(或逼尿肌反射正常):括约肌协同良好、横纹肌括约肌协同失调、平滑肌括约肌协同失调、平滑肌括约肌松弛不能。

逼尿肌反射不能:括约肌协同良好、横纹肌括约肌松弛不能、去神经化横纹肌括约肌、平滑肌括约肌松弛不能。

该分类系统由于采用尿动力学分类,能准确描述患者排尿功能障碍的特征,具有很好的临床实用性。

逼尿肌反射亢进多数为骶上脊髓损伤有关的神经系统疾病所致,横纹肌括约肌协同失调常见于骶上脊髓完全性损伤且脊髓休克期已结束者,而平滑肌括约肌协同失调多与自主神经反射亢进有关,并常与逼尿肌反射亢进和横纹肌括约肌协同失调并存。逼尿肌反射不能继发于膀胱肌肉失代偿,或其他抑制脑干水平排尿中枢、骶髓、膀胱神经节和膀胱平滑肌等环节的功能的疾病。如存在逼尿肌反射亢进或正常逼尿肌反射,采用该系统进行分类容易理解。

(五)国际尿控学会分类

国际尿控学会分类系统将排尿功能分为充盈/储尿期和排尿/排空期两部分。该系统基于尿动力学资料对患者不同期的功能分别描述,较单纯尿动力学分类能更详尽而准确地描述患者膀胱尿道功能的病理生理特征。

充盈/储尿期排尿功能评估:逼尿肌活动性(正常或稳定、过度活动、不稳定、反射亢进);膀胱感觉(正常、增加或过敏、减少或感觉低下、缺失);膀胱容量(正常、高、低);顺应性(正常、高、低);尿道功能(正常、不完全)。

排尿/排空期排尿功能评估:逼尿肌活动性(正常、活动低下、收缩不能);尿道功能(正常、梗阻、过度活动、机械梗阻)。

充盈/储尿期逼尿肌功能正常或稳定指储尿期逼尿肌未出现非随意收缩,否则称之为逼尿肌过度活动。如果造成逼尿肌过度活动的原因与神经系统疾病有关,则定义为逼尿肌反射亢进;如无相关的神经系统疾病,则定义为逼尿肌不稳定。膀胱容积和膀胱顺应性为储尿期参数。正常尿道功能是指储尿期即使在腹压存在下,仍能有一定程度的升高;而不完全性尿道功能指即使逼尿肌未收缩时仍出现溢尿现象,产生的原因可能是压力性尿失禁、尿道固有括约肌功能障碍,或逼尿肌未收缩时尿道出现非自主舒张。

排尿/排空期正常逼尿肌活动指逼尿肌反射能被主动启动,并维持逼尿肌收缩直至膀胱排空,也可人为终止。逼尿肌反射低下指在通常时间内逼尿肌没有足够的收缩幅度或持续时间而排空膀胱。逼尿肌不收缩指尿动力学检查时未能诱导逼尿肌反射的出现。逼尿肌反射不能特指因神经系统疾病所致的逼尿肌不收缩现象。正常尿道功能指排尿期排尿反射前括约肌开放以便排空膀胱的功能。功能性梗阻性尿道指逼尿肌收缩时尿道括约肌也收缩所致的梗阻,或指试图收缩逼尿肌时尿道括约肌不能松弛;尿道括约肌收缩可能为平滑肌括约肌或横纹肌括约肌协同失调所致。横纹肌括约肌失调应仅出现于神经系统损伤时,典型的为骶上和脑干之间的脊髓损伤;如有类似症状但无相应的神经系统疾病则称之为功能障碍性排尿。尿道机械性梗阻为解剖性,常由良性前列腺增生、尿道或膀胱颈狭窄,或尿道扭曲所致。

第三节　神经源性膀胱的诊断

神经源性膀胱的诊断应以排尿病史和排尿日记为基础,其诊断主要包括三大方面:①神经病变的诊断:如病变的性质、部位、程度、范围等。②膀胱功能障碍的诊断:如功能障碍的类型、程度、上尿路状况、有否尿路并发症等。③其他相关器官和系统功能障碍的诊断。在诊断过程中,涉及的检查方面包括:①临床评估;②尿动力学检查,如尿流率、膀胱测压、影像尿动力学、压力-流率测定;③影像

学检查,如排尿性膀胱尿道造影、尿路超声检查、磁共振水成像检查等;④神经电生理检查和神经学试验:如球海绵体反射、乌拉胆碱超敏试验、冰水试验。

一、神经影像学检查与神经病变的诊断

在神经病变的诊断方面,可根据病史和神经系统查体的定位诊断大致推测疾病的部位、范围和性质,进一步的X线片、CT(图35-3-1)和MRI(图35-3-2)等影像学检查以及神经电生理检查对于疾病的诊断十分重要,尤其是对神经源性膀胱诊断有疑问者,如隐性脊柱裂、糖尿病、脑血管病变等,明确膀胱尿道确实存在神经支配异常是确诊神经源性膀胱的基本前提。目前,确定骶髓排尿中枢与膀胱尿道之间的神经支配完整性的检查方法已经基本成熟,但确定脊髓排尿中枢与大脑之间的神经支配完整性的检查方法还有待进一步完善。

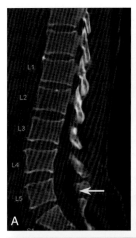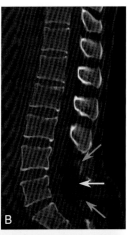
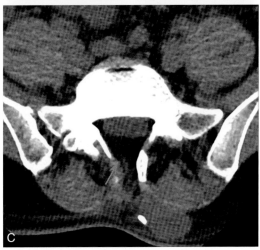

图35-3-1　CT

显示L4~L5棘突部分缺如(粉色箭头),于椎管闭合不全处可见椎管脂肪瘤累及硬膜囊内外与脊髓末端(黄色箭头)。

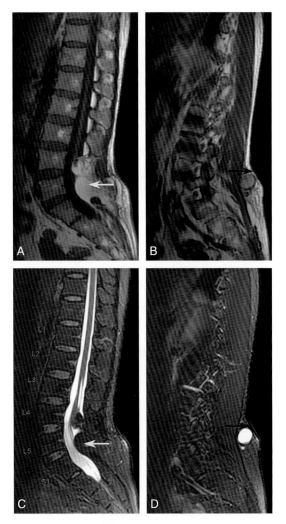

图 35-3-2 MRI

显示脊髓圆锥末端(绿色箭头)低至 L4 水平,提示为脊髓拴系;L4~L5 棘突部分缺如、椎管闭合不全处可见椎管脂肪瘤累及硬膜囊内外与脊髓末端(黄色箭头);L2 椎体下缘至 L4 椎体上份可见间盘水平脊髓空洞(蓝色箭头);L5 椎体水平左后方皮下可见多房类圆形囊性病变(畸胎瘤)(红色箭头)。

二、膀胱功能障碍的诊断

在膀胱功能障碍的诊断方面,除了根据病史、体征和其他常规检查外,尿动力学检查在诊断中占有极重要的位置,它不但可以显示出膀胱功能障碍的各种表现,还可揭示出障碍的发病机制,为病因分析、神经源性膀胱的分类诊断、确定治疗方案和随访评估提供重要依据。

目前临床常用的尿动力学检查包括尿流率、膀胱压力容积、尿道压力分布和括约肌肌电图等。

(一)尿流率

尿流率是指单位时间内排出的尿量,反映排尿过程中膀胱逼尿肌与尿道括约肌相互作用的结果,

即下尿路的总体功能情况。需要注意的是,单独的尿流率测定并不可靠,尤其对膀胱逼尿肌反射亢进的患者需要重复数次。近来有研究者提出了用尿流率结合排尿次数和容量排列线图的方法,并认为该方案可提供排尿功能基本和客观的数据,对医生和患者都为较为重要的指标。

(二)膀胱压力容积测定

膀胱压力容积测定可直接反映膀胱逼尿肌的收缩功能,但检查时如向膀胱内灌注液的温度和速度不当则可导致假象,可能会得出错误结论。灌注液的温度一般以体温为宜,速度一般为 30~50ml/min。

正常膀胱压力容积测定参数为:①无残余尿;②膀胱内压维持在 0.49~1.47ka(5~15cm H_2O)时,顺应性良好(顺应性差提示膀胱张力高,膀胱逼尿肌反射亢进,顺应性高见于膀胱逼尿肌无反射或无张力);③膀胱没有无抑制性收缩,包括咳嗽、叩击耻骨上区等激发试验时,膀胱逼尿肌不出现无抑制性收缩;④膀胱充盈过程中,出现排尿感觉时的容量为 100~200ml;⑤膀胱容量为 300~400ml;⑥在收缩期能有意识地主动收缩逼尿肌,膀胱内压迅速升高达 7.85~9.81kPa(80~100cm H_2O)。通过膀胱压力容积测定所得到的图形,可直观地了解膀胱逼尿肌的功能状态,特别是对神经性损害的患者。

在临床应用中,单一的尿流率或膀胱容积压力测定意义不大,因为除了这些指标只反映泌尿功能的某个环节外,还由于测试手段本身易受多种因素的影响,比如体位、心理、灌注速度、灌注液体温度等。在有关神经损伤后膀胱功能的实验研究中,人们常依据残余尿量、膀胱压力容积测定和生物电检查的指标来评判。

(三)尿道压力分布

尿道压力分布的主要参数有:最大尿道压、最大尿道关闭压(最大尿道压减去膀胱压)和功能性尿道长度。由于个体尿道解剖构造的差异,目前尚无统一的正常值。骶髓以上损伤者常见膀胱逼尿肌与括约肌协同失调,膀胱顺应性下降;而在骶髓或马尾神经损伤者,则膀胱逼尿肌无反射,膀胱呈高顺应性,尿道压虽低于正常,但膀胱颈及近端尿道压高,这可能是由于交感神经成分作用的结果。骶髓以上不同平面的损伤者,虽然有逼尿肌反射亢进、膀胱顺应性降低的特点,但尿道压力分布也不同。比如在胸腰段损伤者,逼尿肌反射亢进,

无抑制性收缩,膀胱顺应性低,尿道近端肌肉松弛,低于正常,但最大尿道压及最大尿道关闭压正常或稍低。胸中段损伤尿道压力显示高膀胱颈压、高最大尿道压及高最大尿道关闭压。损伤平面越高,逼尿肌与括约肌失调越严重。

(四)神经电生理学检查

尿道外括约肌的肌电图(electromyography,EMG)是尿流动力学测定的一个重要指标,对诊断神经源性膀胱尿道功能障碍具有价值。由于解剖位置的原因,在实际操作中很难准确地用针型电极自外部直接插入到尿道外括约肌,故常用肛门括约肌的肌电活动来间接代替尿道外括约肌。也有人认为肛门括约肌肌电图可靠性欠佳,故推荐尿道括约肌肌电图作为神经源性下尿路功能障碍和尿失禁的诊断方法。逼尿肌肌电图在神经疾病患者中研究较少。

在膀胱充盈期,尿道括约肌呈持续的肌电活动,排尿时肌电活动突然停止,表明括约肌松弛。该指标与膀胱测压及尿道压力分布同步检查,可准确地反映膀胱逼尿肌与尿道括约肌协调功能的状况。

此外,动态海绵体反射(bulbocavernosus reflex,BCR)、躯体感觉诱发电位(somatosensory evoked potential,SSEP)等电生理检查也有助于神经源性膀胱的功能评估与术中监测。

(五)压力-肌电图同步检查

在脊髓休克期及骶髓损害时进行膀胱测压时表现为逼尿肌无反射,逼尿肌压力曲线低平,膀胱容量增大,感觉消失;尿道压力图表现为尿道压力曲线低平,最大尿道压、最大尿道关闭压均低于正常。休克期后出现逼尿肌反射亢进,表现为贮尿期逼尿肌自发或诱发性收缩,膀胱测压时形成期相性压力波动。当尿道内括约肌存在痉挛时可出现膀胱颈和近端尿道压力升高,当尿道外括约肌痉挛时可出现最大尿道压力升高。膀胱压力与尿道旁横纹肌肌电图同步检查,是确定逼尿肌尿道外括约肌协同性的最重要的检查项目。

(六)其他检查

1. 酚妥拉明试验 交感神经是维持膀胱颈和近端尿道压力的主要因素,用 α 受体阻滞剂后,尿道压将下降,当存在交感神经功能亢进时尿道压力将有显著的降低。本试验可以辅助确定有否因交感神经功能亢进引起的膀胱颈肌肉痉挛或失松弛。

2. 压力流率检查 骶髓上损害时尿流率曲线多为低流、不规则或间断尿流曲线。因逼尿肌与尿道括约肌的协同性不同,可呈现出非梗阻和不同程度梗阻曲线。

3. 影像尿动力学检查 用影像学观察膀胱颈和尿道的开放与逼尿肌收缩的关系,可同时测定尿流率和尿道外括约肌肌电图。

4. 漏尿点压测定 漏尿点压指尿液从尿道口流出时的膀胱压力,分为两类:①膀胱漏尿点压,其膀胱压升高的原因为逼尿肌压升高;②腹压漏尿点压,其膀胱压升高的原因为腹压升高。腹压漏尿点压主要用以反映尿道括约肌的关闭能力,而膀胱漏尿点压主要用以反映开放尿道所需的逼尿肌压力,对梗阻诊断及上尿路功能预测有较大的价值。

第四节 神经源性膀胱的治疗

神经源性膀胱的治疗目标是保护上尿路功能,防止发生肾盂肾炎、肾积水导致慢性肾衰竭;改善排尿障碍症状以减轻患者生活上的痛苦。治疗的基本原则为:①积极明确引起神经源性膀胱的原发性神经病变,对于原发病可治愈和有恢复希望者,应积极治疗原发病,同时妥善保护膀胱尿道功能,部分患者的膀胱功能有望随着原发病治愈而恢复;②对神经病变不能恢复者,需结合相关检查(特别是尿动力学检查)分析膀胱尿道功能障碍的具体类型,进行个体化治疗;③在神经源性膀胱的治疗过程中,需注意保护逼尿肌功能;预防和治疗上尿路并发症,如肾和输尿管积水、膀胱输尿管反流等;通过减轻痛苦和治疗尿失禁等措施提高患者生活质量;积极治疗尿路感染及尿路结石等尿路并发症。治疗的具体措施是采用各种非手术或手术方法减少残余尿量,残余尿量被消除或减至很少(<50ml)之后可减少尿路并发症。

一、保守治疗

(一)导尿及尿液引流

1. 间歇性导尿 间歇性导尿是指导尿完毕后即拔除尿管,是目前认为最有效的尿液引流方式,每日导尿次数根据膀胱排空情况和膀胱压力决定。一般参考标准为每次导尿前膀胱容量 <400ml,膀胱

压力 40cm H_2O，可根据尿量和膀胱测压做出估计。无论是以促进贮尿还是排尿为目的，间歇性导尿都能有效地治疗神经肌肉排尿功能障碍，免除了长期带导尿管甚至耻骨上膀胱造瘘的痛苦，并为进一步治疗(膀胱扩大术、可控性尿流改道术)创造了条件。

2. 留置导尿或耻骨上造瘘　目前已较少采用。

3. 男性使用外部集尿装置　可用于尿失禁者。

（二）药物治疗

1. 促进逼尿肌反射恢复的药物　有研究显示氨甲酰甲基胆碱能使逼尿肌收缩频率和收缩力增加，提早出现排尿反射，增加尿流率，但临床应用收效欠佳。

2. 改善膀胱贮尿的药物　主要有抑制逼尿肌收缩药物和促进膀胱排空的药物两大类：①治疗逼尿肌过度活动、抑制逼尿肌收缩药，常用的有胆碱能受体(M 受体)阻滞剂，如溴丙胺太林(普鲁本辛)；前列腺素合成抑制剂，如吲哚美辛；钙离子通道拮抗剂，如维拉帕米；平滑肌松弛剂，如黄酮派酯；三环抗抑郁药；钾离子通道开放剂等；②促进膀胱排空的药物，常用的有增强逼尿肌收缩的药物，如拟胆碱药(M 受体激动剂)氯贝胆碱和卡巴胆碱；降低膀胱出口和尿道阻力药，如 α 肾上腺素能受滞剂酚苄明和哌唑嗪。此外，有时还可使用减少尿液产生的药物，如去氨加压素等。

（三）手法辅助排尿和功能训练

1. Crede 压迫法排尿　Crede 压迫法排尿适用于膀胱逼尿肌无反射、脊髓休克期及其他尿液引流间期的辅助排尿，也可用于术后和拔出导尿管后暂时性膀胱功能不全患者。具体操作方法为用手掌触摸胀大的膀胱，双手重叠放于膀胱上慢慢向耻骨后下方挤压膀胱，排出尿液。

2. 训练"扳机点"排尿　扳机点排尿适用于骶髓上神经病变引起的排尿困难，患者应具备如下基本条件：①膀胱具有接近正常的贮尿容量和顺应性；②逼尿肌的低张力和较少的无抑制性收缩；③逼尿肌具有较好的收缩能力；④正确的"扳机点排尿"训练。具体操作方法为反复挤捏或牵拉阴茎、牵拉阴毛、牵拉龟头、对耻骨上区持续进行有节奏的轻敲、指诊肛门刺激或牵拉肛门括约肌等对腰骶皮肤神经节段施以刺激，以激发逼尿肌的收缩，实现膀胱的主动性排尿。由于支配该部位的皮肤、黏膜和肌肉的神经与支配膀胱的神经与同一脊节

段相连，故上述操作常可诱发逼尿肌收缩，尿道外括约肌松弛，排空膀胱，实现"人为控制性排尿"。"扳机点排尿"的具体激发部位应根据每位患者的具体情况而定，通过叩击或牵拉等训练强化局部敏感性及特定性，当膀胱胀满时叩击或牵拉这些部位即可引发排尿，从而使患者的排尿接近正常生理性排尿，并以此提高患者生活质量。

3. 盆底肌肉训练　1948 年，妇产科医生 Kegel 提出以盆底肌训练治疗压力性尿失禁。最新研究显示，盆底肌训练还可以对某些尿频、尿急和尿失禁有治疗作用。基本要求是反复收缩和松弛包括尿道括约肌在内的盆底肌，同时保持腹部、臀部及股部肌肉放松。基本方法是收缩上肛提肌，关闭尿道。

4. 膀胱扩张训练　对尿频、尿急症状严重，无残余尿或残余量很少者可采用此法治疗。嘱患者白天定时饮水，每小时饮 200ml。将排尿间隔时间尽力延长，使膀胱容易逐步扩大。

（四）其他治疗

1. 针灸　有报道显示针灸治疗糖尿病所致的感觉麻痹性膀胱有较好效果，对于早期病变疗效尤其显著。

2. 封闭　主要适用于上运动神经元病变(逼尿肌反射亢进)，封闭后效果良好者，残余尿量显著减少，排尿障碍症状明显好转。少数患者在封闭 1 次之后，效果能维持数月至 1 年之久。这些患者只需定期进行封闭，不需要采用手术。

二、手术治疗

神经源性膀胱通过手术进行膀胱功能重建的主要目标包括：①恢复膀胱的正常容量；②增加膀胱的顺应性，恢复低压贮尿功能，以减少膀胱 - 输尿管反流，保护上泌尿道；③减少尿失禁；④不使用导尿管；⑤恢复膀胱的可控制性排尿。其手术治疗策略包括膀胱尿道的结构性手术和膀胱尿道的神经性手术两大类。

（一）膀胱尿道的结构性手术

膀胱尿道的结构性手术主要通过扩大膀胱容量、畅通膀胱出口、改善膀胱动力等策略提高膀胱顺应性及容量，改变膀胱出口阻力，一般用于经非手术治疗无效且神经病变已处于稳定状态者。对于下尿路机械性梗阻患者应考虑首先去除梗阻因

素。常规手术方法分为治疗贮尿功能障碍的术式、治疗排尿功能障碍的术式、同时治疗贮尿和排尿功能障碍的术式和尿流改道术式四大类,常用手术方式如下:

1. 经尿道膀胱颈切开术 对于膀胱逼尿肌-尿道内括约肌协同失调或失弛缓者,可经尿道膀胱颈切开。

2. 经尿道外括约肌切开术 对膀胱逼尿肌-尿道外括约肌协同失调,可通过此术式降低尿道膜部的阻力。然而,尿道外括约肌切开术后几乎均将发生尿失禁,因此常需要配合使用尿控措施。

3. 神经阻断治疗 神经阻滞治疗可分为永久性阻断法和暂时性阻断法。永久性阻断法主要有神经根切除术、蛛网膜下腔乙醇注射等,常作为其他需获膀胱安全性贮尿治疗的辅助方法,例如在安置人工尿道括约肌前将膀胱转变成无反射膀胱。暂时性阻断法主要有椎管内麻醉、硬膜外阻滞麻醉、阴部神经阻滞等。

4. 尿道改流及膀胱替代治疗 主要用于已有严重膀胱功能障碍和上尿路损害的患者。

5. 人工尿道括约肌 对于尿道括约肌关闭不全及行尿道内切开后尿失禁者,可安置人工尿道括约肌。

(二)骶神经根电刺激

通过电刺激重建膀胱的排尿功能已经过数十年的研究,目前使用的电极包括体外皮肤电极和体内植入电极,电极的植入部位包括膀胱壁、盆神经、骶神经根(前根、总根)和脊髓圆锥。

基于膀胱逼尿肌(平滑肌)具有收缩性、兴奋性和传导性的特点,有研究者使用膀胱壁电刺激重建膀胱排尿功能。然而膀胱壁刺激器并发症较多,如电刺激装置失灵,电极位置移动、刺激效率降低、因感染而取出、电流扩散刺激邻近神经造成大腿和腹壁及盆底肌肉痉挛、在不完全性脊髓损伤患者引起疼痛等。盆神经电刺激的理论基础为盆神经为副交感内脏神经,仅支配盆底平滑肌,刺激盆神经能获得生理性的平滑排尿。然而,盆神经对电刺激的耐受较差,且盆神经呈丛状,安放电极不方便。随后的研究多集中在骶神经根电刺激。

骶神经根电刺激的基本原理是利用人为施加的电流模拟神经对膀胱尿道的控制,从而获得贮尿和排尿控制。具体方法是经手术将刺激电极放在骶神经前根,将刺激发生器置于髂前上棘内上方皮下,电极与发生器间的导线通过皮下隧道予以连接,根据不同治疗目的调整电刺激参数。其治疗作用为抑制逼尿肌收缩和增强尿道外括约肌的关闭能力,以改善膀胱贮尿功能或诱发逼尿肌收缩,改善膀胱排尿功能。骶神经根电刺激治疗逼尿肌反射亢进、逼尿肌括约肌协同失调的效果甚为满意,对多种常见贮尿期功能障碍都有明显改善。

早期研究发现,将刺激电极放在骶髓排尿中枢或逼尿肌上效果不理想且电极不易固定,后经系列研究证实骶神经前根电刺激(sacral anterior root stimulation,SARS)最为理想。S2~4前根不仅包含支配膀胱的副交感内脏纤维,而且还包含支配尿道外括约肌和盆底横纹肌的躯体运动纤维。骶神经前根电刺激排尿的机制是利用横纹肌与平滑肌的收缩特性不同,前者的收、舒反应远较后者为快。当采用低频率(14~35Hz)的方法刺激时,可在括约肌已松弛的时段内依靠仍维持收缩的逼尿肌进行排尿,这一排尿方式被称为刺激后排尿(post-stimulus voiding),此方法有以下优点:①骶神经在椎管段较长,易于放置电极;②容易固定;③可分别刺激其传入或传出神经,以避免周围组织传导的刺激和疼痛;④在生理的通路内传导;⑤骶神经不会因长期的刺激而损伤。

骶神经前根刺激电极的安放有硬膜内和硬膜外2种术式。Brindley等主张硬膜内植入,需要做L4~S2椎板切除,打开硬膜暴露马尾神经,按解剖部位确认S2~S4神经根,并以电刺激时膀胱压力的变化将其前、后根仔细分开,在硬膜内切断S2~S4后根,于前根安放电极,将导线引出硬膜外经皮下至胸部或腹部,此处理置一无线电接收器。Tanagho主张将电极安放在硬膜外,做骶骨椎板切除,显露硬膜末端及混合骶神经根,找到S3和S4(少数尚包括S2)并经电刺激证实后,将每一神经根的背侧神经节和后根传入成分从前根分开,做后根或后根神经节切断,在前根安放电极,将导线从皮下引至下腹部的无线电接受器。硬膜内安放电极的优点是前后根的区分辨认容易,操作简单,但有术后发生脑脊液漏和严重感染的危险。硬膜外安放电极的优点是降低了术后并发症的危险,但术中显露少,操作困难,分离神经根的感觉成分时有损伤前根运动纤维的可能。亦可将硬膜内、外法结合起来,即在硬膜内作骶神经后根切断术,在硬膜外安放电极,兼具了两者的优点而减少了各自的缺点,但手术暴露有所增大,有伤口愈合不良的风险。术中电生理监测、显微镜下严密缝合硬膜以及进行椎板复位固定等新技术的应用,有助于降低手术风险。

(三)骶神经修复与重建

随着对神经再生能力研究的不断深入和显微神经外科手术技术的进步,使马尾神经吻合重建膀胱神经支配的方法得以开展。近年来以混合神经根、脊神经前根与后根、盆腔神经、闭孔神经、下腹神经丛、迷走神经及肋间神经、肢体神经通过神经吻合、神经移植、神经种植等方法来重建膀胱的神经支配取得了一定进展。基础研究和临床实践中所使用的骶神经修复与重建技术主要包括:①骶神经根修复术(sacral root repair);②周围神经与骶神经根转接术(transfer of peripheral nerves to sacral roots);③脊神经根与骶神经转接术(transfer of roots to sacral spinal nerves);④周围神经转接术(peripheral nerve transfer),如周围神经至盆神经(peripheral nerves to pelvic nerves)和直接逼尿肌神经再支配(direct detrusor muscle reinnervation);⑤人工体神经-自主神经反射通路(artificial somatic-to-autonomic reflex pathway)。

一般来说,神经吻合后运动纤维比感觉纤维更容易再生。然而,马尾神经周围没有软组织衬托,浸泡于脑脊液中,离断后不易维持原位,加之马尾神经缺乏神经外膜和束膜,抗牵拉能力差,对神经吻合修复技术提出更高要求。由于部分神经源性膀胱患者因脊柱损伤、骨盆骨折等造成骶神经缺损较多,难以直接修复,人们开始尝试神经吻合术。20世纪80年代以来,人们曾期望应用肋间神经与骶神经根、马尾神经或腰骶神经吻合的方法来恢复排尿功能和截瘫平面以下的部分肌肉功能,以便于提高生活自理的能力。

自1994年以来,肖传国教授在动物模型和临床研究中通过腰神经与骶神经吻合建立了皮肤-中枢神经系统-膀胱的反射通路,取得了一定效果。基于犬的膝腱反射中枢在L4~L6节段,支配膀胱的脊神经为S1~S3(其中以S2对膀胱的支配最主要),他们对T10平面截瘫犬行右侧L5前根中枢端(近端)与同平面的S2前根周围端(远端)进行显微吻合,右侧L5后根保持完整。结果表明可以利用脊髓损

伤平面以下健存的体反射,如膝腱反射、跟腱反射,通过硬膜内脊神经前根吻合的方法建立人工膀胱反射通路,重建膀胱自主反射弧,以实现截瘫后控制性排尿。此后,作者又对12例圆锥上SCI痉挛性膀胱患者在同一平面切断双侧S1前根及支配膀胱的最强神经根(一般为S2或S3),并将前者的中枢端与后者的周围端用9-0线进行显微吻合,以制成跟腱(S1)-脊髓-膀胱(S2或S3)人工反射弧。其手术治疗的主要原理为:将腱(膝腱和跟腱)反射的反射弧传出神经的中枢端与支配膀胱的传出神经的周围端进行吻合,保留躯体反射弧传入神经完整,经轴突再生后,即能建立"腱-脊髓-膀胱"人工反射弧的神经反射通路,形成膀胱神经再支配。随着神经再生后膀胱人工反射弧的建立,叩击跟腱的刺激通过S1后根传入到跟腱反射的中枢,发出的运动冲动经S1前根通过吻合口传输到S2或S3前根,引起其支配的逼尿肌收缩,产生排尿,从而不仅重建了膀胱的神经再支配,并且使跟腱反射成为促发膀胱排尿新的扳机点。该术式尤其适用于痉挛性膀胱,通过S1前根的中枢端与S2或S3前根的周围端吻合来重建人工膀胱反射弧,可以使患者膀胱容量增大,不仅减少了尿失禁,还为形成反射性膀胱和排尿扳机点提供了条件。此外,该术式也有助于降低膀胱排尿压及尿道出口阻力,减少上尿路损伤风险。该术式的不足之处包括:疗效上的不确定性;需他人帮助挠抓皮肤或叩击膝腿或跟腿方能完成排尿;有人工反射弧因同时激活膀胱逼尿肌(平滑肌)和尿道括约肌(横纹肌)造成逼尿肌-括约肌不协调的可能性;如传入纤维经节间反射和轴突侧芽生长,使冲动的播散范围扩大,患者有可能会出现整体反射,如轻划足底皮肤可引起整个下肢的剧烈抽动,有时也伴有自主神经的内脏反应,如排尿、排便和勃起反射等。

(范存刚)

参考文献

[1] AMARENCO G,SHEIKH ISMAËL S,CHESNEL C,et al. Diagnosis and clinical evaluation of neurogenic bladder [J]. Eur J Phys Rehabil Med,2017,53(6):975-980.

[2] PANICKER J N. Neurogenic Bladder:Epidemiology,Diagnosis,and Management [J]. Semin Neurol,2020,40(5):569-579.

[3] ROMO P G B,SMITH C P,COX A,et al. Non-surgical

urologic management of neurogenic bladder after spinal cord injury [J].World J Urol,2018,36(10):1555-1568.

[4] SRIPATHI V,MITRA A. Management of Neurogenic Bladder [J].Indian J Pediatr,2017,84(7):545-554.

[5] GINSBERG D. The epidemiology and pathophysiology of neurogenic bladder [J].Am J Manag Care,2013,19(10 Suppl):s191-s196.

[6] LI L F,KA-KIT LEUNG G,LUI W M. Sacral Nerve Stimulation for Neurogenic Bladder [J].World Neurosurg, 2016,90:236-243.

[7] LEE J K. Neurogenic Bladder Management [J].Radiol Technol. 2021;92(3):281-295.

[8] LIAO L. Evaluation and Management of Neurogenic Bladder:What Is New in China? [J].Int J Mol Sci,2015, 16(8):18580-18600.

[9] STEIN R,BOGAERT G,DOGAN H S,et al. EAU/ESPU guidelines on the management of neurogenic bladder in children and adolescent part I diagnostics and conservative treatment [J].Neurourol Urodyn,2020,39(1):45-57.

[10] AGARWAL S K,BAGLI D J. Neurogenic bladder [J]. Indian J Pediatr,1997,64(3):313-326.

[11] AMIS ES J R,BLAIVAS J G. Neurogenic bladder simplified [J].Radiol Clin North Am,1991,29(3):571-580.

[12] MADERSBACHER H G. Neurogenic bladder dysfunction [J].Curr Opin Urol,1999,9(4):303-307.

[13] MAISON P O M,LAZARUS J. The management of paediatric neurogenic bladder:an approach in a resource-poor setting [J].Paediatr Int Child Health,2017,37(4): 280-285.

[14] NSEYO U,Santiago-Lastra Y. Long-Term Complications of the Neurogenic Bladder [J].Urol Clin North Am, 2017,44(3):355-366.

[15] GUYS J M,HERY G,HADDAD M,Borrionne C. Neurogenic bladder in children:basic principles,new therapeutic trends [J].Scand J Surg,2011,100(4):256-263.

[16] SMITH C P,CHANCELLOR M B. Botulinum Toxin to Treat Neurogenic Bladder[J].Semin Neurol,2016,36(1): 5-9.

[17] BAUER S B. Neurogenic bladder:etiology and assessment [J].Pediatr Nephrol,2008,23(4):541-551.

[18] MACLELLAN D L. Management of pediatric neurogenic bladder [J].Curr Opin Urol. 2009;19(4):407-411.

[19] PELLATT G C,GEDDIS T. Neurogenic continence. Part 2:Neurogenic bladder management [J].Br J Nurs,2008, 17(14):904,906,908-913.

[20] SAMSON G,CARDENAS D D. Neurogenic bladder in spinal cord injury [J].Phys Med Rehabil Clin N Am,

2007,18(2):255-274.

[21] PROESMANS W. The neurogenic bladder:introducing four contributions [J].Pediatr Nephrol,2008,23(4): 537-540.

[22] MCGUIRE E J. Urodynamics of the neurogenic bladder [J].Urol Clin North Am,2010,37(4):507-516.

[23] FRIMBERGER D,CHENG E,KROPP B P. The Current Management of the Neurogenic Bladder in Children with Spina Bifida [J]. Pediatric Clinics of North America, 2012,59(4):757-767.

[24] DE SÈZE M,RUFFION A,DENYS P,et al. The neurogenic bladder in multiple sclerosis:review of the literature and proposal of management guidelines [J].Mult Scler, 2007,13(7):915-928.

[25] BEST K L,ETHANS K,CRAVEN B C,et al. Identifying and classifying quality of life tools for neurogenic bladder function after spinal cord injury:A systematic review [J]. J Spinal Cord Med,2017,40(5):505-529.

[26] MILLER C A,KENNELLY M J. Pulse article:survey of neurogenic bladder management in spinal cord injury patients around the world [J].Spinal Cord Ser Cases, 2021,7(1):16.

[27] SALVAGGIO E,ARCES L,RENDELI C. Clinical patterns of neurogenic bladder [J].Rays,2002,27(2):115-120.

[28] CAMPIONI P,GOLETTI S,NANNI M,et al. Diagnostic imaging of neurogenic bladder [J].Rays. 2002,27(2): 121-125.

[29] DRAY E V,CAMERON A P. Identifying Patients with High-Risk Neurogenic Bladder:Beyond Detrusor Leak Point Pressure [J].Urol Clin North Am,2017,44(3): 441-452.

[30] ZAMLI A H,MUSTAFAH N M,SA'AT N,et al. Factors associated with ultrasound diagnosed neurogenic bladder complications following spinal cord injury [J].Med J Malaysia,2020,75(6):642-648.

[31] KLAUSNER A P,STEERS W D. The neurogenic bladder: an update with management strategies for primary care physicians [J].Med Clin North Am,2011,95(1):111-120.

[32] KRYGER J. Nonsurgical management of the neurogenic bladder in children [J].Scientific World Journal,2008,8 (1):1177-1183.

[33] JACQUES CORCOS,ERIK SCHICK. Evaluation and Treatment of the Neurogenic Bladder [M].Florida:CRC Press,2010.

[34] JACQUES CORCOS,ERIK SCHICK. Textbook of the Neurogenic Bladder,Adults and Children [M].Florida: CRC Press,2004.

[35] 徐启武. 脊髓脊柱外科学[M].上海:上海科学技术出

版社,2009:1.

[36] 芮德源,陈立杰. 临床神经解剖学[M]. 北京:人民卫生出版社,2007:9.

[37] 王纪佐. 神经系统临床诊断学[M]. 北京:人民军医出版社,2002:6.

[38] 杜心如,张西峰,崔新刚. 脊柱外科临床解剖学[M]. 济南:山东科学技术出版,2020:1.

[39] 陈忠,崔喆,双卫兵. 神经源性膀胱[M]. 北京:人民卫生出版社,2009:2.

[40] 朱家恺,罗永湘,陈统一. 现代周围神经外科学[M]. 上海:上海科学技术 出版社,2007:10.

[41] 龚德,王颖敏,钟丽容,贾萌萌,刘婷,赵娟娟,李琨. 神经源性膀胱功能障碍评估与管理相关指南的整合研究[J]. 护理学报,2021,28(03):27-33.

[42] 蔡文智,孟玲,李秀云. 神经源性膀胱护理实践指南(2017年版)[J]. 护理学杂志,2017,32(24):1-7.

[43] 文建国,李云龙,袁继炎,张潍平,陈方,孙宁,吴荣德,魏光辉,唐达星,张文,黄鲁刚,杨屹,刘国昌. 小儿神经源性膀胱诊断和治疗指南[J]. 中华小儿外科杂志,2015,36(03):163-169.

[44] 蔡文智,陈思婧. 神经源性膀胱护理指南(2011年版)(二)[J]. 中华护理杂志,2011,46(02):210-216.

[45] 蔡文智,陈思婧. 神经源性膀胱护理指南(2011年版)(一)[J]. 中华护理杂志,2011,46(01):104-108.

[46] 陈国庆,廖利民. 骶神经调控治疗神经源性膀胱的疗效及其预测因素分析[J]. 中华泌尿外科杂志,2021,42(11):814-818.

[47] 邱士禄. 神经源性膀胱的诊断与治疗研究进展[J]. 临床医药文献电子杂志,2019,6(17):39-40.

[48] 文建国,李云龙,袁继炎,张潍平,陈方,孙宁,吴荣德,魏光辉,唐达星,张文,黄鲁刚,杨屹,刘国昌. 小儿神经源性膀胱诊断和治疗指南[J]. 中华小儿外科杂志,2015,36(03):163-169.

[49] 杜广辉,徐磊,李小辉,许盛飞,陈忠,杨为民,叶章群. 骶神经根病变致神经源性膀胱的诊断和治疗[J]. 中华泌尿外科杂志,2015,36(02):100-103.